Andreas Barth

Physik und Arzneiformenlehre

Physik und Arzneiformenlehre

Kurzlehrbuch
und kommentierte Prüfungsfragen
für Pharmazeuten

von Andreas Barth, Heidenheim
bearbeitet von Judith Kuntsche, Halle/Saale

9., vollständig überarbeitete und aktualisierte Auflage
mit 425 Abbildungen und 23 Tabellen

Deutscher Apotheker Verlag

Anschrift der Bearbeiterin:

Dr. Judith Kuntsche
Martin-Luther-Universität Halle-Wittenberg
Institut für Pharmazie
Institutsbereich Pharmazeutische Technologie und Biopharmazie
Wolfgang-Langenbeck-Str. 4
06120 Halle/Saale

Bibliografische Information der Deutschen Nationalbibliothek
Die Deutsche Nationalbibliothek verzeichnet diese Publikation in der Deutschen Nationalbibliografie;
detaillierte bibliografische Daten sind im Internet unter http://dnb.d-nb.de abrufbar.

9., vollständig überarbeitete und aktualisierte Auflage

ISBN 978-3-7692-5216-3

Birkenwaldstraße 44, 70191 Stuttgart
www.deutscher-apotheker-verlag.de
Printed in Germany

Satz: le-tex publishing services GmbH
Druck und Bindung: CPI books, Ulm
Umschlagabbildung: Mauritius Images, Mittenwald
Umschlaggestaltung: Atelier Schäfer, Esslingen

Vorwort zur 9. Auflage

Das vorliegende Buch wendet sich an Studierende der Pharmazie im Grundstudium, insbesondere zur Vorbereitung auf das 1. Staatsexamen. Seit Herbst 2003 ist die Arzneiformenlehre Bestandteil der Physikprüfung. Das fand bereits in der 8. Auflage des „Barth" Berücksichtigung, und die vorliegende 9. Auflage erscheint nunmehr unter dem erweiterten Titel „Physik und Arzneiformenlehre – Kurzlehrbuch und kommentierte Prüfungsfragen für Pharmazeuten".

Sowohl das Kurzlehrbuch als auch der Fragenteil zur Arzneiformenlehre wurden grundlegend überarbeitet und erweitert. Als Herzstück des „Barth" wurden der Fragen- und Kommentarteil aktualisiert, wobei Prüfungsfragen aus den Jahren 2005 bis 2010 Aufnahme fanden.

Möge dieses Buch allen Studierenden der Pharmazie eine nützliche Hilfe bei der Prüfungsvorbereitung sein!

Halle/Saale, im Frühjahr 2011

Judith Kuntsche

Inhaltsverzeichnis

Teil II: Mathematik und Statistik 101

Teil III: Prüfungsfragen bis 2010 113

Teil IV: Kommentare zu den Prüfungsfragen 301

Sachregister 393

Die Bearbeiterin 403

Teil I

Physik und Arzneiformenlehre

Der Lehrbuchteil richtet sich inhaltlich im Wesentlichen nach dem Gegenstandskatalog, seine Gliederung weicht jedoch an einigen Stellen von diesem ab, so dass einige zusammengehörige Themen auch zusammen behandelt werden können.

1 Allgemeines

1.1 Physikalische Größen und Einheiten

1.1.1 Physikalische Größen

Eine physikalische Größe wird immer geschrieben als Produkt aus Maßzahl und Einheit:

Physikalische Größe = (Maß-) Zahl · Einheit

Beispiel: Masse eines Körpers = 25 kg

1.1.2 Internationales Einheitensystem

Bei der Festlegung der Basisgrößen und -einheiten des SI (Système International d'Unités) waren Tradition und Zweckmäßigkeit ausschlaggebend. Eine physikalische Begründung für gerade diese Auswahl gibt es nicht.

Basisgröße	SI-Einheit	Prinzip der Festlegung
Zeit	Sekunde	1 s ist das 9 192 631 770-fache der Schwingungsdauer einer von ^{133}Cäsium emittierten Strahlung.
Länge	Meter	1 m ist die Strecke, die das Licht im Vakuum in 1/299 792 458 s zurücklegt. (17. CGPM = Conférence Générale des Poids et Mesures, 20.10.1983). Bis zu diesem Zeitpunkt wurde das Meter als das 1 650 763,73-fache der Wellenlänge einer von ^{86}Kr emittierten Strahlung definiert.
Masse	Kilogramm	1 kg ist festgelegt durch die Masse eines international anerkannten Vergleichskörpers (Urkilogramm).
Elektrische Stromstärke	Ampere	1 A ist die Stromstärke, die, wenn sie durch zwei parallele Leiter im Abstand 1 m fließt, zwischen diesen eine Kraft von $2 \cdot 10^{-7}$ N pro Meter Leiterlänge erzeugt.
Temperatur	Kelvin	1 K ist $\frac{1}{273,16}$ der absoluten (thermodynamischen) Temperatur des Tripelpunkts von Wasser. (273,16 K = 0,01 °C)
Stoffmenge	Mol	1 mol ist die Stoffmenge, die sich aus der Anzahl von Einzelteilchen (Moleküle, Atome) eines Stoffs ergibt, die gleich der Anzahl der Atome in 12 g ^{12}Kohlenstoff ist. 1 mol entspricht $6{,}023 \cdot 10^{23}$ „Teilchen".
Lichtstärke	Candela	1 cd ist die Lichtstärke, die eine bestimmte Fläche eines schwarzen Körpers unter festgelegten Bedingungen (Druck, Temperatur) senkrecht zur Oberfläche emittiert.

1.1.3 Abgeleitete Größen und Einheiten, Dimension

Aus den im SI festgelegten Basisgrößen und den zugehörigen Basiseinheiten können alle anderen physikalischen Größen und ihre Einheiten abgeleitet werden. Die Kombination der zu einer physikalischen Größe gehörenden Basisgrößen heißt Dimension. Die dabei entstehenden Einheitenkombinationen haben in einigen Fällen eigene Namen erhalten.

1.1.4 Einheiten außerhalb des SI

Aus Gründen der Bequemlichkeit und der Tradition werden auch noch eine Reihe anderer Einheiten verwendet, wie z. B.

Zeit:	1 h (Stunde) = 60 min (Minuten) = 3 600 s
Masse:	1 t (Tonne) = 1 000 kg
Druck:	1 bar = 10^5 Pa (Pascal) 1 Torr = 1 mm Quecksilbersäule = 133 Pa
Temperatur:	°C Temperatur in °C ist Temperatur in K minus 273,15. bei Temperaturdifferenz: 1 °C = 1 K
Energie:	1 cal (Kalorie) = 4,186 J (Joule) 1 eV (Elektronenvolt) = $1{,}6 \cdot 10^{-19}$ J (Joule)
Leistung:	1 PS („Pferdestärke") = 735,5 W (Watt)

1.1.5 Bruchteile und Vielfache von Einheiten

Bei physikalischen Größen mit sehr kleinen oder sehr großen Zahlenwerten ist es übersichtlicher, wenn man die Einheiten mit Vorsätzen für dezimale Vielfache und Teile versieht. Es bedeuten:

dezi	(d) 10^{-1}		deka	(da) 10^{+1}
zenti	(c) 10^{-2}		hekto	(h) 10^{+2}
milli	(m) 10^{-3}		kilo	(k) 10^{+3}
mikro	(μ) 10^{-6}		mega	(M) 10^{+6}
nano	(n) 10^{-9}		giga	(G) 10^{+9}
pico	(p) 10^{-12}		tera	(T) 10^{+12}
femto	(f) 10^{-15}		peta	(P) 10^{+15}
atto	(a) 10^{-18}		exa	(E) 10^{+18}

Beispiele:

1 pF (Pico – Farad) = 10^{-12} F

1 GHz (Giga – Hertz) = 10^9 Hz

1.1.6 Skalare und Vektoren

Skalare sind allein durch die Angabe einer (Maß-) Zahl ausreichend gekennzeichnet. Zur vollständigen Beschreibung eines Vektors sind Angaben über Betrag und Richtung nötig (vgl. auch II 1.5).

Skalare sind z. B. Zeit, Masse, Energie, Leistung, Temperatur.

Vektoren sind z. B. Kraft, Drehmoment, Impuls, Geschwindigkeit, Beschleunigung, elektrische und magnetische Feldstärke.

1.2 Physikalische Messungen

1.2.1 Unsicherheiten, Messfehler

Physikalische Messungen sind nie absolut genau, man unterscheidet:

Systematische Fehler beruhen auf ungenauen Maßstäben, falscher Eichung, (systematisch) falscher Anwendung der Messgeräte, nicht vorschriftsmäßigen Mess-(Umwelt-) bedingungen usw. Systematische Fehler gehorchen einem bestimmten Gesetz, sie können also, wenn dieses Gesetz bekannt ist, korrigiert werden.

Zufällige Fehler können – im Gegensatz zu systematischen Fehlern – teils über, teils unter dem wahren (tatsächlichen) Wert liegen; sie beruhen auf ungenauer Ablesung, wechselnden Messgeräten usw. Zufällige Fehler können durch erhöhte Sorgfalt verringert, aber nicht ganz unterdrückt werden, sie sind die Hauptursache für die Unsicherheit von Messwerten. Da sie den Gesetzen der Statistik gehorchen, können zufällige Fehler auch dadurch minimiert werden, dass man von mehreren Messwerten derselben Größe den arithmetischen Mittelwert bildet.

Fehler bei Zählungen statistischer Ereignisse können vorkommen, wenn z. B. zwei zu zählende Ereignisse zeitlich so dicht aufeinander folgen, dass sie nicht getrennt wahrgenommen werden können, oder wenn ein Ereignis doppelt gezählt wird. Aber selbst wenn das Ergebnis die Verhältnisse während der Zählung korrekt wiedergibt, wird es in den seltensten Fällen mit dem eigentlich zu erwartenden Wert übereinstimmen, eben weil ein statistischer Prozess beobachtet wurde und weil die Zählung selbst nur eine Stichprobe war. Wurden bei der Zählung n Ereignisse registriert, so ist die verbleibende Unsicherheit (auch statistischer Fehler) gleich $\sqrt{n}$.[1]

[1] Dies gilt in vielen Fällen zumindest für große n, jedoch nicht immer. Im Einzelfall kann dies nur durch die Kenntnis der zugrundeliegenden Statistik geklärt werden.

1.2.2 Absoluter und relativer Fehler, Fehlerfortpflanzung

Absoluter oder Messfehler	$= \pm$Abweichung
relativer Fehler	$= \pm \frac{\text{Abweichung}}{\text{Bezugswert}}$
relativer prozentualer Fehler	$= \pm \frac{\text{Abweichung} \cdot 100\,\%}{\text{Bezugswert}}$

Beispiel: Bei der Vermessung eines Grundstücks ergibt sich eine Fläche von

$$A = (500 \pm 2{,}5)\,\text{m}^2$$

dann ist der absolute Fehler:

$$\pm 2{,}5\ \text{m}^2$$

der relative Fehler:

$$\pm 2{,}5\ \text{m}^2/500\ \text{m}^2 = \pm 0{,}005 = \pm 5 \cdot 10^{-3}$$

der relative prozentuale Fehler:

$$\pm(0{,}005 \cdot 100)\,\% = \pm 0{,}5\ \%$$

Bei der Angabe von Fehlern beschränkt man sich auf maximal zwei zählende Stellen, wobei im Zweifelsfall immer aufgerundet wird. Bei der Darstellung des Bezugswerts gibt man sinnvollerweise nur so viele Dezimalstellen an, dass zumindest die vorletzte Stelle sicher richtig ist und der Fehler nur die letzte Stelle betrifft.

Beispiel:

vorliegende Werte:	8,345 67	±	0,023 45
Der Fehler wird dargestellt durch		±	0,024
oder auch durch		±	0,03
als Bezugswert notiert man	8,34		
als Messergebnis erhält man also	8,34	±	0,03

Werden mehrere fehlerhafte Größen miteinander verknüpft, so ist auch die entstehende neue Größe fehlerbehaftet: Bei Addition bzw. Subtraktion der Komponenten addieren sich die Beträge der absoluten Fehler. Bei Multiplikation bzw. Division der Komponenten addieren sich die Beträge der relativen (prozentualen) Fehler.

1.2.3 Graphische Darstellung von Messungen und Fehlern

Der Zusammenhang zwischen einer gegebenen Größe X und einer davon abhängigen Größe Y soll graphisch dargestellt werden. Hierzu werden die Mittelwerte der Messwerte (y) zusammen mit ihren absoluten Fehlern bei den unterschiedlichen Messpunkten (x) aufgetragen, wobei der Fehlerbalken dem 2-fachen Fehler (Abweichung nach oben und Abweichung nach unten) entspricht.

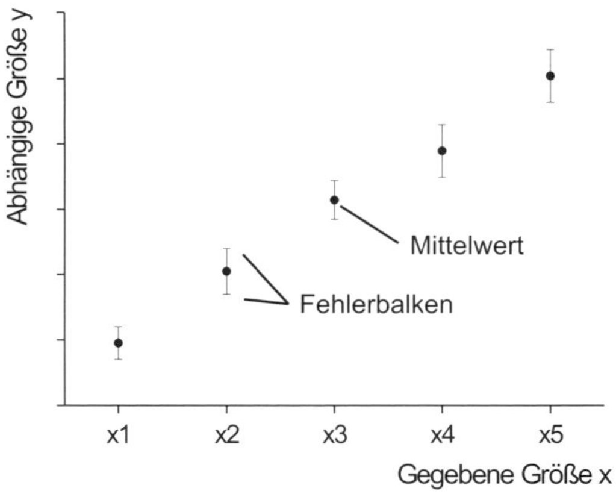

Die Verbindungslinie aller so erhaltenen Mittelwerte $\overline{y_i}$ ergibt eine idealisierte Wertekurve *S*, die den funktionalen Zusammenhang der Größen *X* und *Y* recht gut wiedergibt. Wird dieser Zusammenhang mit einer Exponentialfunktion beschrieben, bietet sich eine Darstellung mit Hilfe logarithmischer Skalen an (vgl. dazu II 1.2).

1.2.4 Messverfahren, Messgeräte und ihr Gebrauch

Analoge Messverfahren: Messgeräte, deren Anzeige eine stetige Funktion der Messgröße ist, arbeiten analog. Häufig erfolgt die Anzeige durch eine „verschiebbare Marke" auf einer Skala (Zeigerinstrumente, Thermometer) oder einer skalierten Fläche (Kurvenschreiber, Oszilloskop). Wenn diese Marke einen Abstand von der Skala hat, kann man mit Hilfe eines Spiegels eine parallaxenfreie Ablesung erhalten.

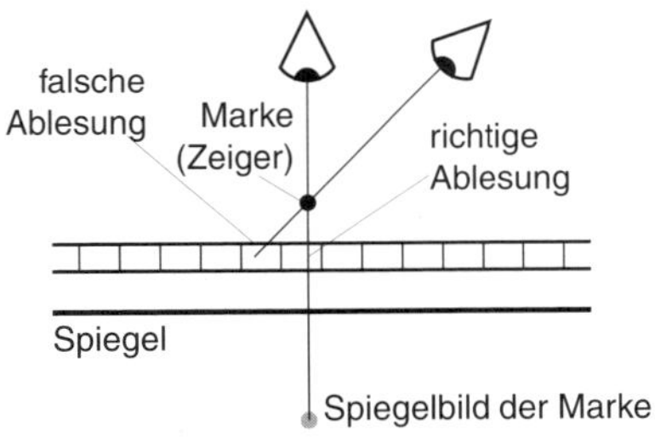

Digitale Messverfahren: Messgeräte, deren Anzeige aus einer Ziffernkombination besteht, arbeiten digital. Die Anzeigegenauigkeit digitaler Messgeräte ist oft durch ihr eingeschränktes Auflösungsvermögen begrenzt. Wenn ein Gerät z. B. nur ganze Zahlen anzeigt, so kann die Messung nicht auf ein Zehntel (eine Stelle hinter dem Komma) genau sein. Insbesondere vielstellige Digitalanzeigen täuschen aber häufig auch eine phantastische Genauigkeit vor. Hier empfiehlt sich ein sorgfältiges Studium der Unsicherheitsangaben, auch bei vorgeschalteten Messumformern. Kein Messgerät kann aus unsicheren Eingangsdaten genauere Ausgangsdaten liefern (vgl. dazu auch Fehlerfortpflanzung: I 1.2.2).

Die wichtigste Gruppe digitaler Messverfahren und gleichzeitig Hilfsmittel bei der Umwandlung analoger in digitale Messwerte sind Zählungen (vgl. auch I 1.2.1).

Direkte Messverfahren erlauben einen unmittelbaren Vergleich zwischen der Messgröße und einem Bezugswert. Dazu gehören z. B. Anlegen eines Maßstabs, Massenvergleich auf einer Balkenwaage, Vergleich eines unbekannten mit einem bekannten Widerstand in einer Wheatstoneschen Brücke und Zeitmessungen mit einer Stoppuhr.

Indirekte Messverfahren arbeiten mit einer Messwertumwandlung. Die gesuchte Messgröße wird dabei auf andere Zwischengrößen zurückgeführt. Beispiele: Eine Geschwindigkeit wird aus Entfernungs- und Zeitmessung bestimmt. Eine Temperaturdifferenz wird über Thermospannung und Zeigerausschlag eines Voltmeters bestimmt.

Die Güteklasse eines Messgeräts gibt an, um wieviel Prozent des Messbereichs (Vollausschlag) die Anzeige des Instruments vom wirklichen Wert abweichen darf. Dabei kommt es nicht darauf an, an welcher Stelle der Skala der jeweilige Messwert liegt. Da der relative Messfehler im unteren Anzeigebereich der Skala oft sehr groß werden kann, empfiehlt es sich, zur genaueren Messung ein Messgerät (bzw. einen Messbereich) zu wählen, bei dem der Messwert im oberen Teil der Anzeigeskala liegt.

Beispiele: Längenmessung mit Schieblehre und Mikrometerschraube.

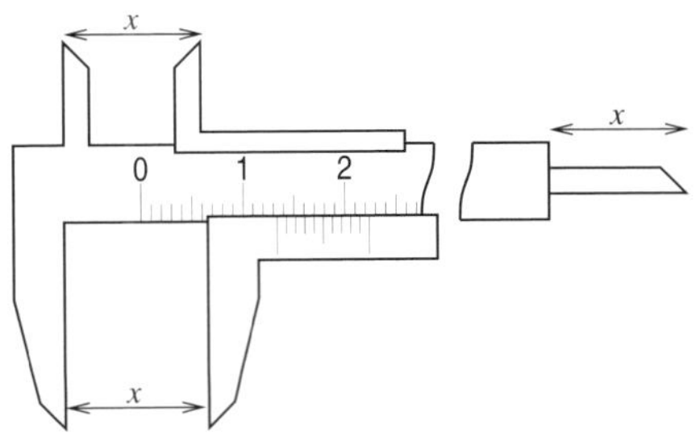

Die 0 der Noniusskala steht zwischen 1,3 cm und 1,4 cm. Skala und Nonius stimmen beim Noniuswert 4 überein, damit ist die zweite Stelle hinter dem Komma eine 4.

Ablesung: das Maß *x* ist 1,34 cm oder 13,4 mm.

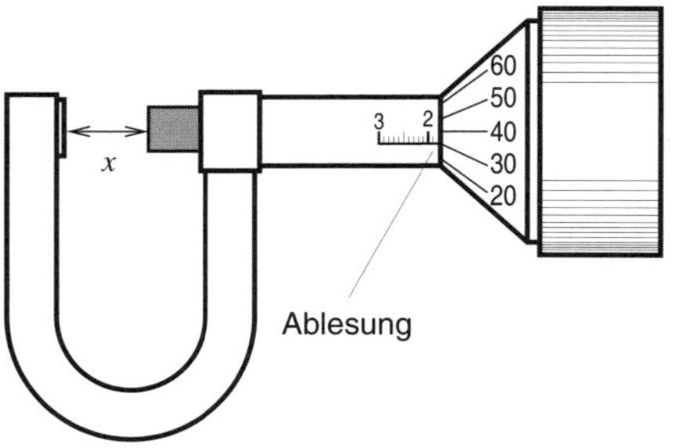

Auf der Zentimeterskala ist die Marke für 1,9 cm, der Teilstrich für 1,8 cm jedoch nicht mehr zu erkennen. Die Grundlinie der Zentimeterskala stimmt mit dem Wert 30 auf der umlaufenden Skala überein.

Ablesung: 1,830 cm oder 18,30 mm.

2 Mechanik

2.1 Bewegungen

2.1.1 Bezugssysteme, Bewegungsarten

Unter der Bewegung eines Körpers versteht man die Änderung seiner räumlichen Lage mit der Zeit. Verändert ein Körper eine bestimmte Zeit lang seine Lage nicht, so befindet er sich im Zustand der Ruhe. Bei der Feststellung, ob sich ein Körper im Zustand der Bewegung oder der Ruhe befindet, können verschiedene Beobachter zu unterschiedlichen Ergebnissen kommen. Dazu zwei Beispiele:

1. A steht auf dem Bahnsteig und sieht B nach, der in seinem Abteil am Fenster des abfahrenden Zugs steht. A wird sich der zunehmenden Entfernung von B bewusst, B bewegt sich also von ihm fort. Der Reisende C, der sich im selben Abteil wie B aufhält, kann dagegen keine Bewegung von B feststellen.

2. A steht diesmal auf dem Jahrmarkt und beobachtet B, der sich in der Mitte auf einer langsam rotierenden Drehscheibe befindet. Die Entfernung zwischen den beiden ändert sich zwar nicht, aber A stellt dennoch eine Bewegung von B fest, dessen Drehung um seine Achse. C dagegen, der mit B auf die Scheibe geklettert ist, kann wieder keine Bewegung von B feststellen.

Wie man sieht, ist zur Beschreibung der Lageänderung eines Körpers ein Bezugssystem nötig, von dem aus die Beobachtung erfolgt. Erst wenn man sich für ein Bezugssystem entschieden hat, kann eine Bewegung relativ zu diesem System beschrieben werden. Dabei unterscheidet man grundsätzlich zwei Bewegungsarten:

Translation: geradlinige Bewegung, alle Punkte eines Körpers bewegen sich auf parallelen Bahnen um eine Strecke $\Delta\vec{s}$.

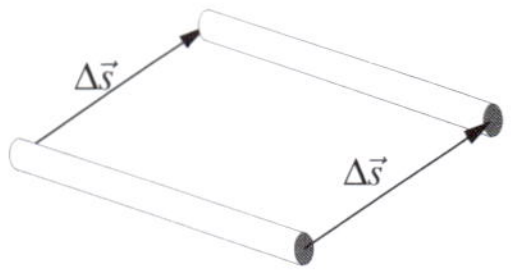

Rotation: Drehbewegung eines Körpers um eine im Bezugssystem ruhende (raumfeste) Achse um einen Winkel $\Delta\phi$.

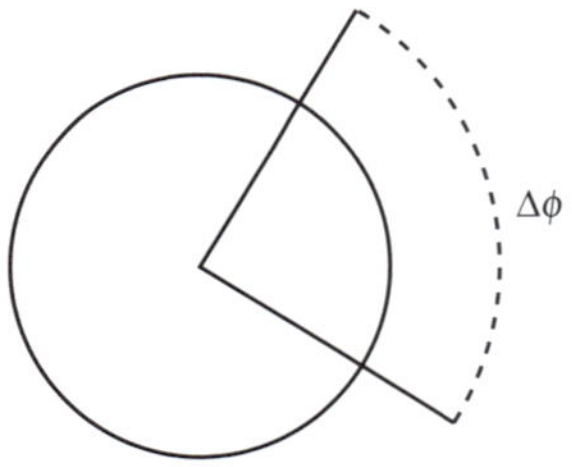

Aus diesen beiden Grundarten der Bewegung lässt sich jede beliebige Bewegung zusammensetzen. Translation und Rotation werden mathematisch gleich behandelt. In Formeln und graphischen Darstellungen werden lediglich unterschiedliche Symbole verwendet. Die einander entsprechenden Größen werden deshalb in den folgenden Abschnitten parallel behandelt.

2.1.2 Geschwindigkeit, Winkelgeschwindigkeit

$$\text{Geschwindigkeit} = \frac{\text{zurückgelegter Weg}}{\text{benötigte Zeit}}$$

$$v = \frac{\Delta s}{\Delta t} \quad \left[\frac{\mathrm{m}}{\mathrm{s}}\right]$$

bzw.

$$\text{Winkelgeschwindigkeit} = \frac{\text{Winkeländerung}}{\text{benötigte Zeit}}$$

$$\omega = \frac{\Delta\phi}{\Delta t} \quad \left[\frac{1}{\mathrm{s}}\right]$$

Die Position eines Körpers am Anfang (t_1, s_1) und am Ende (t_2, s_2) einer Beobachtung genügen nicht zur vollständigen Beschreibung der beobachteten Bewegung. Mit Hilfe dieser Eckdaten kann lediglich die Durchschnitts-(winkel)geschwindigkeit im Beobachtungszeitraum angegeben werden. Führt der Körper in gleichen Zeitabschnitten immer gleiche Positionsänderungen durch, so bewegt er sich mit konstanter (Winkel-) Geschwindigkeit. Man spricht von einer gleichförmigen (Kreis-) Bewegung, die graphisch so dargestellt wird:

Weg-Zeit-(s-t-)Diagramm

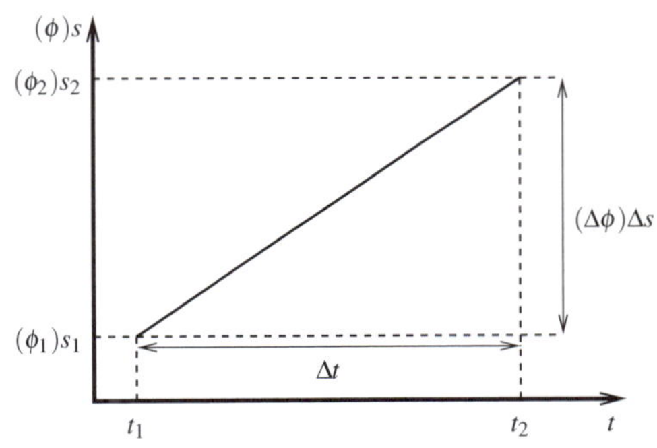

Geschwindigkeits-Zeit-(v-t-)Diagramm

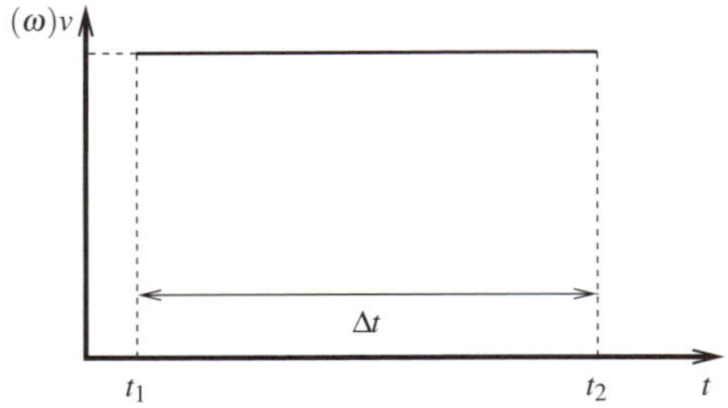

2.1.3 Beschleunigung, Winkelbeschleunigung

Ändert sich die (Winkel-) Geschwindigkeit während der Beobachtung, so spricht man von einer ungleichförmigen oder beschleunigten Bewegung. Bei konstanter (gleichmäßiger) Beschleunigung gilt:

$$\text{Beschleunigung} = \frac{\text{Änderung der Geschwindigkeit}}{\text{benötigte Zeit}}$$

$$a = \frac{\Delta v}{\Delta t} \quad \left[\frac{\mathrm{m}}{\mathrm{s}^2}\right]$$

bzw.

$$\text{Winkelbeschleunigung} = \frac{\text{Änderung der Winkelgeschw.}}{\text{benötigte Zeit}}$$

$$\alpha = \frac{\Delta \omega}{\Delta t} \quad \left[\frac{1}{\mathrm{s}^2}\right]$$

v-(ω-)t-Diagramm

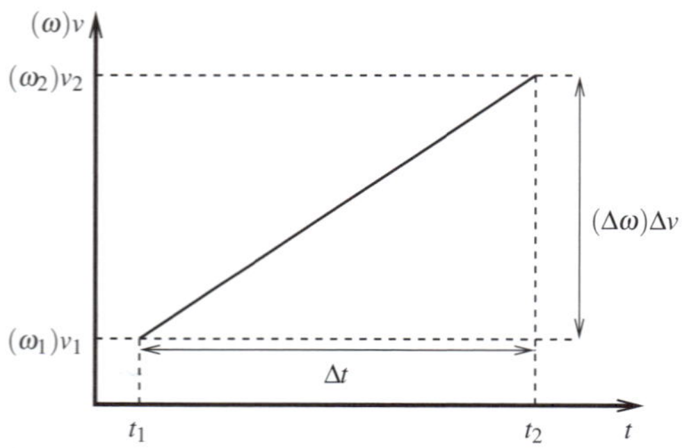

a-(α-)t-Diagramm

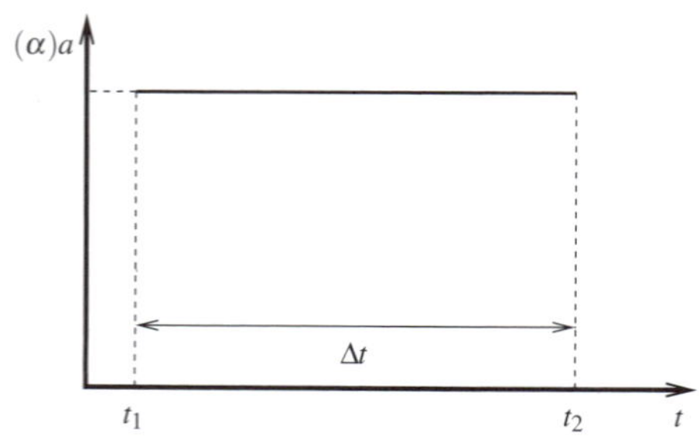

Bei ungleichmäßiger (Winkel-)Beschleunigung können mit den oben genannten Gleichungen wieder lediglich die entsprechenden Mittelwerte im Beobachtungszeitraum bestimmt werden.

2.1.4 Allgemeiner Zusammenhang: Weg–Geschwindigkeit–Beschleunigung bzw. Winkel–Winkelgeschwindigkeit–Winkelbeschleunigung

Momentanwerte (zum Zeitpunkt t) einer Größe X erhält man nur, wenn die funktionale Abhängigkeit $X = f(t)$ bekannt ist, z. B. in Form einer Gleichung, einer Tabelle oder einer graphischen Darstellung.

Gegeben sei der Weg s eines Körpers in Abhängigkeit von der Zeit t:

$$s = f(t)$$

dann ergibt sich seine Geschwindigkeit aus der Ableitung dieser Funktion :

$$v = \dot{f}\,(t) = \frac{ds}{dt} = \dot{s}$$

eine weitere Ableitung nach der Zeit ergibt die Beschleunigung des Körpers:

$$a = \ddot{f}(t) = \frac{dv}{dt} = \frac{d^2s}{dt^2} = \ddot{s}$$

Entsprechend gilt für die Kreisbewegung: bei gegebener Winkelfunktion:

$$\phi = f(t)$$

ergibt sich die Winkelgeschwindigkeit aus:

$$\omega = \dot{f}\,(t) = \frac{d\phi}{dt} = \dot{\phi}$$

und die Winkelbeschleunigung aus:

$$\alpha = \ddot{f}(t) = \frac{d\omega}{dt} = \frac{d^2\phi}{dt^2} = \ddot{\phi}$$

Graphische Bedeutung (vgl. dazu auch II 1.2): Im Weg-(Winkel)-Zeit-Diagramm wirkt sich eine (Winkel-) Beschleunigung durch eine Krümmung des Graphen aus. Die Steigung in jedem einzelnen Punkt der Kurve gibt die Momentan(winkel)geschwindigkeit wieder.

Im (Winkel-) Geschwindigkeits-Zeit-Diagramm gibt die Steigung der Kurve im jedem Punkt die Momentan(winkel)beschleunigung wieder. Beispiele zur graphischen Darstellung und Auswertung:

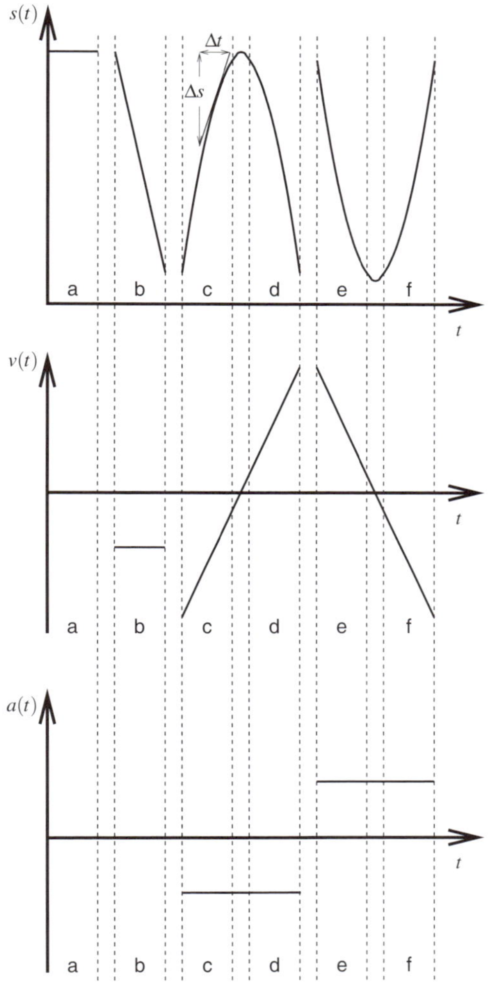

a: ruhender Körper (keine Ortsveränderung)

b: gleichförmige Bewegung (negative Orientierung)

c: gleichmäßige Beschleunigung (negative Orientierung) Verzögerung der absoluten Geschwindigkeit (Betrag); Kurve im s-t-Diagramm wird mit der Zeit flacher.

d: gleichmäßige Beschleunigung (negative Orientierung) Achtung: Steigung der absoluten Geschwindigkeit (Kurve im s-t-Diagramm wird mit der Zeit steiler.)

e: gleichmäßige Beschleunigung (positive Orientierung) Achtung: Verzögerung der absoluten Geschwindigkeit (Kurve im s-t-Diagramm wird mit der Zeit flacher.)

f: gleichmäßige Beschleunigung (positive Orientierung) Steigung der absoluten Geschwindigkeit (Kurve im s-t-Diagramm wird mit der Zeit steiler.)

Bestimmung der Momentangeschwindigkeit (zur Zeit t): $v = \frac{ds}{dt}$ (Steigung im s-t-Diagramm)

Bestimmung der mittleren Geschwindigkeit (Durchschnittsgeschwindigkeit): $\overline{v} = \frac{\Delta s}{\Delta t}$

2.1.5 Geradlinige Bewegungen, einfache Gesetze

Gleichförmige Bewegung: Das Weg-Zeit-Gesetz lautet

$$s = v \cdot t + s_0$$

Dies ergibt im s-t-Diagramm eine Gerade. s_0 ist der Ort, v_0 die Geschwindigkeit zu Beginn des Beobachtungszeitraums ($t = 0$).

Gleichmäßige Beschleunigung: Das Weg-Zeit-Gesetz lautet

$$s = \frac{1}{2} \cdot a \cdot t^2 + v_0 \cdot t + s_0$$

Dies ergibt im s-t-Diagramm eine Parabel, und das Geschwindigkeits-Zeit-Gesetz ist dann

$$v = a \cdot t + v_0$$

was im v-t-Diagramm eine Gerade ergibt.

2.1.6 Rotationsbewegungen

Analog zu den linearen Bewegungen gilt für die

Gleichförmige Kreisbewegung: Winkel-Zeit-Gesetz:

$$\phi = \omega \cdot t + \phi_0$$

Im ϕ-t-Diagramm ergibt dies eine Gerade.

Gleichmäßige Winkelbeschleunigung: Winkel-Zeit-Gesetz:

$$\phi = \frac{1}{2}\alpha \cdot t^2 + \omega_0 \cdot t + \phi_0$$

ϕ_0**:** Winkel zu Beginn des Beobachtungszeitraums

ω_0**:** Winkelgeschwindigkeit zu Beginn des Beobachtungszeitraums

Dies ergibt im ϕ-t-Diagramm eine Parabel. Das Winkelgeschwindigkeits-Zeit-Gesetz lautet hier

$$\omega = \alpha \cdot t + \omega_0$$

und ergibt eine Gerade im ω-t-Diagramm.

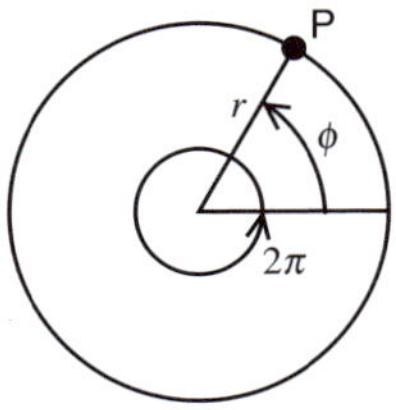

Der Punkt P soll eine gleichförmige Kreisbewegung ausführen. Ein vollständiger Umlauf entspricht dabei 360 ° oder 2π. Die dafür benötigte Zeit ist die Periodendauer T. Seine Winkelgeschwindigkeit ($\frac{\text{Winkeländerung}}{\text{Zeit}}$) beträgt also

$$\omega = \frac{2 \cdot \pi}{T} = 2\pi\nu$$

Dabei ist die Frequenz

$$\nu = \frac{1}{T} \quad \left[\frac{1}{\mathrm{s}} = 1\,\mathrm{Hz} \quad \text{(Hertz)}\right]$$

$\omega = 2\pi\nu$ wird auch Kreisfrequenz genannt.

Der von P während einer Periodendauer T zurückgelegte Weg entspricht dem Kreisumfang $U = 2\pi r$. Seine Geschwindigkeit auf dieser Kreisbahn heißt Kreisbahngeschwindigkeit oder Umfangsgeschwindigkeit v_U. Es gilt

$$v_U = \frac{\Delta s}{\Delta t} = \frac{2\pi r}{T} = \omega \cdot r$$

Bei einer gleichförmigen Kreisbewegung ist die Kreisfrequenz und damit auch die Umfangsgeschwindigkeit vom Betrag her konstant. Der umlaufende Punkt ändert aber seine Bewegungsrichtung ständig. Er wird senkrecht zu seiner Bewegungsrichtung beschleunigt. Diese hier zum Drehzentrum gerichtete Radialbeschleunigung heißt Zentripetalbeschleunigung

$$a_r = \frac{v_U^2}{r} = \frac{(\omega \cdot r)^2}{r} = r \cdot \omega^2$$

2.1.7 Vektoren bei linearen Bewegungen

Geschwindigkeit und Beschleunigung sind vektorielle Größen. Zu ihrer vollständigen Beschreibung sind Betrag und Richtung nötig. Um der vektoriellen Darstellung einer Bewegung formal gerecht zu werden, führt man zusätzlich einen sogenannten Ortsvektor $\vec{s}$ ein. Er stellt anschaulich Blickrichtung und Entfernung vom Beobachter (z. B. vom Koordinatenursprung O) zum Ort des Geschehens dar. Eine gleichförmige lineare Bewegung von P_0 nach P kann z. B. wie in der beistehenden Skizze dargestellt werden.

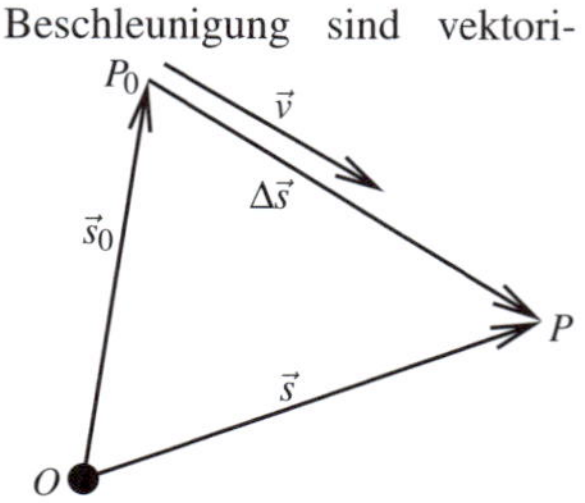

$\vec{s}_0$: Ortsvektor zum Punkt P_0

$\vec{s}$: Ortsvektor zum Punkt P

$\vec{v}$: Geschwindigkeitsvektor

$\Delta\vec{s} = \vec{v} \cdot t$: zurückgelegter Weg

Die Gleichungen aus I 2.1.5 haben in vektorieller Darstellung die Form

$$\vec{s} = \vec{s}_0 + \vec{v} \cdot t$$
$$\vec{s} = \vec{s}_0 + \vec{v} + \frac{1}{2} \cdot \vec{a} \cdot t^2$$
$$\vec{v} = \vec{v}_0 + \vec{a} \cdot t$$

2.1.8 Vektoren bei Rotationsbewegungen

Die gleichförmige Kreisbewegung eines Punktes P um ein Drehzentrum O kann mit Vektoren wie in der beistehenden Skizze dargestellt werden.

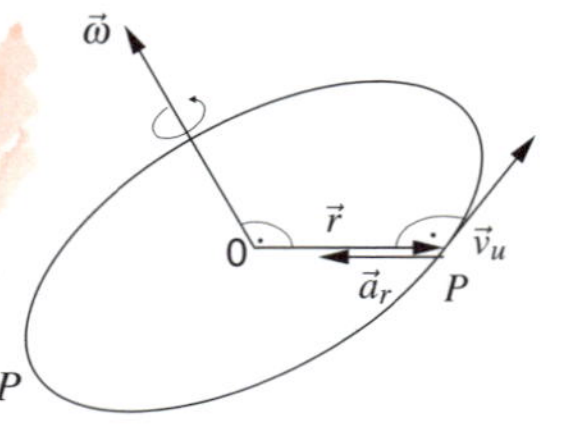

$\vec{r}$: Ortsvektor zum Punkt P

$\vec{\omega}$: Winkelgeschwindigkeitsvektor

$\vec{v}_u$: Vektor der Umfangsgeschwindigkeit

$\vec{a}_r$: Vektor der Radialbeschleunigung

$\vec{\omega}$ stellt anschaulich die Achse der Drehbewegung dar und zeigt in die Bewegungsrichtung einer rechtsdrehenden Schraube (vgl. Rechte-Hand-Regel, II 1.5). $\vec{r}$ und $\vec{a}_r$ sind entgegengesetzt orientiert und haben deshalb verschiedene Vorzeichen. Die Gleichungen aus I 2.1.6 haben in vektorieller Darstellung die Form

$$\vec{\phi} = \vec{\phi}_0 + \vec{\omega} \cdot t$$
$$\vec{\phi} = \vec{\phi}_0 + \vec{\omega}_0 \cdot t + \frac{1}{2} \cdot \alpha \cdot t^2$$
$$\vec{\omega} = \vec{\omega}_0 + \vec{\alpha} \cdot t$$
$$\vec{v}_u = \vec{\omega} \times \vec{r}$$
$$\vec{\omega} = \vec{r} \times \vec{v}_u$$
$$\vec{a}_r = -\vec{r} \cdot \omega^2$$

(Vektor bzw. Skalarprodukt siehe II 1.5)

2.1.9 Vektorielle Überlagerung von Bewegungen

Mehrere einfache Bewegungen lassen sich zu jeder beliebigen Bewegung zusammensetzen. Die Vektoren der einzelnen Komponenten werden einfach addiert. Ein Ball, der z. B. von einem Tisch rollt, behält seine waagrechte

Geschwindigkeitskomponente bei, der aber eine entsprechend der Erdbeschleunigung g ständig wachsende senkrechte Komponente überlagert wird. Der Ball beschreibt eine Parabelbahn.

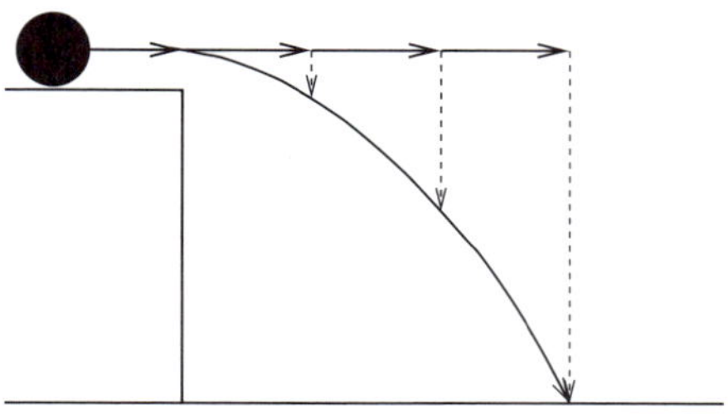

2.1.10 Zeitabhängige Vorgänge

Der Wert physikalischer Größen ist oft zeitlich nicht konstant. Man spricht dann von einer zeitabhängigen Größe und schreibt für eine Größe A:

$$A(t)$$

um die Zeitabhängigkeit anzudeuten.

Gibt es eine gewisse Zeitspanne (Periode) T, nach der sich die Zeitabhängigkeit wiederholt, also

$$A(t+T) = A(t)$$

für jedes beliebige t gilt, so spricht man von einem periodischen Vorgang mit der Periode T (z. B. Lichtblitze eines Stroboskops, Arbeitstakte einer Maschine.); gibt es eine solche Periode nicht, so ist der Vorgang aperiodisch.

Der Kehrwert der Periode ist die Frequenz:

$$\nu = \frac{1}{T}$$

Lässt sich der Vorgang sogar in Form einer Sinusfunktion schreiben:

$$A(t) = A_0 \cdot \sin(\omega \cdot t + \phi)$$

so spricht man von einem harmonischen Vorgang oder einer harmonischen Schwingung (z. B. die Höhenänderung einer Kabine an einem gleichförmig rotierenden Riesenrad). Die Periode einer solchen Schwingung ist

$$T = \frac{2\pi}{\omega}$$

Harmonische Schwingungen aller Art können sich störungsfrei überlagern. Das Ergebnis ist die Summe aller Einzelauslenkungen zu jedem Zeitpunkt. Bei der Überlagerung von zwei harmonischen Schwingungen gleicher Frequenz bzw. Schwingungsdauer entsteht wieder eine harmonische Schwingung mit derselben Frequenz. Zwei harmonische Schwingungen gleicher Frequenz und gleicher Amplitude können sich gegenseitig auslöschen, wenn sie in derselben Schwingungsebene liegen und gegeneinander eine Phasenverschiebung von π bzw. eine Zeitverschiebung von $T/2$ aufweisen.

Überlagerung

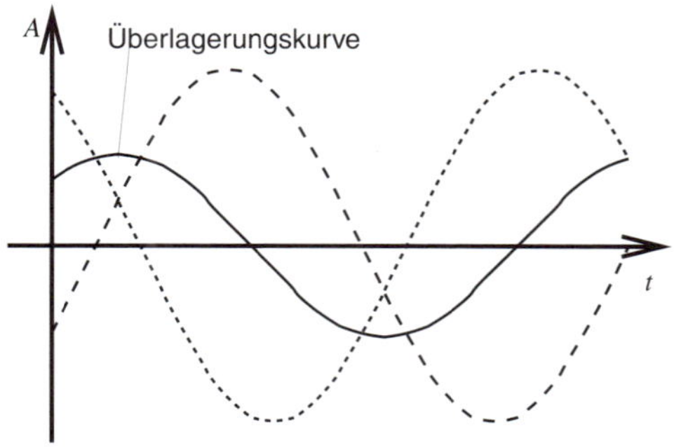

Auslöschung

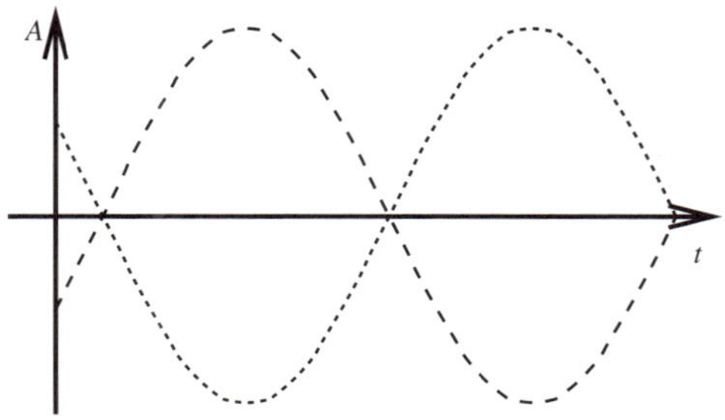

Überlagerung (geringfügig unterschiedliche Periode)

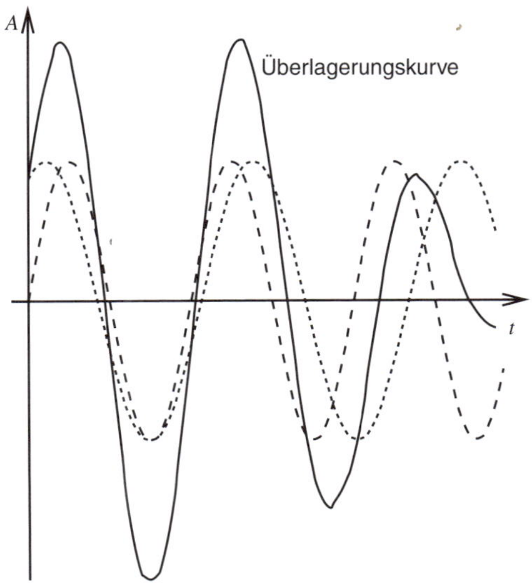

Schwebung

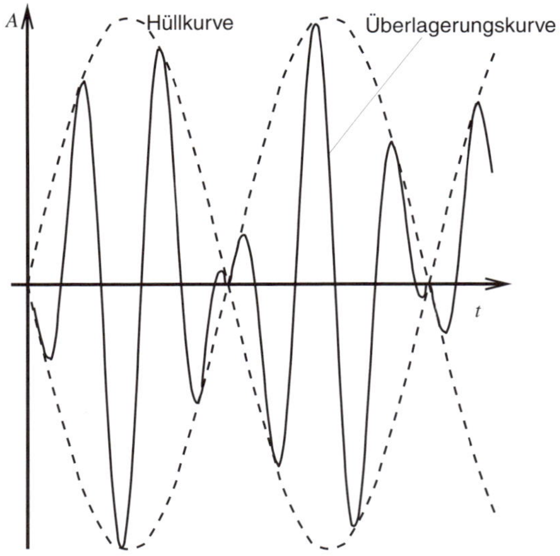

Die Überlagerung zweier Schwingungen unterschiedlicher Frequenz ν_1 und ν_2 ergibt einen Vorgang (Amplitude ändert sich periodisch), dessen Periode T das kleinste gemeinsame ganzzahlige Vielfache der Perioden T_1 und T_2 ist. Ist das Verhältnis $\frac{\nu_1}{\nu_2}$ nicht rational (als Bruch zweier ganzer Zahlen darstellbar), so wird T unendlich, was einem aperiodischen Vorgang entspricht. Unterscheiden sich die Frequenzen ν_1 und ν_2 nur geringfügig voneinander, so nennt man den entstehenden periodischen Vorgang eine Schwebung.

Bei der Überlagerung von zwei zueinander senkrechten harmonischen Schwingungen gleicher Frequenz

$$A_x(t) = A_{x,0} \cdot \sin(\omega \cdot t + \phi_x)$$
$$A_y(t) = A_{y,0} \cdot \sin(\omega \cdot t + \phi_y)$$

entstehen in der A_x-A_y-Ebene ellipsenförmige Umlaufbahnen, die je nach Amplitudenverhältnis

$$\frac{A_{x,0}}{A_{y,0}}$$

und gegenseitiger Phasenverschiebung

$$\phi_x - \phi_y$$

zu Kreisen

$$\frac{A_{x,0}}{A_{y,0}} = 1$$
$$\phi_x - \phi_y = \frac{\pi}{2}$$

oder linearen Schwingungen

$$\phi_x - \phi_y = 0$$

entarten können.

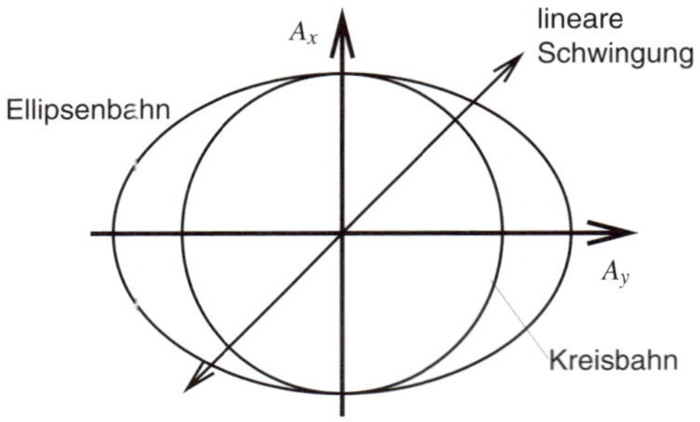

2.2 Kraft und Drehmoment

2.2.1 Kräfte

Die mechanische Wirkung von Kräften zeigt sich in der Verformung oder der Beschleunigung von Körpern. Bezüglich ihres Ursprungs unterscheidet man u. a.

- Gravitationskräfte (vgl. I 2.2.2)
- mechanische Kräfte (z. B. Federkraft, Reibungskraft)
- elektrische Kräfte (z. B. Coulombkraft, vgl. I 4.1.2ff)
- magnetische Kräfte (z. B. zwischen Magnetpolen, vgl. I 4.5.1ff).

Kräfte sind vektorielle Größen. Dazu zwei Beispiele:

- Überlagerung der Kräfte $\vec{F}_1$ und $\vec{F}_2$ zur resultierenden Kraft $\vec{F}_r$. Ein frei beweglicher Körper wird sich in Richtung dieser Resultierenden bewegen.

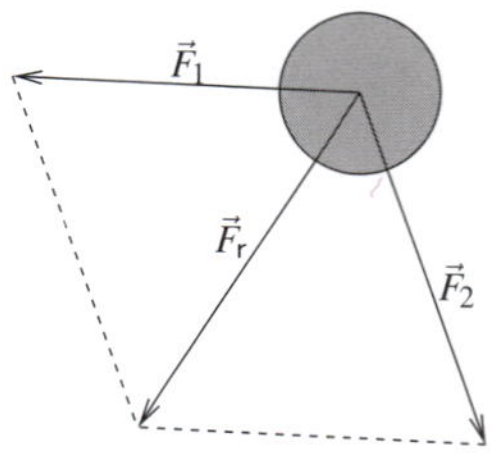

- Zerlegung der Gewichtskraft in die Komponenten Normalkraft und Hangabtrieb (Körper auf einer schiefen Ebene).

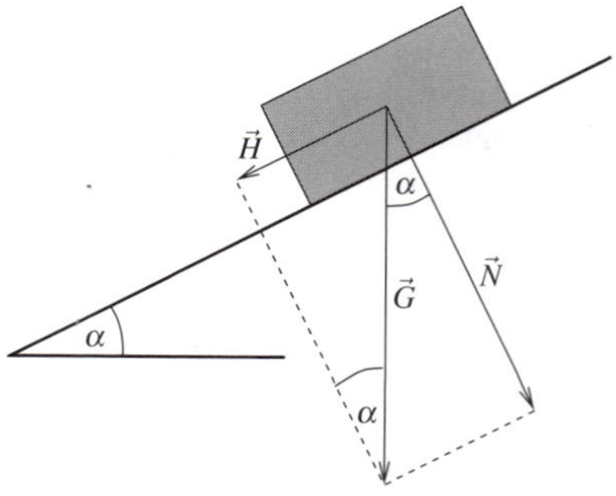

$\vec{G}$: Gewichtskraft des Körpers

$\vec{N}$: Normalkraft, mit dieser Kraft drückt der Körper auf die Unterlage (schiefe Ebene).

$\vec{H}$: Hangabtrieb, diese Kraft muss kompensiert werden, wenn ein Abrutschen des Körpers verhindert werden soll.

α: Neigungswinkel der schiefen Ebene.

Die Beziehungen zwischen den Beträgen von Gewicht G, Normalkraft N und Hangabtrieb H ergeben sich mit den trigonometrischen Funktionen zu

$$N = G \cdot \cos\alpha$$
$$H = G \cdot \sin\alpha$$

2.2.2 Newtonsche Axiome, Gravitationsgesetz

Die grundsätzlichen Erfahrungen mit Kräften und ihren Wirkungen sind in den Newtonschen Axiomen zusammengefasst:

1. Trägheitsprinzip: Ein Körper, der sich im Zustand der Ruhe oder der gleichförmigen Bewegung befindet ($\vec{v} = \text{const}$, $\vec{a} = 0$), behält diesen Zustand bei, wenn er nicht durch äußere Kräfte gezwungen wird, ihn zu ändern.

2. Aktionsprinzip: Greift an einem frei beweglichen Körper mit der Masse m eine äußere Kraft $\vec{F}$ an, so erfährt der Körper eine der Kraft $\vec{F}$ proportionale Beschleunigung $\vec{a} = \vec{F}/m$. Die angreifende äußere Kraft ergibt sich also aus Masse mal Beschleunigung

$$\vec{F} = m \cdot \vec{a} \quad \left[1\ \mathrm{kg} \cdot \frac{\mathrm{m}}{\mathrm{s}^2} = 1\ \mathrm{N}\ \text{(Newton)}\right]$$

3. Reaktionsprinzip: Eine Kraft $\vec{F}_1$ tritt nie isoliert auf. Sie kann nur zusammen mit einer dem Betrag nach gleichen, aber entgegengesetzt wirkenden Kraft $\vec{F}_2$ auftreten. Es gilt dann $F_1 = F_2$ bzw. $\vec{F}_1 = -\vec{F}_2$ (actio = reactio).

Achtung: Zwei Kräfte, die einen Körper im Gleichgewicht halten, heißen Kompensationskräfte und sind nicht actio und reactio im Sinne des 3. Axioms. Actio und reactio wirken immer zwischen verschiedenen Körpern. Beispiele:

- Kraft auf eine Feder und deren Rückstellkraft
- Kraft auf freibewegliche Körper und dessen Trägheitskraft (Widerstand gegen die Beschleunigung der Masse)
- Anziehende bzw. abstoßende Kräfte zwischen zwei Körpern.

  Eine elementare Kraftursache ist die Gravitation (Massenanziehung). Zwei Körper der Massen m_1 und m_2, deren Schwerpunkte voneinader den Abstand r haben, ziehen sich gegenseitig mit der Kraft $\vec{F}$ an. Dabei gilt (Newtonsches Gravitationsgesetz):

$$|\vec{F}| = F = f \cdot \frac{m_1 \cdot m_2}{r^2}$$

($f = 6{,}673 \cdot 10^{-11}\ \mathrm{N\,m^2\,kg^{-2}}$ ist die Gravitationskonstante.)

2.2.3 Kräfte und Bewegungen

Ein Körper ändert seinen Bewegungszustand nur, wenn eine beschleunigende Kraft $\vec{F}$ (actio) auf ihn wirkt (Trägheitsprinzip). Diese Kraft muss die Massenträgheit (reactio) des Körpers überwinden, die der Änderung des Bewegungszustandes, d. h. der Beschleunigung $\vec{a}$ entgegenwirkt. Es gilt:

$$\vec{F} = m \cdot \vec{a}$$

Erdanziehung: Wirkt zwischen einem Körper und der Erde nur die Gravitation, so spricht man vom freien Fall. Dabei ziehen sich Körper (m_K) und Erde (m_E) entsprechend dem Gravitationsgesetz mit der Kraft $\vec{F}$ an. Mit dem Erdradius r_E als Abstand gilt

$$F = \frac{f \cdot m_E}{r_E^2} \cdot m_K = g \cdot m_K$$

$$g = 9{,}81\ \frac{\mathrm{m}}{\mathrm{s}^2} \quad \text{(Normwert)}$$

Die Größe g ist (am selben Ort der Erde) für alle Körper gleich und heißt Erdbeschleunigung. Die Kraft, mit der ein Körper von der Erde angezogen wird, nennt man sein Gewicht $\vec{G}$. Damit ergibt sich als Sonderfall von $\vec{F} = m \cdot \vec{a}$ die Gewichtskraft

$$G = m \cdot g$$

Zentrifuge: Ein Körper der Masse m, der sich gleichförmig auf einer Kreisbahn bewegt, erfährt eine Radialbeschleunigung a_r, die im mitrotierenden Bezugssystem zum Drehzentrum hin gerichtet ist (Zentripetalbeschleunigung, vgl. auch I 2.1.6). Auf den Körper wirkt demnach eine ebenfalls vom Drehzentrum weg gerichtete Zentrifugalkraft

$$F_z = m \cdot a_r = m \cdot r \cdot \omega^2$$

(r: Bahnradius, ω: Kreisfrequenz) Zentrifugal- und Zentripetalkraft sind actio und reactio im Sinne des Reaktionsprinzips.

Vorrichtungen, in denen mit Hilfe einer Kreisbewegung hohe Beschleunigungswerte erreicht werden können, heißen Zentrifugen.

Anwendungen: Simulation großer „Schwerkräfte“, Beschleunigung von Sedimentationsvorgängen.

2.2.4 Drehmoment und Hebelgesetz

Greifen an einen um eine Achse drehbar gelagerten Körper Kräfte an, so erweist sich der Begriff des Drehmoments als hilfreich. Es ist definiert als das Vektorprodukt aus der angreifenden Kraft $\vec{F}$ und dem Hebel $\vec{H}$, an dem es angreift. Der Hebel ist hierbei die Senkrechte von dem Punkt, in dem die Kraft angreift, auf die Drehachse, mit negativem Vorzeichen.

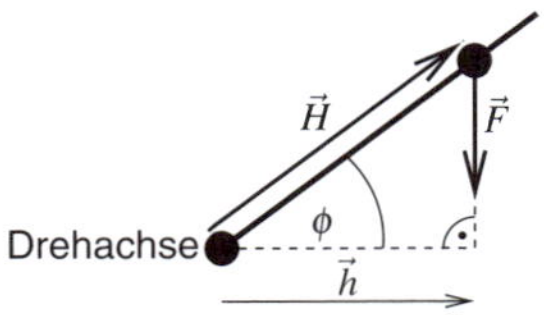

Hier ist $\vec{h}$ die Komponente von $\vec{H}$, die senkrecht auf der angreifenden Kraft steht. Der Betrag des angreifenden Drehmomentes $\vec{M}$ ergibt sich dann als das Produkt der Beträge von $\vec{h}$ und $\vec{F}$:

$$\begin{aligned}\vec{M} &= \vec{H} \times \vec{F}\\ M &= h \cdot F\\ &= H \cdot F \cdot \sin\phi\end{aligned}$$

Die Summe aller Drehmomente bezüglich eines Punktes ergibt das resultierende Drehmoment (Vektoraddition, vgl. I 2.2.1). Ein System (z. B. Balkenwaage) befindet sich im Momentengleichgewicht, wenn das resultierende Moment verschwindet ($M_{\text{res}} = 0$).

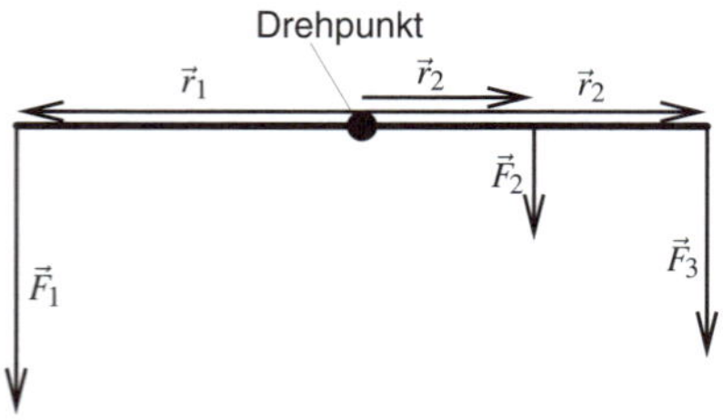

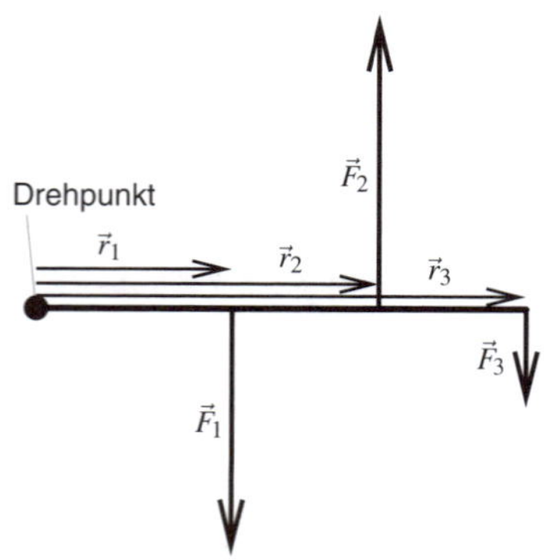

Die Gleichgewichtsbedingung ist in beiden Beispielen dieselbe:

$$\begin{aligned}& r_1 \cdot F_1 - r_2 \cdot F_2 - r_3 \cdot F_3 = 0\\ \text{oder:}\quad & r_1 \cdot F_1 = r_2 \cdot F_2 + r_3 \cdot F_3\\ \text{oder:}\quad & M_1 = M_2 + M_3\end{aligned}$$

Dies ist das Hebelgesetz. Achtung: in Vektorschreibweise (Kreuzprodukt) gilt das Kommutativgesetz nicht. Es ist vielmehr $\vec{r} \times \vec{F} = -\vec{F} \times \vec{r}$.

2.2.5 Reibungskräfte

Bewegt sich ein Körper gegenüber einem anderen, ihn berührenden Körper (Medium), so erfährt er eine Reibungskraft, die seiner Bewegungsrichtung entgegengesetzt ist. Wird diese Reibungskraft nicht von anderen Kräften kompensiert (überwunden), so kommt die Relativbewegung des Körpers schließlich zum Erliegen.

- In Fluiden (Flüssigkeiten oder Gase): Ein Körper, der sich mit der Relativgeschwindigkeit v – bei laminarer (wirbelfreier) Umströmung – in einem Fluid der Viskosität η bewegt, erfährt eine geschwindigkeitsproportionale Reibungskraft F_R. Für eine Kugel mit Radius r gilt nach Stokes

$$F_R = 6 \cdot \pi \cdot r \cdot v \cdot \eta$$

- Zwischen festen Körpern treten Reibungskräfte auf, die von der Normalkraft $\vec{N}$ abhängen, d. h. von der Kraft, mit der die Körper senkrecht gegeneinander drücken. Proportionalitätsfaktor ist der Reibungskoeffizient f. Allgemein gilt

$$F_R = f \cdot N$$

Man unterscheidet

Haftreibung: Der Haftreibungskoeffizient f_H ist von Material und Rauhigkeit der aneinander haftenden Oberflächen abhängig.

Gleitreibung: Der Gleitreibungskoeffizient f_G ist ebenfalls von Material und Oberflächenbeschaffenheit der aufeinander gleitenden Körper abhängig. Die Gleitgeschwindigkeit hat keinen wesentlichen Einfluss auf f_G.

Rollreibung: Sie beruht auf der Verformung von rollendem Körper und Untergrund. Der Rollreibungskoeffizient f_R ist von Material und Rauhigkeit der beteiligten Oberflächen und, vor allem bei „weichen" Oberflächen, von der Rollgeschwindigkeit abhängig.

Für das Verhältnis der drei Reibungskoeffizienten gilt bei gleichen Materialpaarungen: $f_H > f_G > f_R$

2.2.6 Verformungen

Kräfte und Momente können neben einer Änderung des Bewegungszustands auch Verformungen an Körpern bewirken. Je nach Angriffsort und -richtung der Kräfte (Momente) kommt es zu einer

Stauchung (Druck)

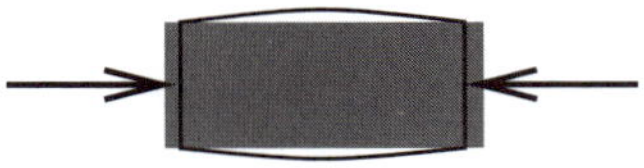

Dehnung (Zug)

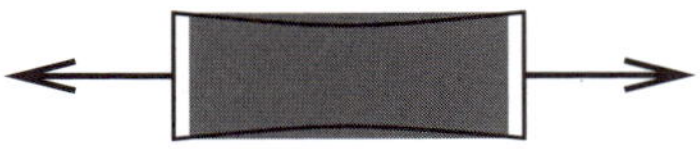

Scherung (Schub)

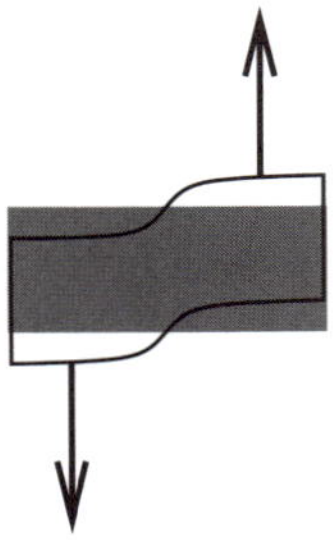

Torsion (Drehung)

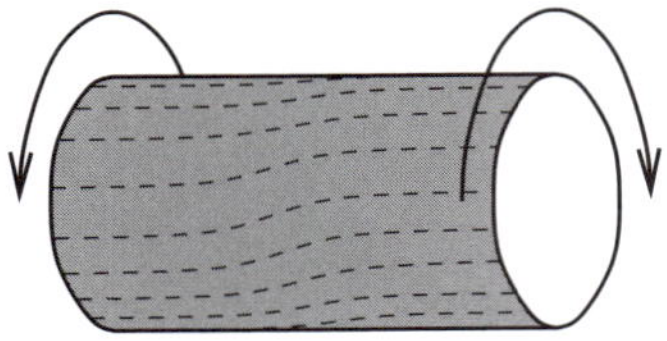

oder Kombination davon. Bezieht man die Druck-, Zug- oder Scherkräfte auf die Querschnittsflächen, in denen sie wirken, so erhält man entsprechende Druck-, Zug- oder Schubspannungen. Allgemein gilt:

$$\text{Spannung} = \frac{\text{Kraft}}{\text{Fläche}} = \frac{F}{A} \quad \left[\frac{\mathrm{N}}{\mathrm{m}^2}\right]$$

Je nach Richtung der Kraft verwendet man verschiedene Kürzel, z. B. Druck (-spannung) $p = F/A$ oder Zug (-spannung) $\sigma = F/A$.

Elastische Verformung: Der Körper nimmt nach Verschwinden der Kräfte (Momente) seine ursprüngliche Form wieder an.

Plastische Verformung: Der Körper nimmt auch nach Verschwinden der Kräfte (Momente) seine ursprüngliche Form nicht wieder an, sondern behält eine plastische Restverformung.

Steigert man die in einem Körper wirkende Spannung, so verformt er sich zunächst elastisch, wobei die relative Verformung ε der Spannung proportional ist (Hookesches Gesetz). Ab einer bestimmten Grenzspannung, der sogenannten Fließgrenze, ist eine vollständige elastische Rückverformung nicht mehr möglich, es bleibt eine plastische Verformung.

Kennzeichnend für das elastische Verhalten eines Stoffes unter Druck- oder Zugspannung ($\varepsilon = \Delta l / l$) ist sein Elastizitätsmodul E.

Hookesches Gesetz:

$$E = \frac{\sigma}{\varepsilon} = \frac{F}{A} \cdot \frac{l_0}{\Delta l}$$

Daraus ergibt sich für die Kraft, die nötig ist, einen Körper um Δl zu verformen

$$F = \frac{E \cdot A}{l_0} \cdot \Delta l$$

oder: $$F = D \cdot \Delta l$$

Diese Form des Hookeschen Gesetzes wird u. a. bei der Kraftmessung benutzt (z. B. mit Hilfe der Längenänderung einer Schraubenfeder). Die Federkenngröße D wird meist aus dem Verhältnis der Kraft zur bewirkten Längenänderung bestimmt.

$$D = \frac{F}{\Delta l}$$

Beispiel: Eine Schraubenfeder wird durch eine Kraft von 10 N um 2 cm gedehnt. Dann ist

$$D = \frac{F}{\Delta l} = \frac{10\,\mathrm{N}}{2 \cdot 10^{-2}\,\mathrm{m}} = 500\,\frac{\mathrm{N}}{\mathrm{m}}$$

Die Feder kann nun zur Kraftmessung eingesetzt werden. Dabei gilt

$$F = \Delta l \cdot 500\,\frac{\mathrm{N}}{\mathrm{m}}$$

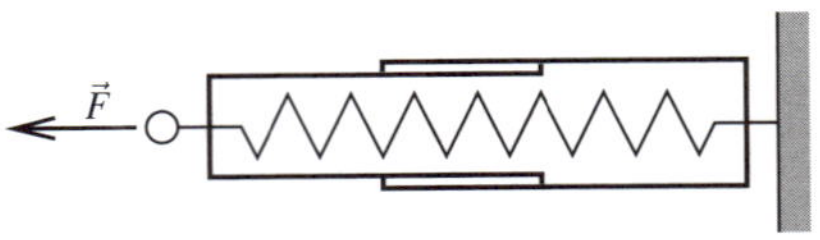

2.3 Energie, Leistung und Impuls

2.3.1 Arbeit

Die mechanische Arbeit W setzt sich zusammen aus der angewandten Kraft (-komponente in Wegrichtung) F und dem zurückgelegten Weg s. Allgemein gilt:

$$W = \int_{s_1}^{s_2} F\,ds \quad [1\,\mathrm{N}\cdot\mathrm{m} = 1\,\mathrm{J} \quad \text{(Joule)}]$$

Geometrische Deutung: Die Arbeit W entspricht der Fläche unter der Kurve im F-s-Diagramm.

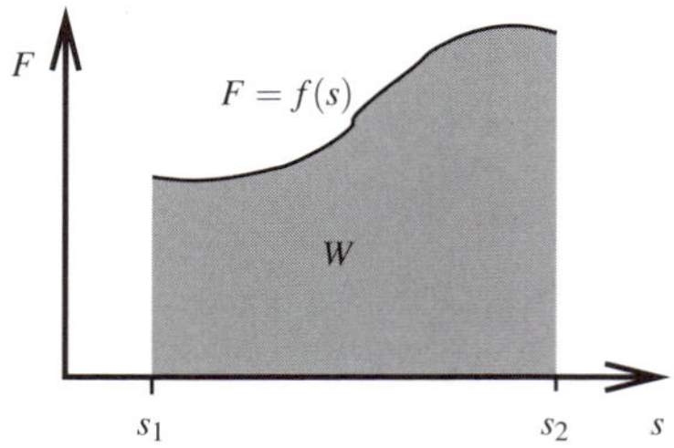

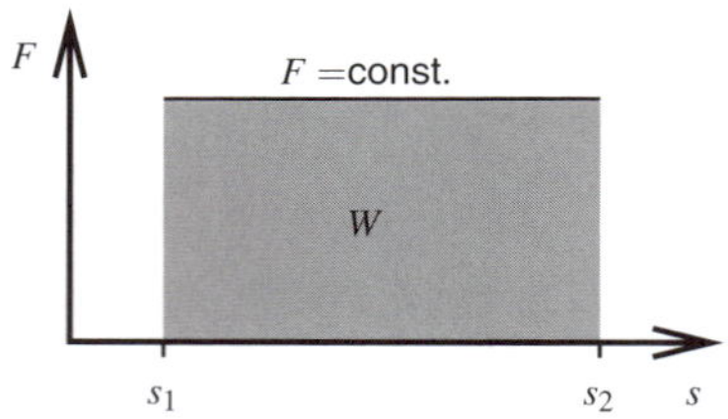

Besonders einfach sind die Verhältnisse, wenn sich die Kraft F über den gesamten Weg Δs nicht ändert.

Für $F = \text{const.}$ gilt

$$W = F \cdot \Delta s$$

Bilden Kraft- und Wegrichtung einen Winkel α, so muss die Vektoreigenschaft dieser Größen berücksichtigt werden. Die Arbeit ergibt sich dann aus dem Skalarprodukt $\vec{F}\cdot\Delta\vec{s}$ (vgl. II 1.5). Allgemein gilt:

$$W = \int_{s_1}^{s_2} \vec{F}\cdot d\vec{s} = \int_{s_1}^{s_2} F\cdot\cos\alpha\cdot ds = \int_{s_1}^{s_2} F_{\parallel}\cdot ds$$

für F = const. gilt:

$$W = \vec{F}\cdot\Delta\vec{s} = F\cdot\Delta s\cdot\cos\alpha = F_{\parallel}\cdot\Delta s$$

Beispiele:

1. Arbeit, die nötig ist, um einen Körper der Masse m um den Höhenunterschied Δh zu heben. ($F = G = m\cdot g = \text{const.}$, $\Delta s = \Delta h$) Die Hubarbeit ist also:

$$W = F\cdot\Delta s = m\cdot g\cdot\Delta h$$

2. Arbeit, die nötig ist, um einen Körper der Masse m längs einer schiefen Ebene um den Höhenunterschied Δh zu heben:

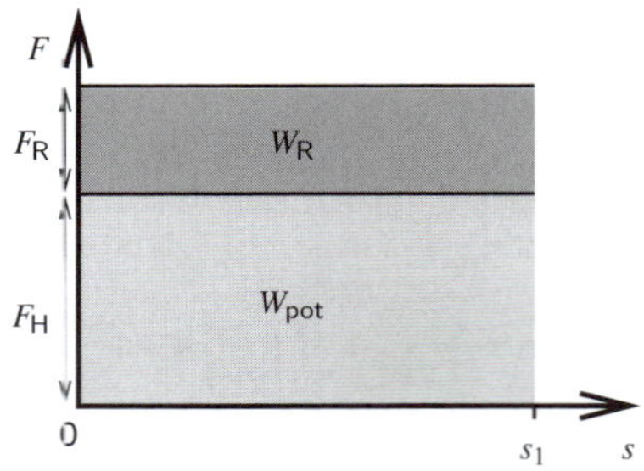

reibungsfrei:

$$F = H = G\cdot\sin\alpha$$
$$\Delta s = \frac{\Delta h}{\sin\alpha}$$
$$\Rightarrow W = H\cdot\Delta s = m\cdot g\cdot\sin\alpha\cdot\frac{\Delta h}{\sin\alpha}$$
$$= m\cdot g\cdot h$$

mit Berücksichtigung der Reibung:

$$W = H\cdot\Delta s + F_R\cdot\Delta s$$
$$F_R = f\cdot N = f\cdot G\cdot\cos\alpha$$
$$\Rightarrow W = m\cdot g\cdot\Delta h + f\cdot g\cdot\cos\alpha\cdot\Delta s\cdot m$$

3. Arbeit, die nötig ist, um einen Körper (z. B. Feder) elastisch zu verformen (vgl. Hookesches Gesetz).

Die nötige Kraft F ist proportional zum Weg der Verformung (vgl. I 2.2.6):

$$\Delta F = D\cdot\Delta s$$
$$W = \int_0^{s_1} F\,ds$$
$$= \int_0^{s_1} D\cdot s\,ds$$
$$= \frac{1}{2}\cdot D\cdot s_1^2$$

2.3.2 Energie, Arbeit, Wärmemenge

Während eines Hubvorgangs von s_1 nach s_2 um Δh wird einem Körper der Masse m die Arbeit $W = m \cdot g \cdot \Delta h$ zugeführt. Lässt man den Körper wieder in seine Ausgangslage zurückkehren, so gibt er unterwegs die gleiche Arbeit wieder ab. Er hatte also in s_2 gegenüber s_1 ein Arbeitsvermögen gespeichert, das genau dem Aufwand entspricht, der nötig war, um ihn in diese Lage zu bringen. Dieses gespeicherte Arbeitsvermögen nennt man Energie. Man sagt, der Körper besitzt in s_2 gegenüber s_1 die potentielle Energie $E_{\text{pot}} = m \cdot g \cdot h$.

Fällt der Körper nun im freien Fall zurück in die Ausgangslage, so ist seine potentielle Energie im Moment des Aufschlags ($h = 0$) verschwunden. In diesem Augenblick hat der Körper durch seinen Fall im Schwerefeld der Erde eine (End-) Geschwindigkeit v erreicht. Seine Arbeitsfähigkeit bzw. Energie findet nun ihren Ausdruck in seiner Geschwindigkeit. Man sagt, er hat jetzt die Bewegungs- bzw. kinetische Energie $E_{\text{kin}} = \frac{1}{2} m \cdot v^2$.

Beim Aufprall wird der Körper schlagartig abgebremst und verliert damit auch seine kinetische Energie. Sie wird durch den Aufprall letztendlich vollständig in Wärme umgewandelt. Ein Teil der kinetischen Energie wird bei allen realen mechanischen Vorgängen in Reibungswärme umgewandelt. Sogenannte verlustfreie Vorgänge sind stets idealisiert.

Energie, Arbeit (bzw. Arbeitsvermögen) und Wärme(menge) sind verschiedene Bezeichnungen für die gleiche physikalische Größe.

Energieerhaltungssatz: Energie kann weder aus dem Nichts entstehen noch vernichtet werden. Möglich sind lediglich Umwandlungen zwischen ihren Erscheinungsformen. In einem abgeschlossenen System bleibt die Gesamtenergie konstant (Energiebilanz).

Einige Erscheinungsformen der Energie

Mechanische Arbeit:

$$W_{\text{mech}} = \int_{s_1}^{s_2} F \cdot ds$$

Potentielle Energie:

$$E_{\text{pot}} = m \cdot g \cdot h$$

Kinetische Energie (Translation):

$$E_{\text{kin}} = \frac{1}{2} \cdot m \cdot v^2$$

Deformationsenergie (elastisch):

$$E_{\text{def}} = \frac{1}{2} \cdot D \cdot s^2$$

Energie des magnetischen Feldes einer Spule:

$$E_{\text{magn}} = \frac{1}{2} \cdot L \cdot I^2$$

Energie des elektrischen Feldes eines Kondensators:

$$E_{\text{el}} = \frac{1}{2} \cdot C \cdot U^2$$

Änderung der Wärmeenergie:

$$\Delta Q = c \cdot m \cdot \Delta T$$

Besonders deutlich wird das Energieerhaltungsprinzip bei der Beobachtung von Schwingungen. Hier gehen zwei oder mehr Energieformen periodisch ineinander über. Dazu drei Beispiele:

Federpendel:

$$\frac{1}{2} \cdot D \cdot s^2 + \frac{1}{2} \cdot m \cdot v^2 + m \cdot g \cdot h = E_{\text{ges}} = \text{const.}$$

Fadenpendel:

$$\frac{1}{2} m \cdot v^2 + m \cdot g \cdot h = E_{\text{ges}} = \text{const.}$$

Elektrischer Schwingkreis:

$$\frac{1}{2} \cdot C \cdot U^2 + \frac{1}{2} \cdot L \cdot I^2 = E_{\text{ges}} = \text{const.}$$

2.3.3 Leistung

Unter der mittleren Leistung P versteht man die pro Zeiteinheit Δt umgesetzte Energie ΔE. Allgemein gilt:

$$P = \frac{dE}{dt} \quad \left[1\,\frac{\text{J}}{\text{s}} = 1\,\text{W (Watt)}\right]$$

$$E = \int_{t_1}^{t_2} P\,dt \quad [1\,\text{J} = 1\,\text{W} \cdot \text{s}]$$

Für zeitlich konstante Leistung ergibt sich:

$$P = \frac{\Delta E}{\Delta t}$$

$$E = P \cdot \Delta t$$

2.3.4 Impuls/Drehimpuls

Unter dem Impuls $\vec{p}$ eines Körpers versteht man das Produkt aus seiner Masse m und seiner Geschwindigkeit $\vec{v}$. Der Impuls ist eine vektorielle Größe. Die Richtung dieses Vektors stimmt mit der Richtung des Vektors der entsprechenden Geschwindigkeit überein.

$$\vec{p} = m \cdot \vec{v} \quad \left[\mathrm{kg} \cdot \frac{\mathrm{m}}{\mathrm{s}}\right]$$

bzw.

$$p = m \cdot v$$

Der Drehimpuls ist analog definiert mit der Winkelgeschwindigkeit ω und dem Trägheitsmoment θ als

$$\vec{L} = \theta \cdot \vec{\omega}$$

wobei das Trägheitsmoment eines Massepunktes bezüglich einer Drehachse θ gegeben ist als Produkt aus seiner Masse und seines Abstandes zu dieser Drehachse

$$\theta = m \cdot l$$

Der Drehimpuls ist ein Vektor, dessen Richtung durch die Drehachse gegeben ist. Verläuft die Drehbewegung in der Rotationsebene im Uhrzeigersinn, so zeigt der Drehimpuls in die Rotationsebene hinein, verläuft die Drehbewegung in der Rotationsebene gegen den Uhrzeigersinn, so zeigt der Drehimpuls aus der Rotationsebene heraus.

Die Kräfte, die bei einer Änderung des Impulses auftreten, erhält man über die zeitliche Ableitung des Impulses:

$$\vec{F} = \frac{d\vec{p}}{dt}$$

Die Impulsänderung Δp in einem Zeitintervall $(t_0,\ t_1)$ kann demnach auch als Zeitintegral der Kraft (Kraftstoß) dargestellt werden:

$$\Delta\vec{p} = \int_{t_0}^{t_1} \vec{F}\,dt$$

Analog sind die Drehmomente, die bei der Änderung des Drehimpulses auftreten gegeben durch

$$\vec{M} = \frac{d\vec{L}}{dt}$$

und die Drehimpulsänderung in einem Zeitintervall kann auch als Zeitintegral des Drehmoments dargestellt werden:

$$\Delta\vec{L} = \int_{t_0}^{t_1} \vec{M}\,dt$$

Impulserhaltungssatz: In einem abgeschlossenen System ist der Gesamtimpuls (Summe aller Impulse) zeitlich konstant. Abgeschlossen bedeutet hier, dass kein Impuls (in Form bewegter Masse) das System verlässt und dass zu jeder Kraft, die im System wirkt, auch die Gegenkraft (reactio) entsprechend des 3. Newtonschen Axioms innerhalb des Systems wirkt.

Beispiel: Zentraler Zusammenstoß zweier Kugeln der Masse m_1 und m_2. Die Geschwindigkeiten der Kugeln seien vor dem Stroß $v_{1,\mathrm{v}}$ und $v_{2,\mathrm{v}}$, nach dem Stoß $v_{1,\mathrm{n}}$ und $v_{2,\mathrm{n}}$. Der Impulserhaltungssatz liefert:

$$\vec{p}_{\mathrm{ges,v}} = \vec{p}_{\mathrm{ges,n}}$$
$$\vec{p}_{1,\mathrm{v}} + \vec{p}_{2,\mathrm{v}} = \vec{p}_{1,\mathrm{n}} + \vec{p}_{2,\mathrm{n}}$$
$$m_1\,\vec{v}_{1,\mathrm{v}} + m_2\,\vec{v}_{2,\mathrm{v}} = m_1\,\vec{v}_{1,\mathrm{n}} + m_2\,\vec{v}_{2,\mathrm{n}}$$

Vor dem Stoß:

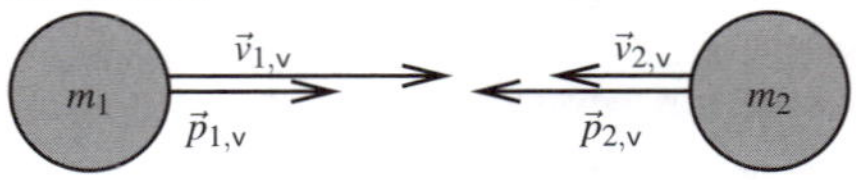

Nach dem Stoß (elastisch):

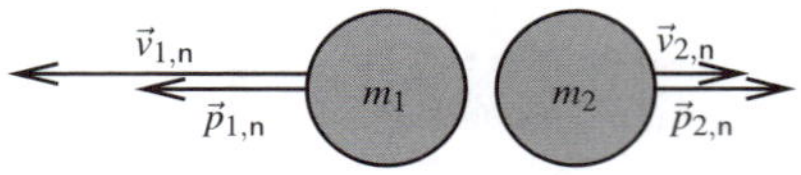

Vollkommen elastischer Stoß: Die kinetische Energie des Systems bleibt erhalten, keine Umwandlung in andere Energieformen.

Vollkommen unelastischer (plastischer) Stoß: Die vorher separaten Körper bilden nach dem Stoß eine Einheit (z. B. Knetmasse). Ein Teil der ursprünglichen kinetischen Gesamtenergie wird beim plastischen Stoß in andere Energieformen (z. B. Wärme) umgewandelt.

Drehimpulserhaltungssatz: Ebenso wie für den Impuls, so gilt in einem abgeschlossenen System auch ein Erhaltungssatz für den Drehimpuls.

Beispiel: Wird bei einem rotierenden Kreisel das Trägheitsmoment θ verkleinert $(\theta_1 \to \theta_2)$, so erhöht sich seine Winkelgeschwindigkeit ω so $(\omega_1 \to \omega_2)$, dass das Produkt $\omega \cdot \theta$, also der Drehimpuls L, konstant bleibt.

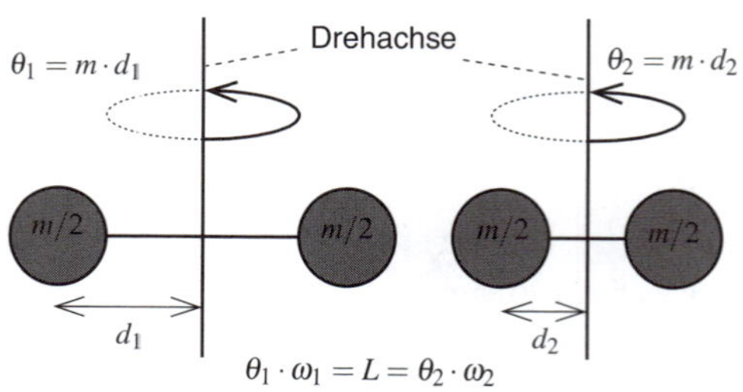

Im Vergleich gelten für lineare und rotierende Bewegungen folgende Entsprechungen:

Lineare Bewegung	Rotationsbewegung
Geschwindigkeit v	Winkelgeschwindigkeit ω
Masse m	Trägheitsmoment θ
Beschleunigung $\dot{v}$	Winkelbeschleunigung $\dot{\omega}$
Kinetische Energie $\frac{m \cdot v^2}{2}$	Kinetische Energie $\frac{\theta\omega^2}{2}$
Impuls $\vec{p} = m\vec{v}$	Drehimpuls $\vec{L} = \theta\vec{\omega}$

2.4 Mechanik ruhender Flüssigkeiten und Gase (Fluide)

2.4.1 Schweredruck, Stempeldruck

Unter dem Schweredruck versteht man die Gewichtskraft einer „Fluidsäule" bezogen auf ihre Grundfläche.

Beispiel: Eine Wassersäule mit der Grundfläche $A = 1\ \text{m}^2$ und der Höhe $h = 1\ \text{m}$ hat eine Masse von 1 000 kg (Volumen $1\ \text{m}^3 = 1\,000\ \text{l}$, Dichte des Wassers $\rho \approx 1\ \text{kg/l}$). Daher ist die Gewichtskraft des Wassers

$$G = m \cdot g \approx 1\,000\ \text{kg} \cdot 10\ \frac{\text{m}}{\text{s}^2} = 10^4\ \text{N}$$

Die Säule erzeugt auf ihrer Grundfläche einen Schweredruck von

$$P = \frac{G}{A} \approx 10^4\ \frac{\text{N}}{1\ \text{m}^2} = 10^4\ \text{Pa}$$

($1\ \frac{\text{N}}{\text{m}^2} = 1\ \text{Pa}$ „Pascal")

Der Schweredruck hängt (bei konstantem g) nur von der Dichte ρ des Fluids und der Höhe der Fluidsäule über der Messstelle ab, nicht von der Form eines Behälters. Bei gleichartigem Inhalt ist der Schweredruck am Boden der vier Gefäße gleich:

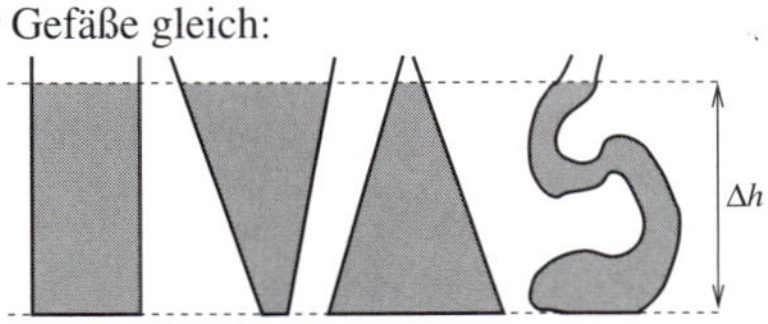

Der Schweredruck inkompressibler Fluide (Flüssigkeiten) wächst proportional mit der Höhe der Fluidsäule bzw. mit der Tiefe unter der Oberfläche bei h_1 (vgl. Diagramm).

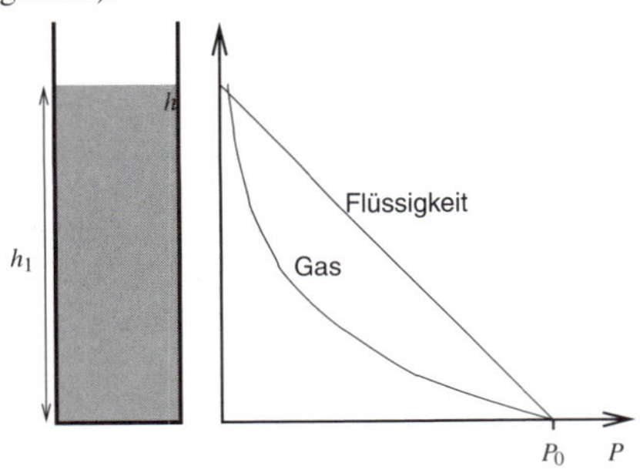

$$p = \rho \cdot g \cdot \Delta h = \rho \cdot g \cdot (h_1 - h)$$

Der Schweredruck kompressibler Fluide (Gase) hat einen exponentiellen Verlauf.

Beispiel: Luftdruck $p = p_0 \cdot e^{-c \cdot h}$ (barometrische Höhenformel)

p_0**:** Druck in Bezugsebene (z. B. in Meereshöhe: $h = 0$)

c**:** Konstante, $c = g\frac{\rho_0}{p_0}$

ρ_0**:** Dichte in Bezugsebene

Unter dem **Stempeldruck** versteht man den Druck, der in einem abgeschlossenen Fluidvolumen entsteht, wenn an einer beliebigen Stelle ein (das Fluidvolumen abschließender) Kolben der Querschnittsfläche A mit der Kraft F auf das Fluid gedrückt wird. Es gilt für den Stempeldruck

$$p_{\text{st}} = \frac{F}{A}$$

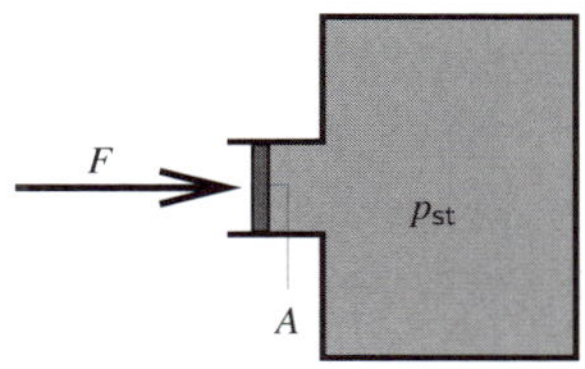

Bei ruhenden Flüssigkeiten werden Schweredruck und Stempeldruck auch unter dem Begriff **hydrostatischer Druck** zusammengefasst.

Bei der Mischung verschiedener Gase in einem gegebenen Volumen V ist der Gesamtdruck des Gasgemischs gleich der Summe der einzelnen Drücke (**Partialdrücke**), die die jeweiligen Gasmengen im Volumen V ausüben würden (Daltonsches Gesetz):

$$p_{\text{ges}} = p_1 + p_2 + p_3 + \ldots$$

2.4.2 Druckmessung, Druckmessgeräte

Bei der Druckmessung handelt es sich grundsätzlich um die Messung einer Druckdifferenz zu einem vorgegebenen Referenzdruck p_r. Der Vergleich mit dem Referenzdruck erfolgt entweder direkt (während der Messung) oder durch ein vorheriges Justieren des Messgeräts auf den Referenzdruck (z. B. Umgebungsdruck, Atmosphärendruck).

Beispiele:

1. U-Rohr-Flüssigkeitsmanometer

   Ist der Druck über den beiden Schenkeln einer Flüssigkeit im U- Rohr nicht gleich, so bildet sich zwischen den beiden Pegeln eine Höhendifferenz Δh aus.

Im Gleichgewicht ist der Druck der Flüssigkeitssäule $\Delta h \cdot \rho \cdot g$ gleich dem Überdruck Δp, der auf die tieferstehende Flüssigkeitsoberfläche wirkt.

$$p - p_r = \Delta p = \Delta h \cdot \rho \cdot g$$

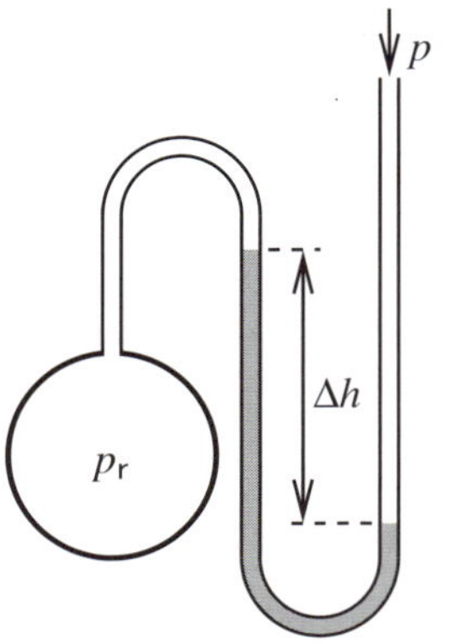

Als Flüssigkeit wird häufig Wasser oder Quecksilber verwendet.

1 mm H_2O-Säule = 9,81 Pa
1 mm Hg-Säule = 1 Torr = 133,3 Pa

Das Quecksilber-Barometer ist eine Sonderform des U-Rohr-Manometers, bei dem ein Schenkel so verschlossen ist, dass über der entsprechenden Quecksilbersäule nur noch der vernachlässigbare Dampfdruck des Quecksilbers herrscht (ca. 10^{-3} Torr bei Raumtemperatur). Dadurch ergibt sich aus der Höhendifferenz der beiden Quecksilberpegel praktisch direkt der absolute Druck p.

2. Membranfedermanometer

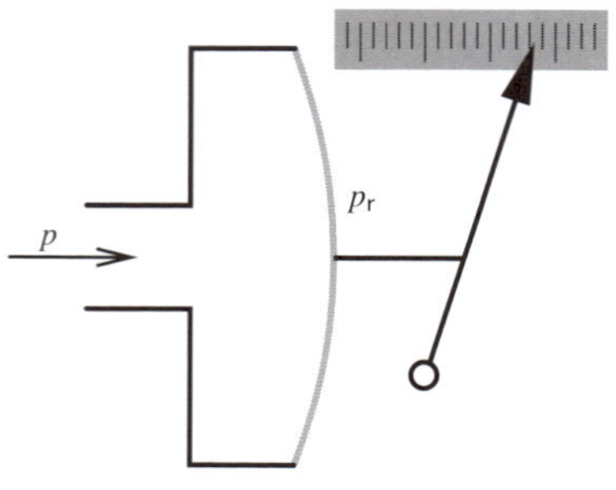

Auf eine elastische Membran wirkt einerseits der zu messende Druck p, andererseits ein Referenzdruck, meist der Umgebungsdruck p_u. Ein mit der Membran verbundenes Anzeigesystem zeigt die Druckdifferenz Δp.

3. Röhrenfedermanometer

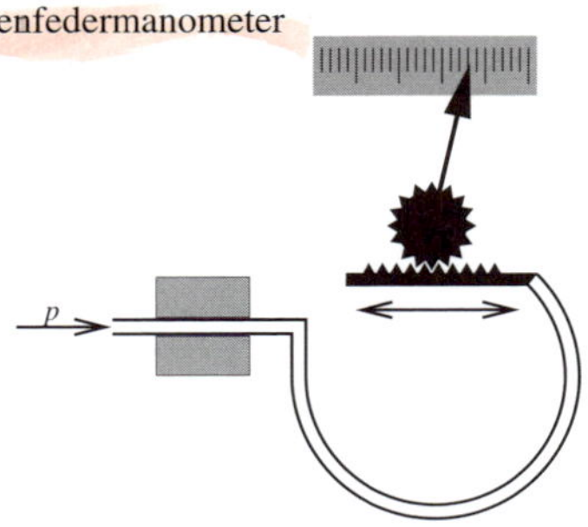

Der zu messende Druck wirkt von innen auf die Wandung eines gebogenen Rohrs. Da die Außenkrümmung dem Druck eine größere Angriffsfläche bietet als die Innenkrümmung, erzeugt der Druck eine resultierende Kraft, die ein Aufbiegen des Rohrbogens bewirkt.

4. Blutdruckmessung (nach Riva-Rocci)

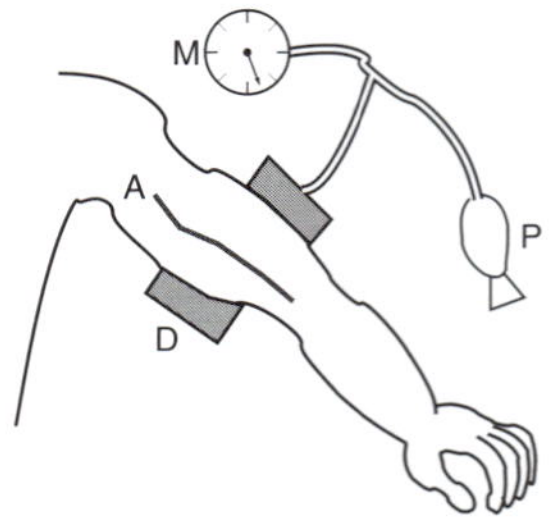

M: Manometer

A: Arterie

P: Handpumpe

D: Druckkammer (Manschette)

Mit Hilfe einer aufblasbaren Manschette wird die Arterie so gegen den Oberarmknochen gepresst, dass die Blutzirkulation im Arm unterbunden ist. Dies wird durch Abhören des Pulses in der Ellenbeuge kontrolliert. Wenn beim Absenken des Drucks in der Manschette die Strömung wieder einsetzt und der Puls wieder hörbar wird, kann der Blutdruck am Manometer abgelesen werden.

2.4.3 Hydraulische Anordnungen (hydraulische Presse)

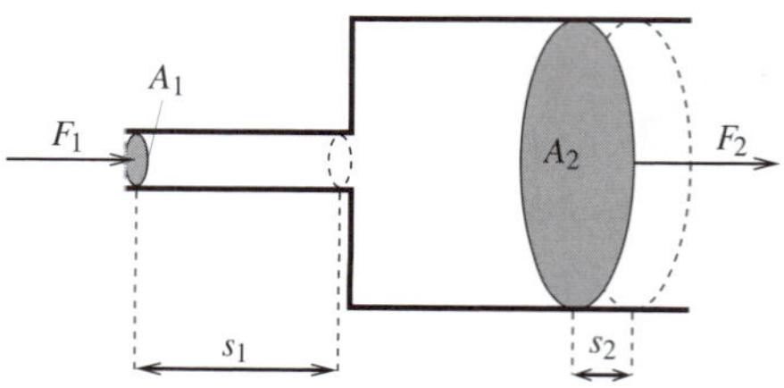

Mit Hilfe einer hydraulischen Presse können sehr große Kraftübersetzungen erreicht werden. Der Kolben mit der Querschnittsfläche A_1 erzeugt unter der Kraft F_1 in der hydraulischen Flüssigkeit einen Druck p. Dieser Druck wirkt auch auf den Kolben mit der Querschnittsfläche A_2. Im Gleichgewichtszustand müssen sich die Kräfte an den beiden Kolben wie deren Querschnittsflächen verhalten. Es gilt:

$$\frac{F_1}{A_1} = p = \frac{F_2}{A_2}$$

Wird Kolben 1 um s_1 verschoben, so verdrängt er ein Flüssigkeitsvolumen V. Dieses Volumen muss von Kolben 2 freigegeben werden. Die von den Kolben zurückgelegten Wege verhalten sich umgekehrt wie ihre Querschnittsflächen und die wirkenden Kräfte.

$$A_1 \cdot s_1 = V = A_2 \cdot s_2$$
$$F_1 \cdot s_1 = W = F_2 \cdot s_2$$

(Vgl. Energieerhaltungssatz)

An beiden Kolben wird grundsätzlich die gleiche Energie (Arbeit W) umgesetzt. Dasselbe gilt für die Leistung W/t.

2.4.4 Auftrieb

Unter dem Auftrieb, den ein Körper in einem Medium erfährt, versteht man das Gewicht des verdrängten Mediums mit umgekehrtem Vorzeichen. Ein Körper mit dem Volumen V_K, der vollständig von einem Medium der Dichte ρ_M eingeschlossen ist, erfährt in diesem Medium den Auftrieb:

$$\vec{A} = -\vec{G}_M = -\rho_M \cdot V_K \cdot \vec{g}$$

Da der Auftrieb der Gewichtskraft des Körpers entgegengesetzt ist, verursacht er einen „Gewichtsverlust“ des Körpers, der gleich dem Gewicht des verdrängten Mediums ist (archimedisches Prinzip). Das gilt grundsätzlich für jede Körper-Medium-Kombination. Besondere Beachtung findet der Auftrieb aber meist nur, wenn das verdrängte Medium ein Fluid ist, in dem sich der Körper relativ frei bewegen kann. Dabei macht man folgende Beobachtungen:

$A > G_K$, $\rho_K < \rho_{Fl}$: Körper steigt im Fluid, z. B. Heißluftballon in der Atmosphäre;

$A = G_K$, $\rho_K < \rho_{Fl}$: Körper schwimmt auf dem Fluid, z. B. Schiff auf dem Wasser;

$A = G_K$, $\rho_K = \rho_{Fl}$: Körper schwebt im Fluid, z. B. U-Boot;

$A < G_K$, $\rho_K > \rho_{Fl}$: Körper sinkt (fällt) im Fluid z. B. Stein im Wasser bzw. in der Atmosphäre.

Erklärung des Auftriebs in Fluiden: Infolge der Höhendifferenz zwischen Ober- und Unterseite des eingetauchten Körpers wirkt auf die Unterseite ein größerer Schweredruck als auf die Oberseite. Durch diese Druckdifferenz erfährt der Körper eine Kraft nach oben (Auftrieb).

2.4.5 Dichte, Dichtebestimmung

Dichte ist Masse pro Volumen:

$$\rho = \frac{m}{V} \quad \left[\frac{\text{kg}}{\text{m}^3}\right]$$

Dichtebestimmung bei Feststoffen:

1. Gewichtsdifferenzmethode

   Sind Masse und Volumen eines Körpers nicht bekannt, so kann seine Dichte dennoch sehr genau mit Hilfe zweier Wägungen bestimmt werden. Man bestimmt das Gewicht des Körpers zunächst in Luft, dann in einer Flüssigkeit bekannter Dichte (Wasser). Der Auftrieb A ergibt sich aus der Differenz zwischen dem Körpergewicht G und dem Ergebnis der Wägung in der Flüssigkeit. Die Dichte des Körpers ist dann

   $$\rho_K = \frac{G}{A} \cdot \rho_{Fl}$$

2. Schwebemethode

   Der zu untersuchende Festkörper wird in verschiedene Vergleichsflüssigkeiten bekannter Dichte getaucht. Schwebt er in einer Flüssigkeit, so sind die beiden Dichten gleich. Möglich ist auch eine kontrollierte Dichteveränderung der Vergleichsflüssigkeit durch Zumischen anderer Flüssigkeiten, bis der Körper schwebt.

Dichtebestimmung von Flüssigkeiten:

1. Pyknometer

   Ein Behälter mit genau definiertem Volumen V wird mit und ohne die zu untersuchende Flüssigkeit gewogen. Aus der Gewichtsdifferenz ΔG erhält man die Flüssigkeitsmasse m_F und daraus die Dichte

   $$\rho_F = \frac{m_F}{V}$$

2. Aräometer

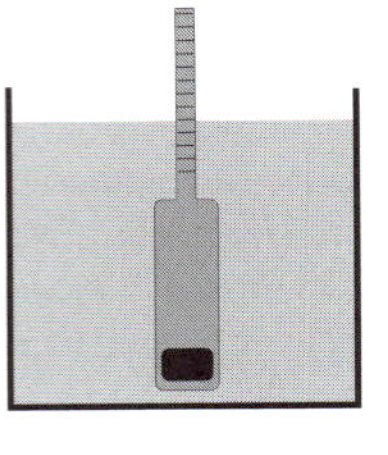

Ein schlanker Schwimmkörper (Glasrohr), bei dem ein Gewicht am unteren Ende für eine aufrechte Schwimmlage sorgt, ist am oberen Ende mit einer Dichteskala versehen. Je geringer die Dichte der zu untersuchenden Flüssigkeit ist, um so mehr muss das Aräometer verdrängen, um der Schwimmbedingung zu genügen, d. h. bei kleineren Dichten sinkt das Aräometer tiefer ein als bei großen Dichten.

3. Mohrsche Waage

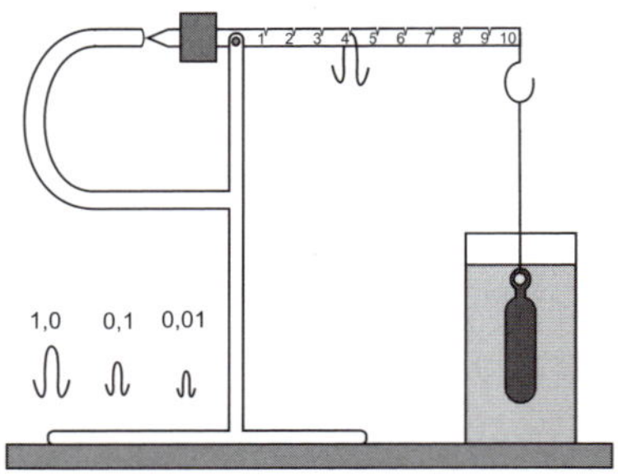

Ein Gewicht auf der einen und ein genau definierter Tauchkörper auf der anderen Seite eines Waagebalkens halten die Waage im (Momenten-) Gleichgewicht. Beim Eintauchen in eine Flüssigkeit erfährt der Tauchkörper eine der Flüssigkeitsdichte proportionale Auftriebskraft. Das gestörte Gleichgewicht des Waagebalkens wird nun durch Anbringen von Reitern mit definiertem Gewicht auf der entlasteten, skalierten Seite des Balkens wieder hergestellt. Aus dem Gewicht der benötigten Reiter und dem Ort ihrer Anbringung (Skala) kann der Auftrieb bzw. die Dichte der Flüssigkeit direkt abgelesen werden.

2.5 Bewegte Flüssigkeiten und Gase (Strömung in Fluiden)

Die Strömung von Fluiden kann bildlich durch Stromlinien (Bahnen einzelner Fluidteilchen) dargestellt werden. Je enger diese Stromlinien beieinander liegen, um so größer ist die Strömungsgeschwindigkeit der Teilchen. Wird das Strömungsverhalten des Fluids überwiegend durch die innere Reibung zwischen den Fluidteilchen bestimmt, so spricht man von einer laminaren (wirbelfreien) Strömung. Verläuft die Strömung entlang der Oberfläche eines Festkörpers, so kommt es durch äußere Reibungskräfte zur Ausbildung einer Grenzschicht mit Wirbelbildung. Solche Wirbel treten auch auf, wenn im Fluid Trägheitskräfte die Kräfte der inneren Reibung überwiegen. Man spricht dann von turbulenter Strömung. Die Theorie der Turbulenz gehört zu den schwierigsten Gebieten der Physik. In den folgenden Abschnitten werden idealisierte Verhältnisse vorausgesetzt:

- inkompressible Fluide
- laminare Strömung
- Grenzschichteffekte seien vernachlässigbar

Stromlinien einer laminaren Strömung

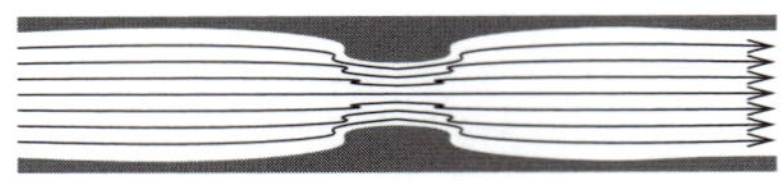

Stromlinien einer laminaren Strömung mit Geschwindigkeitsprofil über dem Rohrquerschnitt

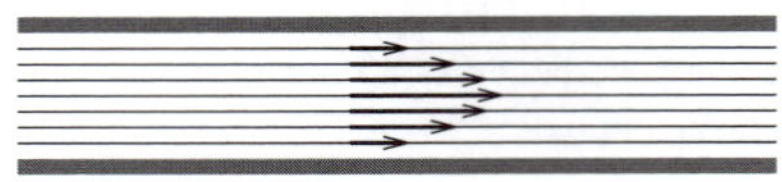

Stromlinien einer nichtlaminaren Strömung mit Geschwindigkeitsprofil über dem Rohrquerschnitt

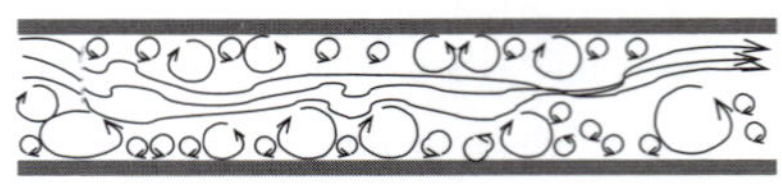

2.5.1 Kontinuitätsbedingung

In einem Strömungskanal mit veränderlichem Querschnitt (ohne Zu- bzw. Abläufe) fließt bei stationärer Strömung durch jede Querschnittsfläche A pro Zeiteinheit dieselbe Fluidmenge (Volumen). Je kleiner also der Strömungsquerschnitt ist, um so größer muss die Strömungsgeschwindigkeit sein (vgl. Stromlinienbild). Bezieht man Zuflüsse und Abläufe ein, so ist die allgemeine Kontinuitätsbedingung für ein abgeschlossenes System leicht ersichtlich: Die Mengen der zufließenden und abfließenden Volumenströme müssen gleich sein. Volumenstrom ist durchgeflossenes Volumen pro Zeit.

$$\frac{dV}{dt} = \dot{V} = \frac{\Delta V}{\Delta t} = A \cdot \frac{\Delta s}{\Delta t} = A \cdot v$$

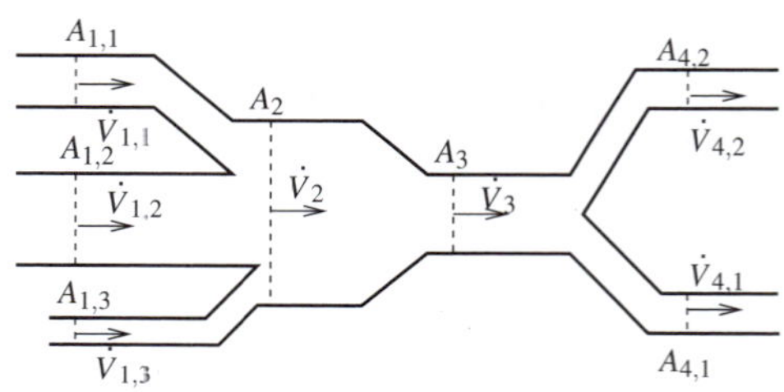

Die Kontinuitätsgleichung lautet hier:

$$\sum \dot{V}_{1,i} = \dot{V}_2 = \dot{V}_3 = \sum \dot{V}_{4,i}$$

oder

$$\sum A_{1,i} \cdot v_{1,i} = A_2 v_2 = A_3 \cdot v_3 = \sum A_{4,i} v_{4,i}$$

2.5.2 Bernoullische Beziehung

Aus der Kontinuitätsbedingung und dem Energieerhaltungssatz folgt: Wenn sich die kinetische Energie der Strömung bei Querschnittsänderungen ändert, muss sich auch ihre potentielle Energie ändern, und zwar so, dass die Summe der beiden Teilenergien konstant bleibt:

$$E_{\text{kin}} + E_{\text{pot}} = \text{const.}$$

und daher

$$\frac{1}{2} \cdot m \cdot v^2 + p_{\text{stat}} \cdot V = \text{const.}$$

Dividiert man diesen Ausdruck durch das Volumen, so erhält man die Bernoullische Gleichung:

$$\frac{1}{2} \cdot \rho \cdot v^2 + p_{\text{stat}} = \text{const.}$$

oder in Worten: Staudruck + statischer Druck = Gesamtdruck.

2.5.3 Düsenwirkungen

Eine praktische Anwendung der Bernoulli-Beziehung findet sich überall dort, wo die Strömung eines Fluids durch eine Düse beschleunigt wird, um im Düsenbereich eine Absenkung des statischen Drucks zu erreichen. Dieser Unterdruck bewirkt einen Zustrom von verfügbarer Fluidmaterie aus der Umgebung (Saugwirkung).

Beispiele:

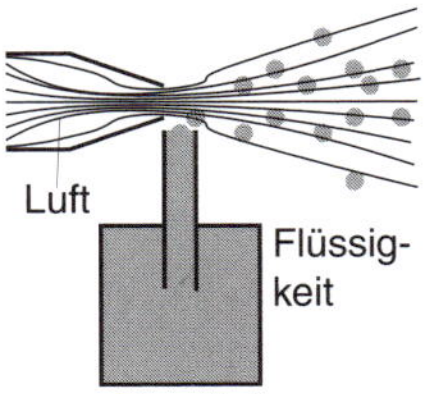

Zerstäuber
(z. B. KFZ-Vergaser)

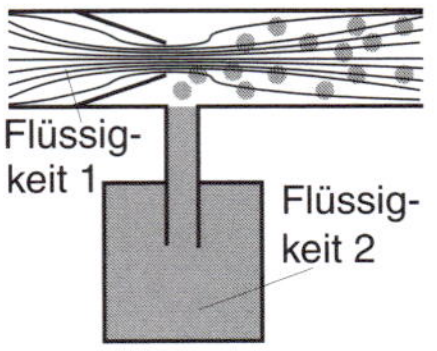

Flüssigkeitsmischer

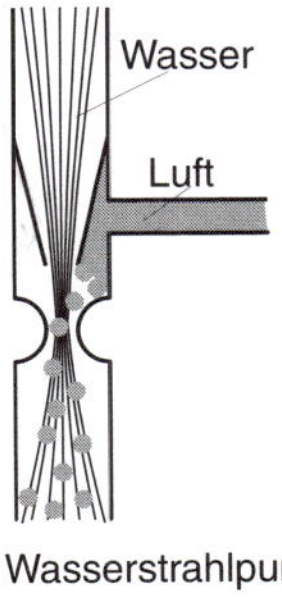

Wasserstrahlpumpe

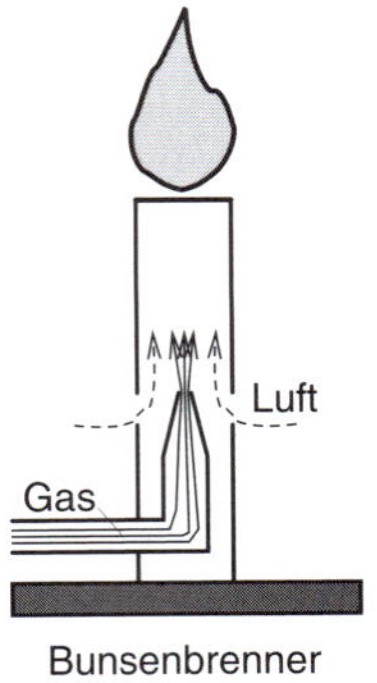

Bunsenbrenner

2.5.4 Viskosität

Die Viskosität (dynamische Zähigkeit) eines Fluids beruht auf der inneren Reibung zwischen den Fluid-Molekülen. Zur Definition verwendet man folgende Modellanordnung:

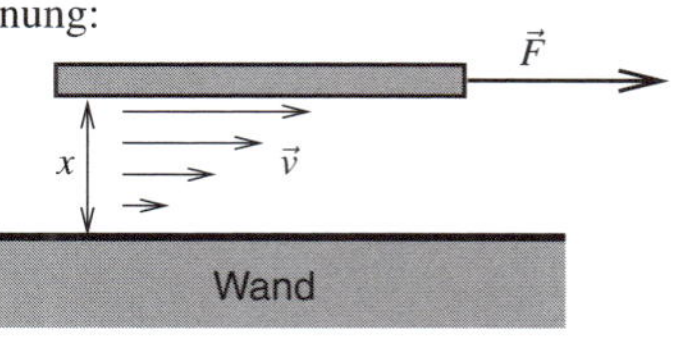

Eine Platte (Fläche A) bewegt sich mit der Geschwindigkeit v parallel zu einer festen Wand. Zwischen Platte und Wand (Abstand x) befindet sich ein zähes Fluid. Die Fluidschicht an der Platte bewegt sich mit der Geschwindigkeit v, während sich die Schicht an der Wand nicht bewegt. Dazwischen bildet sich ein lineares Geschwindigkeitsprofil aus. Die Kraft F, die nötig ist, um die Platte mit der Geschwindigkeit v zu bewegen, ergibt sich aus

$$F = \frac{\eta \cdot A \cdot v}{x}$$

Daraus erhält man die Viskosität

$$\eta = \frac{F \cdot x}{A \cdot v} \quad \left[1\,\frac{\text{N} \cdot \text{s}}{\text{m}^2} = 1\,\text{Pa} \cdot \text{s}\right]$$

Den Kehrwert der (dynamischen) Viskosität η nennt man Fluidität. Der Quotient aus (dynamischer) Viskosität η und Dichte ρ heißt kinematische Zähigkeit $\nu = \frac{\eta}{\rho}$.

Bei Gasen nimmt die Viskosität η mit steigender Temperatur zu. Bei Flüssigkeiten nimmt die Viskosität η mit steigender Temperatur stark ab.

2.5.5 Hagen-Poiseuille, Strömungswiderstand, Leitwert

Da in einem strömenden Fluid infolge der inneren Reibung ständig kinetische Energie verloren geht (→ Wärme), kann eine Strömung nur entstehen, wenn zwischen zwei Punkten eine Potentialdifferenz besteht (Differenz an potentieller Energie). Diese Potentialdifferenz kann auf einen Höhen- oder Druckunterschied zwischen den beiden Punkten zurückgeführt werden ($E_{\text{pot}} = m \cdot g \cdot h$ oder $E_{\text{pot}} = p \cdot V$).

Der Volumenstrom (Strömungsgeschwindigkeit v) in einer Leitung mit konstantem Querschnitt A ist neben der Druckdifferenz Δp zwischen den Leitungsenden vom Querschnitt A, der Leitungslänge l und der Viskosität η des strömenden Fluids abhängig. Das Gesetz von Hagen-Poiseuille für zylindrische Rohre mit Radius r lautet:

$$\dot{V} = \frac{\Delta V}{\Delta t} = A \cdot v = \frac{A^2 \cdot \Delta p}{8 \cdot \pi \cdot \eta \cdot l} = \frac{\Delta p \cdot r^4 \cdot \pi}{8 \cdot \eta \cdot l}$$

Unter dem Strömungswiderstand R_s einer Leitung versteht man das Verhältnis aus der Druckdifferenz Δp zwischen den Rohrenden und dem Volumenstrom $\dot{V}$.

$$R_s = \frac{\Delta p}{\dot{V}} = \frac{\Delta p}{A \cdot v} = \frac{8 \cdot \pi \cdot \eta \cdot l}{A^2} \quad \left[\frac{\mathrm{N \cdot s}}{\mathrm{m^5}}\right]$$

Der Kehrwert des Strömungswiderstandes heißt Leitwert:

$$L = \frac{1}{R_s}$$

Das Hagen-Poiseuillesche Gesetz und der daraus abgeleitete Teil der Beziehung für den Strömungswiderstand gelten nur für Fluide, die sich ideal-viskos verhalten (vgl. Voraussetzungen zu I 2.5), der Volumenstrom eines solchen Fluids muss, zumindest unter den gegebenen Voraussetzungen, linear von der Druckdifferenz Δp abhängen.

Ideal-viskose Flüssigkeiten heißen auch **Newtonsche Flüssigkeiten**.

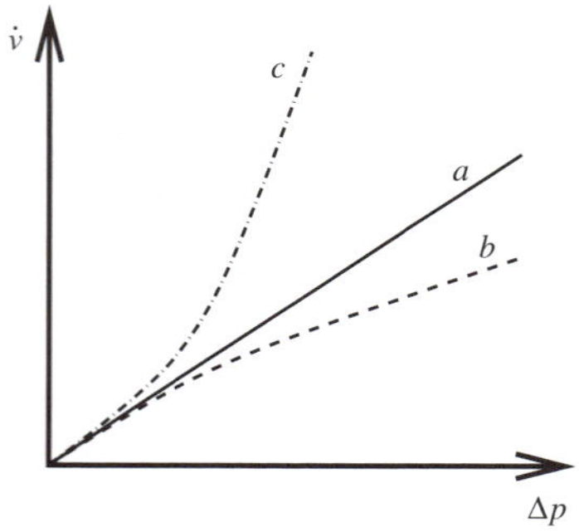

Kurve a: ideal-viskoses Verhalten; Strömungswiderstand ist konstant; z. B. Newtonsche Flüssigkeit

Kurve b: Strömungswiderstand wächst mit steigender Druckdifferenz; z. B. nach Umschlag von laminarer zu turbulenter Strömung

Kurve c: Strömungswiderstand sinkt mit steigender Druckdifferenz

Zwischen den Strömungen von Fluiden durch Hohlleitungen und den elektrischen Strömen in elektrischen Leitern findet man eine Reihe von Analogien:

- Strömungswiderstand $R_s = \frac{\Delta p}{\dot{V}}$ – elektrischer Widerstand $R = \frac{U}{\dot{Q}}$.
- Bei Verzweigungen sind die Summen der zu- und abfließenden Volumenströme gleich (vgl. Kirchhoffsche Knotenregel).
- Bei Parallelschaltungen von Leitungen ist das Druckgefälle in allen Parallelzweigen gleich (vgl. Parallelschaltung elektrischer Widerstände).
- Bei hintereinander verlegten Leitungen addieren sich die Strömungswiderstände (vgl. Reihenschaltung elektrischer Widerstände).
- Bei parallel verlegten Leitungen addieren sich die Leitwerte (vgl. Parallelschaltung elektrischer Widerstände).

Viskositätsmessung mit dem Ostwald-Kapillar-Viskosimeter:

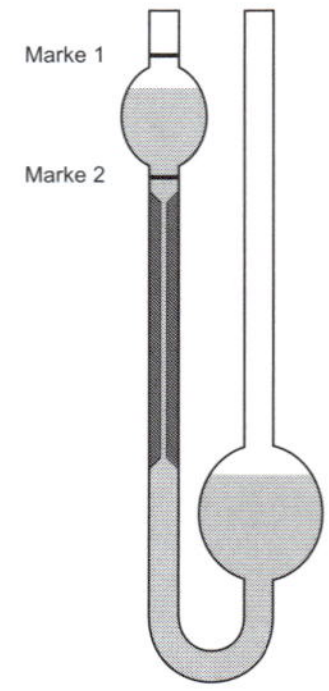

Die Röhre der Kapillare wird bis über die Marke 1 mit der zu untersuchenden Flüssigkeit gefüllt. Anschließend misst man die Zeit Δt, die das genau definierte Volumen V (zwischen den Marken 1 und 2) benötigt, um durch die Kapillare abzufließen (r: Kapillarenradius).

Mit der Flüssigkeitsdichte ρ und $\Delta p = \rho \cdot g \cdot \Delta h$ ergibt sich unter Berücksichtigung von $A = \pi r^2$ nach Hagen-Poiseuille:

$$\eta = \frac{A^2 \cdot \Delta p \cdot \Delta t}{8 \cdot \pi \cdot V \cdot l} = \frac{r^4 \cdot \pi \cdot \Delta p \cdot \Delta t}{8 \cdot V \cdot l} = \frac{r^4 \cdot \pi \cdot \rho \cdot g \cdot \Delta h \cdot \Delta t}{8 \cdot V \cdot l} = c_G \cdot \rho \cdot \Delta t$$

c_G: Gerätekonstante

2.5.6 Stokessche Beziehung, Sedimentation

Auf einen Körper in einem Fluid wirken Gewicht

$$G = m \cdot g = \rho_K \cdot V_K \cdot g$$

Auftrieb

$$A = \rho_{FL} \cdot V_K \cdot g$$

und, wenn sich der Körper bewegt, eine Reibungskraft F_R.

Auf eine Kugel mit Radius r, die sich in einer Newtonschen Flüssigkeit mit der Geschwindigkeit v bewegt, wirkt nach Stokes eine Reibungskraft

$$F_R = 6 \cdot \pi \cdot \eta \cdot r \cdot v$$

Ist die Resultierende der drei Kräfte gleich Null, also

$$\vec{G} + \vec{A} + \vec{F}_R = 0$$

dann sinkt ($\rho_K > \rho_{FL}$) oder steigt ($\rho_K < \rho_{FL}$) die Kugel mit der konstanten Geschwindigkeit

$$v = \frac{2}{9} \cdot g \cdot r^2 \cdot \frac{\Delta\rho}{\eta}$$

Sedimentation: Unter der Annahme, die sedimentierenden Teilchen hätten Kugelgestalt, gilt bei einem Sedimentationsvorgang:

$v_s \sim r^2$, d. h. größere Teilchen sinken sehr viel schneller als kleine;

$v_s \sim \frac{1}{\eta}$, d. h. je zäher die Flüssigkeit, um so kleiner die Sinkgeschwindigkeit;

$v_s \sim \Delta\rho$, d. h. dichtere Teilchen sedimentieren in derselben Flüssigkeit schneller als weniger dichte;

$v_s \sim a$, d. h. „ersetzt“ man die Erdbeschleunigung g in einer Zentrifuge durch eine Zentrifugalbeschleunigung a_z, so kann die Sedimentationsgeschwindigkeit erheblich gesteigert werden:

$$\begin{aligned} v_s &= \frac{2}{9} \cdot r^2 \cdot \frac{\Delta\rho}{\eta} \cdot a_z \\ &= C \cdot a_z \\ &= C \cdot r_z \cdot \omega^2 \\ \Rightarrow v_s &\sim \omega^2 \end{aligned}$$

(ω ist hierbei die Winkelgeschwindigkeit der Zentrifuge.)

2.6 Grenzflächeneffekte

2.6.1 Grenzflächenspannung

Die Oberflächen- bzw. Grenzflächenspannung einer Flüssigkeit entsteht durch die Anziehungskräfte der Flüssigkeitsmoleküle untereinander (Kohäsion). Ein Flüssigkeitsteilchen an der Oberfläche, das nicht von allen Seiten, sondern nur von Teilchen im „Innern“ angezogen wird, verfügt gegenüber den Teilchen dort über eine erhöhte potentielle Energie. Einem Teilchen, das aus dem Innern an die Oberfläche gebracht werden soll, muss diese Energie erst zugeführt werden (Verschiebungsarbeit gegen die ins Innere gerichtete resultierende Kohäsionskraft). Diese potentielle Energie pro Oberfläche nennt man Oberflächenspannung σ.

Mit wachsender kinetischer Energie (Temperatur, vgl. I 7.1.3) der Flüssigkeitsteilchen wird die Energiedifferenz zwischen Innerem und Oberfläche der Flüssigkeit immer geringer die Oberflächenspannung (Oberflächenenergie) sinkt – bis schließlich die kinetische Energie der Teilchen aus dem Innern ausreicht, um die Oberfläche zu erreichen oder gar zu durchbrechen (verdampfen vgl. I 3.7.3).

Bei jeder sich selbst überlassenen Flüssigkeitsmenge wird sich die Oberfläche mit der Zeit einem Minimum annähern, weil so die Oberflächenenergie minimiert wird. Diese wird dabei (mehr oder weniger schnell) in Wärme umgewandelt. Ein freier schwebender Tropfen nähert sich so der Kugelgestalt an.

Als Modell dient ein u-förmig gebogener Draht. Er spannt zusammen mit einem verschiebbaren Bügel eine Flüssigkeitslamelle auf (z. B. Seifenwasser). Diese Lamelle hat zwei Oberflächen (Vorder- und Rückseite). Die Oberflächenspannung kann nun dargestellt werden als die Kraft F, mit der die beiden Oberflächen auf den Bügel der Länge l wirken:

$$\sigma = \frac{\text{Kraft } F}{2 \cdot (\text{Länge des Bügels})} = \frac{F}{2 \cdot l} \quad \left[\frac{\text{N}}{\text{m}}\right]$$

oder als die Arbeit W, die aufgebracht werden muss, um die Lamellenoberfläche um die Fläche A zu vergrößern. Verschiebt man die Bügel um Δs, so verrichtet man die Arbeit $W = F \cdot \Delta s$ und erreicht eine Oberflächenvergrößerung $\Delta A = 2 \cdot l \cdot \Delta s$.

$$\sigma = \frac{\text{Arbeitsaufwand } \Delta W}{\text{Oberflächenzuwachs } \Delta A} = \frac{F \cdot \Delta s}{2 \cdot l \cdot \Delta s} = \frac{F}{2 \cdot l}$$

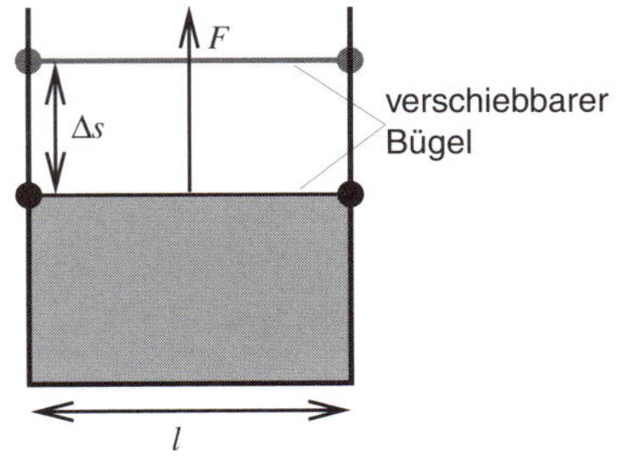

2.6.2 Lösungen

Gelöste Stoffe setzen die Grenzflächenspannung des reinen Lösungsmittels herab. Das nutzt man unter anderem bei Wasch- und Spülmitteln aus. Infolge der herabgesetzten Grenzflächenspannung kann die Lösung in kleinste Zwischenräume eindringen und Schmutzpartikel wegschwemmen, wo das reine Lösungsmittel (z. B. Wasser) mit seiner hohen Grenzflächenspannung die zu reinigende Fläche samt Schmutzpartikel einhüllt (benetzt).

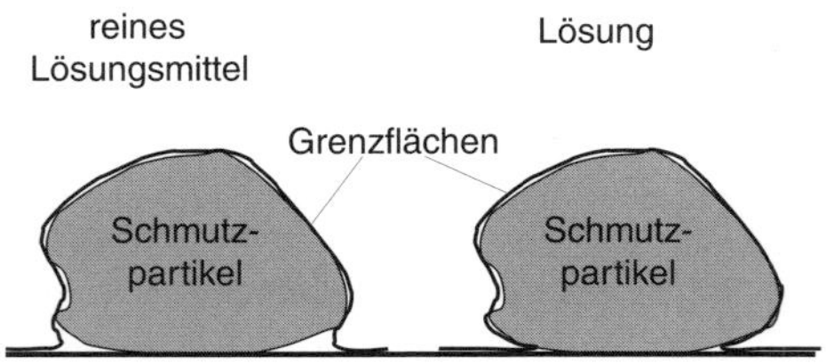

Eine allgemeine Abhängigkeit der Oberflächenspannung von der Konzentration gelöster Stoffe kann man nicht angeben, doch gilt für Tenside, die in Wasser gelöst werden, dass bei kleinen Konzentrationen die Oberflächenspannung zunächst abfällt und sich dann einem Grenzwert nähert.

2.6.3 Zwischenmolekulare Kräfte, Benetzbarkeit

An der Grenzfläche zwischen zwei Medien unterscheidet man

Kohäsion: Anziehungskräfte zwischen den Molekülen eines Stoffs.

Adhäsion: Anziehungskräfte zwischen den Molekülen verschiedener Stoffe.

Grenzt eine Flüssigkeit an einen Festkörper (Unterlage, Wand), so beobachtet man bei verschiedenen Stoffkombinationen unterschiedliche Verhaltensweisen der Flüssigkeit.

Benetzendes System (z. B. Wasser – Glas) Modellvorstellung: Die Flüssigkeit versucht, den Festkörper zu umschließen.

Die Kohäsion $\vec{K}$ innerhalb der Flüssigkeit ist kleiner als die Adhäsion $\vec{A}$ zwischen Flüssigkeit und Festkörper. Die aus $\vec{K}$ und $\vec{A}$ resultierende Kraft $\vec{R}$ zeigt ins Innere des Festkörpers. Der Randwinkel ϕ ist kleiner als 90 °. Die Flüssigkeit versucht, in enge Spalten oder Röhren einzudringen, was als Kapillaraszension bezeichnet wird.

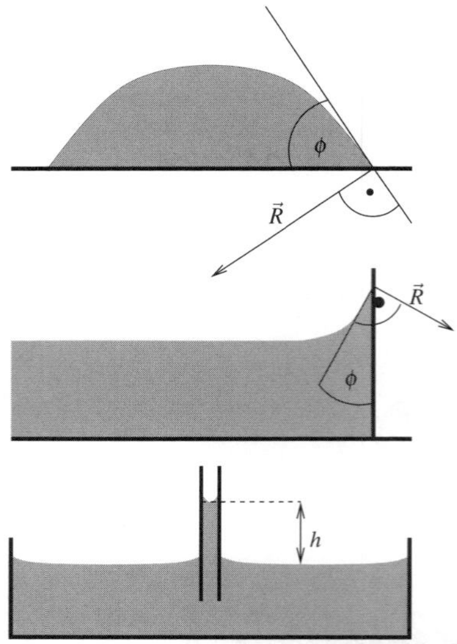

Nicht benetzendes System (z. B. Quecksilber – Glas): Modellvorstellung: Die Flüssigkeit versucht, sich vom Festkörper abzukapseln.

Die Kohäsion ist größer als die Adhäsion, $\vec{R}$ zeigt ins Innere der Flüssigkeit; ϕ ist größer als 90 °. In engen Spalten oder Röhren ergibt sich eine Kapillardepression.

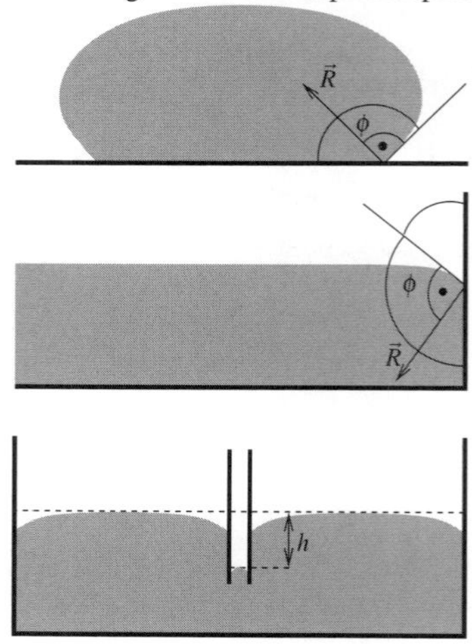

2.6.4 Kapillarwirkung

Bei einem Kapillarendurchmesser $d = 2 \cdot r$ erhält man für h (s. o.)

$$h = \frac{2 \cdot \sigma}{r \cdot \rho \cdot g} \cdot \cos\phi$$

$\cos\phi > 0$ ergibt Kapillaraszension;

$\cos\phi < 0$ ergibt Kapillardepression;

σ: Oberflächenspannung;

ρ: Flüssigkeitsdichte;

ϕ: Randwinkel (s. o.);

Zur Vereinfachung nimmt man oft idealisierte Verhältnisse an und setzt $\cos\phi = +1$ (vollkommene Benetzung) oder $\cos\phi = -1$ (ideales nicht benetzendes System).

2.6.5 Bestimmung der Grenzflächenspannung

Bügelmethode: (vgl. I 2.6.1) Gemessen wird die Kraft, die man benötigt, um einen zur Flüssigkeitsoberfläche parallelen Draht aus der Flüssigkeit herauszuheben (Abreißmethode). Bei einer Drahtlänge l gilt:

$$\sigma = \frac{F}{2 \cdot l}$$

Beim Tensiometer, einem speziellen Messgerät, verwendet man anstelle des Bügels mit geradem Draht einen ringförmigen Platindraht (l = Ringumfang).

Kapillarmethode: (vgl. I 2.6.4) Die Steighöhe einer Flüssigkeit in einer geeichten Kapillare ist ein Maß für die Grenzflächenspannung:

$$\sigma = \frac{h \cdot r \cdot \rho \cdot g}{2 \cdot \cos\phi}$$

Stalagmometer: Lässt man eine Flüssigkeit durch ein Rohr (Radius r) abtropfen, so kann aus dem Gewicht der Tropfen die Grenzflächenspannung berechnet werden.

Abreißbedingung: Das Gewicht G des Tropfens muss gleich der Haltekraft F sein, die von der Grenzflächenspannung abhängt.

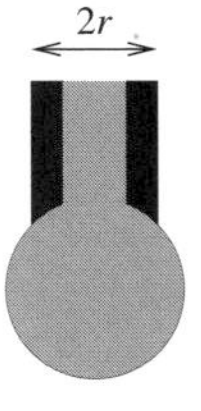

$$G = F = 2 \cdot \pi \cdot r \cdot \sigma$$

$$\Rightarrow \sigma = \frac{G}{2 \cdot \pi \cdot r}$$

In der Regel wird aber nicht Tropfengewicht und Rohrradius bestimmt, sondern die Anzahl der Tropfen pro Gramm Flüssigkeit mit einer Bezugsflüssigkeit (Wasser) verglichen. Dazu verwendet man ein genormtes Tropfrohr, den sogenannten Normaltropfenzähler oder Stalagmometer, der bei Zimmertemperatur 20 Tropfen Wasser pro Gramm liefert.

Die Grenzflächenspannung σ der zu untersuchenden Flüssigkeit (Dichte ρ) erhält man aus:

$$\sigma = \frac{n_W}{n} \cdot \frac{\rho}{\rho_W} \cdot \sigma_W$$

n: Tropfenzahl der zu untersuchenden Flüssigkeit

n_W: Tropfenzahl der Vergleichsflüssigkeit Wasser

ρ_W: Dichte von Wasser ($1\ \mathrm{g/cm^3}$)

σ_W: Grenzflächenspannung von Wasser ($7{,}3 \cdot 10^{-2}\ \mathrm{N/m}$)

3 Wärmelehre

3.1 Grundbegriffe

3.1.1 Temperatur

Die Temperatur ist eine der physikalischen Größen, die den Zustand der Materie kennzeichnen. Die Bausteine der Materie (Atome, Moleküle) bewegen sich ständig relativ zueinander, und die Temperatur ist ein Maß für die Heftigkeit dieser Relativbewegungen. Temperaturangaben, die sich auf materiefreien Raum (Vakuum) oder auf einzelne Materiebausteine beziehen, sind deshalb sinnlos. Die tiefste theoretische Temperatur, der absolute Nullpunkt, beschreibt einen Zustand, bei dem jede Relativbewegung der Bausteine der Materie aufgehört hat. Dieser Punkt ist experimentell nicht erreichbar, kann aber berechnet werden.

Die meisten Eigenschaften der Materie sind temperaturabhängig, z.B. Dichte, elektrische Leitfähigkeit, optisches Verhalten, innerer Zusammenhalt der Materie (Festigkeit, Viskosität). Temperaturunabhängig sind z.B. Masse und elektrische Ladung.

Die Temperatur wird in °C (Grad Celsius) oder K (Kelvin) gemessen, wobei die Unterscheidung bei Temperaturdifferenzen unerheblich ist, weil beide Skalen die gleiche Teilung aufweisen (die Differenz zwischen Gefrier- und Siedepunkt des Wassers kann sowohl mit 100 °C als auch mit 100 K angegeben werden). Die beiden Skalen unterscheiden sich lediglich durch die Lage ihrer Null-(Bezugs-)Punkte:

- Die thermodynamische (Kelvin-)Skala beginnt am absoluten Nullpunkt (s.o.), negative absolute bzw. Kelvin-Temperaturen sind deshalb nicht möglich.
- Die Celsius-Skala beginnt beim Gefrierpunkt des Wassers, der bei 273,15 K liegt. Umrechnungen zwischen der absoluten (Kelvin-) Temperatur T und der Celsiustemperatur T_C erfolgen durch

$$T_C = (T - 273{,}15\ \mathrm{K}) \cdot \frac{^\circ\mathrm{C}}{\mathrm{K}}$$

3.1.2 Wärmemenge

Im Gegensatz zur Temperatur ist die Wärmemenge keine Zustandsgröße der Materie, sondern eine Form der Energie (vgl. I 2.3.2). Es handelt sich dabei um diejenige Energie, die einem Körper zur Erhöhung seiner Temperatur zugeführt werden muss, bzw. die dem Körper bei seiner Abkühlung entnommen werden kann.

Die Wärmemenge wird, wie alle Formen der Energie, in Joule gemessen.

$$1\ \mathrm{J} = 1\ \mathrm{N \cdot m} = 1\ \mathrm{W \cdot s}$$

Außerdem wird noch häufig die alte Einheit (Kilo-) Kalorie benutzt (und im Zusammenhang mit Lebensmitteln gelegentlich der Vorsatz „kilo“ unterschlagen).

$$1\ \mathrm{J} = 0{,}239\ \mathrm{cal}$$

$$1\ \mathrm{cal} = 4{,}19\ \mathrm{J}$$

3.1.3 Extensive und intensive Größen

Teilt man ein System in zwei Teile, so gibt es zwei Arten von Zustandsgrößen: solche, die bei den beiden Teilsystemen gleich sind wie beim Ausgangssystem, und solche, die bei den Teilsystemen davon abhängen, wie das Teilsystem gewählt wurde. Die ersteren Größen nennt man extensive, die letzteren intensive Größen. Zu den extensiven Größen gehören z.B. die Temperatur und der Druck, zu den letzteren z.B. die Innere Energie und das Volumen.

3.1.4 Kolligative Eigenschaften

Eigenschaften, die nur durch die relative Anzahl der Teilchen (den Molenbruch), nicht jedoch durch die Art der Teilchen bestimmt wird, nennt man kolligative Größen. Solche Phänomene sind beispielsweise der Osmotische Druck oder die Siedepunkterniedrigung bei Lösungen.

3.2 Temperaturmessung

3.2.1 Ausdehnungsthermometer

Die Temperaturabhängigkeit der Dichte kann auf verschiedene Weise zur Temperaturmessung genutzt werden.

Beispiele:

Flüssigkeitsthermometer: Das Volumen der Flüssigkeit in Vorratsbehälter und Glasrohr ändert sich proportional zur Temperatur. Durch Vergleich des Pegelstandes der Flüssigkeit mit der Skala am Rohr wird die Temperatur abgelesen. Als Flüssigkeit wird meist Quecksilber oder Alkohol verwendet.

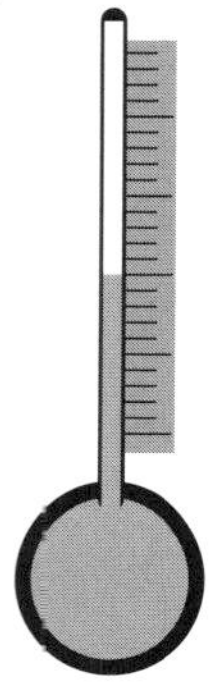

Bimetallthermometer: Zwei fest miteinander verbundene Metallstreifen mit unterschiedlichem Temperatur-Ausdehnungs-Verhalten bilden einen „Bimetallstreifen", der sich bei Temperaturänderungen krümmt.

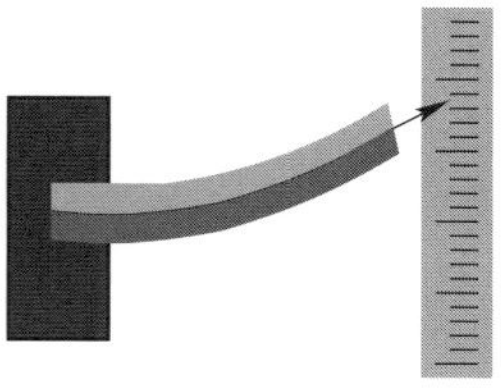

3.2.2 Thermoelement

An der Kontaktstelle zweier verschiedener Metalle A und B treten vom Metall mit der kleineren Austrittsarbeit (vgl. I 4.4.1) mehr Elektronen zum anderen Metall über als umgekehrt. Dadurch entsteht an der Berührungsstelle eine (temperaturabhängige) Kontaktspannung (Ladungsüberschuss auf der einen, Ladungsmangel auf der anderen Seite).

Bei der Thermoelement-Anordnung kompensieren sich die Kontaktspannungen an den Punkten I und II, wenn beide Punkte die gleiche Temperatur aufweisen.

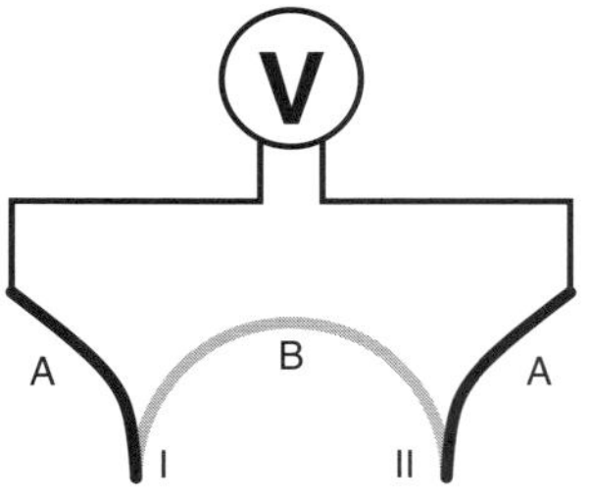

Besteht zwischen I und II eine Temperaturdifferenz ΔT, so misst man eine resultierende Thermospannung U_{Th}, die der Temperaturdifferenz proportional ist:

$$U_{\mathrm{Th}} = \Delta T \cdot \vartheta$$

(ϑ: Thermokraft oder Empfindlichkeit des Thermoelements) Sollen absolute Temperaturen bestimmt werden (z.B. an der Kontaktstelle *II*), so muss die andere Kontaktstelle auf einer Referenztemperatur (z.B. 0 °C-Eiswasser) gehalten werden, aus der sich zusammen mit der gemessenen Temperaturdifferenz die gesuchte absolute Temperatur ergibt.

3.2.3 Widerstandsthermometer

Ein elektrischer Leiter ändert seinen Widerstand mit der Temperatur T. Bei konstanter Spannung U ändert sich also auch der Strom durch diesen „Thermowiderstand" R_{Th}. Bei Metallen sinkt die Leitfähigkeit und damit die Stromstärke I mit steigender Temperatur. Bei Halbleitern steigt die Leitfähigkeit und damit die Stromstärke I mit steigender Temperatur. Der Strom I ist also ein Maß für die Temperatur T.

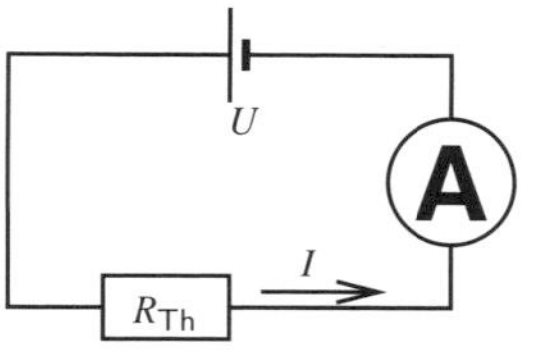

3.3 Thermische Eigenschaften der Materie

3.3.1 Thermische Dehnung

Materie ändert mit der Temperatur ihre Dichte ρ und damit auch ihr Volumen V ($m = \rho \cdot V$). Die Abhängigkeit der Längen- bzw. Volumenänderungen von der Temperaturänderung kann in der Regel dargestellt werden durch:

$$\Delta l = l_0 \cdot \alpha \cdot \Delta T$$
$$\Delta V = V_0 \cdot \gamma \cdot \Delta T$$

α: Längenausdehnungskoeffizient des Materials

$\gamma \approx 3 \cdot \alpha$: Volumenausdehnungskoeffizient

l_0, V_0: Ausgangslänge bzw. -volumen

Eine wichtige Ausnahme von dieser Regel bildet das Wasser, das seine größte Dichte und damit sein kleinstes spezifisches Volumen bei +4 °C hat. Von dieser Temperatur ausgehend, dehnt sich Wasser nicht nur bei Erwärmung aus, sondern auch bei Abkühlung. (Z.B. platzt eine Wasserflasche im Eisschrank.)

3.3.2 Andere thermische Materialeigenschaften

Die folgende Aufzählung gibt das Regelverhalten einiger Materialeigenschaften bei steigender Temperatur wieder. Insbesondere in extremen Temperaturbereichen gibt es davon zahlreiche Abweichungen.

Regelfall: Bei steigender Temperatur...

- steigt die Viskosität von Gasen.
- sinkt die Viskosität von Flüssigkeiten.
- sinkt die Festigkeit von Festkörpern.
- sinkt die elektrische Leitfähigkeit von Metallen.
- steigt die elektrische Leitfähigkeit von Halbleitern.
- steigt die elektrische Leitfähigkeit von wässrigen Elektrolyten.
- sinkt die optische Dichte (Brechzahl n) eines Mediums (vgl. I 5.1.4).

3.3.3 Ideale Gase

Die Erfahrung zeigt, dass gleiche Stoffmengen idealer Gase bei gleichen Drücken und Temperaturen das gleiche Volumen einnehmen. Bei „Normalbedingungen" ($p = 1\,013{,}25$ mbar, $T = 273{,}15$ K) erhält man für den Raum, den ein Mol eines beliebigen idealen Gases einnimmt (Molvolumen idealer Gase):

$$V_0 = 22{,}414\,\frac{\mathrm{l}}{\mathrm{mol}} = 22{,}414\,\frac{\mathrm{m}^3}{\mathrm{kmol}}$$

Das Verhalten idealer Gase kann beschrieben werden durch die **Allgemeine Zustandsgleichung**:

$$p \cdot V = n \cdot R \cdot T$$

dabei ist

p: Druck des Gases $[\frac{\mathrm{N}}{\mathrm{m}^2}]$

V: Volumen des Gases $[\mathrm{m}^3]$

T: absolute Temperatur des Gases $[\mathrm{K}]$

n: Stoffmenge des Gases $[\mathrm{mol}]$

R: universelle Gaskonstante $R = 8{,}314 \frac{\mathrm{J}}{\mathrm{mol \cdot K}}$

Die Bewegungsenergie der Teilchens eines idealen Gases ist temperaturabhängig und beträgt im Mittel pro Mol

$$E_{\mathrm{kin}} = \frac{3}{2} T \cdot R$$

oder pro Teilchen

$$E_{\mathrm{kin}} = \frac{3}{2} T \cdot k_{\mathrm{B}}$$

wobei T die absolute Temperatur und k_{B} die Boltzmann-Konstante $\frac{R}{N_{\mathrm{A}}}$ ist.

Gesetz von Boyle-Mariotte:

$$p \cdot V = \text{const.} \, (\ldots = p_1 \cdot V_1 = p_2 \cdot V_2 = \ldots)$$

Bleiben Stoffmenge und Temperatur konstant, so bleibt auch der Energieinhalt des idealen Gases $p \cdot V$ konstant (Isothermen, s.u.).

Gesetz von Gay-Lussac:

$$\frac{V}{T} = \text{const.} \left(\ldots = \frac{V_1}{T_1} = \frac{V_2}{T_2} = \ldots\right)$$

Bleiben Stoffmenge und Druck konstant, so verhalten sich Volumen und Temperatur proportional zueinander (Isobaren, s.u.).

Gesetz von Amontons:

$$\frac{p}{T} = \text{const.} \left(\ldots = \frac{p_1}{T_1} = \frac{p_2}{T_2} = \ldots\right)$$

Bleiben Stoffmenge und Volumen konstant, so verhalten sich Druck und Temperatur proportional zueinander (Isochoren, s.u.).

Zustandsdiagramme idealer Gase (schematisch):

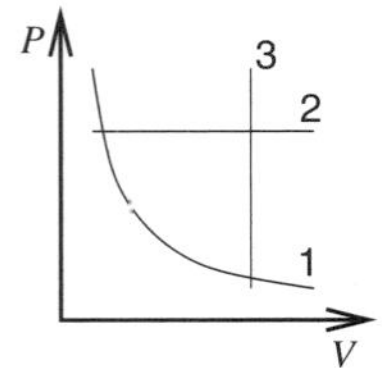

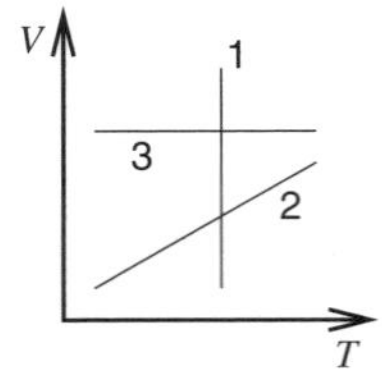

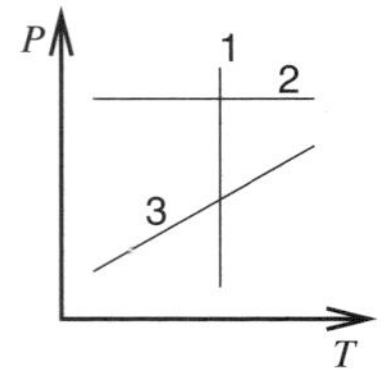

1: Isothermen
2: Isobaren
3: Isochoren

Komplizierter sind die Verhältnisse, wenn ein Adsorbens, also Material, das in der Lage ist, an seiner Oberfläche eine temperatur- und druckabhängige Menge des Gases anzulagern, anwesend ist. Die Stoffmenge im Gasraum ist dann nicht mehr konstant, sondern um die adsorbierte Gasmenge vermindert.

Man unterscheidet bei der Anlagerung zwischen Physisorption, bei der die Kräfte zwischen der Oberfläche und den angelagerten Teilchen Van-der-Waals-Kräfte sind, und Chemisorption, bei der sich chemische Bindungen zwischen den Adsorbens- und den Adsorbatteilchen ausbilden. Dabei kann die chemische Struktur der adsorbierten Teilchen verändert werden.

Nimmt man an, dass auf der Adsorbensoberfläche n_0 Plätze vorhanden sind, an denen sich ein Gasteilchen anlagern kann, und dass die Besetzung dieser Adsorptionsplätze unabhängig voneinander erfolgt, so wird im Gleichgewichtszustand die Rate der in einem Zeitintervall neu angelagerten Teilchen gleich der Rate der in diesem Zeitintervall abgelösten Gasteilchen sein. Da die Besetzung der Plätze unabhängig voneinander erfolgt, ist die Zahl der im Zeitintervall neu angelagerten Teilchen n_{a} proportional zur Zahl der freien Adsorptionsplätze $n_0 - n_{\mathrm{Ad}}$ und zum herrschenden Druck, die Zahl der abgelösten Teilchen n_{d} dagegen proportional zur Zahl der besetzten Adsorptionsplätze n_{Ad} und vom Druck unabhängig. Also mit den Proportionalitätskonstanten α und β

$$n_{\mathrm{a}} = \alpha \cdot p \cdot (n_0 - n_{\mathrm{Ad}})$$
$$n_{\mathrm{d}} = \beta \cdot n_{\mathrm{Ad}}$$

Setzt man beide Zahlen gleich, so ergibt sich

$$\alpha \cdot p \cdot (n_0 - n_{\text{Ad}}) = \beta \cdot n_{\text{Ad}}$$
$$\Rightarrow \frac{n_{\text{Ad}}}{n_0} = \frac{p \cdot \alpha/\beta}{p \cdot \alpha/\beta + 1}$$

und mit $\alpha/\beta = a$ erhält man

$$\frac{n_{\text{Ad}}}{n_0} = \frac{ap}{ap+1}$$

wobei a eine temperaturabhängige Konstante ist.

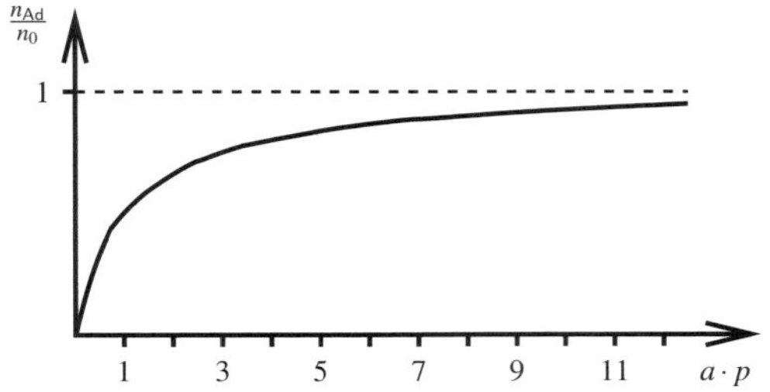

Dies sind die Adsorptionsisothermen nach Langmuir. Sie beschreiben die wirklichen Isothermen nur für kleine Drücke gut.

Wird ein Teilchen an der Oberfläche angelagert, so wird eine gewisse Energiemenge frei. Diese ist im Allgemeinen von der Besetzungsdichte abhängig und beeinflusst die Wahrscheinlichkeit für das Anlagern und das Ablösen der Teilchen. Die Bedingung für gleiche Raten beim Anlagern und Ablösen der Teilchen wird dann komplizierter. Nimmt man an, dass die Anlagerungsenergie von der Besetzungsdichte dergestalt abhängt, dass sie mit dem Logarithmus der Besetzungsdichte abnimmt, so erhält man die Freundlichschen Adsorptionsisothermen, die die Form

$$\frac{n_{\text{Ad}}}{n_0} = (a \cdot p)^{1/m}$$

mit stoffabhängigen a und $m > 1$, annehmen.

Teilchen, die an der Oberfläche angelagert sind befinden sich in einem niedrigeren Energiezustand, als freie Gasteilchen. Bei zunehmender Temperatur jedoch verschiebt sich die Anzahl der Teilchen in einem bestimmten Energiezustand zu Zuständen höherer Energie hin, sodass bei zunehmender Temperatur unter sonst gleichen Bedingungen weniger Teilchen adsorbiert werden.

Dies bedeutet bei den Adsorptionsisothermen nach Freundlich und Langmuir, dass jeweils die Konstante a mit steigender Temperatur kleiner wird.

3.3.4 Reale Gase

Je größer die Moleküle, je höher die Dichte (Druck) und je niedriger die Temperatur eines realen Gases ist, um so mehr weicht sein Verhalten von dem des idealen Gases ab. Beim idealen Gas gibt es keine Wechselwirkungskräfte zwischen den einzelnen Molekülen, bei realen Gasen müssen diese Kräfte berücksichtigt werden. Das geschieht durch die Einführung des sogenannten Binnendrucks $\frac{a}{V^2}$, mit der stoffabhängigen Konstanten a.

Das Eigenvolumen der Gasmoleküle, das für ihre freie Bewegung nicht zur Verfügung steht, wird als Kovolumen b vom Gesamtvolumen abgezogen.

Allgemeine Zustandsgleichung für reale Gase nach van der Waals:

$$\left(p + n^2 \cdot \frac{a}{V^2}\right) \cdot (V - n \cdot b) = n \cdot R \cdot T$$

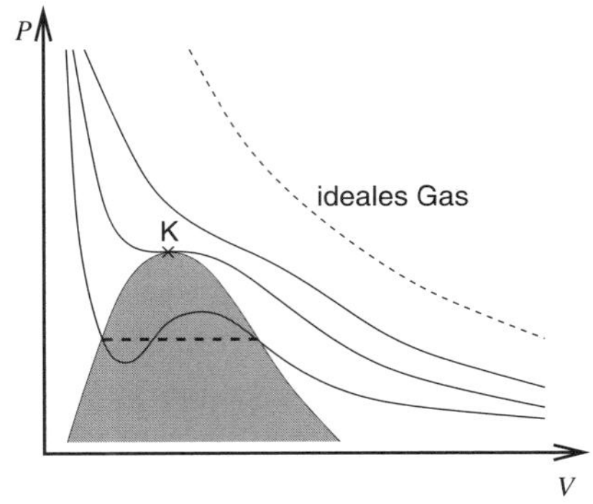

Die van der Waals-Gleichung beschreibt den Verlauf der durchgezogenen Isothermen. Im grauen Bereich unterhalb des kritischen Punkts K (vgl. I 3.7.1) weicht der tatsächliche Verlauf (gestrichelt) vom theoretischen Verlauf nach van der Waals ab. Hier tritt das Gas als gesättigter Dampf auf, von dem ein Teil zur flüssigen Phase kondensiert.

3.4 Erwärmung und Abkühlung

3.4.1 Spezifische Wärmekapazität

Die spezifische Wärmekapazität c eines Stoffes gibt an, welche Wärmemenge einer bestimmten Masse des Stoffes zugeführt werden muss, um sie um eine bestimmte Temperaturdifferenz zu erwärmen, bzw. welche Wärmemenge zur Abkühlung einer bestimmten Masse des Stoffes um eine bestimmte Temperaturdifferenz entzogen werden muss. Als Einheit wurde früher die spezifische Wärmekapazität von Wasser c_W verwendet (kcal):

$$c_W = 4{,}19 \, \frac{\text{kJ}}{\text{kg} \cdot \text{K}} \left(= 1 \, \frac{\text{kcal}}{\text{kg} \cdot \text{K}}\right)$$

Das Produkt $c \cdot m$ gibt die **Wärmekapazität** eines Körpers der Masse m und der spezifischen Wärmekapazität c an (Wärmeaufnahme- bzw. -abgabe-Vermögen pro Kelvin Temperaturdifferenz).

Die molare Wärmekapazität c_m bezieht sich nicht auf die Masse, sondern auf die Stoffmenge.

$$c_m = c \cdot M$$

(M: molare Masse $[\frac{kg}{mol}]$)

Dulong-Petit: Für die meisten festen Stoffe ist

$$c_m \approx 25 \frac{kJ}{mol \cdot K}$$

Führt man einem Körper bei konstantem Druck Wärmeenergie zu, so dehnt er sich aus. Dabei wird ein Teil der zugeführten Energie benötigt, um gegen den Umgebungsdruck Ausdehnungsarbeit zu verrichten. Dieser Anteil kann bei festen und flüssigen Stoffen wegen der relativ geringen Wärmedehnung meist vernachlässigt werden.

Bei Gasen unterscheidet man dagegen:

Isochore Erwärmung: Die gesamte zugeführte Wärmeenergie trägt zur Temperaturerhöhung bei.

Isobare Erwärmung: Ein Teil der zugeführten Energie wird für die Volumenausdehnung benötigt und steht für die Temperaturerhöhung nicht zur Verfügung.

Dadurch erhält man für Gase zwei verschiedene Werte für die molare Wärmekapazität: $c_{m,p}$ für $p = \text{const.}$ und $c_{m,V}$ für $V = \text{const.}$

Bei idealen Gasen gilt:

$$c_{m,P} - c_{m,V} = R$$

(R: universelle Gaskonstante)

3.4.2 Messung von Wärmeenergie und Wärmekapazität

Die Bestimmung von Wärmeenergie ΔQ und Wärmekapazität $c \cdot m$ erfolgt über die Beziehung:

$$\Delta Q = c \cdot m \cdot \Delta T$$

Häufige Anwendung: Kalorimetrie im Mischungskalorimeter. In einem wärmeisolierten Gefäß befindet sich eine Flüssigkeit mit bekannter Wärmekapazität ($c_1 \cdot m_1$) und Ausgangstemperatur (T_1). Zur Messung der unbekannten spezifischen Wärmekapazität c_2 bringt man die Masse m_2 des fraglichen Stoffes mit der Temperatur $T_2 \neq T_1$ in die Flüssigkeit und bestimmt nach dem Temperaturausgleich die Mischungstemperatur T_m. Die vom ursprünglich wärmeren Körper abgegebene Wärmemenge muss nun gleich der vom kälteren Körper aufgenommenen Wärme sein. Beispiel für $T_2 > T_1$:

$$\begin{aligned} c_1 \cdot m_1 \cdot (T_m - T_1) &= \Delta Q \\ &= c_2 \cdot m_2 \cdot (T_2 - T_m) \\ \Rightarrow c_2 &= c_1 \cdot \frac{m_1 \cdot (T_m - T_1)}{m_2 \cdot (T_2 - T_m)} \end{aligned}$$

Die Mischungstemperatur erhält man aus

$$T_m = \frac{c_1 \cdot m_1 \cdot T_1 + c_2 \cdot m_2 \cdot T_2}{c_1 \cdot m_1 + c_2 \cdot m_2}$$

3.4.3 Adiabatischer Prozess

Unter einem adiabatischen Prozess versteht man einen Vorgang in einem abgeschlossenen System, bei dem kein Wärmeaustausch mit der Umgebung des Systems stattfindet, d.h. es wird weder Wärmeenergie aus der Umgebung aufgenommen noch an die Umgebung abgegeben: $\Delta Q = 0$.

Ändert man die Gesamtenergie des Systems durch Zufuhr (Entnahme) mechanischer Energie ΔW, so steigt (fällt) damit die Temperatur im System. Die Umwandlung von mechanischer in thermische Energie und umgekehrt erfolgt innerhalb des Systems.

Beispiel: Zustandsgleichung idealer Gase:

$$\frac{p \cdot V}{T} = \text{const.}$$

Ändert man das Volumen eines idealen Gases adiabatisch, so ändern sich gleichzeitig Druck und Temperatur.

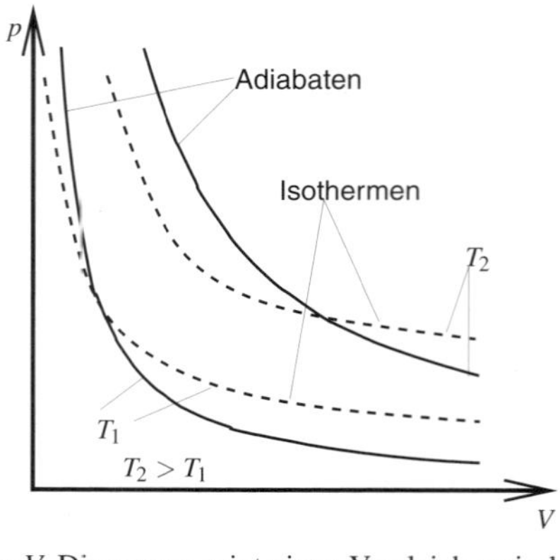

Das p-V-Diagramm zeigt einen Vergleich zwischen Isothermen und Adiabaten bei idealen Gasen.

Bei isothermen Prozessen gilt: $p \cdot V = \text{const}$, bei adiabatischen Prozessen: $p \cdot V^c = \text{const.}$ Dabei ist $c = \frac{c_{m,P}}{c_{m,V}}$ (Adiabatenexponent).

3.4.4 Die Hauptsätze der Wärmelehre

Der **1. Hauptsatz der Wärmelehre** ist eine Erweiterung des Energieerhaltungssatzes der Mechanik. Er stellt fest, dass die Wärmemenge eine Erscheinungsform der Energie ist und bei der Energiebilanz eines Systems berücksichtigt werden muss. Die Innere Energie U (Gesamtenergie, Summe aller Teilenergien) eines abgeschlossenen Systems bleibt konstant. Für den Energieaustausch eines Systems mit der Umgebung gilt

$$\Delta U = \Delta Q + \Delta W$$

Eine Maschine, die mehr Energie abgibt, als ihr zugeführt wird, die also Energie aus dem Nichts erzeugt (Perpetuum mobile 1. Art), ist unmöglich.

Der **2. Hauptsatz der Wärmelehre** beschreibt die Erfahrung, dass alle in der Natur freiwillig ablaufenden Prozesse irreversibel sind.

Mechanische Energie kann vollständig in Wärmeenergie überführt werden. Eine Maschine, die einen Stoff mit der Anfangstemperatur T_1 auf T_2 abkühlt und die dabei freiwerdende Wärmemenge ΔQ vollständig in mechanische Energie ΔW umwandelt, ist nicht möglich (Perpetuum mobile 2. Art). Der thermische Wirkungsgrad η einer Wärmekraftmaschine ist immer kleiner als 1.

$$\eta = \frac{\Delta W}{\Delta Q} = \frac{T_1 - T_2}{T_1} < 1$$

Ein Maß für die Reversibilität eines Prozesses ist die **Entropie** S.

Für abgeschlossene Systeme gilt:

reversibler Prozess: $S = \text{const.}$, oder $dS = \frac{dQ}{T} = 0$.

irreversibler Prozess: S wächst an, oder $dS = \frac{dQ}{T} > 0$.

Der **3. Hauptsatz der Wärmelehre** besagt, dass der absolute Nullpunkt der thermodynamischen Temperaturskala nicht erreicht werden kann. Mit der Annäherung an den absoluten Nullpunkt kommt jede Relativbewegung miteinander wechselwirkender Teilchen zum Erliegen, das Volumen idealer Gase sowie Ausdehnungskoeffizient und spezifische Wärmekapazität aller Stoffe streben gegen Null.

Die Unerreichbarkeit des absoluten Nullpunkts bestätigt auch die Aussage über den maximalen Wirkungsgrad einer Wärmekraftmaschine ($\eta < 1$, vgl. 2.HS), $\eta = 1$ wäre nur möglich, wenn $T_2 = 0$ K!

3.5 Die Thermodynamischen Potentiale

3.5.1 Innere Energie

Die Innere Energie U ist der Energieinhalt eines Systems. Bei einem idealen Gas ist sie gerade die kinetische Energie der Gasteilchen, im Allgemeinen kommen jedoch noch weitere Energieformen, insbesondere chemische Energie und Anregungen, hinzu.

Wird einem vollständig isolierten System die Energie ΔE zugeführt (entnommen), so ändert sich seine Innere Energie um genau die zugeführte (entnommene) Energiemenge:

$$\Delta U = \Delta E$$

3.5.2 Enthalpie

Führt man einem System Energie unter konstantem Druck zu, so wird sich im Allgemeinen sein Volumen ändern, so dass es Arbeit gegen den äußeren Druck verrichtet. Diese Arbeit ΔW_{mech} ist bei einem Druck p und einer Volumenänderung ΔV gegeben durch

$$\Delta W_{\text{mech}} = p \cdot \Delta V$$

Die Innere Energie nimmt dann nicht um die zugeführte Energiemenge ΔE, sondern um $\Delta E - \Delta W_{\text{mech}}$ zu. Die Größe, die sich um die zugeführte Energiemenge ändert, ist die Enthalpie

$$H = U + p \cdot V$$

Für sie gilt dann

$$\Delta H = \Delta E$$

3.5.3 Freie Energie

Wird einem System bei konstanter Temperatur Energie zugeführt (z.B. isotherme Kompression), so wird es im Allgemeinen mit der Umgebung Wärme austauschen. Ist dieser Vorgang langsam genug, so wird er reversibel verlaufen und die Entropieänderung des Systems ist bei der abgegebenen Wärmemenge ΔQ und der herrschenden Temperatur T gegeben durch

$$\Delta S = \frac{\Delta Q}{T}$$

Die abgeführte Wärmemenge ist dann $\Delta Q = T \cdot \Delta S$.

Die Größe, die sich in diesem Fall um die zugeführte Energiemenge ändert, ist die Freie Energie

$$F = U - TS$$

Für sie gilt dann

$$\Delta F = \Delta E$$

3.5.4 Freie Enthalpie

Hält man bei einem System Druck und Temperatur konstant und führt ihm Energie zu, indem man die Stoffmenge erhöht, so ist die zugeführte Energiemenge gerade die Innere Energie des zugeführten Stoffes. Das System wird nun im Allgemeinen mechanische Arbeit gegen den herrschenden Druck verrichten und Wärme (reversibel) mit der Umgebung austauschen. Die Größe, die sich hier um die zugeführte Energiemenge ändert, ist die Freie Enthalpie $G = U + pV - TS$

Für sie gilt bei einem solchen Versuch

$$\Delta G = \Delta E$$

3.6 Wärmeübertragung

3.6.1 Wärmeleitung

Unter dem Wärmestrom $\dot{Q}$ versteht man die Wärmemenge Q, die pro Zeiteinheit übertragen wird. Wenn diese Energieübertragung darauf beruht, dass die Moleküle eines Mediums ihre thermisch-kinetische Energie an benachbarte Moleküle weitergeben (Stoß, Reibung), so spricht man von Wärmeleitung. Der Wärmestrom $\dot{Q}$ ist dabei abhängig von der stoffspezifischen Wärmeleitzahl λ, der Temperaturdifferenz ΔT zwischen den Meßstellen und den geometrischen Abmessungen des wärmeleitenden Mediums.

$$\dot{Q} = \frac{dQ}{dt} = \lambda \cdot \Delta T \cdot \frac{A}{l}$$

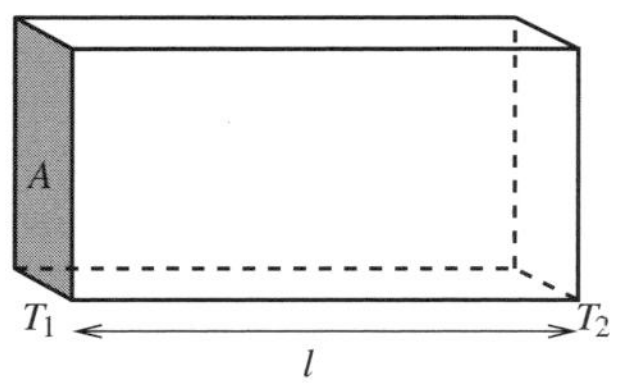

(A: Querschnitt, l: Länge)

Materialien mit kleiner Wärmeleitzahl eignen sich zu Wärmedämmung (Isolierung). Materialien mit guter Wärmeleitung verwendet man z.B. beim Bau von Kühlern und Heizkörpern.

3.6.2 Konvektion, Wärmeübertragung durch Stofftransport

In Flüssigkeiten und Gasen steigen wärmere Zonen, deren Dichte infolge der Wärmedehnung abgenommen hat, nach oben (Auftrieb). Die kälteren Zonen sinken nach unten. Wird Wärmeenergie durch diese Art Materieverlagerung transportiert, so spricht man von Konvektion.

Wärme kann auch durch aktiven Stofftransport übertragen werden: An geeigneter Stelle wird ein Medium mit großer Wärmekapazität erhitzt, anschließend bringt man dieses Medium mit möglichst geringen Wärmeverlusten (isolierte Gefäße oder Leitungen) dorthin, wo die Wärme benötigt wird (Zentral- und Fernheizungen).

3.6.3 Wärmestrahlung

Je höher die Temperatur eines Mediums ist, um so heftiger ist die thermische Bewegung seiner Atome und Moleküle (vgl. I 7.1.3). Mit steigender Temperatur steigt damit auch die Intensität der emittierten elektromagnetischen Strahlung (vgl. I 7.2.4). Diese Wärmestrahlung kann von anderen Körpern absorbiert werden, was zu einer Erwärmung des Absorbers führt, wenn dieser nicht selbst mehr Energie abstrahlt als er aufnimmt.

Anwendung: Infrarot-Bestrahlung

Isoliermöglichkeiten: Abschirmung (Schatten unterm Sonnenschirm), Reflexion emittierter Wärmestrahlung (Rettungsdecke aus Alu-Folie).

3.7 Aggregatzustände der Materie und Mehr-Komponentensysteme

3.7.1 Aggregatzustände und ihre Kennzeichen

Unter einer Phase versteht man einen Bereich, in dessen Innerem sich keine, an dessen Grenzen jedoch eine oder mehrere physikalische Größen sprunghaft ändern. Verschiedene Aggregatzustände eines Stoffes gehören also zu verschiedenen Phasen.

Bezeichnung der Übergänge zwischen den Aggregatzuständen:

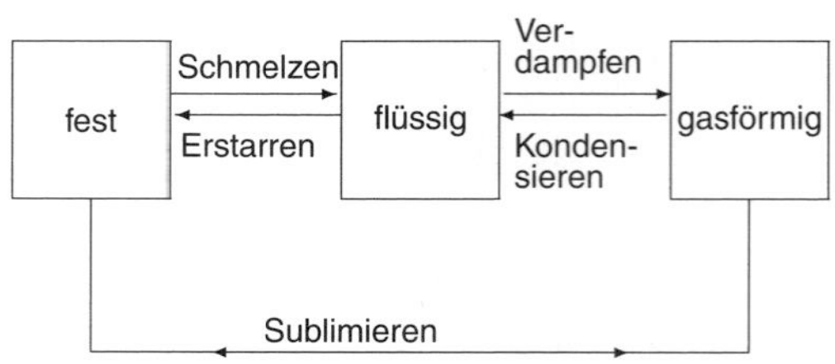

Die Abhängigkeit der Aggregatzustände eines Stoffes von Druck und Temperatur kann in einem p-T-Phasendiagramm dargestellt werden. Der anomale Verlauf der Phasengrenze zwischen dem flüssigen Zustand und der Gasphase ist gestrichelt eingezeichnet.

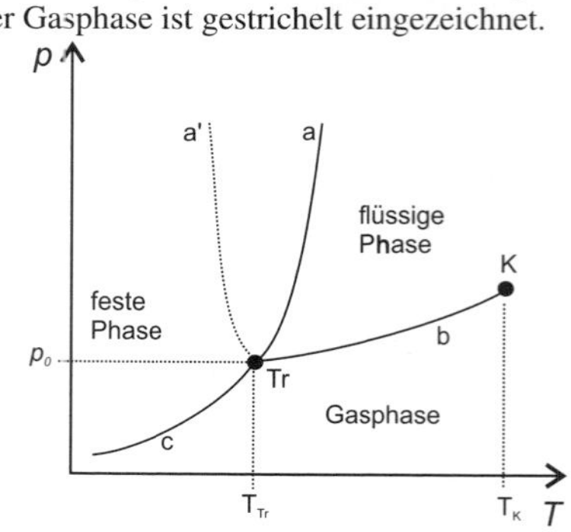

a: Schmelzkurve (Normalfall)

a': Schmelzkurve Eis-Wasser (Sonderfall)

b: Verdampfungskurve

c: Sublimationskurve

Tr: Tripelpunkt, hier existieren alle drei Aggregatzustände gleichzeitig nebeneinader.

K: Kritischer Punkt, oberhalb der kritischen Temperatur existiert keine flüssige Phase mehr (vgl. I 3.3.4).

Aggregatzustand	Anordnung der Teilchen untereinander	Eigenbeweglichkeit der Teilchen	Gestalt
Fest (vgl. auch I 7.1.4)	Festes räumlich periodisches Gitter (Kristall) mit mehr oder weniger vielen Kristallbaufehlern bis hin zu einem amorphen Zustand; kleiner Abstand der Teilchen zueinander	Im Kristallgitter sind nur Schwingungen um die ortsfesten Ruhelagen möglich; unter Krafteinwirkung kann, insbesondere bei vielen Kristallbaufehlern, eine Fließneigung aufkommen	Feste Gestalt
Flüssig (vgl. auch I 7.1.3)	Beliebige Anordnung, kleiner Abstand der Teilchen untereinander	Relativ frei beweglich (Reibung), relativ kleine freie Wegstrecke	beliebige Gestalt, aber bestimmtes Volumen
gasförmig (vgl. auch I 7.1.3)	Beliebige Anordnung, großer Abstand der Teilchen zueinander	Teilchen frei beweglich, relativ große freie Wegstrecken	Jedes gebotene Volumen wird ausgefüllt

3.7.2 Gibbssche Phasenregel

Besteht ein System aus P Phasen und K Komponenten (voneinander unabhängige chemische Bestandteile) und können F Zustandsvariablen (wenigstens in einem gewissen Bereich) frei gewählt werden, dann gilt (falls keine chemischen Umwandlungen stattfinden) die Gibbssche Phasenregel

$$F = K - P + 2$$

Ein System mit $F = 0$ nennt man invariant, mit $F = 1$ univariant, mit $F = 2$ divariant und mit $F = 3$ trivariant.

Betrachtet man ein p-T-Diagramm eines Stoffes (eine Komponente), so sieht man leicht, dass am Tripelpunkt p und T festgelegt sind (eben auf die Tripelpunktstemperatur und den Tripelpunktsdruck) und (es liegt eine Komponente und 3 Phasen vor)

$$F = K - P + 2 = 1 - 3 + 2 = 0$$

gilt.

Auf den Phasengrenzen (fest-flüssig, fest-gasförmig, flüssig-gasförmig) liegen dagegen nur 2 Phasen vor und es ergibt sich

$$F = 1 - 2 + 2 = 1$$

also eine Zustandsvariable, die frei gewählt werden kann. Der Druck oder die Temperatur kann hier in einem bestimmten Bereich variiert werden, die andere Größe ist dadurch dann aber festgelegt.

In den Bereichen der flüssigen, festen oder gasförmigen Phase liegt nur eine Phase vor und es ergeben sich

$$F = 1 - 1 + 2 = 2$$

frei wählbare Zustandsvariablen, so dass Druck und Temperatur unabhängig voneinander (in gewissen Bereichen) verändert werden können.

3.7.3 Änderung des Aggregatzustands

Welchen Aggregatzustand ein Stoff einnimmt, hängt im Wesentlichen vom Verhältnis der thermischen Energie seiner Moleküle (vgl. I 7.1.3) zum Potential der Kohäsionskräfte ab. Die Anziehungskräfte zwischen den Molekülen wiederum hängen stark von deren Abstand untereinander ab. Bei einem Gas ist dieser Abstand groß, und die Kohäsionskräfte sind sehr klein. Die Moleküle bewegen sich schnell gegeneinander, Temperatur und Energiegehalt sind in der gasförmigen Phase relativ hoch. Oberhalb der kritischen Temperatur T_k eines Stoffes existiert nur seine gasförmige Phase.

Verkleinert man die Molekülabstände durch Kompression bei konstantgehaltener Temperatur $T < T_{Tr}$, so bewirkt die zunehmende Kohäsion schließlich den Übergang in die feste Phase (vgl. Phasendiagramm), in der die Bewegung der Teilchen auf Schwingungen um ortsfeste Ruhelagen begrenzt ist.

Erniedrigt man die Temperatur und damit den Energiegehalt eines Gases bei konstantem Druck $p < p_{Tr}$, so sinkt die Energie der thermischen Molekularbewegung schließlich unter das Potential der Kohäsionskräfte ab, was ebenfalls einen Übergang in die feste Phase zur Folge hat. Oberhalb des Tripelpunktsdruckes p_{Tr} existiert zwischen fester und gasförmiger Phase ein weiterer stabiler Aggregatzustand, die flüssige Phase. Hier ist zwar die thermisch-kinetische Energie der Moleküle groß genug, um die gegenseitige Anziehung zu überwinden, aber nicht ausreichend, um sich gegen den äußeren Druck voneinander zu lösen.

Phasenübergänge können sich gegenüber dem theoretischen Ablauf verzögern, wenn sie nicht durch Reaktionskeime wie Fremdkörper (Siedesteine), Erschütterungen oder Turbulenzen eingeleitet werden.

Siedeverzug: Flüssigkeit lässt sich über ihren Siedepunkt erwärmen.

Übersättigen von Dampf: Gas lässt sich unter die Kondensationstemperatur abkühlen.

Unterkühlen von Schmelzen: Flüssigkeit lässt sich unter den Gefrierpunkt abkühlen.

Eine Änderung des Aggregatzustands ist immer mit einem Energieumsatz verbunden:

Kompression: Zufuhr mechanischer Energie;

$$\Delta W = +\Delta(p \cdot V)$$

Expansion: Entnahme mechanischer Energie;

$$\Delta W = -\Delta(p \cdot V)$$

Erwärmung: von T_1 auf T_2;

$$\Delta Q = +c \cdot m \cdot \Delta T$$

Abkühlung: von T_1 auf T_2;

$$\Delta Q = -c \cdot m \cdot \Delta T$$

Während einer isobaren Änderung des Aggregatzustands konzentriert sich der gesamte Umsatz an Wärmeenergie auf den Phasenübergang. Bis zum Abschluss der Zustandsänderung bleibt deshalb die Temperatur konstant.

3.7.4 Umwandlungswärmen

Unter der Umwandlungswärme bzw. -energie Q versteht man die bei der Änderung des Aggregatzustands umgesetzte Energie (Wärmemenge).

Die spezifische Umwandlungswärme q bezieht sich auf eine bestimmte Substanzmasse (z.B. ein kg).

Die molare Umwandlungswärme q_m bezieht sich auf eine bestimmte Stoffmenge (z.B. ein mol).

Es gilt: $Q = m \cdot q$ (m: Masse) und $Q = n \cdot q_\mathrm{m}$ (n: Stoffmenge).

Für Wasser gelten bei Normaldruck etwa folgende Werte:

Schmelzwärme (0 °C):

$$q = 334\,\frac{\mathrm{J}}{\mathrm{g}}$$

$$q_\mathrm{m} = 6{,}0\,\frac{\mathrm{kJ}}{\mathrm{mol}}$$

Verdampfungswärme (100 °C):

$$q = 2\,260\,\frac{\mathrm{J}}{\mathrm{g}}$$

$$q_\mathrm{m} = 40{,}7\,\frac{\mathrm{kJ}}{\mathrm{mol}}$$

3.7.5 Dampfdruck, Luftfeuchtigkeit

Unter dem Sättigungsdampfdruck eines Stoffes versteht man den Druck, bei dem sich flüssige und gasförmige Phase des Stoffes im Gleichgewicht befinden. Der Sättigungsdampfdruck eines Stoffes hängt nur von der Temperatur ab (vgl. Verdampfungskurve im p-T-Phasendiagramm), nicht von dem Volumen, das dem Dampf zur Verfügung steht. Verkleinert man dieses Volumen in einem Experiment, so steigt nicht etwa der Dampfdruck an, sondern es kondensiert gerade soviel zur flüssigen Phase, dass sich der Sättigungsdampfdruck wieder einstellt.

Dampfdrücke und -temperaturen über den „Normalwerten" (1 013 mbar, 100 °C) kann man z.B. in einem Autoklav erreichen. Darunter versteht man einen dichtschließenden, stabilen Behälter, der für hohen Innendruck ausgelegt ist. Am Boden des Geräts befindet sich eine Flüssigkeit, die solange erhitzt wird, bis die gewünschten Druck- bzw. Temperaturwerte erreicht sind.

Einige korrespondierende Werte für Wasserdampf:

Temperatur, in °C	100	120	130	150	180	200
Dampfdruck, (ca.) in bar	1,0	2,0	2,7	4,8	10,0	15,5

Bei der **Dampfdrucksterilisation** im Autoklaven arbeitet man bei etwa 120 °C bis 130 °C, wobei der Luftanteil im Gerät möglichst niedrig sein sollte (Deckelventil erst schließen, wenn der Autoklav vollständig mit Dampf gefüllt ist).

Unter der (absoluten) Luftfeuchtigkeit f_a versteht man die pro Volumeneinheit vorhandene Wasserdampfmenge:

$$f_\mathrm{a} = \frac{m_{\mathrm{H_2O}}}{V} \quad \left[\frac{\mathrm{g}}{\mathrm{m}^3}\right]$$

Die maximale Luftfeuchtigkeit f_m liegt vor, wenn bei gegebener Temperatur der Sättigungspunkt für Wasserdampf erreicht ist. Ein weiteres Anwachsen der Wasserdampfmenge in der Luft (oder eine Abkühlung der Luft) führt dann zur Kondensation der überschüssigen Wassermoleküle (Nebel, Regen).

Die relative Luftfeuchtigkeit f_r gibt das Verhältnis zwischen der tatsächlichen (absoluten) und der maximalen Luftfeuchtigkeit bei gegebener Temperatur an:

$$f_\mathrm{r} = \frac{f_\mathrm{a}}{f_\mathrm{m}}[\cdot 100\ \%](\text{oder reine Zahl})$$

3.7.6 Lösungen

In einer Flüssigkeit gelöste Stoffe verändern das Phasenübergangsverhalten der Flüssigkeit. Das Phasendiagramm der Lösung unterscheidet sich von dem des reinen Lösungsmittels durch einen erweiterten Existenzbereich der Flüssigkeit. Die Verdampfungskurve liegt tiefer

(Dampfdruckerniedrigung), die Schmelz- bzw. Gefrierkurve liegt weiter links (Gefrierpunktserniedrigung). Die Gefrierkurve der Lösung zeigt den Beginn der Erstarrung des Lösungsmittels. Sinkt die Temperatur weiter ab, so steigt die Konzentration der verbliebenen Lösung mit der fortschreitenden Erstarrung des Lösungsmittels. Das Gefrieren einer Lösung erfolgt also nicht bei konstanter Temperatur, sondern erstreckt sich über einen relativ breiten Erstarrungsbereich.

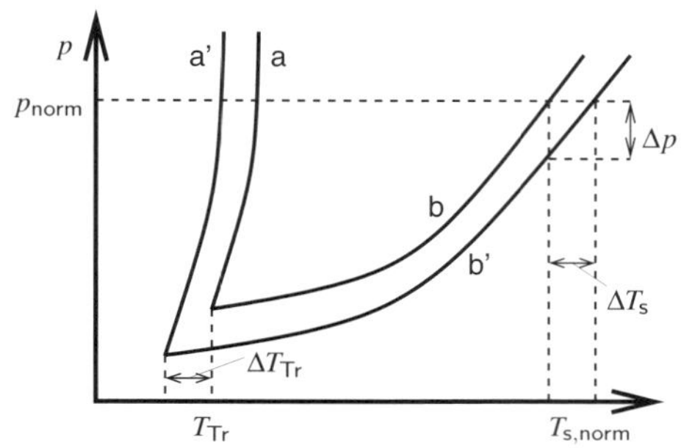

a: Gefrierkurve des reinen Lösungsmittels

a': Gefrierkurve der Lösung mit Erstarrungsbereich

b: Verdampfungskurve des reinen Lösungsmittels

b': Verdampfungskurve der Lösung

Dampfdruckerniedrigung: (nach Raoult)

$$\frac{\Delta P}{P} = -\frac{m_1 \cdot M_0}{M_1 \cdot m_0} = -\frac{n_1}{n_0}$$

Siedepunktserhöhung:

$$\Delta T_S = c_S \cdot \frac{m_1 \cdot M_0}{M_1 \cdot m_0} = c_S \cdot \frac{n_1}{n_0}$$

Gefrierpunktserniedrigung:

$$\Delta T_G = c_G \cdot \frac{m_1 \cdot M_0}{M_1 \cdot m_0} = c_G \cdot \frac{n_1}{n_0}$$

m_0: Masse des Lösungsmittels
M_0: molare Masse des Lösungsmittels
n_0: Stoffmenge des Lösungsmittels
m_1: Masse des gelösten Stoffes
M_1: molare Masse des gelösten Stoffes
n_1: Stoffmenge des gelösten Stoffes
c_S, c_G: Stoffkonstanten
$c_S \cdot M_0$: molare Siedepunktserniedrigung des Lösungsmittels
$c_G \cdot M_0$: molare Gefrierpunktserniedrigung des Lösungsmittels

Alle drei Effekte hängen also nur von der Anzahl der gelösten Teilchen (Stoffmenge), nicht von deren Art ab.

Kältemischungen sind Zweistoffgemische aus einem gefrorenen Lösungsmittel (z.B. Eis) und einer darin löslichen Substanz (z.B. Kochsalz). Da der Gefrierpunkt von Lösungen tiefer liegt als der des reinen Lösungsmittels, bewirkt der Kontakt der beiden Stoffe ein Schmelzen des Lösungsmittels. Die dazu nötige Wärmeenergie wird der Umgebung entzogen. Mischt man z.B. Eis und Kochsalz im Verhältnis 3 : 1, so können dadurch Temperaturen bis ca. −21 °C erreicht werden.

3.7.7 Diffusion

Die Moleküle (Atome) eines Fluids haben infolge der Brownschen Molekularbewegung das Bestreben, sich möglichst gleichmäßig zu verteilen. Das gilt auch, wenn ein Fluid den zur Verfügung stehenden Raum mit einem oder mehreren anderen (gleichen Aggregatzustands) teilen muss. Die Fluide durchmischen sich so lange, bis für jedes einzelne die Partialdichte bzw. der Partialdruck (I 2.4.1) überall gleich ist. Dieses Bestreben, ein räumliches Konzentrationsgefälle auszugleichen, nennt man Diffusion. Ein Diffusionsvorgang ist erst beendet, wenn sich eine homogene Mischung der beteiligten Fluide gebildet hat.

In hohen Reaktionsräumen (z.B. Erdatmosphäre) macht sich bei Gasen die Überlagerung der Brownschen Molekularbewegung durch die Sinkbewegung im Schwerefeld der Erde stark bemerkbar, so dass sich über die gesamte Höhe keine homogene, sondern eine exponentielle Dichteverteilung einstellt (vgl. I 2.4.1). Eine ähnlich inhomogene Dichteverteilung erhält man, wenn zwischen den beteiligten Fluidteilchen große Dichteunterschiede bestehen (Sedimentation, I 2.5.6).

Die Moleküle (Atome) eines Fluids diffundieren auch durch poröse Feststoffe, wenn die Porengröße ein Passieren der Teilchen zulässt. Enthält eine Fluidmischung verschieden große Teilchen und nur die kleineren können durch einen Feststoff diffundieren, so nennt man diesen Stoff semipermeabel (halbdurchlässig) bezüglich der Fluidmischung.

Die Diffusion durch eine Querschnittsfläche A wird beschrieben durch das erste Ficksche Gesetz:

$$\dot{m} = \frac{dm}{dt} = -D \cdot A \cdot \frac{dc}{dx}$$

$\dot{m}$: Diffusionsstrom (Massenfluss)

D: Diffusionskoeffizient (wächst mit steigender Temperatur T)

A: durchströmte Fläche

c: Konzentration

x: Diffusionsstrecke

Die Konzentrationsänderung an einem Punkt aufgrund von Diffusion ergibt sich aus dem zweiten Fickschen Gesetz, der Diffusionsgleichung:

$$D \cdot \left(\frac{d^2}{dx^2}c + \frac{d^2}{dy^2}c + \frac{d^2}{dz^2}c \right) = \frac{d}{dt}c$$

(D: Diffusionskoeffizient)

Ist in zwei nicht mischbaren Lösungsmitteln derselbe Stoff gelöst, so können die gelösten Teilchen durch die Grenzfläche zwischen den beiden Phasen diffundieren, so dass die Konzentrationen in den Phasen nicht mehr unabhängig voneinander sind. Ein (dynamisches) Gleichgewicht ist erreicht, wenn ebensoviele Teilchen pro Zeiteinheit von der einen Phase in die andere gelangen, wie umgekehrt. Dann gilt für nicht zu große Konzentrationen c_1 und c_2 in den beiden Lösungen der Nernstsche Verteilungssatz

$$\frac{c_1}{c_2} = K$$

wobei K eine vom Lösungsmittels und dem gelösten Stoff abhängige Konstante ist.

3.7.8 Osmose

Trennt man zwei verschiedene Fluide (z.B. Lösung und Lösungsmittel oder gleiche Lösungen verschiedener Konzentration) durch eine semipermeable Wand (Membran), die z.B. nur Moleküle des Lösungsmittels passieren lässt, den gelösten Stoff aber zurückhält, so findet infolge der Diffusion des Lösungsmittels durch die Wand der Versuch eines Konzentrationsausgleichs statt. Diesen Vorgang nennt man Osmose.

Das eindiffundierte Lösungsmittel verursacht im Bereich der Lösung eine Konzentrationsabnahme, aber auch eine Volumenzunahme und damit einen Überdruck gegenüber dem Bereich des Lösungsmittels. Im Gleichgewichtszustand verhindert dieser Überdruck ein weiteres Eindiffundieren des Lösungsmittels. Der Überdruck im Gleichgewichtszustand heißt osmotischer Druck P_{Os}. Nach dem **van't Hoffschen Gesetz** beträgt er

$$P_{\text{Os}} = \frac{n \cdot R \cdot T}{V}$$

n: Stoffmenge des gelösten Stoffs

V: Volumen der Lösung

R: allgemeine Gaskonstante

T: absolute Temperatur

Lösungen mit gleichem osmotischem Druck heißen isosmotisch oder isotonisch.

3.7.9 Schmelzdiagramme binärer Systeme

Bei den Lösungen wurde davon ausgegangen, dass praktisch nur das Lösungsmittel in die feste bzw. gasförmige Phase übergeht. Trifft dies nicht zu und zwei Stoffe bilden gemischte Phasen sowohl im festen als auch im flüssigen Aggregatzustand, so ergibt sich eine andere Situation.

Im Konzentrations-Temperatur-Schmelzdiagramm finden sich im einfachsten Fall eine Liquiduskurve und eine Soliduskurve, die sich bei den Konzentrationen von 0 und 1 (nur eine Komponente vorhanden) auf Höhe der Schmelztemperaturen der einzelnen Komponenten treffen und dazwischen monoton ansteigen ohne sich zu berühren. Unterhalb der Soliduskurve liegt ein Mischkristall, oberhalb der Liquiduskurve eine Schmelze der beiden Komponenten vor. Fällt die Konzentration des Gesamtsystems bei gegebener Temperatur zwischen Solidus- und Liquiduskurve (d.h. in den grauen Bereich), so liegen Schmelze und Mischkristall nebeneinander vor, wobei in den beiden Phasen im Allgemeinen unterschiedliche Konzentrationen der Komponenten vorliegen. Die Konzentration der Schmelze ist durch den auf der Liquidus-, die Konzentration des Mischkristalls durch den auf der Soliduskurve liegenden, zur herrschenden Temperatur gehörenden Punkt, gegeben.

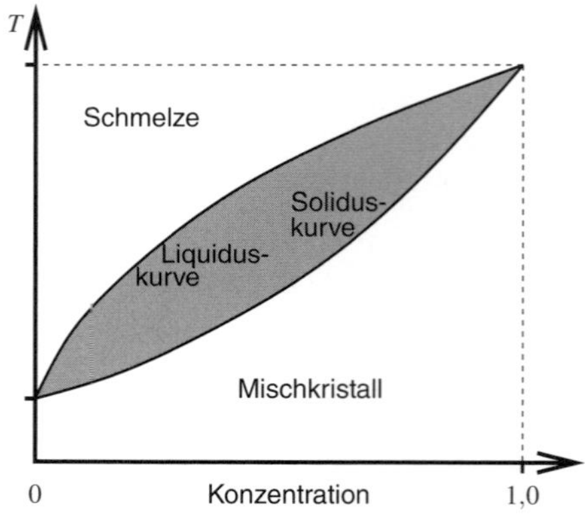

Findet in einem solchen System nun ein Phasenübergang von der Schmelze hin zum Mischkristall statt, wird eine Komponente überproportional aus der Schmelze in den Kristall übergehen, wodurch sich die Konzentration der Schmelze ändert. Hierdurch verschiebt sich im Laufe des Erstarrungsvorgangs die Konzentration der Schmelze und der festen Phase. Dabei wird sich der Konzentrationsunterschied in der festen Phase eventuell sehr langsam ausgleichen.

Vorsicht: Eine Phase eines Systems kann keine Temperatur-Konzentrations-Kombination besitzen, die zwischen der Liquidus- und der Soliduskurve liegt (grauer Bereich), ein mehrphasiges System (im Mittel über alle Phasen) jedoch schon.

Bei realen Systemen weichen Solidus- und Liquiduskurven oft von der Idealform ab: Sie sind nicht monoton und können sich berühren.

Hinzu kommt oft noch eine Mischungslücke in der festen Phase, also ein (temperaturabhängiger) Konzentrationsbereich, in dem kein Mischkristall existiert. Diese Mischungslücke kann vollständig unterhalb der Soliduskurve verlaufen, oder bis zur Schmelze hinreichen, so dass sich eine Reihe unterschiedlicher Schmelzdiagramme ergeben.

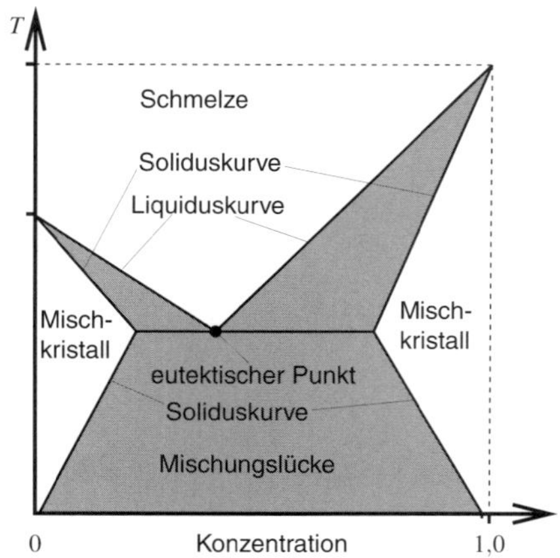

Auch der Extremfall, dass kein Mischkristall gebildet wird, ist möglich. Im zugehörigen Schmelzdiagramm erstreckt sich die Mischungslücke von der Konzentration 0 bis zur Konzentration 1 und feste Phasen treten nur als reine Kristalle einer Komponente auf. Die Soliduskurve ist zu zwei senkrechten Linien bei den Konzentrationen 0 und 1 entartet.

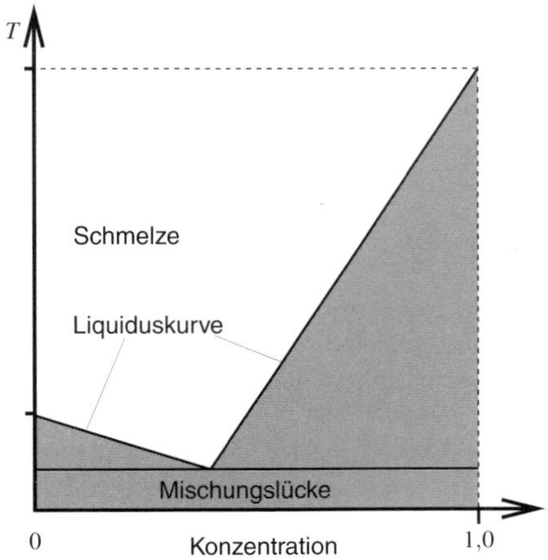

Ist die Konzentration des Gesamtsystems gerade die Konzentration des eutektischen Punktes, so bleibt beim Erstarren bzw. Schmelzen die Konzentration in der festen und der flüssigen Phase konstant; das System verhält sich wie ein Einkomponentensystem. Eine feste Phase, die gerade die eutektische Konzentration aufweist, nennt man Eutektikum.

3.8 Elektrochemie und Reaktionskinetik

3.8.1 Das Massenwirkungsgesetz

Betrachtet man eine chemische Reaktion, bei der verschiedene Ausgangssubstanzen A_1, A_2, ... zu gewissen Endsubstanzen E_1, E_2, ... reagieren,

$$\alpha_1 A_1 + \alpha_2 A_2 + \ldots \longrightarrow \varepsilon_1 E_1 + \varepsilon_2 E_2 \ldots$$

so kommt diese Reaktion nach einiger Zeit zum Erliegen. Dabei reagieren nicht die gesamten Ausgangsstoffe, sondern es bleibt ein (eventuell sehr kleiner) Rest „übrig". Dies ist damit zu erklären, dass die Reaktion nicht nur in einer Richtung, sondern auch in der Gegenrichtung abläuft, also auch die Endprodukte zu den Ausgangsprodukten „zurückreagieren". Laufen beide Richtungen der Reaktion gleich schnell ab, so wird ein Gleichgewichtszustand, das chemische Gleichgewicht erreicht. Das Massenwirkungsgesetz besagt nun, dass es eine Gleichgewichtskonstante K gibt, so dass für die Konzentrationen der beteiligten Stoffe im Gleichgewichtszustand gilt[2]:

$$K = \frac{c_{E_1}^{\varepsilon_1} \cdot c_{E_2}^{\varepsilon_2} \cdot \ldots}{c_{A_1}^{\alpha_1} \cdot c_{A_2}^{\alpha_2} \cdot \ldots}$$

Diese Form des Massenwirkungsgesetzes gilt bei Ionenreaktionen in Elektrolyten nicht immer. Insbesondere bei starken Elektrolyten (s.u.) müssen die Konzentrationen durch korrigierte Werte, die sogenannten Aktivitäten ersetzt werden, damit das Massenwirkungsgesetz gültig bleibt. Diese hängen i.A. nicht nur von der Ionenstärke (s.u.) der betrachteten, sondern von allen gelösten Ionen ab. Das Verhältnis von Aktivität zu Konzentration ist der Aktivitätskoeffizient.

3.8.2 Elektrolyte

Elektrolyte sind Lösungen, die geladene Teilchen (Ionen) enthalten. Sie kommen dadurch zustande, dass ein Stoff (z.B. Kochsalz, NaCl) beim Lösungsvorgang (Solvatation) in Ionen, also geladene Teilchen zerfällt (vgl. I 4.4.5). Es findet also eine Reaktion der Form

$$AB \rightleftharpoons A + B$$
$$A_2B \rightleftharpoons 2A + B$$
$$\vdots$$

[2]Die Festlegung, was Ausgangs- bzw. Endprodukte sind, ist völlig willkürlich, die Reaktion findet ja in beiden Richtungen statt.

oder ähnlich statt, für die das Massenwirkungsgesetz in der Form

$$\frac{c_{AB}}{c_A \cdot c_B} = K$$
$$\frac{c_{A_2B}}{c_A^2 \cdot c_B} = K$$

oder entsprechend gilt.

Liegt eine gesättigte Lösung vor, kann also nicht die ganze Stoffmenge gelöst werden, so dass ein ungelöster Rest, der Bodenkörper, übrigbleibt, so ist die Konzentration des nicht dissoziierten Stoffes AB bzw. A_2B fest vorgegeben und sie kann in die Konstante auf der rechten Seite des Massenwirkungsgesetzes einbezogen werden:

$$c_A \cdot c_B = K_L$$
$$c_A^2 \cdot c_B = K_L$$
$$\vdots$$

Die Konstante K_L wird als das **Löslichkeitsprodukt** der entsprechenden Lösung bezeichnet. Sie ist temperaturabhängig.

Man unterscheidet:

Schwache Elektrolyte (K klein) dissoziieren beim Lösungsvorgang nicht vollständig, so dass nur geringe Ionenkonzentrationen auftreten. Wieviel des gelösten Stoffes dissoziiert, wird durch den Dissoziationsgrad α ($0 < \alpha < 1$) charakterisiert, der den dissoziierten Anteil des Stoffes angibt. Er hängt von der Konzentration des gelösten Stoffes ab und geht im Grenzfall unendlich kleiner Konzentrationen gegen 1.

Starke Elektrolyte (K groß) dissoziatiieren unabhängig von der Konzentration vollständig (Dissoziationsgrad stets etwa 1). Bei hohen Konzentrationen der gelösten Ionen ändert sich zwar der Dissoziationsgrad nicht, doch werden die Eigenschaften der Lösung (wie z.B. die elektrische Leitfähigkeit) wesentlich durch die Wechselwirkung der Ionen untereinander beeinflusst und im Massenwirkungsgesetz müssen die Werte der Konzentrationen durch korrigierte Werte, die Aktivitäten, ersetzt werden. Ein Maß für diese gegenseitige Beeinflussung ist die Ionenstärke I:

$$I = \frac{1}{2} c_1 \cdot z_1^2 + \frac{1}{2} c_2 \cdot z_2^2 + \ldots$$

wobei c_1, c_2, usw. die Konzentrationen der einzelnen Ionensorten und z_1, z_2 usw. ihre Ladungen sind.

3.8.3 Säuren

Eine Reaktion findet auch in reinem Wasser statt:

$$2H_2O \rightleftharpoons OH^- + H_3O^+$$

Das Ionenprodukt (das Analogon zum Löslichkeitsprodukt) ist hierbei

$$K_L = c_{H_3O^+} \cdot c_{OH^-} = 10^{-14}\ \mathrm{mol}^2/\mathrm{l}^2$$

In reinem Wasser ist die Konzentration von H_3O^+ dieselbe wie die von OH^-, also 10^{-7} mol/l.

Beim Lösen einer Säure in Wasser dissoziiert das Säuremolekül (RH) in ein Säurerestion (R^-) und ein Wasserstoffion (H^+), das sofort mit einem Wassermolekül zu einem Hydroniumion (H_3O^+) weiterreagiert:

$$RH + H_2O \rightarrow R^- + H_3O^+$$

Diese Reaktion wird als Protolyse bezeichnet. Läuft sie unvollständig ab ($K_L << 1$), so spricht man von einer schwachen (im anderen Fall $K_L \approx 1$ von einer starken) Säure. Das entstandene Säurerestion kann eventuell weiter dissoziieren.

Die Protolyse erhöht die Konzentration der Hydroniumionen, so dass die Konzentration der Hydroxidionen (OH^--Ionen) absinken muss (damit das Produkt der beiden Konzentrationen wieder gleich dem Ionenprodukt wird). Ein Maß für die Stärke einer Säure ist ihr K_s-Wert (die Säurekonstante), der als

$$K_s = \frac{c_{H_3O}^{+} \cdot c_{R^-}}{c_{RH}}$$

definiert ist. Oft wird auch sein Logarithmus, der Säureexponent

$$pK_s = -\log_{10} K_s$$

verwendet.

Stoffe, die die Hydroniumkonzentration in Wasser erniedrigen (indem sie beim Lösungsvorgang OH^--Ionen freisetzen), heißen Basen. Sie sind in der Lage, die Wirkung von Säuren zu neutralisieren.

3.8.4 Pufferlösungen

Eine Pufferlösung ist eine Lösung einer schwachen Säure (HR) und eines anderen Stoffes (RA), der die Konzentration des Säurerestions erhöht. Mit der Definitionsgleichung der Säurekonstanten ergibt sich

$$c_{H_3O^+} = K_s \cdot \frac{c_{HR}}{c_{R^-}}$$

Werden nun durch Hinzugabe einer Säure Hydroniumionen in die Lösung eingebracht (bzw. durch Hinzugabe einer Base der Lösung entzogen), so rekombinieren Säurerestionen (bzw. protolysieren Säuremoleküle). Da aber sehr viele Säurerestionen und viele Säuremoleküle in der Lösung vorhanden sind, müssen sehr viele Hydroniumionen eingebracht oder entzogen werden, um das Verhältnis c_{HR}/c_{R^-} merklich zu verändern.

3.8.5 Chemische Reaktionsabläufe

Bei der Einordnung von chemischen Reaktionen spielen zwei Kriterien eine wichtige Rolle:

Molekularität: Unter der Molekularität versteht man die Anzahl der Teilchen (Atome oder Moleküle), die an einem elementaren Reaktionsvorgang beteiligt sind. Dies können verschiedene oder auch gleiche Teilchen sein. Z.B:

$$O_2 + 2H_2 \longrightarrow 2H_2O$$

Hier reagieren ein Sauerstoffmolekül und zwei Wasserstoffmoleküle, die Reaktion ist also trimolekular.

Höhere Molekularitäten als Trimolekularität, die schon sehr selten ist, werden nicht beobachtet. Hier müssten sich vier Teilchen gleichzeitig treffen, was sehr unwahrscheinlich ist.

Ordnung: Die Ordnung gibt an, wie die Reaktionsgeschwindigkeit von den Konzentrationen der beteiligten Stoffe abhängt. Allgemein gilt für die Reaktionsgeschwindigkeit G

$$G = k \cdot c_1^{\alpha_1} \cdot c_2^{\alpha_2} \ldots$$

wobei $c_1, c_2 \ldots$ die Konzentrationen der beteiligten Stoffe sind. Die Ordnung einer solchen Reaktion ist dann $\alpha_1 + \alpha_2 + \ldots$.

Reaktionen verlaufen in Wirklichkeit aber oft über mehrere Schritte ab. Die Reaktionsgeschwindigkeit wird dann durch den langsamsten Reaktionsschritt bestimmt. Die Ordnung einer solchen Reaktion hängt dann von den Details des Reaktionsverlaufes ab.

Die Reaktionsgeschwindigkeit wird außer von den Konzentrationen der Reaktionspartner auch wesentlich von der Temperatur bestimmt. Um dies zu verstehen, bedient man sich der Vorstellung, dass eine Aktivierungsenergie notwendig ist, um ein oder mehrere Teilchen eine chemische Reaktion durchführen zu lassen. Ein Teilchen muss also, um zu reagieren, eine bestimmte Mindestenergie besitzen; bei mehreren Teilchen müssen sie diese Mindestenergie gemeinsam aufbringen. Aus der Thermodynamik weiß man, dass die Zahl der Teilchen mit der Energie $\geq E$ in der Form $c \cdot e^{-\frac{E}{kT}}$ von der Temperatur abhängt. Entsprechend gilt für die Geschwindigkeit G einer Reaktion mit der Aktivierungsenergie E_a die Arrheniusgleichung

$$G = A \cdot e^{-\frac{E_a}{k \cdot T}}$$

Erhöht man also die Temperatur, so stehen mehr Teilchen mit ausreichender Energie für die Reaktion zur Verfügung und die Reaktionsgeschwindigkeit steigt an. Eine grobe Faustregel besagt, dass bei einer Temperaturerhöhung um 10 °C sich die Reaktionsgeschwindigkeit verzwei- bis vervierfacht.

Betrachtet man eine einfache Reaktion ester Ordnung, bei der die Rückreaktion vernachlässigbar sei, so gilt für die Konzentration c des Ausgangsstoffes, wenn sie zur Zeit $t = 0$ gerade c_0 betragen soll, die Gleichung

$$\dot{c}(t) + k \cdot c(t) = 0$$

was durch

$$c = c_0 \cdot e^{-t \cdot k} = c_0 \cdot 2^{-t \cdot k / \ln 2}$$

gelöst wird, sodass sich für den Reaktionsverlauf eine Halbwertszeit von

$$t_{1/2} = \frac{\ln 2}{k}$$

ergibt.

Bei einer Reaktion n-ter Ordnung ($n > 1$) mit einer Ausgangssubstanz ergibt sich unter den entsprechenden Voraussetzungen die Gleichung

$$\dot{c}(t) + k \cdot c^n(t) = 0$$

und dies wird gelöst durch

$$c(t) = \left(c_0^{n-1} + (n-1) \cdot t \cdot k\right)^{\frac{1}{1-n}}$$

Für eine Reaktion 2. Ordnung ($n = 2$) wird das z.B. zu

$$c(t) = \frac{c_0}{1 + c_0 \cdot k \cdot t}$$

Hier hängt die Zeit, die vergeht, bis nur noch die Hälfte der ursprünglichen Konzentration vorliegt, von der Ausgangskonzentration ab.

3.8.6 Elektrochemische Zellen

Elektrochemische Zellen sind Anordnungen, in denen chemische Energie direkt in elektrische Energie umgewandelt wird. In ihr laufen Nettoreaktionen der Form

$$A^{z+} + B \rightarrow A + B^{z+}$$

ab. Dabei wird Ladung von einer Elektrode zur anderen transportiert. Ein Beispiel ist das Volta-Element:

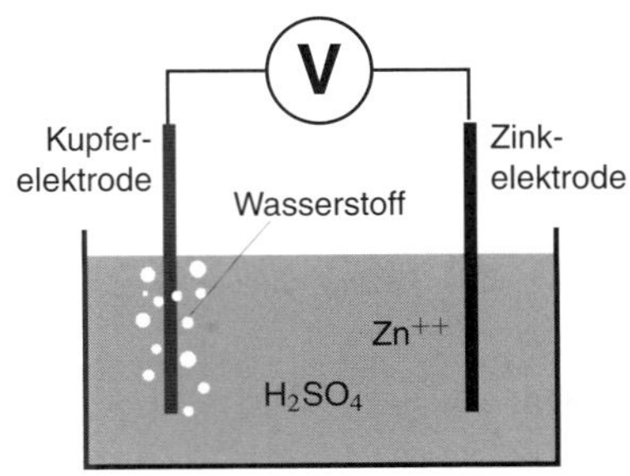

Hier tauchen in eine H_2SO_4-Lösung eine Kupfer- und eine Zink-Elektrode ein. An der Zink-Elektrode geht Zink in Form von zweifach geladenen Ionen in Lösung. Die Ladung (zwei Elektronen) bleibt in der Elektrode. Wären die beiden Elektroden unverbunden, so käme diese Reaktion schnell zum Erliegen. Verbindet man sie aber, so dass ein Strom fließen und die vom Zink in der Elektrode zurückgelassenen Elektronen zur Kupferelektrode wandern können, so werden dort Hydroniumionen neutralisiert, und es entsteht molekularer Wasserstoff:

$$2H_3O^+ + 2e^- \rightarrow H_2 + 2H_2O$$

Die Nettoreaktion ist dann

$$Zn + 2H_3O^+ \rightarrow Zn^{2+} + H_2 + 2H_2O$$

Ein solches Element kann also als Spannungsquelle benutzt werden. Die Spannung, die ein solches Element maximal liefern kann (Leerlaufspannung), wird durch die Nernstsche Gleichung

$$U = U_0 + \frac{RT}{zF} \cdot \ln\left(\frac{c_A}{c_B}\right)$$

beschrieben. Dabei ist U_0 für die gewählten Stoffe A und B charakteristisch, während R die allgemeine Gaskonstante, T die Temperatur und F die Faraday-Konstante und z die Anzahl der übergehenden Elektronen (im obigen Beispiel also 2) sind.

4 Elektrizität und Magnetismus

4.1 Elektrische Ladungen und Felder

4.1.1 Ladungen

Die elektrische Ladung ist eine Eigenschaft der Materie, d. h. sie ist grundätzlich an einen materiellen Ladungsträger gebunden. Die kleinste isolierbare Ladungsmenge (Elementarladung) ist die elektrische Ladung des Elektrons (per Definition negativ) bzw. des Protons (positiv). Besitzt ein Körper gleiche Mengen an positiver und negativer elektrischer Ladung, so erscheint er nach außen elektrisch neutral, wenn die Ladungsschwerpunkte übereinstimmen (vgl. elektrischer Dipol: I 4.1.8 und Polarisation: I 4.7.1).

Gleichnamige elektrische Ladungen stoßen sich gegenseitig ab. Ungleichnamige elektrische Ladungen ziehen sich gegenseitig an. Werden frei bewegliche Ladungsträger durch Anziehungs- oder Abstoßungskräfte anderer Ladungen verschoben, so spricht man von Influenz (vgl. I 4.1.9).

Elementarladung:

$$e = 1{,}602 \cdot 10^{-19}\ \mathrm{C} \quad \text{(Coulomb)}$$

4.1.2 Coulombsches Gesetz

Der Betrag der Kraft, mit der sich zwei punktförmige elektrische Ladungen q_1 und q_2 anziehen bzw. abstoßen, ist nach Coulomb:

$$F = \frac{q_1 \cdot q_2}{4 \cdot \pi \cdot \varepsilon_0 \cdot \varepsilon_r \cdot r^2}$$

ε_0: elektrische Feldkonstante

ε_r: Dielektrizitätszahl des Mediums, in dem sich die Ladungen befinden (vgl. I 4.1.6, I 4.7.1)

r: Abstand zwischen q_1 und q_2

Die Kraft zwischen den beiden Ladungen wirkt entlang der Verbindungsline zwischen den beiden Ladungen. Für gleichnamige Ladungen ist sie abstoßend, für ungleichnamige anziehend.

4.1.3 Statische elektrische Felder

Unter einem elektrischen Feld versteht man den Wirkungsbereich einer elektrischen Ladung. Zur graphischen Darstellung eines solchen Feldes verwendet man Feldlinien mit folgenden Eigenschaften:

- Elektrische Feldlinien beginnen immer bei einer positiven und enden (Pfeilspitze) immer bei einer negativen Ladung.
- Feldlinien einer „isolierten" Punktladung kommen aus bzw. enden im „Unendlichen" (radiales Feld).
- Elektrische Feldlinien kreuzen sich nicht.
- Die Dichte der Feldlinien ist ein Maß für die Feldstärke.
- Parallele Feldlinien mit gleichem Abstand kennzeichnen ein homogenes Feld, d. h. die Feldstärke ist überall gleich.
- Die Coulombsche Kraft auf eine Probeladung wirkt tangential zur Feldlinie, so dass sich die Probeladung entlang der Feldlinie bewegt (vgl. auch I 4.2.4).

Beispiele: Feldlinienbilder

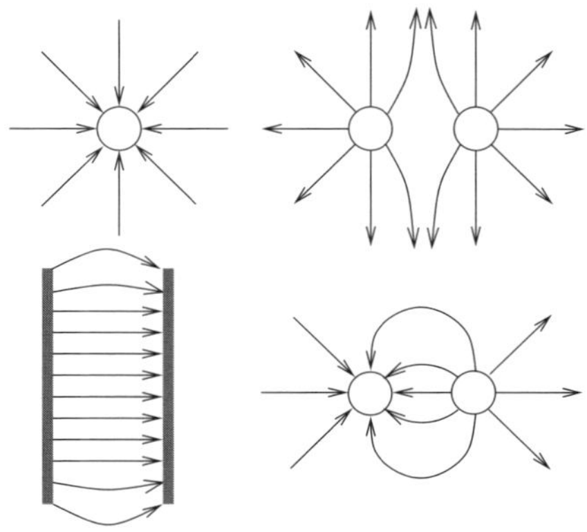

4.1.4 Elektrische Feldstärke

Die elektrische Feldstärke $\vec{E}$ ist definiert durch die Kraft $\vec{F}$, die auf eine Probeladung Q im Feld wirkt:

$$\vec{E} = \frac{\vec{F}}{Q} \quad \left[\frac{\mathrm{N}}{\mathrm{C}}\right]$$

Bei der Verschiebung einer Ladung Q von S_1 nach S_2 entlang einer Feldlinie wird die Energie ΔW (Überführungsarbeit) umgesetzt.

$$\Delta W = -\int_{S_1}^{S_2} \vec{F} d\vec{s}$$

Im homogenen Feld ($F = \text{const.}$) gilt $\Delta W = -F \cdot \Delta s$. Diese Energiedifferenz, bezogen auf die überführte Ladung Q, nennt man **Potenzialdifferenz**:

$$\Delta U = \frac{\Delta W}{Q} = \frac{\vec{F} \cdot \Delta\vec{s}}{Q} \quad \left[\frac{\mathrm{N \cdot m}}{\mathrm{C}} = \mathrm{V}\,(\text{Volt})\right]$$

Damit gilt also auch

$$E = \frac{F}{Q} = \frac{\Delta U}{\Delta s} \quad \left[\frac{\mathrm{N}}{\mathrm{C}} = \frac{\mathrm{V}}{\mathrm{m}}\right]$$

Die Feldstärke $\vec{E}$ kann also auch angegeben werden durch die elektrische Potenzialdifferenz ΔU entlang der Strecke Δs einer Feldlinie. Die Potenzialdifferenz ΔU heißt auch elektrische Spannung.

4.1.5 Kapazität

Zwischen einem isolierten Leiter mit der Ladung Q und seiner elektrisch neutralen Umgebung besteht eine Potenzialdifferenz U, die proportional zur Ladung Q des Leiters ist: $Q = C \cdot U$. Die Proportionalitätskonstante C heißt Kapazität des Leiters, sie beschreibt das Verhältnis zwischen dessen Ladungsspeichervermögen und der Potenzialdifferenz zur Umgebung:

$$C = \frac{Q}{U} \qquad \left[\frac{\mathrm{C}}{\mathrm{V}} = \mathrm{F}\,(\text{Farad})\right]$$

Die Kapazität ist eine „Gerätekonstante“ und nur von der Gestalt des Leiters und der Art der Umgebung abhängig.

Beispiel: Ein kugelförmiger Leiter mit Radius R hat in einer Umgebung mit der Dielektrizitätszahl ε_r die Kapazität c_K:

$$c_K = 4 \cdot \pi \cdot \varepsilon_0 \cdot \varepsilon_r \cdot R$$

4.1.6 Kondensator

Zwei gegeneinander und gegen ihre Umgebung isolierte elektrische Leiter bilden einen Kondensator. Sind die beiden Leiter unterschiedlich geladen, so besteht zwischen ihnen auch eine Potenzialdifferenz oder Spannung U, die der Ladungsdifferenz Q proportional ist. Das Verhältnis zwischen Ladungsspeichervermögen und Spannung heißt auch hier Kapazität: $C = \frac{Q}{U}$. Die Kapazität eines Kondensators ist nur von der Bauart abhängig.

Zwei (in der Regel gleich große) parallele gegeneinander und gegen ihre Umgebung isolierte Leiterplatten bilden einen **Plattenkondensator** mit der Kapazität

$$C = \varepsilon_0 \cdot \varepsilon_r \cdot \frac{A}{d}$$

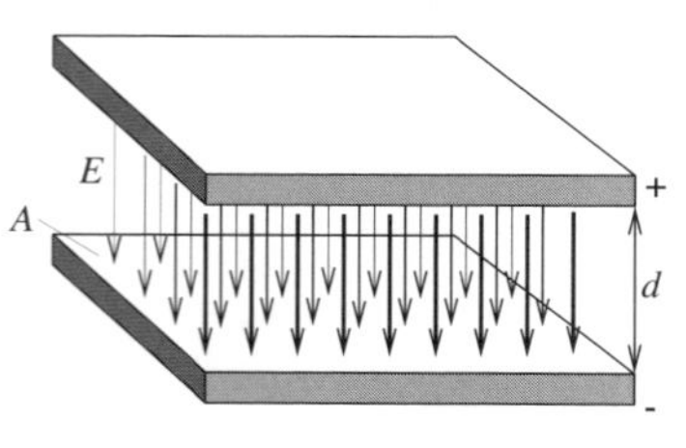

ε_r: Dielektrizitätszahl des Materials zwischen den Platten

A: Plattenfläche (bei verschiedenen Platten: kleinere Plattenfläche)

d: Plattenabstand

Um einen unerwünschten Ladungsausgleich zu vermeiden, muss die Umgebung eines Kondensators und der Raum zwischen den Leitern isolierend wirken. Neben dem Vakuum kann diese Funktion auch ein **Dielektrikum** (materieller Isolator) übernehmen. Das Verhalten eines Dielektrikums wird durch die **Dielektrizitätszahl** ε_r beschrieben (vgl. I 4.7.1). Setzt man für das Vakuum $\varepsilon_r = 1$, so erhält man für jedes Dielektrikum das zugehörige ε_r durch den Vergleich der Kapazitäten eines Kondensators mit und ohne das Dielektrikum:

$$\varepsilon_r = \frac{\text{Kapazitt mit Dielektrikum}}{\text{Kapazitt ohne Dielektrikum}}$$

Sollen zwei ungleichnamige Ladungen getrennt werden, so muss gegen die Anziehungskraft Arbeit verrichtet werden. Dasselbe gilt bei der Aufladung eines Kondensators (vgl. I 4.1.4):

$$F \cdot ds = dW = Q \cdot dU = C \cdot U \cdot dU$$

$$W = \int_0^U C \cdot U' \cdot dU' = \frac{1}{2} \cdot C \cdot U^2$$

(Q Ladungsdifferenz, U Spannung) Die Trennungs- bzw. Aufladearbeit W wird als potentielle Energie im elektrischen Feld des Kondensators gespeichert.

Energie des elektrischen Feldes:

$$E_{el} = \frac{1}{2} \cdot C \cdot U^2 = \frac{1}{2} \cdot Q \cdot U = \frac{1}{2} \frac{Q^2}{C}$$

4.1.7 Kondensatorschaltungen

Graphisches Symbol für einen Kondensator: 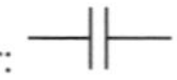

Treten in einem elektrischen Schaltkreis mehrere Kondensatoren auf, so versucht man zur Vereinfachung der Berechnung möglichst viele Kondensatoren durch eine Ersatzkapazität zu ersetzen. Dabei unterscheidet man:

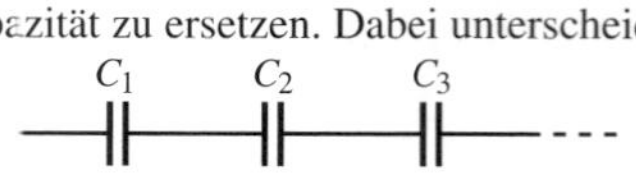

Reihenschaltung: Für die Ersatzkapazität C gilt

$$\frac{1}{C} = \frac{1}{C_1} + \frac{1}{C_2} + \frac{1}{C_3} + \ldots$$

Parallelschaltung:

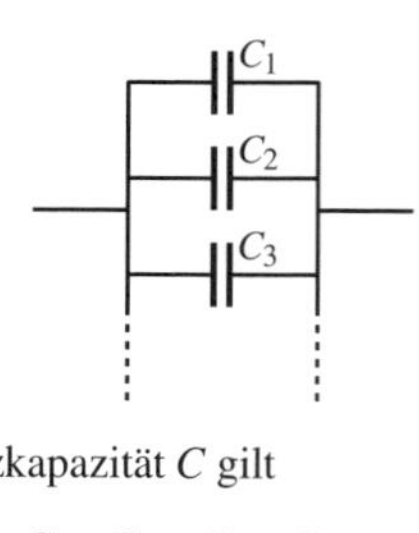

Für die Ersatzkapazität C gilt

$$C = C_1 + C_2 + C_3 + \ldots$$

4.1.8 Elektrischer Dipol

Ein Gebilde, dessen Ladungsbilanz zwar ausgeglichen ist, bei dem aber die Schwerpunkte positiver und negativer Ladung nicht zusammenfallen, nennt man einen elektrischen Dipol. Bei einer Ladungsdifferenz $2Q$ und einem Abstand d zwischen den Ladungsschwerpunkten hat der Dipol ein **Dipolmoment**:

$$p = Q \cdot d$$

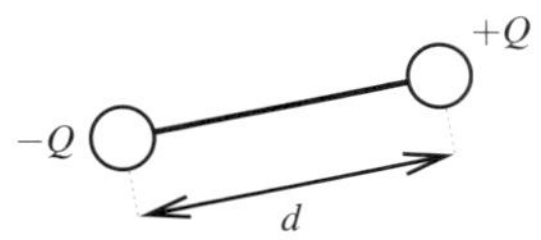

In einem elektrischen Feld wirkt auf einen Dipol ein Drehmoment, das versucht, ihn entlang der Feldlinien auszurichten. Ist das Feld homogen, so heben sich die Kräfte auf Q^+ und Q^- gegenseitig auf. Im inhomogenen Feld überwiegt in der Regel eine dieser Kräfte, so dass der Dipol in Richtung der resultierenden Kraft beschleunigt wird.

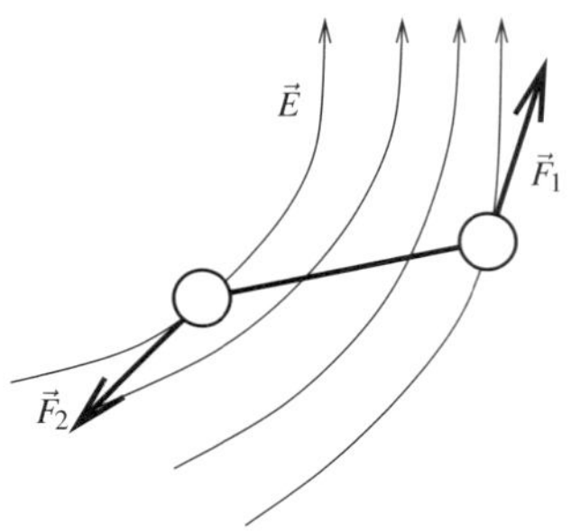

4.1.9 Faraday-Käfig

Unter einem Faraday-Käfig versteht man einen Hohlkörper, dessen Hülle aus einer mehr oder weniger geschlossenen Leiterfläche besteht, z. B. Stahltank, Drahtnetzkäfig, Auto (Blechkarosserie). Das Innere eines Faraday-Käfigs ist im Idealfall (geschlossene metallische Oberfläche, keine isolierten Ladungen im Innern) vollkommen frei von elektrischen Feldern (Blitzschutz, I 4.4.7).

Faraday-Käfig im äußeren Feld:

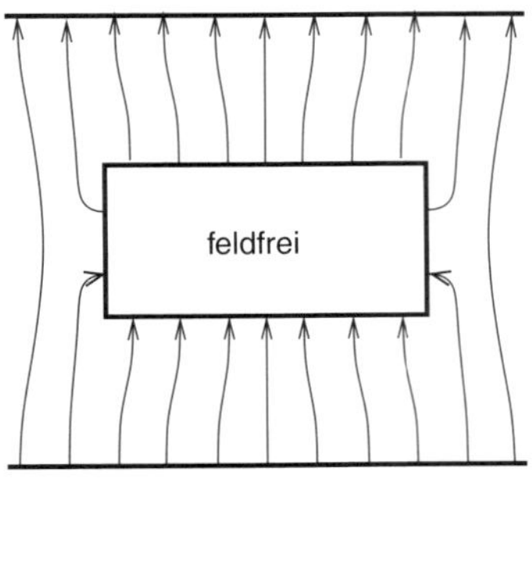

Aufgeladener Faraday-Käfig: Die überschüssigen Ladungen stoßen sich gegenseitig ab und konzentrieren sich so weit außen wie möglich.

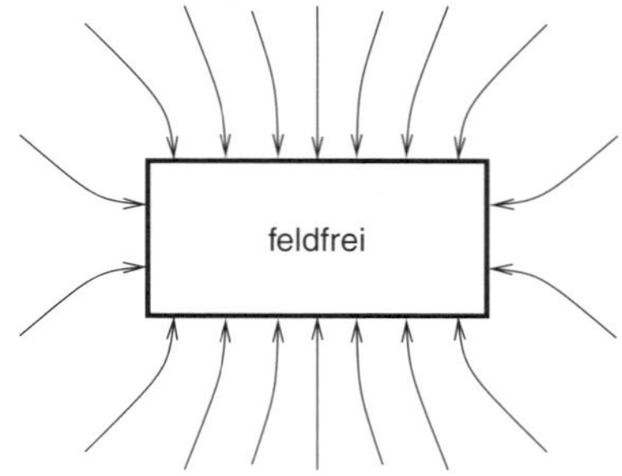

4.2 Stromstärke und Spannung

4.2.1 Stromstärke

Unter der elektrischen Stromstärke I versteht man die pro Zeiteinheit transportierte Ladungsmenge:

$$I = \frac{dQ}{dt} \quad \left[\frac{\mathrm{C}}{\mathrm{s}} = 1\ \mathrm{A}(\text{ Ampere, vgl. I 1.1.2})\right]$$

Bezieht man die Stromstärke auf den zur Verfügung stehenden Leiterquerschnitt A, so erhält man die Stromdichte J:

$$J = \frac{I}{A} = \frac{Q}{t \cdot A} \quad \left[\frac{\mathrm{A}}{\mathrm{m}^2} = \frac{\mathrm{C}}{\mathrm{s} \cdot \mathrm{m}^2}\right]$$

4.2.2 Wirkungen des elektrischen Stroms

Ein elektrischer Strom besteht aus bewegten, elektrisch geladenen Teilchen (Elektronen, Ionen).

Wärmewirkung: Je heftiger die Bewegung der geladenen Teilchen ist, um so wärmer wird der durchflossene Leiter (Reibung).

Anwendung: Warmluftgebläse (Föhn), Glühbirne, Herdplatten.

Magnetische Wirkung: Bewegte elektrische Ladungen bilden ein konzentrisches Magnetfeld um ihre Bahn (z. B. Stromkabel). Dadurch treten in der Umgebung elektrischer Ströme immer magnetische Kraftwirkungen auf.

Anwendung: Definition der Einheit der Stromstärke (vgl. I 1.1.2), Elektronenstrahlablenkung (vgl. I 4.4.12).

Chemische Wirkung: In einer Lösung können heteropolare chemische Verbindungen (Salze, Basen, Säuren) durch elektrische Felder getrennt werden (Elektrolyse). Die abgespaltenen Ionen bewegen sich dann entsprechend ihrer Ladung als Ionenstrom im Feld.

Anwendung: galvanische Metallabscheidung (vgl. I 4.4.5, I 4.4.6).

Physik und Arzneiformenlehre

4.2.3 Messung der Stromstärke

Ein Amperemeter (Strommessgerät) wird immer direkt in den zu bestimmenden Strom geschaltet, so dass dieser durch das Messgerät fließen muss. Um den zu messenden Strom möglichst wenig zu verfälschen, muss das Amperemeter einen möglichst geringen Eigen- oder Innenwiderstand R_i haben. Im Idealfall wäre $R_i = 0$. Man bemüht sich, den Innenwiderstand von Amperemetern so klein zu halten, dass er normalerweise vernachlässigbar ist.

Beispiel:

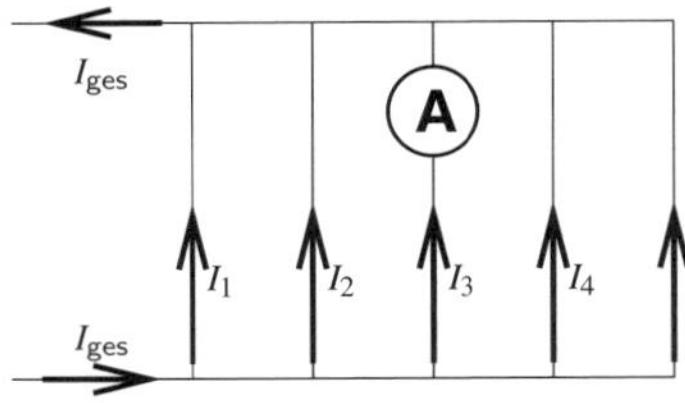

Der Strom durch den Zweig 3 des abgebildeten Leiternetzes soll bestimmt werden. Das Amperemeter wird so geschaltet, dass genau der Strom I_3, aber kein anderer, durch das Messgerät fließt.

4.2.4 Spannung und Spannungsmessung

Die Ursache für einen Strom elektrischer Ladungen ist stets die Potenzialdifferenz in einem elektrischen Feld (vgl. I 4.1.3, I 4.1.4). Eine Vorrichtung, die eine Potenzialdifferenz U_0 zwischen zwei Punkten (Anschlussklemmen) zur Verfügung stellt, heißt Spannungsquelle.

Ein Voltmeter (Spannungsmessgerät) wird immer an den beiden Punkten angeschlossen, zwischen denen die Potenzialdifferenz bestimmt werden soll, d. h. es wird parallel zu anderen Leiterzweigen geschaltet, die diese beiden Punkte verbinden. Um die gegebenen Verhältnisse nicht zu verfälschen, sollte durch das Messgerät selbst möglichst wenig Strom fließen, d. h. der Innenwiderstand eines Voltmeters sollte möglichst groß sein, so dass der Strom durch das Gerät vernachlässigt werden kann.

Beispiel:

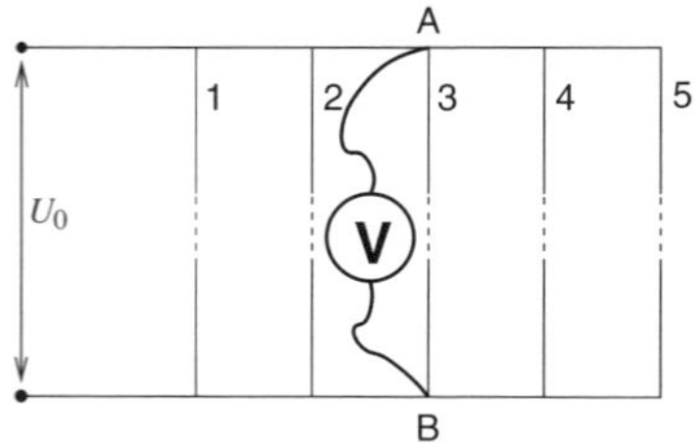

Die am Zweig 3 des abgebildeten Leiternetzes anliegende Spannung, also die Spannung zwischen den Punkten A und B, soll bestimmt werden. Das Voltmeter wird zwischen die beiden Punkte, also parallel zum Zweig 3, geschaltet.

4.2.5 Quellenspannung, Innenwiderstand

Modellvorstellung: Eine Spannungsquelle stellt zwischen ihren Polen (Anschlussklemmen) eine Potenzialdifferenz U_0 dadurch zur Verfügung, dass sie Ladungen in ihrem Innern von einem Pol zum anderen pumpt. Solange die Pole außen nicht verbunden werden, stauen sich diese Ladungen an den Polen, bis die Pumpkraft der Spannungsquelle (elektromotorische Kraft EMK) im Gleichgewicht mit den (abstoßenden) Coulombkräften der gleichnamigen Ladungen steht. Im Gleichgewichtszustand herrscht zwischen den Polen dann die Potenzialdifferenz U_0 (auch Quellenspannung, Leerlauf- oder Urspannung).

Verbindet man die Klemmen der Spannungsquelle über ein beliebiges Leiternetz miteinander, so fließt der Gesamtstrom I auch durch die Spannungsquelle und muss auch deren Eigen- oder Innenwiderstand R_i überwinden. Dabei kommt es zu einem Spannungsverlust (-abfall) $\Delta U = R_i \cdot I$ (vgl. I 4.3.2), so dass an den Klemmen außen eine um ΔU geringere Spannung als U_0 zur Verfügung steht. Die Klemmenspannung ist dann:

$$U_{Kl} = U_0 - \Delta U = U_0 - R_i \cdot I$$

Bestimmung des Innenwiderstands der Spannungsquelle:

$$R_i = \frac{U_0 - U_{Kl}}{I}$$

4.3 Elektrischer Widerstand

4.3.1 Widerstand, Leitwert

Unter dem elektrischen Widerstand R eines Leiters versteht man das Verhältnis aus der Potenzialdifferenz U zwischen den Leiterenden und dem Strom I der elektrischen Ladungen. Elektrischer Widerstand:

$$R = \frac{U}{I} \quad \left[\frac{\mathrm{V}}{\mathrm{A}} = \Omega\,(\mathrm{Ohm})\right]$$

Der Kehrwert des Widerstands R heißt Leitwert G:

$$G = \frac{1}{R} \quad \left[\frac{1}{\Omega} = 1\,\mathrm{Si}\,(\mathrm{Siemens})\right]$$

Der elektrische Widerstand R ist neben der Temperatur (vgl. I 3.3.2) von Material und Abmessungen des Leiters abhängig:

$$R = \rho \cdot \frac{l}{A}$$

l: Länge des Leiters

A: Querschnitt des Leiters

ρ: spezifischer Widerstand des Leitermaterials

Die Temperaturabhängigkeit des spezifischen Widerstands kann in vielen Fällen (insbesondere bei den meisten reinen Metallen) angegeben werden durch

$$\rho(T) = \rho_0 + \rho_0 \cdot \alpha \cdot \Delta T = \rho_0 \cdot (1 + \alpha \cdot \Delta T)$$

ρ_0: bekannter spezifischer Widerstand bei einer Referenztemperatur T_0

α: Temperaturkoeffizient des spez. Widerstands in der Umgebung von T_0

ΔT: Temperaturdifferenz zu T_0

4.3.2 Ohmsches Gesetz

Das Ohmsche Gesetz beschreibt die Abhängigkeit zwischen Stromstärke I und Spannung U bei konstantem (d. h. von U und I unabhängigem) elektrischen Widerstand R. U und I sind einander in diesem Fall direkt proportional:

$$I = G \cdot U = \frac{U}{R}$$

Das Ohmsche Gesetz ist z. B. anwendbar bei metallischen Leitern und nicht allzu großen Temperaturschwankungen. Abweichungen vom Ohmschen Gesetz treten z. B. bei hohen Strömen (Wärmeentwicklung) und bei nicht metallischen Leitern (Elektrolyte, Gase, Halbleiter) auf.

Strom-Spannungs-Kennlinien: Beispiele (vgl. I 4.4.4, I 4.4.8, I 4.4.11)

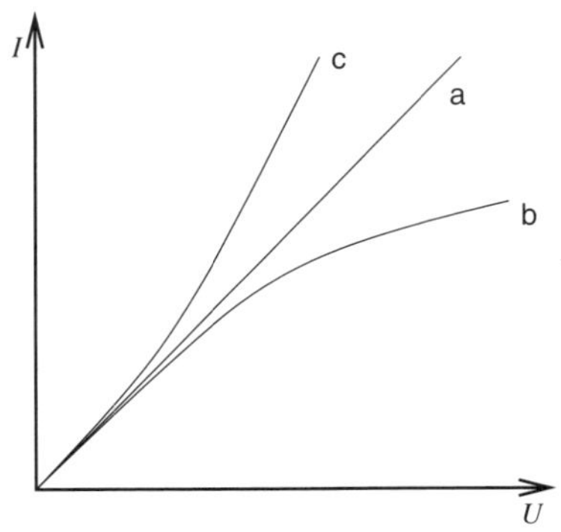

a: Ohmsches Gesetz

b: Glühfaden-Lampe

c: wässriger Elektrolyt

4.3.3 Energie und Leistung

Die elektrische Arbeit kann dargestellt werden durch (vgl. I 4.1.4)

$$W_{el} = U \cdot Q = U \cdot I \cdot t$$

Damit ist die elektrische Leistung:

$$P_{el} = \frac{W_{el}}{t} = \frac{U \cdot Q}{t} = U \cdot I$$

An einem Widerstand $R = \frac{U}{I}$ gilt für die umgesetzte elektrische Energie und die elektrische Leistung:

$$W_{el} = U \cdot I \cdot t = R \cdot I^2 \cdot t = U^2 \cdot \frac{t}{R}$$

$$P_{el} = U \cdot I = R \cdot I^2 = \frac{U^2}{R}$$

4.3.4 Vergleich: elektrischer Strom – Flüssigkeitsstrom – Wärmefluss

Zwischen dem elektrischen Strom, durch Rohre strömenden Flüssigkeiten und dem Wärmefluss gibt es einige Parallelen, aber auch Unterschiede. Wenn man einen zylindrischen Leiter, eine zylindrische Rohrleitung und einen zylindrischen Stab mit einem Temperaturgefälle zwischen seinen Enden betrachtet, dann ist (Radius: r, Querschnittsfläche: $A = \pi r^2$, Länge: l, Energiefluss: $\dot{E}$)

elektrischer Strom	**Flüssigkeitsstrom**	**Wärmestrom**
$I \sim r^2$	$\dot{V} \sim r^4$	$\dot{Q} \sim r^2$
$I \sim A$	$\dot{V} \sim A^2$	$\dot{Q} \sim A$
$I \sim 1/l$	$\dot{V} \sim 1/l$	$\dot{Q} \sim 1/l$
$I \sim 1/\rho$	$I \sim \lambda$	$I \sim 1/\eta$
$\dot{E} \sim I^2$	$\dot{E} \sim \dot{V}^2$	$\dot{E} = \dot{Q}$

4.3.5 Kirchhoffsche Regeln, Berechnung von Ersatzwiderständen

Knotenregel: An einem Knoten (Verzweigungspunkt) wird einem Leiternetz weder Ladung entnommen noch hinzugefügt. Die Summe aller aus dem Netz zufließenden Ströme ist deshalb gleich der Summe aller ins Netz abfließenden Ströme.

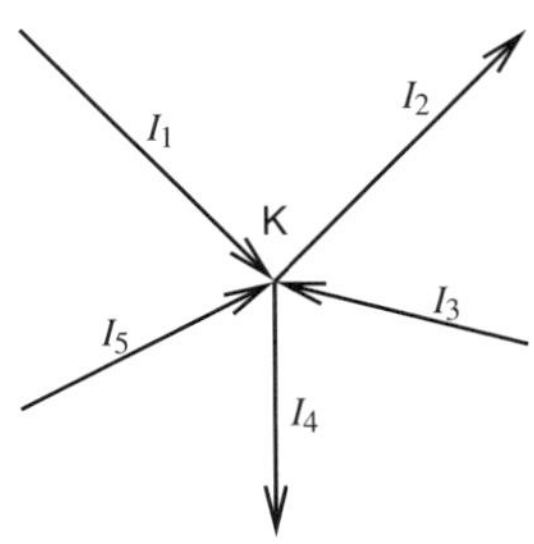

Beispiel:

$$I_1 + I_3 + I_5 = I_2 + I_4$$

oder

$$I_1 + I_3 + I_5 - I_2 - I_4 = 0$$

Maschenregel: In jedem beliebigen Teilstromkreis (Masche, Leiterschleife) eines Leiternetzes gilt: Addiert man in einem festgelegten Umlaufsinn die Spannungen U_i der Spannungsquellen und die Spannungsverluste ΔU_j an den Widerständen R_j, so müssen beide Summen gleich sein. Dabei erhalten Spannungen von gegeneinander geschalteten Quellen unterschiedliche Vorzeichen, alle in Umlaufrichtung fließenden Ströme erhalten ein positives, alle entgegengesetzt fließenden Ströme ein negatives Vorzeichen.

Beispiel:

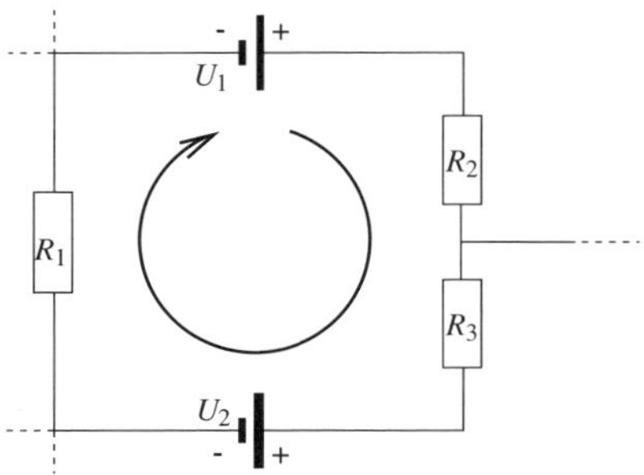

$$U_1 - U_2 = \Delta U_2 + \Delta U_3 + \Delta U_1$$

oder

$$U_1 - U_2 = R_2 \cdot I_2 + R_3 \cdot I_3 + R_1 \cdot I_1$$

Reihenschaltung: In einem unverzweigten Teil eines Leiternetzes fließt überall der gleiche Strom I. Für den Ersatzwiderstand gilt bei Reihenschaltung:

$$R_{\text{Er}} = \sum R_i = R_1 + R_2 + R_3 + \ldots$$

Parallelschaltung: In parallelen Leiterzweigen verhalten sich die Ströme umgekehrt wie die Widerstände. Der Strom wählt den Weg des geringsten Widerstands: großer Widerstand – kleiner Strom und umgekehrt. Der Ersatzwiderstand ist

$$\frac{1}{R_{\text{Er}}} = \sum \frac{1}{R_i} = \frac{1}{R_1} + \frac{1}{R_2} + \frac{1}{R_3} + \ldots$$

Anwendungsbeispiel:

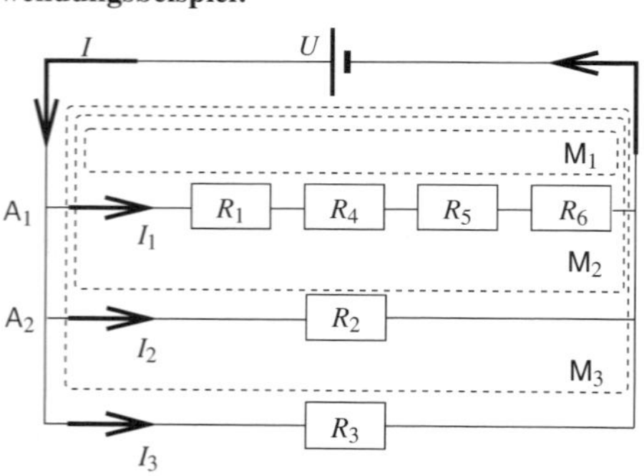

Als Ersatzwiderstand der in Reihe geschalteteten Widerstände R_1, R_4, R_5 und R_6 ergibt sich

$$R_{\text{Er}} = R_1 + R_4 + R_5 + R_6$$

Dies ergibt auch die Anwendung der Maschenregel auf die Masche M_1:

$$\begin{aligned} U &= \Delta U_1 + \Delta U_4 + \Delta U_5 + \Delta U_6 \\ &= R_1 \cdot I_1 + R_4 \cdot I_1 + R_5 \cdot I_1 + R_6 \cdot I_1 \\ &= I_1 \cdot (R_1 + R_4 + R_5 + R_6) \\ &= I_1 \cdot R_{\text{Er}} \\ \Rightarrow \frac{U}{I_1} &= R_{\text{Er}} \end{aligned}$$

Der Ersatzwiderstand der parallel geschalteten Widerstände R_2, R_3 und R_{Er} ist

$$R_{\text{Er,ges}} = \frac{1}{\frac{1}{R_{\text{Er}}} + \frac{1}{R_2} + \frac{1}{R_3}}$$

Die Anwendung der Knotenregel auf die Punkte A_1 und A_2 oder auf die Punkte B_1 und B_2 ergibt

$$I = I_1 + I_2 + I_3$$

Mit Berücksichtigung der Maschenregel für die Maschen M_2

$$U = \Delta U_2$$

und M_3

$$U = \Delta U_3$$

ergibt sich

$$\frac{U}{R_{\text{Er,ges}}} = \frac{U}{R_{\text{Er}}} + \frac{U}{R_2} + \frac{U}{R_3}$$

was wiederum auf den obigen Ausdruck für den Gesamtersatzwiderstand führt.

4.3.6 Widerstandsmessung

Ein Widerstand kann mit Hilfe der Definitionsgleichung $R = U/I$ aus anliegender Spannung und durchfließendem Strom berechnet werden. Bei gleichzeitiger Messung von U und I wird stets eine der beiden Größen zu groß gemessen:

Schaltung 1: I wird richtig gemessen. Das Voltmeter zeigt dagegen die Summe der Spannungen an R und A an, also einen zu großen Wert für V, so dass R als zu klein bestimmt wird.

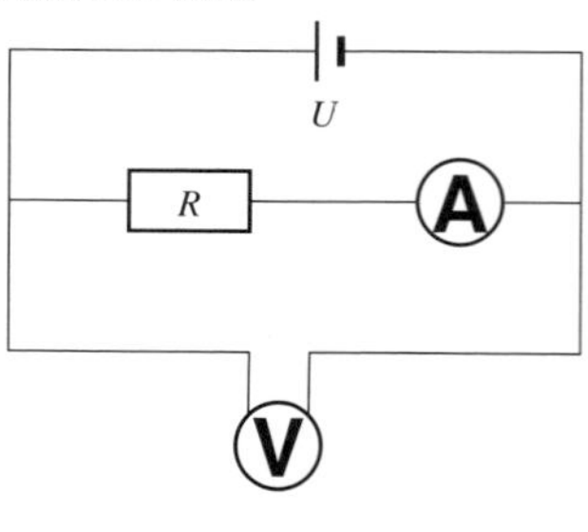

Schaltung 2: U wird richtig gemessen. Das Amperemeter zeigt dagegen die Summe der Ströme durch R und V an, also einen zu großen Wert für V, so dass sich ein zu kleiner Wert für R ergibt.

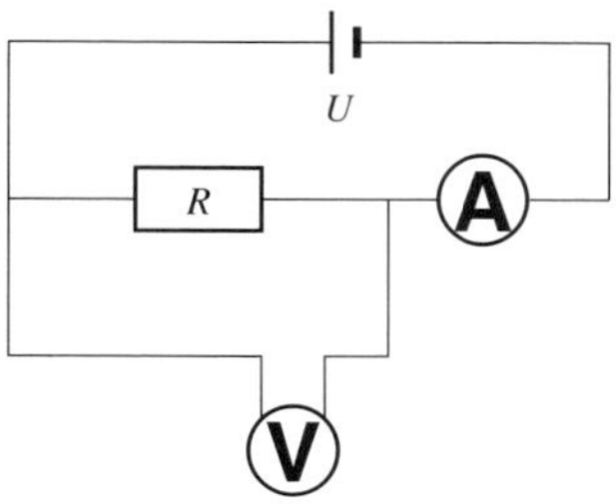

Mit der Wheatstoneschen Brückenschaltung wird ein unbekannter Widerstand R_x durch eine Vergleichsmessung bestimmt.

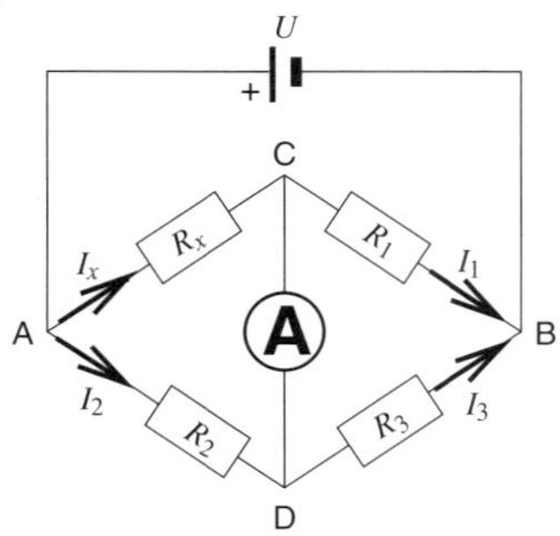

Durch das Amperemeter A soll kein Strom fließen. In diesem Fall darf zwischen C und D keine Potenzialdifferenz bestehen, d. h. der Spannungsabfall ΔU zwischen A und C ist gleich dem zwischen A und D.

$$\Delta U_x = R_x \cdot I_1 = R_2 \cdot I_2 = \Delta U_2$$

Analog gilt für R_1 und R_3:

$$\Delta U_1 = R_1 \cdot I_1 = R_3 \cdot I_2 = \Delta U_3$$

Die Knotenregel ergibt für C: $I_x = I_1$ und für D: $I_2 = I_3$. Damit ergibt sich

$$\frac{I_2}{I_1} = \frac{R_x}{R_2} = \frac{R_1}{R_3}$$

und daher

$$R_x = \frac{R_2 \cdot R_1}{R_3}$$

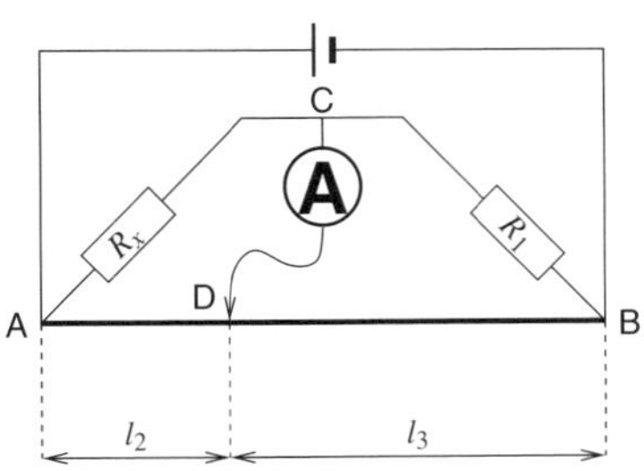

Zur Bestimmung von R_x braucht also neben R_1 nur das Verhältnis zwischen R_2 und R_3 bekannt zu sein. Ersetzt man R_2 und R_3 durch einen Widerstandsdraht mit verschiebbarem Schleifkontakt D, so gilt:

$$\frac{R_2}{R_3} = \frac{l_2}{l_3}$$

($R \sim l$, vgl. I 4.3.1, I 4.3.7)

4.3.7 Potentiometer

Bezeichnet man mit R den Gesamtwiderstand eines Drahts der Länge l und mit R_x den Teilwiderstand eines Drahtabschnitts x, so gilt wegen $R \sim l$ (vgl. I 4.3.1):

$$\frac{R_x}{R} = \frac{x}{l}$$

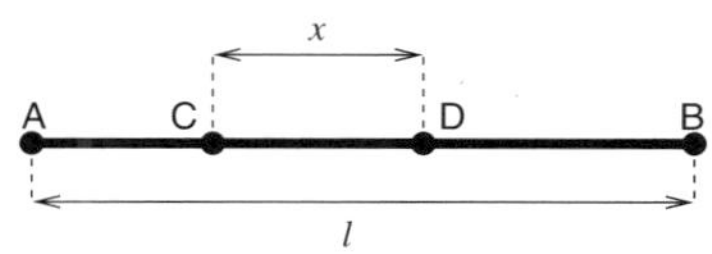

Liegt an den Enden A und B des Drahts eine Spannung U, so fließt durch den Draht ein Strom $I = U/R$. Zwischen zwei beliebigen Punkten C und D (mit Abstand x) auf dem Draht gilt dann $I = U_x/R_x$. Daher ist

$$\frac{U_x}{R_x} = \frac{U}{R}$$

oder

$$U_x = \frac{R_x}{R} \cdot U = \frac{x}{l} \cdot U$$

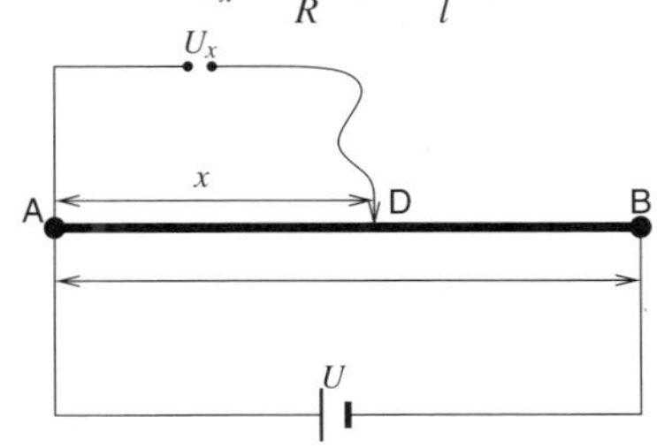

Man kann also an einem Widerstandsdraht mit beweglichen Kontakten C und D jede beliebige Spannung $U_x \leq U$ abgreifen. In der Praxis verwendet man nur einen Schleifkontakt und verbindet den anderen fest mit einem Ende des Widerstandsdrahts. Eine solche Schaltung heißt Potentiometer oder Spannungsteiler.

4.3.8 Leistungslose Spannungsmessung durch Kompensation

Bei der Messung der Leerlaufspannung (EMK) einer Spannungsquelle darf durch diese kein Strom fließen, weil sonst der am Innenwiderstand der Spannungsquelle abfallende Anteil der EMK die Messung verfälschen würde (vgl. I 4.2.5). Bei der Kompensationsschaltung nach Poggendorff wird der Schleifkontakt D so eingestellt, dass das Amperemeter keinen Strom mehr anzeigt. Dann gilt wie bei der Potentiometerschaltung:

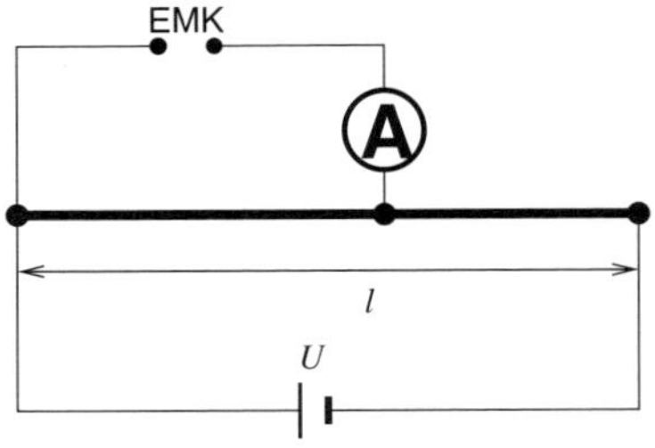

$$\frac{\text{EMK}}{U} = \frac{R_x}{R_l} = \frac{x}{l}$$

$$\text{EMK} = \frac{x}{l} \cdot U \quad (\text{EMK} \leq U)$$

4.4 Ladungstransport

4.4.1 Ladungstransport in Metallen

Die nicht zur Bindung benötigten Valenzelektronen bei Metallen sind innerhalb eines homogenen Metallkörpers frei beweglich und bilden ein sogenanntes Elektronengas. Um den homogenen Metallkörper verlassen zu können, benötigt das Elektron eine vom entsprechenden Metall abhängige Energie (Austrittsarbeit). Die mittlere kinetische Energie der Elektronen steigt mit der Temperatur des Metallkörpers (vgl. I 4.4.10 ff). Bringt man einen Metallkörper in ein elektrisches Feld (z. B. durch Anlegen einer Spannung), so bewegen sich die Elektronen „geordnet" entgegen der Richtung des Feldes (von − nach +). Die „technische" Stromrichtung ist entgegen der theoretischen definiert von + nach −.

Bei steigender Temperatur wird die Beweglichkeit der freien Leitungselektronen durch die stärker werdenden Schwingungen der Atome im Kristallgitter eingeschränkt. Die spezifische Leitfähigkeit des Metalls nimmt ab, der spezifische Widerstand wächst.

4.4.2 Ladungstransport in Halbleitern

Im reinen Halbleiterkristall werden im Idealfall alle Valenzelektronen zur kristallischen Bindung benötigt. Infolge von Energiezufuhr (Wärme, Licht, innerer Photoeffekt) können sich Elektronen aber relativ leicht aus der Bindung lösen und an dem verlassenen Atom ein positiv geladenes „Elektronenloch" (Defektelektron) hinterlassen. Bringt man Halbleiter in ein elektrisches Feld, so wandern die aus der Bindung gelösten Elektronen entgegen der Richtung des Feldes. Die dabei freigewordenen Löcher werden von nachfolgenden Elektronen besetzt, die ihrerseits ebenfalls Löcher hinterlassen haben. Man kann diesen Vorgang auch als Wanderung der Löcher in Richtung des Feldes, also dem Elektronenstrom entgegengesetzt, beschreiben. Damit kann man bei Halbleitern von zwei Arten von Ladungsträgern reden: von negativen Elektronen und positiven Löchern oder Defektelektronen.

Bei steigender Temperatur (Energiezufuhr) erhöht sich die Zahl der freien Elektronen und damit auch die Zahl der Löcher, die Leitfähigkeit steigt, der spezifische Widerstand des Halbleitermaterials sinkt.

Typische und technisch wichtige Halbleiter sind die vierwertigen (4 Valenzelektronen) Elemente Silicium (Si) und Germanium (Ge). In der Praxis werden die Leitungseigenschaften dieser Halbleitermaterialien durch gezielte Verunreinigung (Dotierung) mit Fremdatomen beeinflusst. Durch den Einbau von fünfwertigen Atomen wie Arsen (As) und Antimon (Sb) in den Halbleiterkristall erreicht man einen Überschuss an negativen Ladungsträgern (Elektronen), das Material wird n-leitend. Der Einbau von dreiwertigen Atomen wie Indium (In), Gallium (Ga) und Bor (B) führt zu einem Überschuss an positiven Ladungsträgern (Löcher), das Material wird p-leitend.

Fünfwertige Atome, die ein Leitungselektron zur Verfügung stellen können, heißen Donatoren. Dreiwertige Atome, die zur Bindung im Halbleiterkristall ein Elektron beanspruchen, heißen Akzeptoren.

Reines Germanium:

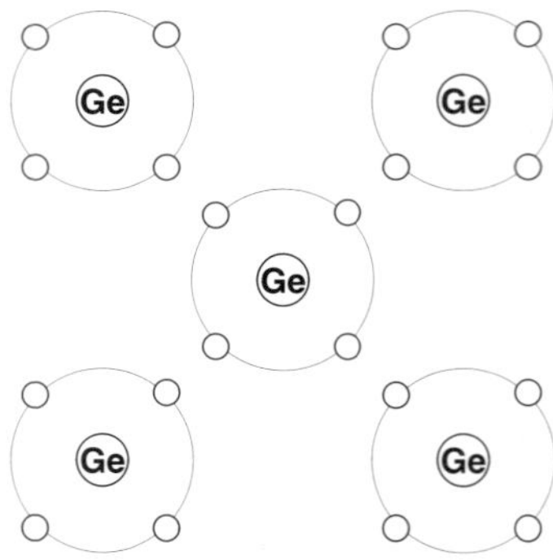

Mit Arsen dotiertes Germanium, n-leitend:

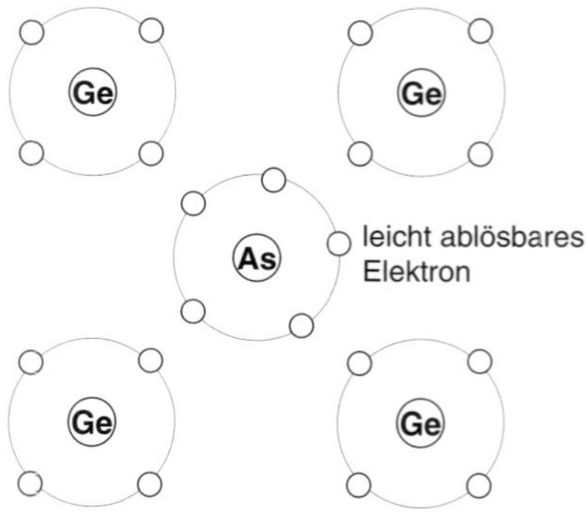

Mit Indium dotiertes Germanium, p-leitend:

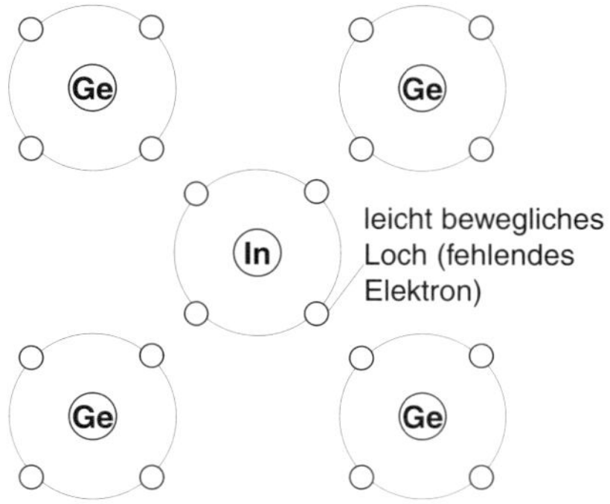

In der Halbleitertechnik werden nicht die Vorgänge im Halbleiter selbst ausgenutzt, sondern die Erscheinungen beim Übergang zwischen p- und n-dotierten Bereichen eines Halbleiterkristalls. Ohne Anliegen einer äußeren Spannung diffundieren einige Elektronen aus dem n-Bereich über die Grenze in den p-Bereich und rekombinieren dort mit Elektronenfehlstellen. Dadurch wird entlang der Bereichsgrenze auf beiden Seiten die überschüssige Ladung reduziert, und es bildet sich eine schmale Zone ohne bewegliche Ladungsträger.

4.4.3 Valenz- und Leitungsband

In einem Atom können sich nicht mehr als zwei Elektronen im gleichen Energiezustand befinden. Dadurch bilden sich bei mehreren Elektronen in einem Atom die Schalen der Elektronenhülle. Dasselbe gilt auch innerhalb eines Festkörpers, bei dem jedoch die möglichen Energiezustände Bänder bilden.

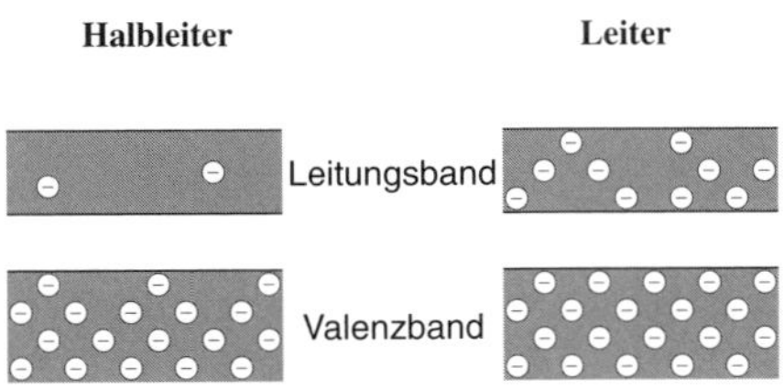

Ist ein solches Band vollständig mit Elektronen gefüllt, so sind diese unbeweglich und tragen zur Leitfähigkeit des Materials nicht bei. Ein solches Energieband nennt man ein Valenzband.

Bei einem teilweise gefüllten Energieband dagegen können sie leicht zwischen den eng benachbarten Energiezuständen springen und sie bilden das Elektronengas eines Leiters.

Da sich Materialien stets oberhalb des absoluten Temperaturnullpunktes befinden, erfahren die Elektronen des Valenzbandes thermische Anregung und einige der Elektronen können in höhere Energiebänder angehoben werden. Dadurch können die angeregten Elektronen in einem energetisch höheren Energieband ein Elektronengas bilden und gleichzeitig erhöht sich die Beweglichkeit der Elektronen im Valenzband etwas, da nun für sie zusätzliche freie Energiezustände vorhanden sind, in die sie wechseln können.

Bei einem Isolator sind die Verhältnisse sehr ähnlich, wie bei einem Halbleiter, nur der Abstand zwischen Valenz- und Leitungsband ist so groß (> 3 eV), dass Elektronen durch thermische Anregung praktisch nicht in das Leitungsband angehoben werden.

4.4.4 Halbleiter-Bauelemente

Ein Halbleiterkristall, der über je einen p- und einen n-dotierten Bereich verfügt, die beide mit einem Leiteranschluss versehen sind, heißt Diode. Ähnlich der Rückschlagklappe in einem Wasserrohr lässt eine Diode den elektrischen Strom nur in einer Richtung passieren (Gleichrichterwirkung).

Diode in Sperrichtung gepolt: (Def.: $U < 0$) Durch die Polung werden die freien Ladungsträger auseinander gezogen. Dazwischen entsteht eine Sperrschicht ohne bewegliche Ladungsträger.

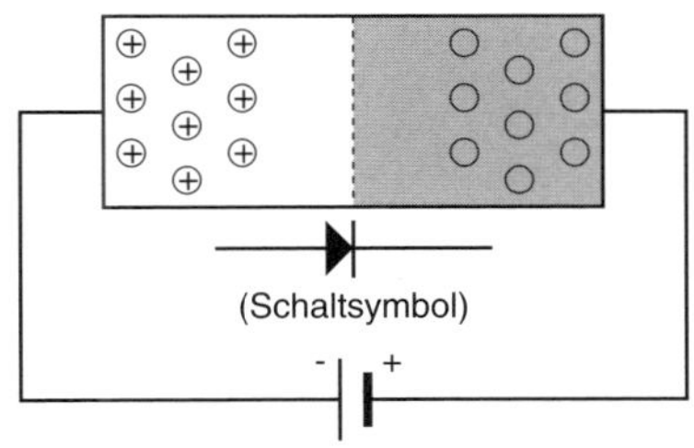

Diode in Durchlassrichtung gepolt (Def.: $U > 0$) Die freien Ladungsträger werden durch die Übergangszone gepresst und können rekombinieren: Die Diode leitet.

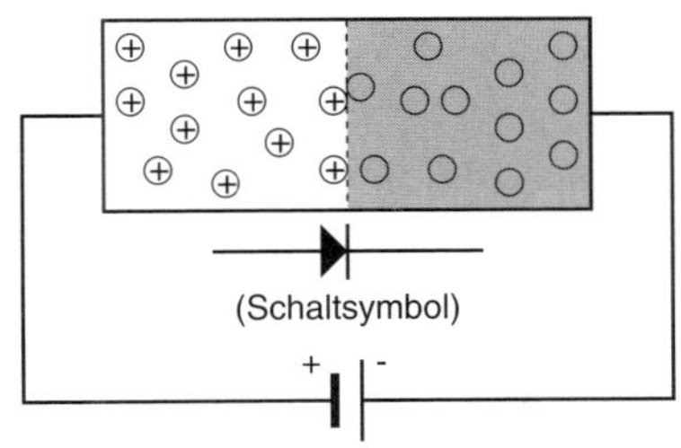

Analogie zum Wasserrohr mit Rückschlagklappe

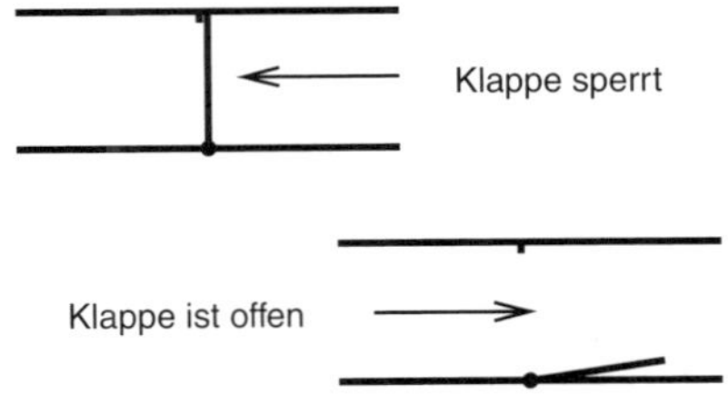

Strom-Spannungs-Kennlinie einer Diode:

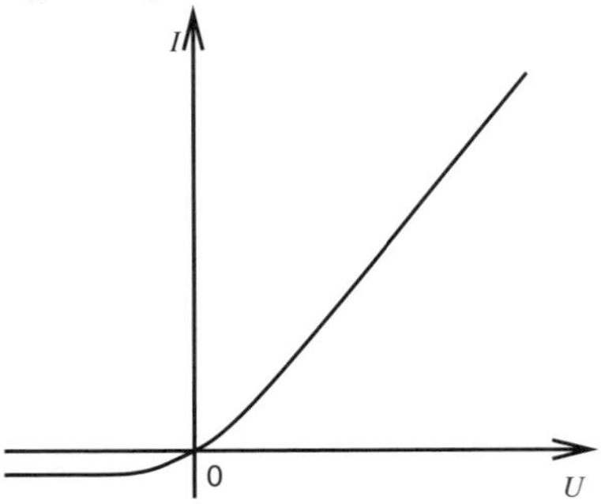

Die Sperrwirkung einer Diode für $U < 0$ ist nicht absolut. Es verbleibt ein sehr kleiner, von der Spannung nahezu unabhängiger „Sperrstrom“, vergleichbar mit der Undichtigkeit einer Rückschlagklappe im Wasserrohr.

Ein Halbleiterkristall mit drei hintereinander geschalteten, verschieden dotierten Bereichen (n-p-n oder p-n-p), von denen jeder mit einem Leiteranschluss versehen ist, heißt Transistor. Die beiden äußeren, gleich dotierten Bereiche nennt man Emitter E und Kollektor C, die mittlere, sehr dünne Zone heißt Basis B. Der Emitter erhält gegenüber dem Kollektor stets die Polung, die dem Leitungsmechanismus der äußeren Zone entspricht, d. h.

n-p-n-Transistor: Emitter $-$, Kollektor $+$,

p-n-p-Transistor: Emitter $+$, Kollektor $-$.

Ob nun ein Strom beweglicher Ladungsträger zwischen Emitter und Kollektor zustande kommt, hängt von der Polung des Übergangs Emitter-Basis ab (vgl. Diode). Ist dieser Übergang in Sperrichtung gepolt, so fließt auch kein Strom vom Emitter zum Kollektor. Ist der Emitter-Basis-Übergang in Durchlassrichtung gepolt, so fließt ein Teil des Emitterstroms zur Basis, der größte Teil der beweglichen Ladung hat aber, salopp gesagt, genug Schwung, um die dünne Basis zu überwinden, in den Kollektorbereich zu gelangen und von dort als Kollektorstrom den Transistor zu verlassen.

Kleine Änderungen der Emitter-Basis-Stromstärke haben große Änderungen der Emitter-Kollektor-Stromstärke zur Folge. Mit Hilfe von Transistoren kann man mit kleinen Steuerströmen (Basisstrom) größere Ströme variieren (Verstärker) oder ein/aus-schalten.

n-p-n-Transistor Schaltsymbol: 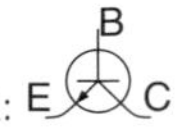

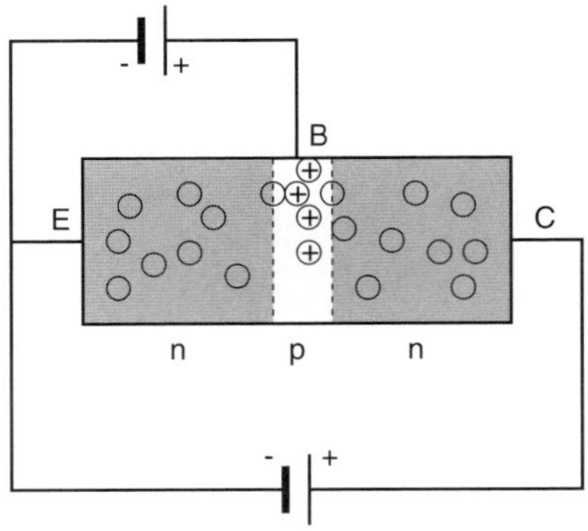

p-n-p-Transistor Schaltsymbol: 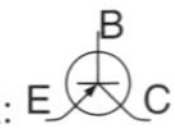

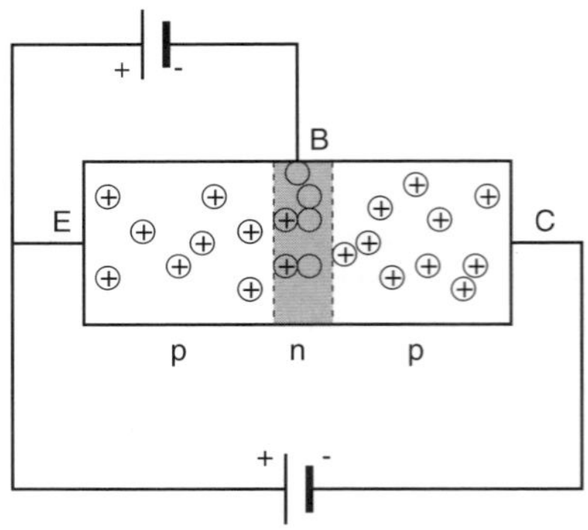

Bei symmetrischen Transistoren ist die Unterscheidung zwischen Emitter und Kollektor willkürlich, jedoch unterscheiden sich Emitter- und Kollektorbereich eines Transistors oft durch Geometrie und Dotierungsstärke.

Als anschauliches Modell kann wieder ein Wasserrohr herangezogen werden. Die Absperrvorrichtung ist diesmal nicht eine Rückschlagklappe, sondern ein Schieber, dessen Stellung vom Volumenstrom in einer kleinen Zulaufleitung abhängt. Ist dieser Zulauf unterbrochen, bleibt der Schieber geschlossen. Je stärker der Zulauf ist, um so weiter öffnet der Schieber.

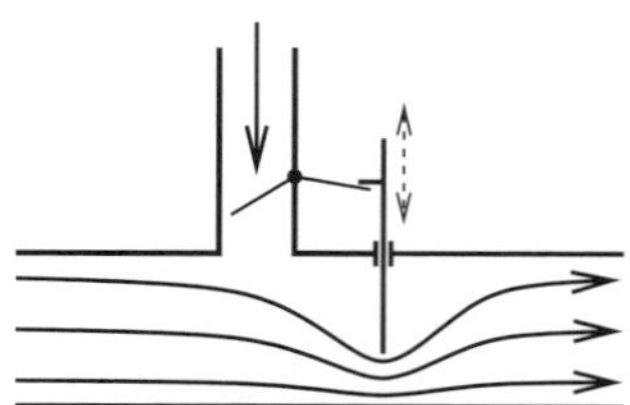

4.4.5 Ladungstransport in Elektrolyten

Elektrolyte sind Stoffe, deren polare Moleküle in erster Linie durch Coulombsche Anziehungskräfte zwischen positiven und negativen Ionen zusammengehalten werden. Bringt man solche Stoffe in ein Lösungsmittel (z. B. Wasser), so lagern sich dessen Moleküle zwischen den Ionen an. Dort wirken sie als Dielektrikum, das die Coulombschen Anziehungskräfte absinken lässt ($F \sim 1/\varepsilon_r$, vgl. I 4.1.2). Die bei der Anlagerung frei werdende Energie reicht dann aus, um die Ionen zu trennen, d. h. die polaren Moleküle dissoziieren, ein Vorgang, der Solvatation genannt wird. Dadurch stehen in der Elektrolyt-Lösung freie Ladungsträger zur Verfügung, die sich, wenn ein äußeres elektrisches Feld vorhanden ist, entlang der Feldlinien bewegen können. Man unterscheidet dabei zwei Ströme zwischen den Elektroden (Leiteranschlüsse), die das elektrische Feld aufbauen. Der Strom positiver Ionen (Kationen) fließt in Richtung des Feldes, also zur Kathode (−), der Strom negativer Ionen (Anionen) fließt in entgegengesetzter Richtung zur Anode (+). Die spezifische Leitfähigkeit von Elektrolyten nimmt mit steigender Temperatur und mit steigender Konzentration der Lösung (bis zur Sättigung) zu.

4.4.6 Faradaysches Gesetz

Da der Ladungstransport in Elektrolyten über bewegte Ionen erfolgt, ist er im Gegensatz zum reinen Elektronenfluss mit einem erheblichen Materietransport verbunden. Die transportierte Masse m ist der transportierten Ladung Q direkt proportional:

$$m = c \cdot Q = c \cdot I \cdot t$$

Der Proportionalitätsfaktor, das **elektrochemische Äquivalent** c, ist abhängig von der molaren Masse M, der Wertigkeit z und einer konstanten Größe F, die angibt, welche Ladung von einem Mol eines einwertigen Stoffs transportiert werden kann. F ergibt sich also aus der Zahl der Teilchen pro Mol (Avogadrosche Konstante N_A) multipliziert mit der Elementarladung e. Sie ist

$$F = N_A \cdot e \approx 96\,500 \, \frac{\mathrm{C}}{\mathrm{mol}}$$

($N_A \approx 6.10^{23}\ \mathrm{mol}^{-1}$, $e \approx 1{,}6 \cdot 10^{-19}\ \mathrm{C}$), und mit

$$c = \frac{M}{z \cdot N_A \cdot e} = \frac{M}{z \cdot F}$$

erhält man für die in einem Ionenstrom transportierte Masse m:

$$m = M \cdot \frac{Q}{z \cdot F} = \frac{M \cdot I \cdot t}{z \cdot N_A \cdot e}$$

und für die transportierte Stoffmenge:

$$n = \frac{m}{M} = \frac{I \cdot t}{F \cdot z}$$

oder

$$F = \frac{I \cdot t}{n \cdot z}$$

An den Elektroden angekommen, werden die Ionen neutralisiert: an der Anode geben Anionen ihre überzähligen Elektronen ab, Kationen nehmen an der Kathode die ihnen fehlenden Elektronen auf. Dabei kommt es zu einer Reihe unterschiedlicher chemischer Reaktionen, die von Elektrolyt, Lösungsmittel und Elektrodenmaterial abhängen. In vielen Fällen scheiden sich Metallatome als Niederschlag auf der Kathode ab. Diese galvanische Beschichtung mit metallischen Überzügen (Vernickeln, Verchromen usw.) hat große technische Bedeutung beim Veredeln von Oberflächen (Korrosionsschutz, Härte, optische Attraktivität).

4.4.7 Ladungstransport in Gasen

Elektrisch neutrale Gase sind Isolatoren. Die geringe Leitfähigkeit, die alle Gase zeigen, ist auf die Gegenwart von Ionen zurückzuführen, die unter realen Bedingungen (natürliche Radioaktivität, kosmische Strahlung) ständig in geringer Anzahl erzeugt werden. Die Anzahl der Ionen, und damit die Leitfähigkeit eines Gases, kann aber durch geeignete Energiezufuhr stark erhöht werden:

- energiereiche elektromagnetische (γ-, Röntgen-, UV-) Strahlung
- α- und β-Strahlung
- starke Erwärmung, thermische Ionisation
- starke äußere elektrische Felder, Stoßionisation durch im Feld beschleunigte Ladungsträger.

Allerdings sind Ionen in Gasen relativ kurzlebig. Durch Rekombination (Zusammenlagerung positiver und negativer Ionen, Abgabe überzähliger und Aufnahme fehlender Elektronen) gehen ständig Ladungsträger im Gas verloren. Um die Anzahl der Ladungsträger konstant zu halten, müssen laufend neue Ionen erzeugt werden.

Erfolgt die Ionisation der Gasmoleküle in einem elektrischen Feld, so werden die entstandenen Ladungsträger entlang der Feldlinien beschleunigt, bis sie durch Rekombination oder an den Elektroden einen Ladungsausgleich erfahren. Man nennt den Ladungstransport in Gasen deshalb auch Gasentladung.

Unselbständige Gasentladung: Die Zahl der Ionen, und damit die Leitfähigkeit eines Gases, muss durch ionisierende Strahlung oder Wärmezufuhr von außen aufrechterhalten werden.

Selbständige Gasentladung: Ab einer bestimmten Feldstärke werden die vorhandenen Ladungsträger so stark beschleunigt, dass ihre kinetische Energie am Ende der verfügbaren freien Wegstrecke ausreicht, um ein elektrisch neutrales Molekül beim Zusammenstoß zu ionisieren (Stoßionisation). Bedingung für eine selbständige Gasentladung ist, dass im Durchschnitt jeder einmal vorhandene Gasladungsträger für mindestens einen Nachfolger (im Falle seiner Rekombination) sorgt. Die notwendigen Ladungsträger werden dann durch den Leitungsmechanismus selbst erzeugt.

Bei noch größeren Feldstärken kommt es zu einer lawinenartigen Vermehrung der Ladungsträger (jeweils mehr als ein Nachfolger, Kettenreaktion) und zu einem entsprechenden Anwachsen der Leitfähigkeit des Gases. Nachdem die selbständige Gasentladung einmal gezündet ist, kann die Feldstärke auch wieder etwas zurückgehen, ohne dass die Entladung zusammenbricht.

Beispiel: Während eines Gewitters kommt es in der Atmosphäre zu beträchtlichen Ladungsverschiebungen und damit zum Aufbau sehr starker elektrischer Felder. Die wenigen natürlich vorhandenen Ionen werden in diesen Feldern beschleunigt und lösen eine Kettenreaktion aus (Blitz), die für den atmosphärischen Ladungsausgleich sorgt. Das feldfreie Innere eines Faraday-Käfigs bietet sicheren Schutz vor solchen atmosphärischen Entladungen.

Während einer Gasentladung kommen die Gas-Atome und -Moleküle neben dem ionisierten auch in verschiedenen angeregten Zuständen vor. Durch die Übergänge zwischen solchen Zuständen sind Gasentladungen auch immer von Leuchterscheinungen begleitet (vgl. I 7.2.4, I 5.1.3).

4.4.8 Ionisationskammer

Mit Ionisationskammern kann die Intensität ionisierender Strahlen bestimmt werden. Zwischen den Elektroden wird eine Spannung U_0 (Arbeitspunkt) so gewählt, dass sie im Sättigungsbereich des Stroms liegt. D. h. alle von der ionisierenden Strahlung erzeugten Ladungsträger sollen von den Elektroden „abgesaugt“ werden, ohne vorher die Möglichkeit zur Rekombination zu haben, andererseits soll die Spannung nicht zu groß sein, dass sich die Ladungsträger durch Stoßionisation vermehren. Der Sättigungsstrom hängt dann nur von der Zahl der pro Zeiteinheit erzeugten Ladungsträger ab ($I = Q/t$), d. h. von der Intensität der ionisierenden Strahlung.

Ionisationskammer

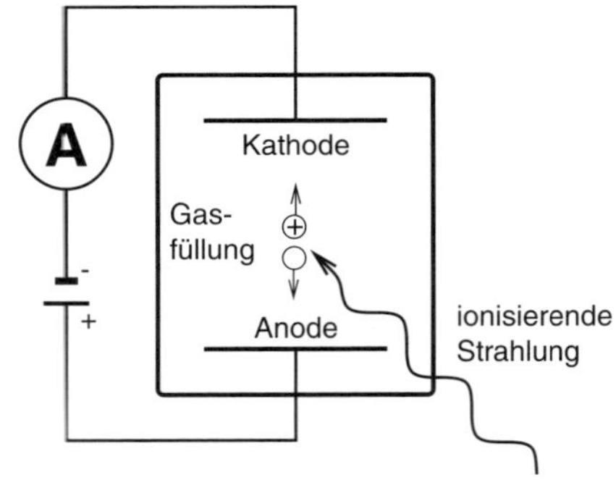

***I*-*U*-Kennlinie**

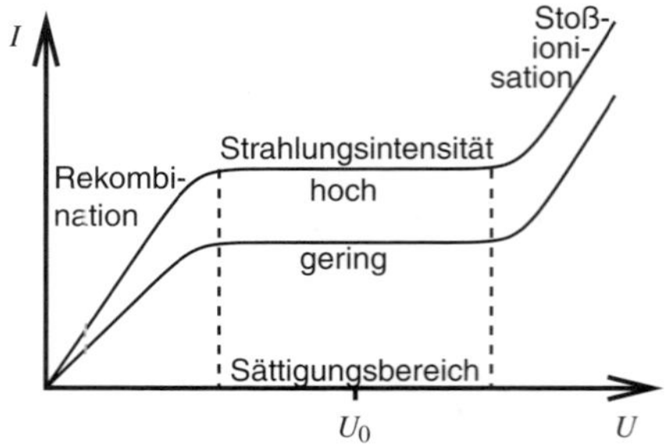

4.4.9 (Geiger-Müller-) Zählrohr

Beim Zählrohr stellen die metallische Hülle (Kathode) und ein isoliert angebrachter Draht (Anode) in der Rohrmitte die Elektroden dar. Dadurch erhält man ein radiales elektrisches Feld mit der größten Feldstärke in der Umgebung des Drahts. Die angelegte Spannung wird so gewählt, dass in der Nähe des Drahts Stoßionisation einsetzt. Die so von einem einzelnen, durch ein einfallendes Strahlungsquant erzeugten Ladungsträger hervorgerufene Elektronenflut sorgt beim Auftreffen auf den Draht für einen deutlichen Signalimpuls. Bis zum Erlöschen der selbständigen Gasentladung kann kein weiteres ionisierendes Ereignis nachgewiesen werden (Totzeit). Um diese Zeit zu verkürzen, werden besondere Füllgase (z. B. Alkoholzusatz) verwendet, auch elektronische Maßnahmen (Spannungssenkung nach dem Impuls) können für ein schnelleres Erlöschen der Entladung sorgen.

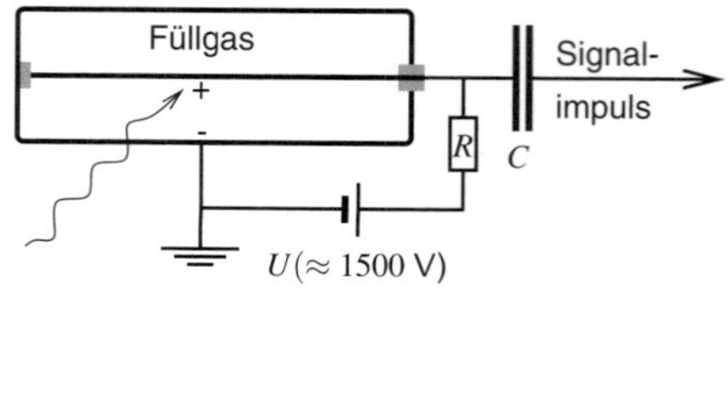

4.4.10 Ladungstransport im Vakuum

Ladungstransport ohne materielle Ladungsträger (Elektronen, Ionen) ist auch im Vakuum nicht möglich. Hochvakuum-Elektronenröhren (Diode, Triode, Braunsche Röhre, Röntgen-Röhre) verwenden als Ladungsträger Elektronen, die von einer glühenden Kathode abgegeben (emittiert) werden. Zu dieser thermischen Elektronenemission kommt es, wenn die thermisch-kinetische Energie der Elektronen größer wird als die zum Verlassen des Kathodenmaterials nötige Austrittsarbeit (vgl. I 4.4.1). Um die glühende Kathode bildet sich eine Wolke von Elektronen, die im elektrischen Feld zur Anode (+) wandern. Je größer die Energiezufuhr zur Kathode (z. B. Heizstrom) ist, um so mehr Elektronen verlassen die Kathode und können in Richtung Anode „abgesaugt" werden. Der Anodenstrom wächst also mit steigender Kathodentemperatur.

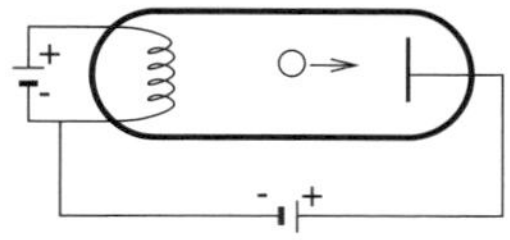

Kennlinie

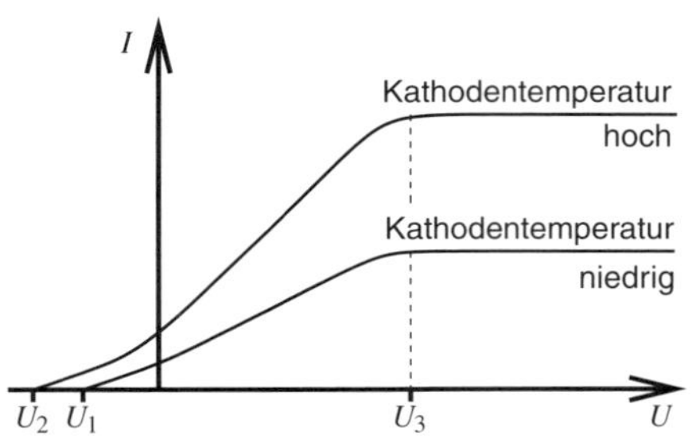

Erklärung zur Kennlinie: Auch bei geringfügig negativer Anodenspannung (d. h. Anode negativ, Kathode positiv) erreichen einige Elektronen infolge ihrer hohen kinetischen Energie die Anode (gegen die Wirkung des elektrischen Feldes). Erst ab einer, von der Kathodentemperatur abhängigen, negativen Spannung U_1 bzw. U_2 sperrt die Diode vollständig (Gleichrichterwirkung) . Ab einer (positiven) Spannung U_3 werden alle Elektronen, die die Kathode verlassen, zur Anode „abgesaugt". Eine Erhöhung des Stroms ist dann nur noch durch eine höhere Kathodentemperatur möglich (Sättigungsstrom).

4.4.11 Braunsche Röhre, Elektronenstrahl-Oszilloskop

Die Glühkathode befindet sich in einem negativ geladenen Metallzylinder (Wehnelt-Zylinder), der den Elektronenstrahl bündelt und seine Intensität regelt. Die meisten Elektronen fliegen durch das Loch der ringförmigen Anode in Richtung Leuchtschirm. Auf dem Weg dorthin kann ihre Bahn durch elektrische Felder zwischen den Ablenkungsplatten beeinflusst werden.

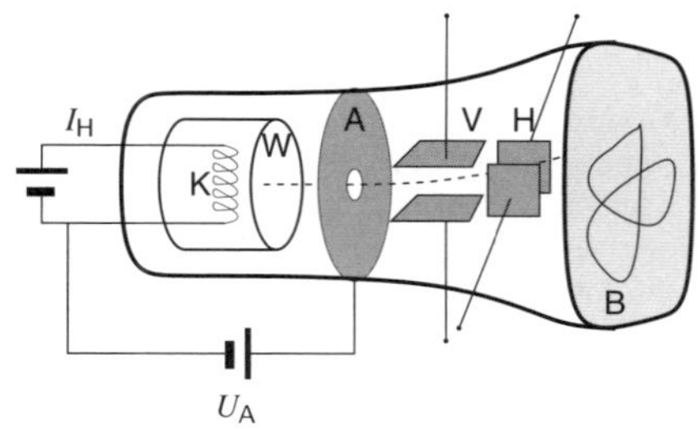

I_H: Heizstrom

U_A: Anodenspannung

K: Glühkathode (Heizwendel)

A: ringförmige Anode

W: Wehnelt-Zylinder (negativ)

V: Vertikal-Ablenkungsplatten

H: Horizontal-Ablenkungsplatten

B: Leucht-Bildschirm

Das Anlegen einer Kippspannung U_H an die Horizontal-Ablenkungsplatten bewirkt einen horizontalen Strich auf dem Leuchtschirm. Der Elektronenstrahl wird verhältnismäßig „langsam" über den Bildschirm geführt und springt dann sehr schnell wieder an den Ausgangspunkt zurück.

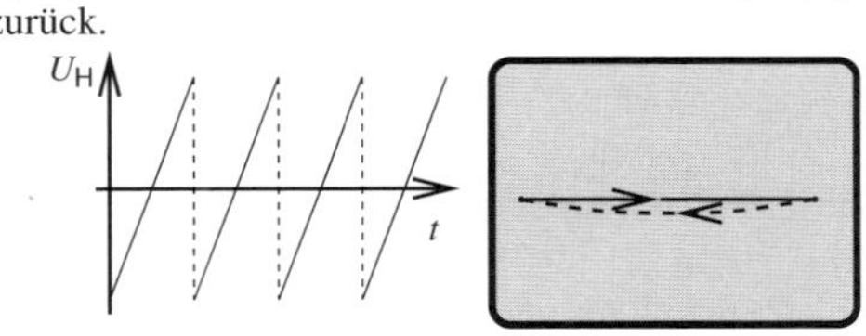

Das Anlegen einer beliebigen Wechselspannung U_V an die Vertikal- Ablenkungsplatten bewirkt ohne die Horizontalablenkung eine vertikale Linie auf dem Bildschirm. Mit Horizontalablenkung wird diese Linie auseinandergezogen und die vertikale Bewegung des Elektronenstrahls auf die gesamte Bildschirmbreite verteilt, so dass man die Art der Wechselspannung U_V (z. B. sinusförmig) erkennen kann. Wenn die Periodendauer T_H ein ganzzahliges Vielfaches der Periode T_V ist, werden aufeinanderfolgende Periodengruppen vom Elektronenstrahl übereinander gezeichnet. Auf dem Bildschirm entsteht ein stehendes Bild (vgl. I 6.1.3), aus dem man Periode T_V und Amplitude A der unbekannten Spannung an den Vertikal-Ablenkungsplatten ablesen kann, vorausgesetzt, man kennt den eingestellten Vertikal-(y-)Verstärkungsfaktor und die Kippfrequenz $1/T_H$.

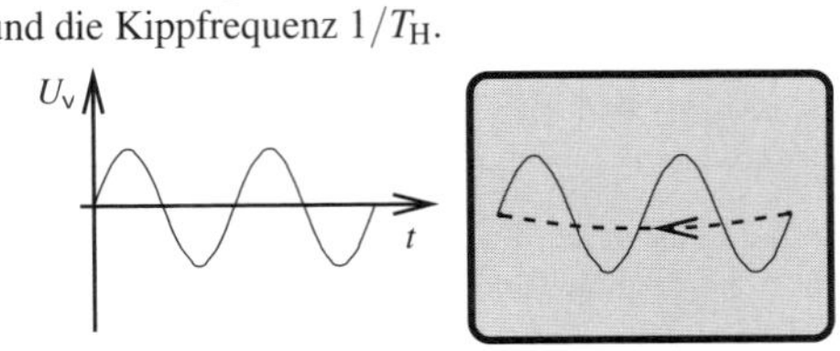

4.4.12 Massenspektrometer

Massenspektrometer oder Massenspektrographen dienen der Bestimmung der spezifischen Ladung (q/m). Bei bekannter Ladung lassen sich damit auch die Massen der Ladungsträger sehr genau bestimmen. Dabei sind jedoch keine absoluten, sondern nur relative Messungen möglich. Es muss also ein Bezugswert (z. B. Masse des ^{12}C-Isotops) gegeben sein, zu dem die Messwerte in Relation gesetzt werden können.

Prinzipskizze eines Massenspektrometers: Eingezeichnet sind Bahnen für positiv geladene Ionen. '×' kennzeichnet (magnetische) Feldlinien, die in Blickrichtung senkrecht zur Zeichenebene verlaufen.

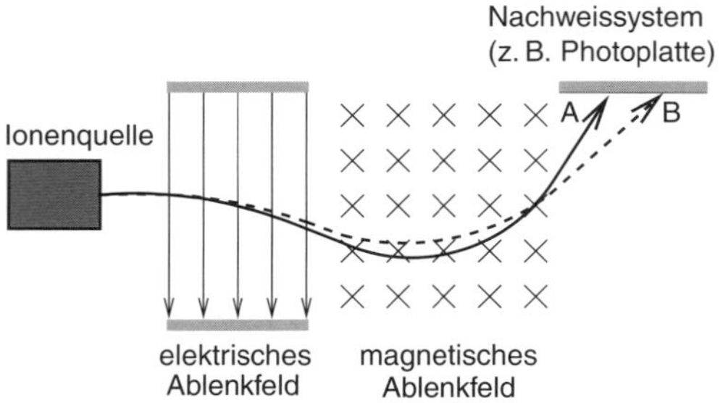

Die Ionen vom Typ A verfügen im Verhältnis zur Masse über eine größere Ladung als die vom Typ B. Bei gleicher Ladung hat also ein A-Ion eine geringere Masse als ein B-Ion.

4.5 Elektromagnetismus

4.5.1 Magnetische Felder

Im Gegensatz zu elektrischen Ladungen gibt es keine magnetischen Einzelladungen, sondern nur magnetische Dipole (Nord- und Südpol). Gleichnamige Pole stoßen sich gegenseitig ab, ungleichnamige Pole ziehen sich gegenseitig an.

Magnetische Felder werden von bewegten elektrischen Ladungen aufgebaut. (Bei Permanentmagneten entsteht das Magnetfeld durch die gleichgerichtete Eigenbewegung vieler Elektronen im Magnet.) Zur graphischen Darstellung von Magnetfeldern verwendet man Feldlinien mit folgenden Eigenschaften:

- Magnetische Feldlinien haben weder Anfang noch Ende, sie sind immer in sich geschlossen.
- Magnetische Feldlinien kreuzen sich nicht.
- Die Dichte der Feldlinien ist ein Maß für die Feldstärke.
- Parallele Feldlinien mit gleichem Abstand kennzeichnen ein homogenes Feld, d. h. die Feldstärke ist überall im Feld gleich.
- Die magnetischen Kräfte auf einen Probe-Dipol (Magnetnadel) wirken tangential zur Feldlinie, so dass sich der Probe-Dipol parallel zu den Feldlinien einstellt. Der Probe-Nordpol zeigt dabei zum Südpol des Felderzeugers.

Magnetische Feldlinien-Bilder:

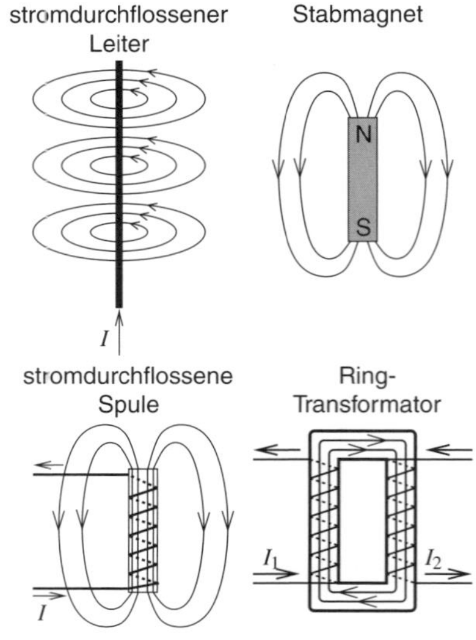

Beispiel: Kompass. Die Kompassnadel zeigt zwar in die Gegend des geographischen Nordpols, dort befindet sich aber der magnetische Südpol des Felderzeugers „Erde“.

4.5.2 Magnetische Feldgrößen

Im homogenen Feld einer stromdurchflossenen Spule gilt:

Magnetische Feldstärke:

$$\vec{H} = \frac{n \cdot I}{l} \qquad \left[\frac{\mathrm{A}}{\mathrm{m}}\right]$$

Magnetische Flussdichte:

$$\vec{B} = \mu_0 \cdot \mu_\mathrm{r} \cdot \vec{H} \qquad \left[\frac{\mathrm{V \cdot s}}{\mathrm{m}^2} = \mathrm{T\,(Tesla)}\right]$$

Magnetischer Fluss:

$$\Phi = B \cdot A_\mathrm{S} \qquad [\mathrm{V \cdot s} = \mathrm{Wb\,(Weber)}]$$

Dabei ist

n: Windungszahl der felderzeugenden Spule

l: Länge der felderzeugenden Spule

I: Erregerstrom durch die Spule

μ_0: magnetische Feldkonstante

μ_r: relative magnetische Permeabilität des Spulenkerns (gibt an, um wieviel ein Stoff im Magnetfeld die magnetische Flussdichte vergrößert. Für Vakuum gilt: $\mu_r = 1$)

A_S: Spulenquerschnitt, von B senkrecht durchsetzte Fläche

4.5.3 Lorentzkraft

Ein Teilchen mit der elektrischen Ladung q, das sich mit der Geschwindigkeit $\vec{v}$ und im Winkel α zu einem Magnetfeld (Flussdichte $\vec{B}$) bewegt, erfährt in diesem Magnetfeld eine Kraft $\vec{F}$ (Lorentzkraft), die sowohl senkrecht zur Bahn des Teilchens als auch senkrecht zum Magnetfeld wirkt (Vektorprodukt):

$$\vec{F} = q \cdot \vec{v} \times \vec{B}$$

oder betragsmäßig:

$$F = q \cdot v \cdot B \cdot \sin\alpha$$

Wenn sich das Teilchen senkrecht zum Feld bewegt, gilt:

$$F = q \cdot v \cdot B$$

In einem homogenen Magnetfeld (parallele Feldlinien konstanter Dichte) beschreibt ein Teilchen, das sich senkrecht zu den Feldlinien bewegt, eine Kreisbahn. Besitzt es auch eine Geschwindigkeitskomponente parallel zu den Feldlinien, so bewegt es sich auf einer Spiralbahn.

Ein stromdurchflossener Leiter der Länge l sei die Bahn für n bewegliche Elektronen in diesem Leiterstück. In einem Magnetfeld wirkt auf den Leiter dann die Lorentzkraft:

$$F = n \cdot e \cdot v \cdot B \cdot \sin\alpha$$

Die transportierte Ladung Q ist dabei $n \cdot e$ und die Geschwindigkeit der Elektronen $v = l/t$. Damit ergibt sich

$$F = \frac{Q \cdot l}{t} \cdot B \cdot \sin\alpha$$

Der elektrische Strom ist $I = Q/t$. Somit ist

$$F = I \cdot l \cdot B \cdot \sin\alpha$$

Verläuft das Leiterstück senkrecht zum Magnetfeld, so gilt für die Lorentzkraft:

$$F = I \cdot l \cdot B$$

4.5.4 Elektromagnetische Induktion

Unter elektromagnetischer Induktion versteht man die Erzeugung elektrischer Felder (vgl. auch I 4.5.6) durch eine Änderung $\Delta\Phi$ des magnetischen Flusses. Elektrische Ladungen im Bereich dieser Felder erfahren eine Kraft und können, wenn sie frei beweglich sind, verschoben werden. Die dabei auftretende elektrische Potenzialdifferenz nennt man auch induzierte Spannung U_{ind}.

Um den magnetischen Fluss $\Phi = B \cdot A_S$ in einer Leiterschleife zu ändern, kann man entweder die vom Leiter umschlossene und vom Magnetfeld senkrecht durchsetzte Fläche A_S ändern oder die magnetische Flussdichte B.

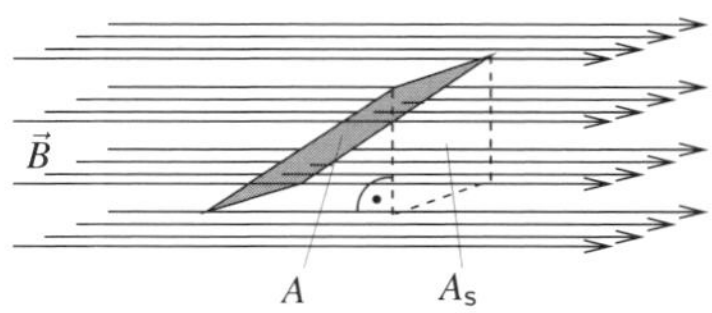

Anschaulich bedeutet das eine Änderung der von der Leiterschleife umfassten Anzahl magnetischer Feldlinien.

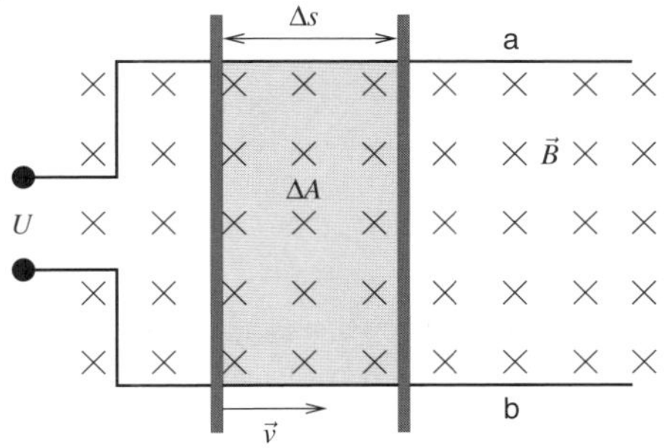

Verschiebt man z. B. einen Leiterbügel der Länge l mit der Geschwindigkeit v auf den Leitern a und b, so verändert man die vom Magnetfeld durchsetzte Fläche der Leiterschleife um ΔA. Dabei wird senkrecht zu B und v ein elektrisches Feld aufgebaut, in dem auf die bewegten Elektronen im Bügel eine Lorentzkraft wirkt. Die dadurch verursachte Ladungsverschiebung im Bügel bewirkt eine induzierte Spannung:

$$U_{ind} = -B \cdot l \cdot v \cdot \sin\alpha$$

wobei α der Winkel zwischen der Bewegungsrichtung ($\vec{v}$) und dem Magnetfeld ($\vec{B}$) ist. Wenn die Bewegung des Leiterstücks senkrecht zu B erfolgt, dann gilt:

$$U_{ind} = -B \cdot l \cdot v = -B \cdot l \cdot \frac{ds}{dt} = -B \cdot \frac{dA}{dt}$$

Bei unveränderlicher Querschnittsfläche A der Leiterschleife und einer Änderung $\frac{dB}{dt}$ der magnetischen Flussdichte gilt für die induzierte Spannung:

$$U_{ind} = -A \cdot \frac{dB}{dt}$$

Infolge der induzierten Spannung fließt in der Leiterschleife ein Induktionsstrom I_{ind}, der um die Bahn seiner bewegten Ladungen ein eigenes Magnetfeld B_{ind} aufbaut. Damit durch die Überlagerung der beiden Magnetfelder der Induktionsvorgang nicht noch verstärkt wird (Perpetuum mobile), muss sich die Richtung des Induktionsstroms so einstellen, dass sein Magnetfeld dem verursachenden Feld B entgegengesetzt ist ($B = \text{const.}$) oder der Änderung von B entgegenwirkt ($A = \text{const.}$).

Lenzsche Regel: Die induzierte Spannung U_{ind} ist stets so gerichtet (gepolt), dass ihre Auswirkungen (I_{ind}, B_{ind}) der Ursache des Induktionsvorgangs entgegenwirken.

Berücksichtigt man den Vektorcharakter von B und die Möglichkeit, eine Leiterschleife in n Windungen anzulegen (Spule), so erhält man über die Lenzsche Regel das Faradaysche Induktionsgesetz in der Form:

$$U_{ind} = -n \cdot \frac{d\Phi}{dt}$$

4.5.5 Selbstinduktion

Jeder beliebige Stromkreis (Leiterschleife) umschließt eine Fläche A, die vom Magnetfeld des fließenden Stroms durchsetzt wird. Beim Ein- oder Ausschalten des Stroms vergeht immer eine bestimmte (meist sehr kurze) Zeitspanne, während der der Strom auf seinen endgültigen Wert anwächst oder auf Null absinkt. Während dieser Zeit ändert auch das Magnetfeld seine Stärke, wodurch nach dem Induktionsgesetz eine Gegenspannung induziert wird, die das Anwachsen bzw. Abfallen des Stroms I zu verhindern sucht.

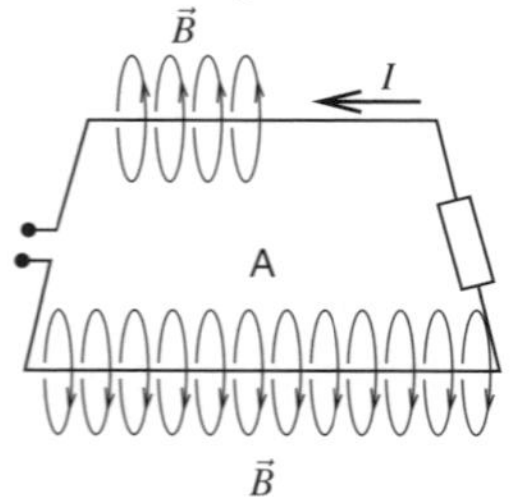

Diese **Selbstinduktion** macht sich vor allem dann deutlich bemerkbar, wenn im Stromkreis eine ganze Reihe von Windungen (Spule) vorhanden ist. Ohne Spule ist die An- bzw. Abschwellzeit t_s bei Schaltvorgängen in der Regel vernachlässigbar kurz.

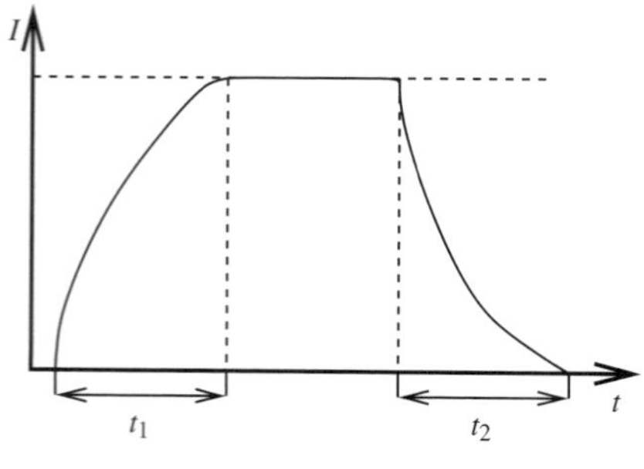

Das negative Verhältnis zwischen der induzierten Spannung U_{ind} und der Stromänderung $\frac{dI}{dt}$, die diese Induktion bewirkt wird (Selbst-) Induktivität L genannt:

$$L = -\frac{U}{\dot{I}} \quad \left[\frac{\mathsf{V \cdot s}}{\mathsf{A}} = \mathsf{H}\,(\text{Henry})\right]$$

4.5.6 Wirbelströme

Elektrische Felder, die von elektrischen Ladungen ausgehen (bzw. dort enden), nennt man **Quellenfelder**. Im Gegensatz dazu sind Magnetfelder und elektrische Felder, die von einem sich ändernden Magnetfeld erzeugt werden, quellenfreie **Wirbelfelder**, d. h. sie sind unabhängig von der Existenz einer Feldquelle (Ladung). Ihre Feldlinien sind in sich geschlossen.

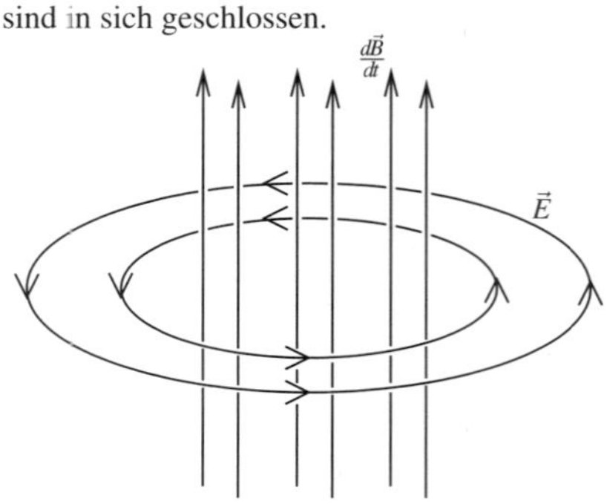

Durchsetzt das sich ändernde Magnetfeld eine leitende (Metall-) Platte, so sind die frei beweglichen Ladungsträger (Elektronen) im Bereich des entstehenden elektrischen Wirbelfelds nicht an feste Bahnen (Drähte) gebunden, sie bewegen sich entlang der elektrischen Feldlinien im Kreis, man spricht von Wirbelströmen.

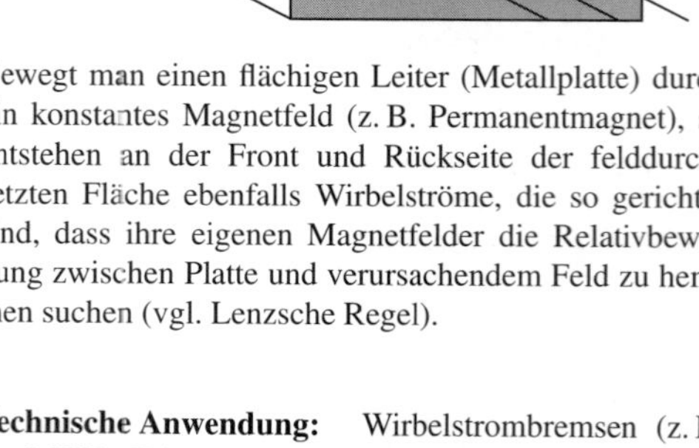

Bewegt man einen flächigen Leiter (Metallplatte) durch ein konstantes Magnetfeld (z. B. Permanentmagnet), so entstehen an der Front und Rückseite der felddurchsetzten Fläche ebenfalls Wirbelströme, die so gerichtet sind, dass ihre eigenen Magnetfelder die Relativbewegung zwischen Platte und verursachendem Feld zu hemmen suchen (vgl. Lenzsche Regel).

Technische Anwendung: Wirbelstrombremsen (z. B. LKW), Wirbelstromdämpfung von Schwingungen.

4.5.7 Transformator

Unter einem Transformator versteht man eine Anordnung, die es ermöglicht, denselben magnetischen Fluss Φ durch zwei Spulen mit unterschiedlicher Windungszahl zu führen. Φ wird mit Hilfe eines ferromagnetischen Kerns ($\mu_r \gg 1$, vgl. I 4.7.2) erhöht und gleichzeitig so gebündelt, dass er für beide Spulen gleich ist.

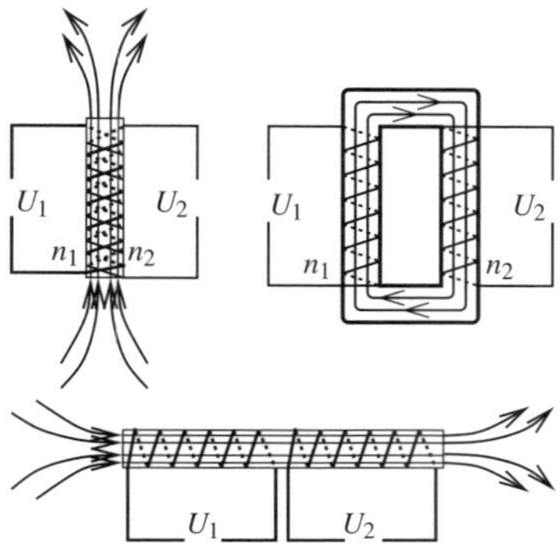

Legt man an eine der Spulen (n_1 Windungen) eine Wechselspannung U_1, so erzeugt man damit einen periodisch wechselnden magnetischen Fluss $\frac{d\Phi}{dt}$, der in der anderen Spule (n_2) eine Wechselspannung U_2 induziert.

Induktionsgesetz:

$$-\frac{d\Phi}{dt} = \frac{U_1}{n_1} = \frac{U_2}{n_2}$$

Energieerhaltungsgesetz:

$$P_1 = P_2 \Rightarrow U_1 \cdot I_1 = U_2 \cdot I_2$$

Amplitudenverhältnis der Spannungen und Ströme:

$$\frac{U_1}{U_2} = \frac{n_1}{n_2} = \frac{I_2}{I_1}$$

4.6 Wechselstromkreis

4.6.1 Wechselspannung, Wechselstrom, sinusförmiger Verlauf

Ein Potenzialverlauf mit periodisch wechselnder Polung (+/-) heißt Wechselspannung, ein Strom, der periodisch seine Richtung ändert, heißt Wechselstrom. In der Praxis begegnet man am häufigsten dem sinusförmigen Verlauf von Spannung und Stromstärke:

Sinusförmige Wechselspannung:

$$U(t) = U_0 \cdot \sin(\omega \cdot t + \phi_1)$$

Sinusförmiger Wechselstrom:

$$I(t) = I_0 \cdot \sin(\omega \cdot t + \phi_2)$$

Dabei sind

$U(t), I(t)$ die Momentanwerte von U und I zum Zeitpunkt t

U_0, I_0 die Maximalwerte (Amplitude) von U und I

$\omega = 2 \cdot \frac{\pi}{T}$ die Kreisfrequenz

$\omega \cdot t$ der Phasenwinkel zum Zeitpunkt t

$\Delta\phi = \phi_1 - \phi_2$ die Phasenverschiebung zwischen Spannung und Strom (Winkel)

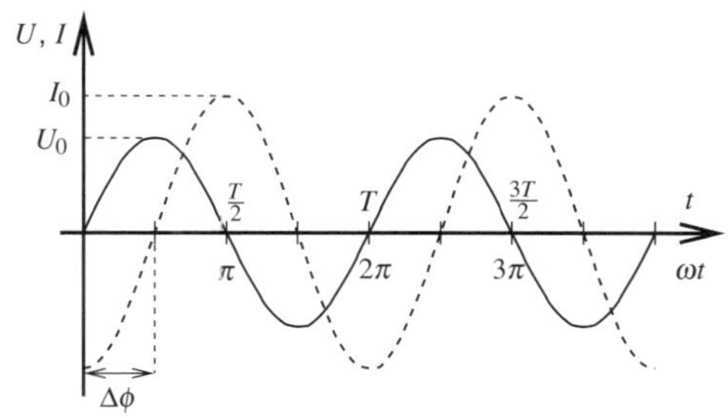

U und I verlaufen phasengleich, wenn sie die gleiche Phasenverschiebung ϕ aufweisen, d. h. wenn $\Delta\phi = 0$ ist.

4.6.2 Effektivwerte

Unter dem Effektivwert einer wechselnden Größe versteht man den Wert der Größe, der – wenn er konstant gehalten wird – dieselbe Wirkung hervorruft, wobei die Wirkung das Produkt aus der umgesetzten Energie und der hierfür benötigten Zeit ist:

$$\text{Wirkung} = \text{Energie} \cdot \text{Zeit} \quad [\mathrm{J \cdot s}]$$

Bei den Effektivwerten von Spannung und Stromstärke sind das diejenigen Werte von Gleichspannung bzw. Gleichstrom, die in einem Ohmschen Widerstand (keine Phasenverschiebung zwischen U und I, vgl. I 4.6.3) dieselbe mittlere Leistung erzielen.

Der Effektivwert A_{eff} einer mit der Periode T schwankenden Größe A kann allgemein mit folgender Beziehung bestimmt werden:

$$A_{eff} = \sqrt{\frac{1}{T} \cdot \int_0^T A^2(t) \cdot dt}$$

Beispiele:

Sinusförmiger Verlauf:

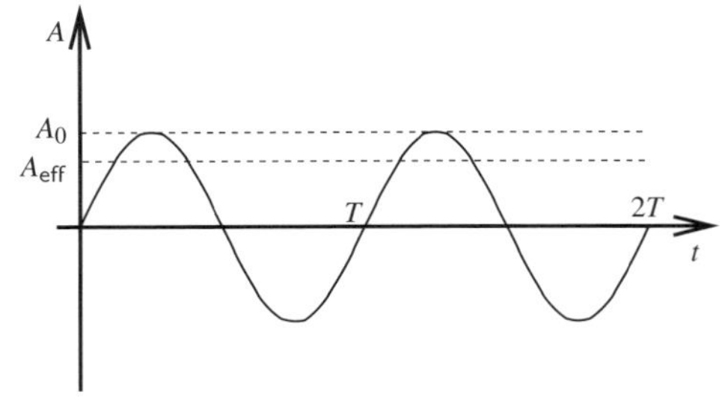

$$A(t) = A_0 \cdot \sin(\omega \cdot t)$$
$$A_{eff} = \frac{A_0}{\sqrt{2}}$$

Rechteckförmiger Verlauf:

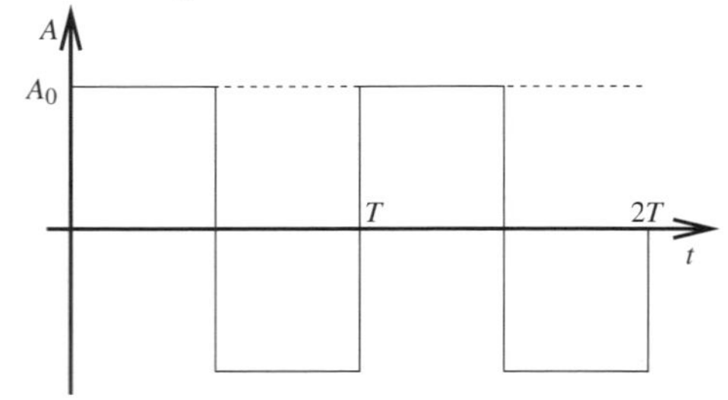

$$A_{eff} = A_0$$

Dreieckförmiger Verlauf: (z. B. Kippspannung vgl. I 4.4.11)

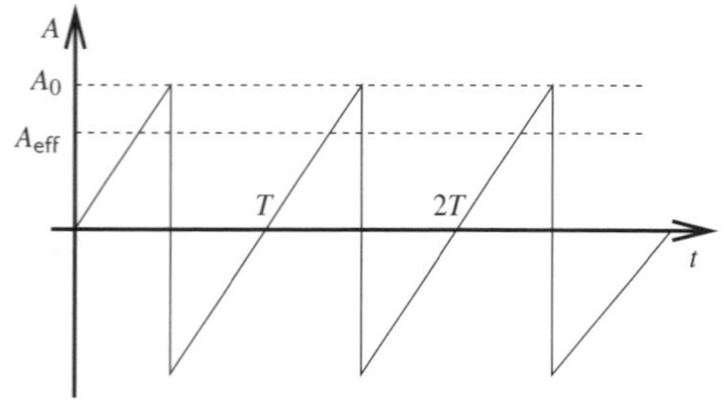

$$A_{eff} = \frac{A_0}{\sqrt{3}}$$

4.6.3 Wechselstromwiderstand

Kapazitiver Widerstand:

$$R_C = \frac{1}{\omega \cdot C}$$

Wechselstromwiderstand eines Kondensators mit der Kapazität C. Ein Kondensator bewirkt eine Phasenverschiebung zwischen U und I:

$$\phi = +\frac{\pi}{2} = +90\,°$$

d. h. an einem Kondensator eilt der Strom der Spannung um eine viertel Periode ($+T/4$) voraus.

Induktiver Widerstand:

$$R_L = \omega \cdot L$$

Wechselstromwiderstand einer Spule mit der Induktivität L. Eine Spule bewirkt eine Phasenverschiebung zwischen U und I:

$$\phi = -\frac{\pi}{2} = -90\,°$$

d. h. an einer Spule hinkt der Strom der Spannung um eine viertel Periode ($-T/4$) hinterher.

Wirkwiderstand R_W bzw. R_Ω: reiner Ohmscher Widerstand, bewirkt keine Phasenverschiebung (zwischen U und I: $\Delta\phi = 0$).

Blindwiderstand $R_B = R_C - R_L$: Differenz zwischen kapazitivem und induktivem Widerstand.

Scheinwiderstand (Impedanz):

$$R_S = \frac{U_{eff}}{I_{eff}}$$

Bei einfacher Reihenschaltung von Ohmschen, kapazitiven und induktiven Widerständen kann deren Beziehung untereinander und der resultierende Scheinwiderstand aus folgendem Zeigerdiagramm hergeleitet werden:

Zeigerdiagramm:

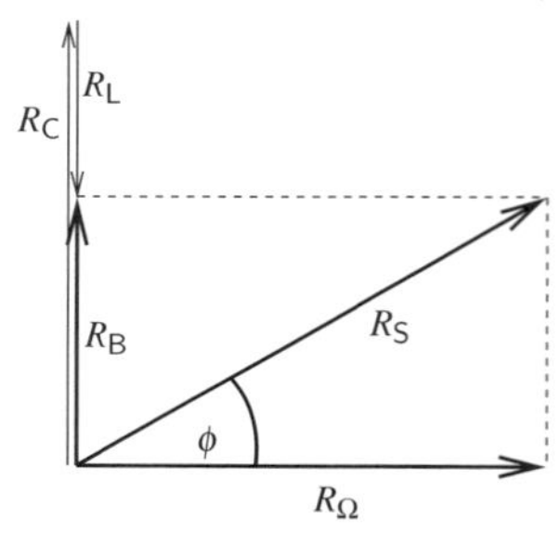

Mit dem Satz des Pythagoras ergibt sich:

$$R_S = \sqrt{R_\Omega^2 + (R_C - R_L)^2}$$
$$= \sqrt{R_\Omega^2 + \left(\frac{1}{\omega \cdot C} - \omega \cdot L\right)^2}$$

Für die Phasenverschiebung gilt:

$$\sin\phi = \frac{R_B}{R_S}$$

und

$$\cos\phi = \frac{R_\Omega}{R_S}$$

Das Zeigerdiagramm und die zugehörigen Gleichungen können auch bei einer Parallelschaltung von Ohmschem Widerstand, Kapazität und Induktivität verwendet werden, wenn man anstelle der Widerstände die entsprechenden Leitwerte einsetzt:

$$G_S = \sqrt{G_\Omega^2 + (G_C - G_L)^2}$$
$$= \sqrt{R_\Omega^{-2} + \left(\omega \cdot C - \frac{1}{\omega \cdot L}\right)^2}$$

4.6.4 Leistung von Wechselströmen

Scheinleistung: $P_S = U_{eff} \cdot I_{eff}$

Blindleistung: $P_B = U_{eff} \cdot I_{eff} \cdot \sin\phi$

Wirkleistung: $P_W = U_{eff} \cdot I_{eff} \cdot \cos\phi$

cosϕ: Leistungsfaktor

Leistungs-Zeit-Diagramme (für verschiedene Phasenverschiebungen):

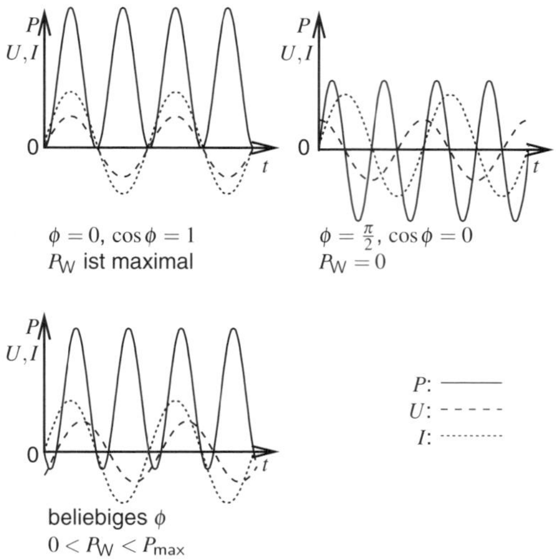

4.6.5 Elektrischer Schwingkreis

Ein elektrischer Schwingkreis besteht aus einer Spule und einem Kondensator, die (im Idealfall ohne Ohmschen Widerstand) parallel geschaltet sind. In einem idealen Schwingkreis, der nach einer Anregung (Aufladung des Kondensators oder Stromstoß durch die Spule) sich selbst überlassen bleibt, findet ein periodischer Energiewechsel zwischen dem elektrischen Feld des Kondensators und dem Magnetfeld der Spule statt. Die Summe der beiden Energien bleibt konstant (vgl. I 2.3.2):

$$\frac{1}{2} \cdot C \cdot U^2 + \frac{1}{2} \cdot L \cdot I^2 = E_{ges} = \text{const.}$$

Phasen einer Schwingungsperiode beim elektrischen Schwingkreis:

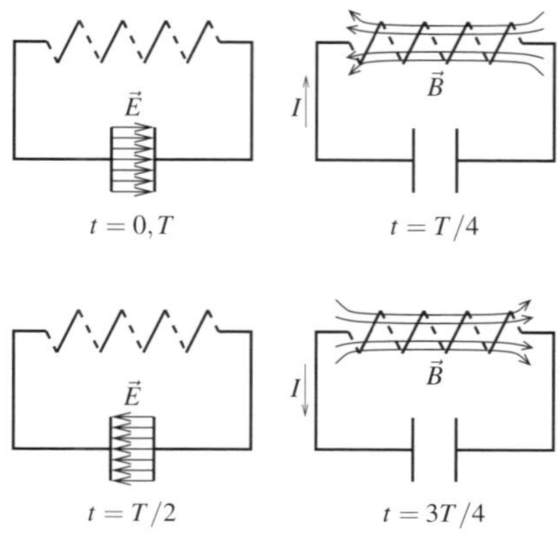

Spannungs- und Stromverlauf während einer Periode:

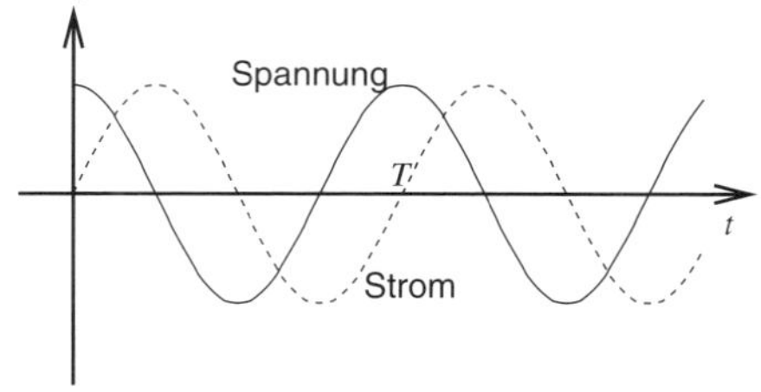

Energieverlauf während einer Periode:

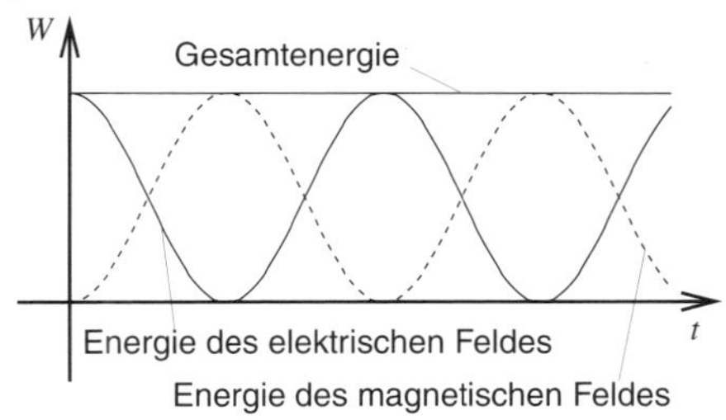

Die Resonanzkreisfrequenz ω_0 (vgl. I 6.1.1) eines elektrischen Schwingkreises ergibt sich aus:

$$R_C = R_L$$

oder

$$\frac{1}{\omega_0 \cdot C} = \omega_0 \cdot L$$
$$\Rightarrow \quad \omega_0^2 = \frac{1}{C \cdot L}$$
$$\Rightarrow \quad \omega_0 = \sqrt{\frac{1}{C \cdot L}}$$

Die Eigenfrequenz ist dann $\nu_0 = \frac{1}{2\cdot\pi} \cdot \sqrt{\frac{1}{C\cdot L}}$ und die Periodendauer $T = 2 \cdot \pi \cdot \sqrt{C \cdot L}$.

Ein Hertzscher Dipol ist ein „offener", zu einem geraden Stab entarteter Schwingkreis: Ein geschlossener Schwingkreis (s. o.) wird zunächst so aufgebogen, dass ein gerades Gebilde entsteht. Dann verringert man die Fläche der Kondensatorplatten und die Anzahl der Spulenwindungen immer mehr, bis schließlich nur ein gerader Stab übrig bleibt.

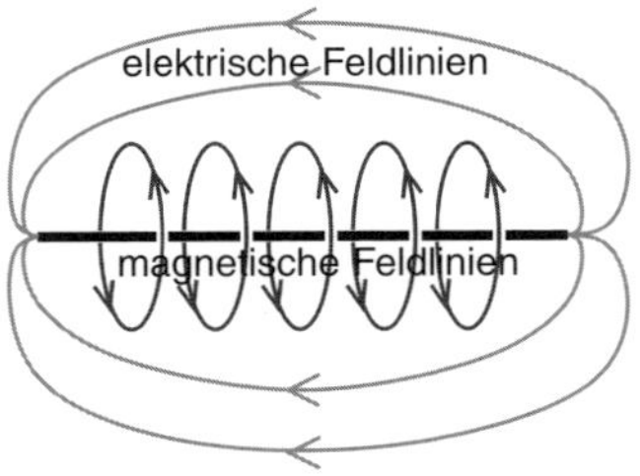

Wie im geschlossenen Schwingkreis kann nun ein periodischer Ladungswechsel zwischen den Spitzen (entartete Kondensatorplatten) des Dipols angeregt werden. Dabei fließt zwischen den Spitzen auch ein periodisch wechselnder Strom durch den Stab (entartete Spule). Elektrisches und magnetisches Feld sind beim Dipol im Gegensatz zum geschlossenen Schwingkreis nicht an die Umgebung gebunden. Die Felder breiten sich, ausgehend vom Dipol, wellenartig aus. Die dabei abtransportierte Energie muss dem Dipol ständig neu zugeführt werden.

Anwendung: Sendeantenne für elektromagnetische Wellen (Rundfunk), als Resonator im Fremdfeld auch Empfangsantenne.

4.7 Dielektrische und magnetische Eigenschaften der Materie

4.7.1 Dielektrische Eigenschaften der Materie

Dielektrizität: Zwei gleich große elektrische Ladungen $+q$ und $-q$ im Abstand l bilden einen elektrischen Dipol mit dem Dipolmoment $p = q \cdot l$ (vgl. I 4.1.8). Die Dielektrizitätszahl ε_r ist ein Maß dafür, wie stark ein Isolator in einem elektrischen Feld polarisiert werden kann. Die Dielektrizitätszahl des Vakuums (keine Dipole, also auch keine Polarisierbarkeit) wird gleich 1 gesetzt.

Dielektrische Stoffe besitzen ohne Einwirkung eines äußeren elektrischen Feldes keine elektrischen Dipole, d. h. die Ladungsschwerpunkte der positiven und negativen Ladungen fallen bei diesen Stoffen zusammen. Durch den Einfluss eines äußeren elektrischen Feldes können diese Ladungsschwerpunkte aber gegeneinander verschoben werden. Bei der Polarisation unterscheidet man:

Elektronische Verschiebungspolarisation: Die negativen Elektronenhüllen werden relativ zu den positiven Atomkernen verschoben.

Ionische Verschiebungspolarisation: In Molekülen mit Ionenbindung werden die geladenen Atome bzw. Atomgruppen gegeneinander verschoben.

Bei dielektrischen Stoffen gilt für die Dielektrizitätszahl ε_r ungefähr:

$$1 \leq \varepsilon_r \leq 10$$

Paraelektrizität: Paraelektrische Stoffe besitzen aufgrund ihres molekularen Aufbaus (unsymmetrische Ladungsverteilung) einen positiven und einen negativen Ladungsschwerpunkt, ihre Moleküle stellen also permanente elektrische Dipole dar. Beispiele: H_2O, HCl, SO_2.

Orientierungspolarisation: In einem elektrischen Feld richten sich permanente elektrische Dipole in Feldrichtung aus. Thermische Bewegung, Massenträgheit und innere Reibung hemmen aber die Orientierung der Dipole im Feld. Der Beitrag der Orientierungspolarisation zur Dielektrizitätszahl ε_r sinkt deshalb mit steigender Temperatur und mit steigender Frequenz (bei Wechselfeldern). Eingefrorene Dipole (in Feststoffen, z. B. Eis) verhalten sich wegen der fehlenden Beweglichkeit nicht paraelektrisch.

Bei paraelektrischen Stoffen gilt für die Dielektrizitätszahl ε_r ungefähr:

$$10 \leq \varepsilon_r \leq 100$$

Ferroelektrizität: Ferroelektrische Stoffe weisen in kleinen Bereichen auch ohne äußeres elektrisches Feld eine elektrische Polarisierung auf. Diese ursprünglich in verschiedenen Richtungen polarisierten Bereiche (elektrische Neutralität nach außen) lassen sich durch Einwirkung eines äußeren elektrischen Feldes in Feldrichtung orientieren. Dadurch erreichen Ferroelektrika sehr hohe Dielektrizitätszahlen ε_r (bis über 1 000), die allerdings stark von der Feldstärke des äußeren Feldes abhängen. Ab einer bestimmten äußeren Feldstärke erreicht die elektrische Polarisation dann eine Sättigungsgrenze und steigt nicht weiter an. Nach Abschalten des Feldes bleibt eine Restpolarisation, die erst durch ein entgegengesetzt gerichtetes elektrischen Feld auf Null zurückgeht (Hysterese-Verhalten, vgl. I 4.7.2).

Das ferroelektrische Verhalten geht oberhalb einer kritischen Temperatur (Curie-Temperatur) verloren.

Beispiele:

Seignette-Salz: $NaK(C_4H_4O_6) \cdot 4H_2O$
Barium-Titanat: $BaTiO_3$

Technische Anwendungen

- Erhöhen der Kapazität eines Kondensators durch ein Dielektrikum zwischen den leitenden Ladungsträgern (vgl. I 4.1.6).
- Volumenerwärmung (nicht von der Oberfläche ausgehend). Hochfrequente elektrische Wechselfelder sorgen für eine schnelle Umorientierung der vorhandenen Dipole, dadurch entsteht im Inneren der betroffenen Körper Reibungswärme. Anwendung bei biologischen Objekten; z. B. Kurzwellen-Wärmetherapie und Lebensmittelerwärmung im Mikrowellenherd.

4.7.2 Magnetische Eigenschaften der Materie

Diamagnetismus: Die magnetische Suszeptibilität χ_m gibt an, wie stark sich ein Stoff durch ein äußeres Magnetfeld „magnetisieren", d. h. magnetisch polarisieren lässt. Es gilt $\chi_m + 1 = \mu_r$ (Permeabilität, vgl. I 4.5.2).

Diamagnetische Stoffe besitzen keine permanenten magnetischen Dipole. Unter Einwirkung eines äußeren Magnetfelds bilden sich aber induzierte magnetische Dipolmomente, die dem äußeren Feld entgegengerichtet sind (vgl. Lenzsche Regel). In inhomogenen magnetischen Feldern erfahren diamagnetische Körper eine Kraft in Richtung abnehmender Feldstärke, d. h. sie werden vom Erzeuger des Feldes abgestoßen. Bei diamagnetischen Stoffen gilt (temperaturunabhängig):

$$\chi_m \approx -10^{-4}$$

d. h. $\chi_m < 0$ bzw. $\mu_r < 1$. Diamagneten sind z. B. Wasser, Quecksilber, Blei, Wismut.

Diamagnetismus ist eine allgemeine Eigenschaft der Materie, die aber bei einigen Stoffen durch den sehr viel stärkeren Paramagnetismus verdeckt wird.

Paramagnetismus: Paramagnetische Stoffe verfügen über permanente magnetische Dipolmomente (wegen des Bahndrehimpulses und Spins der Elektronen), die sich normalerweise nach außen gegenseitig kompensieren. Unter dem Einfluss eines äußeren Magnetfeldes orientieren sich diese Elementarmagnete in Feldrichtung. In inhomogenen Magnetfeldern erfahren paramagnetische Körper eine Kraft in Richtung zunehmender Feldstärke, d. h. sie werden vom Erzeuger des Feldes angezogen. Bei paramagnetischen Stoffen gilt: χ_m nimmt mit steigender Temperatur ab. Es ist meist etwa

$$\chi_m \approx 10^{-4}$$

d. h. $\chi_m > 0$ bzw. $\mu_r > 1$. Paramagneten sind z. B. Luft, Aluminium, Chrom, Platin.

Ferromagnetismus: Ferromagnetische Stoffe weisen in kleinen Bereichen (Weißsche Bezirke) auch ohne äußeres Magnetfeld eine Magnetisierung auf. Diese ursprünglich in verschiedenen Richtungen magnetisierten Bereiche (magnetische Neutralität nach außen) lassen sich durch Einwirkung eines äußeren Magnetfelds H in Feldrichtung orientieren: Die magnetische Suszeptibilität χ_m bzw. die Permeabilität μ_r erreicht dadurch sehr hohe Werte (10^3 bis 10^5), die allerdings erheblich von der Stärke des äußeren Magnetfelds abhängen. Ab einer bestimmten Feldstärke H erreicht die Magnetisierung $M = \chi_m \cdot H$ eine Sättigungsgrenze M_s und steigt dann nicht weiter an.

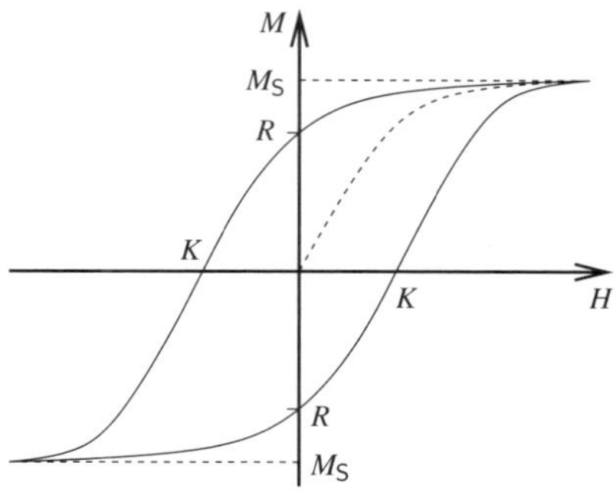

Neukurve: – – – – (beginnt im Ursprung)

Hysteresekurve: ——

M_S: Sättigungsmagnetisierung

R: Remanenz

K: Koerzitivkraft, Koerzitivfeldstärke

Nach Abschalten des äußeren Feldes bleibt eine Restmagnetisierung (Remanenz R), die erst durch ein entgegengerichtetes Magnetfeld einer bestimmten Stärke (Koerzitivkraft oder Koerzitivfeldstärke K) auf Null zurückgeht (Hysterese-Verhalten).

Das ferromagnetische Verhalten geht oberhalb einer kritischen Temperatur (Curie-Temperatur) verloren. Ferromagneten sind z. B. Eisen, Kobalt, Nickel, Legierungen.

Anmerkung: Die Magnetisierung $M = \chi_m \cdot H$ ist nicht zu verwechseln mit der magnetischen Flussdichte $B = \mu_0 \cdot \mu_r \cdot H$, die auch in ferromagnetischen Stoffen keine Sättigungsgrenze erreicht:

$$B = \mu_0 \cdot (\chi_m + 1) \cdot H = \mu_0 \cdot H + \mu_0 \cdot M$$

d. h. auch wenn die Magnetisierung ihren Sättigungswert erreicht hat, steigt B mit wachsender Feldstärke H weiter an, wenn auch wesentlich langsamer als vorher.

5 Optik

5.1 Allgemeines

5.1.1 Modellvorstellungen zur Natur des Lichts

Um die Natur des Lichts zu beschreiben, benötigt man Aussagen über seine Entstehung (Emission), sein Verhalten während der Ausbreitung und sein Verschwinden (Absorption).
Dabei hat sich gezeigt, dass sich das Verhalten des Lichts während der Ausbreitung (Beugung, Brechung, Reflexion, Dispersion und Polarisation) am besten beschreiben lässt, wenn man das Licht als elektro-magnetische Welle betrachtet.
Diese Theorie versagt aber bei der Beschreibung von Emission (nur ganz bestimmte, durch die Wellennatur nicht erklärbare Frequenzen) und Absorption (Photoeffekt, Strahlungsdruck) des Lichts. Hier hat sich die Vorstellung bewährt, dem Licht einen Teilchen-Charakter zuzuschreiben. Diese Lichtteilchen (Quanten, Photonen) bewegen sich ausschließlich mit „Lichtgeschwindigkeit" (ruhende Photonen gibt es nicht) und treten nur bei einer Wechselwirkung mit Materie (Emission, Absorption) in Erscheinung.
Um die Natur des Lichts vollständig beschreiben zu können, muss man sowohl die Wellen- als auch die Teilchen-Theorie heranziehen. Beide stehen gleichberechtigt nebeneinander (vgl. I 5.1.3).

Elektro-magnetische Welle: Die Schwingungsrichtung des elektrischen ($\vec{E}$) und des magnetischen ($\vec{H}$) Feldvektors stehen senkrecht zueinander und zur Ausbreitungsrichtung.

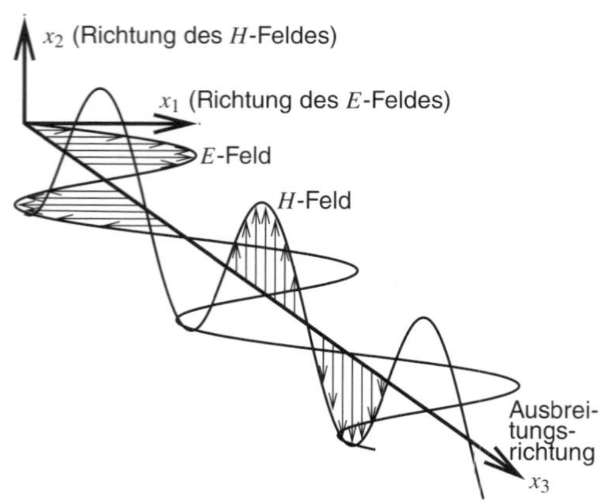

5.1.2 Spektralbereiche

Das sichtbare Licht als Welle ist nur ein kleiner Teil des gesamten Spektrums elektro-magnetischer Wellen. Die untenstehende Tabelle enthält Näherungswerte für Frequenz und Wellenlänge. Dabei gibt es begriffliche Überschneidungen (vgl. auch I 5.3.5):

Bezeichnung	Frequenz in Hz	Wellenlänge in m
Radiowellen		
lang	$3\cdot10^5$ – $3\cdot10^3$	$1\cdot10^3$ – $1\cdot10^5$
mittel	$3\cdot10^6$ – $3\cdot10^5$	$1\cdot10^2$ – $1\cdot10^3$
kurz	$3\cdot10^7$ – $3\cdot10^6$	$1\cdot10^1$ – $1\cdot10^2$
ultrakurz	$3\cdot10^8$ – $3\cdot10^7$	$1\cdot10^0$ – $1\cdot10^1$
Mikrowellen	$3\cdot10^9$ – $3\cdot10^{12}$	$1\cdot10^{-1}$ – $1\cdot10^{-4}$
Infrarot	$3\cdot10^{11}$ – $3{,}8\cdot10^{14}$	$1\cdot10^{-3}$ – $1{.}8\cdot10^{-7}$
sichtbares Licht	$3{,}8\cdot10^{14}$ – $7{,}5\cdot10^{14}$	$8\cdot10^{-7}$ – $4\cdot10^{-7}$
Ultraviolett	$7{,}5\cdot10^{14}$ – $3\cdot10^{17}$	$4\cdot10^{-7}$ – $1\cdot10^{-9}$
Röntgen-strahlung	$3\cdot10^{16}$ – $3\cdot10^{20}$	$1\cdot10^{-8}$ – $1\cdot10^{-12}$
γ-Strahlung	$3\cdot10^{19}$ – $3\cdot10^{22}$	$1\cdot10^{-11}$ – $1\cdot10^{-14}$
kosmische Strahlung	$> 3\cdot10^{22}$	$< 1\cdot10^{-14}$

5.1.3 Quantenstrahlung

Die in der Optik entwickelten Modellvorstellungen zur Natur des Lichts (Welle-Teilchen-Dualismus, vgl. I 5.1.1) gelten für den gesamten Bereich des elektromagnetischen Spektrums. Die Verbindung zwischen den beiden Modellvorstellungen ergibt sich aus dem Zusammenhang zwischen der Quantenenergie E des „Teilchens" und der Frequenz ν der elektro-magnetischen „Welle":

$$E = h \cdot \nu$$

($h \approx 6{,}626.10^{-34}$ J · s, Plancksche Konstante).

Umgekehrt gilt dieser Dualismus auch für kleine Teilchen, deren Ausbreitung sich im Rahmen der Quantenmechanik durch eine Welle beschreiben lässt. Daher können Elementarteilchen, wie sie z. B. bei radioaktiven Zerfällen entstehen (Elektronen, Neutronen etc.) als Strahlung beschrieben werden.

5.1.4 Lichtgeschwindigkeit, optische Dichte

Für die Lichtgeschwindigkeit im Vakuum gilt ungefähr:

$$c_V = 3 \cdot 10^8 \, \frac{\text{m}}{\text{s}} = 300\,000 \, \frac{\text{km}}{\text{s}}$$

Die Brechzahl n ist ein Maß für die optische Dichte eines Mediums. Je größer die optische Dichte und damit die Brechzahl n ist, um so kleiner ist die Ausbreitungsgeschwindigkeit des Lichts im Medium. Setzt man die Brechzahl des Vakuums $n_V = 1$, so erhält man die Brechzahl eines beliebigen Mediums n_M im Verhältnis zu n_V aus:

$$\frac{n_M}{n_V} = n_M = \frac{c_V}{c_M}$$

(c_M: Lichtgeschwindigkeit im Medium) Für das Licht als Welle gilt: $c = \lambda \cdot \nu$ (vgl. I 6.2.1). Da die Frequenz ν als charakteristische Größe nur vom Wellenerreger, nicht aber vom Ausbreitungsmedium, abhängig ist, muss sich in verschiedenen Medien die Wellenlänge λ proportional zur Lichtgeschwindigkeit c_M im Medium verhalten. Allgemein gilt für den Vergleich der Lichtausbreitung in zwei verschiedenen Medien:

$$\frac{c_1}{c_2} = \frac{\lambda_1}{\lambda_2} = \frac{n_2}{n_1}$$

5.2 Wellenoptik

5.2.1 Interferenz

Huygenssches Prinzip: Jeder Punkt einer Wellenfront kann als Ausgangspunkt (Erregerzentrum) einer neuen Welle angesehen werden. Die Umhüllende aller so entstehenden Elementarwellenfronten ergibt eine neue gemeinsame Wellenfront zu einem späteren Zeitpunkt (vgl. Bugwelle I 7.2.5).

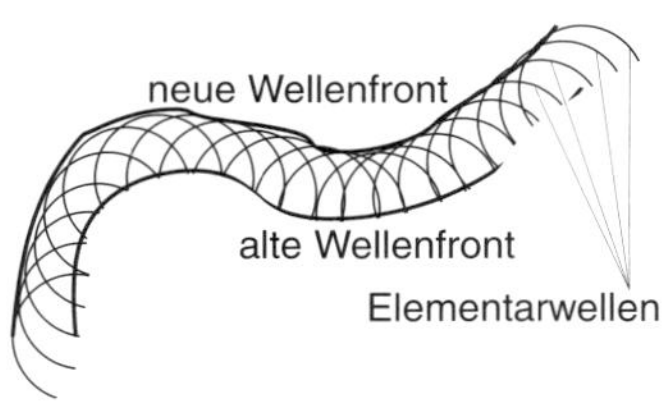

Treffen mehrere Wellen an einem Ort zusammen, so addieren sich dort ihre Auslenkungen vektoriell (Überlagerung). Die Summe der Auslenkungen kann dabei sehr groß werden (vgl. Überschallknall I 7.2.5) oder völlig verschwinden (Auslöschung, wenn der resultierende Auslenkungsvektor Null wird).

Voraussetzung für die Auslöschung zweier ganzer Wellenzüge ist deren Übereinstimmung in der Amplitude, der Wellenlänge (und damit auch in der Frequenz), der Ausbreitungsrichtung und der Polarisationsrichtung sowie ein Phasenunterschied von π (das ist ein Gangunterschied oder eine Verschiebung um eine halbe Wellenlänge: $\lambda/2$).

Auch die Beobachtung anderer geordneter Interferenzerscheinungen ist nur unter der Voraussetzung möglich, dass die interferierenden Wellenzüge kohärent sind, d. h. es muss eine feste Phasenbeziehung zwischen ihnen herrschen. Dazu ist es notwendig, dass ihre Wellenlängen bzw. Frequenzen gleich sind. Es bietet sich an, die Ausbreitungsrichtung der Wellen eines Erregers so zu manipulieren, dass in verschiedenen Richtungen verschiedene, aber jeweils konstante Phasendifferenzen auftreten.

Trifft eine Wellenfront auf ein Hindernis, das an einer Stelle unterbrochen ist, so wirkt diese Stelle auf den Raum hinter demHindernis wie ein „punktförmiger" Erreger, von dem nun kugelförmige (in der Ebene kreisförmige) Wellenfronten ausgehen. Hat das Hindernis mehrere durchlässige Stellen, so interferieren die davon ausgehenden Elementarwellen und bilden neue gemeinsame Wellenfronten. Für die Entstehung einer neuen Wellenfront ist es nicht erforderlich, dass die an der Hülllinie beteiligten Elementarfronten alle gleich alt sind. Eine Wellenfront, die gerade den Erreger verlässt, kann auch mit einer anderen Front interferieren, die den benachbarten Erreger schon eine Periode früher verlassen hat. Bedingung ist nur, dass die an der Hüllfront beteiligten Elementarfronten in Phase (im Gleichtakt) schwingen, d. h. die Auslenkungen der Elementarwellen sollen sich gegenseitig verstärken und nicht auslöschen.

Die Änderung der Ausbreitungsrichtung von Wellen, die durch ein Hindernis hervorgerufen wird, nennt man Beugung. Dieser Effekt macht sich allerdings nur dann deutlich bemerkbar, wenn das Hindernis größenordnungsmäßig mit der Wellenlänge der betroffenen Welle übereinstimmt.

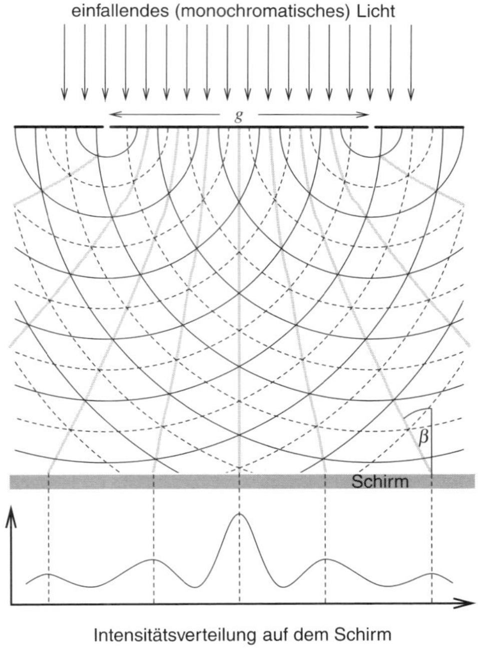

In der Abbildung treffen Wellen auf ein Hindernis mit Lücken im Abstand g. Dies führt zu Beugungs-Interferenzmustern. Dasselbe geschieht bei Wellen an der Wasseroberfläche, die auf eine Mauer mit Lücken treffen, wie auch bei Licht am optischen Gitter.

Für die Richtung der Beugungsmaxima (größte Lichtintensität) gilt $\sin\beta = \frac{n \cdot \lambda}{g}$, in den anderen Richtungen stellt man je nach Phasendifferenz ϕ teilweise bis vollständige ($\phi = \pi$) Auslöschung fest (vgl. I 5.2.2).

Solche Interferenzmuster entstehen auch, wenn Röntgenstrahlen auf ein Kristallgitter treffen (Wellenlänge in der

Größenordnung der Atomabstände). Dies wird zur Strukturanalyse von Festkörpern verwendet.

5.2.2 Beugung am optischen Gitter, Gitterspektrometer

Ritzt man z. B. auf eine Glasfläche sehr viele, dicht beieinander liegende Linien, so wirken die stehengebliebenen Glasflächen wie lichtdurchlässige Spalte, während die eingravierten Linien kein Licht durchlassen. Man erhält ein optisches Gitter, mit dem auf einem Schirm Licht-Interferenzmuster erzeugt werden können (vgl. I 5.2.1):

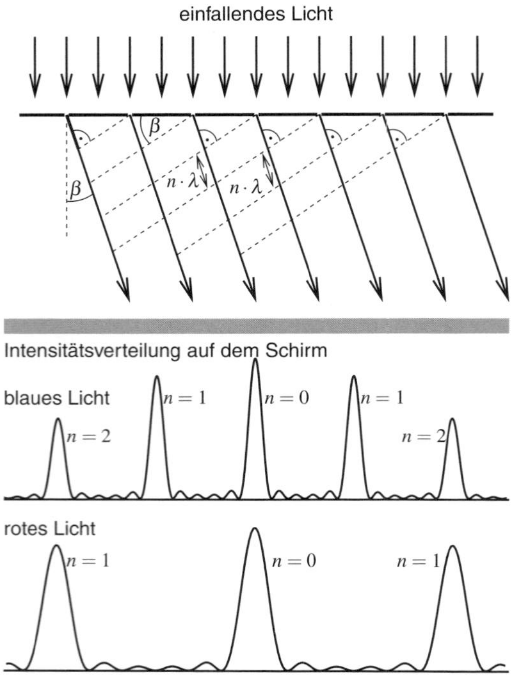

Beugungsminima: Elementarwellen aus benachbarten Spalten löschen sich gegenseitig aus, wenn ihre Phasendifferenz gerade $\Delta\phi = n \cdot \pi$ mit ungeradem n ist. Auf dem Schirm erscheinen in den entsprechenden Richtungen dunkle Linien.

Beugungsmaxima: Elementarwellen aus benachbarten Spalten verlaufen phasengleich oder mit einem Phasenunterschied, der ein ganzzahliges Vielfaches von π ist, durch die Addition ihrer Amplituden erhält man auf dem Schirm Linien maximaler Helligkeit. Die Verwendung von monochromatischem Licht ergibt ein klares Interferenz-Linienmuster, für dessen Beugungsmaxima gilt:

$$\sin\beta = \frac{n \cdot \lambda}{g}$$

$n = 0, 1, 2, 3, \ldots$

β: Beugungswinkel zum n-ten Beugungsmaximum

λ: Wellenlänge des verwendeten Lichts

g: Gitterkonstante, Abstand zwischen den lichtdurchlässigen Spalten

Lichtbeugung am optischen Gitter (Strichgitter)

Der Beugungswinkel β, unter dem ein bestimmtes Beugungsmaximum auftritt, ist abhängig von λ. Bei der Verwendung von Mischlicht (verschiedene Wellenlängen) beobachtet man deshalb auf dem Schirm keine einheitlichen Beugungsmaxima, sondern (außer bei $n = 0$) Beugungsspektren der im Mischlicht enthaltenen Wellenlängen. Am Beugungsschema (s. o.) erkennt man, dass bei gleichem n der Beugungswinkel β für langwelliges Licht (rot) größer ist als für kurzwelliges (blau). Bei weißem Licht überlappen sich die Beugungsmaxima der Ordnungen $n \geq 2$ von verschiedenen Farben.

Das Beugungsspektrum 1. Ordnung kann zur Isolation einer gewünschten Farbe (Gitter als Monochromator) oder zur Spektralanalyse des verwendeten Lichts herangezogen werden. Der Aufbau eines Gitterspektrometers entspricht dem des Prismenspektrometers (vgl. I 5.4.3).

5.3 Geometrische Optik

5.3.1 Lichtstrahl, Lichtbündel

In der geometrischen Optik genügt es, abgesehen von Reflexion und Brechung, von einer geradlinigen Ausbreitung des Lichts auszugehen. Typische Auswirkungen der Wellennatur des Lichts (Beugung, Interferenz, Polarisierbarkeit) bleiben hier unberücksichtigt (vgl. I 5.2.1).

Der Lichtstrahl ist ein Modell, mit dem die geradlinige Ausbreitung des Lichts dargestellt werden kann, er markiert sozusagen die Bahn eines Photons.

Mehrere Lichtstrahlen bilden ein Lichtbündel, man unterscheidet:

Parallelbündel: Alle zugehörigen Lichtstrahlen verlaufen parallel.

Lichtkegel:

1. Divergentes Lichtbündel, alle zugehörigen Strahlen kommen von derselben punktförmigen Lichtquelle.
2. Konvergentes Lichtbündel, alle zugehörigen Strahlen treffen sich im selben Punkt (Brennpunkt).

Ein Parallelbündel (vgl. I 5.3.7) kann mit einer ausgedehnten Lichtquelle, einer Sammellinse und einer Lochblende in deren Brennpunkt erzeugt werden:

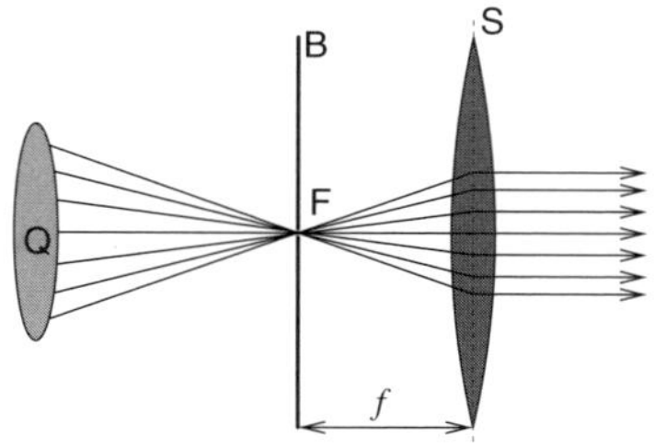

Q: ausgedehnte Lichtquelle

B: Lochblende, simuliert punktförmige Lichtquelle

S: Sammellinse

f: Brennweite der Sammellinse

F: Brennpunkt der Sammellinse

5.3.2 Reflexion

Trifft Licht auf die Grenzfläche zwischen zwei verschiedenen Medien, so wird immer zumindest ein Teil des Lichts reflektiert. Reflexionsgesetz:

1. Einfallender und reflektierter Strahl bilden mit dem Einfallslot eine Ebene (z. B. Zeichenebene auf dem Papier).
2. Einfallswinkel = Reflexionswinkel

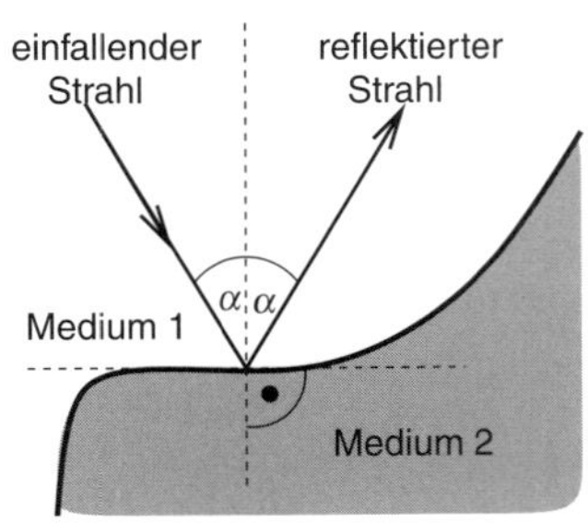

Einfallslot: Senkrechte zur Medientrennfläche im Auftreffpunkt des einfallenden Strahls

Einfallswinkel: Winkel α zwischen Einfallslot und einfallendem Strahl

Reflexionswinkel: Winkel α zwischen Einfallslot und reflektiertem Strahl

5.3.3 Brechung

Beim Übergang von einem Medium 1 zu einem Medium 2 unterschiedlicher optischer Dichte wird ein Lichtstrahl gebrochen, d. h. er ändert an der Grenzfläche seine Ausbreitungsrichtung. Der Winkel zwischen dem Einfallslot und dem gebrochenen Strahl heißt Brechungswinkel β.

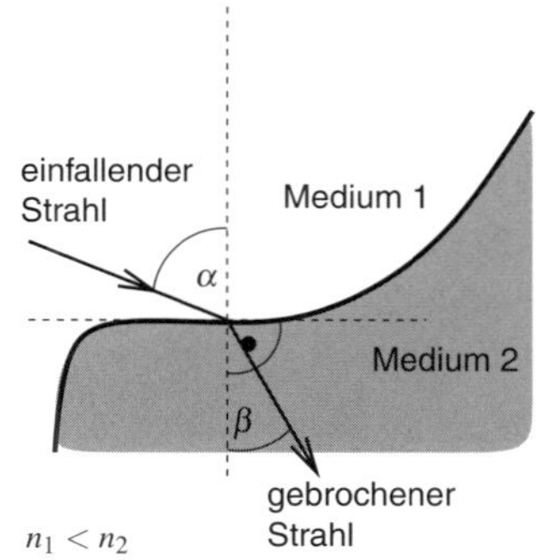

$n_1 < n_2$

Brechungsgesetz:

1. Einfallender und gebrochener Strahl bilden mit dem Einfallslot eine Ebene.
2. Als Brechungsquotient oder relative Brechzahl für den Übergang vom Medium 1 ins Medium 2 ergibt sich:

$$n_{1,2} = \frac{n_2}{n_1} = \frac{\sin\alpha}{\sin\beta}$$

Beim Übergang vom optisch dünneren ins optisch dichtere Medium, also $n_1 < n_2$, ist $\alpha > \beta$. Es erfolgt also eine Brechung zum Lot hin. Beim Übergang vom optisch dichteren ins optisch dünnere Medium, d. h. $n_1 > n_2$, ist $\alpha < \beta$, und es erfolgt eine Brechung vom Lot weg.

5.3.4 Totalreflexion, Lichtleiter

An der Grenzfläche vom optisch dichteren ins optisch dünnere Medium ($n_1 > n_2$) wird der einfallende Strahl vollständig reflektiert, wenn der Einfallswinkel einen bestimmten Grenzwert α_G überschreitet. Dieser Grenzwert wird erreicht, wenn der zugehörige Brechungswinkel β den Wert 90 ° erreicht, der gebrochene Strahl verläuft dann genau in der Grenzfläche zwischen den beiden Medien. Noch größer kann der Brechungswinkel β nicht werden.

Wird der Einfallswinkel größer als α_G, so kann das Licht nicht mehr vom optisch dichteren ins optisch dünnere Medium übertreten und der einfallende Strahl wird total reflektiert:

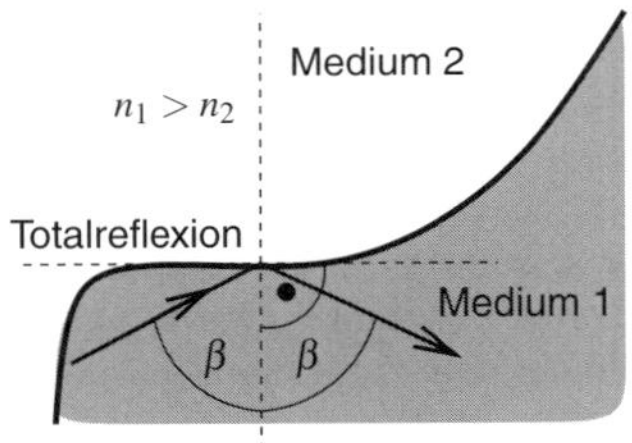

Für den Grenzwinkel α_G der Totalreflexion gilt:

$$\frac{\sin \alpha_G}{\sin 90°} = \frac{n_2}{n_1}$$

oder (mit $\sin 90° = 1$)

$$\sin \alpha_G = \frac{n_2}{n_1}$$

Anwendung: Ein Glasfaserkabel mit hoher Brechzahl, das in einer Umgebung mit kleiner Brechzahl (Ummantelung, Luft) verläuft, kann als Lichtleiter (vgl. Stromkabel, Wasserrohr) verwendet werden. Die Lichtstrahlen im Innern des Glasfaserkabels treffen so flach auf die Wandungen, dass sie immer wieder total reflektiert werden. Das Licht kann den Leiter nicht verlassen.

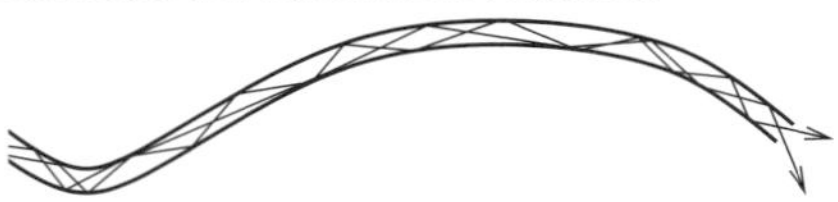

5.3.5 Dispersion

Unter Dispersion versteht man in der Optik das unterschiedliche Verhalten von Licht verschiedener Frequenzen (vgl. auch I 5.4.7). Der Brechungsindex (Brechzahl n, vgl. I 5.1.2, I 5.3.3) eines Mediums steigt in der Regel mit steigender Frequenz, d. h. verschiedenfarbiges Licht wird unterschiedlich stark gebrochen. „Weißes" Licht – eine Mischung aller Frequenzen im sichtbaren Bereich des elektro-magnetischen Spektrums – wird deshalb beim Übergang von einem Medium ins andere in seine spektralen Bestandteile zerlegt (vgl. I 5.4.3).

Brechungsdispersion:

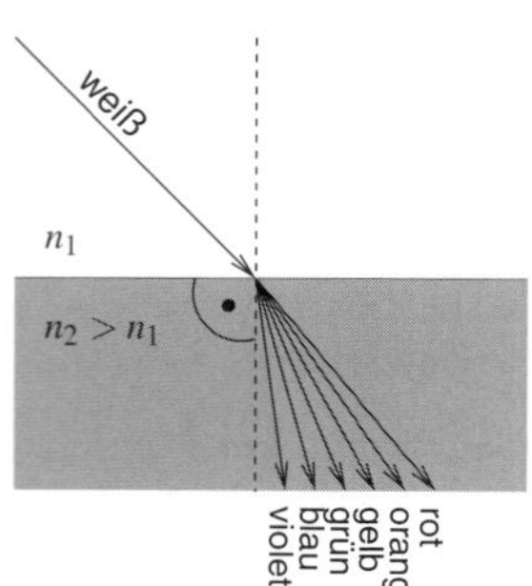

Sichtbares Spektrum

λ in nm	ν in THz	Farbe
400	750	violett
450	670	blau
500	600	
550	550	grün
600	500	gelb
650	460	orange
700	430	
750	400	rot
800	375	

5.3.6 Spiegel

Abbildung am ebenen Spiegel: Hier sind Gegenstandsweite G und Bildgröße B, sowie Gegenstandsweite g und Bildweite b jeweils gleich.

Das Bild ist virtuell, d. h. es entsteht in der gedachten Verlängerung eines wirklichen Strahlengangs. Virtuelle Bilder können im Gegensatz zu reellen Bildern (z. B. Diaprojektion) nicht mit einem Schirm aufgefangen werden.

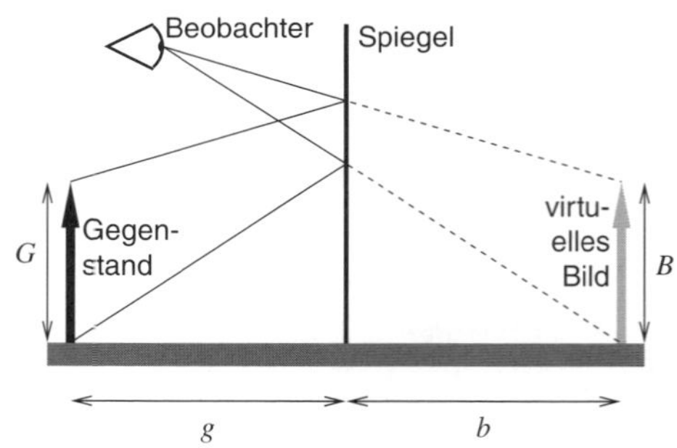

Abbildung am sphärischen Spiegel: Bei sphärischen Spiegeln (Krümmungsradius: r) mit der Brennweite $f = r/2$ gilt die Abbildungsgleichung:

$$\frac{1}{f} = \frac{1}{g} + \frac{1}{b}$$

und

$$\frac{B}{G} = \frac{b}{g}$$

Sphärischer Konvexspiegel: f ist negativ (Definition).

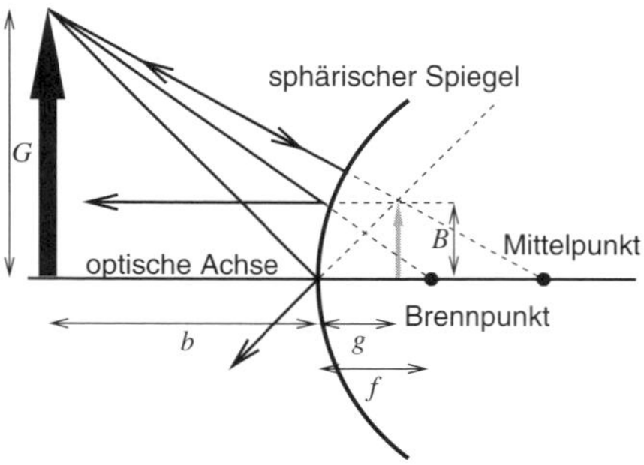

Sphärischer Konkavspiegel: f ist positiv (Definition).

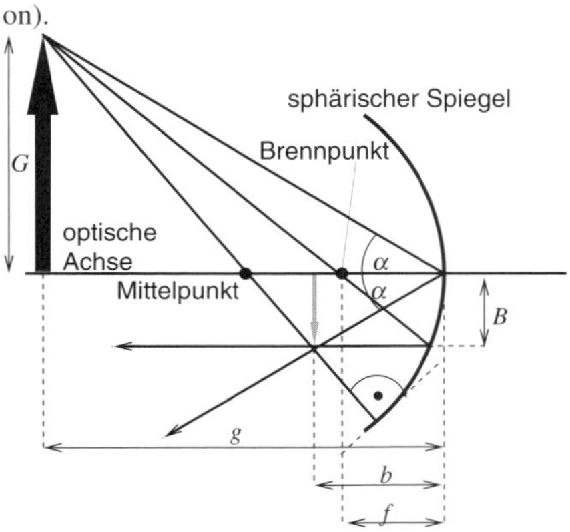

Grundlage der Bildkonstruktion (vgl. Reflexionsgesetz) sind:

Achsenparallele Strahlen werden als Brennpunkt-Strahlen reflektiert, d. h. der reflektierte Strahl oder seine gedachte Verlängerung geht durch den Brennpunkt.

Brennpunkt-Strahlen werden als achsenparallele Strahlen reflektiert.

Zentralstrahlen (treffen den Spiegel an der optischen Achse) werden achsensymmetrisch reflektiert.

Strahlen, die senkrecht auf die Spiegeloberfläche treffen, werden in sich selbst reflektiert.

Zur Bildkonstruktion verwendet man möglichst Strahlengänge, die in der Nähe der optischen Achse verlaufen. Achsenferne Strahlen führen zu Bildverzerrungen (vgl. Zeichnung Konvexspiegel).

5.3.7 Linsen

Ist das Linsenmaterial **optisch dichter** als seine Umgebung, so wirken Konkavlinsen als Zerstreuungslinsen und Konvexlinsen als Sammellinsen.

Ist das Linsenmaterial **optisch dünner** als seine Umgebung, so wirken Konvexlinsen als Zerstreuungslinsen und Konkavlinsen als Sammellinsen.

Strahlengänge bei dünnen Linsen: (in optisch dünnerer Umgebung)

Bikonvex-(Sammel-)Linse: Brennweite f ist nach Definition positiv.

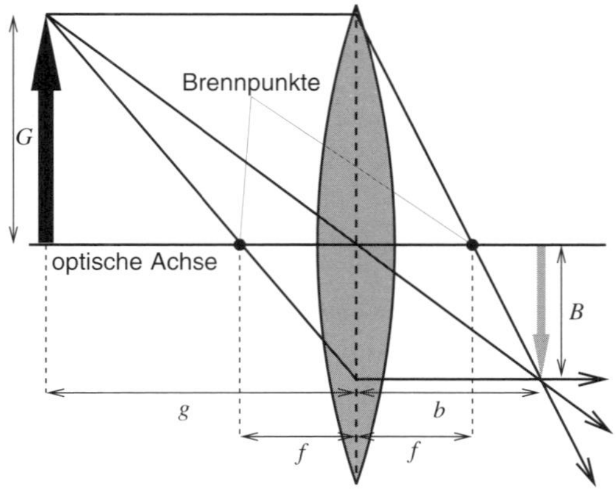

Bikonkav-(Zerstreuungs-)Linse Brennweite f ist nach Definition negativ.

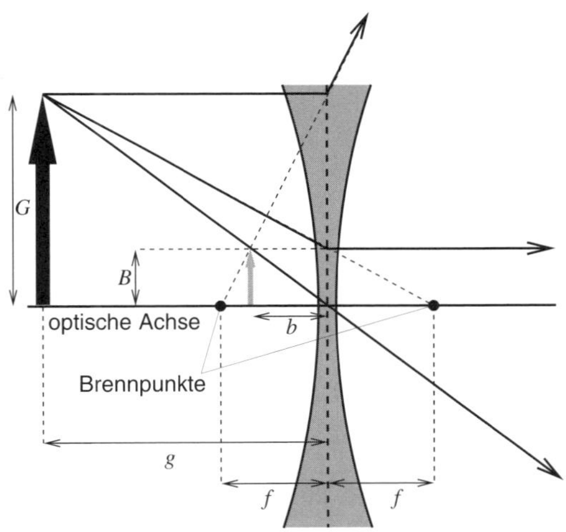

Grundlagen der Bildkonstruktion (vgl. Brechungsgesetz)

Achsenparallele Strahlen werden zu Brennpunkt-Strahlen gebrochen, d. h. der gebrochene Strahl oder seine gedachte Verlängerung geht durch einen der beiden Brennpunkte.

Brennpunkt-Strahlen werden zu achsenparallelen Strahlen gebrochen.

Zentralstrahlen (durch den Mittelpunkt der Linse) werden nicht gebrochen.

Zur Bildkonstruktion verwendet man möglichst achsennahe Strahlen, man beschränkt sich auf eine Richtungsänderung in der Mittelebene der Linse (genauer wäre eine Brechung an beiden Grenzflächen der Linse: Eintritt und Austritt des Strahls).

Abbildungsgleichung (vgl. sphärische Spiegel):

$$\frac{1}{f} = \frac{1}{g} + \frac{1}{b}$$

und

$$\frac{B}{G} = \frac{b}{g}$$

Brechwert: Der Brechwert D ist das Inverse der Brennweite

$$D = \frac{1}{f} \qquad \left[\frac{1}{\mathrm{m}} = \mathrm{dpt}\,(\mathrm{Dioptrie})\right]$$

Linsensysteme: Zwei dicht hintereinander stehende dünne Linsen können als Einheit betrachtet werden, dabei gilt

- für die Gesamtbrennweite

$$\frac{1}{f} = \frac{1}{f_1} + \frac{1}{f_2}$$
$$\Rightarrow f = \frac{f_1 \cdot f_2}{f_1 + f_2}$$

- und daher für den Gesamtbrechwert

$$D = D_1 + D_2$$

Brechwerte und Brennweiten von Sammellinsen sind nach Definition positiv. Brechwerte und Brennweiten von Zerstreuungslinsen sind nach Definition negativ.

5.3.8 Linsenfehler

Alle sphärisch geschliffenen Linsen haben die Eigenart, dass Randstrahlen, die weit entfernt von der optischen Achse auf die Linse treffen, stärker gebrochen werden als achsnahe Strahlen. Das führt zu unterschiedlichen Brennweiten für achsnahe und achsferne Strahlen und damit zu unscharfen Bildern. Diese Eigenart nennt man sphärische Aberration. Um ihre Auswirkungen zu begrenzen, kann man den achsfernen Strahlen mit einer Blende den Durchtritt durch die Linse verwehren.

Die Frequenzabhängigkeit der Brechzahl n des Linsenmaterials (vgl. I 5.3.5) führt zur chromatischen Aberration. Die Brennweite einer Linse ist für hochfrequentes (z. B. blaues) Licht kleiner als für niederfrequentes (rotes) Licht. Diese Erscheinung kann nur durch Linsensysteme mit verschiedenen Glassorten (unterschiedliche n) zum Teil ausgeglichen werden.

Sphärische Aberration:

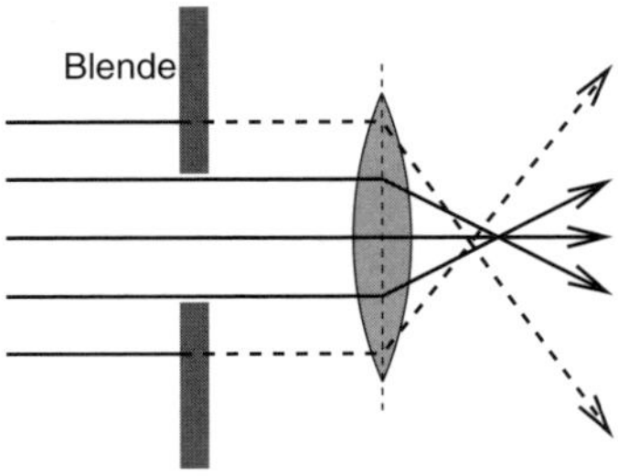

Chromatische Aberration:

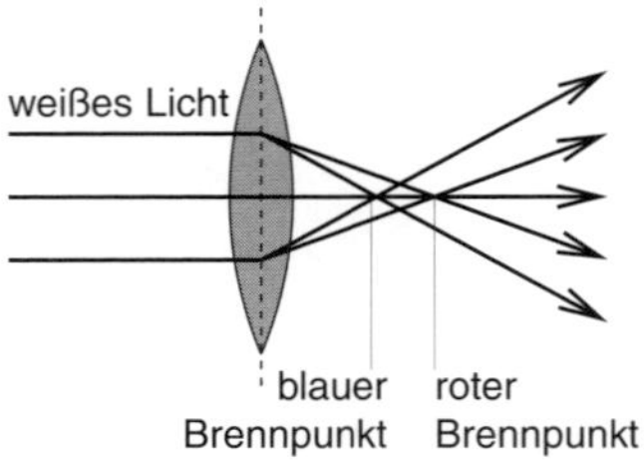

5.4 Optische Einrichtungen

5.4.1 Abbildungsmaßstab, Vergrößerung, Lupe

Das Verhältnis zwischen Bild- und Gegenstandsgröße bei einer optischen Abbildung heißt **Abbildungsmaßstab** β:

$$\beta = \frac{\text{Bildgröße}}{\text{Gegenstandsgröße}} = \frac{B}{G}$$

Durch die Größe G und den Abstand s (Sehweite) eines Gegenstands vom Auge des Beobachters wird der Sehwinkel ε festgelegt:

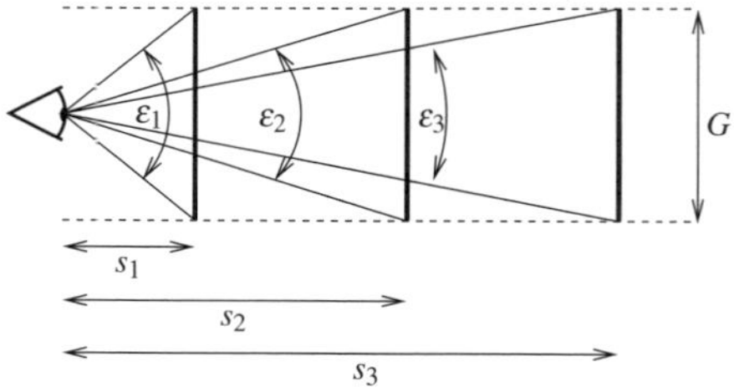

Die (konventionelle) deutliche Sehweite s_0 ist nach Definition $s_0 = 0{,}25$ m.

Unter der Vergrößerung V versteht man das Verhältnis zwischen dem wirklichen Sehwinkel ε (mit optischem Hilfsmittel) und dem Sehwinkel ε_0, unter dem der Gegenstand erscheinen würde, wenn er sich im Abstand der deutlichen Sehweite s_0 vom Beobachter befände:

$$V = \frac{\varepsilon}{\varepsilon_0} = \frac{\text{Sehwinkel mit optischem Instrument}}{\text{Sehwinkel in 25 cm Abstand ohne optisches Instrument}}$$

Mit Sammellinsen hoher Brechkraft (kurzer Brennweite) lassen sich, bei Verwendung als Lupe, bis zu 30-fache Vergrößerungen erzielen. Dazu bringt man den Gegenstand innerhalb der Brennweite möglichst nah an den Brennpunkt der Lupe. Das beobachtende Auge (etwa in der gegenüberliegenden Brennebene) sieht nun – in nicht akkommodiertem (völlig entspanntem) Zustand – ein virtuelles Bild des Gegenstands im Unendlichen ($b \to \infty$). Rückt der Gegenstand aus der Brennebene näher an die Linse, so erhält man auch eine endliche Bildweite b, auf die das Auge akkommodiert werden muss.

Strahlengang bei der Lupe:

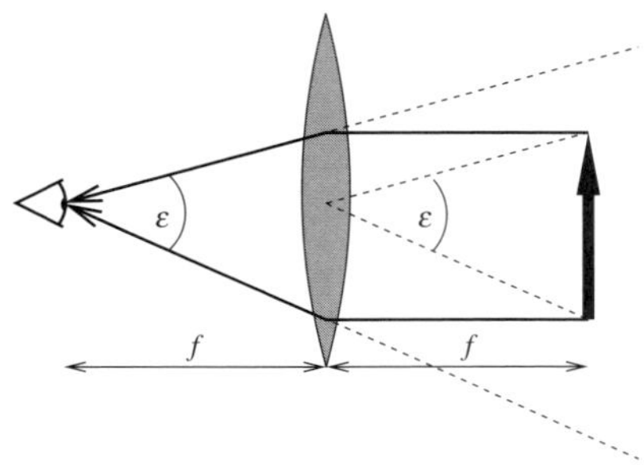

$g = f$, Bild im Unendlichen

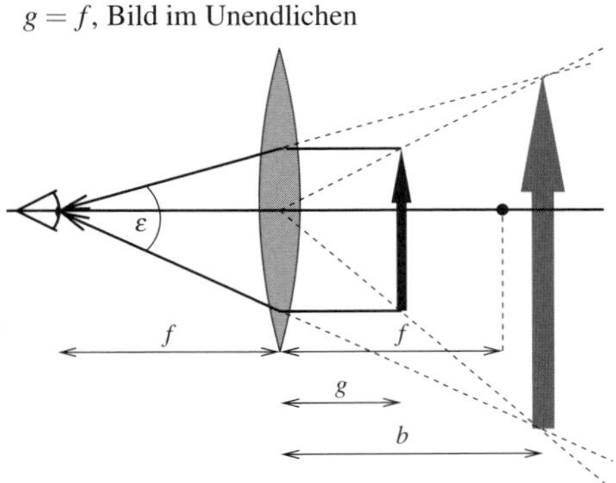

$g < f$, endliche Bildweite

Lupenvergrößerung:

$$\frac{G}{f} \cdot \frac{s_0}{G} = \frac{\varepsilon}{\varepsilon_0} = V_L = \frac{s_0}{f} = D \cdot s_0$$

5.4.2 Lichtmikroskop

Ein Mikroskop besteht aus Objektiv (Brennweite f_1) und Okular (Brennweite f_2). Der Abstand zwischen den beiden Brennebenen heißt Tubuslänge t. Die beiden Linsen sind also im Abstand $f_1 + t + f_2$ angeordnet. Das Objektiv entwirft vom Gegenstand (g etwas größer als f_1) ein vergrößertes, reelles Zwischenbild in der Brennebene des Okulars oder knapp innerhalb der Okularbrennweite (Objektivbildweite $b_1 = f_1 + t$). Mit dem Okular als Lupe sieht der Beobachter ein nochmals vergrößertes virtuelles Bild des Gegenstands.

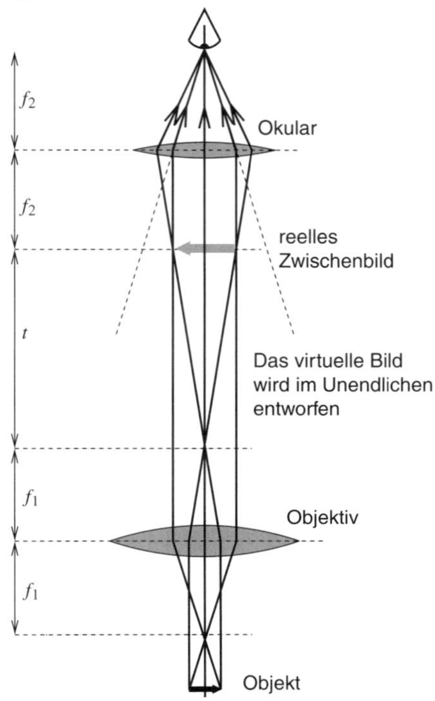

Abbildungsmaßstab des Objektivs:

$$\beta_{Ob} = \frac{ZB}{G} = \frac{t}{f_1}$$

Vergrößerung des Okulars:

$$V_{Ok} = \frac{s_0}{f_2}$$

Gesamtvergrößerung des Mikroskops:

$$V_M = \beta_{Ob} \cdot V_{Ok} = \frac{t}{f_1} \cdot \frac{s_0}{f_2}$$

Messmikroskop: Mit Hilfe von Okularskalen (in der Ebene des Zwischenbilds) und Objektskalen (z. B. auf dem Objektträger) können die Abmessungen des Objekts vom Beobachter direkt abgelesen werden. Okularskalen müssen bei jeder neuen Objektiv-Okular-Kombination mit Hilfe einer Objektskala kalibriert werden.

Mit dem Lichtmikroskop lassen sich etwa 1 000-fache Vergrößerungen erzielen. Die Möglichkeit, zwei Punkte bei kleiner werdendem Abstand voneinander zu unterscheiden (getrennt wahrzunehmen), ist durch die Wellennatur des Lichts (Beugung) begrenzt. Für Mikroskope gilt als kleinster auflösbarer Abstand:

$$g = \frac{\lambda}{\sin \alpha}$$

λ: Wellenlänge des verwendeten Lichts; $2 \cdot \alpha$: Öffnungswinkel desjenigen vom Objekt ausgehenden Strahlenkegels, der gerade noch ins Objektiv gelangt.

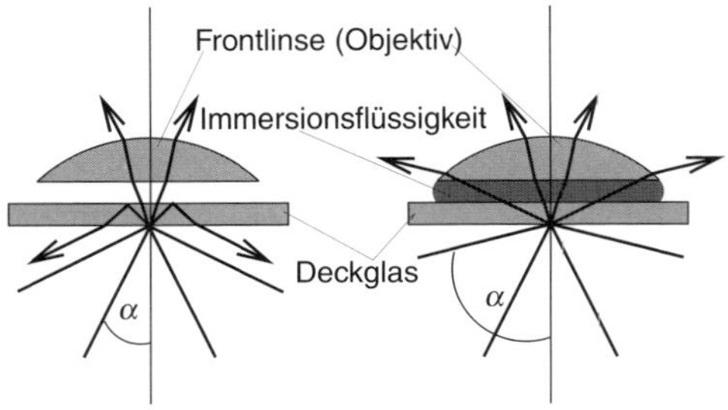

Eine Immersionsflüssigkeit mit der Brechzahl n (z. B. Zedernholzöl, $n = 1{,}5$) kann verhindern, dass ein Teil des einfallendes Lichts beim Austritt aus dem Objekt-Deckglas total reflektiert wird. Die Wellenlänge des verwendeten Lichts verkürzt sich in der Flüssigkeit auf λ/n, der Winkel α wird größer. Der kleinste auflösbare Abstand ergibt sich nun aus:

$$g = \frac{\lambda}{n \cdot \sin\alpha}$$

Das Auflösungsvermögen ist dann

$$A = \frac{1}{g} = \frac{n \cdot \sin\alpha}{\lambda} = \frac{\text{Numerische Apertur}}{\text{Licht-Wellenlänge}}$$

Das Auflösungsvermögen eines Mikroskops kann demnach erhöht werden, indem man entweder Licht kürzerer Wellenlänge verwendet, oder indem man mit einer Immersionsflüssigkeit zwischen Objektiv und Deckglas die numerische Apertur vergrößert. Die Auflösungsgrenze von Lichtmikroskopen liegt etwa bei der Wellenlänge des verwendeten Lichts.

5.4.3 Anwendung der Brechungsdispersion

Bei optischen Prismen wird die Frequenzabhängigkeit der Brechzahl n zur Spektralanalyse ausgenutzt. Durch die Anordnung der brechenden Oberflächen in einem geeigneten Winkel wird erreicht, dass sich die Dispersionserscheinungen beim Eintritt und Austritt des Lichtstrahls verstärken. Je nach Aufgabenstellung können die austretenden Lichtstrahlen auf das Vorkommen oder Fehlen bestimmter Frequenzen untersucht werden (Spektralanalyse), oder man ordnet eine Blende so an, dass nur Licht einer gewünschten Farbe das Hindernis passieren kann (Monochromator).

Prismenspektrometer (Prinzip):

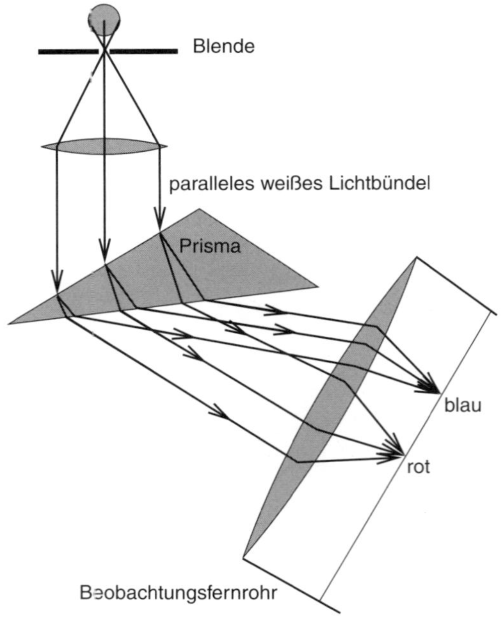

5.4.4 Polarisation des Lichts

Wie alle transversal schwingenden Wellen kann auch das Licht polarisiert werden (vgl. I 6.2.3). Unter der Polarisationsrichtung elektro-magnetischer Wellen versteht man die Schwingungsrichtung des elektrischen Vektors (vgl. I 5.1.1). Beim Übergang auf ein niedrigeres Energieniveau (vgl. I 7.2.2) emittiert ein einzelnes Atom zwar polarisiertes Licht, durch die Vielzahl der emittierenden Atome einer Lichtquelle ist natürliches Licht aber in der Regel unpolarisiert, d. h. sein elektrischer Vektor schwingt senkrecht zur Ausbreitungsrichtung in allen Richtungen gleich stark. Vollständig linear polarisiertes Licht schwingt nur in einer einzigen Ebene senkrecht zur Ausbreitungsrichtung. Teilweise polarisiertes Licht schwingt in einer bevorzugten Ebene besonders stark, mit wachsender Abweichung von dieser Ebene nimmt die Amplitude der Schwingung bis auf ein Minimum ab (Abweichung: 90 °).

5.4.5 Polarisation durch Brechung und Reflexion

Brechung: Beim Übergang zwischen zwei Medien unterschiedlicher optischer Dichte wird Licht stets teilweise polarisiert. Bevorzugte Schwingungsebene des gebrochenen Lichts ist die Einfallsebene (vgl. I 5.3.2). Je nach Abweichung der Schwingungsrichtung von dieser Ebene wird das Licht bei der Brechung mehr oder weniger stark gedämpft.

Reflexion: Bei der Reflexion an der Grenzschicht zwischen zwei Medien wird Licht in der Regel ebenfalls teilweise polarisiert. Bevorzugte Schwingungsebene des reflektierten Lichts ist die zur Einfallsebene senkrechte Ebene. Je nach Abweichung der Schwingungsrichtung von diese Ebene wird das reflektierte Licht unterschiedlich stark gedämpft.

Ein Sonderfall ergibt sich, wenn der gebrochene und der reflektierte Strahl senkrecht aufeinander stehen. Der reflektierte Strahl ist dann nicht teilweise, sondern vollständig polarisiert. Der zugehörige Einfallswinkel α_B heißt Brewster-Winkel, er ergibt sich aus:

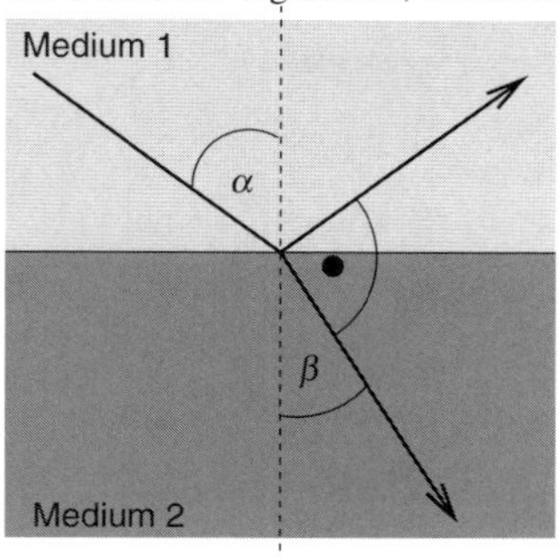

$$\alpha_B + \beta_B = 90°$$

$$\Rightarrow \quad \sin\beta_B = \cos\alpha_B$$

$$\Rightarrow \quad \frac{\sin\alpha_B}{\sin\beta_B} = \frac{\sin\alpha_B}{\cos\alpha_B}$$

$$\Rightarrow \quad n_{1,2} = \tan\alpha_B$$

Dies ist das Brewstersche Gesetz.

5.4.6 Polarisation durch Doppelbrechung

Optisch anisotrope Medien sind Stoffe, in denen die Ausbreitungsgeschwindigkeit des Lichts nicht in allen Richtungen gleich ist; ihr Brechungsindex n ist abhängig von der Schwingungsrichtung des Lichts. Nicht polarisiertes Licht, das in solche Stoffe eintritt, kann – entsprechend den Komponenten der Schwingungsrichtungen – in zwei Strahlen aufgeteilt (doppelt gebrochen) werden, die beide vollständig polarisiert sind mit senkrecht aufeinanderstehenden Polarisationsrichtungen. Durch Ausblenden eines der beiden Strahlen erhält man vollständig polarisiertes Licht (z. B. Nicolsches Prisma).

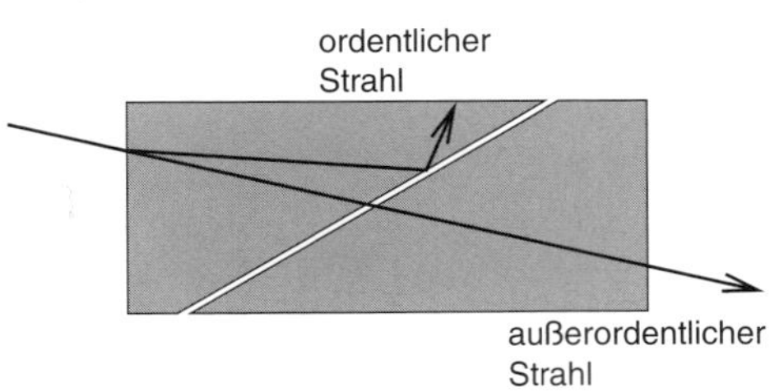

Nicolsches Prisma: (Kalkspat) Beim Eintritt in das Nicol-Prisma wird der unpolarisierte Lichtstrahl in zwei senkrecht zueinander polarisierte Strahlen A und O aufgeteilt. Der „ordentliche" Strahl O (normale Brechung gemäß Brechungsgesetz) wird bei B total reflektiert (vgl. I 5.3.4) und von der Gehäusewand absorbiert. Der „außerordentliche" Strahl A wird kaum gebrochen und verlässt das Nicol-Prisma mit einer nur geringfügigen Parallelversetzung.

Optische Anisotropie tritt auf bei den meisten Kristallen, bei geschichtetem oder faserigem Feinaufbau, bei strömenden Flüssigkeiten mit gelösten Kettenmolekülen, aber auch bei normalerweise optisch isotropen Stoffen, die elektro-magnetischen Feldern oder elastischen Verformungen ausgesetzt sind.

5.4.7 Dichroismus

Optisch anisotrope Kristalle, die zusätzlich zur Doppelbrechung eine unterschiedlich starke Absorption der polarisierten Komponenten aufweisen, nennt man dichroitisch. Bei genügender Schichtdicke der dichroitischen Substanz kann eine der beiden Komponenten praktisch völlig absorbiert werden, bei manchen Stoffen (z. B. Turmalin) genügt dazu bereits eine Schichtdicke von 1 mm.

Anwendung: Folien, in die stark dichroitische, nadelförmige Kristalle eingelagert sind, lassen nur Licht einer Schwingungsebene durch (Polarisationsfilter oder -folien). Denselben Effekt erreicht man durch Streckung von faserigem Folienmaterial (z. B. Zellulose-Hydrat).

5.4.8 Streupolarisation

Fällt Licht auf Materieteilchen, so veranlaßt die einfallende Lichtwelle (schwingender elektrischer Vektor) die Elektronen der Atomhülle zu erzwungenen Schwingungen in Polarisationsrichtung, also senkrecht zur Ausbreitungsrichtung des Lichts. Die schwingenden Elektronen strahlen ihrerseits wieder elektro-magnetische Wellen ab (vgl. Hertzscher Dipol, I 4.6.5). Diesen Vorgang bezeichnet man als Streuung.

Die Schwingungsrichtung der Elektronen ist wiederum die Polarisationsrichtung der von ihnen emittierten Lichtwellen. Da die Polarisationsrichtung von Licht stets senkrecht auf seiner Ausbreitungsrichtung steht und bei der Streuung erhalten bleibt, besitzt alles senkrecht zum einfallenden Licht austretende Licht genau die Polarisationsrichtung, die senkrecht auf der Einfalls- und Ausfallsrichtung steht; es ist also (vollständig) polarisiert.

Beispiele: Schwebeteilchen in der Luft, Suspensionen, Emulsionen, Luftmoleküle in der Atmosphäre („Himmelslicht" ist als Streuung des Sonnenlichts teilweise polarisiert).

5.4.9 Optische Aktivität, Rotationsdispersion

Stoffe, die beim Durchgang von polarisiertem Licht dessen Polarisationsebene ändern (drehen), nennt man optisch aktiv (z. B. Quarze, Zuckerlösungen). Für die Anwendung interessant sind vor allem Lösungen, deren optische Aktivität zur Konzentrationsbestimmung eingesetzt werden kann.

Die Drehung der Polarisationsebene von Licht in einer optisch aktiven Substanz ist proportional zur Schichtdicke (Lichtweglänge in der Probe) und bei Lösungen proportional zur Konzentration. Bei einer Probelösung mit der Konzentration c und der Schichtdicke d gilt für den Drehwinkel:

$$\alpha = \alpha' \cdot c \cdot d$$

Der spezifische Drehwinkel α' wächst in der Regel mit steigender Frequenz des verwendeten Lichts (Rotationsdispersion), d. h. die Polarisationsebene von blauem Licht wird stärker gedreht als die von rotem Licht. α' ist außerdem abhängig von der Temperatur, der Art des Lösungsmittels und zum Teil auch von der Konzentration c der Lösung. In Ausnahmefällen kann der Wechsel des Lösungsmittels bzw. eine Änderung der Konzentration sogar zu einer Änderung des Drehsinns führen.

Beispiele:

- Chloramphenicol dreht die Polarisationsebene des Lichts in Ethylacetat nach links, in Ethanol dagegen nach rechts.
- Bei Apfelsäure beobachtet man einen Wechsel des Drehsinns zwischen verdünnter und konzentrierter wässriger Lösung.

Schematische Anordnung zur Messung der optischen Aktivität (Polarimeter)

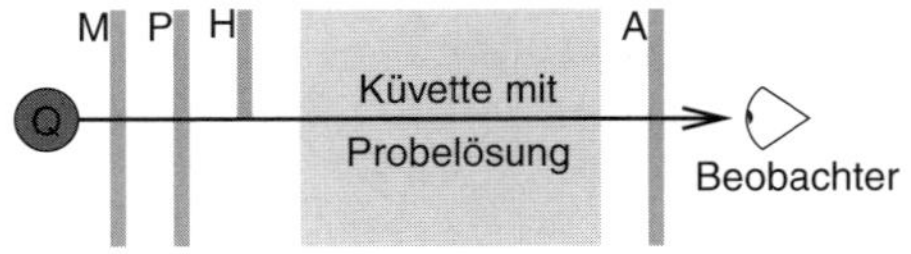

Q: Lichtquelle

M: Monochromator, falls keine monochrome Lichtquelle (z. B. Na-Dampflampe) verwendet wird.

P: Polarisator (Folie oder Nicol-Prisma)

H: Halbschatteneinrichtung (zusätzlicher kleiner Polarisator)

K: Küvette mit Probelösung

A: Analysator, wie P, aber drehbar mit Winkelskala

Die Halbschatteneinrichtung dient der besseren Ablesbarkeit. Ohne H muss die Analysatorstellung gefunden werden, bei der kein Licht aus Q den Beobachter erreicht (subjektive Fehlerquelle: welches ist die „dunkelste" Einstellung?). Die Polarisationseinrichtungen P und H sind um einen kleinen Winkel gegeneinander verdreht, so dass der Beobachter zunächst zwei unterschiedlich helle Bildhälften mit einer klaren Trennungslinie sieht. Der Analysator wird nun so gedreht, dass diese Trennungslinie verschwindet und beide Bildhälften gleich hell erscheinen. Nach diesem sehr empfindlichen Helligkeitsabgleich kann der Drehwinkel α an der Analysatorskala abgelesen werden.

5.4.10 Polarisationsmikroskopie

Im polarisierten Licht machen sich faserige und geschichtete Strukturen, strömende Flüssigkeiten und elastische Verformungen (Spannungszustände) bemerkbar, die im natürlichen Licht nicht als solche zu erkennen sind (vgl. I 5.4.6). Die Beleuchtung des Objekts mit polarisiertem Licht ist deshalb auch in der Mikroskopie ein wichtiges Hilfsmittel.

6 Schwingungen und Wellen

6.1 Schwingungen

6.1.1 Federpendel

Ein Federpendel besteht aus einer Masse, die an einer Feder hängt. Sei nun x die Auslenkung der Masse aus ihrer Ruhelage, so ist dies im Allgemeinen eine Funktion der Zeit: $x = x(t)$.

Auf die Masse wirken nun verschiedene Kräfte. Das ist die Rückstellkraft

$$F_{\text{rück}} = -x(t) \cdot D$$

die der Auslenkung $x(t)$ und der Federkonstanten D proportional ist (Hooksches Gesetz), die Reibungskraft, die wir in der Form

$$F_{\text{reib}} = -\dot{x}(t) \cdot r$$

annehmen wollen, was einer nassen Reibung entspricht. und dazu noch eine externe zeitabhängige Kraft

$$F_{\text{ext}}(t)$$

die von außen auf die Masse wirken soll.

Die Gesamtkraft, die auf die Masse wirkt, ist dann

$$F_{\text{ges}} = F_{\text{ext}}(t) - r \cdot \dot{x}(t) - Dx(t)$$

Für die Bewegung der Pendelmasse gilt also

$$\begin{aligned} m\ddot{x}(t) &= F_{\text{ges}} \\ &= F_{\text{ext}}(t) - r\dot{x}(t) - Dx(t) \end{aligned}$$

oder

$$m\ddot{x}(t) + r\dot{x}(t) + Dx(t) = F_{\text{ext}}(t)$$

Gleichungen dieser Form nennnt man Schwingungsgleichungen und Systeme, deren Bewegung durch solche Gleichungen beschrieben werden, Oszillatoren. Ein anderer Oszillator ist der elektrische Schwingkreis, bei dem in der obigen Schwingungsgleichung die Ersetzungen

$$\begin{aligned} x(t) &\longrightarrow I(t) \\ m &\longrightarrow L \\ r &\longrightarrow R \\ D &\longrightarrow 1/C \end{aligned}$$

anzubringen sind.

Nimmt man an, dass die externe Kraft Null sei, das Federpendel also frei schwingt, so erhält man

$$m\ddot{x}(t) + r\dot{x}(t) + Dx(t) = 0$$

was durch

$$x(t) = Ae^{-\lambda t} \cdot \sin(\omega t + \phi)$$

mit beliebigem A und ϕ und

$$\begin{aligned} \lambda &= \frac{r}{2m} \\ \omega &= \sqrt{\frac{D}{m} - \lambda^2} \end{aligned}$$

gelöst wird. Dies ist eine gedämpfte Schwingung, die im Grenzfall verschwindender Reibung in eine Sinusschwingung übergeht.

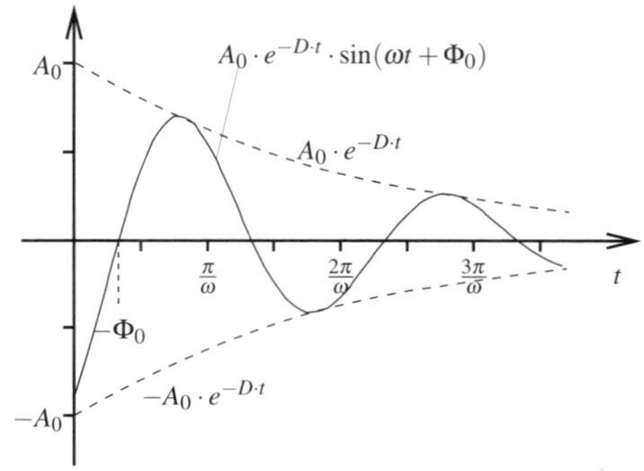

Nun sei die externe Kraft nicht mehr Null, sondern gegeben durch $F_{\text{ext}}(t) = F_1(t) + F_2(t)$. Wenn man nun die Lösungen der Schwingungsgleichung mit $F_1(t)$ als externer Kraft und $F_2(t)$ als externer Kraft, $x_1(t)$ und $x_2(t)$, kennt, so gilt

$$\begin{aligned} m\frac{d^2}{dt^2}x_1(t) + r\frac{d}{dt}x_1(t) + Dx_1(t) &= F_1(t) \\ m\frac{d^2}{dt^2}x_2(t) + r\frac{d}{dt}x_2(t) + Dx_2(t) &= F_2(t) \end{aligned}$$

und wenn man beide Gleichungen addiert

$$\begin{aligned} m\frac{d^2}{dt^2}(x_1(t) + x_2(t)) + r\frac{d}{dt}(x_1(t) + x_2(t)) \\ + D(x_1(t) + x_2(t)) = F_1(t) + F_2(t) \end{aligned}$$

so dass die Funktion $x(t) = x_1(t) + x_2(t)$ die Schwingungsgleichung mit der externen Kraft $F_{\text{ext}}(t) = F_1(t) + F_2(t)$ löst. Es genügt daher, externe Kräfte der Form $F_{\text{ext}}(t) = A\cos(\omega_{\text{ext}}t)$ zu betrachten, da sich beliebige Kraftfunktionen als Summe solcher Sinusfunktionen schreiben lassen (Fourieranalyse).

Sei nun die externe Kraft von dieser Form, so lautet die Schwingungsgleichung

$$m\ddot{x}(t) + r\dot{x}(t) + Dx(t) = A\cos(\omega_{\text{ext}}t)$$

Sie wird gelöst durch

$$x(t) = A_0\cos(\omega_{\text{ext}}t - \phi)$$

mit

$$A_0 = \frac{F_0}{m\sqrt{(\omega_0^2 - \omega_{\text{ext}}^2)^2 + (\lambda\,\omega_{\text{ext}})^2}}$$

$$\omega_0 = \sqrt{\frac{D}{m}}$$

$$\phi = \arcsin\left(\frac{\lambda\,\omega_{\text{ext}}}{\sqrt{(\omega_0^2 - \omega_{\text{ext}}^2)^2 + (\lambda\,\omega_{\text{ext}})^2}}\right)$$

Diese Lösung ist eine erzwungene Schwingung mit konstanter Amplitude, deren Frequenz durch die Frequenz der externen Kraft vorgegeben ist.

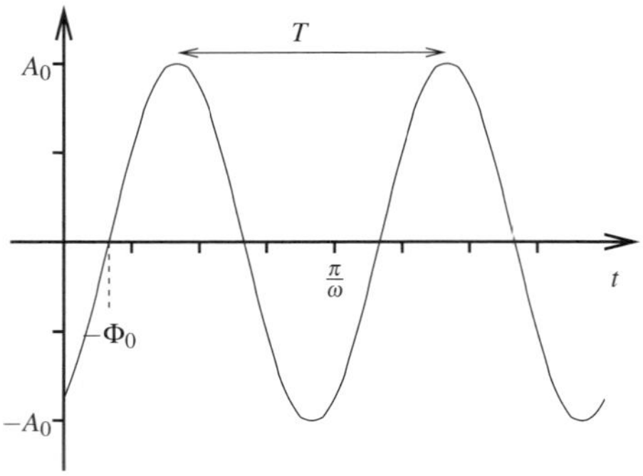

Normiert man die Amplitude der erzwungenen Schwingung mit dem Verhältnis $F_0/(m\omega_0^2)$, so hängt diese nur noch von zwei Verhältnissen $\omega_{\text{ext}}/\omega_0$ und λ/ω_0 ab:

$$A_{\text{norm}} = \frac{A \cdot m \cdot \omega_0^2}{F_0} = \frac{1}{\sqrt{\left(1 - \left(\frac{\omega_{\text{ext}}}{\omega_0}\right)^2\right)^2 + \left(\frac{\lambda}{\omega_0}\,\frac{\omega_{\text{ext}}}{\omega_0}\right)^2}}$$

Das Maximum der Amplitude liegt bei $\omega_{\text{ext}} = \sqrt{\omega_0^2 - \frac{1}{2}\lambda^2}$; für $\lambda > (\sqrt{2}/2)\,\omega_0$ ergibt sich kein Maximum, die Amplitude fällt mit steigender Frequenz monoton ab. Das Phänomen der frequenzabhängigen Amplitude nennt man Resonanz.

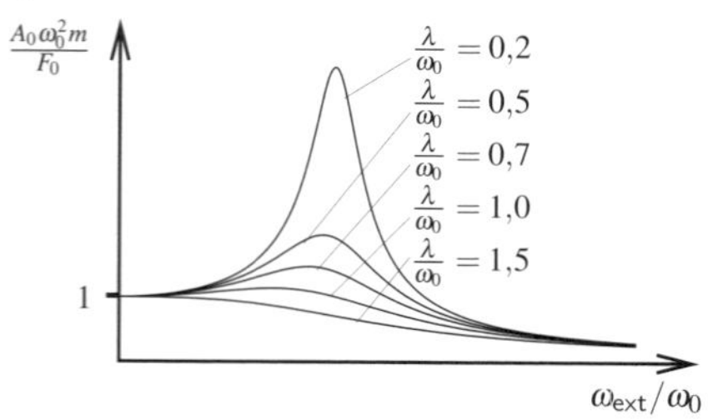

Oft sind Resonanzerscheinungen durchaus erwünscht und werden bewusst angewandt: Tonbildung bei Musikinstrumenten, Schaukel, elektromagnetische Resonanzen in Antennen (Funkempfang).

6.1.2 Weitere Beispiele

Einfache schwingende Systeme (Oszillatoren) sind das Feder- und das Fadenpendel:

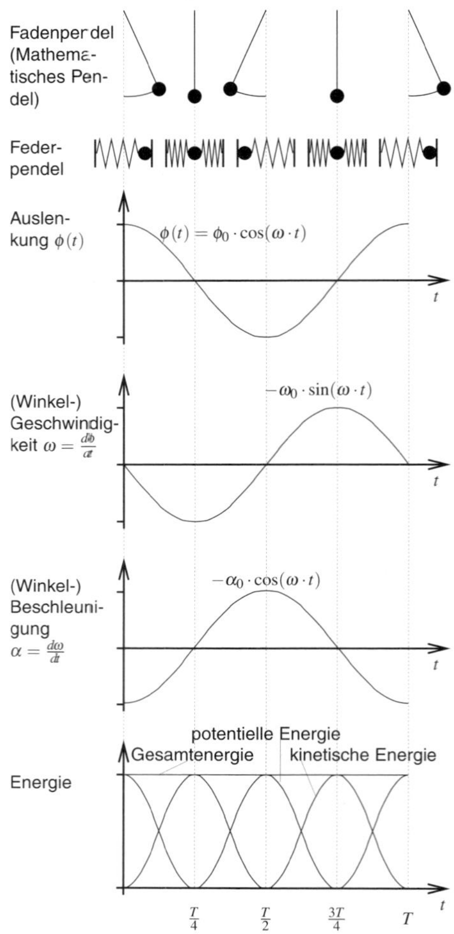

potentielle Energie: $E_0 \cdot \cos^2(\omega \cdot t)$
kinetische Energie: $E_0 \cdot \sin^2(\omega \cdot t)$
Gesamtenergie: $E_0 \cdot \cos^2(\omega \cdot t) + E_0 \cdot \sin^2(\omega \cdot t) = E_0$

Bei $t = n \cdot \frac{T}{2}, n = 1, 2, \ldots$ liegen die Umkehrpunkte der Bewegung. Hier erreichen Auslenkung, Beschleunigung und potentielle Energie ihr Maximum; Geschwindigkeit und kinetische Energie sind gleich Null.

Bei $t = n \cdot \frac{T}{2} + \frac{T}{4}, n = 1, 2, \ldots$ liegen die Durchgänge durch die Gleichgewichtslage. Geschwindigkeit und kinetische Energie erreichen ihr Maximum; Auslenkung, Beschleunigung und potentielle Energie sind gleich Null.

Die Resonanzfrequenzen der Oszillatoren sind

Fadenpendel:

$$\nu_0 = \frac{1}{2\pi} \cdot \sqrt{\frac{g}{l}}$$

g: Erdbeschleunigung, l: Fadenlänge

Federpendel:

$$\nu_0 = \frac{1}{2\pi} \cdot \sqrt{\frac{D}{m}}$$

D: Federkennwert, l: Fadenlänge, m: schwingende Masse

elektrischer Schwingkreis:

$$\nu_0 = \frac{1}{2\pi} \cdot \sqrt{\frac{1}{C \cdot L}}$$

C: Kapazität, L: Induktivität

Anmerkung: In einem harmonisch schwingenden System ist die zur Gleichgewichtslage gerichtete Rückstellkraft stets proportional zur jeweiligen Auslenkung:

$$F_R = c \cdot A(t)$$

Die Schwingung eines Fadenpendels ist nur bei kleinen Amplituden näherungsweise harmonisch.

6.1.3 Stehende Bilder von Schwingungen

Die Phasenlage eines mit konstanter Amplitude schwingenden Systems wiederholt sich jeweils nach einer Phasendifferenz von 2π bzw. nach einem Zeitablauf von T (Periodendauer). Für einen Beobachter, der nach jeweils gleichen Zeitabschnitten $n \cdot T$ ($n = 1, 2, 3, \ldots$) einen kurzen Blick auf das System wirft, ergibt sich ein „stehendes" Bild. Er sieht immer nur dieselbe Phasenlage, d. h. er bemerkt keine Veränderung des Systems. Derselbe Effekt entsteht, wenn ein „im Dunkeln" schwingendes System in konstanten Zeitabschnitten von $n \cdot T$ beleuchtet wird (Stroboskop) oder wenn die Aufzeichnung einer Schwingung nach jeweils n Perioden wieder am selben Punkt beginnt, so dass die Kurven aller Periodengruppen genau aufeinander zu liegen kommen (Oszillographen-Schirm, vgl. I 4.4.11).

6.1.4 Fourier-Analyse (bzw. -Synthese), Oberschwingungen

Nach Fourier kann jede (fast) beliebige Änderung einer physikalischen Größe (also nicht nur periodische oder harmonische Vorgänge) durch eine Überlagerung von harmonischen Schwingungen dieser Größe beschrieben werden. D.h. wenn man nur genügend viele unterschiedliche harmonische Schwingungen einer physikalischen Größe A überlagert, kann man damit jede denkbare A-Zeit-Beziehung herstellen.

Bei der Fourier-Analyse einer periodischen Schwingung mit der Schwingungsdauer T bzw. der Grundfrequenz $\nu = \frac{1}{T}$ treten nur Schwingungsanteile mit der Grundfrequenz ν oder einem Vielfachen davon ($n \cdot \nu$) auf (Oberschwingungen).

6.2 Wellen

6.2.1 Definition, Beschreibung

Wellen sind im Raum fortschreitende periodische Änderungen einer physikalischen Größe. Wenn der Erreger einer Welle eine ganze Schwingung durchgeführt hat (Periode T), ist die Erregung bis in eine bestimmte Entfernung λ vom Erreger vorgedrungen. Dort ändert sich nun die physikalische Größe in Phase (im Gleichtakt) mit dem Erreger. Bezeichnet man mit c die Ausbreitungsgeschwindigkeit (Phasengeschwindigkeit) der Welle und mit λ die Wellenlänge, so gilt:

$$\lambda = c \cdot T = \frac{c}{\nu}$$

$$c = \nu \cdot \lambda$$

Die Frequenz ν ist die charakteristische Größe einer Welle, sie hängt nur von der Schwingungsdauer bzw. Frequenz des Erregers ab. Wellenlänge und Ausbreitungsgeschwindigkeit sind abhängig vom Medium, in dem sich die Welle ausbreitet.

Die Wellenzahl ist definiert durch $k := \frac{2\cdot\pi}{\lambda}$ (vgl.: $\omega = \frac{2\cdot\pi}{T}$). Wichtige Beispiele für Wellen sind elektromagnetische Wellen, wie das Licht, oder Radiowellen mit einer Ausbreitungsgeschwindigkeit im Vakuum von $c = 300000\,\frac{\text{km}}{\text{s}} = 3 \cdot 10^8\,\frac{\text{m}}{\text{s}}$ und der Schall (Druckwellen) mit einer Ausbreitungsgeschwindigkeit in Luft von $c \approx 330\,\frac{\text{m}}{\text{s}}$.

6.2.2 Darstellung

Bei Wellen ist die momentane Auslenkung A abhängig von der Zeit (t) und dem Ort (S) der Beobachtung. Für eine harmonische Welle wird das beschrieben durch

$$A(s,t) = A_0 \cdot \sin(\omega \cdot t + k \cdot s)$$

6.2.3 Schwingungsrichtung

Transversale Wellen schwingen senkrecht zu ihrer Ausbreitungsrichtung. Eine bevorzugte Schwingungsebene gibt es dabei meist nicht (vgl. aber I 5.4.6). Transversale Wellen sind polarisierbar, d. h. man kann alle bis auf eine Schwingungsrichtung ausblenden.

Longitudinale Wellen schwingen in ihrer Ausbreitungsrichtung (z. B. Schall); sie sind daher nicht polarisierbar.

6.2.4 Stehende Wellen

Zwei gegenläufige Wellen ($\vec{c}_1 = -\vec{c}_2$) gleicher Wellenlänge bzw. Frequenz und gleicher Amplitude bilden bei der Überlagerung eine sogenannte stehende Welle mit folgenden Kennzeichen:

- Im Abstand von $\lambda/2$ bilden sich ortsfeste Schwingungsknoten, an diesen Stellen ist die Summe der Auslenkung zu jedem Zeitpunkt gleich Null.

- Zwischen zwei benachbarten Knoten schwingen alle Punkte phasengleich, d. h. sie erreichen z. B. gleichzeitig ihr Auslenkungsmaximum.

- Die größte Amplitude tritt jeweils in der Mitte zwischen zwei benachbarten Knoten auf. Eine solche Stelle heißt Schwingungsbauch.

Entstehung einer stehenden Welle: Die beiden Wellen gleicher Amplitude laufen in entgegengesetzter Richtung. Die Überlagerung hat, ebenso wie die beiden erzeugenden Wellen, die Form einer Sinusfunktion. Bei den links bzw. rechts laufenden Wellen bleibt die Amplitude konstant und es wandern die Bäuche und Knoten mit konstanter Geschwindigkeit, während bei der Überlagerungswelle die Bäuche und Knoten immer am gleichen Ort bleiben, sich jedoch die Amplitude der Welle periodisch ändert.

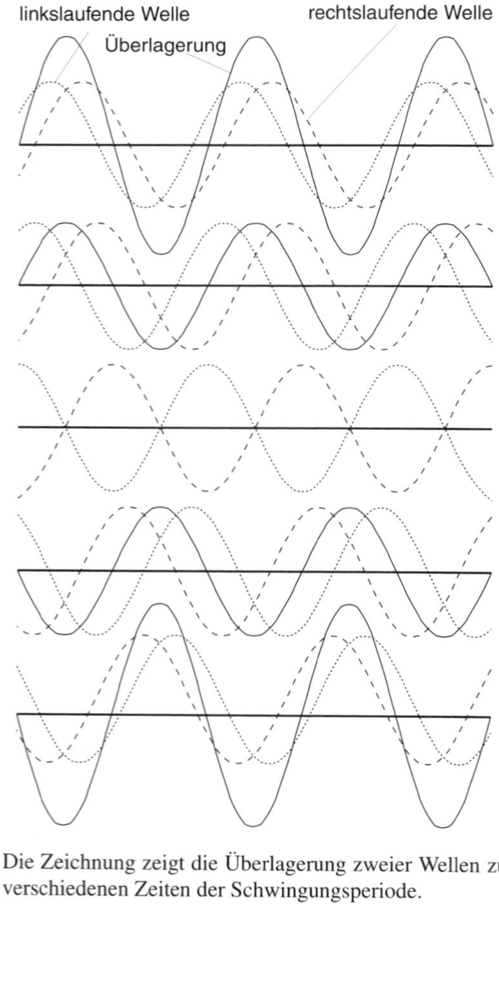

Die Zeichnung zeigt die Überlagerung zweier Wellen zu verschiedenen Zeiten der Schwingungsperiode.

Stehende Wellen kommen oft durch Reflexion einer Welle am Ende des Trägermediums zustande. Dabei unterscheidet man

Reflexion am freien Ende bzw. am dünneren Medium: Das letzte Glied des Trägermediums ist frei beweglich und folgt der Schwingbewegung der Welle. Die Phase der reflektierten Welle schließt sich stetig an die der ankommenden Welle an. Am Ort der Reflexion entsteht ein Schwingungsbauch (Beispiel: Stimmgabel).

Reflexion am festen Ende bzw. am dichteren Medium: Das letzte Glied des Trägermediums ist ortsfest und kann nicht mitschwingen. Die Phase der reflektierten Welle macht einen Phasensprung um π gegenüber der ankommenden Welle. Am Ort der Reflexion entsteht ein Schwingungsknoten (Beispiel: Saite).

7 Atomistische Struktur der Materie

7.1 Bausteine der Materie

7.1.1 Atome, atomare Einheiten und Größenordnungen

Atome sind die Bausteine der Materie, die mit chemischen Verfahren nicht weiter zerlegt werden können. Sie bestehen aus einem elektrisch positiv geladenen Atomkern und einer negativen Hülle. Die Anzahl der positiven (Protonen) und negativen (Elektronen) Ladungsträger ist im Normalzustand gleich, so dass ein Atom nach außen elektrisch neutral erscheint. Der Betrag der Kernladung, d. h. die Anzahl der Protonen bestimmt das chemische Element, dessen Baustein das Atom ist.

Die **atomare Masseneinheit** u ist definiert als $\frac{1}{12}$ der Masse des Kohlenstoffisotops ^{12}C:

$$u = 1{,}661 \cdot 10^{-24}\ \text{g}$$

Der Betrag der elektrischen Ladung eines Protons bzw. eines Elektrons heißt Elementarladung e:

$$e = 1{,}602 \cdot 10^{-19}\ \text{C}$$

Die **Avogadrosche Konstante** N_A gibt an, wieviele Bausteine (Atome, Moleküle) ein Mol (vgl. I 1.1.2) eines Stoffs enthält, diese Zahl ist unabhängig von der Art des Stoffs:

$$N_A = 6{,}023 \cdot 10^{23}\ \frac{1}{\text{mol}}$$

Die **Faraday-Konstante** ist das Produkt aus der Avogadro-Konstante und der Elementarladung (vgl. I 4.4.6):

$$F = N_A \cdot e = 96\,487\ \frac{\text{C}}{\text{mol}}$$

Die Masse eines Elektrons ist nur etwa $\frac{1}{1836}$ der Masse des Protons, d. h. nahezu die gesamte Masse eines Atoms ist im Atomkern konzentriert.

$$m_e = \frac{1}{1\,836}\ \text{u} \approx 10^{-30}\ \text{kg}$$

Weitere atomare Größenordnungen sind:

Atommassen: 10^{-27} kg bis 10^{-25} kg

Atomdurchmesser: ca. 10^{-10} m

Atomkerndurchmesser: ca. 10^{-14} m

7.1.2 Moleküle

Beim Aufbau der Materie bleiben die kleinsten Bausteine der chemischen Elemente, die Atome, nur selten isoliert (Edelgase). Normalerweise lagern sich zwei oder mehr Atome zu Molekülen zusammen. Der Zusammenhalt der Moleküle erfolgt durch Bindungskräfte elektrischer Natur:

Ionenbindung: zwischen Atomen, die bestrebt sind, Elektronen aufzunehmen, und solchen, die relativ leicht Elektronen abgeben. Im NaCl-Molekül übernimmt z. B. das Cl-Atom ein Elektron vom Na-Atom. Die beiden Atome sind nun nach außen nicht mehr elektrisch neutral, sondern entgegengesetzt geladen. Sie werden durch die Coulombkraft (vgl. I 4.1.2) zusammengehalten. Atome, die ihre elektrische Neutralität verloren haben und elektrisch positiv oder negativ geladen sind, nennt man Ionen.

Kovalente Bindung (Valenzbindung): zwischen Atomen, deren Bestreben, Elektronen aufzunehmen, annähernd gleich ist, insbesondere zwischen Atomen des gleichen chemischen Elements (z. B. H_2, O_2, Cl_2). Je nach Elektronenkonfiguration der Einzelatome verfügen die Partner im Molekül über ein oder mehrere gemeinsame Elektronenpaare.

Metallbindung: Metallatome geben ihre Außenelektronen (äußerste Elektronenschale, vgl. I 7.2.2) relativ leicht ab. Sind nun keine Atome in der Nähe, die diese Elektronen aufnehmen können, sondern nur gleichartige oder ähnliche Metallatome, so bilden diese einen Kristall (vgl. I 7.1.4), in dem die Außenelektronen als gemeinsames „Elektronengas" für die Bindung im Gitter sorgen.

Van der Waals-Bindung: Bei unpolaren Molekülen ist die Ladungsverteilung im zeitlichen Mittel symmetrisch, d. h. es existieren keine permanenten Dipolmomente. Da sich die Elektronen aber bewegen, besteht zu jedem Zeitpunkt ein schwaches, momentanes Dipolmoment, das im nächsten Augenblick schon wieder verschwunden ist. So kurzlebig und schwach diese Dipolmomente auch sind, sie bewirken dennoch zwischenmolekulare Anziehungskräfte (van der Waals-Kräfte), die bei „niedrigen" Temperaturen eine Ansammlung unpolarer Moleküle im festen Zustand halten können (vgl. Kohäsion I 2.6.3, 3.7.3).

Dipol-Bindung: Fallen die negativen und positiven Ladungsschwerpunkte in einem Molekül nicht zusammen, so kommt es zur Ausbildung eines permanenten elektrischen Dipolmoments (vgl. I 4.1.8, 4.7.1). Beispiele: NaCl, H_2O. Zwischen dem positiven Pol des einen und dem negativen Pol eines anderen polaren Moleküls wirken – im Verhältnis zu den van der Waals-Kräften – starke Coulombsche Kräfte, die für eine relativ kräftige zwischenmolekulare Bindung sorgen.

Die Verbindung zwischen den Atomen eines Moleküls ist keineswegs starr. Durch das Gleichgewicht zwischen Anziehungs- und Abstoßungskräften wird zwar ein mittlerer Abstand festgelegt, die einzelnen Atome schwingen dabei aber um ihre Gleichgewichtslagen. Als einfaches Modell kann die Kopplung zweier Körper durch eine Feder dienen (vgl. Federpendel I 6.1.1). Die Eigenfrequenz eines solchen Systems wird bestimmt durch die

- beteiligten Massen: z. B. verschiedene isotope Nuklide (vgl. I 7.3.1) $\nu_0 \sim \sqrt{\frac{1}{m}}$
- Steifigkeit der Verbindung: die Kopplungs- oder Federkonstante D einer Doppelbindung ist z. B. größer als die einer Einfach-Bindung $\nu_0 \sim \sqrt{D}$

Wie beim Federpendel gibt es auch im atomaren Bereich keine verlustfreie, ideale Schwingung. Ein schwingendes Molekül strahlt elektro-magnetische Wellen der Wellenlänge

$$\lambda = c/\nu$$

ab (vgl. I 7.2.4) und verliert dabei Energie (vgl. I 3.6.3, der emittierende Körper wird dabei immer kälter). Absorbiert ein Körper fremde Strahlung passender Frequenz, so werden seine Moleküle zu Resonanzschwingungen angeregt, sie nehmen die fremde Energie auf und der Körper erwärmt sich.

7.1.3 Thermische Bewegung in Fluiden

Bei Gasen und Flüssigkeiten sind die Moleküle (bzw. Atome bei Edelgasen) nicht an einen festen Ort gebunden, sondern mehr oder weniger frei beweglich (innere Reibung). Sie ändern dabei ihre Bewegungsrichtung bei jeder Berührung (Stoß) mit einem anderen Molekül. Bei dieser sogenannten Brownschen Molekularbewegung ist die Bahn eines einzelnen Moleküls nicht vorherbestimmbar (zufällig), die Gesamtheit der Molekülbewegungen gehorcht aber den Gesetzen der Statistik, so dass das Verhalten des Fluids als Ganzes durchaus berechenbar ist (vgl. I 3.3.3, 3.3.4, 3.7.5, 3.7.6, 3.6.2). Die mittlere kinetische Energie der Moleküle ist proportional zur absoluten Temperatur des Fluids. Bei idealen Gasen gilt:

$$\overline{E}_{\text{kin}} = \frac{3}{2} \cdot k \cdot T$$

wobei k die Boltzmann-Konstante

$$k = \frac{R}{N_A}$$

(R: Gaskonstante, N_A: Avogadro-Konstante) ist.

7.1.4 Feste Körper, Kristallgitter

Amorphe Stoffe: Bei einigen „festen“ Stoffen (z. B. Teer, Gummi, Glas) sind die molekularen Bausteine rein statistisch angeordnet, sie entsprechen in ihrer Struktur einer erstarrten Flüssigkeit. Amorphe Stoffe können schon bei relativ kleinen, aber dauerhaften Belastungen eine deutliche Fließneigung zeigen, sie verhalten sich dann wie sehr zähe Flüssigkeiten.

Bei kristallinen Stoffen sind die molekularen Bausteine in sogenannten Kristallgittern räumlich-periodisch angeordnet. Die Gitterbausteine sind an ortsfeste Gleichgewichtslagen gebunden, um die sie zwar schwingen, die sie aber nicht verlassen können. Erst relativ hohe Temperaturen (starke Schwingungen) und Kräfte führen zu einer Zerstörung der Gitterstruktur (vgl. I 2.2.6 Fließgrenze).

Häufige Gitterstrukturen sind

kubisch-flächenzentriert (kfz): Atome an den Würfelecken und auf den Schnittpunkten der Flächendiagonalen, jedes Atom ist von 6 anderen umgeben, Beispiele: NaCl, Al, Ni, Pb, Cu, Ag, Au, Pt.

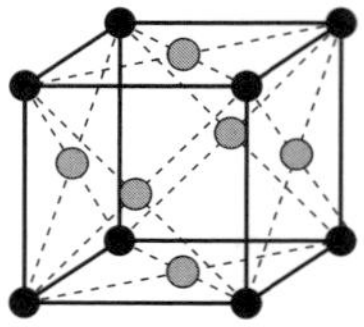

kubisch-raumzentriert (krz): Atome an den Würfelecken und in der Würfelmitte, jedes Atom ist von 8 anderen umgeben, Beispiele: Fe, Cr, Mo, Ta, W, V, Li.

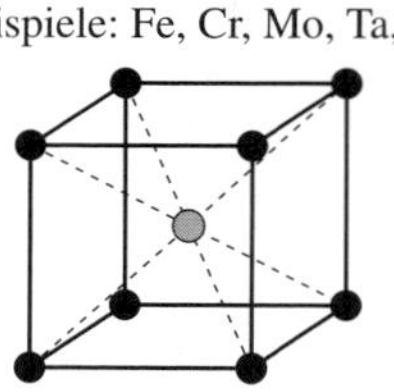

Diamantgitter: Sonderform des kubischen Gitters, Tetraeder, jedes Atom ist von 4 anderen umgeben, Beispiele: C (Diamant), Si, Ge.

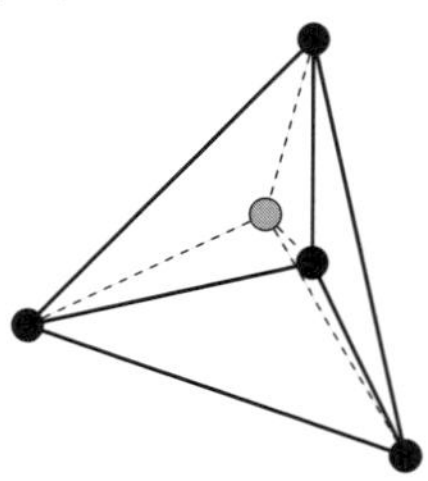

hexagonal (hex): um je ein Atom bilden 6 andere ein flächiges regelmäßiges Sechseck, parallele Schichten sind so verschoben, dass je ein Atom in der Mitte über (unter) einem Dreieck steht, jedes Atom hat damit 12 unmittelbare Nachbarn, Beispiele: Mg, Zn, Ti, Co, Be.

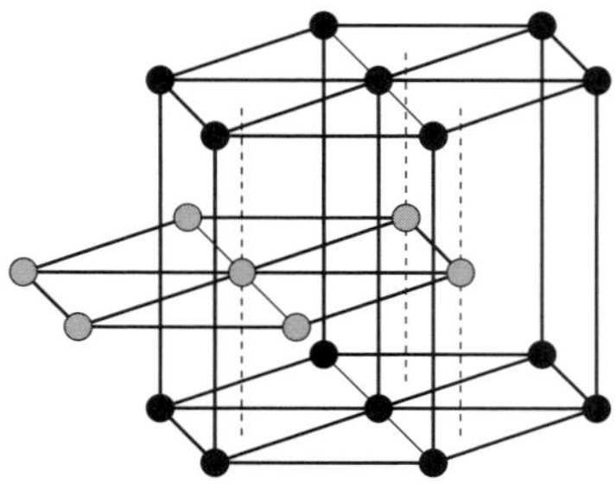

Bildet ein Stoff je nach den äußeren Bedingungen verschiedene Kristallgitter aus, so nennt man die verschiedenen Formen Modifikationen des Stoffes; z. B. Kohlenstoff gibt es als Graphit und als Diamant.

7.2 Atommodell und Periodensystem

7.2.1 Bohrsches Atommodell

Die Atommodelle der klassischen Physik konnten das Auftreten diskreter, atomspezifischer Spektrallinien (vgl. I 7.2.4) ebensowenig klären wie die Frage, warum die kreisenden Hüllenelektronen (Oszillatoren, ähnlich den schwingenden Elektronen im Hertzschen Dipol, vgl. I 4.6.5) nicht allmählich durch die Abstrahlung elektromagnetischer Wellen ihre gesamte Energie verlieren.

Niels Bohr tat einen ersten Schritt zur Klärung der Widersprüche. Er führte drei Postulate ein, die der klassischen Physik völlig fremd waren und erst später mit Hilfe der (hier nicht behandelten) Quantenmechanik begründet werden konnten:

1. Atome können nur ganz bestimmte stationäre Energiezustände annehmen, d. h. die Elektronen eines Atoms können nur wenige, genau definierte Energieniveaus („Umlaufbahnen") besetzen. In einem solchen stationären Energiezustand kann ein Atom verharren, ohne Energie abzustrahlen.

2. Strahlungsenergie kann nur beim Übergang zwischen zwei stationären Zuständen emittiert bzw. absorbiert werden. Die Frequenz ν der emittierten (absorbierten) Strahlung ergibt sich aus der Energiedifferenz ΔE zwischen den stationären Zuständen (Energieniveaus):

$$\Delta E = E_1 - E_2 = h \cdot \nu$$

(h: Plancksche Konstante)

3. Bedingung für die einem Elektron möglichen Energieniveaus (Umlaufbahnen): Die Größe $b = r_n^2 \cdot m_e \cdot \omega_n$ (der Drehimpuls) eines Elektrons kann nur ganzzahlige Vielfache des Wertes $\hbar = \frac{h}{2 \cdot \pi}$ annehmen.

$$\begin{aligned} b_n &= m_e \cdot r_n^2 \cdot \omega_n \\ &= m_e \cdot r_n^2 \cdot \frac{v_n}{r_n} \\ &= m_e \cdot r_n \cdot v_n \\ &= n \cdot \hbar = n \cdot \frac{h}{2 \cdot \pi} \end{aligned}$$

n: = 1, 2, 3,... Hauptquantenzahl

m_e: Elektronenmasse

ω_n: Kreisfrequenz des Elektrons auf der n-ten Bahn

r_n: n-ter möglicher Bahnradius

v_n: Elektronen-Bahngeschwindigkeit auf der n-ten Bahn

Diese Quantenbedingungen kann man sich relativ einfach mit Hilfe der (erst später) von de Broglie entwickelten Gedankengänge veranschaulichen. Danach ist der in I 5.1.1 besprochene Welle-Teilchen-Dualismus nicht nur auf „Licht" beschränkt, sondern viel allgemeinerer Natur: Man kann grundsätzlich jedes Teilchen auch als Welle auffassen (vgl. auch I 5.4.2, Elektronenmikroskop). Die Wellenlänge einer solchen Materiewelle beträgt nach de Broglie:

$$\lambda = \frac{h}{p} = \frac{h}{m \cdot v}$$

Betrachtet man nun ein um den Atomkern umlaufendes Elektron als Welle, dann muss der Bahnumfang U ein ganzzahliges Vielfaches der Wellenlänge λ sein, damit keine Selbstauslöschung durch Interferenz auftritt (vgl. I 5.2.1). Damit erhält man genau wieder die Bohrsche Bedingung für stationäre Energiezustände:

$$U = 2 \cdot \pi \cdot r = n \cdot \lambda = n \frac{h}{m_e \cdot v_n}$$

$$\Rightarrow r_n \cdot m_e \cdot v_n = n \cdot \frac{h}{2 \cdot \pi} = n \cdot \hbar$$

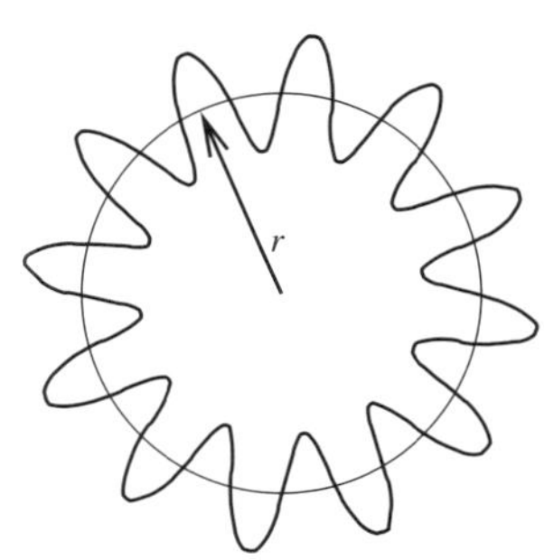

Bohrs Annahmen (Postulate) erklären zwar nicht, warum ein Atom im stationären Zustand nicht strahlt und wie der Elektronenübergang von einem Energieniveau aufs andere vor sich geht, sie erlaubten aber erstmals eine Berechnung von Energieabsorption und -emission, die bei einfachen Fällen (H-Spektrum) mit der Erfahrung aus den

Experimenten hinreichend genau übereinstimmte. Vom Prinzip her kann mit Hilfe des Bohrschen Atommodells die Entstehung aller Emissions- und Absorptionsspektren erklärt werden (vgl. I 7.2.4). Absorptionsspektren (Fehlstellen in sonst kontinuierlichen Spektren) erhält man, wenn sich im Lichtweg Atome befinden, die von bestimmten Frequenzen angeregt werden. Dabei werden gerade die Lichtquanten aus dem Lichtstrahl herausgefiltert (absorbiert), die die betroffenen Atome für den Übergang in ein höheres Energieniveau „verwenden" können.

7.2.2 Das Periodensystem der Elemente

Beim Versuch, die chemischen Elemente nach ihrem Atomgewicht zu ordnen, fanden Mendelejew und Meyer eine Darstellungsform, die auch eine Reihe anderer Gesetzmäßigkeiten gut erkennen lässt – das Periodensystem der Elemente (PSE). Die durchlaufenden Nummern vor den Elementsymbolen heißen **Ordnungs-** oder **Kernladungszahlen** Z (vgl. I 7.1.1, 7.3.1). Sie geben an, wieviele Protonen und Elektronen das jeweilige Atom (im neutralen Zustand) besitzt. Darunter gibt die **Massezahl** die relative mittlere Atommasse der natürlich vorkommenden Isotopenmischung (vgl. I 7.3.1) in atomaren Masseneinheiten an (vgl. I 7.1.1).

Die Elemente innerhalb der einzelnen Gruppen sind sich chemisch sehr ähnlich (z. B. Edelgase in der 8. Hauptgruppe). Um diese Übersichtlichkeit über die chemische Verwandtschaft der Elemente zu erhalten, müssen die Lanthaniden ($57 \leq Z \leq 71$) und die Actiniden ($89 \leq Z \leq 103$) jeweils auf einen einzigen Platz gesetzt werden. Da sich die chemische Verwandtschaft bei dieser Darstellungsform mit steigendem Z periodisch wiederholt (jeweils in den Gruppen), nennt man die Zeilen dieser Tabelle Perioden.

Neben den chemischen Eigenschaften verhalten sich eine ganze Reihe physikalischer Größen mit steigendem Z ebenfalls periodisch, so z. B. Ionisierungsspannung, Atomdurchmesser und der Aufbau der optischen Spektren. Die Röntgenspektren, die durch Übergänge in den inneren Elektronenschalen entstehen (vgl. I 7.2.4), lassen dagegen keine Periodizität erkennen. Die Eigenschaften, die sich periodisch mit steigendem Z ändern, hängen also offensichtlich von Anzahl und Anordnung der äußeren Elektronen eines Atoms ab.

Die klassischen Atommodelle (einschließlich dem von Bohr) gehen bei der Beschreibung des Atomaufbaus von Elektronen aus, die den Kern auf „Bahnen" umlaufen. Die mathematischen Folgerungen aus der Wellenvorstellung der Elektronen und die Erkenntnisse der Quantenmechanik führten zur Aufgabe des definierten Bahnbegriffs zugunsten von „Elektronenwolken", in deren Bereich die Aufenthaltswahrscheinlichkeit eines Elektrons variiert. Den einfachsten Fall einer Elektronenwolke stellt eine Kugelschale geringer Dicke dar, in deren Bereich die Aufenthaltswahrscheinlichkeit des Elektrons am größten ist. Dieser Fall kommt dem klassischen Gedanken der Elektronen-Kreisbahn recht nahe, er beschreibt ein Wasserstoffatom im Grundzustand (niedrigstes Energieniveau).

Solche Elektronenwolken können verschiedene Ausdehnungen, Formen und Orientierungen annehmen, die den bekannten Energiezuständen entsprechen. Zur Charakterisierung der Elektronenwolken wurden insgesamt vier sogenannte Quantenzahlen eingeführt:

Die Hauptquantenzahl n bestimmt im Wesentlichen das Energieniveau eines Elektronenzustands (Radius der Elektronenwolke). Alle Elektronen eines Atoms mit gleicher Hauptquantenzahl bilden eine gemeinsame (Elektronen-) Hauptschale. n ist eine ganze Zahl mit den Werten $n = 1$ (K-Schale), $n = 2$ (L-Schale), ..., $n = 7$ (Q-Schale). Die Anzahl der Hauptschalen eines Atoms ist gleich der Nummer seiner Periode im PSE.

Die Nebenquantenzahl l (auch Bahn- bzw. Drehimpulsquantenzahl) kennzeichnet die Abweichung der Elektronenwolke von der kugelsymmetrischen Form ($l = 0$), z. B. hantelförmige Elektronenwolke ($l = 1$). Alle Elektronen eines Atoms mit gleicher Haupt- und Nebenquantenzahl bilden eine gemeinsame Unterschale. Bei gegebenem n kann l die Werte $0, 1, 2, 3, \ldots, n-1$ annehmen. Man bezeichnet die Unterschalen auch mit den Buchstaben s ($l = 0$), p ($l = 1$), d ($l = 2$), f ($l = 3$).

Die Magnetquantenzahl m (auch Richtungsquantenzahl) kennzeichnet die Orientierung einer nicht kugelsymmetrischen ($l \neq 0$) Elektronenwolke bezüglich eines äußeren Magnetfelds. Bei gegebenem l kann m $(2 \cdot l + 1)$ verschiedene Werte annehmen: $-l, -l+1, -l+2, \ldots, -1, 0, +1, \ldots, l-2, l-1, l$.

Die Spinquantenzahl s kennzeichnet die Eigendrehung eines Elektrons, die bei vorgegebener Richtung (Achse) nur zwei Werte (Richtungen) annehmen kann:

$$s = \pm\frac{1}{2}$$

Beim Aufbau der Atomhüllen gilt

- Pauli-Prinzip: Innerhalb eines Atoms können niemals zwei oder mehr Elektronen in allen vier Quantenzahlen übereinstimmen (vgl: zwei Körper können nicht gleichzeitig am gleichen Ort sein). Daraus ergibt sich für die einzelnen Hauptschalen die jeweils maximale Elektronenzahl $2 \cdot n^2$.

- Als Grundzustand stellt sich bei jeder Elektronenkonfiguration der energetisch günstigste (energieärmste) Zustand ein. Bei wachsendem Z bedeutet das, dass zur Elektronenhülle des vorhergehenden Atoms einfach ein Elektron auf die energetisch günstigste Weise zugefügt wird. Besonders energiearm sind abgeschlossene Haupt- und Unterschalen. Speziell chemisch sehr stabil (reaktionsträge) sind dabei die sogenannten Edelgaskonfigurationen, bei denen auch die äußeren Schalen mit den 2 (bei He) bzw. 8 Valenzelektronen abgeschlossen sind.

7.2.3 Röntgenröhre

Röntgenstrahlen gehören zum Spektrum der elektromagnetischen Wellen. Sie entstehen z. B., wenn schnelle (energiereiche) Elektronen mit Materie in Wechselwirkung treten. Als Strahlungsquelle verwendet man Hochvakuum-Elektronenröhren (vgl. I 4.4.10) mit einer besonders wärmebeständigen, gut gekühlten Anode (z. B. Wolfram). Zwischen Glühkathode und Anode wird eine sehr hohe Anodenspannung U_A angelegt (bis ca. 100 kV), so dass die Elektronen bis zur Anode eine entsprechend hohe kinetische Energie (Aufprallenergie) erreichen. Diese Energie kann sehr einfach als Produkt von Elementarladung und Beschleunigungsspannung angegeben werden:

$$E = U \cdot I \cdot t = U \cdot Q = U \cdot e \quad \text{[eV (Elektronenvolt)]}$$

(1 eV $= 1{,}6 \cdot 10^{-19}$ J)

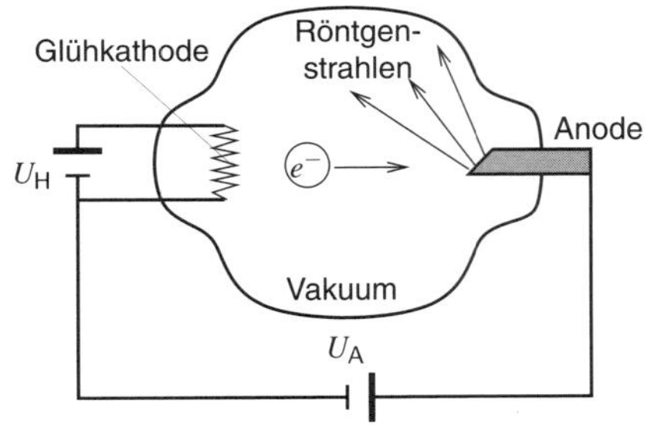

Die meisten Elektronen verlieren ihre Energie beim Aufprall und erwärmen dabei die Anode stark. Bei einigen wird aber die kinetische Energie beim Durchgang durch ein Atom direkt in elektro-magnetische Strahlung umgewandelt (Bremsstrahlung) oder als Anregungsenergie für die Atome des Anodenmaterials verbraucht. Diese strahlen dann bei der Rückkehr in den Ausgangszustand eine charakteristische Eigenstrahlung ab (vgl. I 7.2.4). Brems- und Eigenstrahlung werden als Röntgenstrahlung bezeichnet. Die Energie („Härte") der Röntgenstrahlen wird von der Aufprallenergie der Elektronen und damit von der Anodenspannung U_A bestimmt, die Intensität hängt von der Anzahl der auftreffenden Elektronen und damit letztlich vom Heizstrom I_H ab.

7.2.4 Spektren

Bei der Emission elektro-magnetischer Strahlung unterscheidet man:

kontinuierliche Spektren: in einem bestimmten Bereich (z. B. VIS) des elektro-magnetischen Spektrums sind alle Frequenzen bzw. Wellenlängen vertreten. Solche Spektren werden von allen „warmen", heißen (IR) und glühenden Festkörpern und Flüssigkeiten emittiert. Auch das Röntgen-Bremsspektrum (vgl. I 7.2.3) ist kontinuierlich.

Linienspektren sind Spektren, in denen nur ganz spezielle Frequenzen bzw. Wellenlängen vorkommen. Die Strahlung entsteht beim Übergang von Hüllenelektronen in energetisch tiefer liegende Zustände. Die dabei freiwerdende Energie ist charakteristisch für den jeweiligen Elektronenübergang innerhalb der emittierenden Atome. Bei Übergängen in den äußeren Elektronenschalen liegen die Emissionen oft im sichtbaren Bereich (z. B. gelbe Na-Linie: 589 nm), Übergänge in den inneren Elektronenschalen eines Atoms führen zu Emissionen im Röntgenbereich (vgl. I 7.2.3). Die Linien eines solchen Spektrums sind durch verschiedene Mechanismen mehr oder weniger verbreitert. Insbesondere ist bei Gasen, aber auch bei warmen Flüssigkeiten und Festkörpern die Wellenlänge der emittierten Lichtquanten durch den Dopplereffekt etwas verschoben, da die Lichtquelle (das emittierende Teilchen) in Bewegung ist. Bei der Absorption gilt Entsprechendes.

Bandenspektren sind Linienspektren, bei denen in bestimmten Bereichen zahlreiche Linien sehr dicht beieinander liegen. Je geringer die Auflösung des Spektralbereichs ist, um so mehr erscheinen diese Linienanhäufungen als kontinuierliche Bereiche (Banden). Bandenspektren sind Molekülspektren, die bei heißen Gasen und Dämpfen beobachtet werden können. Sie entstehen durch

- Elektronenübergänge in einem energetisch begrenzten Bereich, der Emissionen im sichtbaren und im UV-Bereich erlaubt. Größere Energiesprünge (Röntgenbereich) würden zum Zerfall der Moleküle führen.
- Schwingungen von Molekülbausteinen um ihre Gleichgewichtslagen (Emission im kurzwelligen IR-Bereich).
- Rotation von Molekülen (Emission im langwelligen IR-Bereich).

7.2.5 Doppler-Effekt

Wenn sich ein Wellenerreger und ein Beobachter relativ zueinander bewegen, erscheinen dem Beobachter Wellenlänge und Frequenz der Welle verändert (Doppler-Effekt): Bewegen sich Erreger und Beobachter aufeinander zu, so erscheint dem Beobachter (B_1) die Wellenlänge verkürzt (λ_1) und die Frequenz erhöht. Bewegen sich Erreger und Beobachter voneinander weg, so erscheint dem Beobachter (B_2) die Wellenlänge gedehnt (λ_2) und die Frequenz erniedrigt.

Erreger in Ruhe

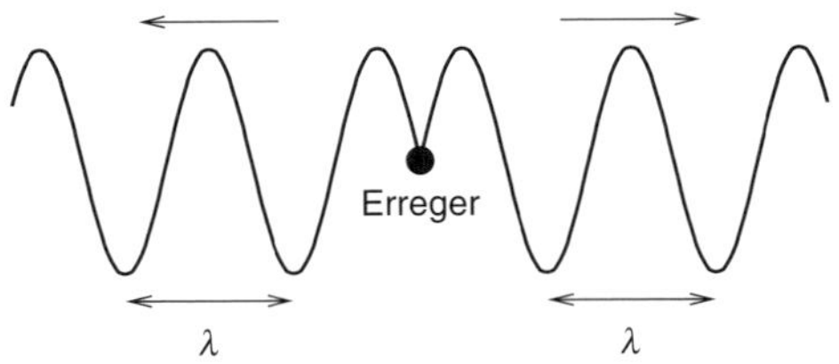

Erreger in Bewegung Der Erreger bewegt sich mit der Geschwindigkeit $\vec{v}$ nach links.

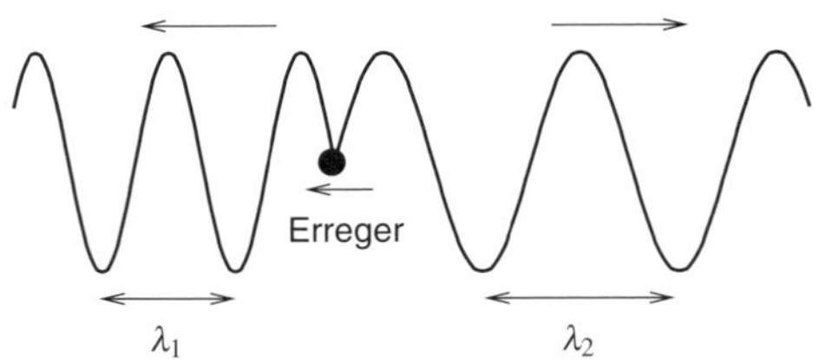

Ein typischer Doppler-Effekt ist der Umschwung des Motorengeräusches vorbeifahrender Autos. Während der Annäherung scheint der Ton des Motors höher zu sein als während der Entfernung des Fahrzeugs.

Ist die Geschwindigkeit $\vec{v}$ des Erregers größer als die Ausbreitungsgeschwindigkeit $\vec{c}$ der Welle im betreffenden Medium, so überschneiden sich die Wellenfronten, die vom Erreger zu verschiedenen Zeitpunkten ausgesandt wurden. Es kommt zur Ausbildung einer Bugwelle (z. B. im Wasser) bzw. eines Machschen Kegels (z. B. Flugzeuge bei Überschallgeschwindigkeit), an dessen Rand (durch Addition) Auslenkungen auftreten, die zum Teil erheblich über der Amplitude des Erregers liegen (Überschallknall).

Entstehung von Bugwellen bzw. Machschen Kegel:

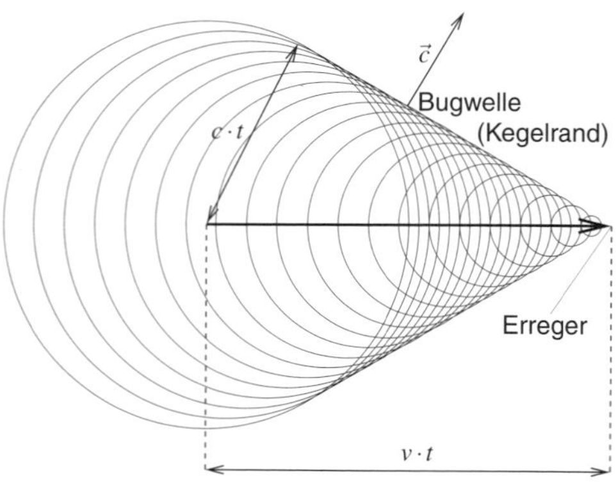

7.3 Atomkerne, Radioaktivität

7.3.1 Bausteine der Atomkerne

Protonen, Neutronen und Elektronen sind die „klassischen" Elementarteilchen der Materie.[3] Während Elektronen die Atomhülle bilden, sind Protonen und Neutronen Bausteine der Atomkerne.

Elementarteilchen	Masse (ca.)	elektrische Ladung
Elektron	$\frac{1}{1836}$ u	$-e$
Proton	1,0073 u	$+e$
Neutron	1,0087 u	0

Die Anzahl der Protonen eines Nuklids heißt Ordnungs- oder Kernladungszahl Z.

Die Anzahl der Neutronen eines Nuklids sei N. Die Summe der Protonen- und Neutronenzahl eines Kerns heißt Massenzahl oder Nukleonenzahl $A = Z + N$.

Die übliche Darstellung der Nuklide eines chemischen Elements X ist ${}^{A}_{Z}\mathrm{X}$. (Die Angabe der Ordnungszahl Z ist nicht unbedingt nötig, sie wird durch den Namen des Elements eindeutig festgelegt.)

Kerne mit gleicher Massenzahl A heißen Isobare. Kerne mit gleicher Neutronenzahl N heißen Isotone. Kerne mit gleicher Kernladungszahl Z heißen Isotope, z. B. ${}^{12}_{6}\mathrm{C}$, ${}^{14}_{6}\mathrm{C}$.

Isotope sind nur physikalisch (durch ihre Masse), nicht aber chemisch (sie haben gleiche Elektronenhüllen) zu unterscheiden, sie repräsentieren dasselbe chemische Element. Natürlich vorkommende Elemente besitzen meist mehrere stabile Isotope (instabile Isotope: vgl. I 7.3.3) und treten dann als Isotopenmischung in Erscheinung.

7.3.2 Kernreaktionen

Atomkerne können miteinander, mit Elementarteilchen und mit Strahlungsquanten in Wechselwirkung treten, sie können aber auch ohne äußere Einwirkung zerfallen (natürliche Radioaktivität, vgl. I 7.3.3).

Für alle Kernreaktionen gelten die bekannten Erhaltungssätze:

- Die Summe der Ladungen ist vor und nach einer Kernreaktion gleich.
- Die Anzahl der Nukleonen vor und nach einer Kernreaktion ist gleich (nicht die Zahl der Elektronen, vgl. β-Zerfall, I 7.3.3).

[3] Protonen und Neutronen besitzen eine innere Struktur, sind also nicht wirklich elementar. Diese innere Struktur spielt aber erst bei Energien (Wellenlängen) eine Rolle, die so groß (kurz) sind, dass sie nur in speziellen Anlagen (Teilchenbeschleunigern) erreicht werden können.

- Energie- und Massenerhaltungssatz gelten mit der Besonderheit, dass beide physikalischen Größen miteinander verknüpft sind. Es gilt

$$E = m \cdot c^2$$

(c: Vakuumlichtgeschwindigkeit)

Bei der Verschmelzung (Fusion) leichter und der Spaltung (Fision) schwerer Kerne wird eine so große Energiemenge in Form von Strahlung frei, dass sich der Energieverlust der Spaltungs- bzw. Fusionsprodukte gegenüber den Ausgangskernen als Verminderung der Masse (Massendefekt) bemerkbar macht.

Beispiele:

Kernspaltung: Unter Neutronenbeschuss entsteht aus ^{235}U das Uranisotop ^{236}U, das sofort weiter zerfällt. Unter den Zerfallsprodukten befinden sich auch zwei weitere Neutronen, die nun ihrerseits mit ^{235}U jeweils dieselbe Reaktion auslösen können (Kettenreaktion).

$$^{235}_{92}U + n \rightarrow {}^{236}_{92}U \rightarrow {}^{94}_{38}Sr + {}^{140}_{54}Xe + 2n + 200\ \text{MeV}$$

Beschuss mit Protonen (p):

$$^{11}_{5}B + p^+ \rightarrow {}^{11}_{6}C + n$$

Beschuss mit α-Strahlen:

$$^{9}_{4}Be + \alpha \rightarrow {}^{12}_{6}C + n$$

Beschuss mit Neutronen:

$$^{115}_{49}In + n \rightarrow {}^{116}_{49}In + \gamma$$

7.3.3 Radioaktivität

Unter Radioaktivität versteht man den spontanen Zerfall energetisch instabiler Nuklide. Je nach Art des einzelnen Zerfallsakts entsteht dabei radioaktive Strahlung und ein neues Nuklid als Zerfallsprodukt. Man unterscheidet α-, β- und γ-Zerfall nach der Art der dabei emittierten Strahlung:

α-Strahlung: $^{4}_{2}He^{++}$-Kerne

β-Strahlung: energiereiche, schnelle Elektronen (e^-) oder Positronen e^+

γ-Strahlung: energiereiche elektromagnetische Wellen

Zerfall	Änderung von		
	A	Z	N
α-Zerfall	−4	−2	−2
β^--Zerfall	0	+1	−1
β^+-Zerfall	0	−1	+1
γ-Zerfall	0	0	0

Der β^--Zerfall beruht auf der Umwandlung eines Neutrons in ein Proton bei Neutronenüberschuss im Ausgangsnuklid, der β^+-Zerfall auf der Umwandlung eines Protons in ein Neutron bei Protonenüberschuss im Ausgangsnuklid. Beim γ-Zerfall wird die freiwerdende Energie beim Übergang eines angeregten Kerns auf ein niedrigeres Energieniveau abgestrahlt.

7.3.4 Zerfallsgesetz

Der radioaktive Zerfall instabiler Atomkerne ist ein rein statistischer Vorgang. Für ein einzelnes Atom kann man lediglich aufgrund der (experimentellen) Erfahrung mit sehr vielen Atomen angeben, mit welcher Wahrscheinlichkeit der Kern im Zeitraum einer Sekunde zerfällt. Diese Wahrscheinlichkeit ist für jede Nuklid-Art eine charakteristische konstante Größe, die Zerfallskonstante λ $[s^{-1}]$. Daraus ergibt sich für das Nuklid eine mittlere Lebensdauer $\tau = \frac{1}{\lambda}$.

Die Zahl dN der pro Zeitabschnitt dt zerfallenden Nuklide ist der Zahl N, der momentan vorhandenen Kerne und der Zeit dt proportional:

$$dN = \lambda \cdot N \cdot dt$$

Daraus ergibt sich die Zahl der Zerfälle pro Sekunde (Aktivität A):

$$A = -\frac{dN}{dt} = \lambda \cdot N \qquad \left[\frac{1}{\text{s}} = \text{Bq}\,(\text{Becquerel})\right]$$

Ausgehend von einer zur Zeit $t = 0$ vorhandenen Anfangszahl N_0 der Kerne und einer zugehörigen Anfangsaktivität A_0 erhält man für die zur Zeit t noch nicht zerfallenen Kerne das **radioaktive Zerfallsgesetz**:

$$N = N_0 \cdot e^{-\lambda \cdot t} = N_0 \cdot e^{-\frac{t}{\tau}}$$

und für die **momentane Aktivität**:

$$A = A_0 \cdot e^{-\lambda \cdot t} = N_0 \cdot \lambda \cdot e^{-\lambda \cdot t}$$

Unter der **Halbwertszeit** T_H eines radioaktiven Nuklids versteht man die Zeit, nach der die Hälfte der zu Beginn vorhandenen Kerne zerfallen ist, bzw. nach der die Aktivität auf die Hälfte der Anfangsaktivität abgesunken ist:

$$T_H = \frac{\ln 2}{\lambda} = \tau \cdot \ln 2 \approx 0{,}7\tau$$

Zerfallsgesetz bzw. Aktivitätsverlauf in linearer Darstellung:

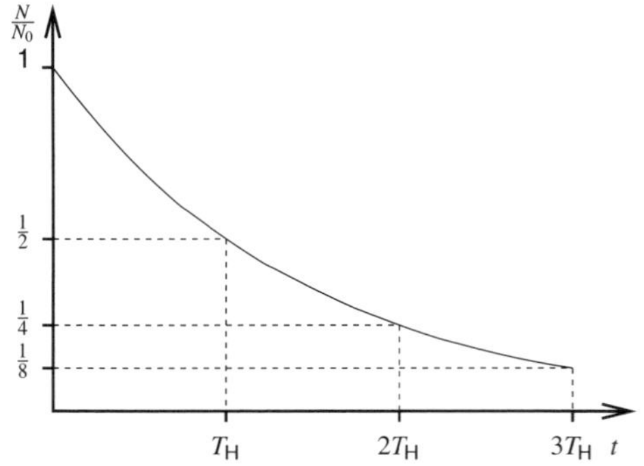

$$N = N_0 \cdot e^{-\lambda \cdot t}$$

$$A = A_0 \cdot e^{-\lambda \cdot t}$$

Zerfallsgesetz in halblogarithmischer Darstellung:

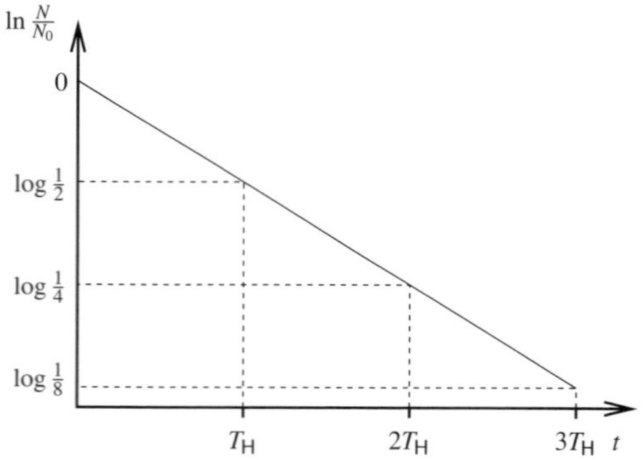

$$\ln N = -\lambda \cdot t + \ln N_0$$

$$\ln A = -\lambda \cdot t + \ln A_0$$

7.3.5 Vorkommen und Gewinnung radioaktiver Nuklide

Von den rund 1 500 bekannten Nukliden sind etwa 1 200 instabil und damit radioaktiv. Technetium ($Z = 43$), Promethium ($Z = 61$) und alle Elemente, deren Ordnungszahl Z größer als 83 ist, besitzen nur instabile Nuklide. Die wenigen in der Natur vorkommenden Radionuklide gehören meist einer der drei natürlichen Zerfallsreihen an, bei denen aus Uran oder Thorium in rund einem Dutzend Schritten ein stabiles Bleiisotop entsteht:

$$^{238}_{92}\mathrm{U} \longrightarrow {}^{206}_{82}\mathrm{Pb}$$

$$^{235}_{92}\mathrm{U} \longrightarrow {}^{207}_{82}\mathrm{Pb}$$

$$^{232}_{90}\mathrm{Th} \longrightarrow {}^{208}_{82}\mathrm{Pb}$$

Außerhalb dieser Zerfallsreihen gibt es unter den leichteren Kernen in der Natur noch einige schwach radioaktive Nuklide (z. B. ^{14}C, ^{40}K).

Die meisten bekannten Radionuklide müssen künstlich hergestellt werden. Sie werden gewonnen, indem man stabile Kerne mit Protonen, Deuteronen (schwerer Wasserstoffkern, der neben einem Proton noch ein Neutron beinhaltet), α-Teilchen, Neutronen oder harten γ-Strahlen beschießt. Auf diese Weise kann man zum Beispiel auch zu einer längeren künstlichen Zerfallsreihe kommen, die von Neptunium ausgeht.

7.3.6 Anwendung radioaktiver Stoffe

Tracer-Technik: Substanzen, deren Weg bzw. Anreicherung verfolgt werden soll, können durch den Einbau radioaktiver Nuklide markiert werden.

Radiodiagnostik: Für medizinische Zwecke verwendet man in erster Linie γ-Strahler, deren Halbwertszeit im Bereich von Stunden oder Tagen liegt. Die Aufnahme der (Aktivitäts-) Verteilung radioaktiver Nuklide nennt man Szintigramm. Zur Diagnose werden radioaktive Nuklide in organspezifische Substanzen eingebaut, deren Verhalten im jeweiligen Organ über Szintigramme verfolgt werden kann. Die weitaus größte Bedeutung in der Radiodiagnostik haben angeregte (metastabile: m) $^{99\mathrm{m}}$Tc-Nuklide, die unter Ausstrahlung von γ-Quanten in den relativ langlebigen Grundzustand ^{99}Tc übergehen. Anwendung z.B: Natriumpertechnetat ($^{99\mathrm{m}}$Tc-Injektionslösung) in der Schilddrüsen-Szintigraphie und $^{99\mathrm{m}}$Tc-Methylendiphosphat in der Skelett-Szintigraphie.

Radiotherapie: Bei der Behandlung von Tumoren wird die Tracer-Technik auch angewandt, um radioaktive Nuklide (γ- und/oder β-Strahler) in den Tumor zu befördern, den die Strahlung zerstören soll; z. B. Natriumjodid (^{131}J-Lösung) zur Therapie von Schilddrüsentumoren.

Strahlentherapie: Bei der Behandlung von Tumoren kommen unter anderem auch γ-Strahler von außerhalb des Körpers zum Einsatz. Als Strahlungsquelle verwendet man den starken γ-Strahler ^{60}Co (Kobalt-Bestrahlung).

Sterilisierung von Arzneimittelverpackungen, Arzneimitteln und Einweggeräten mit Hilfe von γ- und β-Strahlen.

Altersbestimmung: Wenn der Anfangsgehalt (bzw. die Anfangsaktivität) an radioaktiven Isotopen bekannt ist, kann aus der Restaktivität das Alter einer Substanz bestimmt werden. Beim Aufbau organischer Substanzen wird zum Beispiel – bis zu deren Absterben – das radioaktive Kohlenstoffisotop ^{14}C in einem bestimmten, bekannten Verhältnis eingebaut. Aus der Restaktivität einer organischen Substanz kann man also hieraus den Zeitpunkt des Absterbens berechnen (C-14-Methode).

8 Grundlagen der Arzneiformenlehre

8.1 Grundbegriffe

8.1.1 Arzneimittel

Arzneimittel sind gemäß Arzneimittelgesetz (AMG § 2) definiert als:

Stoffe und Zubereitungen, die dazu bestimmt sind, durch Anwendung am oder im menschlichen oder tierischen Körper

1. *Krankheiten, Leiden, Körperschäden oder krankhafte Beschwerden zu heilen, zu lindern, zu verhüten oder zu erkennen,*
2. *die Beschaffenheit, den Zustand oder die Funktionen des Körpers oder seelische Zustände erkennen zu lassen,*
3. *vom menschlichen oder tierischen Körper erzeugte Wirkstoffe oder Körperflüssigkeiten zu ersetzen,*
4. *Krankheitserreger, Parasiten oder körperfremde Stoffe abzuwehren, zu beseitigen oder unschädlich zu machen oder*
5. *die Beschaffenheit, den Zustand oder die Funktionen des Körpers oder seelische Zustände zu beeinflussen.*

Die **Arzneiform** besteht aus einem oder mehreren Wirkstoffen sowie Hilfsstoffen und wird durch verschiedene Verfahrensschritte (Grundoperationen) hergestellt.

Die **Darreichungsform** stellt das applikationsfertige Arzneimittel dar. In vielen Fällen entspricht die Arzneiform der Darreichungsform (z. B. Tabletten und Kapseln, die unverändert vom Patienten eingenommen werden), in manchen Fällen muss die Arzneiform jedoch vor der Anwendung erst in die Darreichungsform überführt werden (z. B. Herstellung einer flüssigen Zubereitung zum Einnehmen aus Trockensäften durch Zugabe von Wasser).

Fertigarzneimittel werden im Voraus meist im industriellen Maßstab mit gleichbleibender Qualität hergestellt und werden mit einer zur Abgabe an den Verbraucher bestimmten Verpackung in den Verkehr gebracht. Fertigarzneimittel bedürfen einer **Zulassung** gemäß § 21 AMG, um in den Verkehr gebracht werden zu können. Ausgenommen hiervon sind Arzneimittel mit einer **Standardzulassung** gemäß § 36 AMG (verschiedene gebräuchliche Zubereitungen, die von der Apotheke oder der Industrie zur Abgabe an den Kunden im Voraus hergestellt werden und von denen keine Gefährdung für die Gesundheit von Mensch und Tieren zu erwarten ist und deren Wirksamkeit und Unbedenklichkeit erwiesen ist) sowie homöopathische Arzneimittel, die gemäß § 38 AMG nur einer **Registrierung** bedürfen.

Rezepturarzneimittel werden individuell in der Apotheke aufgrund einer Verschreibung durch einen Arzt hergestellt. Enthält die Rezeptur keine verschreibungspflichtigen Bestandteile, können sie auch auf Kundenwunsch hergestellt werden.

Defekturarzneimittel werden in der Apotheke auf Vorrat in Chargen bis zu 100 abgabefertigen Packungen pro Tag hergestellt. Im Gegensatz zur Rezeptur muss für Defekturarzneimittel ein Herstellungs- und Prüfprotokoll angefertigt werden. Letzteres kann entfallen, wenn die Qualität durch das Herstellungsverfahren gesichert ist.

8.1.2 Ausgangsstoffe und -materialien

Ausgangsstoffe und -materialien umfassen alle Stoffe (Arznei- und Hilfsstoffe), die bei der Herstellung eines Arzneimittels verwendet werden. Ausgangsmaterialien sind z. B. die Packmittel.

Wirkstoffe stellen die therapeutisch wirksamen Stoffe des Arzneimittels dar.

Hilfsstoffe sind Stoffe, die die Herstellung oder Arzneimittelwirkung unterstützen, aber selbst nicht aktiv bzw. nur mittelbar aktiv sind.

Bei den **Verpackungsmaterialien** unterscheidet man zwischen Primär- (das Behältnis steht in direktem Kontakt mit dem Arzneimittel, z. B. Tablettenblister, Augentropfenflasche) und Sekundärverpackung (z. B. Umkarton, Packungsbeilage, Etiketten).

8.1.3 Qualität

Die Qualität eines Arzneimittels ist seine Beschaffenheit, die durch Identität, Gehalt, Reinheit und seine sonstigen chemischen und physikalischen Eigenschaften sowie durch das Herstellungsverfahren bestimmt wird. Da die Qualität eines Arzneimittels Veränderungen unterliegt, ist seine Haltbarkeit begrenzt und von äußeren Einflüssen, insbesondere auch von der Primärverpackung und den Umständen seiner Lagerung abhängig.

Die **Laufzeit** eines Arzneimittels beginnt mit der Herstellung und endet mit dem Verfalldatum. Die **Aufbrauchfrist** beginnt mit dem Zeitpunkt, an dem der Patient das Arzneimittel anbricht. Sie ist definiert als die Zeit, in der das angebrochene bzw. das in eine anwendungsfertige Darreichungsform überführte Arzneimittel haltbar ist. Ein Arzneimittel darf nicht nach dem Verfalldatum verwendet werden, auch wenn das Enddatum der Aufbrauchfrist über das Verfalldatum hinausgehen würde.

Gemäß § 55 AMG stellt das **Arzneibuch** eine Sammlung anerkannter pharmazeutischer Regeln für die Qualität, Prüfung, Lagerung, Abgabe und Bezeichnung von Arzneimitteln dar. Das Arzneibuch der Bundesrepublik Deutschland besteht aus drei Teilen:

- dem Europäischen Arzneibuch (Pharmacopoea Europaea, Ph. Eur.),
- dem Deutschen Arzneibuch (DAB) und
- dem Homöopathischen Arzneibuch (HAB).

Wie die Qualitätssicherung bei der Herstellung von Arzneimitteln nach dem Stand der Wissenschaft sichergestellt wird, beschreiben die GMP-Richtlinien (**GMP** = Good Manufacturing Practice = Gute Herstellungspraxis). Sie beschreiben personelle, räumliche, organisatorische, technische, logistische und andere Voraussetzungen, die bei der pharmazeutischen Produktion zu berücksichtigen, periodisch zu überprüfen und zu dokumentieren sind. Sie fordern die Validierung von allen Prozessabläufen sowie eine umfangreiche Dokumentation des gesamten Produktionsprozesses einschließlich der verwendeten Chargen der Ausgangsmaterialien. Die Großherstellung von Arzneimitteln (industrielle Herstellung von Arzneimitteln) ist in der Betriebsverordnung für pharmazeutische Unternehmer (**PharmBetrV**) geregelt, die Herstellung von Arzneimitteln in der Apotheke (Rezeptur und Defektur) in der Apothekenbetriebsordnung (**ApBetrO**).

Der Deutscher Arzneimittel-Codex (**DAC**) und das Neue Rezeptur-Formularium (**NRF**) stellen wichtige Hilfsmittel insbesondere in der Apothekenrezeptur und -defektur dar. Der DAC enthält zahlreiche Monographien für Arzneistoffe, Hilfsstoffe, pflanzliche Drogen und Zubereitungen, die nicht im Arzneibuch beschrieben sind. Das NRF enthält geprüfte Rezepturvorschriften verschiedener Arzneiformen.

8.1.4 Kennzeichnung

Arzneimittel müssen nach den gesetzlichen Rahmenbedingungen gekennzeichnet sein. Relevante Rechtsvorschriften sind das AMG (Kennzeichnung von Fertigarzneimitteln), Ph. Eur. (z. B. Deklaration von Konservierungsmitteln), die Apothekenbetriebsordnung (Kennzeichnung von Rezeptur- und Defekturarzneimitteln), die Arzneimittelwarnhinweisverordnung (Warnhinweise für Ethanol und Tartrazin in Arzneimitteln zur inneren Anwendung) sowie die Gefahrstoffverordnung (Rezepturen mit gefährlichen physikalischen Eigenschaften, z. B. feuergefährlich, leicht brennbar, entzündlich).

8.2 Grundoperationen

8.2.1 Wiegen

Unter Wiegen versteht man die Bestimmung der Masse oder Gewichtskraft eines Körpers durch Vergleich mit einer bekannten Masse oder Gewichtskraft. In Abhängigkeit vom Wägebereich werden Wagen in unterschiedliche Genauigkeitsklassen eingeteilt: z. B. Feinwaagen (**Analysenwaagen**, Genauigkeitsklasse I) mit einer Ablesbarkeit meist zwischen 0,1 mg bis 1 mg und **Präzisionswaagen** (Genauigkeitsklasse II) mit einer Ablesbarkeit meistens zwischen 0,01 und 1 g.

8.2.2 Zerkleinern

Zum Zerkleinern kommen verschiedene **Mühlen** zum Einsatz, z. B. Walzenbrecher, Hammermühlen, Kugelmühlen, Stiftmühlen, Mörsermühlen und Luftstrahlmühlen. Die Zerkleinerung erfolgt durch Prall-, Schlag-, Druck-, Reibungs- und/oder Scherkräfte. Im Rezepturmaßstab wird häufig manuell in einer rauen Reibschale mit Pistill zerkleinert.

Je nach erreichter Korngröße werden verschiedene **Zerkleinerungsgrade** unterschieden: grob (Brechen, Korngröße von etwa 0,5 cm und darüber), mittelfein (Korngrößen von 0,5 bis 5 mm), fein (Korngrößen von 50 bis 500 µm), feinst (Korngrößen von 5 bis 50 µm) und mikronisiert (z. B. Kolloidmühlen, Korngrößen unterhalb von 5 µm).

8.2.3 Mischen

Durch Mischen soll eine möglichst homogene Verteilung mehrerer Stoffe erreicht werden, die Voraussetzung für die exakte Dosierung der Arzneistoffe ist. **Mischgeräte** für feste Stoffe sind z. B. Kubus-, Doppelkonus- und Rhönradmischer (rotierende Fallmischer). Im Rezepturmaßstab kommt häufig die Reibschale mit Pistill zum Einsatz. Ist eine weitere Kornzerkleinerung unerwünscht, eignet sich die Mischdose mit drei Kugeln aus Metall (Pulvermischdose nach Wolfsiffer) bzw. eine Schale mit glatter Oberfläche und einer geeigneten Mischhilfe (z. B. Kartenblatt). Zum Mischen von Flüssigkeiten kommen verschieden geformte Rührer zum Einsatz, z. B. Blattrührer, Ankerrührer, Kreuzbalkenrührer und Propellerrührer.

8.2.4 Trennen

Größere Feststoffteilchen sinken in einer Flüssigkeit aufgrund des Dichteunterschiedes zu Boden (Sedimentation). Das vorsichtige Abgießen von Bodensatz nennt man **Dekantieren**. Sedimentieren die Feststoffpartikel nur langsam oder unvollständig, so kann durch **Zentrifugation** das Absetzen der Partikel beschleunigt werden.

Bei der **Filtration** erfolgt die Abtrennung von Partikeln aus Flüssigkeiten mittels poröser Schichten (Filter). Dabei wirken Oberflächenfilter wie ein Sieb und halten Partikel zurück, deren Durchmesser den Porendurchmesser des Filtermaterials übersteigt, während Tiefenfilter keine feste Porengröße besitzen und die Feststoffpartikel ins Innere des Filters eindringen können und dort an Oberflächen adsorbiert werden oder in kleine Poren nicht eindringen können. Papierfilter sind je nach Beschaffenheit Oberflächen- oder Tiefenfilter, meist jedoch beides. Membranfilter sind Oberflächenfilter mit definierten Porengrößen. Membranfilter mit einer Porengröße von 0,2 µm können Mikroorganismen zurückhalten und werden zur Sterilfiltration verwendet. Generell nennt man die ablaufende Flüssigkeit Filtrat, den Feststoffrückstand auf dem Filter Filterkuchen und die unfiltrierte Flüssigkeit Trübe. Um die Durchflussleistung eines Filters zu erhöhen, kann ein Unterdruck auf der Filtratseite (Vakuumfiltration) oder ein Überdruck auf Seite der Trübe (Druckfiltration) angelegt werden.

Bei der **Destillation** werden homogene Flüssigkeiten von zwei (oder mehreren) Komponenten durch Verdampfen getrennt. Die Destillation ist ein wichtiges Verfahren zur Wasseraufbereitung.

Durch **Sieben** können unterschiedliche Korngrößen in Pulvern und Granulaten getrennt werden. In geschnittenen Teedrogen kann der Feinanteil durch Sieben abgetrennt werden. Siebe werden nach ihrer Maschenweite bezeichnet.

8.2.5 Trocknen

Beim Trocknen wird meist Wasser (Bulkwasser, Haftwasser an der Oberfläche, Kapillarwasser in kleinen Öffnungen, Quellwasser in quellfähigen Stoffen oder auch Kristallwasser in wasseraufnehmenden Kristallen) aus einer Probe entfernt, in der Regel durch Überführen in den gasförmigen Zustand. Dies kann durch einfaches Verdunsten, durch Verdampfen bei hohen Temperaturen (Trockenschrank) oder durch Sublimieren (Gefriertrocknung) geschehen. Der Vorgang des Trocknens kann durch Erniedrigung der umgebenden Luftfeuchtigkeit, durch Absenkung des Umgebungsdruckes, Erhöhung der Luftzirkulation in der Umgebung der Probe oder durch Vergrößerung der Oberfläche beschleunigt werden. Ein weiters Trocknungsverfahren, bei dem eine flüssige Dispersion in ein feines trockenes Pulver überführt wird, ist die Sprühtrocknung.

8.3 Hilfsstoffe

Um Arzneistoffe in eine anwendungsfähige Form zu überführen, sind i. d. R. Hilfsstoffe notwendig. Sie sollten inert sein und sich physiologisch indifferent verhalten, also keine pharmakologische Eigenwirkung haben. Hilfsstoffe können jedoch die pharmakologischen Eigenschaften der Arzneistoffe mit beeinflussen indem sie beispielsweise ihre Absorption beeinflussen. Wichtige Funktionen von Hilfsstoffen sind

- Überführung von Arzneistoffen in eine zweckmäßige und sichere Applikationsform,
- gezielte Beeinflussung der Wirkstofffreisetzung sowie
- Gewährleistung der Haltbarkeit der Zubereitung.

In Abhängigkeit von ihrer Funktion können Hilfsstoffe in verschiedene Gruppen eingeteilt werden, wie z. B. Lösungsmittel, Grundlagen, Füllmittel, Bindemittel, Sprengmittel und Zerfallshilfsstoffe, Fließregulierungsmittel, Emulgatoren, Verdickungsmittel, Isotonisierungszusätze, Konservierungsmittel, Antioxidantien und Stabilisatoren, Farb- und Aromastoffe usw. Ausgewählte Hilfsstoffe werden in den relevanten Kapiteln vorgestellt.

8.4 Arzneiformen

8.4.1 Flüssige Arzneiformen

Flüssige Arzneiformen werden peroral, dermal, am Auge, am Ohr, in der Nase und parenteral angewendet. Im Arzneibuch (Ph. Eur.) finden sich flüssige Zubereitungen z. B. in folgenden Monographien: Flüssige Zubereitungen zum Einnehmen, Flüssige Zubereitungen zur kutanen Anwendung, Parenteralia, Zubereitungen zur Anwendung am Ohr (Ohrentropfen), am Auge (Augentropfen) und zur nasalen Anwendung (Nasentropfen). Je nach Applikationsart ergeben sich besondere Anforderungen bei Dispersionen (Emulsionen und Suspensionen) z. B. hinsichtlich der Partikelgröße. Des Weiteren kann eine Einstellung der Tonizität (Isotonisierung, Angleichung des osmotischen Druckes der Zubereitung an die physiologischen Verhältnisse) und des pH-Wertes (Angleichung an den physiologischen pH-Wert) notwendig sein. Wässrige Zubereitungen sind anfällig für mikrobiologischen Verderb und müssen, wenn sie in Mehrdosenbehältnissen abgefüllt werden, konserviert werden. Lässt die Applikationsart (z. B. Infusion größerer Volumina, Injektion in das Rückenmark, Anwendung am verletzten Auge) eine Konservierung nicht zu, so müssen die Zubreitungen in Einzeldosenbehältnissen abgefüllt werden.

Wichtige **Grundlagen für die Herstellung von flüssigen Zubereitungen** sind Wasser, Ethanol und Isopropanol (letzteres nur für topisch anzuwendende Zubereitungen) sowie Glycerol, aber auch lipophile Flüssigkeiten wie fette Öle.

Wasser ist einer der wichtigsten Hilfsstoffe überhaupt. Das Arzneibuch unterscheidet insbesondere die folgenden Wasserqualitäten: Gereinigtes Wasser (Aqua purificata), Hochgereinigtes Wasser (Aqua valde purificata) und Wasser für Injektionszwecke (Aqua ad injectabilia). **Gereinigtes Wasser** wird aus Trinkwasser durch Destillation, Ionenaustausch oder Umkehrosmose hergestellt. Es wird für die Herstellung von Zubereitungen verwendet, die weder steril noch frei von Bakterien-Endotoxinen sein müssen. **Wasser für Injektionszwecke** wird aus Trinkwasser durch Destillation in geeigneten Apparaturen herstellt. Es wird zur Herstellung von Arzneimitteln verwendet, die steril sein müssen (parenterale Arzneiformen und Arzneiformen zur Anwendung am Auge). Sterilisiertes Wasser für Injektionszwecke muss steril sein. Da Wasser generell anfällig für mikrobiologische Kontamination ist, müssen geeignete Maßnahmen ergriffen werden (Abfüllung in saubere, ggf. sterilisierte Gefäße, Begrenzung der Verwendungsfrist von abgefüllten Gereinigtem Wasser in der Rezeptur auf max. 24 Stunden, Lagerung in geschlossenen Gefäßen). Zur Keimminderung kann das Gereinigte Wasser direkt vor Verwendung zur Herstellung nicht-steriler Arzneimittel 5 min zum Sieden erhitzt werden.

Glycerol (Propantriol) ist eine farblose, viskose, süß schmeckende, stark hygroskopische Flüssigkeit. Glycerol ist mit Wasser und Ethanol unbegrenzt mischbar, ist jedoch in fetten Ölen praktisch unlöslich. Glycerol wird als Lösungsmittel, Cosolvens, Feuchthaltemittel und als Weichmacher in Weichkapseln eingesetzt.

Lösungen (Solutiones) können in echte (molekulardisperse) und kolloidale Lösungen unterteilt werden. Kolloidale Lösungen sind z. B. Schleimlösungen und mizellare Lösungen (Assoziationskolloide).

Die **Löslichkeit** eines Stoffes ist die Sättigungskonzentration in einem bestimmten Lösungsmittel bei einer bestimmten Temperatur und Normaldruck. Die Löslichkeit kann durch Veränderungen am Molekül (wasserlösliche Salze, Einführung polarer Gruppen in das Molekül), durch Einschlussverbindungen mit Cyclodextrinen, Zusatz von Lösungsvermittlern (Cosolventien) bzw. Solubilisatoren (z. B. Tenside als Mizellbildner) erhöht werden.

Von der Löslichkeit ist die **Lösungsgeschwindigkeit** abzugrenzen, die die Geschwindigkeit angibt, mit der ein Stoff unter gegebenen Bedingungen in Lösung geht. Die grundlegenden mathematischen Gesetzmäßigkeiten wurden von Noyes und Whitney formuliert und später von Nernst und Brunner unter Berücksichtigung der Diffusionsverzögerung präzisiert:

$$\frac{dc}{dt} = \frac{D \cdot A}{h \cdot V}(c_S - c_t)$$

dc/dt: Lösungsgeschwindigkeit

D: Diffusionskoeffizient des zu lösenden Stoffes

A: Teilchenoberfläche des ungelösten Stoffes

h: Dicke der Diffusionsschicht um ein ungelöstes Teilchen

V: Volumen der Lösung

c_S: Sättigungskonzentration des zu lösenden Stoffes

c_t: Konzentration zum Zeitpunkt t

Die Lösungsgeschwindigkeit kann somit insbesondere durch Verringerung der Partikelgröße (Vergrößerung der Oberfläche) und durch Rühren der Lösung (Verringerung der Dicke der Diffusionsschicht) erhöht werden.

Emulsionen sind Dispersionen von zwei oder mehreren flüssigen, nicht miteinander mischbaren Phasen, wobei eine flüssige Phase in feinen Tröpfchen verteilt in der anderen flüssigen Phase vorliegt und normalerweise mit Emulgatoren stabilisiert ist. Die Emulgatormoleküle lagern sich in die Grenzfläche ein, was zu einer Erniedrigung der Grenzflächenspannung und somit zu einer Stabilisierung der Emulsion führt. Des Weiteren erhöhen die Emulgatoren die Stabilität einer Emulsion über elektrostatische (geladene Emulgatoren) und/oder sterische (hydrophile Polymerketten) Stabilisierung. Emulsionen sind thermodynamisch instabil und neigen zum Aufrahmen (Aufsteigen der Emulsionströpfchen) bzw. Sedimentation (wenn die Dichte der Emulsionströpfchen größer ist als die der äußeren Phase) und Koaleszenz (Zusammenfließen von Emulsionströpfchen).

Bildet die hydrophile Phase (meist Wasser) die äußere kohärente Phase, in der die lipophile Phase dispergiert ist, so handelt es sich um eine Öl-in-Wasser-Emulsion (O/W). Ist die wässrige Phase in der lipophilen dispergiert, so handelt es sich um eine Wasser-in-Öl-Emulsion (W/O). Emulsionen können durch unterschiedliche **Verfahren** hergestellt werden:

1. Englische Methode: Der Emulgator bzw. das Emulgatorgemisch wird in der kohärenten (äußeren) Phase ggf. unter Erwärmen gelöst und die innere Phase langsam einemulgiert.

2. Kontinentale Methode: Der Emulgator bzw. das Emulgatorgemisch wird in der inneren Phase dispergiert und die äußere Phase schrittweise eingearbeitet. Ist die äußere Phase die hydrophile Phase, bildet sich zunächst eine W/O-Emulsion. Bei weiterer Zugabe der äußeren Phase kommt es an einem bestimmten Punkt zur Phasenumkehr. Diese Methode liefert in der Regel feinere Emulsionen als die Englische Methode.

3. Schweizerische Methode: Es wird zunächst ein Emulsionskern aus je einem Anteil lipophiler und hydrophiler Phase sowie den Emulgatoren hergestellt. Schrittweise wird der Emulsionskern dann wechselweise mit der Öl- und Wasserphase verdünnt.

Die Emulgierung erfolgt durch Schütteln oder Rühren (Fantaschale und Pistill, hochtourige Rührgeräte). Sehr feine Emulsionen mit Tröpfchengrößen im nm-Bereich (z. B. Emulsionen zur i. v. Applikation) können mittels Hochdruckhomogenisation hergestellt werden.

Emulgatoren sind amphiphile Moleküle (Tenside), d. h. sie haben in ihrem Molekül sowohl hydrophile als auch lipophile Bestandteile:

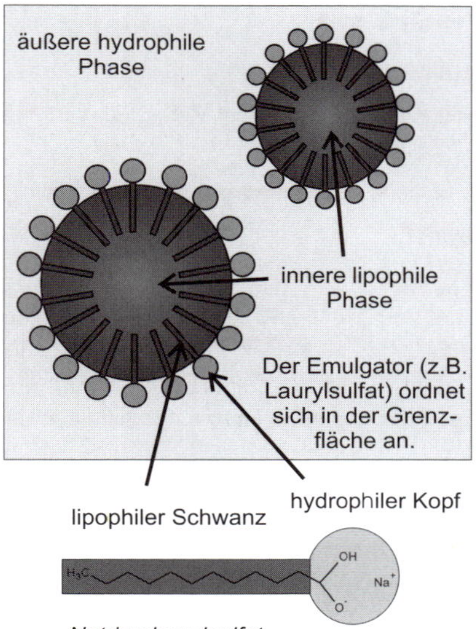

Natriumlaurylsulfat

Aufgrund dieser Eigenschaft reichern sich Emulgatoren in Grenzflächen an, wobei die hydrophilen Molekülteile in die hydrophile Phase und die lipophilen in die hydrophobe Phase ragen. In Abhängigkeit davon, ob der hydrophile oder lipophile Molekülteil überwiegt, können Emulgatoren lipophil (löslich in lipophilen Medien) oder hydrophil (löslich in Wasser) sein. Die Phasenverteilung in einer Emulsion kann mit Hilfe der **Bancroft-Regel** abgeschätzt werden. Sie besagt, dass diejenige Phase die äußere Phase bildet, in der sich der Emulgator am besten löst.

Beim **HLB-Wert** handelt es sich um eine Klassifizierung anhand der Größe des hydrophilen und lipophilen Anteils im Tensidmolekül. Der **HLB-Wert nach Griffin** (mit einer Skala von 1–20) errechnet sich für **nicht ionische Tenside** nach folgender Formel (M = molare Masse des Moleküls, M_L = Molekulargewicht des lipophilen Anteils):

$$\mathrm{HLB} = 20 \cdot \left(1 - \frac{M_L}{M}\right).$$

Die Grenze zwischen vorwiegend lipophilen und vorwiegend hydrophilen Tensiden liegt bei einem HLB-Wert von 10. Bei einem HLB-Wert von 20 würde ein Molekül keine lipophilen Gruppen mehr haben und wäre somit auch nicht grenzflächenaktiv. Als Emulgatoren sind Tenside mit HLB-Werten zwischen 3 und 16 geeignet. Für ionische Tenside muss der HLB-Wert experimentell bestimmt werden und kann Werte > 20 annehmen.

Beispiele für Emulgatoren sind:

Ionische Emulgatoren		
1. Anionenaktiv		
Alkaliseifen	Natriumpalmitat	O/W
Erdalkaliseifen	Calciumpalmitat	W/O
Alkylsulfate	Natriumstearylsulfat	O/W
Alkalisalze der Gallensäuren	Natriumcholat	O/W
2. Kationenaktiv		
Quartäre Ammoniumverbindungen	Benzalkoniumchlorid*	O/W
Pyridiniumverbindungen	Cetylpyridiniumchlorid*	O/W
Amphotere Emulgatoren		
Phospholipide	Lecithin	O/W und W/O
Nichtionische Emulgatoren		
Fettalkohole	Cetylalkohol	W/O
Sterole	Cholesterol, Wollwachsalkohole	W/O
Glycerolfettsäureester	Glycerolmonostearat	W/O
Sorbitanfettsäureester (Span)	Sorbitanmonooleat	W/O
Macrogolfettsäureester	Macrogol-40-stearat	O/W
Macrogolsorbitanfettsäureester (Polysorbate, Tween)	Macrogol-20-sorbitanmonooleat	O/W
Macrogolglycerolfettsäureester (Myrj)	Macrogol-20-glycerolmonostearat	O/W
Macrogolfettalkoholether (Brij)	Macrogollaurylether	O/W und W/O

* Einsatz als Desinfektions- und Konservierungsmittel.

Komplexemulgatoren sind Gemische von Emulgatoren mit unterschiedlichen HLB-Werten (Mischung von O/W- und W/O-Emulgatoren), die die Emulsionsbildung erleichtern und eine erhöhte Stabilität der Emulsion bedingen. Komplexemulgatoren des Arzneibuchs sind Emulgierender Cetylstearylalkohol Typ A (Natriumcetylstearylsulfat und Cetylstearylalkohol, 1 : 10) und Typ B (Natriumlaurylsulfat und Cetylstearylalkohol, 1 : 10). Ein nichtionischer Komplexemulgator ist im DAC aufgeführt (Nichtionische emulgierende Alkohole) und besteht aus einem Gemisch aus Cetylstearylalkohol, Glycerolmonostearat (beide W/O) und Macrogol-80-cetylstearylether (O/W). Auch Mischungen aus Span (W/O) und Tween (O/W) können als Komplexemulgatoren eingesetzt werden.

Ein **Quasiemulgator** ist kein Emulgator im eigentlichen Sinne und stabilisiert eine Emulsion insbesondere durch Viskositätserhöhung der äußeren Phase. Allerdings können auch Quasiemulgatoren wie z. B. Cellulosederivate gewisse grenzflächenaktive Eigenschaften aufweisen, was zur Stabilität der Emulsion beiträgt.

Suspensionen sind fließfähige Dispersionen von Feststoffpartikeln in einer Flüssigkeit. Die Größe der dispergierten Partikel liegt normalerweise zwischen 1 und 100 µm und der Feststoffanteil zwischen 0,5 und 40 %. Zur Verbesserung von Benetzung und Aufschüttelbarkeit des Sediments sind meist Tenside und Peptisatoren enthalten. Wie Emulsionen sind auch Suspensionen thermodynamisch instabile Systeme. Die suspendierten Partikel können aggregieren (Zusammenlagerung von Partikeln) und sedimentieren (Absinken der suspendierten Feststoffpartikel). Ist die Dichte der Feststoffpartikel kleiner als die der Suspensionsflüssigkeit, so schwimmen die Partikel auf (Flotation). Einer Sedimentation kann durch Partikelzerkleinerung, Viskositätserhöhung der äußeren Phase und Angleichung der Dichten von innerer und äußerer Phase entgegengewirkt werden (s. Stokes'sche Beziehung, vgl. I 2.5.6). Bildet sich ein Sediment, so muss dieses leicht aufschüttelbar sein; es darf sich nicht zusammenlagern (Caking). Die aufgeschüttelte Suspension muss lange genug stabil sein, um eine exakte Dosierung zu gewährleisten. Zur Herstellung von Suspensionen wird der Feststoff zunächst zerkleinert und mit einem Teil der Flüssigkeit angerieben. Werden mehrere Flüssigkeiten für die Herstellung verwendet, so wird mit der Flüssigkeit angerieben, die die Feststoffpartikel am besten benetzt oder die die höchste Viskosität aufweist. Der Ansatz wird dann schrittweise mit der äußeren Phase verdünnt.

8.4.2 Feste Arzneiformen

Zu den festen Arzneiformen gehören u. a. Pulver, Granulate, Kapseln, Tabletten und Zäpfchen, die als Darreichungsformen im Arzneibuch beschrieben sind.

Pulver sind Haufwerke aus festen, losen und trockenen Teilchen und enthalten einen oder mehrere Wirkstoffe mit oder ohne Hilfsstoffe. Pulver können peroral (meist gelöst oder suspendiert in Wasser) oder lokal (kutan) angewendet werden. Pulver zum internen Gebrauch sind heute weitgehend durch einzeldosierte Arzneiformen (Kapseln, Tabletten) verdrängt. Pulver zur kutanen Anwendung (**Puder**) müssen frei von tastbaren Teilchen, also sehr fein sein, um Reizungen auszuschließen.

Die Herstellung von Pulvern erfolgt im Grundsatz nach folgenden Schritten:

- Verreiben oder Mahlen der Feststoffe zum gewünschten Feinheitsgrad
- Klassieren (Sieben)
- Anteiliges Verreiben in der Reibschale oder Mischen in geeigneten Mischern
- ggf. Sieben zur Zerstörung von Agglomeraten
- Abfüllen

Weisen die Bestandteile einer Pulvermischung unterschiedliche Teilchengrößen oder größere Dichteunterschiede auf, so neigen diese Pulver zur Entmischung.

Wichtige **Pudergrundlagen** bzw. -bestandteile sind:

Zinkoxid ist ein feines, weißes, amorphes und in Wasser unlösliches Pulver. Es hat schwach adstringierende und kühlende Eigenschaften. Zinkoxid hat ein gutes Aufsaugvermögen für Wasser und Öl, jedoch ein schlechtes Haftvermögen auf der Haut und ein nur mäßiges Fließverhalten.

Talkum ist ein natürliches pulverisiertes und hydratisiertes Magnesiumsilikat. Aufgrund seiner Schichtstruktur fühlt es sich fettig an. Talkum hat ein gutes Aufnahmevermögen für lipophile Flüssigkeiten, jedoch kein Aufsaugvermögen für Wasser. Talkum haftet sehr gut auf der Haut und wird aus diesem Grund häufig schlecht haftenden Pudergrundlagen zugesetzt (z. B. Zinkoxid). Talkum kann mikrobiell stark verunreinigt sein und muss daher vor Verwendung sterilisiert werden.

Weißer Ton ist ein natürliches wasserhaltiges Aluminiumsilikat mit hydrophilen Eigenschaften und wird als Pudergrundlage eingesetzt. Es weist ein hohes Aufsaugvermögen für Wasser und auch für Öl auf und wirkt austrocknend auf der Haut.

Hochdisperses Siliciumdioxid (Aerosil) ist ein bläulich-weißes, sehr feines flockiges Pulver mit einer Primärkorngröße von ca. 15 nm, die Agglomerate bzw. Aggregate mit Durchmessern von 1–200 µm bilden. Aus der geringen Partikelgröße resultiert die enorm große Oberfläche von ca. 200 m^2/g. Aerosil hat ein sehr hohes Wasseradsorptionsvermögen jedoch auch ein gutes Aufsaugvermögen für lipophile Flüssigkeiten. Es wird Pulvern in Konzentrationen von 0,5–3 % zugesetzt, um deren Fließverhalten zu verbessern. Aerosil wird durch Flammenhydrolyse von Siliciumtetrachlorid gewonnen.

Granulate sind Zubereitungen aus festen und trockenen Körnern, wobei die einzelnen Granulatkörner Aggregate von Pulverpartikeln mit ausreichender Festigkeit darstellten. Sie sind gut rieselfähig und weisen Korngrößen zwischen 0,6 und 2 mm auf. Granulate mit gleichmäßiger Korngrößenverteilung und kugelförmigen Granulatkörnern bezeichnet man als Pellets. Granulate können durch aufbauende (Mischgranulierung, Granulierung in der Wirbelschicht) oder durch abbauende (Extrusion) Verfahren hergestellt werden. Man unterscheidet weiterhin zwischen Trocken- (Kompaktierung, Schmelzgranulierung) und Feuchtgranulierung (Klebstoff- und Krustengranulate). **Brausegranulate** enthalten sauer reagierende Substanzen (organische Säuren wie Citronen- und Weinsäure) und Carbonate oder Hydrogencarbonate, die in Gegenwart von Wasser rasch unter Freisetzung von Kohlendioxid reagieren und somit die Brausewirkung bedingen.

Bei der Herstellung von **Krustengranulaten** wird die Pulvermischung mit einer Flüssigkeit befeuchtet, die zumindest einen Pulverbestandteil teilweise löst. Es kommen hier meist Ethanol-Wasser-Mischungen zum Einsatz. Beim Trocknen der Granulatkörner kristallisiert die oberflächlich gelöste Substanz unter Bildung von Feststoffbrücken aus.

Zur Herstellung von **Klebstoffgranulaten** werden Lösungen hydrophiler Bindemittel eingesetzt. Beim Trocknen bilden sich Feststoffbrücken aus dem erhärteten Bindemittel aus. Als Bindemittel kommen beispielsweise zum Einsatz:

Stärken sind aus Glucoseeinheiten aufgebaute Polysaccharide. Zum Einsatz kommen Reis-, Weizen-, Kartoffel- und Maisstärke. Stärke enthält Amylose (lange, unverzweigte Ketten, 15–30 %) und Amylopektin (verzweigte Ketten, 70–85 %). Stärken sind praktisch unlöslich in kaltem Wasser und in organischen Lösungsmitteln. Sie quellen in kaltem Wasser und gehen oberhalb ihrer Verkleisterungstemperatur (64–77 °C) unter Bildung viskoser Gele kolloidal in Lösung. Das Quellvermögen der Stärken ist stark vom Amylopektingehalt abhängig. Stärken bilden einen guten Nährboden für Mikroorganismen, können aber nicht durch Hitze sterilisiert werden. Stärken sowie modifizierte Stärken finden Anwendung als Füll- und Bindemittel, Pudergrundlage, Verdickungsmittel und Zerfallshilfsmittel.

Im Gegensatz zu Cellulose, die nur begrenzt in Wasser quellbar ist, sind **Celluloseether** (z. B. Methylcellulose, Hydroxyethylcellulose, Hydroxypropylcellulose) hydrophile Gelbildner. Dies ist dadurch zu erklären, dass durch Veretherung die Hauptvalenzketten der Cellulose auseinandergedrängt werden, so dass Wasser eindringen kann und die noch freien OH-Gruppen der Hydratisierung durch Wassermoleküle zugänglich sind. Die Kennzeichnung der Cellulosederivate erfolgt durch eine nachgestellte Zahl, die die Viskosität einer 2%igen Lösung angibt. Verwendet werden Celluloseether als Gelbildner und Verdickungsmittel, Bindemittel in Granulaten, Suspensions- und Emulsionsstabilisator. Einige Celluloseether (z. B. Ethylcellulose und Hydroxypropylmethylcellulose) werden auch als Filmbilder für überzogene feste Arzneiformen sowie als Einbettungsmaterialien verwendet.

Polyvinylpyrrolidon (Povidon) wird durch Polymerisation des N-Vinylpyrrolidons gewonnen. Es ist stark hygroskopisch und sowohl in Wasser, Alkoholen als auch in Chloroform löslich. Die verschiedenen Povidontypen werden durch die Viskosität ihrer wässrigen Lösungen (K-Werte) charakterisiert. Povindone werden u. a. als Solubilisatoren von Wirkstoffen, als Verdickungsmittel, zur Suspensionsstabilisierung und als Bindemittel eingesetzt.

Alginate sind die Salze der Alginsäure, einem aus Manuron- und Glucuronsäurebausteinen aufgebauten Polymer, das z. B. aus Braunalgen gewonnen wird. Pharmazeutisch wird vorwiegend Natriumalginat als Viskositätserhöher, Emulsions- und Suspensionsstabilisator, Bindemittel und Zerfallshilfsmittel verwendet.

Tabletten sind einzeldosierte feste Arzneiformen und werden i. d. R. industriell hergestellt. Sie könne unterschiedliche Größen und Formen aufweisen. Durch Überziehen der Tablettenkerne mit geeigneten Überzugsmaterialien kann der Ort und die Rate der Wirkstofffreisetzung beeinflusst werden.

Kapseln sind einzeldosierte feste Arzneiformen mit harten oder weichen Hüllen verschiedener Größe und Form. Die Kapselhüllen bestehen in der Regel aus Gelatine, das Arzneibuch lässt jedoch auch andere Polymere zu. Die Kapselhülle kann weitere Hilfsstoffe (z. B. Eisenoxide, Titandioxid, synthetische Farbstoffe) enthalten. Kapseln sind vorwiegend zur oralen Verabreichung bestimmt, können jedoch auch rektal oder vaginal appliziert werden. **Weichkapseln** enthalten neben Gelatine einen Weichmacher in der Hülle (z. B. Glycerol) und werden in der Regel industriell in einem Arbeitsgang geformt, gefüllt und verschlossen (Globex-, Scherer- und Accogelverfahren). Dabei kann sowohl die flüssige bzw. pastöse Füllung als auch die Hülle Arzneistoffe enthalten. Flüssigkeiten können direkt verkapselt werden, Feststoffe werden in der Regel in einer geeigneten Trägersubstanz gelöst oder dispergiert. In der Apothekenrezeptur spielt lediglich das Befüllen von **Hartkapseln** eine Rolle. Die Kapselhüllen werden industriell im Tauchverfahren hergestellt und vorverschlossen in unterschiedlichen, genormten Größen in den Verkehr gebracht. Die Kennzahl gibt das Füllvolumen einer Kapsel an. Hartkapseln können mit Pulvern, Granulaten, Fett- oder Macrogolschmelzen befüllt werden. Wasserhaltige Zubereitungen eigenen sich nicht für die Abfüllung in Hartkapseln, da sie die Gelatinekapselhülle auflösen würden. Als Kapselfüllstoff eignet sich Mannitol mit einem Zusatz von 0,5 % Aerosil besonders gut, da Mannitol gute Fließeigenschaften aufweist und (im Gegensatz zum isomeren Sorbitol) nicht hygroskopisch ist.

Im DAC/NRF finden sich ausführliche Anleitungen zum **Befüllen von Hartkapseln** im Apothekenbetrieb und es werden hier – in Abhängigkeit von der Arzneistoffmenge – zwei Methoden vorgeschlagen. Liegt das zu erwartende Volumen des verriebenen Arzneistoffs nur wenig unterhalb des Fassungsvermögens der Kapselunterteile (über 75 % des Kalibriervolumens), wird Methode A angewendet, ansonsten Methode B.

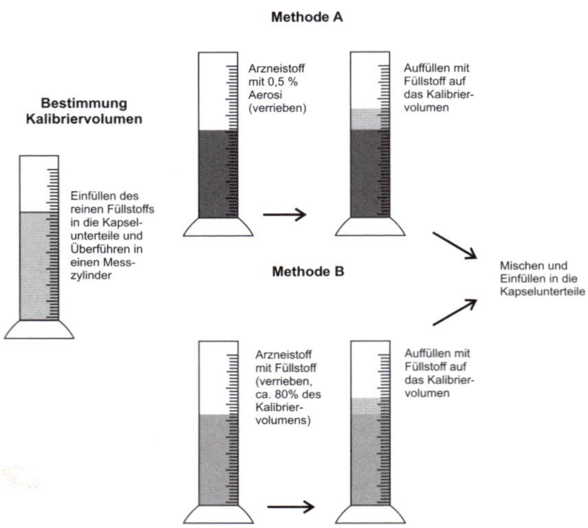

Wichtige **Hilfsstoffe** für die Herstellung von Kapseln sind:

Gelatine wird aus Kollagen (Schweineschwarten, Rinderhäute und -knochen) durch saure oder basische Hydrolyse gewonnen. Je nach Herstellungsverfahren wird Gelatine Typ A (saure Hydrolyse) oder Typ B (basische Hydrolyse) erhalten. Beide Gelatinetypen unterscheiden sich in ihrem isoelektrischen Punkt (pH-Wert, bei dem die Gelatine insgesamt keine Ladung trägt). Unterhalb ihres isoelektrischen Punkts tragen sie jeweils einen positiven, oberhalb einen negativen Ladungsüberschuss. Werden Gelatinelösungen von Typ A und Typ B gemischt, kann sich in Abhängigkeit von pH-Wert eine Trübung bilden. Gelatine quillt in kaltem Wasser und zeigt einen temperaturabhängigen Gel-Sol-Übergang. Gelatine ist der Grundstoff von Kapselhüllen und Vaginalzäpfchen und wird weiterhin als hydrophiler Gelbildner und Bindemittel verwendet.

Mannitol und **Sorbitol** sind isomere Zuckeralkohole. Mannitol ist im Gegensatz zu Sorbitol nicht hygroskopisch und wird aus diesem Grund bevorzugt als Füllstoff verwendet (unter Zusatz von 0,5 % Aerosil als Fließregulierungsmittel). Sorbitol kann als Weichmacher für Kapseln und als Feuchthaltemittel eingesetzt werden. Beide Zuckeralkohole dienen auch als Zuckeraustauschsstoffe.

Lactose (Milchzucker) ist ein reduzierendes Disaccharid aus Galactose und Glucose. Es ist ein weißes, kristallines Pulver, das sich leicht aber nur langsam in Wasser löst. Häufig wird sprühgetrocknete Lactose verwendet, die einen hohen amorphen Anteil enthält. Sie wird als Füllstoff und Grundlage für homöopathische Verreibungen eingesetzt. Aufgrund ihrer Resorbierbarkeit kann Lactose fein gepulvert zur Herstellung von Wundpudern verwendet werden.

Zäpfchen (Suppositorien) sind feste, einzeldosierte Zubereitungen zur rektalen Anwendung sowohl zur lokalen als auch zur systemischen Therapie. Form, Größe und Konsistenz der Suppositorien sind der rektalen Verabreichung angepasst. Die Zäpfchengrundlage muss entweder bei Körpertemperatur schmelzen (z. B. Hartfettgrundlagen) oder sich auflösen (Macrogol-Grundlagen).

Hartfette werden durch Spaltung natürlicher Fette (Kokos- und Palmkernfett), Hydrierung und selektive Veresterung gewonnen und stellen Gemische aus Mono-, Di- und Triglyceriden mit einem Schmelzbereich zwischen 33 und 36 °C dar. Je größer der Anteil an Mono- und Diglyceriden (also je größer der Anteil freier OH-Gruppen des Glycerols), umso größer ist die Hydroxylzahl und desto besser sind die emulgierenden Eigenschaften des Hartfetts. Es sind verschiedene Hartfettqualitäten erhältlich, die sich sowohl in ihrer Hydroxylzahl als auch in ihrem Schmelzpunkt unterscheiden. **Kakaobutter** (Schmelzbereich 31–35 °C) wird heute nicht mehr als Zäpfchengrundlage eingesetzt. Im Gegensatz zu Hartfetten zeigt sie beim Abkühlen keine Volumenkontraktion und hat aufgrund der fehlenden Mono- und Diglyceride keine emulgierenden Eigenschaften.

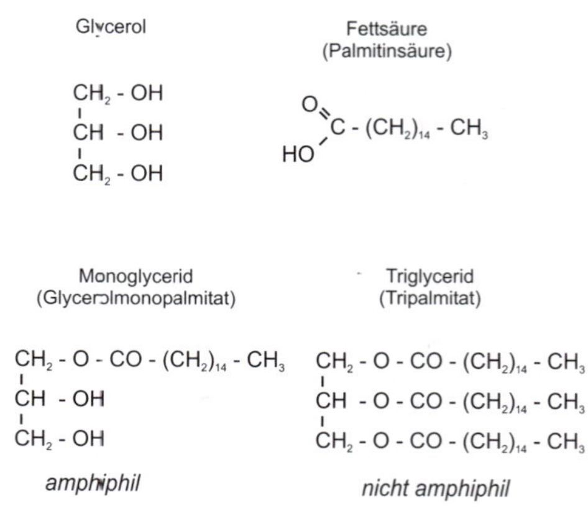

Macrogole (Polyethylenglycole) sind Polymere mit der allgemeinen Formel $H–(O–CH_2–CH_2)_n–OH$. Sie werden durch Polymerisation von Ethylenoxid gewonnen. Die nachgestellte Zahl gibt die mittlere molare Masse des Macrogols an. Mit steigender Molmasse nimmt die Konsistenz zu. Macrogole mit Molmassen bis 600 sind bei Raumtemperatur viskose Flüssigkeiten, solche mit Molmassen zwischen 600 und 1 000 haben eine halbfeste Konsistenz und die mit Molmassen über 1 000 sind Feststoffe. Macrogole sind hygroskopisch und gut in Wasser und Ethanol löslich, in fetten Ölen und Mineralölen jedoch unlöslich. Sie finden Verwendung als Lösungsmittel, Salben- und Zäpfchengrundlage, Einbettungs- und Umhüllungsmittel und als Gleitmittel bei der Tablettierung. Als Zäpfchengrundlage schlägt das NRF Gemische aus flüssigen und festen Macrogolen (z. B. Macrogol 400 und 8 000) vor. Der Schmelzbereich dieser Macrogol-Grundlagen liegt deutlich oberhalb von Körpertemperatur; d. h. sie müssen sich am Resorptionsort auflösen.

Zäpfchen können durch Gieß- oder Pressverfahren hergestellt werden, wobei jedoch das Pressverfahren kaum eine Rolle spielt. Arzneistoffe können in der Zäpfchengrundlage gelöst, suspendiert oder – seltener – emulgiert vorliegen. Die Arzneistoffe können das Phasenverhalten (z. B. Schmelz- und Erstarrungstemperatur) der Grundlage beeinflussen.

Beim **Gießverfahren** werden die festen, fein gepulverten Wirkstoffe mit einem Teil der geschmolzenen Grundlage angerieben. Danach wird die restliche Grundlage zugemischt und die homogene Schmelze in die Zäpfchenformen ausgegossen. Beim **Cremeschmelzverfahren** wird die Grundmasse nur so lange erwärmt, bis sie gerade fließfähig wird. Es bleiben hier noch ungeschmolzene Anteile der Grundlage erhalten, die als Kristallisationskeime dienen. Dies ist insbesondere bei der Verarbeitung von Kakaobutter wichtig, da nur so die stabile β-Modifikation erhalten bleibt und die Zäpfchen relativ schnell wieder aushärten. Aufgrund der vergleichweise hohen Viskosität der Schmelze wird auch die Sedimentation von Arzneistoffen in Suspensionszäpfchen vermindert. Beim **Klarschmelzverfahren** wird die Grundmasse bis zur klaren Schmelze erhitzt. Vor dem Ausgießen in die Zäpfchenformen muss die geschmolzene Grundlage bis knapp oberhalb der Erstarrungstemperatur unter Rühren abgekühlt werden, so dass eine ausreichend hohe Viskosität erreicht wird, um eine rasche Sedimentation der Arzneistoffe zu verhindern. Verluste beim Ausgießen werden generell durch Zuschläge ausgeglichen (meist **Zuschlag von 1 Zäpfchen**).

Die Dosierung der Zäpfchen erfolgt volumenmäßig für die Grundmasse, jedoch gewichtsmäßig für die Wirkstoffe. Es sind folgende Dosiermethoden gebräuchlich:

Bei der Verwendung des **Verdrängungsfaktors (DAC)** wird zunächst der Kalibrierfaktor der Zäpfchengießform bestimmt. Hierzu wird reine geschmolzene Grundlage (Klarschmelzverfahren) in die Form ausgegossen. Nach Erkalten und Entfernen der Gießschwarten werden die Zäpfchen aus der Form entnommen und gewogen. Der Eichwert der Gießform für die Zäpfchengrundlage ergibt sich aus dem Verhältnis der Masse der ausgewogenen Zäpfchen und der Anzahl der Zäpfchen. Mit Hilfe des Verdrängungsfaktors f des Arzneistoffs kann nun die notwendige Masse an Grundlage errechnet werden:

$$M_N = N \cdot (E - f \cdot A)$$

M_N**:** erforderliche Einwaage an Zäpfchengrundmasse

N**:** Anzahl der Zäpfchen

E**:** Eichwert der Zäpfchenform

f**:** Verdüngungsfaktor des Arzneistoffs

A**:** Arzneistoffmenge pro Zäpfchen in Gramm

Der Verdrängungsfaktor ist das Verhältnis der Dichte der Grundmasse zur Dichte des Arzneistoffs. Er gibt an, wie viel g einer bestimmten Zäpfchengrundlage durch 1 g eines suspendierten Arzneistoffs verdängt wird. Die Verdrängungsfaktoren für eine Reihe von Arzneistoffen sind im DAC aufgelistet.

Die **Dosiermethode nach Münzel** eignet sich besonders für Zäpfchen, die in der Grundlage lösliche oder flüssige Arzneistoffe enthalten. Die entsprechende Menge Arzneistoff wird mit etwas weniger als insgesamt benötigter Grundmasse verarbeitet und so in die Zäpfchenform ausgegossen, dass keine Bohrung vollständig gefüllt ist. Es wird dann mit reiner Grundmasse aufgefüllt, die Gießschwarten werden nach Abkühlen entfernt, die Zäpfchen aus der Form entnommen, aufgeschmolzen, homogenisiert und dann erneut in die Zäpfchenform gegossen.

Beim **Verfahren nach Starke** wird zunächst die reine Grundlage für die gewünschte Anzahl Zäpfchen in ein geeignetes Gießgefäß gegeben und geschmolzen. Hierzu eignet sich der **Gießbecher nach König** (doppelwandiges Gefäß zur Sicherstellung einer exakten Temperierung). Der obere Meniskus der Schmelze wird markiert. Zur Anfertigung einer Zäpfchenrezeptur wird der Arzneistoff in den Gießbecher eingewogen und mit einem Teil der Grundlage vermischt und aufgeschmolzen. Es wird anschließend mit geschmolzener Grundlage bis zur Markierung aufgefüllt, die Schmelze homogenisiert und in die Zäpfchenform ausgegossen.

8.4.3 Halbfeste Arzneiformen

Halbfeste Zubereitungen sind Systeme mit plastischer Verformbarkeit und sind zur Applikation auf der Haut oder Schleimhäuten bestimmt. Sie dienen meist der lokalen Therapie. In der Apothekenrezeptur und -defektur haben halbfeste Arzneiformen den bedeutendsten Anteil. Die Zubereitungen bestehen aus einer einfachen oder zusammengesetzten Grundlage, in der ein oder mehrere

Wirkstoffe gelöst oder dispergiert vorliegen können. Die Grundlage kann eine Eigenwirkung ausüben. Halbfeste Zubereitungen zur kutanen Anwendung werden gemäß Ph. Eur. eingeteilt in:

Salben bestehen aus einer einphasigen Grundlage. Typische Grundlagen für **Hydrophobe Salben** sind Vaselin, Paraffine, natürliche Fette und Öle sowie Wachse. **Wasser aufnehmende Salben** bestehen aus einer lipophilen Grundlage und einem oder mehreren Emulgatoren. Sie können größere Mengen Wasser aufnehmen und bilden in Abhängigkeit vom Emulgator Emulsionen (Cremes) vom Typ W/O oder O/W. Gebräuchliche W/O-Emulgatoren sind Wollwachsalkohole, Sorbitanfettsäureester, Monoglyceride und Fettalkohole. Als O/W-Emulgatoren kommen sulfatierte Fettalkohole, Polysorbate, Macrogolfettsäureester zum Einsatz. Wollwachsalkoholsalbe DAB (Cetylstearylalkohol 0,5 Teile, Wollwachsalkohole 6,0 Teile, Vaselin 93,5 Teile) und Hydrophile Salbe DAB (Emulgierender Cetylstearylalkohol Typ A 30 Teile, dickflüssiges Paraffin 35 Teile, weißes Vaselin 35 Teile) sind Wasser aufnehmende Salben gemäß Arzneibuchmonographie. **Hydrophile Salben** haben eine Grundlage, die mit Wasser mischbar ist. Sie bestehen üblicherweise aus Mischungen von festen und flüssigen Macrogolen (z. B. Macrogolsalbe DAC: Macrogol 300 und Macrogol 1 500 zu gleichen Teilen). Sie können geringe Mengen Wasser enthalten.

Beachte: Hydrophile Salbe DAB ist keine hydrophile Salbe gemäß der Nomenklatur des Arzneibuchs, sondern eine Wasser aufnehmende Salbe.

Vaselin ist ein Gemisch aus gereinigten, vorwiegend gesättigten, festen und flüssigen Kohlenwasserstoffen und wird aus Erdöl gewonnen. Es besteht zu etwa 80 % aus flüssigen (n- und Isoparaffinen) und zu etwa 20 % aus festen Paraffinen und erstarrt zwischen 38 und 60 °C. **Weißes Vaselin** ist eine gebleichte Sorte und enthält im Vergleich zu **Gelbem Vaselin** einen geringeren Anteil an ungesättigten Kohlenwasserstoffen. Vaselin besitzt keine emulgierenden Eigenschaften und sein Wasseraufnahmevermögen ist daher sehr gering.

Flüssige Paraffine (Mineralöle, Weißöle) sind Mischungen gereinigter flüssiger, gesättigter Kohlenwasserstoffe und werden aus Erdöl gewonnen. Dünn- und dickflüssige Paraffine unterscheiden sich in ihrer Viskosität. Paraffine haben auf der Haut reine Oberflächeneffekte und führen bei großflächiger Anwendung aufgrund ihres okkludierenden Effekts zur Quellung der Hornzellen und Behinderung der Hautatmung.

Fette und fette Öle bestehen vorwiegend aus Gemischen aus Triglyceriden mit fester (Fette, z. B. Schweineschmalz) oder flüssiger (fette Öle, z. B. Olivenöl, Erdnussöl, Rizinusöl, Sojaöl) Konsistenz. Triglyceride natürlicher Herkunft enthalten verestert ungesättigte Fettsäuren. Sie sind daher meist gelblich gefärbt und neigen zum Ranzigwerden. Einige natürliche Öle enthalten geringe Mengen an natürlichen Antioxidantien (Tocopherole in Oliven-, Erdnuss- und Rizinusöl). Der **Fettverderb** (Autoxidation) läuft in Gegenwart von Licht und Sauerstoff nach einem Radikalmechanismus ab, wobei sich über Peroxide als Zwischenprodukte Aldehyde und Ketone bilden. Die Peroxidzahl Ph. Eur. ist eine Kennzahl für die eingetretene Zersetzung. Natürliche Fette und Öle müssen in vollständig gefüllten Gefäßen, kühl und vor Licht geschützt aufbewahrt werden. Das Arzneibuch unterscheidet bei fetten Ölen drei Qualitäten: **Natives Öl** wird aus Rohmaterialien besonderer Qualität durch Kaltpressen oder Zentrifugieren gewonnen. **Raffiniertes Öl** wird durch Pressung oder Lösungsmittelextraktion gewonnen und anschließend mit Alkalien oder durch physikalische Verfahren (Dampfbehandlung im Hochvakuum) zur Abtrennung von Verunreinigungen raffiniert. **Hydriertes Öl** wird wie raffiniertes Öl gewonnen und anschließend hydriert (Sättigung der Doppelbindungen der Fettsäureketten mit Wasserstoff), gebleicht und desodoriert. Ein halbsynthetisches Öl aus Kokos- und/oder Palmkernöl ist **Miglyol** 812 (Neutralöl, Mittelkettige Triglyceride). Das klare, geschmacks- und geruchsneutrale Öl ist ein Gemisch aus Triglyceriden mit gesättigten Fettsäuren der Kettenlänge C_8–C_{12}. Es hat eine niedrige Viskosität, gut spreitende Eigenschaften auf der Haut und – aufgrund der vergleichsweise kurzen Fettsäureketten der Triglyceride – gute Lösungseigenschaften für viele Arzneistoffe.

Wachse sind feste und flüssige Ester höherkettiger Fettsäuren mit höheren Alkoholen. **Gelbes Wachs** wird durch Ausschmelzen von Bienenwaben gewonnen. Durch Bleichen wird **Gebleichtes Wachs** erhalten. **Cetylpalmitat** ist ein Gemisch der Ester von gesättigten Fettsäuren und gesättigten Alkoholen jeweils mit Kettenlängen von C_{14}–C_{18}. Es ist ein festes Wachs. Wie Bienenwachs wird es als konsistenzerhöhender Zusatz in Salben, Cremes und Suppositoriengrundlagen eingesetzt. **Oleyloleat** (Ester der Ölsäure mit Octadecenol) ist ein flüssiges Wachs und wird als Penetrationsverbesserer (Förderung des Eindringens von Arzneistoffen in die Haut) eingesetzt.

Wollwachs ist ein komplexes Gemisch und besteht hauptsächlich aus Wachsen. Es ist eine hellgelbe, zähe Masse und wird aus dem Fett der Schafswolle gewonnen. Wollwachs hat emulgierende Eigenschaften, die auf dem Gehalt an unveresterten Alkoholen (hauptsächlich Sterinalkohole wie Cholesterol) beruhen. Gute Qualitäten von Wollwachs zeichnen sich durch ein hohes Wasseraufnahmevermögen aus (200–300 %). **Wollwachsalkohole** sind die aus dem Wollwachs extrahierten emulgierenden Bestandteile und enthalten mind. 30 % Cholesterol.

Isopropylmyristat und -palmitat sind die Isopropylester der Myristin- (C_{14}) bzw. Palmitinsäure (C_{16}). Sie haben ein hohes Spreitungsvermögen auf der Haut und gute Lösungseigenschaften.

Octyldodecanol ist ein dünnflüssiger verzweigter Alkohol, der leicht in die Haut penetriert und ein gutes Lösungsvermögen für viele Wirkstoffe besitzt. Er wird auch als rückfettender Bestandteil z. B. in ethanol- bzw. isopropanolhaltigen Zubereitungen eingesetzt.

Cremes sind mehrphasige Zubereitungen bestehend aus einer lipophilen und einer hydrophilen Phase. Je nachdem welche Phase die äußere darstellt, unterscheidet man zwischen hydrophoben (W/O) und hydrophilen (O/W) Cremes. **Hydrophobe Creme**s sind z. B. Lanolin DAB (Dickflüssiges Paraffin 15 Teile, gereinigtes Wasser 20 Teile, Wollwachs 65 Teile) und die Wasserhaltige Wollwachsalkoholsalbe DAB (Wollwachsalkoholsalbe und gereinigtes Wasser zu gleichen Teilen). Kühlsalbe DAB (Gelbes Wachs 7 Teile, Cetylpalmitat 8 Teile, Erdnussöl 60 Teile und gereinigtes Wasser 25 Teile) ist eine hydrophobe Creme, die jedoch keinen Emulgator enthält. Beim Auftragen auf die Haut bricht die Emulsion und das Wasser verdunstet, wodurch der Kühleffekt hervorgerufen wird. **Hydrophile Cremes** sind z. B. Wasserhaltige Hydrophile Salbe DAB (Hydrophile Salbe DAB 30 Teile, gereinigtes Wasser 70 Teile) und Nichtionische Hydrophile Creme DAB (Polysorbat 60 5 Teile, Cetylstearylalkohol 10 Teile, Glycerol 80 % 10 Teile, weißes Vaselin 25 Teile, gereinigtes Wasser 50 Teile). Die Basiscreme DAC (Glycerolmonostearat 60 4 Teile, Cetylalkohol 6 Teile, mittelkettige Triglyceride 7,5 Teile, weißes Vaselin 25,5 Teile, Macrogol-20-glycerolmonostearat 7 Teile, Propylenglycol 10 Teile und gereinigtes Wasser 40 Teile) ist eine **amphiphile Creme**, bei der sowohl die lipophile als auch die hydrophile Phase kohärent (zusammenhängend) ist und nicht eindeutig in die Nomenklatur des Arzneibuchs eingeordnet werden kann.

Gele sind gemäß der Definition des Arzneibuchs Flüssigkeiten, die mit Hilfe geeigneter Quellmittel geliert wurden. **Lipophile Gele** (Oleogele) besitzen eine Grundlage aus dickflüssigem Paraffin mit Zusatz von Polyethylen oder aus fetten Ölen, die durch Zusatz von hochdispersem Siliciumdioxid, Aluminium- oder Zinkseifen geliert werden. **Hydrophile Gele** (Hydrogele) besitzen eine hydrophile Grundlage (Wasser, Glycerol, Propylenglycol) und werden mit hydrophilen Quellstoffen geliert. Übliche hydrophile Gelbildner sind z. B. Cellulosederivate, Polyacrylate (Carbomer), Bentonit, Stärke sowie Gelatine.

Polyacrylsäuren (Carbomere) sind hochmolekulare, zum Teil vernetzte anionische Polymere der Acrylsäure. Es sind weiße, leichte und hygroskopische Pulver. 1 %ige wässrige Suspensionen zeigen pH-Werte zwischen 2,5 bis 3,2 und annähernd die gleiche Viskosität wie Wasser. Erst bei Neutralisation mit anorganischen (NaOH) oder organischen (Trometamol) Basen kommt es zur Bildung klarer, hochviskoser Gele. Polyacrylatgele sind mit kationischen Stoffen inkompatibel.

Bentonit ist ein natürliches, wasserhaltiges Aluminiumsilikat. Es ist wasserunlöslich, besitzt jedoch ein außerordentlich starkes Quellvermögen in Wasser, welches auf die laminare Schichtstruktur zurückgeführt wird. Bentonit wird als hydrophiler Gelbildner und Verdickungsmittel in wässrigen Zubereitungen eingesetzt.

Pasten enthalten große Anteile von fein dispergieren Pulvern. Weiche Zinkpaste DAB enthält Zinkoxid (30 Teile), dickflüssiges Paraffin (40 Teile), weißes Vaselin (20 Teile) und gebleichtes Wachs (10 Teile).

Die **Herstellung** von halbfesten Zubereitungen im Rezepturmaßstab erfolgt mittels Homogenisieren in einer Fantaschale oder mit Hilfe von Rührwerkzeugen in speziellen Kruken (z. B. Unguator-System). Wasserfreie Salbengrundlagen werden durch gemeinsames Aufschmelzen und anschließendem Kaltrühren hergestellt. Bei der Herstellung von Cremes wird zunächst die lipophile Phase durch gemeinsames Aufschmelzen der lipophilen Bestandteile hergestellt, in die dann die auf die gleiche Temperatur erwärmte hydrophile Phase eingearbeitet und die Creme bis zum Erkalten gerührt wird. Arzneistoffe werden unter Lösen oder Dispergieren in die Grundlage eingearbeitet. Für die Herstellung von **Suspensionszubereitungen** wird der Wirkstoff zunächst fein gepulvert und mit wenig Salbengrundlage oder einem flüssigen Bestandteil der Salbengrundlage ohne Erwärmen angerieben. Die Salbengrundlage wird dann schrittweise eingearbeitet. Für die Homogenisierung von Suspensionssalben sollte ein Dreiwalzenstuhl benutzt werden, um Substanzagglomerate zu zerstören. Bei der Herstellung von **Lösungssalben** ist darauf zu achten, dass der inkorporierte Wirkstoff auch bei Raumtemperatur in Lösung bleibt und es während der Lagerung nicht zu einem Auskristallisieren des Wirkstoffs kommt.

8.4.4 Pflanzliche Arzneimittel

Pflanzliche Drogen bestehen gemäß Ph. Eur. im Allgemeinen aus noch unverarbeiteten ganzen, zerkleinerten oder geschnittenen Pflanzen, Pflanzenteilen, Algen, Pilzen oder Flechten. Sie werden gewöhnlich im getrockneten Zustand, manchmal aber auch frisch verwendet. Zubereitungen aus pflanzlichen Drogen werden z. B. durch Extraktion, Destillation und Pressung hergestellt. Zu den Zubereitungen zählen sowohl die zerkleinerten oder pulverisierten pflanzlichen Drogen selbst als auch Zubereitungen wie Tinkturen, Extrakte, Presssäfte und ätherische Öle.

Die häufigsten Extraktionsmittel für die Herstellung von **pflanzlichen Auszügen** (Extrakte und Tinkturen) sind Wasser-Ethanol-Gemische. Bei der **Extraktion** finden generell zwei Prozesse statt: Im Auswaschvorgang werden die Inhaltsstoffe aus den durch Zerkleinerung beschädigten Zellen herausgewaschen, während beim eigentlichen Extraktionsvorgang die Inhaltsstoffe aufgrund des Konzentrationsgradienten zwischen dem Inneren der Zelle und der umgebenden Extraktionsflüssigkeit in das Extraktionsmedium diffundieren (Diffusion s. Kapitel 3.7.7). Im Arzneibuch werden zwei Verfahren für die Herstellung alkoholischer Auszüge genannt. Bei der **Mazeration** wird die Droge mit der gesamten Extraktionsflüssigkeit (Menstruum) gemischt und für eine definierte Zeit unter häufigem Schütteln stehengelassen. Die Mazeration ist ein nicht erschöpfendes Extraktionsverfahren, da ein Teil der extrahierbaren Stoffe in der Droge zurückbleibt (Extraktion nur bis zum Konzentrationsausgleich). Die Effizienz der Extraktion mittels Mazeration kann durch Bewegungs- und Wirbelextraktion erhöht werden. Im Gegensatz zur Mazeration stellt die **Perkolation** ein erschöpfendes Extraktionsverfahren dar. Hierbei durchströmt das von oben zutropfende Extraktionsmittel kontinuierlich die sich in einem zylindrischen Glasgefäß befindende und befeuchtete Droge. Da ständig neue Extraktionsflüssigkeit über die Droge geführt wird, bleibt stets ein Konzentrationsgefälle aufrechterhalten.

Extrakte gemäß Ph. Eur. werden durch geeignete Verfahren (Mazeration, Perkolation) unter Verwendung von Ethanol oder anderen geeigneten Extraktionsflüssigkeiten hergestellt. Das Arzneibuch unterscheidet drei verschiedene Extrakttypen: Standardisierte Extrakte (Einstellung auf einen vorgegebenen Gehalt der wirksamkeitsbestimmenden Inhaltsstoffe), quantifizierte Extrakte (Einstellung auf einen definierten Bereich von Inhaltsstoffen) sowie andere Extrakte, die im Wesentlichen durch den Herstellungsprozess definiert sind. Anhand ihrer Konsistenz lassen sich Extrakte in Fluid-, Dick- und Trockenextrakte unterteilen.

Tinkturen sind flüssige Zubereitungen, die in der Regel aus einem Teil pflanzlicher Droge und 5 oder 10 Teilen Extraktionsmittel hergestellt werden. Tinkturen können auch durch Verdünnen oder Lösen aus Extrakten unter Verwendung von Ethanol in entsprechender Konzentration hergestellt werden.

Pflanzliche Drogen zur Teebereitung bestehen aus einer oder mehreren pflanzlichen Drogen und sind zur Herstellung von wässrigen, trinkfertigen Zubereitungen vorgesehen. Sie werden durch Abkochung, Aufguss oder Mazeration hergestellt. In der Regel kommen geschnittene Drogen zum Einsatz wobei kleine Früchte wie Anis, Kümmel oder Fenchel auch als Ganzdroge verwendet werden können.

8.4.5 Homöopathische Arzneimittel

Begründer der Homöopathie ist der deutsche Arzt Samuel Hahnemann (1755–1843). Der Begriff Homöopathie leitet sich aus dem Griechischem ab (hómoio = das Gleiche und páthos = das Leiden) und drückt das homöopathische Heilprinzip aus: Ähnliches wird mit Ähnlichem geheilt (Ähnlichkeitsprinzip), wobei durch die Gabe des homöopathischen Mittels die Selbstheilungskräfte des Körpers angeregt werden sollen.

Die Homöopathie basiert auf drei **Grundprinzipien**:

1. Arzneimittelprüfung am Gesunden: Die homöopathische Behandlung beruht auf der Kenntnis der Symptome, die ein Mittel beim gesunden Menschen hervorrufen kann und wird daher an gesunden (freiwilligen) Probanden unter Verwendung meist geringer Dosen der Ausgangssubstanz durchgeführt.
2. Similia similibus curentur: Ähnliches wird mit Ähnlichem geheilt (Ähnlichkeitsprinzip).
3. Potenzierung: Homöopathische Zubereitungen werden nach fest vorgeschriebenen Verfahren verdünnt und dabei schrittweise potenziert, d. h. die angenommene Wirkung steigt mit dem Verdünnungsgrad.

Homöopathische Ausgangssubstanzen können natürlichen (pflanzlich oder tierisch, auch deren Absonderungen) oder synthetischen (Mineralien) Ursprungs sein. **Urtinkturen** (Kurzzeichen Ø oder TM) dienen normalerweise als Ausgangsbasis für die Herstellung potenzierter homöopathischer Zubereitungen. Es kann sich hier sowohl um ethanolische als auch um wässrige Auszüge handeln.

Die **Potenzierung** homöopathischer Ausgangsstoffe erfolgt durch stufenweises Verdünnen im Verhältnis 1 : 10 (Dezimal- oder D-Potenzen; 1 Teil Wirksubstanz + 9 Teile Träger), 1 : 100 (Centimal- oder C-Potenzen) oder (seltener) im Verhältnis 1 : 50 000 (LM-Potenzen). Der Verdünnungsgrad wird mit der Zahl der Verdünnungsstufen angegeben. So bedeutet die Potenz D4, dass die Zubereitung aus vier Verdünnungsstufen im Verhältnis 1 : 10 hergestellt wurde. Aufgrund der Besonderheiten der homöopathischen Therapie sind nur ausgewählte **Arzneiträger** erlaubt, z. B. Ethanol, Glycerol, Wasser, Lactose, Saccharose, Hartfett, Wollwachsalkoholsalbe.

Dilutionen sind flüssige Verdünnungen und werden durch Verschütteln hergestellt. Hierzu werden Gefäße verwendet, deren Rauminhalt um mindestens ein Drittel größer ist als die aufzunehmende Flüssigkeitsmenge. Zur Potenzierung wird jede Verdünnungsstufe 10-mal kräftig geschüttelt. Für jede Verdünnungsstufe muss ein eigenes Gefäß verwendet werden (Mehrglasmethode).

Unlösliche Substanzen werden üblicherweise bis zur 3. oder 4. Potenz verrieben (**Triturationen**). Jede Verdünnungsstufe wird für mindestens 1 Stunde wie folgt verrieben: Der Arzneiträger (Lactose) wird zunächst in drei gleiche Teile geteilt und der erste Teil kurze Zeit im Porzellanmörser verrieben. Die Wirksubstanz wird dann hinzugegeben und 6 Minuten lang verrieben, 4 Minuten mit einem Porzellanschaber abgeschabt, erneut 6 Minuten verrieben und 4 Minuten abgeschabt. Es wird dann der

2. Teil Arzneiträger hinzugegeben und der 20-minütige Verreibungsprozess wiederholt. Schließlich wird der dritte Teil Arzneiträger zugesetzt und wie beschrieben 20 Minuten verrieben.

Globuli (Streukügelchen) bestehen aus Saccharose und haben normalerweise Durchmesser von 0,5–1,5 mm. Sie sind wegen ihrer leichten Einnehmbarkeit (man lässt sie langsam im Mund zergehen) gebräuchlich. Sie werden durch Beträufeln von 100 g Globuli mit 1 g Dilution der gewünschten Potenzierung hergestellt. Die Imprägnierung der Globuli stellt keine Potenzierung im Sinne der Homöopathie dar. Durch Beträufeln von Globuli mit einer Dilution D6 erhält man Globuli D6 und nicht Globuli D8.

Dilutionen, Triturationen und Globuli sind die wichtigsten homöopathischen Arzneiformen, es sind jedoch auch homöopathische Salben, Zäpfchen, Augentropfen und Injektionslösungen erhältlich.

8.5 Stabilität und Stabilisierung von Arzneiformen

Die Haltbarkeit von Arzneimitteln wird neben anderen Einflüssen auch von ihrer **mikrobiologischen Qualität** beeinflusst. Dabei sind besonders wasserhaltige Zubereitungen anfällig für mikrobiologischen Verderb. Bei Emulsionen sind O/W-Systeme mehr gefährdet als W/O-Systeme, da in Letzteren die Wasserphase fein dispergiert in einer lipophilen Phase vorliegt und Keime in Wachstum und Ausbreitung behindern. Um die mikrobiologische Qualität der Arzneimittel sicherzustellen, sind strenge hygienische Maßnahmen während der Herstellung einzuhalten. Im Arzneibuch sind die maximalen erlaubten Keimzahlen von pharmazeutischen Substanzen und Arzneizubereitungen in Abhängigkeit von der Zubereitung und der Applikationsart aufgeführt. Um einen mikrobiellen Verderb während der Lagerung und Anwendung von Arzneimitteln in Mehrdosenbehältnissen zu verhindern, werden ihnen **Konservierungsmittel** zugesetzt. **Alkohole** sind keine Konservierungsmittel im eigentlichen Sinne, besitzen jedoch in höheren Konzentrationen konservierende Eigenschaften (z. B. Propylenglycol 20 % und Ethanol 15 %). **Parahydroxybenzoesäureester** (PHB-Ester, Parabene) werden zur Konservierung von kutanen und peroralen Zubereitungen in Konzentrationen von 0,1–0,2 % eingesetzt. Aufgrund ihrer synergistischen Wirkung kommt z. B. die Kombination von Methyl- und Propyl-4-hydroxybenzoat zum Einsatz: Konserviertes Wasser NRF enthält 0,025 % Propyl- und 0,075 % Methyl-4-hydroxybenzoat. **Organische Säuren** (Sorbinsäure, Benzoesäure) werden zur Konservierung von peroralen und kutanen Zubereitungen eingesetzt (0,1–0,2 %). Aufgrund der besseren Löslichkeit werden häufig die Natriumsalze verwendet und anschließend ein saurer pH-Wert (z. B. mit Citronensäure) eingestellt (wirksam ist nur die freie Säure). **Quartäre Ammoniumverbindungen** (Benzalkoniumchlorid 0,005–0,1 %; Cetylpyridiniumchlorid 0,001–0,01 %) sind kationenaktive Tenside und dienen insbesondere zur Konservierung von Augen- und Nasentropfen. Organische Quecksilberverbindungen (Phenylmercuriborat/-nitrat 0,002–0,005 %, Thiomersal 0,002–0,015 %) finden vor allem Verwendung für die Konservierung von Augentropfen und parenteralen Injektionslösungen.

Neben mikrobiologischen Veränderungen können chemische und physikalische Veränderungen die Haltbarkeit von Arzneimitteln beeinträchtigen. Für die Stabilisierung können folgende Maßnahmen ergriffen werden:

- **Einstellung des pH-Wertes** auf einen optimalen Bereich. Meist ist hier ein Kompromiss zwischen physiologischer Verträglichkeit und bestmöglicher Stabilität notwendig.
- Zusatz von **Antioxidantien**, die oxidativen Veränderungen entgegenwirken. Antioxidantien für hydrophile Zubereitungen sind Ascorbinsäure (Vitamin C) sowie ihr Natriumsalz, Sulfite und Disulfite (z. B. Kaliumsulfit) und organische schwefelhaltige Verbindungen wie z. B. Glutathion und Cystein. Lipophile Antioxidantien sind Tocopherole (Vitamin E), lipophile Ascorbinsäureester (z. B. Ascorbinsäurepalmitat), Butylhydroxyanisol (BHA) und Butylhydroxytoluol (BHT).
- Viskositätserhöhung verlangsamt die Phasentrennung in dispersen Systemen (Emulsionen, Suspensionen).
- Kühle Lagerung verlangsamt chemische und eventuell auch physikalische Vorgänge.
- Geeignete Packmittel können vor äußeren Einflüssen schützen (z. B. Lichtschutz).

Unverträglichkeiten zwischen Wirk- und Hilfsstoffen bezeichnet man als **Inkompatibilitäten**. Man unterscheidet zwischen **manifesten** (sichtbaren) und **larvierten** (versteckten) Inkompatibilitäten. Manifeste Unverträglichkeiten sind z. B. Ausfällungen, Viskositäts- und Konsistenzveränderungen, Verfärbungen, Geruchs-, Farb- und Geschmacksveränderungen sowie Entmischungen. Beispiele für larvierte Unverträglichkeiten sind z. B. Wirksamkeitsbeeinträchtigung von Wirk- und Konservierungsstoffen durch Wechselwirkungen mit anderen Bestandteilen der Zubereitung oder dem Verpackungsmaterial.

8.6 Prüfung der pharmazeutisch-technologischen Qualität

Das Arzneibuch enthält Vorschriften für die Endprüfung unterschiedlicher Arzneiformen sowie auch Methoden zur Charakterisierung der Zwischenprodukte (z. B. Fließverhalten von Pulvern, Konsistenz von halbfesten Zubereitungen, Teilchengrößenanalyse etc.). Einige ausgewählte Prüfungen sind im Folgenden aufgeführt.

Bei der **Prüfung auf Gleichförmigkeit der Masse einzeldosierter Arzneiformen** ist eine Stichprobe von 20 Stück vorgeschrieben, die einzeln gewogen werden und die Durchschnittsmasse berechnet wird. Maximal 2 der untersuchten Einheiten dürfen eine größere Abweichung von der Durchschnittsmasse aufweisen als in der Tabelle aufgeführt, keine darf jedoch um mehr als das Doppelte der angegebenen Grenzen abweichen.

Arzneiform	Durchschnittsmasse [mg]	Grenze der Abweichung von der Durchschnittsmasse [%]
Nicht überzogene Tabletten, Filmtabletten	< 80 80–250 > 250	10 7,5 5
Kapseln, nicht überzogene Granulate und Pulver	< 300 ≥ 300	10 7,5
Suppositorien und Vaginalzäpfchen	keine Unterscheidung	5

Bei geringen Wirkstoffdosen bzw. -anteilen kann von der Gleichförmigkeit der Masse nicht zwangläufig auf die Gleichförmigkeit des Gehalts des Arzneistoffs geschlossen werden. Wenn der Wirkstoffgehalt weniger oder gleich 2 mg bzw. der Wirkstoffanteil weniger oder gleich 2 % ist, muss die **Prüfung auf Gleichförmigkeit des Gehalts einzeldosierter Arzneiformen** durchgeführt werden. Es werden 10 Einheiten nach dem Zufallsprinzip entnommen und der Wirkstoffgehalt mit einer geeigneten analytischen Methode bestimmt. Die Prüfung entspricht, wenn nicht mehr als ein Gehalt außerhalb der Grenzen von 85 und 115 % und keiner außerhalb der Grenzen von 75 und 125 % liegt. Wenn 2 oder 3 Einzelgehalte außerhalb der Grenzen von 85 und 115 % liegen, keiner,jedoch keiner außerhalb der Grenzen von 75 und 125 %, dann werden weitere 20 Einheiten geprüft. Es dürfen nicht mehr als 3 Einzelgehalte außerhalb der Grenzen von 75 und 125 % und keine außerhalb der Grenzen von 85 und 125 % liegen.

Bei Tabletten, Kapseln, Suppositorien sowie Vaginalsuppositorien wird weiterhin die **Zerfallszeit** geprüft und ggf. die **Wirkstofffreisetzung** (z. B. Arzneiformen mit modifizierter Wirkstofffreisetzung). Tabletten und Suppositorien werden auch hinsichtlich ihrer **Bruchfestigkeit** untersucht.

Bei Arzneiformen in Mehrdosenbehältnissen wird die **entnehmbare Menge** (Masse oder Volumen), die die auf der Packung angegebene Menge nicht unterschreiten darf, sowie die **Gleichförmigkeit der abgegebenen Dosen** geprüft.

Eine ausreichende Fließfähigkeit von Pulvern und Granulaten ist Voraussetzung für ihre Dosiergenauigkeit (sowohl als Arzneiform als auch als Zwischenprodukt). Ein Maß für die Fließeigenschaften ist die Verdichtungstendenz eines Pulvers bzw. eines Granulats, wobei Pulver mit einer hohen Verdichtungstendenz normalerweise ein schlechteres Fließverhalten zeigen. Die Verdichtungstendenz kann durch Ermittlung des **Schütt- und Stampfvolumens** bestimmt werden. Hierzu wird das Pulver bzw. Granulat locker in einen Messzylinder gefüllt und das Schüttvolumen abgelesen. Anschließend wird das Pulver definierten Stampfbewegungen ausgesetzt, wobei es in Abhängigkeit von den Pulvereigenschaften zu einer mehr oder weniger starken Verdichtung kommt, d. h. das Pulver nimmt nach dem Stampfen ein geringeres Volumen ein (Stampfvolumen). Schütt- und Stampfdichte ergeben sich aus den Quotienten von Pulvermasse und Schütt- bzw. Stampfdichte. Ein Maß für das Fließverhalten ist auch die **Fließgeschwindigkeit** mit der ein Pulver (oder ein Granulat) aus einem Trichter mit definierter Geometrie ausfließt sowie der **Böschungswinkel** (Winkel des Schüttkegels, den das aus einem Trichter ausfließende Pulver mit der Unterschlage bildet). Je schneller das Pulver aus dem Trichter ausfließt bzw. je kleiner der Böschungswinkel, umso besser ist sein Fließverhalten.

Teil II

Mathematik und Statistik

Die „ergänzenden Kapitel“ sollen das Verständnis des Lehrbuches unterstützen, indem sie einige mathematische Grundlagen ins Gedächtnis zurückrufen.

1 Mathematische Grundlagen

1.1 Algebraische Rechenregeln

Addition und Multiplikation:

Kommutativgesetz:

$$a+b=b+a$$
$$a\cdot b=b\cdot a$$

Assoziativgesetz:

$$(a+b)+c=a+(b+c)$$
$$(a\cdot b)\cdot c=a\cdot(b\cdot c)$$

Distributivgesetz:

$$a\cdot(b+c)=a\cdot b+a\cdot c$$

Abkürzende Schreibweisen für Summen und Produkte sind:

$$\sum_{i=1}^{n} a_i := a_1+a_2+\ldots+a_n$$
$$\prod_{i=1}^{n} b_i := b_1\cdot b_2\cdot\ldots\cdot b_n$$

Potenzen und Wurzeln: $(a\geq 0)$

$$a^n := \underbrace{a\cdot a\cdot a\cdot\ldots\cdot a}_{n\text{mal}} := \prod_{i=1}^{n} a$$
$$a^{-n} := \frac{1}{a^n}$$
$$a^0 := 1$$
$$a^{\frac{1}{n}} =: \sqrt[n]{a}$$
$$\sqrt{a} := \sqrt[2]{a}$$

Es gelten folgende Rechenregeln:

$$a^m\cdot a^n = a^{m+n}$$
$$a^n\cdot b^n = (a\cdot b)^n$$
$$a^{m\cdot n} = (a^m)^n = (a^n)^m$$
$$a^{\frac{n}{m}} = \sqrt[m]{a^n}$$
$$\frac{a^m}{a^n} = a^{m-n}$$
$$\frac{a^n}{b^n} = \left(\frac{a}{b}\right)^n$$

Logarithmen: Der Logarithmus einer Zahl a zur Basis b $(a,b>0,\ b\neq 1)$ ist definiert durch

$$b^{\log_b\cdot a} = a$$

Folgende Schreibweisen sind üblich:

$$\lg = \log_{10}$$
$$\mathrm{lb} = \mathrm{ld} = \log_2$$
$$\ln = \log_e$$

dabei ist e die Eulersche Zahl ($e = 2{,}71828\ldots$). Es gelten folgende Rechenregeln:

$$\log(a\cdot b) = \log a + \log b$$
$$\log\frac{a}{b} = \log a - \log b$$
$$\log a^b = b\cdot\log a$$
$$\log_b a\cdot\log_a b = 1$$
$$\log_b c\cdot\log_c a = \log_b a$$
$$\log_b a = \log_b c\cdot\log_c a$$

1.2 Funktionen

Eine Vorschrift, die jedem Wert einer Variablen x (genau einen) Funktionswert zuweist, heißt (eindeutige) Funktion.

Trägt man in einem x-y-Koordinatensystem die durch die Funktion beschriebenen Wertepaare (x,y) ein, so erhält man eine „Kurve", den Graphen der Funktion $f(x)$. Dazu einige Beispiele:

Es sei x die unabhängige Variable, a, a_i, c und n Konstanten und $y = f(x)$ die abhängige Variable.

Ganzrationale Funktionen: Allgemein:

$$f(x) = y = \sum_{i=1}^{n} a_i\cdot x^i$$

($x^0 = 1$.) Speziell ist $f(x) = y = c$ die konstante Funktion und $f(x) = y = a\cdot x + c$ eine Gerade mit Steigung (siehe unten) a.

Gebrochenrationale Funktionen: Eine Gebrochenrationale Funktion ist ein Quotient aus zwei Ganzrationalen Funktionen, z.B: $y = f(x) = \frac{a}{x^n}$; dies sind (für $n\geq 1$) Hyperbeln.

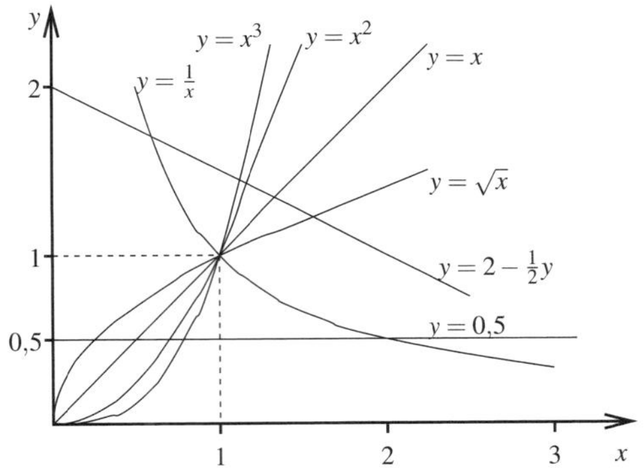

Exponentialfunktion: Sie ist definiert als

$$y = f(x) = a^x = e^{x \cdot \ln a}$$

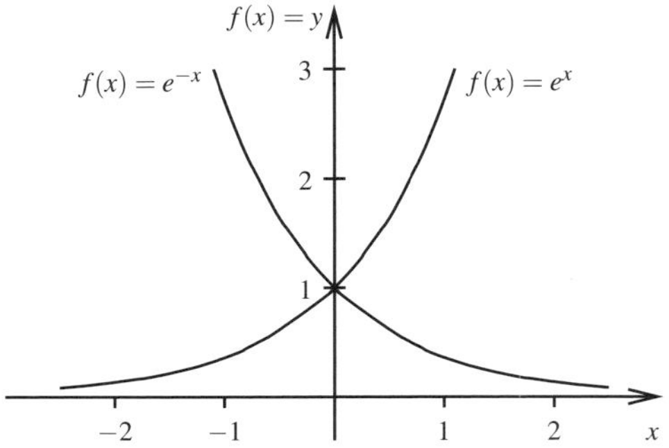

Logarithmusfunktion: Sie ist die Umkehrfunktion zur Exponentialfunktion

$$y = f(x) = \log_a x = \frac{\ln x}{\ln a}$$

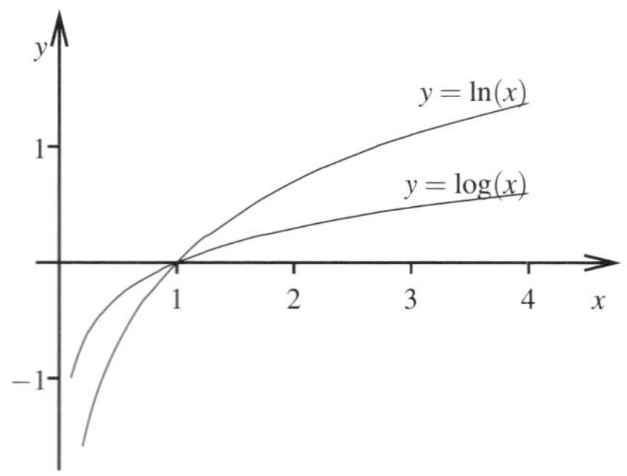

Die graphische Auswertung von Exponentialfunktionen und Potenzfunktionen hoher Ordnung gestaltet sich oft schwierig. Trägt man jedoch statt y gegen x den Logarithmus von y gegen x (bei Exponentialfunktionen) bzw. gegen den Logarithmus von x (bei Potenzfunktionen) auf, so ist der resultierende Graph eine leicht zu behandelnde Gerade.

1.3 Ableitungen und Integrale

Steigung einer Geraden: Um die Steigung einer Geraden zu ermitteln, wählt man zwei beliebige, jedoch verschiedene Punkte (x_1, y_1) und (x_2, y_2) auf der Geraden aus und erhält deren Steigung S als

$$S = \frac{\Delta y}{\Delta x} = \frac{y_2 - y_1}{x_2 - x_1}$$

Der Wert von S ergibt sich dabei unabhängig von der Wahl der beiden Punkte.

Steigung einer beliebigen Funktion: Unter der Steigung einer beliebigen Funktion in einem bestimmten Punkt versteht man die Steigung der in diesem Punkt angelegten Tangente (vorausgesetzt, sie besitzt dort eine Tangente).

Ableitungsfunktion: Unter der Ableitungsfunktion $f'(x)$ einer Funktion $f(x)$ versteht man diejenige Funktion, deren Funktionswert an jeder Stelle x gerade die Steigung der Funktion f an derselben Stelle ist. Man schreibt für $f'(x)$ auch $\frac{df(x)}{dx}$.

Stammfunktion: Unter der Stammfunktion $F(x)$ einer Funktion $f(x)$ vesteht man eine Funktion, deren Ableitungsfunktion gerade $f(x)$ ist. Die Stammfunktion ist nur bis auf eine additive Konstante festgelegt.

Integral: Unter dem Integral einer Funktion $f(x)$ über dem (Integrations-) Intervall (a, b) versteht man die Differenz $F(b) - F(a)$, wobei $F(x)$ die Stammfunktion zu $f(x)$ ist. Man schreibt

$$\int_a^b f(x) \cdot dx = F(x)|_a^b = F(b) - F(a)$$

Dabei ist es gleichgültig, welche Stammfunktion man zur Auswertung benutzt.

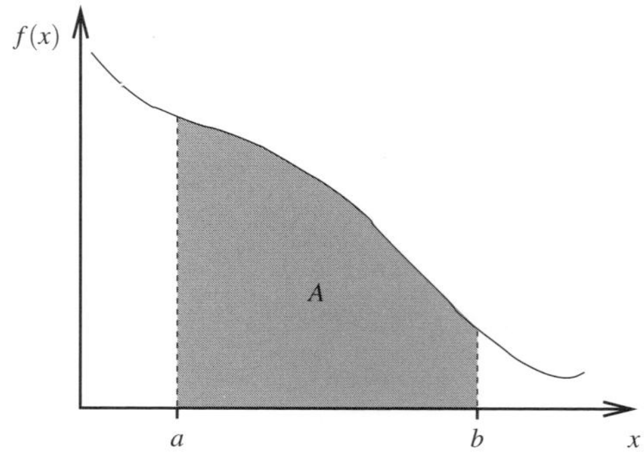

Das Integral lässt sich geometrisch deuten als die Fläche A, die zwischen dem Graph der Funktion $f(x)$, der Abszisse (x-Achse) und den Intervallgrenzen eingeschlossen wird.

$f(x)$	$f'(x)$	$F(x)$
$a \cdot x^n \ (n \neq -1)$	$n \cdot a \cdot x^{n-1}$	$\frac{a \cdot x^{n+1}}{n+1}$
a	0	$a \cdot x$
$c \cdot e^{a \cdot x}$	$c \cdot a \cdot e^{a \cdot x}$	$\frac{c}{a} \cdot e^{a \cdot x}$
$\ln x \ (x > 0)$	$\frac{1}{x}$	$x \cdot \ln x - x$
$\sin x$	$\cos x$	$-\cos x$
$\cos x$	$-\sin x$	$\sin x$

Für Ableitungen gelten folgende Rechenregeln:

Summenregel:

$$\frac{d}{dx}(f(x) + g(x)) = \frac{df(x)}{dx} + \frac{dg(x)}{dx} = f'(x) + g'(x)$$

Produktregel:

$$\frac{d}{dx}(f(x) \cdot g(x)) = f(x) \cdot g'(x) + g(x) \cdot f'(x)$$

Quotientenregel:

$$\frac{d}{dx}\frac{f(x)}{g(x)} = \frac{g(x) \cdot f'(x) - f(x) \cdot g'(x)}{g^2(x)}$$

Kettenregel:

$$\frac{d}{dx}f(g(x)) = f'(g(x)) \cdot g'(x)$$

1.4 Geometrie, Trigonometrie

Strahlensätze: In der Skizze schneiden zwei parallele Geraden ein Geradenbündel (Strahlen), die sich alle im Punkt O schneiden:

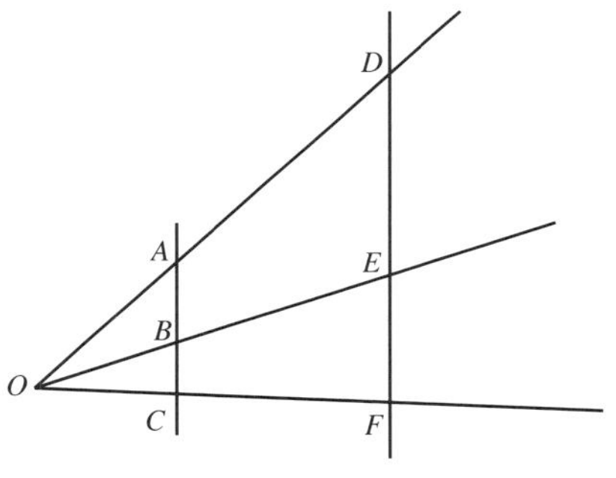

Für die Beträge (Längen) der Strecken gelten folgende Beziehungen:

$$\frac{|\overline{OA}|}{|\overline{AD}|} = \frac{|\overline{OB}|}{|\overline{BE}|} = \frac{|\overline{OC}|}{|\overline{CF}|}$$

$$\frac{|\overline{OA}|}{|\overline{OD}|} = \frac{|\overline{OB}|}{|\overline{OE}|} = \frac{|\overline{OC}|}{|\overline{OF}|}$$

$$\frac{|\overline{OA}|}{|\overline{OB}|} = \frac{|\overline{OD}|}{|\overline{OE}|} = \frac{|\overline{AD}|}{|\overline{BE}|}$$

$$\frac{|\overline{OB}|}{|\overline{OC}|} = \frac{|\overline{OE}|}{|\overline{OF}|} = \frac{|\overline{BE}|}{|\overline{CF}|}$$

$$\frac{|\overline{OC}|}{|\overline{OA}|} = \frac{|\overline{OF}|}{|\overline{OD}|} = \frac{|\overline{CF}|}{|\overline{AD}|}$$

$$\frac{|\overline{AB}|}{|\overline{BC}|} = \frac{|\overline{DE}|}{|\overline{EF}|}$$

$$\frac{|\overline{AB}|}{|\overline{DE}|} = \frac{|\overline{BC}|}{|\overline{EF}|}$$

Rechtwinkliges Dreieck:

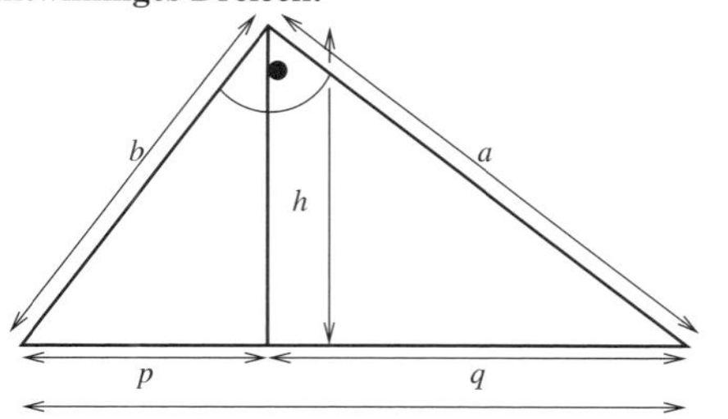

Höhensatz: $h^2 = p \cdot q$
Kathetensatz: $a^2 = c \cdot q$
Fläche A**:** $A = \frac{1}{2} \cdot a \cdot b = \frac{1}{2}c \cdot h$
Satz des Pythagoras: $c^2 = a^2 + b^2$

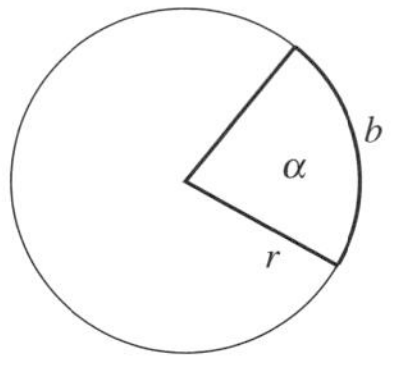

Kreis: Fläche: $A = \pi \cdot r^2$
Umfang: $U = 2 \cdot \pi \cdot r$
Kreisbogen: $b = 2 \cdot \pi \cdot r \cdot \frac{\alpha}{360°}$

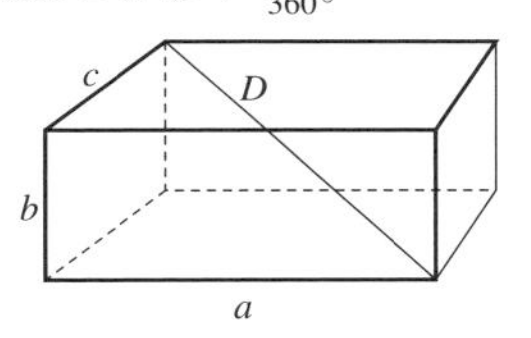

Quader: Volumen: $V = a \cdot b \cdot c$
Raumdiagonale (Durchmesser):
$D = \sqrt{a^2 + b^2 + c^2}$

Beim Sonderfall des Würfels ($a = b = c$) ist $D = a \cdot \sqrt{3}$ und $V = a^3$.

Kugel:

Volumen: $V = \frac{4}{3} \cdot \pi \cdot r^3$
Oberfläche: $A = 4 \cdot \pi \cdot r^2$

Eine wichtige Rolle spielen die trigonometrischen Funktionen sin, cos, tan und cot. Sie sind wie folgt definiert:

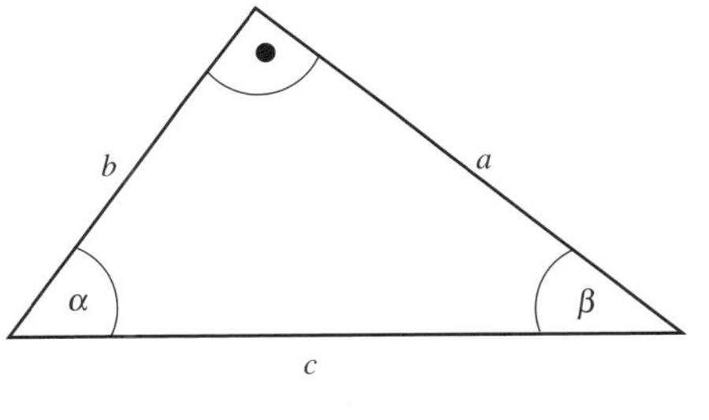

$$\sin\alpha := \frac{a}{c} = \frac{\text{Gegenkathete}}{\text{Hypotenuse}}$$
$$\cos\alpha := \frac{b}{c} = \frac{\text{Ankathete}}{\text{Hypotenuse}}$$
$$\cos\alpha = \sin(\alpha + 90\,^\circ)$$
$$\tan\alpha := \frac{a}{b} = \frac{\text{Gegenkathete}}{\text{Ankathete}}$$
$$\tan\alpha = \frac{\sin\alpha}{\cos\alpha}$$
$$\cot\alpha := \frac{b}{a} = \frac{\text{Ankathete}}{\text{Gegenkathete}}$$
$$\cot\alpha = \frac{\cos\alpha}{\sin\alpha} = \frac{1}{\tan\alpha}$$

	$0\,^\circ$	$30\,^\circ$	$45\,^\circ$	$60\,^\circ$	$90\,^\circ$
sin	0	$\frac{1}{2}$	$\frac{\sqrt{2}}{2}$	$\frac{\sqrt{3}}{2}$	1
cos	1	$\frac{\sqrt{3}}{2}$	$\frac{\sqrt{2}}{2}$	$\frac{1}{2}$	0
tan	0	$\frac{\sqrt{3}}{3}$	1	$\sqrt{3}$	∞
cot	∞	$\sqrt{3}$	1	$\frac{\sqrt{3}}{3}$	0

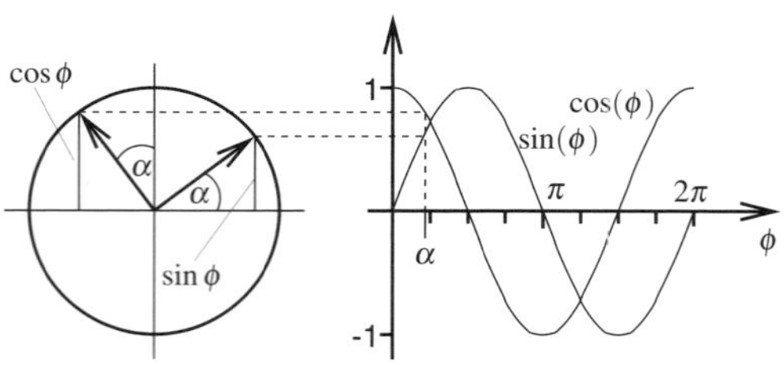

Die Umkehrfunktionen der trigonometrischen Funktionen sind:

arcsin:	$\arcsin(\sin(\alpha)) = \alpha$	$-\pi \leq \alpha \leq \pi$
arccos:	$\arccos(\cos(\alpha)) = \alpha$	$0 \leq \alpha \leq 2\pi$
arctan:	$\arctan(\tan(\alpha)) = \alpha$	$-\pi < \alpha < \pi$
arccot:	$\operatorname{arccot}(\cot(\alpha)) = \alpha$	$0 < \alpha < 2\pi$

Oft werden Winkel nicht im Gradmaß, sondern im Bogenmaß angegeben. Das Bogenmaß (arc) eines Winkels ϕ erhält man aus dem Verhältnis der Bogenlänge b zum Radius r. Ist $r = 1$ (Einheitskreis), so ist die Bogenlänge gleich dem Bogenmaß des Winkels.

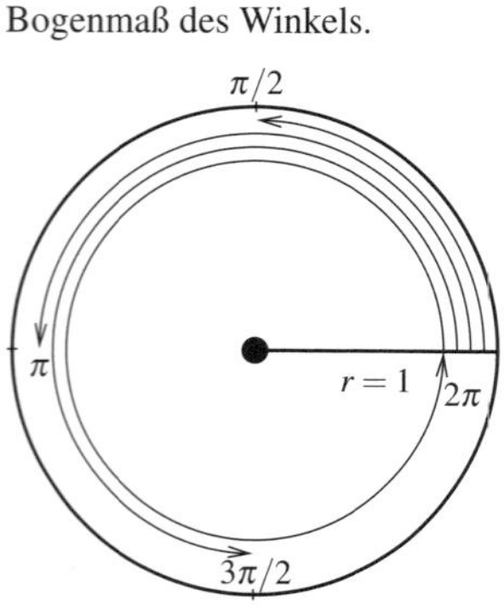

Der Vollwinkel von $\phi = 360\,^\circ$ ist im Bogenmaß $\phi = 2\pi$, und der rechte Winkel $\phi = 90\,^\circ$ ist $\phi = \frac{\pi}{2}$.

Rechenregeln:

$$\sin(2x) + \cos(2x) = 2\sin(x+y)\cos(x-y)$$
$$\cos(2x) + \cos(2y) = 2\cos(x+y)\cos(x-y)$$
$$\cos(x) + \sin(x) = \sqrt{2}\sin\left(\frac{\pi}{4} + x\right)$$
$$\cos(x) - \sin(x) = \sqrt{2}\cos\left(\frac{\pi}{4} + x\right)$$
$$2\sin^2(x) = 1 - \cos(2x)$$
$$2\cos^2(x) = 1 + \cos(2x)$$
$$a\sin(x+\alpha) + \sin(x) = \sqrt{a^2 + 1 + 2a\cos(\alpha)} \cdot \sin\left(x + \arctan\left(\frac{a\sin(\alpha)}{a\cos(\alpha)+1}\right)\right)$$

1.5 Vektoren

Vektoren sind Größen, zu deren Charakterisierung neben einem Betrag noch eine Richtung benötigt wird. Größen, die Vektoren repräsentieren, werden oft durch Pfeile über dem Symbol gekennzeichnet. In der Physik sind das z. B. die Geschwindigkeit $\vec{v}$ und der Impuls $\vec{p}$. Fehlt der Pfeil, so ist der Betrag der Größe gemeint ($v = |\vec{v}|$).

Die graphische Darstellung vektorieller Größen erfolgt oft durch Pfeile, deren Länge dem Betrag proportional ist. Dabei zeigen die zu $\vec{a}$ und $-\vec{a}$ gehörigen Pfeile in entgegengesetzte Richtung. (Vorsicht: Vektoren sind durch ihren Betrag und ihre Richtung vollständig gekennzeichnet; verschiebt man also einen Pfeil, ohne seinen Betrag und seine Richtung zu ändern, so repräsentiert er immer noch denselben Vektor!)

Ein Vektor kann in Komponentenschreibweise dargestellt werden:

$$\vec{a} = \begin{pmatrix} a_1 \\ a_2 \\ a_3 \end{pmatrix}$$

Der Betrag des Vektors $\vec{a}$ lässt sich dann schreiben als

$$|\vec{a}| = \sqrt{a_1^2 + a_2^2 + a_3^2}$$

Das Rechnen mit Vektoren unterscheidet sich von dem mit Zahlen in einigen Punkten:

Multiplikation mit einer Zahl c**:** Ist die Zahl positiv, so ändert sich nur der Betrag des Vektors, seine Richtung bleibt dieselbe; ist sie negativ, so wird zusätzlich die Richtung des Vektors umgekehrt.

$$|c \cdot \vec{a}| = |c| \cdot |\vec{a}| = |c| \cdot a$$

Es gilt das Kommutativgesetz:

$$c \cdot \vec{a} = \vec{a} \cdot c$$

Vektoraddition: Die Vektoraddition erfolgt graphisch durch Aneinandersetzen der Pfeile.

$$\vec{a}+\vec{b}=\vec{c}$$

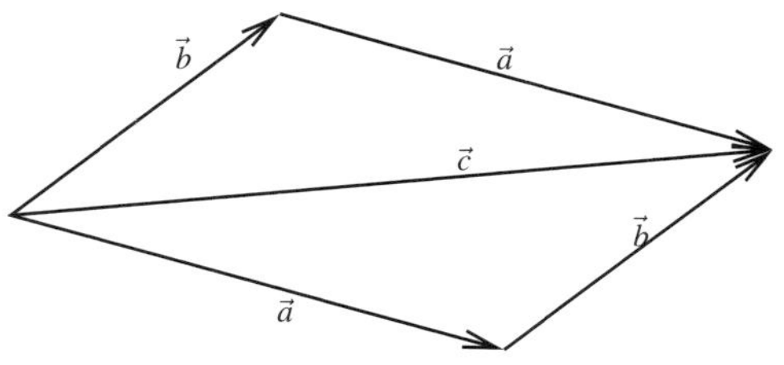

In Komponentenschreibweise ist

$$\vec{a}+\vec{b}=\begin{pmatrix}a_1\\a_2\\a_3\end{pmatrix}+\begin{pmatrix}b_1\\b_2\\b_3\end{pmatrix}=\begin{pmatrix}a_1+b_1\\a_2+b_2\\a_3+b_3\end{pmatrix}$$

Für die Vektoraddition gilt das Kommutativ- und das Assoziativgesetz:

$$\vec{a}+\vec{b}=\vec{b}+\vec{a}$$
$$(\vec{a}+\vec{b})+\vec{c}=\vec{a}+(\vec{b}+\vec{c})$$

Für die Kombination von Vektoraddition und Multiplikation mit einer Zahl gilt das Distributivgesetz:

$$c\cdot(\vec{a}+\vec{b})=c\cdot\vec{a}+c\cdot\vec{b}$$

Umgekehrt kann man einen Vektor $\vec{a}$ auch graphisch in zwei (im Raum: drei) Vektoren vorgegebener (nicht paralleler, oft senkrecht aufeinanderstehender) Richtungen zerlegen, die zusammenaddiert wieder $\vec{a}$ ergeben.

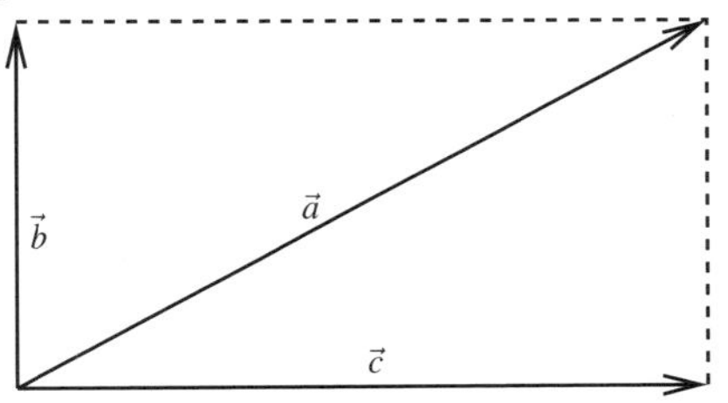

Dabei werden ausgehend vom „Anfangs-" bzw. „Endpunkt" des gegebenen Vektors je zwei Linien in den gewünschten Richtungen gezogen. Die beiden Pfeile vom „Anfangspunkt" zu den beiden Schnittpunkten sind dann die gesuchten Komponentenvektoren (oder auch Vektorkomponenten).

Skalar- oder Inneres Produkt: Das Skalar-Produkt aus zwei Vektoren ist eine gewöhnliche Zahl. Es wird durch einen Mal-Punkt „·" symbolisiert und ist definiert durch

$$\vec{a}\cdot\vec{b}=a\cdot b\cdot\cos\alpha$$

wobei α der von $\vec{a}$ und $\vec{b}$ eingeschlossene Winkel ist.

In Komponentenschreibweise ist

$$\vec{a}\cdot\vec{b}=\begin{pmatrix}a_1\\a_2\\a_3\end{pmatrix}\cdot\begin{pmatrix}b_1\\b_2\\b_3\end{pmatrix}=a_1\cdot b_1+a_2\cdot b_2+a_3\cdot b_3$$

Beim Skalar-Produkt gilt kein Assoziativgesetz.

$$\underbrace{\vec{a}\cdot\overbrace{(\vec{b}\cdot\vec{c})}^{\text{Inneres Produkt zweier Vektoren}}}_{\text{Produkt aus Vektor und Zahl}}\neq\underbrace{\overbrace{(\vec{a}\cdot\vec{b})}^{\text{Inneres Produkt zweier Vektoren}}\cdot\vec{c}}_{\text{Produkt aus Zahl und Vektor}}$$

Die rechte Seite ergibt einen Vektor parallel zu $\vec{c}$, die linke Seite einen Vektor parallel zu $\vec{a}$.

Für das Skalarprodukt gilt bei den hier behandelten Vektoren das Kommutativgesetz, was im Allgemeinen nicht der Fall ist.

Vektor-, Kreuz- oder Äußeres Produkt: Das Vektor-Produkt zweier Vektoren ist auf dreidimensionale Vektoren beschränkt. Es wird durch „×" symbolisiert, und sein Ergebnis ist wieder ein Vektor:

$$\vec{a}\times\vec{b}=\vec{c}$$

wobei $\vec{c}$ derjenige Vektor ist, der auf $\vec{a}$ und $\vec{b}$ senkrecht steht und dessen Betrag $c=a\cdot b\cdot\sin\alpha$ ist ($\alpha=$ von $\vec{a}$ und $\vec{b}$ eingeschlossener Winkel). Dadurch ist $\vec{c}$ bis auf sein Vorzeichen (Umkehrung der Richtung) festgelegt. Um die richtige Richtung für $\vec{c}$ zu finden, hilft die rechte-Hand-Merkregel: Zeigt der Daumen der rechten Hand in Richtung des ersten Faktors und der Zeigefinger in Richtung des zweiten Faktors, so zeigt der Mittelfinger in Richtung des Produktvektors. Komponentenschreibweise:

$$\vec{a}\times\vec{b}=\begin{pmatrix}a_1\\a_2\\a_3\end{pmatrix}\times\begin{pmatrix}b_1\\b_2\\b_3\end{pmatrix}=\begin{pmatrix}a_2\cdot b_3-a_3\cdot b_2\\a_3\cdot b_1-a_1\cdot b_3\\a_1\cdot b_2-a_2\cdot b_1\end{pmatrix}$$

Es gilt weder das Assoziativ- noch das Kommutativgesetz, sondern

$$\vec{a}\times\vec{b}=-\vec{b}\times\vec{a}$$

2 Grundlagen der Statistik

2.1 Definitionen

Häufigkeit h**:** gibt an, wie oft ein diskretes Ereignis auftritt (z. B. bei Experiment oder Stichprobe).

Wahrscheinlichkeit p**:**

klassisch ist p die Anzahl h der „günstigen" Ausgänge eines Experiments geteilt durch die Anzahl n aller Ausgänge eines Experiments.

statistisch ist $p = \lim \frac{h}{n}$, d. h. Häufigkeit h eines Ereignisses bezogen auf die Anzahl n der Versuche (relative Häufigkeit) im Grenzwert vieler Versuche[4].

Die Wahrscheinlichkeit q für das Nichteintreten des Ereignisses E (Komplementärereignis $\overline{E}$) ist $q = 1 - p$. $p = 1$ bedeutet, das Ereignis tritt sicher ein, $p = 0$ bedeutet, das Ereignis ist unmöglich.

Wahrscheinlichkeitsfunktion: $p(x)$ gibt für jedes mögliche diskrete Ereignis x_i die Wahrscheinlichkeit seines Eintritts an. Zwischenwerte von x treten nicht auf, sie sind unmöglich, d. h. ihre Eintrittswahrscheinlichkeit ist Null. Die Summe $\sum_i p(x_i)$ muss gleich 1 sein, so dass eines der Ereignisse sicher eintritt.

Beispiel:

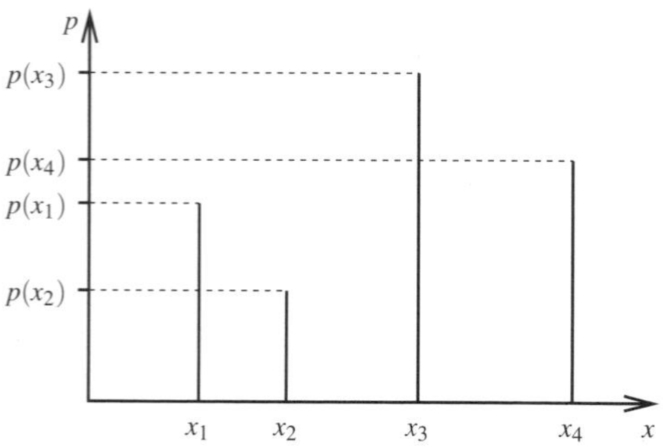

Dichtefunktion: $f(x)$ kann als eine Art von „Häufigkeitsfunktion" für nicht diskret auftretende Ereignisse x aufgefasst werden. x kann in einem Intervall (a,b) jeden beliebigen Wert annehmen, $f(x)$ kann größer als 1 werden. Die Gesamtfläche G unter der Kurve im Intervall (a,b) jedoch muss gleich 1 sein (Integral über die Wahrscheinlichkeiten aller möglichen x).

Beispiel: (Zur Bedeutung der Teilfläche A vergleiche Verteilungsfunktion.)

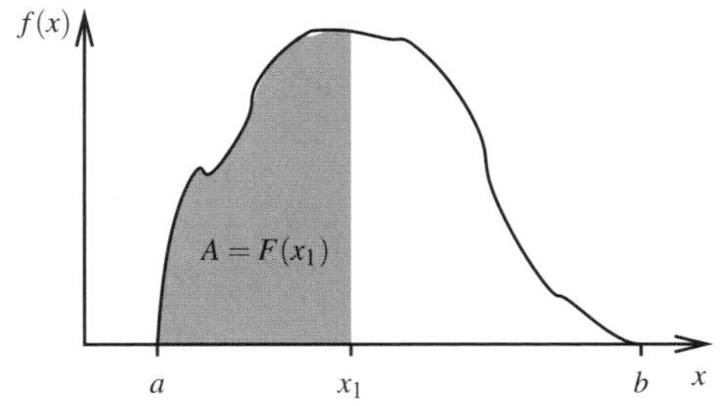

Verteilungsfunktion: $F(x)$ gibt an, wie groß für einen bestimmten Wert x_B die Wahrscheinlichkeit ist, dass ein Wert eintritt, der kleiner oder gleich x_B ist, d. h. die Summe aller Wahrscheinlichkeiten für $x \leq x_B$.

diskret: Aufsummierung aller Werte der Wahrscheinlichkeitsfunktion mit steigendem x; ergibt eine Treppenkurve

$$F(x) = \sum_{x_i \leq x} p(x_i)$$

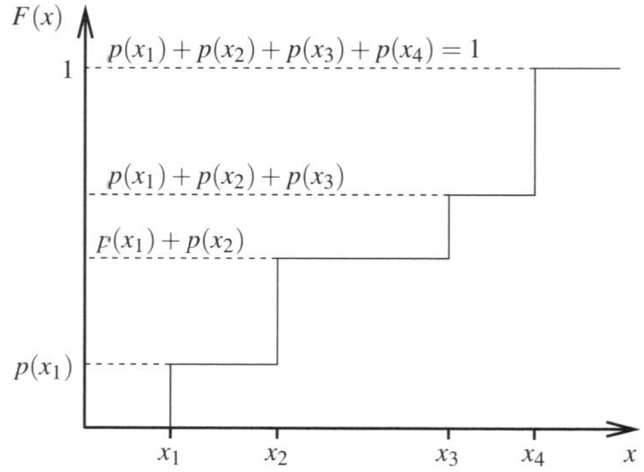

stetig: Integral über der Dichtefunktion; ergibt stetige, monoton steigende Kurve

$$F(x) = \int_a^x f(x)dx$$

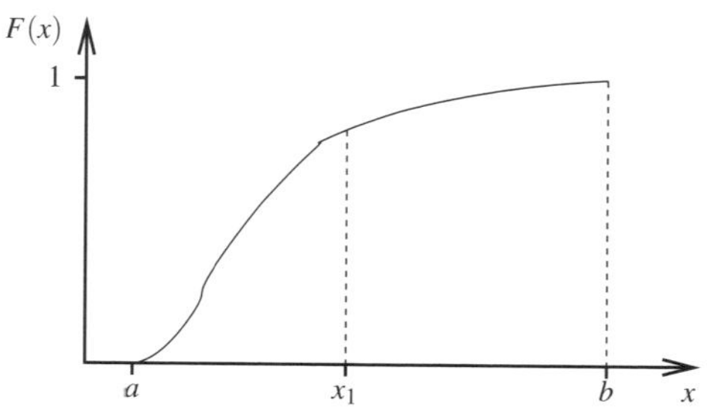

Der Funktionswert A an der Stelle x_1 bedeutet geometrisch den Anteil der Fläche A an der Gesamtfläche G der Dichtefunktion. Da die Gesamtfläche G gleich 1

[4] Die Grenzwertbildung ist hier mathematisch nicht korrekt, gibt aber eine Vorstellung von dem, was gemeint ist.

ist, erreicht auch $F(x)$ am Ende des Intervalls (a,b) den Maximalwert 1, das ist die Summe der Wahrscheinlichkeiten aller möglichen Ereignisse.

Mittelwert:

$$\bar{x} = \frac{\sum_{i=1}^{n} g_i \cdot x_i}{\sum_{i=1}^{n} g_i} = \frac{\text{Summe über die gewichteten Einzelwerte}}{\text{Summe über die Gewichte}}$$

nennt man den (gewichteten) Mittelwert und die Faktoren g_i die Gewichte. Wie die Gewichte zu wählen sind, ist je nach Situation zu entscheiden.

Beispiel: Ein Wagen wird zunächst mit der Geschwindigkeit $v_1 = 6\,\mathrm{m/s}$ eine Strecke $s_1 = 12\,\mathrm{m}$ und gleich anschließend eine weitere Strecke von $s_2 = 12\,\mathrm{m}$ mit der Geschwindigkeit $v_2 = 3\,\mathrm{m/s}$ gezogen. Will man nun einen Mittelwert der beiden Geschwindigkeiten berechnen, der es erlaubt anzugeben, wie lange der Wagen für die Gesamtstrecke benötigt hat, so sind die zu verwendenden Gewichte die jeweils für die Teilstrecke benötigte Zeit („Zeitmittel") – 2 s bzw. 4 s – und es ergibt sich

$$\bar{v}_t = \frac{g_1 \cdot v_1 + g_2 \cdot v_2}{g_1 + g_2} = \frac{2\,\mathrm{s} \cdot 6\,\mathrm{m/s} + 4\,\mathrm{s} \cdot 3\,\mathrm{m/s}}{2\,\mathrm{s} + 4\,\mathrm{s}} = 4\,\mathrm{m/s}$$

Die benötigte Zeit ist dann $(12\,\mathrm{m} + 12\,\mathrm{m})/(4\,\mathrm{m/s}) = 6\,\mathrm{s}$.

Der Wagen setzt nun wegen Reibung mechanische Energie in Wärme um. Bei nasser Reibung ist die Reibungskraft der Geschwindigkeit proportional und die Proportionalitätskonstante sei mit c bezeichnet ($F_{\mathrm{Reibung}} = c \cdot v$). Will man nun eine mittlere Geschwindigkeit berechnen, mit der sich die Reibungsarbeit berechnen lässt, so sind als Gewichte die jeweiligen Strecken zu verwenden („Wegmittel") und der Mittelwert ergibt sich zu

$$\bar{v}_s = \frac{g_1 \cdot v_1 + g_2 \cdot v_2}{g_1 + g_2} = \frac{12\,\mathrm{m} \cdot 6\,\mathrm{m/s} + 12\,\mathrm{m} \cdot 3\,\mathrm{m/s}}{12\,\mathrm{m} + 12\,\mathrm{m}} = 4{,}5\,\mathrm{m/s}$$

Die Reibungsarbeit auf der ersten Strecke ist $c \cdot v_1 \cdot s_1 = c \cdot 72\,\mathrm{m^2\,s^{-1}}$, die Reibungsarbeit auf der zweiten Strecke $c \cdot v_2 \cdot s_2 = c \cdot 36\,\mathrm{m^2\,s^{-1}}$, zusammen also $c \cdot 108\,\mathrm{m^2\,s^{-1}}$. Mit dem Mittelwert $\bar{v}_s$ erhält man $c \cdot \bar{v}_s \cdot (s_1 + s_2) = c \cdot 108\,\mathrm{m^2\,s^{-1}}$, also den richtigen Wert.[5]

[5] In den Prüfungsaufgaben werden gelegentlich Mittelwerte von Geschwindigkeiten verlangt, ohne dass aus der Aufgabenstellung eindeutig hervorgeht, wie die Gewichte zu wählen sind. Es wird dann in der Regel ein Zeitmittel erwartet, das es erlaubt die Gesamtzeit der Bewegung zu berechnen.

Im kontinuierlichen Fall geht der Mittelwert über zu

$$\bar{x} = \frac{\int_{x_1}^{x_2} g(x) \cdot x dx}{\int_{x_1}^{x_2} g(x) dx}$$

Erwartungswert: Man kann den Mittelwert auch schreiben als

$$\bar{x} = \sum_{i=1}^{n} \frac{g_i}{\sum_{j=1}^{n} g_j} x_j$$

und mit $p_i = g_i / \sum_{j=1}^{n} g_j$ als

$$\bar{x} = \sum_{i=1}^{n} p_i \cdot x_i$$

Jetzt kann man oft die p_i als Wahrscheinlichkeiten interpretieren und man bezeichnet diese Summe, dann als Erwartungswert. Beim Erwartungswert wird immer über alle möglichen Ereignisse summiert, was durch

$$\sum_{i=1}^{n} p_i = 1$$

gewährleistet wird, bei einem Mittelwert eventuell nur über einige „interessierende" (z. B. eingetretene) Ereignisse.

Im kontinuierlichen Fall ergibt sich mit der Dichtefunktion $f(x)$ der Erwartungswert zu

$$\mu = \int_{-\infty}^{\infty} f(x) \cdot x dx$$

Median: x_{med} teilt die Fläche der Dichtefunktion $f(x)$ in zwei gleich große Teile.

$$F(x_{\mathrm{med}}) = \int_{-\infty}^{x_{\mathrm{med}}} f(x) dx = \frac{1}{2}$$

Modal: x_{mod} ist der häufigste Wert, bei ihm erreicht die Dichtefunktion $f(x)$ ihr Maximum, $f(x_{\mathrm{mod}}) = f(x)_{\mathrm{max}}$.

Varianz und Standardabweichung: σ^2 und $\sigma = \sqrt{\sigma^2}$ sind ein Maß für die durchschnittliche quadratische Abweichung der Werte von ihrem Mittel- oder Erwartungswert:

diskret:

$$\sigma^2 = \frac{1}{n} \sum_{i=1}^{n} (x_i - \bar{x})^2$$

stetig:

$$\sigma^2 = \int_{-\infty}^{\infty} (x - \mu)^2 \cdot f(x) dx$$

Variationsbreite: $b_{\mathrm{v}} = x_{\mathrm{max}} - x_{\mathrm{min}}$

Mathematik und Statistik

Ausreißer: Wenn ein Wert aus einer Stichprobe offensichtlich atypisch ist für die durch die übrigen Werte modellierte Verteilungsfunktion, so wird er als Ausreißer bezeichnet und weggelassen (nicht berücksichtigt). Hier ist aber stets Vorsicht geboten!

Die Hauptaufgabe der Statistik besteht in der Praxis darin, aus mehr oder weniger umfangreichen Stichproben möglichst gute Informationen über die Gesamtheit der betrachteten Größe zu erhalten. Neben den allgemeinen Definitionen sollte man bei der Anwendung noch eine Reihe anderer Begriffe kennen.

Eine statistische Hypothese ist eine Annahme über eine Kenngröße einer Verteilung, die in einem statistischen Test auf ihre Richtigkeit geprüft wird. Man nennt die zu prüfende Hypothese (aus Vorgabe oder Erfahrungswert) Nullhypothese H_0 und stellt ihr eine Alternative H_1 so gegenüber, dass es neben H_0 und H_1 keine dritte Möglichkeit gibt. Das Ergebnis des Tests wird also eine einfache JA/NEIN-Entscheidung sein. Entweder wird die Nullhypothese für richtig befunden, oder sie wird zugunsten der Alternative verworfen.

Die Konfidenzzahl bzw. das Konfidenzniveau γ gibt die gewünschte Sicherheit an, mit der eine Aussage gemacht werden soll (Wahrscheinlichkeit, dass die Aussage zutrifft). Das Gegenteil davon ist

die Signifikanzzahl oder Irrtumswahrscheinlichkeit. Sie ist definiert als

$$\alpha = 1 - \gamma$$

$(\alpha, \gamma < 1)$

Das Konfidenzintervall oder Vertrauensintervall ist derjenige Bereich, in dem eine betrachtete Größe mit der gewünschten Sicherheit (Konfidenzniveau) liegen soll.

Ein Fehler erster Art ist die Ablehnung einer in Wirklichkeit „guten" Gesamtheit, weil in der Stichprobe mehr als eine vorher festgelegte Anzahl „schlechte" waren. Die Wahrscheinlichkeit für einen Fehler erster Art bezeichnet man als Produzentenrisiko a. Das Produzentenrisiko a [%] entspricht der Signifikanzzahl α.

Ein Fehler zweiter Art ist die Akzeptanz einer in Wirklichkeit mangelhaften Gesamtheit, weil in der Stichprobe weniger als eine vorher festgelegte Anzahl „schlechte" waren. Die Wahrscheinlichkeit für einen Fehler zweiter Art bezeichnet man als Konsumentenrisiko b [%] bzw. β.

Die Macht (eines Tests) ist die Wahrscheinlichkeit, Fehler zweiter Art zu vermeiden, $(1-\beta)$.

2.2 Beispiele für Verteilungen

Gleichverteilung:

Definitionsbereich: $0 \leq x \leq 1$ (allgemein: $a \leq x \leq b$).

Dichtefunktion: $f(x) = 1 \left(f(x) = \frac{1}{b-a}\right)$

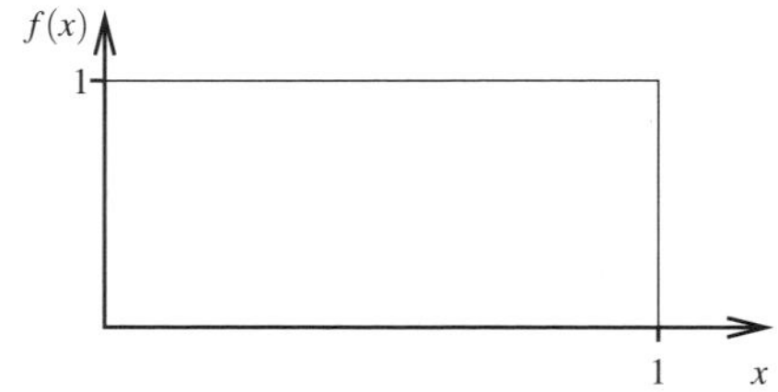

Verteilungsfunktion: $F(x) = x \left(F(x) = \frac{x}{b-a}\right)$

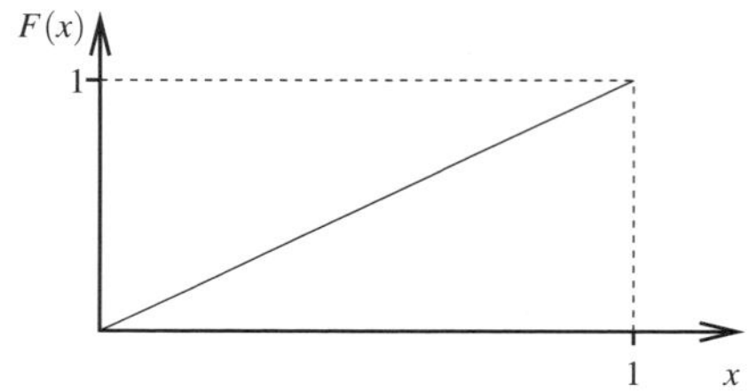

Erwartungswert: $\mu = 0{,}5 \left(\frac{1}{2}(a+b)\right)$

Varianz: $\sigma^2 = 0{,}0833 \left(\sigma^2 = (b-a)^2 \cdot 0{,}0833\right)$

Linearverteilung:

Definitionsbereich: $0 \leq x \leq 1$ (allgemein: $a \leq x \leq b$).

Dichtefunktion: $f(x) = 2x$

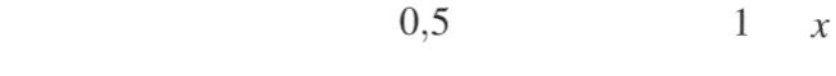

Verteilungsfunktion: $F(x) = x^2$

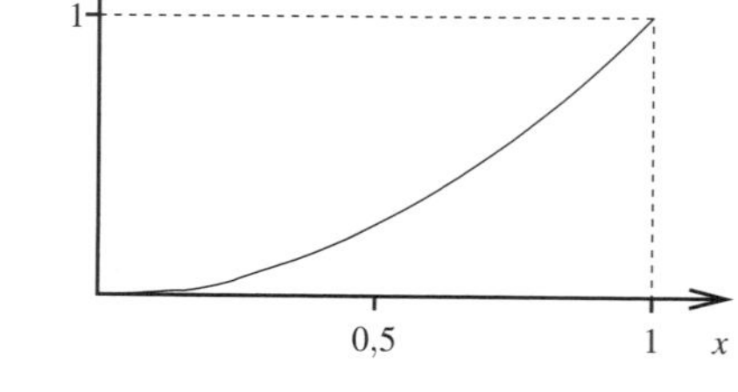

Erwartungswert: $\mu = 0{,}667$

Varianz: $\sigma^2 = 0{,}055$

Exponentialverteilung:

Definitionsbereich: $0 \leq x < \infty$

Dichtefunktion: $f(x) = \lambda \cdot e^{-\lambda \cdot x}$

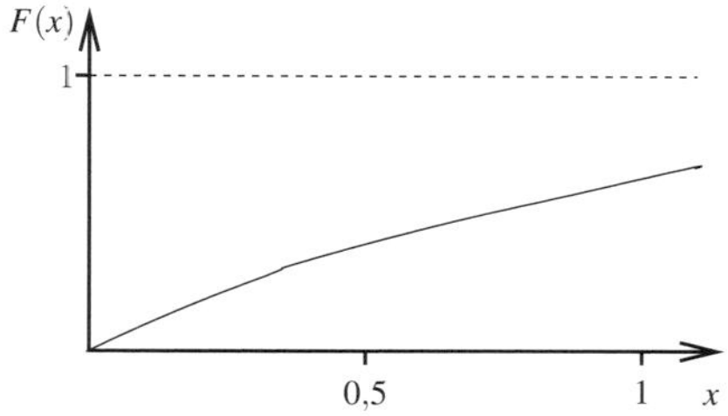

Verteilungsfunktion: $F(x) = 1 - e^{-\lambda \cdot x}$

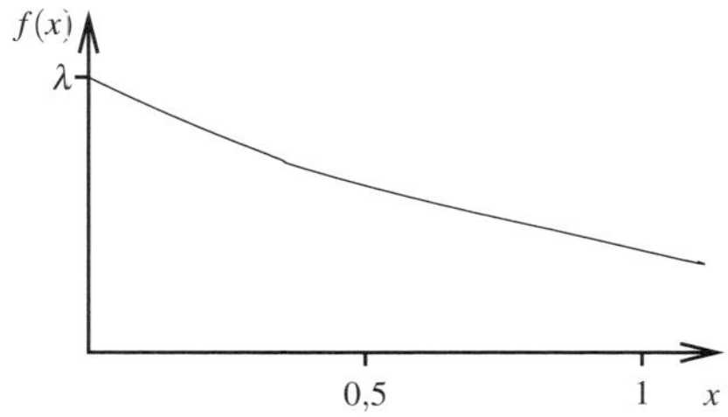

Erwartungswert: $\mu = \frac{1}{\lambda}$

Varianz: $\sigma^2 = \frac{1}{\lambda^2}$

Binomialverteilung: Besteht eine Zufallsgröße aus n gleichen, voneinander unabhängigen Ereignissen, die nur zwei Werte annehmen können (ja – nein, entweder – oder usw.), und der Wert, den sie annimmt, ist die Anzahl der Ereignisse mit „positivem" Ausgang, so ist sie binomialverteilt.

Definitionsbereich: $x = 0, 1, \ldots, n$

Dichtefunktion: Ist die Wahrscheinlichkeit für einen positiven Ausgang eines Ereignisses gerade p, so ist die Verteilungsfunktion

$$f(x) = \binom{n}{x} \cdot p^x \cdot (1-p)^{n-x}$$

Hierbei bedeuten

$$\binom{n}{x} = \frac{n!}{(n-x)!x!}$$

$$n! = 1 \cdot 2 \cdot 3 \cdot \ldots \cdot n$$

$$0! = 1$$

Verteilungsfunktion:

$$F(x) = \sum_{i=0}^{x} \binom{n}{i} \cdot p^i (1-p)^{n-i}$$

Erwartungswert: $\mu = n \cdot p$

Varianz: $\sigma^2 = n \cdot p \cdot q$

Für kleine p ($p \to 0$) und große n ($n \to \infty$) geht die Binomial- in die Poisson-Verteilung über.

Für große n ($n \to \infty$) und $p \to \frac{1}{2}$ geht die Binomial- in die Normalverteilung über.

Poisson-Verteilung:

Definitionsbereich: $x = 0, 1, 2, 3, \ldots$

Dichtefunktion: $f(x) = \frac{\lambda^x}{x!} \cdot e^{-\lambda}$. hierbei ist λ der Parameter der Verteilung.

Erwartungswert: $\mu = \lambda$

Varianz: $\sigma^2 = \lambda$

Normalverteilung: Die Normal- oder Gaußverteilung ist die in der Praxis wichtigste Verteilung.

Definitionsbereich: $-\infty < x < \infty$

Dichtefunktion: $f(x) = 1/(\sigma \cdot \sqrt{2 \cdot \pi}) \cdot e^{\frac{(x-\mu)^2}{2 \cdot \sigma}}$. Die Varianz σ taucht hier als Parameter der Verteilung auf. Durch die Transformation $\lambda = \frac{x-\mu}{\sigma}$ erhält man die Normalform:

$$f(\lambda) = \frac{1}{\sqrt{2 \cdot \pi}} \cdot e^{-\frac{\lambda^2}{2}}$$

Die Wahrscheinlichkeit p, dass eine normalverteilte Größe x einen Wert im Intervall $(\mu - n \cdot \sigma, \mu + n \cdot \sigma)$ annimmt, ist:

$n = 1$: $p(|x - \mu| < 1 \cdot \sigma = 0{,}682\,69 \approx 68{,}3\ \%$

$n = 2$: $p(|x - \mu| < 2 \cdot \sigma = 0{,}954\,50 \approx 95{,}5\ \%$

$n = 3$: $p(|x - \mu| < 3 \cdot \sigma = 0{,}997\,30 \approx 99{,}7\ \%$

Mathematik und Statistik

Teil III

Prüfungsfragen bis 2010

Die etwa tausend ausgewählten Aufgaben stammen aus den Prüfungen vom Frühjahr 1993 bis zum Frühjahr 2010.
Die vier Aufgabentypen werden im folgenden gemischt gestellt.

Typ A: Es werden zu einer Frage fünf verschiedene Antwortmöglichkeiten angeboten, von denen eine einzige, und zwar diejenige, die als einzige oder am ehesten zutrifft, auszuwählen ist.

Typ B: Es werden zwei Listen angeboten; Liste 1 enthält Begriffe oder Sachverhalte, denen aus Liste 2 je eine Antwort (Größe, Begriff o.a.) zuzuordnen ist. Dabei kann für mehrere Punkte der Liste 1 dieselbe Antwort aus Liste 2 die zutreffende sein.

Typ C: Hier werden zwei Aussagen angeboten, die mit "weil" kausal verknüpft werden. Die Antwort ist, je nachdem, ob die erste Aussage, die zweite Aussage und ihre kausale Verknüpfung zutreffend sind, dem zugehörigen Lösungsschema zu entnehmen:

Antwort	Aussage 1	Aussage 2	Verknüpfung
A	richtig	richtig	richtig
B	richtig	richtig	falsch
C	richtig	falsch	—
D	falsch	richtig	—
E	falsch	falsch	—

Typ D: Hier werden mehrere Aussagen vorgegeben und die angebotenen Antwortmöglichkeiten bezeichnen jeweils eine Auswahl daraus (also keine, eine oder mehrere) als richtig.

1 Allgemeines

F94 **1.1** Welche Aussagen treffen zu?

Der Widerstand eines Bauelements wird von verschiedenen Personen mit derselben Messanordnung bestimmt zu (siehe untenstehende Tabelle)

20,04 Ω

20,07 Ω

20,00 Ω

20,03 Ω

20,06 Ω

(1) Der Mittelwert dieser Messreihe beträgt 20,04 Ω
(2) Die maximale Unsicherheit der einzelnen Messdaten gegenüber ihrem Mittelwert beträgt ±0,02 Ω
(3) Die maximale relative Unsicherheit der einzelnen Messdaten beträgt etwa $\pm 2 \cdot 10^{-3}$.

(A) nur 1

(B) nur 1 und 2

(C) nur 1 und 3

(D) nur 2 und 3

(E) 1 bis 3 (alle)

F93 **1.2** In einer fremdsprachigen Tabelle wird die Fläche eines Rechtecks in der Einheit inch^2 angegeben. Wie ändert sich der Zahlenwert der Fläche, wenn sie in der Einheit cm^2 angegeben wird?

$$1\,\mathrm{inch} \mathrel{\hat{=}} 2{,}54\,\mathrm{cm}$$

(A) $\frac{1}{(2{,}54)^2}$

(B) $\frac{1}{2{,}54}$

(C) 1

(D) 2,54

(E) $(2{,}54)^2$

H93 **1.3** Welche Aussage trifft **nicht** zu?

Basiseinheiten des SI-Systems sind:

(A) Ampere

(B) Kilogramm

(C) Newton

(D) Sekunde

(E) Meter

F93 **1.4** An einer elektronischen Waage mit digitaler Anzeige wird abgelesen 21,56 g. Bei einer Anzeigenunsicherheit der letzten Stelle um etwa ±1 folgt für die relative Unsicherheit der Messung etwa:

(A) ±0,005 %

(B) ±0,02 %

(C) ±0,05 %

(D) ±0,2 %

(E) ±0,5 %

F94 **1.5** Welche Aussage trifft **nicht** zu?

Die Streckenlänge 1 m ist gleich

(A) 10^{-3} km

(B) 10^2 cm

(C) 10^3 mm

(D) 10^6 pm

(E) 10^9 nm

F93 **1.6** Welche der folgenden Aussagen treffen zu?

Vektorielle Größen sind die

(1) Beschleunigung
(2) elektrische Feldstärke
(3) magnetische Flussdichte

(A) nur 1

(B) nur 1 und 2

(C) nur 1 und 3

(D) nur 2 und 3

(E) 1 bis 3 (alle)

1.1✓ C **1.2**✓ E **1.3**✓ C **1.4**✓ C **1.5**✓ D **1.6**✓ E

F94 **1.7** Welche der folgenden physikalischen Größen sind Skalare?

(1) kinetische Energie
(2) Impuls
(3) Leistung
(4) Druck

(A) nur 1 und 4

(B) nur 3 und 4

(C) nur 1, 2 und 3

(D) nur 1, 3 und 4

(E) 1 bis 4 (alle)

F94 **1.8** In einer älteren Arbeit werden Wärmeenergiewerte in „cal" angegeben. Mit welchem Faktor muss der ursprüngliche Zahlenwert multipliziert werden, um den Energiewert in der Einheit „J" zu erhalten?

$$1\ \mathrm{J} \mathrel{\hat{=}} 0{,}24\ \mathrm{cal}$$

(A) $(0{,}24)^2$

(B) 0,24

(C) 1

(D) $\frac{1}{0{,}24}$

(E) $\frac{1}{(0{,}24)^2}$

F93 **1.9** Ein Stab der Länge $(11{,}0 \pm 0{,}1)$ cm soll in den $(10{,}0 \pm 0{,}1)$ cm großen Zwischenraum zwischen zwei Apparaturteilen möglichst genau eingepasst werden. Mit welcher maximalen relativen Fehlergrenze kann hieraus die Strecke angegeben werden, um die der Stab **gekürzt** werden muss?

(A) ±20 %

(B) ±10 %

(C) ±2 %

(D) ±1 %

(E) ±0 %

H93 **1.10** Welche Beziehung besteht zwischen den in der Zeichnung dargestellten Geschwindigkeiten $\vec{v}_1$, $\vec{v}_2$ und $\vec{v}$?

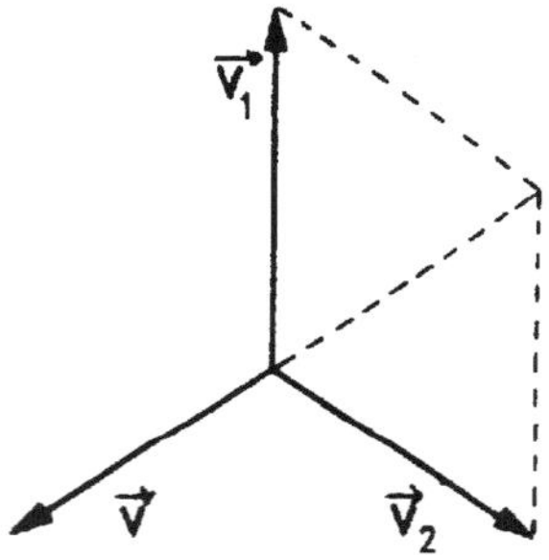

(A) $\vec{v} = \vec{v}_2 - \vec{v}_1$

(B) $\vec{v} = -(\vec{v}_1 + \vec{v}_2)$

(C) $\vec{v} = \vec{v}_1 + \vec{v}_2$

(D) $\vec{v} = \vec{v}_1 - \vec{v}_2$

(E) $\vec{v} = -2(\vec{v}_2 + \vec{v}_1)$

F94 **1.11** Die Aussage

> 1 mol eines Stoffes enthält ebensoviele Teilchen, wie es Kohlenstoff-Atome in genau 12 g Kohlenstoff gibt

ist als Definition der Einheit „mol" nicht vollständig; dazu müsste zusätzlich angegeben werden, dass

(A) der Kohlenstoff als Diamant vorliegen muss.

(B) es sich um das Isotop ^{12}C handeln muss.

(C) der Kohlenstoff das Molvolumen (≈ 22,4 l) einnehmen muss.

(D) die Aussage nur bei Normbedingungen gilt.

(E) die Aussage nur bei Elementen zutrifft.

H00 **1.12** In der Meteorologie – vgl. z. B. Wetterberichte im Fernsehen – werden niedergegangene Regenmengen oft in der Einheitenkombination Liter/Quadratmeter ($\mathrm{l/m^2}$) angegeben. Welcher Bedeckungshöhe mit Wasser auf einem ebenen Untergrund entsprechen $700\ \mathrm{l/m^2}$ (dies entspricht etwa derjenigen Regenmenge, die zum „Jahrhunderthochwasser 1997" der Oder führte)?

(A) 7 m

(B) 1,4 m

(C) 1 m

(D) 0,7 m

(E) Keiner der obigen Werte trifft annähernd zu.

1.7✓ D **1.8**✓ D **1.9**✓ A **1.10**✓ B **1.11**✓ B **1.12**✓ D

H93 **1.13** Die Fläche A eines Rechtecks wird zunächst in der Einheit mm^2 dargestellt. Wird stattdessen die Einheit cm^2 verwendet, ändert sich der Zahlenwert der Flächenangabe um den Faktor:

(A) 10^4

(B) 10

(C) 1

(D) 10^{-2}

(E) 10^{-4}

F94 **1.14** Welche Aussage trifft **nicht** zu?

Zwischen der Krafteinheit Newton und anderen Einheiten des Internationalen Einheitensystems SI gelten folgende Äquivalenzen:

(A) $1\ \mathrm{N} = 1\ \frac{\mathrm{V \cdot A \cdot s}}{\mathrm{m}}$

(B) $1\ \mathrm{N} = 1\ \frac{\mathrm{J}}{\mathrm{m}}$

(C) $1\ \mathrm{N} = 1\ \frac{\mathrm{W}}{\mathrm{m \cdot s}}$

(D) $1\ \mathrm{N} = 1\ \mathrm{Pa \cdot m^2}$

(E) $1\ \mathrm{N} = 1\ \frac{\mathrm{kg \cdot m}}{\mathrm{s^2}}$

F93 **1.15** Eine Leistung P lässt sich darstellen in der SI-Einheit Watt. Dies ist äquivalent zu:

(A) $\frac{\mathrm{kg \cdot m}}{\mathrm{s}}$

(B) $\frac{\mathrm{kg \cdot m^2}}{\mathrm{s^2}}$

(C) $\frac{\mathrm{kg \cdot m}}{\mathrm{s^2}}$

(D) $\frac{\mathrm{kg \cdot m^2}}{\mathrm{s^3}}$

(E) $\frac{\mathrm{kg \cdot m^2}}{\mathrm{s}}$

F96 **1.16** Die Streckenlänge 1 nm ist gleich

(A) 10^{-3} µm

(B) 10^{-5} mm

(C) 10^{-8} cm

(D) 10^{-12} m

(E) keiner der vorstehenden Größen

F96 **1.17** Die „relative Dichte“ ist mit folgender Einheitenkombination darstellbar:

(A) $\mathrm{g \cdot ml^{-1}}$

(B) $\mathrm{g \cdot cm^{-3}}$

(C) $\mathrm{Pa \cdot m^2}$

(D) $\mathrm{kg \cdot m^{-3}}$

(E) dimensionslos

F96 **1.18** Wird die Fläche eines Rechtecks mit einer 1 000-fach größeren Längeneinheit dargestellt, so ändert sich der Zahlenwert der **Flächen**angabe um den Faktor

(A) 10^6

(B) 10^3

(C) 1

(D) 10^{-3}

(E) 10^{-6}

F96 **1.19** Beim Einwiegen einer Probe zur Herstellung einer Salzlösung betrage unter Berücksichtigung der Genauigkeit der Waage die Masse

des leeren Gefäßes	100 g ± 0,2 mg
des Gefäßes mit eingefülltem Salz	101 g ± 0,2 mg
des mit Lösungsmittel aufgefüllten fertigen Gefäßes	201 g ± 0,3 mg

Ordnen Sie bitte den Größen der Liste 1 den zutreffenden Wert aus Liste 2 zu!

Liste 1

(1) maximale absolute Unsicherheit (Fehler) der eingewogenen Salzmasse

(2) maximale absolute Unsicherheit (Fehler) der eingewogenen Lösungsmittelmasse

Liste 2

(A) ±0,1 mg

(B) ±0,2 mg

(C) ±0,4 mg

(D) ±0,5 mg

(E) ±0,7 mg

1.13✓ D **1.14**✓ C **1.15**✓ D **1.16**✓ A **1.17**✓ E **1.18**✓ E **1.19**✓ (1,C) (2,D)

F96 **1.20** Die Krafteinheit 1 N ist gleich

(A) $1\ \mathrm{kg} \cdot \mathrm{m} \cdot \mathrm{s}^{-2}$

(B) $1\ \mathrm{kg} \cdot \mathrm{m} \cdot \mathrm{s}^{-3}$

(C) $1\ \mathrm{kg} \cdot \mathrm{m}^2 \cdot \mathrm{s}^{-1}$

(D) $1\ \mathrm{kg} \cdot \mathrm{m}^2 \cdot \mathrm{s}^{-2}$

(E) $1\ \mathrm{kg} \cdot \mathrm{m}^2 \cdot \mathrm{s}^{-3}$

F93 **1.21** Löst man 0,1 mol NaCl in 1 l Wasser, so enthält die Lösung insgesamt etwa die folgende Anzahl von Ionen:

(A) $1{,}2 \cdot 10^{23}$

(B) $6{,}0 \cdot 10^{22}$

(C) $3{,}0 \cdot 10^{22}$

(D) $1{,}2 \cdot 10^{22}$

(E) $0{,}16 \cdot 10^{19}$

F96 **1.22** Mit welchen der folgenden Einheiten oder Einheitenkombinationen lässt sich die dynamische Viskosität einer Flüssigkeit angeben?

(1) $\mathrm{N} \cdot \mathrm{m}^2/\mathrm{s}$
(2) $\mathrm{N} \cdot \mathrm{s}/(\mathrm{m}^2)$
(3) $\mathrm{Pa} \cdot \mathrm{s}$

(A) nur 1

(B) nur 2

(C) nur 3

(D) nur 1 und 3

(E) nur 2 und 3

H96 **1.23** Welche der folgenden Umrechnungen trifft **nicht** zu?

(A) $1\ \mathrm{pF} = 10^{-12}\ \mathrm{F}$

(B) $1\ \mu\mathrm{V} = 10^{-6}\ \mathrm{V}$

(C) $1\ \mathrm{GHz} = 10^{6}\ \mathrm{Hz}$

(D) $1\ \mathrm{dl} = 10^{-1}\ \mathrm{l}$

(E) $1\ \mathrm{M}\Omega = 10^{6}\ \Omega$

H96 **1.24** Welche der folgenden Aussagen treffen zu?

Vektorielle Größen sind

(1) Impuls
(2) Arbeit
(3) Energie
(4) Leistung

(A) keine

(B) nur 1

(C) nur 1 und 4

(D) nur 1, 3 und 4

(E) nur 2, 3 und 4

F98 **1.25** Welche der folgenden Einheiten ist keine SI-Basiseinheit?

(A) Mol

(B) Volt

(C) Ampere

(D) Candela

(E) Kilogramm

F97 **1.26** Welche Aussage trifft **nicht** zu?

Der Druckeinheit 1 bar entsprechen etwa

(A) $10^5\ \frac{\mathrm{N}}{\mathrm{m}^2}$

(B) $10^5\ \mathrm{Pa}$

(C) der Druck von 760 mm Quecksilbersäule

(D) der Druck von 10 m Wassersäule

(E) $10^6\ \mathrm{mbar}$

1.20✓ A **1.21**✓ A **1.22**✓ E **1.23**✓ C **1.24**✓ B **1.25**✓ B **1.26**✓ E

H97 **1.27** Welche der folgenden Aussagen über die Stoffmenge treffen zu?

(1) Die Stoffmenge einer Probe wird in Gramm angegeben.
(2) Ihre Einheit ist 1 Mol/Gramm.
(3) Ihre Einheit ist 1 Mol.
(4) Das Volumen eines Mols beträgt unter Normbedingungen stets 22,4 l.

(A) nur 1

(B) nur 2

(C) nur 3

(D) nur 1 und 4

(E) nur 3 und 4

F97 **1.28** Welche der folgenden Aussagen treffen zu?

Die Einheitenkombination

$$\mathrm{kg \cdot m^2 / s^2}$$

ist geeignet, folgende Größen anzugeben

(1) Drehmoment
(2) Energie
(3) Impuls

(A) Keine

(B) nur 1

(C) nur 2

(D) nur 1 und 2

(E) nur 2 und 3

H97 **1.29** Die Kantenlängen eines Quaders sind mit relativen Unsicherheiten von ±2 %, ±3 % und ±2 % bestimmt worden. Für das berechnete Volumen ergibt sich als maximale relative Unsicherheit etwa:

(A) ±12 %

(B) ±7 %

(C) ±4,3 %

(D) ±3 %

(E) ±2,3 %

H97 **1.30** Eine Kraft F lässt sich darstellen mit der SI-Einheit Newton. Diese ist äquivalent zu:

(A) $\frac{\mathrm{m^2}}{\mathrm{kg \cdot s}}$

(B) $\frac{\mathrm{kg \cdot m}}{\mathrm{s^2}}$

(C) $\frac{\mathrm{kg \cdot m^2}}{\mathrm{s^2}}$

(D) $\frac{\mathrm{kg \cdot m}}{\mathrm{s}}$

(E) $\frac{\mathrm{kg}}{\mathrm{s \cdot m}}$

H97 **1.31** Welche Aussage trifft **nicht** zu?

Basisgrößen des SI-Systems sind:

(A) Gewicht

(B) Temperatur

(C) elektrische Stromstärke

(D) Stoffmenge

(E) Zeit

F97 **1.32** Beim Studium einer älteren Zeitschrift aus den USA stoßen Sie auf eine Temperaturangabe in der Einheit Grad Farenheit (°F). Diese Skala ist ebenso wie die Celsiusskala eine lineare Skala, die derart festgelegt ist, dass 0 °C ≙ 32 °F und 100 °C ≙ 212 °F.

Demnach entsprechen 104 °F

(A) 136 °C

(B) 72 °C

(C) 58 °C

(D) 40 °C

(E) Keiner der angegebenen Werte trifft annähernd zu.

F98 **1.33** Welche Masse entspricht 1 µg?

(A) 10^{-3} kg

(B) 10^{-6} kg

(C) 10^{-8} kg

(D) 10^{-9} kg

(E) 10^{-12} kg

1.27✓ C **1.28**✓ D **1.29**✓ B **1.30**✓ B **1.31**✓ A **1.32**✓ D **1.33**✓ D

F98 **1.34** Die mittlere thermische Geschwindigkeit von Molekülen beträgt in Luft etwa 500 m / s. Diese Geschwindigkeit ist gleich

(A) 3 600 km / h

(B) 3 000 km / min

(C) 1 800 km / h

(D) 300 km / min

(E) Keiner der vorstehend angegebenen Geschwindigkeitswerte.

F02 **1.35** Welche Beziehung besteht zwischen den in der Zeichnung dargestellten Geschwindigkeitsvektoren $\vec{v}_1$, $\vec{v}_2$ und $\vec{v}$?

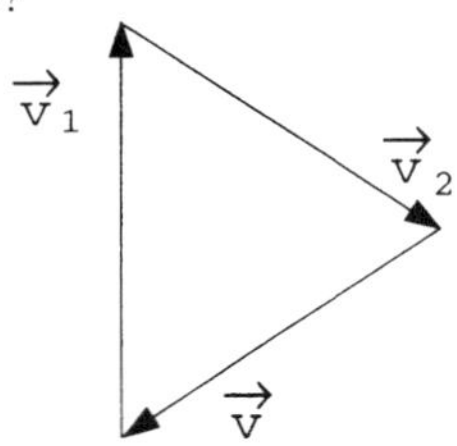

(A) $\vec{v} = \vec{v}_1 + \vec{v}_2$

(B) $\vec{v} = \vec{v}_1 - \vec{v}_2$

(C) $\vec{v} = -(\vec{v}_1 + \vec{v}_2)$

(D) $\vec{v} = \vec{v}_2 - \vec{v}_1$

(E) keine der Angaben trifft zu

F03 **1.36** Welche Äquivalenz trifft **nicht** zu?

(A) 10^6 Hz = 1 MHz

(B) 10 GHz = 10^{10} Hz

(C) 1 h = 3 600 s

(D) 1 ps = 10^{-6} μs

(E) 0,1 Hz = 10 s^{-1}

F03 **1.37** Sie messen eine physikalische Größe y in Abhängigkeit von einer anderen physikalischen Größe x und erhalten untenstehendes Ergebnis. Wie ist der Zusammenhang quantitativ zu formulieren? (a und b sind positive Konstanten)

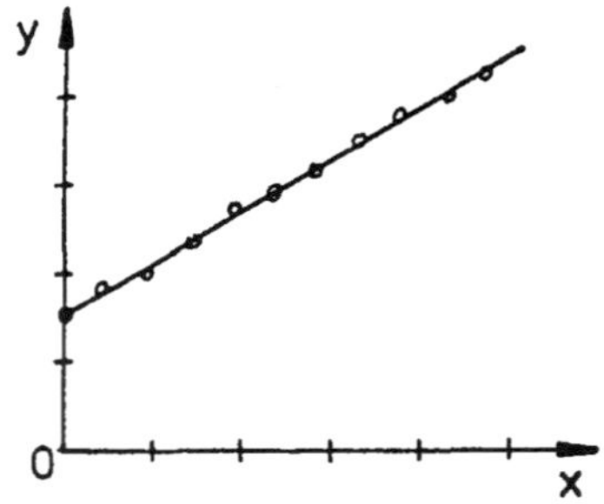

(A) $y = (a + b) \cdot x$

(B) $y = a \cdot x + b$

(C) $y = a \cdot x^b$

(D) $y = b - a \cdot x$

(E) $y = \frac{a}{x} + b$

F03 **1.38** Mit einer Schieblehre soll der Außendurchmesser eines Reagenzglases bestimmt werden. Dabei ergibt sich folgende Skalen- und Noniuseinstellung:

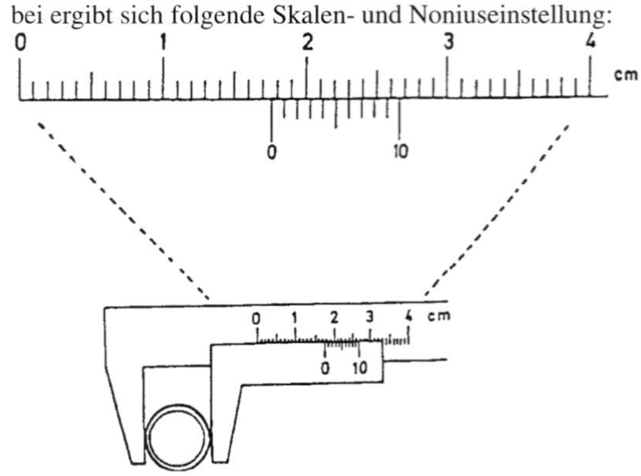

Welchen Durchmesser hat das Reagenzglas?

(A) 1,76 cm

(B) 2,22 cm

(C) 2,30 cm

(D) 2,36 cm

(E) 2,66 cm

1.34✓ C **1.35**✓ C **1.36**✓ E **1.37**✓ B **1.38**✓ A

H02 **1.39** Die Fläche A eines Rechtecks wird zunächst in der Einheit mm^2 dargestellt. Wird stattdessen die Einheit cm^2 verwendet, ändert sich der Zahlenwert der Flächenangabe um den Faktor:

(A) 10^3

(B) 10

(C) 1

(D) 10^{-1}

(E) 10^{-2}

H02 **1.40** Der Durchmesser einer Kreisscheibe sei mit einer relativen Unsicherheit von $\pm 4 \cdot 10^{-3}$ bestimmt worden. Wie groß ist etwa die sich daraus ergebende maximale relative Unsicherheit der **Fläche** der Kreisscheibe?

(A) $\pm 2 \cdot 10^{-3}$

(B) $\pm 4 \cdot 10^{-3}$

(C) $\pm 8 \cdot 10^{-3}$

(D) $\pm 12 \cdot 10^{-3}$

(E) $\pm 16 \cdot 10^{-3}$

F05 **1.41** Welche der folgenden Umrechnungen treffen zu?

(1) 1 hl = 0,1 cm^3
(2) 1 dl = 100 cm^3
(3) 1 ml = 10^{-3} cm^3

(A) nur 1

(B) nur 2

(C) nur 3

(D) nur 2 und 3

(E) 1 bis 3 (alle)

F05 **1.42** Welche Aussage trifft zu?

Die Geschwindigkeit v eines Fahrzeugs wird in konstanten Zeitabständen gemessen und in untenstehendes Diagramm eingetragen; die Messunsicherheit wird durch entsprechende Fehlerbalken markiert.

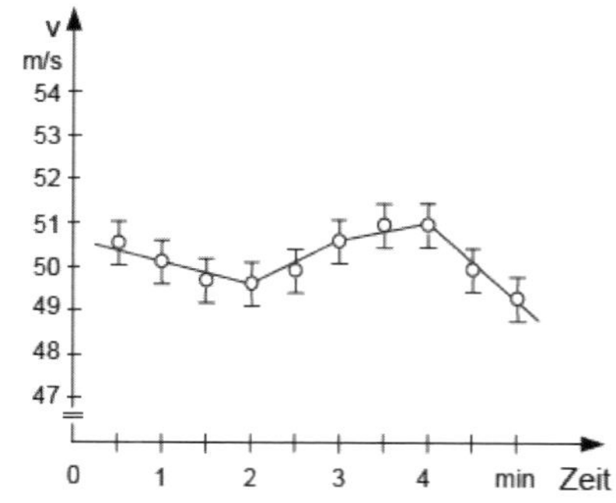

Die relativen Unsicherheiten (Fehlergrenzen) der Einzelmessungen betragen demnach etwa:

(A) ±0,2 %

(B) ±0,5 %

(C) ±1 %

(D) ±2 %

(E) ±5 %

Prüfungsfragen bis 2010

1.39✓ E **1.40**✓ C **1.41**✓ B **1.42**✓ C

F06 **1.43** Die Aktivität eines radioaktiven Präparats nimmt gemäß $A(t) = A_0 \cdot \mathrm{e}^{-\lambda t}$ mit der Zeit ab.

Bei welchem Diagramm ergibt $\frac{A(t)}{A_0}$ über der Zeit aufgetragen eine Gerade?

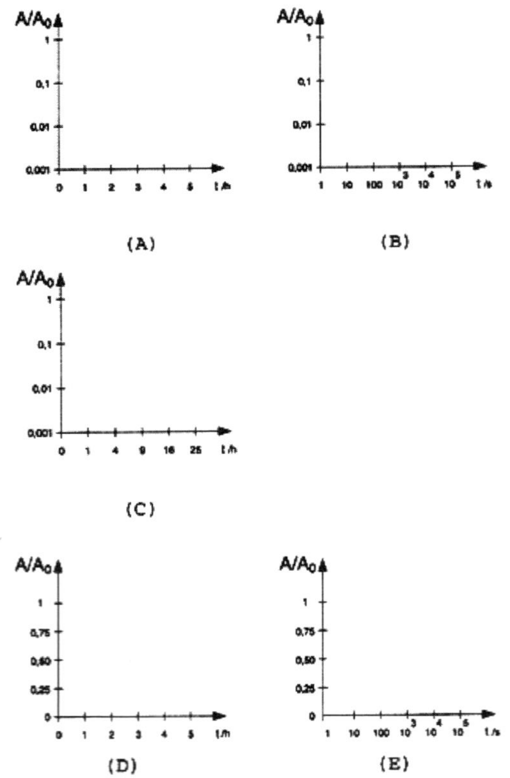

F08 **1.44** Eine Funktion $y(x)$ liefert in einer Darstellung mit zwei logarithmischen Achsen die unten skizzierte Gerade.

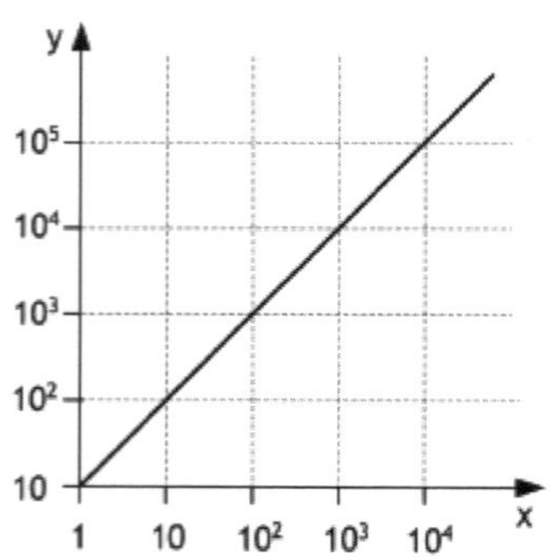

Welcher Zusammenhang ergibt sich daraus?

(A) $y = x + 10$

(B) $y = x$

(C) $y = 10x$

(D) $y = \mathrm{e}^x$

(E) $y = \mathrm{e}^{-x}$

H08 **1.45** Welche Aussagen zu gemessenen Werten treffen zu?

Um so genannte „systematische Fehler" handelt es sich bei

(1) den Schwankungen der Zählrate bei der Bestimmung der Aktivität einer (langlebigen) radioaktiven Probe

(2) Fehlmessungen mit einem Maßband, das sich durch langen Gebrauch gedehnt hat

(3) Fehlbestimmungen der Uhrzeit mit einer Uhr, die „nachgeht"

(4) unterschiedlichen Werten für das Gewicht von Tabletten ein und derselben Sorte

(A) nur 1 und 4

(B) nur 2 und 3

(C) nur 1, 2 und 3

(D) nur 2, 3 und 4

(E) 1 bis 4 (alle)

H08 **1.46** Gibt man die Geschwindigkeit eines Körpers statt in der Einheit m/s in der Einheit km/h an, so ist der entsprechende Zahlenwert mit dem folgenden Faktor zu multiplizieren

(A) 1/3600

(B) 1/1000

(C) 3,6

(D) 1000

(E) 3600

1.43✓ A **1.44**✓ C **1.45**✓ B **1.46**✓ C

F09 **1.47** Eine Wasseroberfläche von 2 m^2 wird von 5 µl eines wasserunlöslichen Öls vollständig bedeckt.

Wie dick ist der Ölfilm?

(A) 2,5 mm

(B) 0,4 µm

(C) 2,5 nm

(D) $4 \cdot 10^{-9}$ m

(E) $2{,}5 \cdot 10^{-10}$ m

F09 **1.48** Die bei einer Viskositätsmessung abgelesenen Zahlenwerte z werden als deren natürliche Logarithmen $\ln z$ gegen $1/T$ aufgetragen und liefern untenstehenden Zusammenhang.

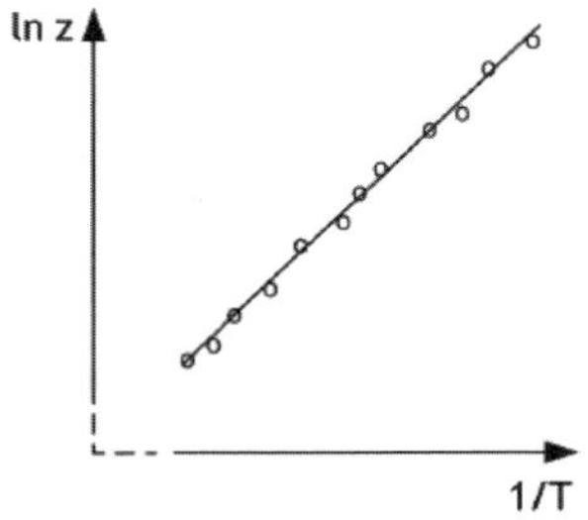

Welche der folgenden Gleichungen gibt diesen Sachverhalt wieder? (*a* und *b* sind jeweils positive Konstanten)

(A) $z = a \cdot e^{b/T}$

(B) $z = a + e^{b \cdot T}$

(C) $z = a \cdot \ln\left(\frac{1}{T}\right) + b$

(D) $z = a \cdot \ln\left(\frac{b}{T}\right)$

(E) $z = a + \left(\frac{b}{T}\right)$

F09 **1.49** In einem Widerstand wird elektrische Energie in Wärme umgewandelt. Die Spannung am Widerstand sei auf ±0,5 % genau bestimmt worden, die Stromstärke des durch den Widerstand fließenden Stroms auf ±0,3 % genau, und die Zeitspanne, während der der Strom fließt, auf ±0,2 % genau.

Etwa wie groß ist die maximale relative Unsicherheit (Fehler) der aus diesen Angaben berechneten umgesetzten elektrischen Energie?

(A) ±0,03 %

(B) ±0,2 %

(C) ±0,3 %

(D) ±0,5 %

(E) ±1 %

F10 **1.50** Welche der folgenden Aussagen treffen zu?

(1) Bei digital anzeigenden Messgeräten gibt es keine systematischen Fehler.

(2) Bei Längenbestimmung mit einem durch Schrumpfung veränderten Maßstab fallen alle Ablesewerte systematisch zu klein aus.

(3) Systematische Fehler können bei Messungen elektrischer Größen auftreten.

(A) nur 1

(B) nur 2

(C) nur 3

(D) nur 1 und 2

(E) nur 2 und 3

1.47✓ C **1.48**✓ A **1.49**✓ E **1.50**✓ C

2 Mechanik

F93 **2.1** Welche Aussage trifft **nicht** zu?

Die Kontinuitätsgleichung für Fluide

(A) besagt, dass bei einer inkompressiblen Flüssigkeit in einem durchströmten Rohr von veränderlichem Radius die mittlere Strömungsgeschwindigkeit zunimmt, wenn der Radius abnimmt.

(B) gilt nur für Strömungskanäle mit kreisförmigem Querschnitt.

(C) ist anwendbar auf ideal viskose (newtonsche) Flüssigkeiten.

(D) ist anwendbar auf ideale (reibungsfreie) Fluide, für die die Bernoullische Beziehung gilt.

(E) ist auf Gase anwendbar, sofern deren Dichte konstant bleibt.

F93 **2.2** Welche der folgenden Aussagen treffen zu?

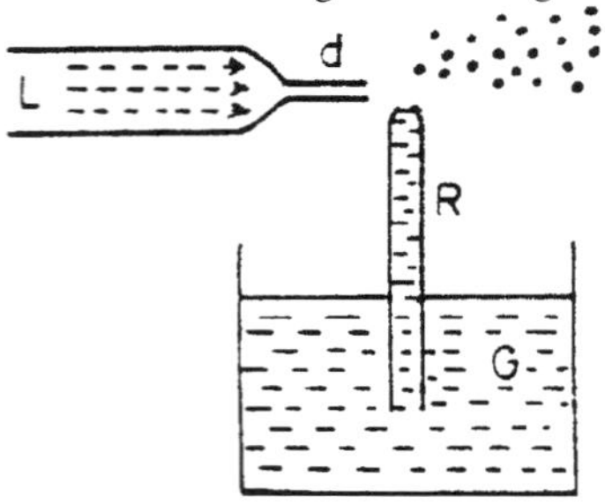

Notwendige Bedingung dafür, dass die Flüssigkeit aus dem offenen Gefäß G im Röhrchen R hochsteigt und vernebelt wird, ist, dass

(1) in der Flüssigkeit mindestens ein Salz gelöst ist

(2) ein genügend starker Luftstrom L die Düse d durchsetzt

(3) die Temperatur des Luftstroms mindestens 30 °C unter jener der Flüssigkeit liegt

(A) nur 1

(B) nur 2

(C) nur 1 und 2

(D) nur 1 und 3

(E) nur 2 und 3

F93 **2.3** Ein Federpendel schwinge ungedämpft um seine Ruhelage (siehe Zeichnung).

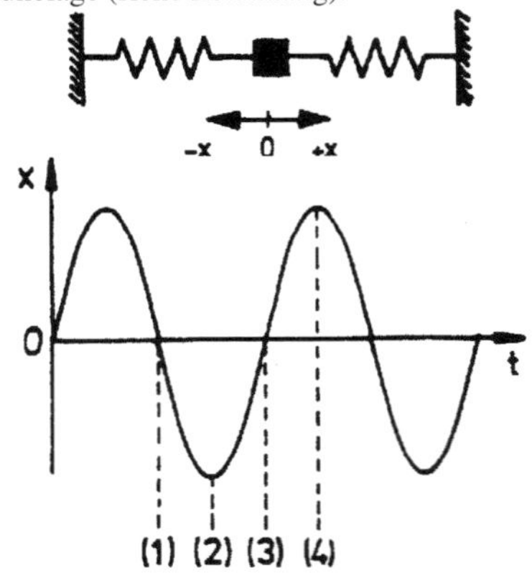

In welchen der mit (1) bis (4) gekennzeichneten Punkte liegt die Schwingungsenergie vollständig als kinetische Energie vor?

(A) nur 3

(B) nur 4

(C) nur 1 und 3

(D) nur 2 und 4

(E) 1 bis 4 (alle)

F96 **2.4** Das untenstehend skizzierte U-Rohr enthält zwei verschiedene nicht mischbare Flüssigkeiten mit den Dichten ρ_1 bzw. ρ_2.

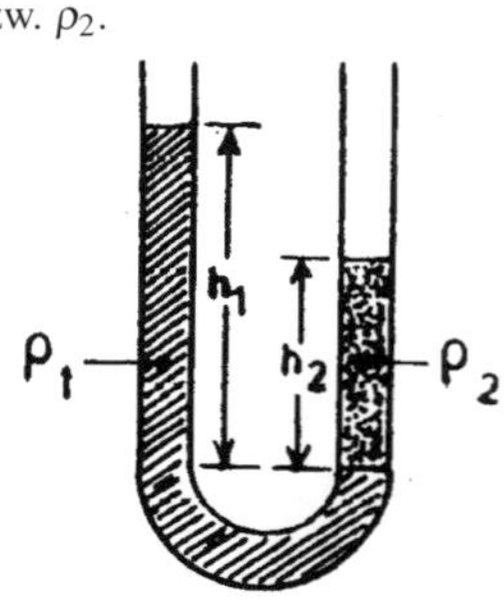

Für das Verhältnis der Dichten gilt angenähert

(A) $\frac{\rho_1}{\rho_2} = \frac{h_1}{h_2}$

(B) $\frac{\rho_1}{\rho_2} = \frac{h_2}{h_1}$

(C) $\frac{\rho_1}{\rho_2} = h_2 - h_1$

(D) $\frac{\rho_1}{\rho_2} = \frac{h_1-h_2}{h_1+h_2}$

(E) $\frac{\rho_1}{\rho_2} = \frac{h_1-h_2}{h_1}$

2.1✓ B **2.2**✓ B **2.3**✓ C **2.4**✓ B

F93 **2.5** Zwei Sportler starten gleichzeitig am Ausgangspunkt und bewegen sich in entgegengesetzter Richtung jeweils geradlinig so auseinander, dass in 10 s der eine 80 m und der andere 60 m zurücklegt.

Mit welcher Geschwindigkeit bewegen sich die Personen auseinander?

(A) 2 m / s

(B) 10 m / s

(C) 14 m / s

(D) 20 m / s

(E) 140 m / s

F93 **2.6** Welche der folgenden Aussagen treffen zu?

Ein Aräometer der Masse 9 g hat ein Gesamtvolumen von 10 cm^3, von dem 1 cm^3 als Hals mit der Messskala ausgebildet ist. Das Gerät ist geeignet zur Messung der Dichte folgender Proben:

(1) Toluol (0,87 g / cm^3)
(2) Olivenöl (0,92 g / cm^3)
(3) Essigsäure (1,05 g / cm^3)

(A) nur 1

(B) nur 2

(C) nur 3

(D) nur 1 und 2

(E) nur 2 und 3

F93 **2.7** Eine Pumpe fördert pro Sekunde 20 l Wasser 15 m hoch. Die dabei aufzubringende Hubleistung beträgt etwa

(A) 150 W

(B) 300 W

(C) 600 W

(D) 1 500 W

(E) 3 000 W

F94 **2.8** Welche Auftriebskraft erfährt ungefähr ein voll eingetauchter Körper von 50 cm^3 Volumen und der Dichte 3 g / cm^3 in Wasser der Dichte 1 g / cm^3?

(A) 0,5 N

(B) 1,5 N

(C) 1,67 N

(D) 2,5 N

(E) 5 N

F94 **2.9** Ein Flugzeug werde beim Start auf der Startbahn aus dem Stand mit der Beschleunigung 1,6 m / s^2 gleichmäßig beschleunigt.

Welche Geschwindigkeit hat die Maschine nach 50 s erreicht und welchen Weg hat sie dann zurückgelegt?

	Geschwindigkeit	**zurückgelegter Weg**
(A)	80 m / s	1 000 m
(B)	80 m / s	2 000 m
(C)	80 m / s	4 000 m
(D)	40 m / s	1 000 m
(E)	40 m / s	2 000 m

H93 **2.10** Ein Paket wird mit einer Kraft F auf einer Tischfläche (drehfrei) verschoben. Die auftretende Reibungskraft F_r

(A) steht senkrecht zu F

(B) weist in die gleiche Richtung wie F

(C) ist der momentanen Geschwindigkeit entgegengerichtet

(D) steht senkrecht auf der Tischfläche

(E) ist ständig Null

F94 **2.11** Wenn eine Masse m auf einer Kreisbahn mit dem Radius r und der Bahngeschwindigkeit v umläuft, lässt sich die Zentrifugalkraft ausdrücken mit:

(A) $m \cdot v \cdot r$

(B) $m \cdot v / r$

(C) $m \cdot r^2 / v$

(D) $m \cdot v / r^2$

(E) $m \cdot v^2 / r$

2.5✓ C **2.6**✓ B **2.7**✓ E **2.8**✓ A **2.9**✓ B **2.10**✓ C **2.11**✓ E

H93 **2.12** Eine Kapillare taucht in eine Flüssigkeit, die ihre Wand benetzt.

Welche Abbildung gibt das Verhalten der Flüssigkeit richtig wieder?

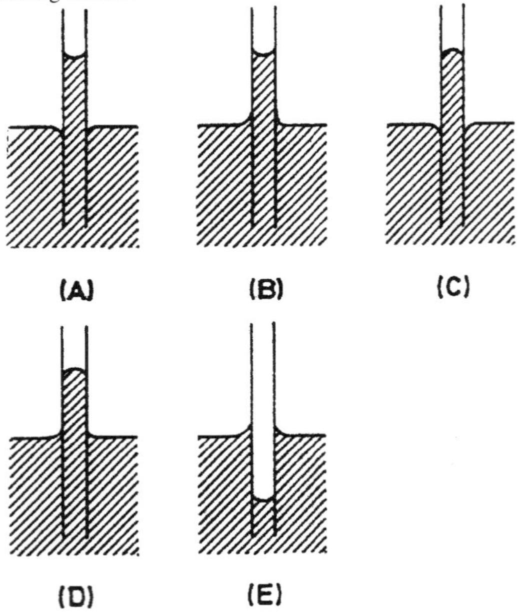

F93 **2.13** Eine Rohrleitung mit kreisförmigem Querschnitt verbindet zwei Behälter. Für eine vorliegende inkompressible Newtonsche Flüssigkeit hat sie den Strömungswiderstand R. Welcher Gesamt-Strömungswiderstand ergibt sich, wenn noch eine zweite gleiche Leitung parallel dazu angeschlossen wird?

(A) $4R$

(B) $2R$

(C) R

(D) $R/2$

(E) $R/4$

H93 **2.14** Das konische Gefäß der Abbildung (Grundfläche $80\,\text{cm}^2$, Eigengewicht vernachlässigbar) sei bis zu einer Höhe von 20 cm mit 1,2 l Wasser gefüllt.

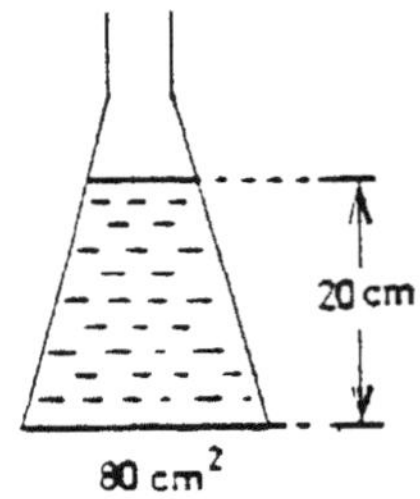

Ordnen Sie den in Liste 1 angegebenen physikalischen Größen die jeweils (näherungsweise) richtige Druckangabe aus Liste 2 zu

Liste 1

(1) Schweredruck des Wassers auf den Boden der Flasche

(2) Mittlerer Druck des Flaschenbodens auf die Unterlage

Liste 2

(A) 1 500 Pa

(B) 2 000 Pa

(C) 2 500 Pa

(D) 15 000 Pa

(E) 20 000 Pa

H93 **2.15** Strömt ein Fluid der Dichte ρ mit der Geschwindigkeit v, so wird gegenüber der ruhenden Flüssigkeit hierdurch

(A) der statische Druck um $\frac{1}{2}\rho v^2$ erhöht.

(B) der statische Druck nicht verändert.

(C) der Gesamtdruck um $\frac{1}{2}\rho v^2$ erhöht.

(D) der Gesamtdruck nicht verändert.

(E) der Gesamtdruck um $\frac{1}{2}\rho v^2$ abgesenkt.

2.12✓ B **2.13**✓ D **2.14**✓ (1,B) (2,A) **2.15**✓ D

F93 **2.16** Eine Metallstange der Länge 1 m vom Querschnitt 1 cm^2 wird bei Belastung mit 20 000 N um 2 mm elastisch gedehnt.

Wie groß ist der Elastizitätsmodul?

(A) $5 \cdot 10^4$ N / cm^2

(B) $5 \cdot 10^5$ N / cm^2

(C) $1 \cdot 10^6$ N / cm^2

(D) $5 \cdot 10^6$ N / cm^2

(E) $1 \cdot 10^7$ N / cm^2

H93 **2.17** Wenn eine inkompressible Flüssigkeit laminar durch ein Rohr strömt, dessen Querschnitt sich an einer bestimmten Stelle erweitert, so nimmt dort auch die mittlere Strömungsgeschwindigkeit zu,

weil

bei einer unverzweigten stationären Strömung einer inkompressiblen Flüssigkeit durch jeden Querschnitt in gleichen Zeiten gleiche Volumina hindurchtreten.

Antwort	Aussage 1	Aussage 2	Verknüpfung
A	richtig	richtig	richtig
B	richtig	richtig	falsch
C	richtig	falsch	—
D	falsch	richtig	—
E	falsch	falsch	—

H93 **2.18** Welche der folgenden Aussagen treffen zu?

Die Viskosität einer Newtonschen Flüssigkeit

(1) nimmt im Allgemeinen mit steigender Temperatur ab.
(2) ist in engen Röhren unabhängig von der mittleren Fließgeschwindigkeit (Volumenstrom).
(3) nimmt bei Durchströmung eines Rohres von innen nach außen ab.

(A) nur 1

(B) nur 2

(C) nur 1 und 2

(D) nur 1 und 3

(E) 1 bis 3 (alle)

H93 **2.19** Um einen Körper längs einer schiefen Ebene auf eine bestimmte Höhe zu heben (Reibung sei vernachlässigbar), muss die gleiche Arbeit geleistet werden wie bei senkrechtem Hochheben,

weil

das Skalarprodukt aus Kraft mal Weg bei senkrechtem Hochheben auf eine bestimmte Höhe genau so groß ist wie bei reibungsfreier Bewegung längs einer schiefen Ebene.

Antwort	Aussage 1	Aussage 2	Verknüpfung
A	richtig	richtig	richtig
B	richtig	richtig	falsch
C	richtig	falsch	—
D	falsch	richtig	—
E	falsch	falsch	—

H93 **2.20** Welche der folgenden Aussagen treffen zu?

Die Beschleunigung eines Massepunktes

(1) entspricht dem Differentialquotienten $\frac{dv}{dt}$ (v = Geschwindigkeit, t = Zeit).
(2) ist stets parallel zu seiner Geschwindigkeit.
(3) ist stets senkrecht zu seiner Geschwindigkeit.

(A) keine der vorstehenden Aussagen

(B) nur 1

(C) nur 2

(D) nur 3

(E) nur 1 und 2

F96 **2.21** Eine schwere Presse wird mit einer Seilwinde 20 Meter zur Seite gezogen. Zur Überwindung der Reibung benötigt man eine horizontale Seilkraft von $1 \cdot 10^4$ N; die Presse bewegt sich dabei mit einer konstanten Geschwindigkeit von 0,1 m / s.

Wie groß ist die aufgewendete Arbeit?

(A) $5 \cdot 10^2$ N · m

(B) $1 \cdot 10^3$ N · m

(C) $2 \cdot 10^4$ N · m

(D) $2 \cdot 10^5$ N · m

(E) $2 \cdot 10^6$ N · m

2.16✓ E **2.17**✓ D **2.18**✓ C **2.19**✓ A **2.20**✓ B **2.21**✓ D

H94 **2.22** Welchen der folgenden Aussagen stimmen Sie zu?

Das Rad eines Autos drehe sich gleichmäßig mit 10 Umdrehungen in der Sekunde.

Diese Angabe entspricht einer

(1) Drehzahl von $10\ s^{-1}$.
(2) Winkelgeschwindigkeit von etwa $63\ s^{-1}$.
(3) Periodendauer von 0,1 s.

(A) Keiner

(B) nur 1

(C) nur 3

(D) nur 1 und 2

(E) 1 bis 3 (alle)

H96 **2.23** Welche Aussage trifft zu?

(A) Leistung = Kraft · Weg

(B) Leistung = $\frac{\text{Energie}}{\text{Zeit}}$

(C) Leistung = Energie − Arbeit

(D) Leistung = Energie · Zeit

(E) Leistung = Spannung · Stromstärke · Zeit

H93 **2.24** Welche der folgenden Aussagen treffen zu?

v bezeichne den Betrag der Umfangsgeschwindigkeit eines Punktes im Abstand r von der Drehachse eines mit der Winkelgeschwindigkeit ω rotierenden Zentrifugenrotors, ϕ den Drehwinkel, α die Winkelbeschleunigung und t die Zeit. Für diese Größen gilt stets

(1) $v = r^2 \cdot \omega$
(2) $\omega = \frac{d\phi}{dr}$
(3) $\alpha = \frac{d\omega}{dt}$

(A) nur 1

(B) nur 3

(C) nur 1 und 2

(D) nur 2 und 3

(E) 1 bis 3 (alle)

H95 **2.25** Ein Draht der Länge 4 m vom Querschnitt $2\ mm^2$ wird bei Belastung mit 500 N um $\Delta l = 5$ mm gedehnt.

Wie groß ist sein Elastizitätsmodul?

(A) $2 \cdot 10^5\ N/mm^2$

(B) $5 \cdot 10^4\ N/mm^2$

(C) $2 \cdot 10^4\ N/mm^2$

(D) $1 \cdot 10^4\ N/mm^2$

(E) $5 \cdot 10^3\ N/mm^2$

F96 **2.26** An dem Gegenstand G (auf einer horizontalen Unterlage reibungsfreibeweglich) greifen horizontal drei Kräfte an.

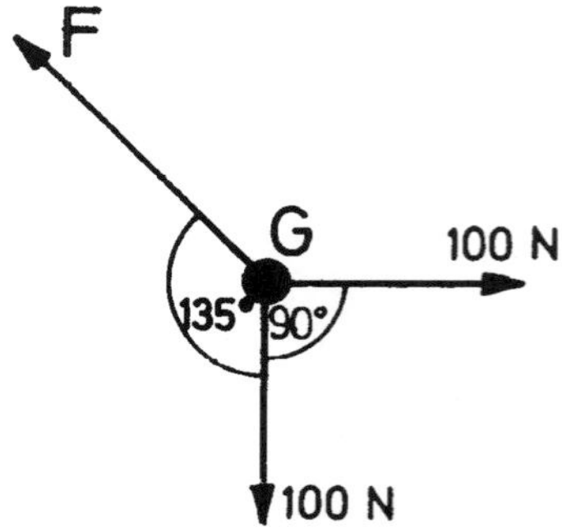

Wie groß muss F sein, damit der Gegenstand in Ruhe bleibt?

(A) 100 N

(B) $\sqrt{2} \cdot 100$ N

(C) 150 N

(D) $\sqrt{3} \cdot 100$ N

(E) 200 N

F96 **2.27** Eine Masse von 100 g falle aus der Ruhe reibungsfrei aus 20 m Höhe zu Boden. Beim Auftreffen hat sie eine kinetische Energie von etwa

(A) 1 J

(B) 2 J

(C) 5 J

(D) 10 J

(E) 20 J

2.22✓ E **2.23**✓ B **2.24**✓ B **2.25**✓ A **2.26**✓ B **2.27**✓ E

H93 **2.28** Welche der folgenden Aussagen treffen zu?

(1) Jeder kräftefreie Körper behält seine Geschwindigkeit nach Betrag und Richtung bei.

(2) Ein sich gleichförmig geradlinig bewegender Körper ist kräftefrei.

(3) Ein beschleunigter Körper erfährt eine Kraft $\vec{F}$ = Masse mal Beschleunigung.

(4) Wirkt ein Körper 1 auf einen Körper 2 mit der Kraft $\vec{F}_1$, so wirkt der Körper 2 auf den Körper 1 mit der Kraft $\vec{F}_2$, für die gilt: $\vec{F}_2 = \vec{F}_1$.

(A) nur 2

(B) nur 3 und 4

(C) nur 1, 2 und 3

(D) nur 2, 3 und 4

(E) 1 bis 4 (alle)

H95 **2.29** Bei einer Zentrifuge wird die Drehzahl von 2400 min^{-1} auf 800 min^{-1} verringert. Die Zentrifugalkraft der umlaufenden Teile wird dabei von ihrem vorherigen Wert F_Z geändert auf

(A) $\sqrt{\frac{1}{3}F_Z}$

(B) $\frac{1}{\sqrt{3}}F_Z$

(C) $\frac{1}{3}F_Z$

(D) $\frac{1}{9}F_Z$

(E) $\sqrt{\frac{1}{9}F_Z}$

F96 **2.30** Quecksilber benetzt eine Glasoberfläche nicht,

weil

Quecksilber eine größere elektrische Leitfähigkeit als Glas aufweist.

Antwort	Aussage 1	Aussage 2	Verknüpfung
A	richtig	richtig	richtig
B	richtig	richtig	falsch
C	richtig	falsch	—
D	falsch	richtig	—
E	falsch	falsch	—

H95 **2.31** Zwei Wagen mit den Massen $m_1 = 2$ t und $m_2 = 3$ t rollen mit den Geschwindigkeiten $v_1 = 5\,\frac{m}{s}$ und $v_2 = 4\,\frac{m}{s}$ aufeinander zu. Wie groß ist der Betrag des Gesamtimpulses der beiden Wagen?

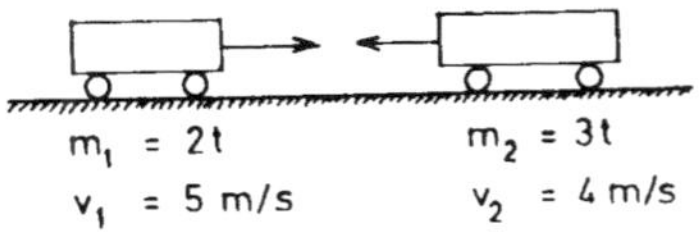

(A) 0

(B) 1000 kg · $\frac{m}{s}$

(C) 2000 kg · $\frac{m}{s}$

(D) 22000 kg · $\frac{m}{s}$

(E) 45000 kg · $\frac{m}{s}$

F96 **2.32** Eine Tablettenschachtel läuft auf einer Transportvorrichtung erst 5 m in 5 s und direkt anschließend weiter 5 m in 7 s.

Wie groß ist die mittlere Geschwindigkeit?

(A) 0,6 km / h

(B) 1,2 km / h

(C) 3,0 km / h

(D) 5,0 km / h

(E) 6,0 km / h

F96 **2.33** Ein Wagen erreicht auf gerader Strecke aus dem Stand innerhalb von 20 Sekunden eine Geschwindigkeit von 30 m / s.

Wie groß ist die mittlere Beschleunigung?

(A) 0,67 m / s^2

(B) 1,2 m / s^2

(C) 1,5 m / s^2

(D) 2,5 m / s^2

(E) 15,0 m / s^2

Prüfungsfragen bis 2010

2.28✓ C **2.29**✓ D **2.30**✓ B **2.31**✓ C **2.32**✓ C **2.33**✓ C

F96 **2.34** Ein Körper fällt frei ab der Zeit $t = 0$ aus der Höhe $h = h_1$ zu Boden ($h = 0$).

Welches Weg-Zeit-Diagramm ist richtig? (Reibung vernachlässigen)

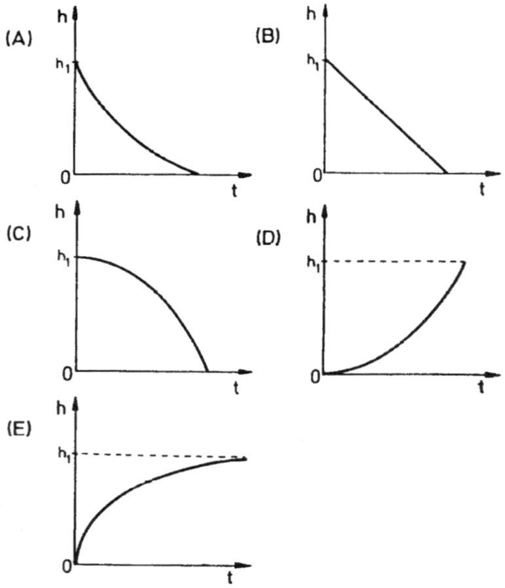

F98 **2.35** Eine Glaskugel sinkt in Paraffinöl nach einiger Fallzeit mit konstanter Geschwindigkeit,

weil

eine Kugel in einer Flüssigkeit eine Auftriebskraft erfährt.

Antwort	Aussage 1	Aussage 2	Verknüpfung
A	richtig	richtig	richtig
B	richtig	richtig	falsch
C	richtig	falsch	—
D	falsch	richtig	—
E	falsch	falsch	—

F96 **2.36** Ein Körper wiegt in Luft 11 N, voll in Wasser eingetaucht nur noch 1 N.

Wie groß ist etwa die Dichte des Körpers?

(A) 0,09 g / cm³

(B) 0,90 g / cm³

(C) 1,01 g / cm³

(D) 1,10 g / cm³

(E) 11,0 g / cm³

F96 **2.37** Welche Beziehungen gelten für den hydrostatischen Druck in der Tiefe h unter der Oberfläche einer inkompressiblen Flüssigkeit der Dichte ρ und den Staudruck derselben Flüssigkeit, wenn sie reibungsfrei mit der Geschwindigkeit v strömt?

	Hydrostatischer Druck	Staudruck
(A)	$\rho \cdot g \cdot h$	$\frac{1}{2} \cdot \rho \cdot v^2$
(B)	$\rho \cdot g \cdot h$	$\rho \cdot v$
(C)	$\rho \cdot g \cdot h$	v^2/ρ
(D)	$g \cdot h/\rho$	v^2/ρ
(E)	$g \cdot h/\rho$	v^2/ρ

F96 **2.38** Eine Kugel mit dem Radius 0,5 cm bewege sich mit einer Geschwindigkeit von 20 cm / s in Glycerol mit der Zähigkeit 1,5 N s / m². Die auf die Kugel wirkende Reibungskraft nach Stokes beträgt damit etwa (wenn man in der Stokesschen Formel 6π durch 20 annähert):

(A) 0,03 N

(B) 0,06 N

(C) 0,12 N

(D) 60 N

(E) Keiner der genannten Werte trifft annähernd zu.

H93 **2.39** Welche Aussage trifft zu?

Ein Körper bewegt sich gemäß untenstehendem Weg-Zeit-Diagramm (Weg s, Zeit t).

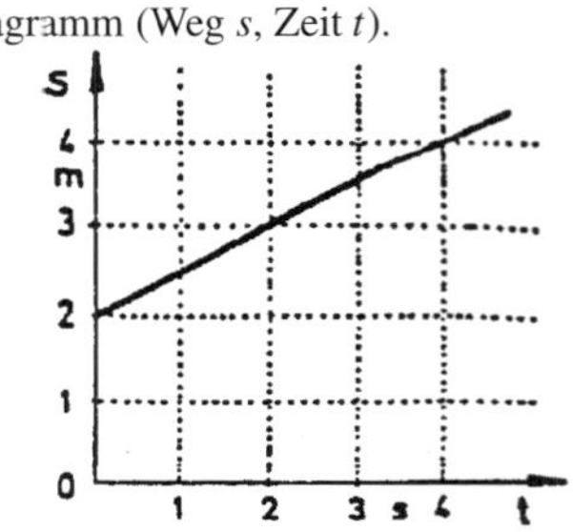

Die Geschwindigkeit

(A) ist konstant und beträgt 0,5 m / s

(B) ist konstant und beträgt 1 m / s

(C) wächst linear bis auf 1 m / s

(D) beträgt zu Beginn 2 m / s

(E) nimmt mit wachsender Zeit ab

2.34✓ C 2.35✓ B 2.36✓ D 2.37✓ A 2.38✓ A 2.39✓ A

F96 **2.40** Der Strömungsleitwert eines langen zylindrischen Rohres mit dem (inneren) Halbmesser r, das von einer zähen Newtonschen Flüssigkeit laminar durchflossen wird, ist proportional zu:

(A) r^4

(B) r^2

(C) r

(D) $1/r^2$

(E) $1/r^4$

H96 **2.41** Ein Auto fährt mit konstanter Geschwindigkeit $v_1 = 20\,\mathrm{m/s}$ hinter einem anderen Wagen her, dessen konstante Geschwindigkeit $v_2 = 12\,\mathrm{m/s}$ beträgt.

Welche Zeit t benötigt das Automobil, bis es den anderen Wagen eingeholt hat, und welchen Weg x legt es dabei zurück, wenn der anfängliche Abstand 600 m beträgt?

(A) $t = 75\,\mathrm{s}, x = 1500\,\mathrm{m}$

(B) $t = 75\,\mathrm{s}, x = 1200\,\mathrm{m}$

(C) $t = 75\,\mathrm{s}, x = 1000\,\mathrm{m}$

(D) $t = 50\,\mathrm{s}, x = 600\,\mathrm{m}$

(E) $t = 30\,\mathrm{s}, x = 600\,\mathrm{m}$

F96 **2.42** Welche Aussage trifft **nicht** zu?

Die Gültigkeit der Hagen-Poiseuille-Beziehung für den Volumenstrom durch ein langes Rohr

$$\dot{V} = \frac{\pi \cdot r^4 \cdot \Delta p}{8 \cdot \eta \cdot l}$$

setzt voraus, dass

(A) die Strömung laminar ist.

(B) das Fluid inkompressibel ist.

(C) ein Newtonsches Fluid vorliegt.

(D) die Strömungsgeschwindigkeit unmittelbar an der Rohrwand Null ist.

(E) die innere Reibung des Fluids vernachlässigbar ist.

F96 **2.43** Strömt eine inkompressible Flüssigkeit stationär durch ein Rohr mit variierendem Querschnitt, so ist überall der Volumenstrom konstant,

weil

bei der stationären Strömung einer inkompressiblen Flüssigkeit durch ein Rohr die mittlere Strömungsgeschwindigkeit sich jeweils so einstellt, dass überall die Kontinuitätsbedingung erfüllt ist.

Antwort	Aussage 1	Aussage 2	Verknüpfung
A	richtig	richtig	richtig
B	richtig	richtig	falsch
C	richtig	falsch	—
D	falsch	richtig	—
E	falsch	falsch	—

H96 **2.44** Eine Rakete fliegt ohne Antrieb im Weltraum; es sollen keine anderen Kräfte wirken. Während einer Zeitspanne τ wird eine Korrekturdüse eingeschaltet, die eine schwache konstante Kraft entgegen der Flugrichtung bewirkt.

Welches Diagramm beschreibt die Geschwindigkeit v der Rakete am besten?

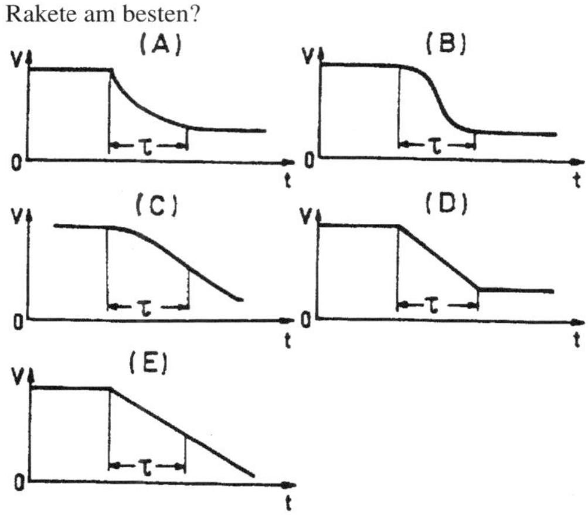

H96 **2.45** Welche Aussage trifft zu?

Ein Kran hebt eine Last von 2000 N um 3 m in die Höhe und transportiert sie anschließend 4 m weit horizontal seitwärts. Dabei wird die potentielle Energie der Last erhöht um etwa

(A) 6 kJ

(B) 10 kJ

(C) 14 kJ

(D) 60 kJ

(E) 100 kJ

2.40✓ A **2.41**✓ A **2.42**✓ E **2.43**✓ A **2.44**✓ D **2.45**✓ A

H96 **2.46** Wie verhalten sich die Beträge der gegenseitigen Gravitationskräfte F_1 und F_2 zweier Himmelskörper, wenn sich ihre Massen $M_1 : M_2 = 2 : 3$ verhalten?

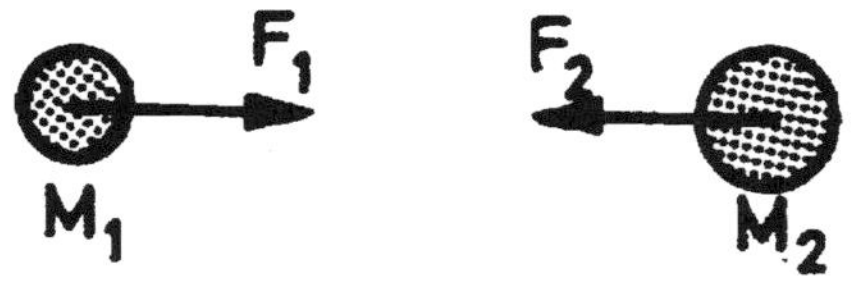

(A) $F_1 = F_2$

(B) $2 \cdot F_1 = 3 \cdot F_2$

(C) $3 \cdot F_1 = 2 \cdot F_2$

(D) $4 \cdot F_1 = 9 \cdot F_2$

(E) $9 \cdot F_1 = 4 \cdot F_2$

H96 **2.47** Bei der abgebildeten Mohrschen Waage verhalten sich die Gewichte der Reiter wie 1 : 0,1 : 0,01. Der größte Reiter auf Marke 10 (Haken) kompensiert bei austarierter Waage gerade den Auftrieb einer Flüssigkeit mit der Dichte 1 g / cm^3.

Wie groß ist die Dichte der unbekannten Flüssigkeitsprobe in dem dargestellten Beispiel?

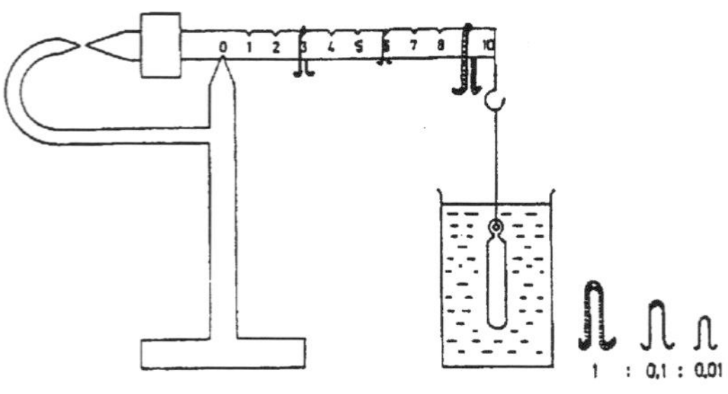

(A) 0,369 g / cm^3

(B) 0,9036 g / cm^3

(C) 0,936 g / cm^3

(D) 0,963 g / cm^3

(E) 1,936 g / cm^3

H96 **2.48** Ein homogener Würfel von 10 cm Kantenlänge und einer Masse von 6 kg wird in Wasser getaucht und losgelassen.

Welcher Teil seines Volumens ragt über die Wasseroberfläche?

(A) 40 cm^3

(B) 60 cm^3

(C) 400 cm^3

(D) 600 cm^3

(E) nichts, der Würfel sinkt

H96 **2.49** Zwei verschiedene Flüssigkeiten werden gleichmäßig angesaugt (siehe Skizze). Dabei stellen sich die Steighöhen h_1 bzw. h_2 ein (der Dampfdruck der Flüssigkeiten und Kapillareffekte sollen vernachlässigt werden). Dann gilt für die Dichten ρ_1 bzw. ρ_2 der Flüssigkeiten

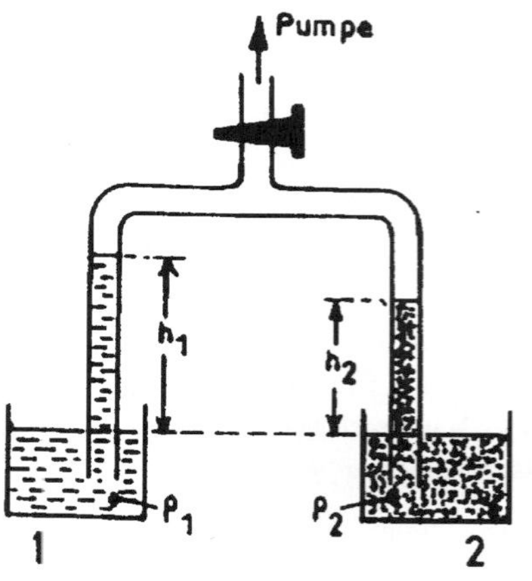

(A) $\frac{\rho_1}{\rho_2} = h_1 - h_2$

(B) $\frac{\rho_1}{\rho_2} = \frac{h_1 - h_2}{h_1 + h_2}$

(C) $\frac{\rho_1}{\rho_2} = \frac{h_1}{h_2}$

(D) $\frac{\rho_1}{\rho_2} = \frac{h_2}{h_1}$

(E) $\frac{\rho_1}{\rho_2} = \frac{h_1 \cdot h_2}{h_1 - h_2}$

2.46✓ A 2.47✓ C 2.48✓ E 2.49✓ D

H96 **2.50** Ein inkompressibles Fluid strömt laminar durch eine asymmetrisch verzweigte Rohrleitung (s. Skizze).

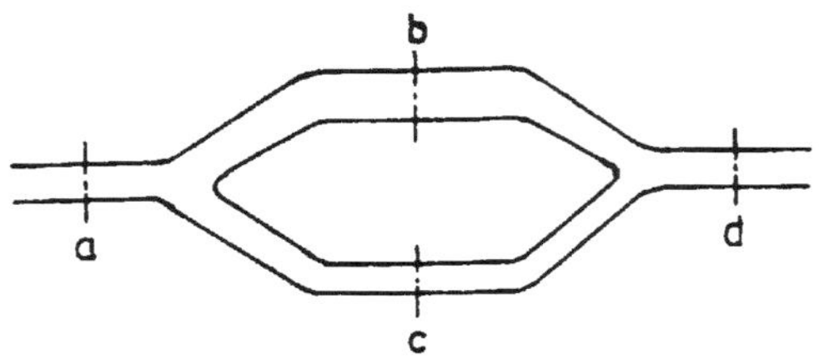

Welche der folgenden Aussagen über den Volumenstrom $\dot{V}$ an den Querschnitten a bis d treffen zu?

(1) $\dot{V}_a = \dot{V}_d$

(2) $\dot{V}_a = \dot{V}_b + \dot{V}_c$

(3) $\dot{V}_a + \dot{V}_b = \dot{V}_c + \dot{V}_d$

(A) nur 2

(B) nur 3

(C) nur 1 und 2

(D) nur 1 und 3

(E) nur 2 und 3

H96 **2.51** Eine inkompressible viskose Flüssigkeit ströme laminar durch eine zylindrische Röhre mit unterschiedlichem Innenradius r.

Der Volumenstrom ist proportional zu r^2,

weil

die Flüssigkeit überall im Rohr mit der gleichen Geschwindigkeit strömt.

Antwort	Aussage 1	Aussage 2	Verknüpfung
A	richtig	richtig	richtig
B	richtig	richtig	falsch
C	richtig	falsch	—
D	falsch	richtig	—
E	falsch	falsch	—

H96 **2.52** Welche der folgenden Aussagen treffen zu?

Die untenstehende Abbildung vergleicht die kapillare Steighöhe von (a) reinem Wasser und (b) der verdünnten wässrigen Lösung eines Stoffes S in derselben Kapillare (Dichteänderungen seien vernachlässigbar).

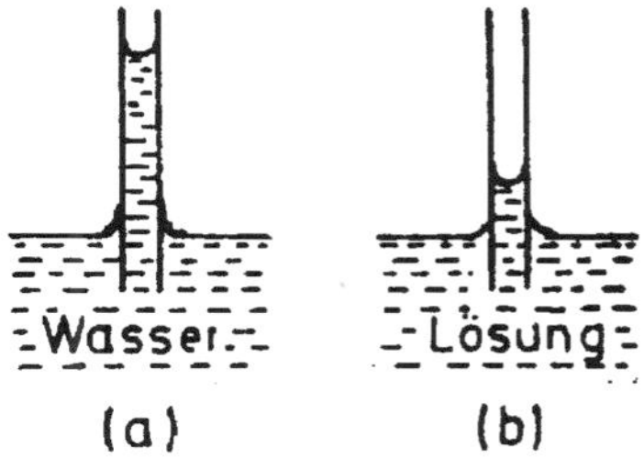

(1) Wasser benetzt das Kapillarmaterial.

(2) Die Lösung benetzt das Kapillarmaterial.

(3) Der Stoff S senkt die Oberflächenspannung der Lösung im Vergleich zu Wasser.

(4) Der Stoff S erhöht die Oberflächenspannung der Lösung im Vergleich zu Wasser.

(A) nur 1 und 3

(B) nur 2 und 3

(C) nur 2 und 4

(D) nur 1, 2 und 3

(E) nur 1, 2 und 4

H96 **2.53** Welche Aussagen treffen zu?

Die Oberflächenspannung einer Flüssigkeit ist mit folgenden Größen darstellbar:

(1) Energie/Länge

(2) Kraft/Fläche

(3) Energie/Fläche

(4) Kraft/Länge

(A) nur 1

(B) nur 3

(C) nur 4

(D) nur 1 und 2

(E) nur 3 und 4

2.50✓ C **2.51**✓ E **2.52**✓ D **2.53**✓ E

H96 **2.54** Welche der folgenden Aussagen treffen zu?

Ein teilweise eingetauchter zylindrischer Glasstab wird – wie skizziert – mit jeweils konstanter Geschwindigkeit $\vec{v}$ durch eine Newtonsche Flüssigkeit bewegt.

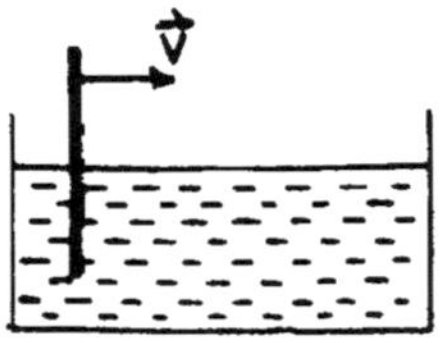

(1) Die auf den Stab wirkende Reibungskraft ist der Geschwindigkeit entgegengerichtet.
(2) Der Betrag der Reibungskraft nimmt mit wachsender Geschwindigkeit zu.
(3) Unter sonst gleichen Bedingungen ist die Reibungskraft in Glykol jeweils größer als in Wasser.

(A) nur 1

(B) nur 2

(C) nur 1 und 3

(D) nur 2 und 3

(E) 1 bis 3 (alle)

H96 **2.55** Welche der folgenden Aussagen treffen zu?

Eine Kugel (Masse $m = 10$ g) wird mit der Geschwindigkeit $v = 200$ m / s in einen an einem langen dünnen Seil aufgehängten, zunächst ruhenden Sandsack geschossen, in dem die Kugel steckenbleibt.

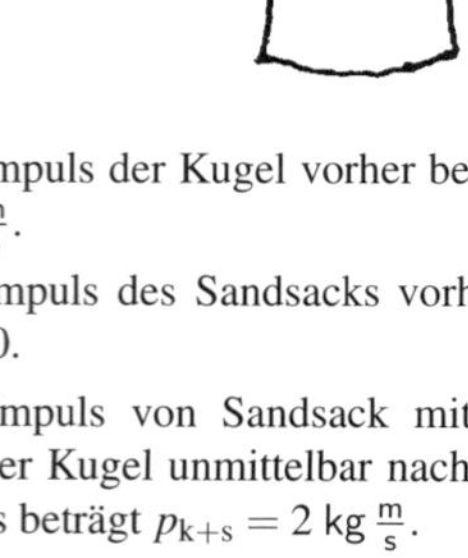

(1) Der Impuls der Kugel vorher beträgt $p_k = 2\,\mathrm{kg}\,\frac{\mathrm{m}}{\mathrm{s}}$.
(2) Der Impuls des Sandsacks vorher beträgt $p_s = 0$.
(3) Der Impuls von Sandsack mit darinsteckender Kugel unmittelbar nach dem Einschuss beträgt $p_{k+s} = 2\,\mathrm{kg}\,\frac{\mathrm{m}}{\mathrm{s}}$.

(A) nur 1

(B) nur 1 und 2

(C) nur 1 und 3

(D) nur 2 und 3

(E) 1 bis 3 (alle)

H96 **2.56** Welche der folgenden Aussagen treffen zu?

Nach dem Hookschen Gesetz ist die **relative** Längenänderung, d. h. die Längenänderung dividiert durch die ursprüngliche Länge, elastischer Fäden proportional

(1) zur Länge
(2) zum Fadenquerschnitt
(3) zur angreifeden Kraft

(A) nur 3

(B) nur 1 und 2

(C) nur 1 und 3

(D) nur 2 und 3

(E) 1 bis 3 (alle)

H96 **2.57** Welche der folgenden Aussagen treffen zu?

Auf einem fest montierten (ruhenden) ebenen Labortisch steht ein Behälter mit Chemikalien, der mit einer horizontalen Kraft F_a bewegt werden soll. Dabei kann Folgendes auftreten:

(1) Infolge der Haftreibung kann der Behälter stehenbleiben.
(2) Bei genügend großer Kraft F_a fängt der Behälter an zu gleiten. Die dabei auftretende Reibungskraft ist i. A. seiner momentanen Geschwindigkeit entgegengerichtet.
(3) Die auftretende Reibungskraft hat die gleiche Richtung wie die Gewichtskraft.

(A) nur 1

(B) nur 2

(C) nur 3

(D) nur 1 und 2

(E) nur 1 und 3

2.54✓ E **2.55**✓ E **2.56**✓ A **2.57**✓ D

F97 **2.58** Der Winkel ϕ, den ein um eine feste Achse drehbarer Körper in Abhängigkeit von der Zeit t gegenüber einer festen Richtung einnimmt, ist nebenstehend graphisch dargestellt.

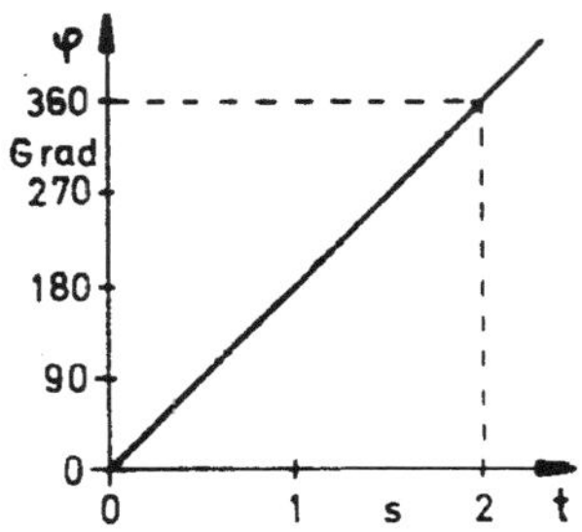

Es gilt etwa

(A) Die Winkelbeschleunigung nimmt jede Sekunde um $\pi\,\mathrm{s}^{-1}$ *zu*.

(B) Die Winkelbeschleunigung beträgt $\alpha = \pi\,\mathrm{s}^{-1}$.

(C) Die Winkelgeschwindigkeit beträgt $\omega = 2 \cdot \pi\,\mathrm{s}^{-1}$

(D) Die Winkelgeschwindigkeit beträgt $\omega = \pi\,\mathrm{s}^{-1}$.

(E) Die Winkelgeschwindigkeit beträgt $\omega = 0{,}5\,\mathrm{s}^{-1}$.

F97 **2.59** Wenn man einen Körper an einen Ort mit kleinerer Fallbeschleunigung bringt,

(A) nimmt seine Masse zu.

(B) nimmt seine Masse ab.

(C) nimmt seine Gewichtskraft zu.

(D) nimmt seine Gewichtskraft ab.

(E) Keine der vorstehenden Aussagen trifft zu.

F97 **2.60** Welches Weg-Zeit-Diagramm entspricht qualitativ nebenstehendem Geschwindigkeits-Zeit-Diagramm?

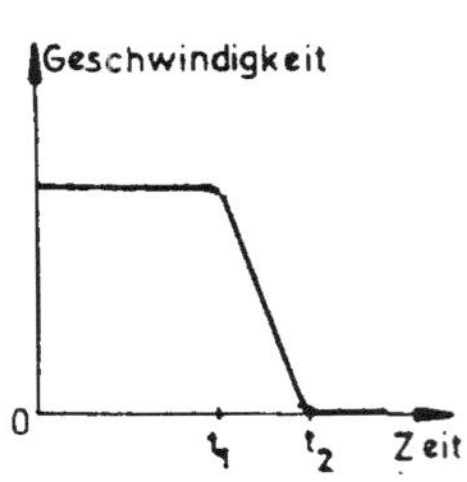

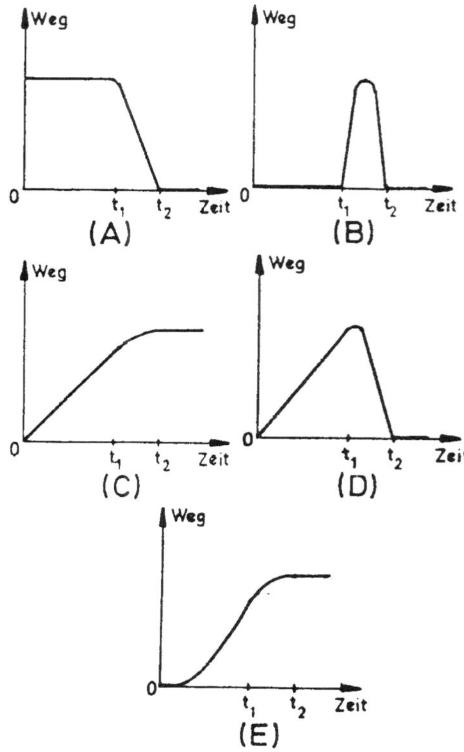

F97 **2.61** Welche Beziehung besteht zwischen den in der Zeichnung dargestellten Geschwindigkeiten $\vec{v}$, $\vec{v}_1$ und $\vec{v}_2$?

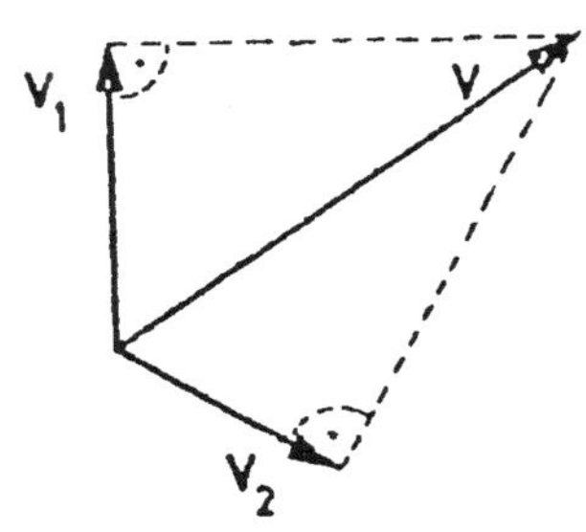

(A) $\vec{v} = \vec{v}_1 + \vec{v}_2$

(B) $\vec{v} = \vec{v}_1 - \vec{v}_2$

(C) $\vec{v} = \vec{v}_2 - \vec{v}_1$

(D) $\vec{v} = -(\vec{v}_1 + \vec{v}_2)$

(E) Keine der Antworten trifft zu.

2.58✓ D **2.59**✓ D **2.60**✓ C **2.61**✓ E

F97 **2.62** An einem Hebel, der drehbar an der Decke gelagert ist, greifen zwei Kräfte F_a und F_b an. Wie groß muss F_b sein, damit der Hebel im Gleichgewicht bleibt?

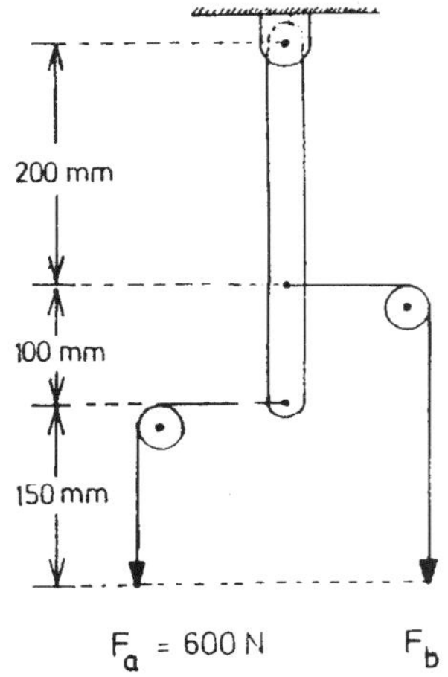

(A) 300 N

(B) 360 N

(C) 900 N

(D) 1 000 N

(E) 1 800 N

H96 **2.63** Welche der folgenden Aussagen treffen zu?

Die Erde führt eine vollständige Umdrehung um ihre Rotationsachse in 86 400 s durch.

Diese Angabe entspricht etwa einer

(1) Periodendauer von 24 h

(2) Drehzahl von 10^5 s^{-1}

(3) Winkelgeschwindigkeit von $6 \cdot 10^5$ s^{-1}

(A) Keine

(B) nur 1

(C) nur 3

(D) nur 1 und 2

(E) 1 bis 3 (alle)

F97 **2.64** Welche der angegebenen Kombinationen ist möglich?

Gefäße, Kapillaren und Unterlagen bestehen jeweils aus dem gleichen Material; es handelt sich stets um die gleiche Flüssigkeit in der gleichen Gasatmosphäre.

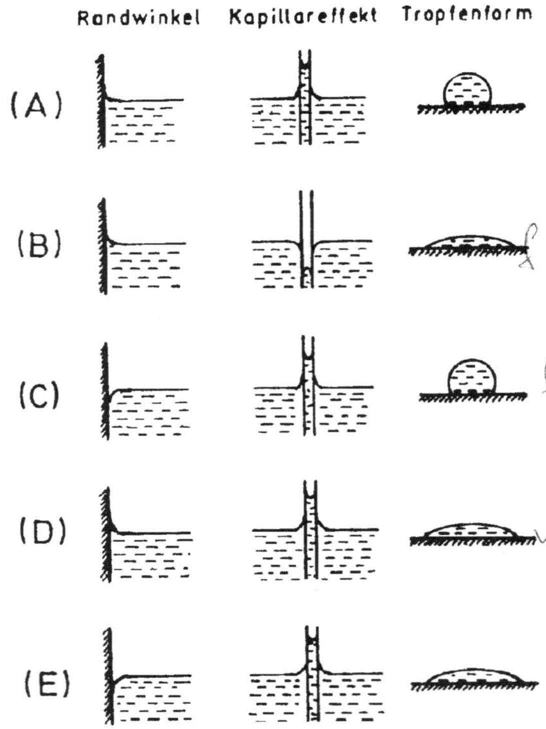

F97 **2.65** Ein harmonisch schwingendes Pendel benötigt jeweils von einem Umkehrpunkt zum nächstfolgenden eine Zeit von 0,5 Sekunden. Seine Frequenz beträgt somit

(A) 0,5 Hz

(B) 1,0 Hz

(C) 2,0 Hz

(D) 3,14 Hz

(E) 6,28 Hz

2.62✓ C **2.63**✓ B **2.64**✓ D **2.65**✓ B

H96 **2.66** Welche der folgenden Aussagen treffen zu?

Wird eine lose geschüttete (kristalline) Pulverprobe in einem Gefäß gestampft, so gilt i. A. Folgendes:

(1) Das Volumen der Probe insgesamt kann dabei abnehmen.

(2) Die mittlere Dichte der Probe kann zunehmen.

(3) Die Dichte der einzelnen kristallinen Körner nimmt zu.

(A) nur 1

(B) nur 2

(C) nur 1 und 2

(D) nur 2 und 3

(E) 1 bis 3 (alle)

F97 **2.67** Die Oberflächenspannung von Wasser wird durch Zusatz eines Tensids verändert. Welches Diagramm gibt den Zusammenhang zwischen der Oberflächenspannung der Lösung σ und der Konzentration des Tensids c qualitativ am besten wieder?

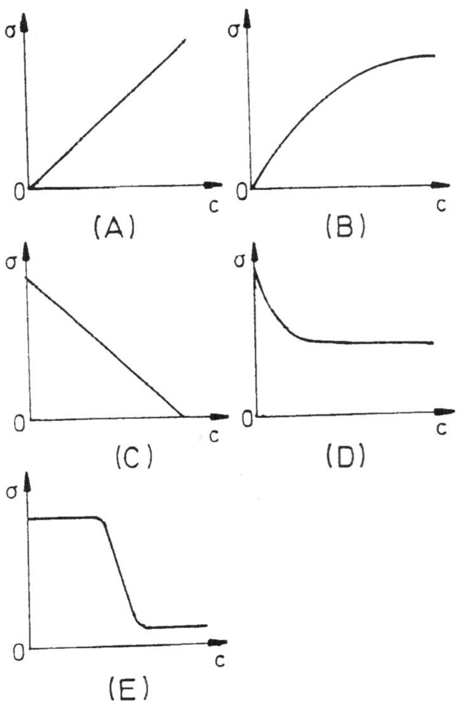

F97 **2.68** In einen quaderförmigen starren Behälter mit einer waagerechten Bodenfläche von 80 m^2 und senkrechten Seitenflächen werde Wasser bis zu einer Höhe von 10 m eingefüllt. Ordnen Sie bitte den in Liste 1 aufgeführten Größen den (etwa) zutreffenden Wert aus Liste 2 zu!

Liste 1

(1) hydrostatischer Druck, ausgeübt auf die Bodenfläche

(2) Mittelwert des hydrostatischen Drucks, ausgeübt auf die Seitenflächen

Liste 2

(A) $0{,}5 \cdot 10^5$ Pa

(B) $1 \cdot 10^5$ Pa

(C) $2 \cdot 10^5$ Pa

(D) $4 \cdot 10^5$ Pa

(E) $8 \cdot 10^5$ Pa

F97 **2.69** Ein Körper der Masse $m_1 = 5$ kg fliege mit der Geschwindigkeit $v_1 = 1$ m / s nach rechts, ein Körper der Masse $m_2 = 4$ kg mit der Geschwindigkeit $v_2 = 0{,}5$ m / s nach links.

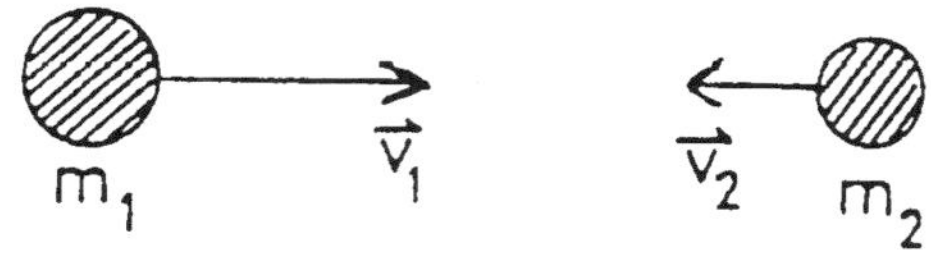

Ordnen Sie den in Liste 1 angegebenen physikalischen Größen die richtigen Maßzahlen (gemessen in kg $\cdot \frac{m}{s}$ bzw. kg $\cdot \frac{m^2}{s^2}$) aus Liste 2 zu!

Liste 1

(1) Gesamtimpuls der beiden Massen

(2) gesamte kinetische Energie beider Massen

Liste 2

(A) 2

(B) 3

(C) 7

(D) 10,125

(E) 13,5

2.66✓ C **2.67**✓ D **2.68**✓ (1,B) (2,A) **2.69**✓ (1,B) (2,B)

F97 **2.70** Die dynamische Viskosität einer Newtonschen Flüssigkeit nimmt mit steigender Temperatur ab,

weil

(abgesehen vom Anomalie-Bereich des Wassers) die Dichte von Newtonschen Flüssigkeiten im Allgemeinen mit steigender Temperatur zunimmt.

Antwort	Aussage 1	Aussage 2	Verknüpfung
A	richtig	richtig	richtig
B	richtig	richtig	falsch
C	richtig	falsch	—
D	falsch	richtig	—
E	falsch	falsch	—

F97 **2.71** Welche der folgenden Aussagen treffen zu?

An einem Waagebalken sind zwei unterschiedliche Massen aus gleichem homogenem Material (also von unterschiedlichem Volumen) so aufgehängt, dass der Waagebalken sich in der Horizontalen im Gleichgewicht befindet.

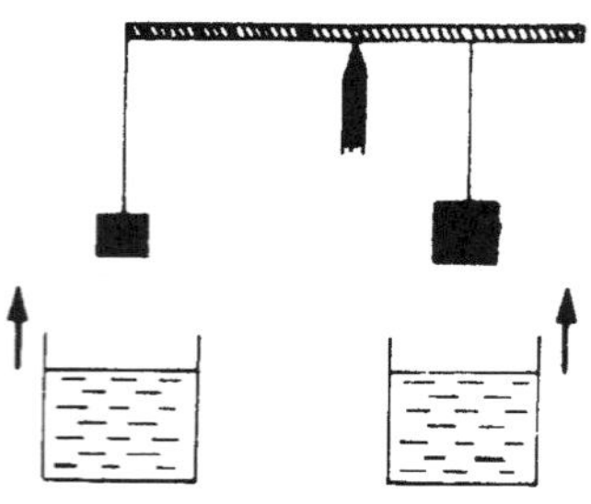

Tauchen danach beide Massen vollständig in Wasser ein, so gilt

(1) Der Waagebalken bleibt in der Horizontalen im Gleichgewicht.

(2) Der Auftrieb des größeren Körpers ist größer als der des kleineren.

(3) Der Auftrieb des kleineren Körpers ist größer als der des größeren.

(A) keine

(B) nur 1

(C) nur 3

(D) nur 1 und 2

(E) nur 1 und 3

H97 **2.72** Ein Wagen erreicht auf gerader Strecke aus dem Stand innerhalb von 20 Sekunden eine Geschwindigkeit von 108 $\frac{km}{h}$.

Wie groß ist etwa die mittlere Beschleunigung?

(A) $0{,}15\ m/s^2$

(B) $0{,}67\ m/s^2$

(C) $1{,}5\ m/s^2$

(D) $2{,}7\ m/s^2$

(E) $10{,}8\ m/s^2$

H97 **2.73** Welche der folgenden Abbildungen gehört zu einer geradlinigen Bewegung mit konstanter Beschleunigung?

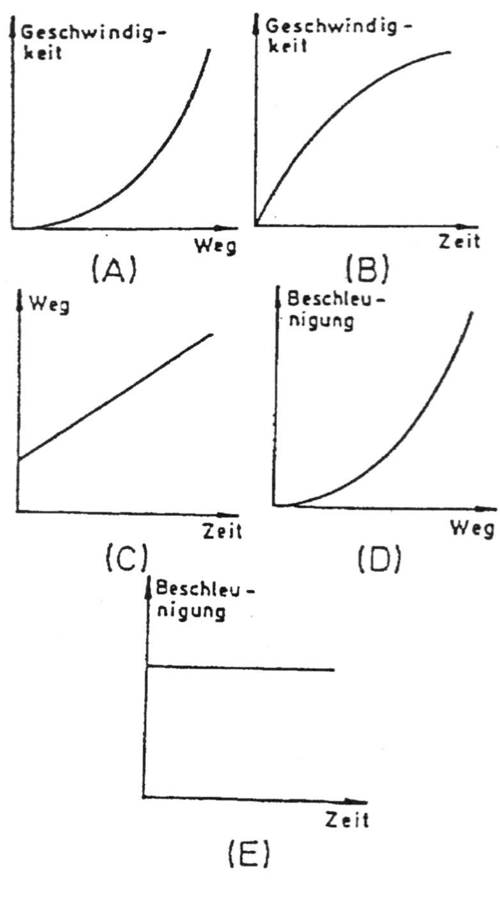

2.70✓ C **2.71**✓ D **2.72**✓ C **2.73**✓ E

F97 **2.74** Welche der folgenden Aussagen zum dämpfungsfreien horizontal schwingenden Federpendel treffen zu?

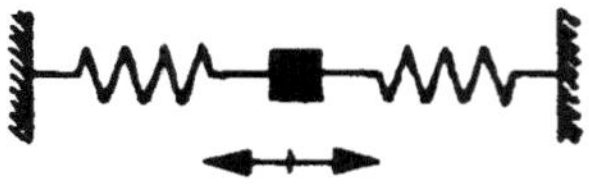

(1) Die Summe der Momentanwerte von kinetischer und potentieller Energie ist zeitlich konstant.

(2) Zu den Zeitpunkten des Durchgangs der Masse durch ihre Ruhelage ist im Schwingungsvorgang nur potentielle Energie gespeichert.

(3) Zu den Zeitpunkten der maximalen Auslenkung der Masse ist nur kinetische Energie gespeichert.

(A) nur 1

(B) nur 2

(C) nur 1 und 2

(D) nur 2 und 3

(E) 1 bis 3 (alle)

H97 **2.75** Die Winkelgeschwindigkeit $\omega = d\phi/dt$ eines rotierenden Körpers ist nebenstehend graphisch dargestellt.

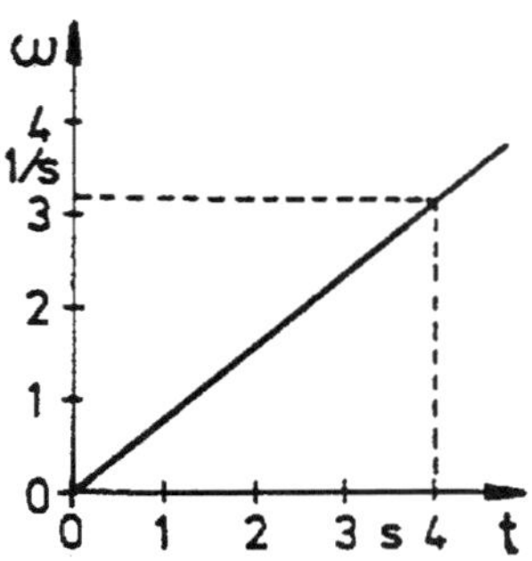

Demnach gilt etwa:

(A) Die Winkelbeschleunigung beträgt $\alpha = \frac{\pi}{2}\,\mathrm{s}^{-2}$

(B) Die Winkelbeschleunigung beträgt $\alpha = \frac{\pi}{4}\,\mathrm{s}^{-2}$

(C) Die Winkelbeschleunigung nimmt ständig zu

(D) Die Winkelgeschwindigkeit beträgt $\omega = \frac{\pi}{2}\,\mathrm{s}^{-1}$

(E) Die Winkelgeschwindigkeit beträgt $\omega = \frac{\pi}{4}\,\mathrm{s}^{-1}$

H97 **2.76** Drei Kräfte von 3 N, 4 N und 5 N greifen in einem Punkte an. Die Kräfte von 3 N und 4 N stehen senkrecht aufeinander (vgl. Zeichnung).

Damit die resultierende Kraft verschwindet, muss der Winkel α, d. h. die Richtung der Kraft 5 N geändert werden.

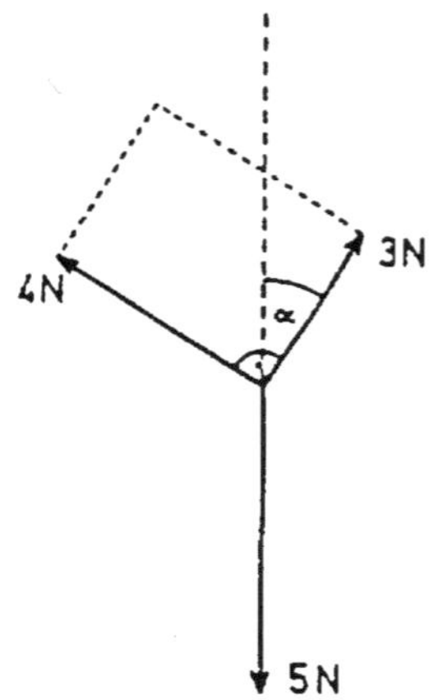

Welche Bedingung muss gelten?

(A) $\tan\alpha = 5/3$

(B) $\tan\alpha = 3/5$

(C) $\tan\alpha = 4/3$

(D) $\sin\alpha = 3/4$

(E) $\sin\alpha = 3/5$

H97 **2.77** Auf eine elastische, zylinderförmige Stange von 50 cm Länge wirkt eine Zugspannung von $2 \cdot 10^6\,\mathrm{N/m^2}$.

Um welchen Betrag Δl wird die Stange gedehnt, wenn ihr Elastizitätsmodul $2 \cdot 10^{10}\,\mathrm{N/m^2}$ beträgt?

(A) 0,2 mm

(B) 0,1 mm

(C) 0,05 mm

(D) 0,01 mm

(E) 0,005 mm

2.74✓ A **2.75**✓ B **2.76**✓ C **2.77**✓ C

H97 **2.78** An der Peripherie einer Kreisscheibe mit dem Radius r, die um eine Achse durch den Mittelpunkt (senkrecht zur Zeichenebene) drehbar ist, greifen wie gezeichnet die Kräfte 4 N und 8 N an. Wie groß muss die Kraft F sein, die im Abstand $r/2$ von der Achse wie gezeichnet angreift, damit das Gesamtdrehmoment verschwindet?

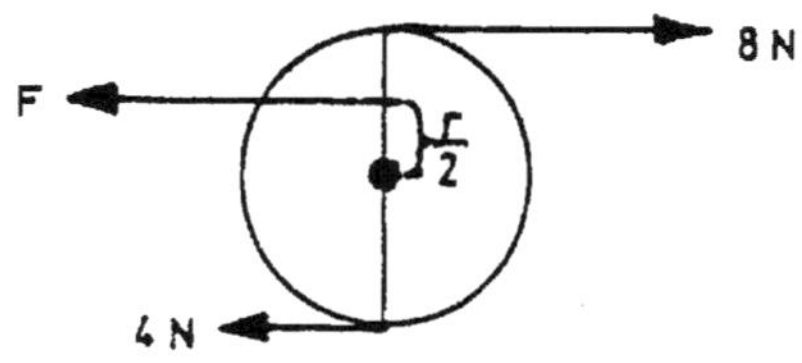

(A) 24 N

(B) 12 N

(C) 8 N

(D) 6 N

(E) 2 N

H97 **2.79** Ein Körper wiegt in Luft 11 N, vollständig in Wasser eingetaucht nur noch 1 N.

Wie groß ist etwa das Volumen des Körpers?

(A) 0,1 l

(B) 1,0 l

(C) 1,1 l

(D) 10 l

(E) 11 l

H97 **2.80** An einem Stalagmometer (Normaltropfenzähler) bilden sich bei reinem Wasser von 20 °C etwa 20 Tropfen je ml. Wird stattdessen ein wässriges Arzneimittel (gleicher Dichte) abgetropft, dessen Wirkstoff die Oberflächenspannung um 20 % erniedrigt, so erhält man etwa:

(A) 16 Tropfen je ml

(B) 18 Tropfen je ml

(C) 20 Tropfen je ml

(D) 24 Tropfen je ml

(E) 40 Tropfen je ml

H97 **2.81** Ordnen Sie den in Liste 1 beschriebenen Fällen die jeweils benötigte **Arbeit** aus Liste 2 zu (F = Kraft).

Liste 1

(1) Dehnung eines elastischen Fadens um Δl = 5 cm gemäß nebenstehendem Diagramm

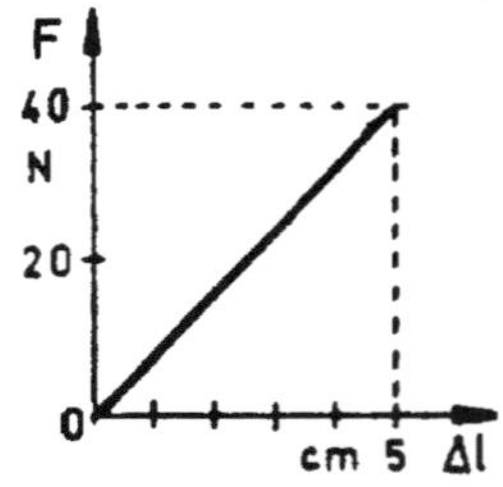

(2) Hebung einer konstanten Last um Δl = 5 cm gemäß nebenstehendem Diagramm

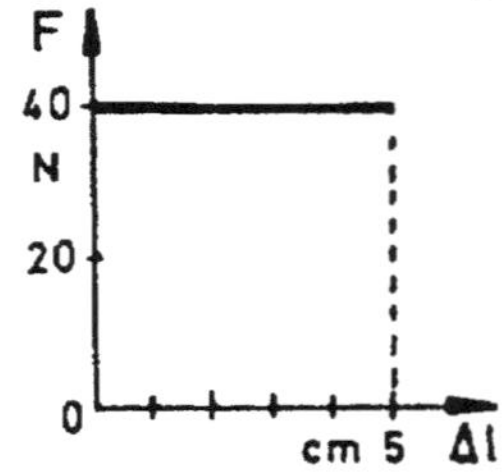

Liste 2

(A) 8 N · cm

(B) 16 N · cm

(C) 50 N · cm

(D) 100 N · cm

(E) 200 N · cm

H97 **2.82** Eine Flüssigkeit, die in einem U-förmigen Draht mit verschiebbarem Bügel aufgespannt ist, wird, wie dargestellt, um Δl gedehnt.

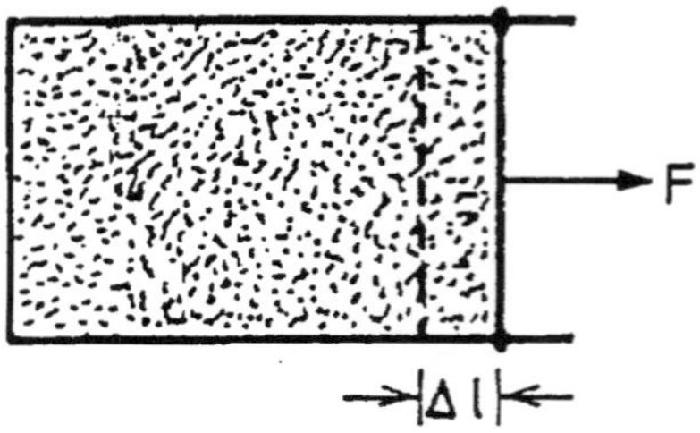

2.78✓ A **2.79**✓ B **2.80**✓ D **2.81**✓ (1,D) (2,E) **2.82**✓ (1,A) (2,B)

Ordnen Sie jeder der in Liste 1 angegebenen Größe die zutreffende Abhängigkeit aus Liste 2 zu.

Liste 1

(1) Kraft F

(2) Zunahme der Oberflächenenergie

Liste 2

(A) unabhängig von Δl

(B) $\sim \Delta l$

(C) $\sim (\Delta l)^2$

(D) $\sim \sqrt{\Delta l}$

(E) $\sim 1/\Delta l$

H97 **2.83** Welche der folgenden Aussagen treffen zu?

In einem zylindrischen Rohrstück strömt stationär eine Newtonsche Flüssigkeit (im Gültigkeitsbereich der Beziehung von Hagen-Poiseuille). Dabei gilt:

(1) Der Strömungsleitwert steigt, wenn die dynamische Viskosität zunimmt.

(2) Der Strömungsleitwert steigt, wenn der Rohrdurchmesser verringert wird.

(3) Bei Temperaturerniedrigung wird im Allgemeinen die dynamische Viskosität größer.

(A) nur 1

(B) nur 2

(C) nur 3

(D) nur 1 und 2

(E) nur 2 und 3

H97 **2.84** Gase zeigen keine dynamische Viskosität,

weil

der Durchmesser der Gasteilchen sehr viel kleiner ist als ihr mittlerer Abstand.

Antwort	Aussage 1	Aussage 2	Verknüpfung
A	richtig	richtig	richtig
B	richtig	richtig	falsch
C	richtig	falsch	—
D	falsch	richtig	—
E	falsch	falsch	—

H97 **2.85** Wenn eine inkompressible Flüssigkeit laminar durch ein Rohr strömt, dessen Querschnitt sich an einer bestimmten Stelle erweitert, so nimmt dort die mittlere Strömungsgeschwindigkeit ab,

weil

bei einer unverzweigten stationären Strömung einer inkompressiblen Flüssigkeit durch einen größeren Querschnitt auch ein größeres Flüssigkeitsvolumen pro Zeiteinheit hindurchtritt.

Antwort	Aussage 1	Aussage 2	Verknüpfung
A	richtig	richtig	richtig
B	richtig	richtig	falsch
C	richtig	falsch	—
D	falsch	richtig	—
E	falsch	falsch	—

H97 **2.86** Welche der folgenden Aussagen treffen zu?

Die Beschleunigung eines Massepunktes ist gleich

(1) der Ableitung seines Weges nach der Zeit

(2) der zweiten Ableitung seines Weges nach der Zeit

(3) der Ableitung seiner Geschwindigkeit nach der Zeit

(4) der zweiten Ableitung seiner Geschwindigkeit nach der Zeit

(A) nur 1

(B) nur 2

(C) nur 3

(D) nur 1 und 4

(E) nur 2 und 3

F98 **2.87** Ein Wohnanhänger der Masse 1 200 kg werde von einem PKW auf ebener Straße mit 0,8 m/s^2 beschleunigt. Mit welcher Kraft zieht der PKW an dem Anhänger?

(A) 0

(B) 960 N

(C) 1 200 N

(D) 1 500 N

(E) aus obigen Daten nicht angebbar

2.83✓ C **2.84**✓ D **2.85**✓ C **2.86**✓ E **2.87**✓ B

H97 **2.88** Welche der folgenden Aussagen treffen zu?

Bei einem Federpendel, das verlustfrei schwingt,

(1) nimmt die Summe der Momentanwerte von kinetischer und potentieller Energie zweimal pro Periode ein Maximum an
(2) ist die kinetische Energie in den Umkehrpunkten der Bewegung maximal
(3) ist der Wert der kinetischen Energie stets positiv oder Null
(4) ist die gespeicherte Deformationsenergie (potentielle Energie) in den Umkehrpunkten der Bewegung Null

(A) nur 3
(B) nur 1 und 3
(C) nur 2 und 4
(D) nur 2, 3 und 4
(E) 1 bis 4 (alle)

F98 **2.89** Wie groß ist etwa der Gasdruck p in dem Kolben, den das nebenstehende Quecksilbermanometer anzeigt, wenn der äußere Luftdruck 900 mbar beträgt (1 mmHg = 1,33 mbar)

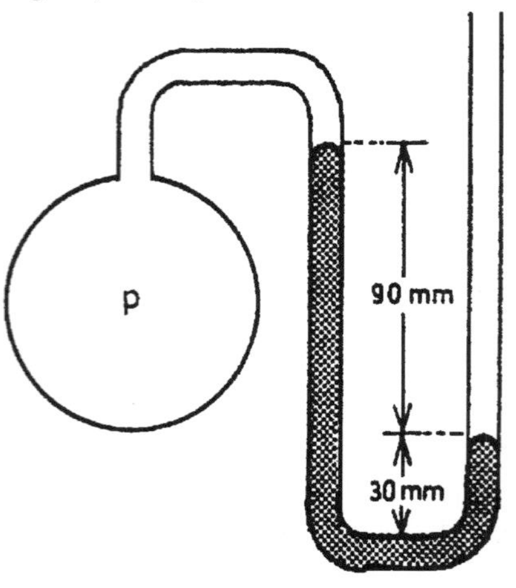

(A) 1 020 mbar
(B) 960 mbar
(C) 860 mbar
(D) 820 mbar
(E) 780 mbar

F98 **2.90** Ein Flugzeug legt die Entfernung von 6 300 km zwischen zwei Flughäfen in Nordamerika und Europa wegen unterschiedlicher Witterungsverhältnisse beim Hin- und Rückflug mit den Geschwindigkeiten 700 km / h bzw. 900 km / h zurück.

Für beide Reisen zusammen beträgt die mittlere Geschwindigkeit somit:

(A) 850 km / h
(B) 812,5 km / h
(C) 800 km / h
(D) 787,5 km / h
(E) 750 km / h

F98 **2.91** Ein Körper der Masse $m = 20$ kg kann reibungsfrei auf einer horizontalen Fläche bewegt werden. Wie groß ist seine Beschleunigung (Betrag), wenn gleichzeitig zwei Kräfte

$F_1 = 6\ \mathrm{N}$ und $F_2 = 8\ \mathrm{N}$

in der Fläche senkrecht zueinander am Körper angreifen?

(A) $0{,}25\ \mathrm{m/s^2}$
(B) $0{,}5\ \mathrm{m/s^2}$
(C) $1\ \mathrm{m/s^2}$
(D) $2\ \mathrm{m/s^2}$
(E) $10\ \mathrm{m/s^2}$

F98 **2.92** Eine Kugel fällt aus dem Ruhezustand in der Höhe h_a auf den Boden ($h = 0$). Nach Durchfallen der **Hälfte** der Höhendifferenz ergibt sich für die Geschwindigkeit v an dieser Stelle:

(A) $v = \frac{1}{2} g h_a$
(B) $v = \frac{1}{2} g h_a^2$
(C) $v = \sqrt{\frac{1}{2} g h_a}$
(D) $v = \sqrt{g h_a}$
(E) $v = \sqrt{2 \cdot g h_a}$

2.88✓ A **2.89**✓ E **2.90**✓ D **2.91**✓ B **2.92**✓ D

F98 **2.93** Eine Scheibe rotiere zunächst mit konstanter Winkelgeschwindigkeit ω_0 um eine starre Achse. Vom Zeitpunkt t_1 an wirke eine (die Drehzahl erhöhende) zeitlich konstante Winkelbeschleunigung, die zum Zeitpunkt t_2 verschwindet.

Welches Diagramm gibt qualitativ den zeitlichen Verlauf der Winkelgeschwindigkeit ω wieder (Reibung vernachlässigbar)?

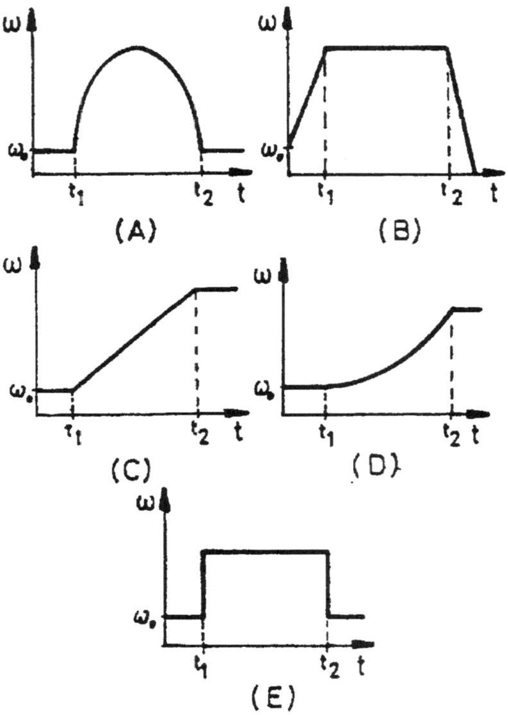

F98 **2.94** Bei laminarer Strömung einer Newtonschen Flüssigkeit durch ein zylindrisches Rohr ist der Volumenstrom proportional

(A) zur Druckdifferenz zwischen Rohranfang und Rohrende

(B) zum Quadrat des Rohrradius

(C) zur dynamischen Viskosität

(D) zur Rohrlänge

(E) zum Kehrwert der (absoluten) Temperatur

F98 **2.95** Ein Körper der Gewichtskraft $6{,}6 \cdot 10^{-2}$ N hängt an einer Federwaage und taucht gerade voll in destilliertes Wasser der Dichte 1 g / cm^3 ein (siehe Skizze). Die Anzeige der Federwaage beträgt $3{,}6 \cdot 10^{-2}$ N.

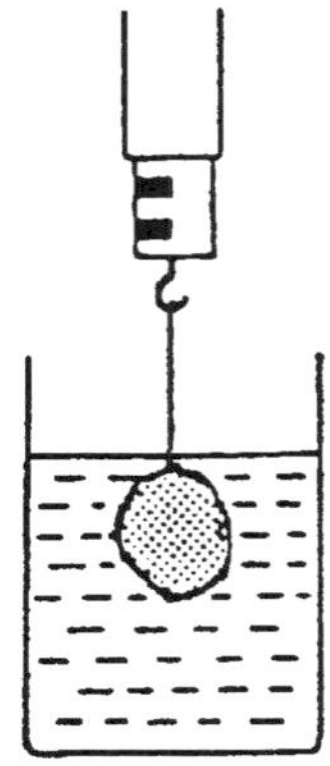

Wie groß ist die Dichte des Körpers?

(A) 1,2 g / cm^3

(B) 1,8 g / cm^3

(C) 2,2 g / cm^3

(D) 3,0 g / cm^3

(E) 3,6 g / cm^3

F98 **2.96** Welche der folgenden Aussagen über die Reibung, die bewegte Körper erfahren, treffen zu?

(1) Die reibungsbedingte Kraft F_r ist der Bewegungsrichtung entgegengesetzt orientiert.

(2) Bei einer reibungsbehafteteten Bewegung um die Strecke Δx wird infolge Reibung eine Energie ΔW in Wärme umgesetzt, wobei gilt $\Delta W = F_r \cdot \Delta x$.

(3) Bei einer reibungsbehafteten Bewegung um die Strecke Δx gilt für die reibungsbedingte Energieumsetzung $W = \frac{1}{2} F_r \cdot (\Delta x)^2$.

(A) nur 1

(B) nur 2

(C) nur 3

(D) nur 1 und 2

(E) nur 1 und 3

2.93✓ C **2.94**✓ A **2.95**✓ C **2.96**✓ D

F98 **2.97** In einer hydraulischen Presse wirkt eine Kraft von 100 N auf den Pumpkolben (Fläche 0,5 cm^2).

Welche Kraft übt der Arbeitskolben (Fläche 20 cm^2) auf das Pressgut aus?

(A) 4000 N

(B) 2000 N

(C) 1000 N

(D) 500 N

(E) 400 N

F98 **2.98** Welche Aussage trifft **nicht** zu?

Bei einer gleichförmigen Kreisbewegung gilt:

(A) Die Bewegung ist periodisch.

(B) Die Winkelgeschwindigkeit $\omega = 2 \cdot \pi \cdot f$ ist konstant.

(C) Für die Umfangsgeschwindigkeit v gilt: $v = \omega \cdot r$ (r Bahnradius).

(D) Die Winkelbeschleunigung ist Null.

(E) Für die Umlaufdauer T gilt: $T = \frac{1}{\omega}$ (ω Kreisfrequenz).

F98 **2.99** Ein kugelförmiges Teilchen (Dichte $\rho_k = 1{,}2\,g/cm^3$) sinkt stationär in Wasser durch eine Messstrecke in 30 Sekunden. In einem Ethanol-Wasser-Gemisch der Dichte $\rho_f = 0{,}9\,g/cm^3$, mit etwa gleicher Viskosität wie Wasser, erwarten wir als Sinkzeit durch die Messstrecke:

(A) 18 s

(B) 20 s

(C) 27 s

(D) 33 s

(E) 39 s

F98 **2.100** Um einen Körper reibungsfrei längs einer schiefen Ebene auf eine bestimmte Höhe zu heben, muss eine kleinere Arbeit geleistet werden als bei senkrechtem Hochheben

weil

die Kraft, die zur reibungsfreien Bewegung eines Körpers längs einer schiefen Ebene benötigt wird, kleiner ist als die zum senkrechten Hochheben benötigte.

Antwort	Aussage 1	Aussage 2	Verknüpfung
A	richtig	richtig	richtig
B	richtig	richtig	falsch
C	richtig	falsch	—
D	falsch	richtig	—
E	falsch	falsch	—

F98 **2.101** Ein Wagen auf einer geraden Bahn wird konstant beschleunigt (positiv oder negativ).

Welche Diagramme der Bewegung sind einzeln (d. h. unabhängig voneinander) damit vereinbar (v: Geschwindigkeit, s: Weg)?

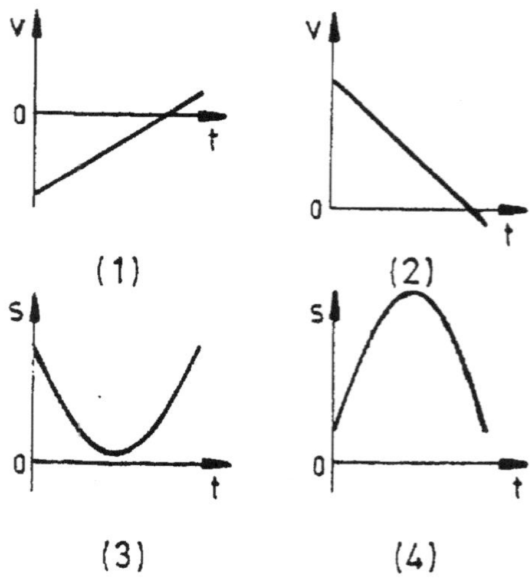

(A) nur 1

(B) nur 4

(C) nur 1 und 4

(D) nur 2 und 3

(E) 1 bis 4 (alle)

2.97✓ A **2.98**✓ E **2.99**✓ B **2.100**✓ D **2.101**✓ E

F00 **2.102** Welche der folgenden Aussagen treffen zu?

(1) Jeder kräftefreie Körper behält seine Geschwindigkeit nach Betrag und Richtung bei.

(2) Ein sich gleichförmig geradlinig bewegender Körper ist kräftefrei.

(3) Ein beschleunigter Körper erfährt eine Kraft $\vec{F}$ = Masse · Beschleunigung

(4) Wirkt ein Körper 1 mit der Kraft $\vec{F}_1$ auf einen Körper 2, so wirkt der Körper 2 auf den Körper 1 mit einer Kraft $\vec{F}_2$, für die gilt: $|\vec{F}_2| = |\vec{F}_1|$

(A) nur 1, 2 und 3

(B) nur 1, 2 und 4

(C) nur 1, 3 und 4

(D) nur 2, 3 und 4

(E) 1 bis 4 (alle)

F00 **2.103** Welche der folgenden Aussagen treffen zu?

Der Stundenzeiger einer Uhr führt eine vollständige Umdrehung in 12 h durch.

Diese Angabe entspricht etwa einer

(1) Drehzahl von $1 \cdot 10^{-5}\ \text{s}^{-1}$

(2) Winkelgeschwindigkeit von $6 \cdot 10^{-5}\ \text{s}^{-1}$

(3) Periodendauer von 43 200 s

(A) Keine

(B) nur 1

(C) nur 3

(D) nur 1 und 2

(E) 1 bis 3 (alle)

F00 **2.104** In einem unverzweigten zylindrischen Rohr mit dem Radius $r_1 = 1$ cm strömt eine inkompressible Flüssigkeit mit der mittleren Geschwindigkeit $\overline{v}_1$. In einer Verengung auf den Radius $r_2 = 0{,}5$ cm beträgt die mittlere Geschwindigkeit:

(A) $\frac{\overline{v}_1}{4}$

(B) $\frac{\overline{v}_1}{2}$

(C) $2 \cdot \overline{v}_1$

(D) $4 \cdot \overline{v}_1$

(E) $16 \cdot \overline{v}_1$

F01 **2.105** Ein Eisenbahnzug mit der Masse 200 t fahre mit der konstanten Geschwindigkeit 40 m / s. Dabei ziehe die Lokomotive mit einer Kraft von $5 \cdot 10^4$ N an dem Zug. Die hierdurch übertragene Leistung beträgt also

(A) 250 kW

(B) 1 600 kW

(C) 2 000 kW

(D) 4 000 kW

(E) 10 000 kW

F00 **2.106** Welchen der folgenden Aussagen stimmen Sie zu?

An einer Engstelle des Strömungskanals nimmt die mittlere Strömungsgeschwindigkeit des jeweiligen Fluids zu und der statische Druck ab. Das wird ausgenutzt beim Gebrauch von:

(1) Tropfenzähler

(2) Bunsenbrenner

(3) Wasserstrahlpumpen

(A) nur 1

(B) nur 2

(C) nur 1 und 2

(D) nur 2 und 3

(E) 1 bis 3 (alle)

2.102✓ E **2.103**✓ C **2.104**✓ D **2.105**✓ C **2.106**✓ D

F01 **2.107** Eine Masse $m = 100$ g wird an eine Feder mit der Federkonstanten $D = 20$ N / m gehängt. Um etwa welche Länge wird die Feder dadurch gedehnt (bei Gültigkeit des Hookeschen Gesetzes, $g \approx 10$ m / s^2)?

(A) 2 cm

(B) 5 cm

(C) 10 cm

(D) 20 cm

(E) 50 cm

F01 **2.108** Eine zylindrische Injektionsspritze ist mit einer inkompressiblen Flüssigkeit gefüllt.

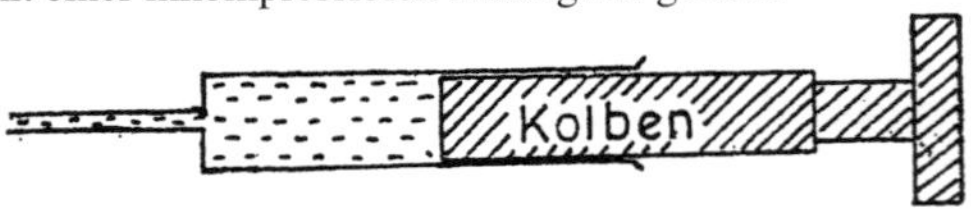

Werden 5 ml Flüssigkeit aus der Kanüle in 2 s herausgedrückt, so beträgt die (mittlere) Volumenstromstärke etwa

(A) $25\ \mathrm{l \cdot s^{-1}}$

(B) $2 \cdot 10^{-2}\ \mathrm{l \cdot s^{-1}}$

(C) $7{,}5 \cdot 10^{-2}\ \mathrm{l \cdot s^{-1}}$

(D) $2{,}5 \cdot 10^{-3}\ \mathrm{l \cdot s^{-1}}$

(E) $4 \cdot 10^{-4}\ \mathrm{l \cdot s^{-1}}$

F01 **2.109** Welche der folgenden Aussagen zum Impulserhaltungssatz treffen zu?

(1) In einem abgeschlossenen System bleibt der Gesamtimpuls stets konstant.

(2) In einem abgeschlossenen System gilt der Impulserhaltungssatz nicht, wenn innerhalb des Systems Reibungskräfte auftreten.

(3) Der Impulserhaltungssatz ist grundsätzlich nicht anwendbar, wenn neben Translationsbewegungen auch Rotationsbewegungen auftreten.

(A) nur 1

(B) nur 2

(C) nur 3

(D) nur 1 und 3

(E) nur 2 und 3

F01 **2.110** Welche Aussage trifft zu?

Bei einer Zentrifuge, die mit konstanter Drehfrequenz läuft, lässt sich die Winkelgeschwindigkeit ω des Rotors darstellen durch:

(A) $\omega = 2\pi \cdot$ Umlaufzeit

(B) $\omega =$ Drehfrequenz

(C) $\omega =$ Drehfrequenz/Umlaufzeit

(D) $\omega = 2\pi/$Umlaufzeit

(E) $\omega = 2\pi/$Drehfrequenz

F02 **2.111** Mit welcher Geschwindigkeit trifft ein Körper auf, der aus der Ruhe reibungsfrei um eine Strecke von 80 m nach unten fällt? ($g \approx 10$ m / s^2)

(A) 8 m / s

(B) 10 m / s

(C) 20 m / s

(D) 40 m / s

(E) 80 m / s

F01 **2.112** Die Beziehung von Hagen-Poiseuille

$$\dot{V} = \frac{\pi \cdot r^4}{8 \cdot \eta \cdot l} \Delta p$$

beschreibt den Volumenstrom $\dot{V}$ der stationären Strömung einer Flüssigkeit mit der (dynamischen) Viskosität η durch ein Rohr der Länge l und dem Radius r in Abhängigkeit von der Druckdifferenz Δp zwischen den Enden des betrachteten Rohrstücks.

Diese Beziehung gilt **nicht**

(A) für turbulente Strömung.

(B) für Newtonsche Fluide.

(C) wenn η von Δp unabhängig ist.

(D) wenn η von der Temperatur abhängt.

(E) für zylindrische Rohre.

2.107✓ B **2.108**✓ D **2.109**✓ A **2.110**✓ D **2.111**✓ D **2.112**✓ A

F02 **2.113**

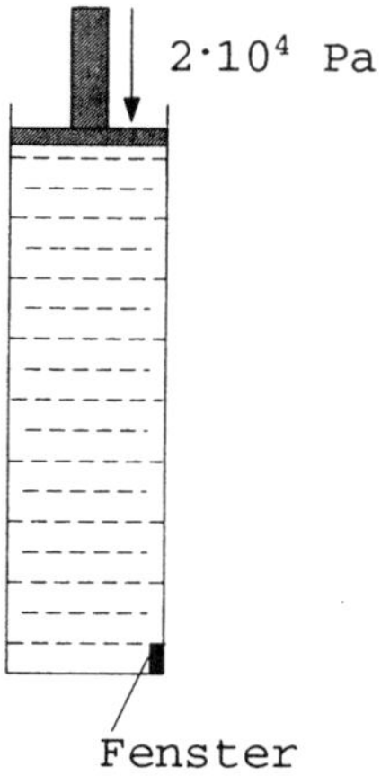

Ein zylinderförmiges, aufrecht stehendes Rohr sei mit Wasser gefüllt. Der Schweredruck auf die Bodenfläche betrage $3 \cdot 10^4$ Pa. Auf die Flüssigkeitsoberfläche werde über einen Stempel ein zusätzlicher Druck von $2 \cdot 10^4$ Pa ausgeübt.

Etwa welcher Druck wirkt auf ein schmales Fenster, das in Bodenhöhe senkrecht in der Zylinderwand angebracht ist?

(A) $5 \cdot 10^4$ Pa

(B) $3 \cdot 10^4$ Pa

(C) $2 \cdot 10^4$ Pa

(D) $1 \cdot 10^4$ Pa

(E) 0

F02 **2.114** Ein sich mit konstanter Winkelgeschwindigkeit drehendes Rad von 0,5 m Radius macht in 4 Sekunden eine Umdrehung.

Wie groß ist ungefähr die Bahngeschwindigkeit eines Punktes auf seinem Umfang?

(A) 0,25 m / s

(B) 0,79 m / s

(C) 1,57 m / s

(D) 12,6 m / s

(E) 25,1 m / s

F02 **2.115** Ein Aufzug mit einem Gewicht von 2000 N steigt mit einer Geschwindigkeit von 1,8 m / s. Wie groß ist die Gesamtleistung des Motors, wenn 90 % davon in Steigleistung umgesetzt werden?

(A) 4000 W

(B) 3600 W

(C) 3240 W

(D) 1620 W

(E) 400 W

F02 **2.116** Welche Aussage trifft zu?

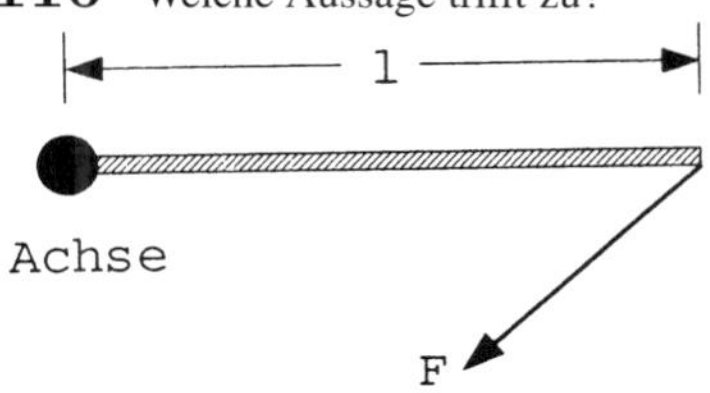

An einer um ihren Endpunkt drehbaren Stange der Länge l greift eine Kraft F an, wie obenstehend dargestellt.
Der Betrag des auf die Stange wirkenden Drehmoments M ergibt sich zu:

(A) $M = F/l$

(B) $M < F/l$

(C) $M < F \cdot l$

(D) $M = F \cdot l$

(E) $M > F \cdot l$

F02 **2.117** Welchen der folgenden Aussagen stimmen Sie zu?
Bei einem Federpendel, das verlustfrei schwingt,

(1) stimmen die Momentanwerte von kinetischer und potenzieller Energie in jedem Augenblick überein.
(2) ist die kinetische Energie in den Umkehrpunkten der Bewegung Null.
(3) ist die Summe der Momentanwerte von kinetischer und potenzieller Energie zeitlich konstant.

(A) nur 1

(B) nur 3

(C) nur 1 und 2

(D) nur 2 und 3

(E) 1 bis 3 (alle)

2.113✓ A **2.114**✓ B **2.115**✓ A **2.116**✓ C **2.117**✓ D

Prüfungsfragen bis 2010

F02 **2.118** Falls die Masse des Seils vernachlässigt werden kann, beträgt die Kraft am Haken ungefähr:

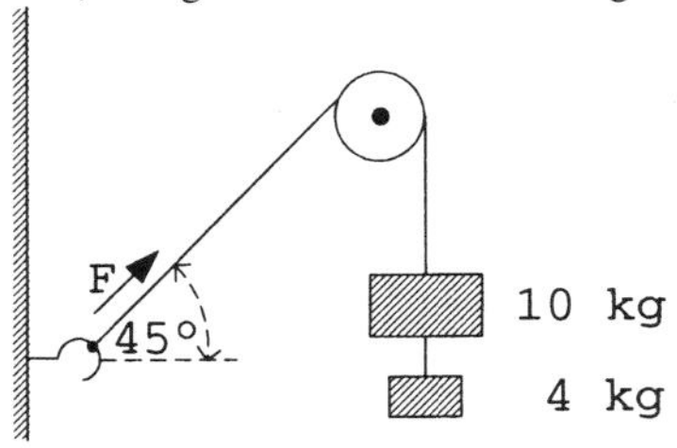

(A) 10 N

(B) 14 N

(C) 100 N

(D) 140 N

(E) 200 N

F02 **2.119** Eine Metallkugel hat in Luft das Gewicht 10 N. Voll in Quecksilber (Dichte etwa 13 g / cm^3) eingetaucht, wird eine resultierende Kraft von 5 N **nach oben** beobachtet. Die Dichte der Metallkugel beträgt somit etwa

(A) 6,5 g / cm^3

(B) 8,7 g / cm^3

(C) 13 g / cm^3

(D) 18 g / cm^3

(E) 26 g / cm^3

F02 **2.120** Eine Kugel mit dem Radius 0,5 cm bewege sich mit einer Geschwindigkeit von 40 cm / s in Glycerol mit der Zähigkeit 1,5 Ns / m^2. Die auf die Kugel wirkende Reibungskraft nach Stokes beträgt damit etwa (wenn man in der Stokesschen Formel 6π durch 20 annähert):

(A) 0,003 N

(B) 0,06 N

(C) 0,12 N

(D) 60 N

(E) 1 200 N

F02 **2.121**

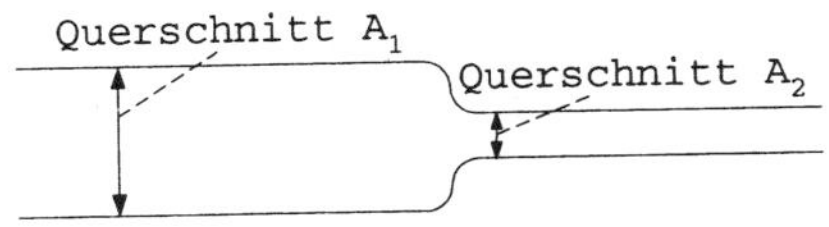

Eine inkompressible Flüssigkeit ströme durch ein Rohr mit veränderlichem Querschnitt A. Die mittlere Geschwindigkeit im Querschnitt A_1 betrage $\overline{v}_1$, im Querschnitt A_2 betrage sie $\overline{v}_2$.

Welche der folgenden Aussagen treffen zu?

(1) $A_1 \cdot \overline{v}_1 = A_2 \cdot \overline{v}_2$

(2) Beim Übergang der Flüssigkeit von dem linken in den rechten Teil des Rohres wirken Kräfte, die die Flüssigkeit beschleunigen.

(3) Der statische Druck ist in dem rechten Teil des Rohres größer als in dem linken.

(A) nur 1

(B) nur 2

(C) nur 1 und 2

(D) nur 1 und 3

(E) 1 bis 3 (alle)

F02 **2.122** Welche der folgenden Aussagen treffen zu?

In einem zylindrischen Rohrstück strömt stationär eine Newtonsche Flüssigkeit im Gültigkeitsbereich der Beziehung von Hagen-Poiseuille. Dabei gilt:

(1) Die Strömungsform ist turbulent.

(2) Bei Temperaturzunahme wird im Allgemeinen der Strömungswiderstand geringer.

(3) Die dynamische Viskosität ist proportional zum Rohrquerschnitt.

(A) nur 1

(B) nur 2

(C) nur 3

(D) nur 1 und 2

(E) nur 2 und 3

2.118✓ D **2.119**✓ B **2.120**✓ B **2.121**✓ C **2.122**✓ B

F02 **2.123** Strömt eine Newtonsche Flüssigkeit durch ein langes Rohr gegebener Länge, so hängt der Strömungswiderstand R vom Rohrradius r ab.

Welches Diagramm trifft qualitativ zu?

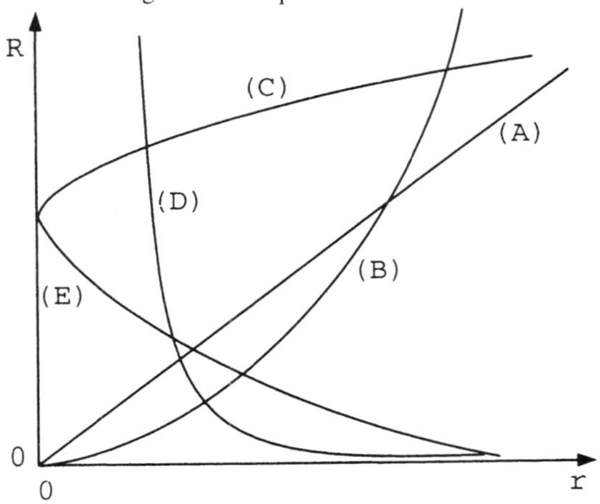

F02 **2.124** Welche Aussagen treffen zu?

Die Abreißkraft bei einem Tensiometer

(1) wächst bei fallender Temperatur der Probenflüssigkeit.

(2) sinkt bei Tensid-Zusatz zur Probenflüssigkeit.

(3) ist nur bestimmbar bei neutralen oder sauren Probenflüssigkeiten.

(A) nur 1

(B) nur 3

(C) nur 1 und 2

(D) nur 1 und 3

(E) nur 2 und 3

F02 **2.125** Welche Aussagen treffen zu?

(1) Eine Flüssigkeit, die eine Festkörperoberfläche nicht benetzt, weist keine Oberflächenspannung auf.

(2) Wird eine Festkörperoberfläche von einer Flüssigkeit vollständig benetzt, so ist deren Kohäsion größer als die Adhäsion.

(3) Bei einem frei fallenden Flüssigkeitstropfen tritt stets Kohäsion auf.

(A) nur 1

(B) nur 3

(C) nur 1 und 2

(D) nur 1 und 3

(E) nur 2 und 3

F03 **2.126** Die Hälfte einer Wegstrecke von 40 km werde mit einer Geschwindigkeit von 5 km / h zurückgelegt; die andere Hälfte mit 20 km / h.

Die für die Wegstrecke benötigte Zeit beträgt

(A) 2 h

(B) 3,2 h

(C) 4 h

(D) 5 h

(E) 8 h

F03 **2.127** An einem zunächst mit konstanter Winkelgeschwindigkeit rotierenden Körper greift vom Zeitpunkt t_1 ab eine konstante Winkelbeschleunigung an.

Welches Diagramm kann für den zeitlichen Verlauf der Winkelgeschwindigkeit zutreffen?

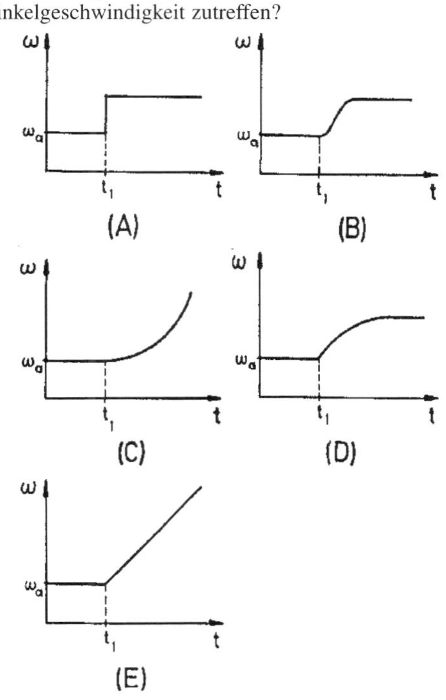

2.123✓ D **2.124**✓ C **2.125**✓ B **2.126**✓ D **2.127**✓ E

F03 **2.128** Welche Aussage trifft zu?

Eine Zentrifuge rotiert mit rund 12 000 Umdrehungen pro Minute. Ihre **Kreis**frequenz ω beträgt etwa

(A) $200\,s^{-1}$

(B) $314\,s^{-1}$

(C) $628\,s^{-1}$

(D) $1\,257\,s^{-1}$

(E) $12\,000\,s^{-1}$

F03 **2.129** Welche der folgenden Aussagen treffen zu?

In einer Schale wird eine Kugel nahe am Schalenrand losgelassen; sie rolle dann reibungsfrei hin und her.

(1) An den oberen Umkehrpunkten hat die potentielle Energie der Kugel ihren größten Wert.
(2) Am tiefsten Punkt ist die Geschwindigkeit der Kugel am größten.
(3) Die Summe von Translationsenergie, Rotationsenergie und potentieller Energie der Kugel ist konstant.

(A) nur 1

(B) nur 2

(C) nur 3

(D) nur 1 und 2

(E) 1 bis 3 (alle)

F03 **2.130** Längs einer schiefen Ebene mit dem Neigungswinkel 30° ($\sin 30° = 0{,}5$) wird eine Last von 100 kg reibungslos mit konstanter Geschwindigkeit verschoben.

Welche Kraft muss dazu ungefähr aufgewendet werden?

(A) 100 N

(B) 200 N

(C) 500 N

(D) 1 000 N

(E) 2 000 N

F03 **2.131** Eine Kiste der Masse $m = 50$ kg wird mit einem Hebel (vernachlässigbarer Masse) hochgehoben (siehe Zeichnung).

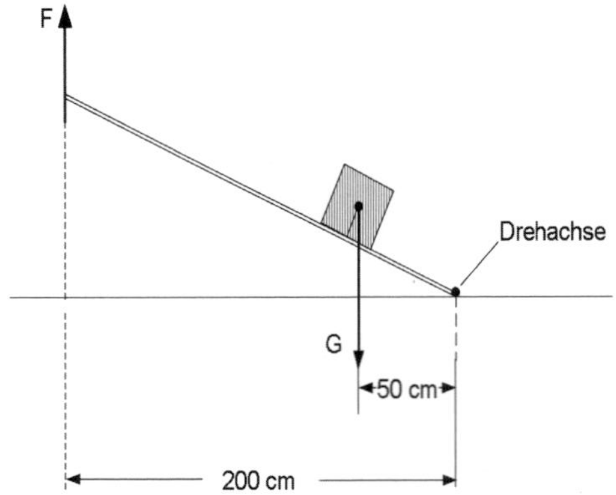

Wie groß ist etwa die Kraft F, mit der man am Hebelende das Gewicht G der Kiste kompensiert?

(A) 50 N

(B) 100 N

(C) 125 N

(D) 400 N

(E) 500 N

F03 **2.132** Welche der folgenden Aussagen treffen zu?

Zwei im Übrigen kräftefreie Kugeln stoßen zentral so, dass sie nach dem Stoß aneinander haften und sich daher mit einer gemeinsamen Geschwindigkeit weiterbewegen.

(1) Der Gesamtimpuls bleibt erhalten.
(2) Die gesamte kinetische Energie bleibt erhalten.
(3) Der Stoß ist nicht elastisch.

(A) nur 1

(B) nur 2

(C) nur 3

(D) nur 1 und 3

(E) 1 bis 3 (alle)

2.128✓ D **2.129**✓ E **2.130**✓ C **2.131**✓ C **2.132**✓ D

F03 **2.133** Welche der folgenden Aussagen treffen zu?

Aus einem Stalagmometer (Tropfenzähler) tropft eine Flüssigkeit. Das Volumen der Tropfen

(1) wächst mit der Dichte der Flüssigkeit.

(2) ist unabhängig von der Dichte der Flüssigkeit.

(3) wächst mit der Oberflächenspannung der Flüssigkeit.

(A) nur 1

(B) nur 2

(C) nur 3

(D) nur 1 und 3

(E) nur 2 und 3

F03 **2.134** Wie groß ist etwa der Schweredruck einer 20 cm hohen Wassersäule? (Fallbeschleunigung $g = 10\,\mathrm{m/s^2}$)

(A) 2 Pa

(B) 20 Pa

(C) 200 Pa

(D) 2 000 Pa

(E) 20 000 Pa

H02 **2.135** Eine zylindrische Injektionsspritze ist mit einer inkompressiblen Flüssigkeit gefüllt. Der Kolben mit der Querschnittsfläche von 2 $\mathrm{cm^2}$ wird mit der Kraft $F = 20$ N gleichmäßig hereingedrückt.

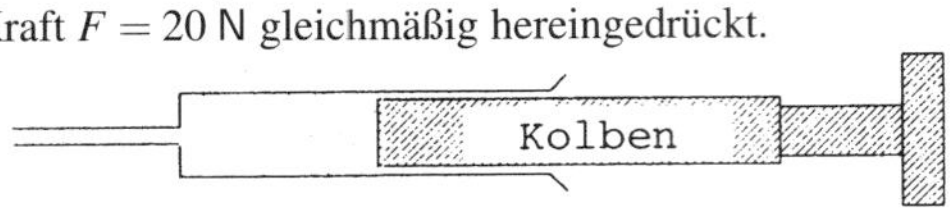

Wie groß ist der Druck im Zylinder dabei etwa?

(A) $4 \cdot 10^5$ Pa

(B) $1 \cdot 10^5$ Pa

(C) $1 \cdot 10^4$ Pa

(D) 4 · bar

(E) 0,4 · bar

F03 **2.136** Welche der Kurven gibt qualitativ den Zusammenhang zwischen Luftdruck und Höhe richtig wieder?

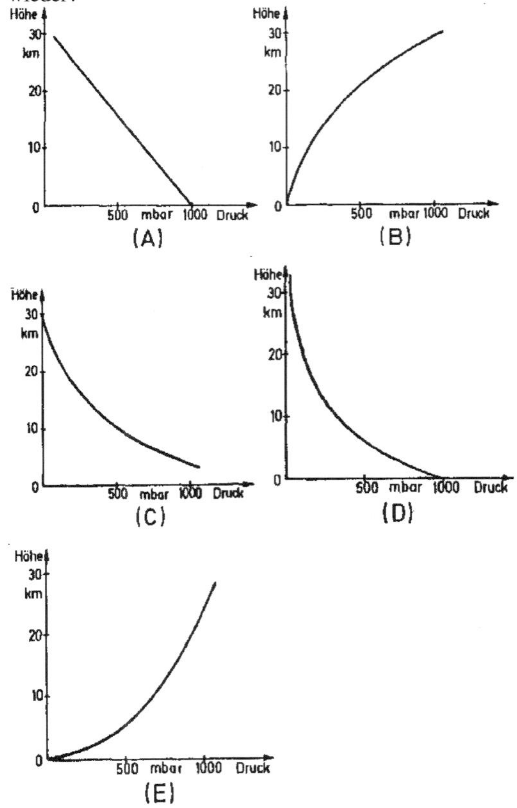

F03 **2.137** Welche der folgenden Aussagen treffen zu?

Die Hagen-Poiseuille-Beziehung für den Volumenstrom (Volumenstromstärke)

$$\dot{V} = \frac{\pi \cdot r^4 \cdot \Delta p}{8 \cdot \eta \cdot l}$$

ist nur brauchbar, wenn

(1) die Strömung turbulent ist.

(2) die Strömungsgeschwindigkeit über den gesamten Rohrquerschnitt konstant ist.

(3) kein Druckabfall über die Länge des Rohres erfolgt.

(4) die Viskosität mit wachsender Geschwindigkeit zunimmt.

2.133✓ C **2.134**✓ D **2.135**✓ B **2.136**✓ D **2.137**✓ A

(A) keine

(B) nur 2

(C) nur 1 und 2

(D) nur 2 und 3

(E) nur 1, 3 und 4

F03 **2.138** Welche Aussage trifft zu?

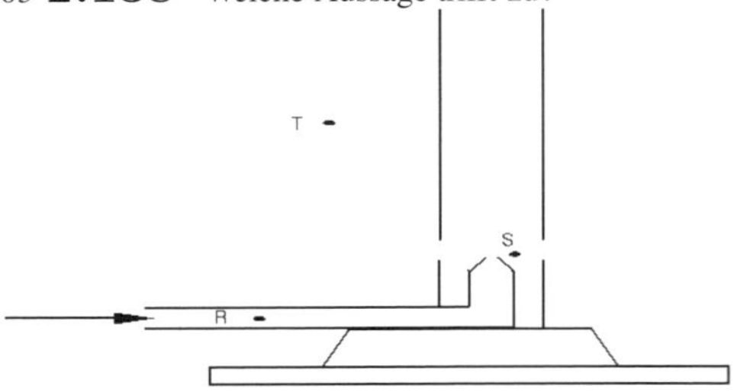

Bei dem im Schnitt gezeichneten Bunsenbrenner werden an den Punkten R, S und T die Werte des statischen Druckes gemessen.
Es gilt:

(A) $p_R = p_S > p_T$

(B) $p_R > p_S = p_T$

(C) $p_R > p_S$ und $p_T > p_S$

(D) $p_R < p_S < p_T$

(E) $p_R > p_S > p_T$

F03 **2.139** Welche der folgenden Aussagen treffen zu?

Für die Grenzflächenspannung σ gilt

(1) $\sigma = \frac{\text{Länge der Berandung}}{\text{Kraft auf Berandung}}$

(2) $\sigma = \frac{\text{Grenzflächenenergie(änderung)}}{\text{Grenzflächen(änderung)}}$

(3) $\sigma = \frac{\text{Randwinkel}}{\text{Länge der Berandung}}$

(A) nur 1

(B) nur 2

(C) nur 3

(D) nur 1 und 2

(E) nur 2 und 3

F03 **2.140** Ein kugelförmiges Teilchen (Dichte $\rho = 1{,}2\,\mathrm{g/cm^3}$) sinkt stationär in Wasser durch eine Messstrecke in 10 Sekunden. In einem Ethanol-Wasser-Gemisch der Dichte $\rho = 0{,}95\,\mathrm{g/cm^3}$, mit etwa gleicher Viskosität wie Wasser, erwarten wir als Sinkzeit durch die Messstrecke:

(A) 8 s

(B) 9,5 s

(C) 10,5 s

(D) 12,5 s

(E) 15 s

F03 **2.141** Eine Kugel der Dichte $5\,\mathrm{g/cm^3}$ wird zur Zeit $t = 0$ in ruhendem Wasser aus der Ruhe losgelassen.

In welchem der folgenden Diagramme wird die Geschwindigkeit v, bzw. die Beschleunigung a der Kugel in Abhängigkeit von der Zeit t richtig wiedergegeben?

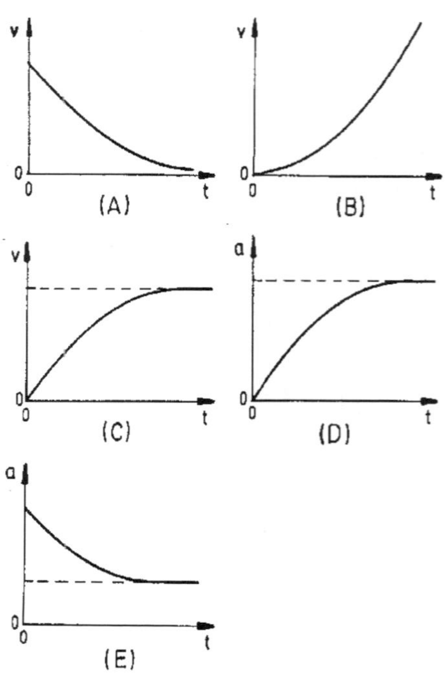

2.138✓ C **2.139**✓ B **2.140**✓ A **2.141**✓ C

F03 **2.142** Wird ein Kahn mit einer Kiste der Masse $m = 50$ kg beladen, so taucht er tiefer in das Wasser ein und verdrängt zusätzlich ca. 50 Liter Wasser,

weil

ein schwimmender Körper (der Kahn) so weit eintaucht, dass das Gewicht der verdrängten Flüssigkeit gleich seinem eigenen Gewicht ist.

Antwort	Aussage 1	Aussage 2	Verknüpfung
A	richtig	richtig	richtig
B	richtig	richtig	falsch
C	richtig	falsch	—
D	falsch	richtig	—
E	falsch	falsch	—

F04 **2.143** Ein Ozeandampfer bewege sich mit der Geschwindigkeit 8 m / s über Grund. Auf dem Dampfer renne mit 6 m / s ein Läufer senkrecht zu dieser Bewegungsrichtung des Schiffes.

Welcher der Pfeile (A) – (E) der einheitlichen Länge 10 m / s gibt den Geschwindigkeitsvektors des Läufers über Meeresgrund (im Rahmen der Zeichengenauigkeit) richtig wieder?

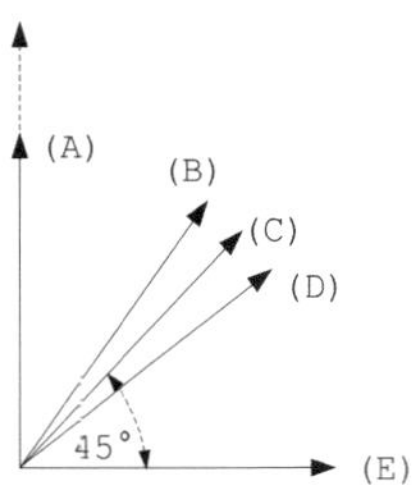

F04 **2.144** Welche Aussagen treffen zu?

Ein Körper schwimmt in einem Gefäß mit reinem Wasser. Nach Ethanolzusatz (Dichte von Ethanol < Dichte von Wasser) schwimmt der Körper noch und es

(1) verringert sich das Eintauchvolumen .

(2) gilt weiterhin Gewichtskraft ($m \cdot g$) des Körpers = Auftriebskraft .

(3) vergrößert sich das Eintauchvolumen.

(A) nur 1

(B) nur 2

(C) nur 3

(D) nur 1 und 2

(E) nur 2 und 3

F99 **2.145** Ein Modellauto kommt in einer halben Sekunde aus dem Stand auf eine Geschwindigkeit von $v = 12\,\frac{\text{m}}{\text{s}}$.

Wie groß ist die mittlere Beschleunigung?

(A) $4 \cdot 10^{-1}\,\frac{\text{m}}{\text{s}^2}$

(B) $5\,\frac{\text{m}}{\text{s}}$

(C) $12\,\frac{\text{m}}{\text{s}}$

(D) $20\,\frac{\text{m}}{\text{s}}$

(E) $24\,\frac{\text{m}}{\text{s}}$

F99 **2.146** Welche der folgenden Aussagen treffen zu?

Ein Satellit bewegt sich auf einer Kreisbahn mit konstanter Bahngeschwindigkeit um den Erdmittelpunkt.

(1) Die kinetische Energie des Satelliten ist konstant.

(2) Auf den Satelliten wirkt die Gravitationskraft der Erde.

(3) Auf der Kreisbahn gilt:

Anziehungskraft $\vec{F} = -$Zentrifugalkraft $\vec{F}_Z$

(A) nur 1

(B) nur 2

(C) nur 3

(D) nur 1 und 3

(E) 1 bis 3 (alle)

F99 **2.147** Ein Körper (aus homogenem Material) schwimmt auf Wasser; ein Drittel seines Volumens befindet sich oberhalb der Wasseroberfläche.

Wie groß ist die Dichte des Körpers etwa?

(A) $0{,}33\,\frac{\text{g}}{\text{cm}^3}$

(B) $0{,}67\,\frac{\text{g}}{\text{cm}^3}$

(C) $1{,}0\,\frac{\text{g}}{\text{cm}^3}$

(D) $1{,}5\,\frac{\text{g}}{\text{cm}^3}$

(E) $3{,}0\,\frac{\text{g}}{\text{cm}^3}$

2.142✓ A **2.143**✓ B **2.144**✓ E **2.145**✓ E **2.146**✓ E **2.147**✓ B

H00 **2.148** Welche Aussage trifft zu?

Eine Zentrifuge wird (zur Erhöhung der Drehzahl) von einer Handkurbel über ein Getriebe mit der Übersetzung 1 : 5 angetrieben. Bei 4 Umdrehungen der Kurbel je Sekunde benötigt ein Umlauf der Zentrifuge etwa:

(A) 0,05 s

(B) 0,10 s

(C) 0,20 s

(D) 0,40 s

(E) 0,50 s

F99 **2.149** Bei einer Viskositätsmessung abgelesene Zahlenwerte z werden gegen $1/T$ aufgetragen und liefern untenstehenden Zusammenhang. Welche der folgenden Gleichungen gibt diesen Sachverhalt wieder? (a und b sind jeweils positive Konstanten)

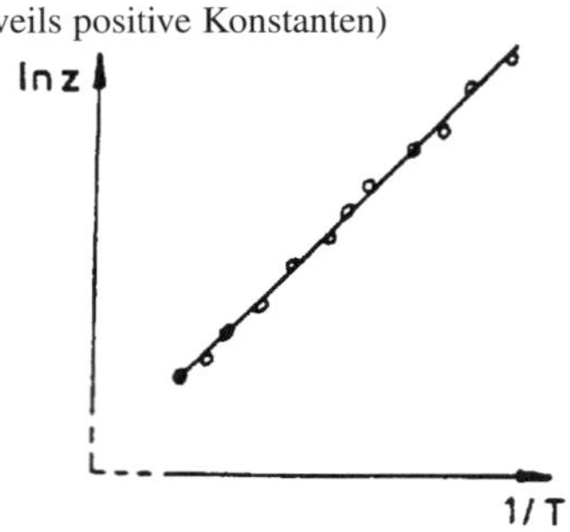

(A) $z = a \cdot e^{b/T}$

(B) $z = a \cdot e^{b \cdot T}$

(C) $z = a \cdot \ln(1/T) + b$

(D) $z = a \cdot \ln\left(\frac{b}{T}\right)$

(E) $z = a + \left(\frac{b}{T}\right)$

H00 **2.150** Eine rollende Kugel stößt elastisch mit einer anderen ruhenden Kugel gleicher Masse zusammen.

Dabei ändert sich der Gesamtimpuls der beiden Kugeln nicht,

weil

der gemeinsame Schwerpunkt der beiden Kugeln nach dem Stoß in Ruhe ist.

Antwort	Aussage 1	Aussage 2	Verknüpfung
A	richtig	richtig	richtig
B	richtig	richtig	falsch
C	richtig	falsch	—
D	falsch	richtig	—
E	falsch	falsch	—

H00 **2.151** Welche der folgenden Aussagen treffen zu?

Eine Stahlkugel kann sich in einem zähen Newtonschen Öl aus dem Ruhezustand unter dem Einfluss der Schwerkraft bewegen.

Es gilt:

(1) Die Beschleunigung der Kugel ist unmittelbar nach Beginn der Bewegung größer als beim späteren stationären Sinken.

(2) Es tritt eine zur momentanen Geschwindigkeit proportionale Reibungskraft auf.

(3) Nach (hinreichend) langer Zeit ist die Summe aller auf die Kugel wirkenden Kräfte (annähernd) Null.

(A) nur 2

(B) nur 1 und 2

(C) nur 1 und 3

(D) nur 2 und 3

(E) 1 bis 3 (alle)

F97 **2.152** Wenn man einen Körper an einen Ort mit kleinerer Fallbeschleunigung bringt,

(A) bleibt seine Masse unverändert

(B) nimmt seine Masse ab

(C) nimmt sein Gewicht zu

(D) bleibt sein Gewicht unverändert

(E) Keine der vorstehenden Aussagen trifft zu.

H02 **2.153** Ein Fahrzeug bewegt sich gemäß untenstehendem Ort(x)-Zeit(t)-Diagramm.

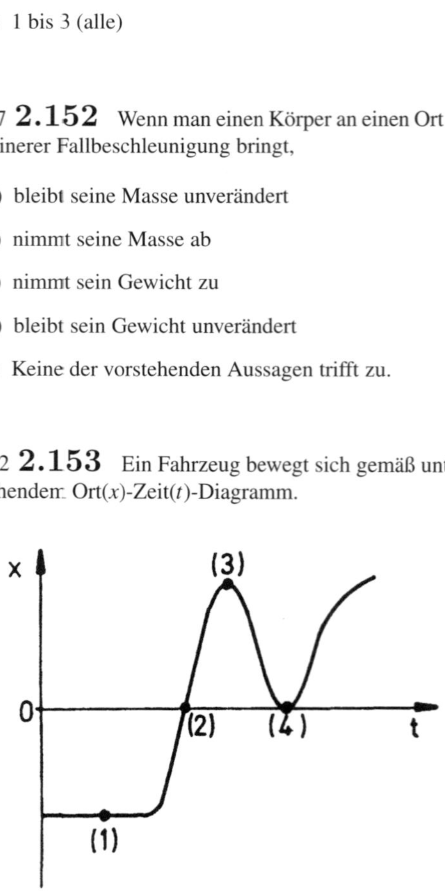

2.148√ A **2.149**√ A **2.150**√ C **2.151**√ E **2.152**√ A **2.153**√ E

In welchem der eingezeichneten Punkte (1) bis (4) wird (im Rahmen der Zeichengenauigkeit) die Geschwindigkeit Null? (Ort x, Zeit t)?

(A) nur 1

(B) nur 1 und 3

(C) nur 2 und 4

(D) nur 3 und 4

(E) nur 1, 3 und 4

H02 **2.154** Ein Flugzeug fliege eine Strecke von 3 200 km mit der mittleren Geschwindigkeit von 800 km / h. Auf einem kürzeren Anschlussflug über 700 km werde nur eine mittlere Geschwindigkeit von 350 km / h erreicht. Die benötigte Gesamtflugzeit und die mittlere Geschwindigkeit betragen für beide Flüge zusammen

	Gesamtflugzeit in h	**mittlere Geschwindigkeit in** km / h
(A)	4	800
(B)	5	575
(C)	5	650
(D)	6	650
(E)	6	700

H02 **2.155** Ein homogener Block der Masse m stehe auf einer schiefen Ebene. Für welchen Winkel α sind die Komponenten der auf den Block wirkenden Schwerkraft $m \cdot g$ senkrecht auf die schiefe Ebene und parallel zur schiefen Ebene dem Betrage nach gleich?

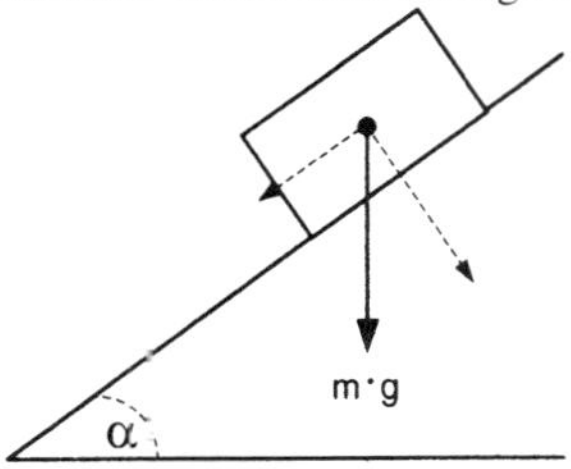

(A) 30°

(B) 45°

(C) 60°

(D) $\pi/2$

(E) $\pi/3$

H02 **2.156** Ein Körper der Masse m bewege sich auf einer Kreisbahn mit dem Radius $r = 2{,}5m$.

Wie groß muss etwa seine Winkelgeschwindigkeit ω sein, damit die Zentrifugalkraft betragsmäßig gleich der Schwerkraft $m \cdot g$ ($g = 10\ \mathrm{m/s^2}$) wird?

(A) $1\ \mathrm{s^{-1}}$

(B) $2\ \mathrm{s^{-1}}$

(C) $4\ \mathrm{s^{-1}}$

(D) $10\ \mathrm{s^{-1}}$

(E) $25\ \mathrm{s^{-1}}$

H02 **2.157** Welche Strecke muss eine Masse $m = 0{,}2$ kg beim freien Fall etwa durchfallen, damit ihre kinetische Energie um $\Delta W = 8$ J zunimmt?

(A) 0,16 m

(B) 0,25 m

(C) 4 m

(D) 9,81 m

(E) 16 m

H02 **2.158** An den Enden einer um ihren Mittelpunkt drehbaren, 40 cm langen masselosen Stange sind zwei gleichgroße Gewichte von je 10 N aufgehängt, rechts an einem 10 cm langen Faden, links an einem 15 cm langen Faden (vgl. Skizze).

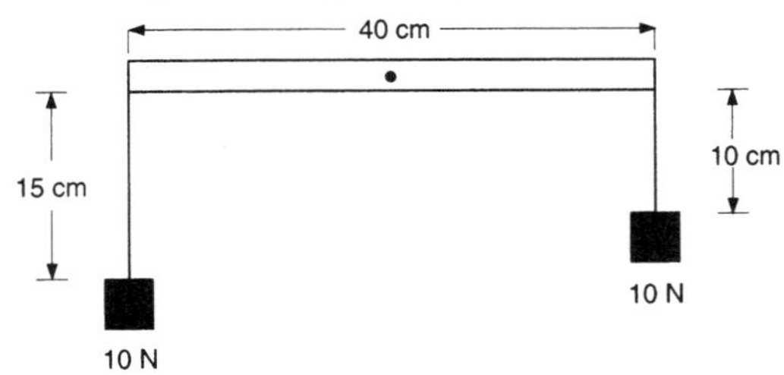

Wie groß ist das insgesamt wirkende Drehmoment (Fadenmasse vernachlässigbar)?

(A) 6,5 N · m

(B) 4 N · m

(C) 2,5 N · m

(D) 0,5 N · m

(E) 0

2.154✓ D **2.155**✓ B **2.156**✓ B **2.157**✓ C **2.158**✓ E

H02 **2.159** Welche der folgenden Beziehungen zwischen Impuls, Masse und Geschwindigkeit trifft zu (Pfeil über der Größe bedeutet: Vektor)?

(A) $\vec{p} = \vec{m} \cdot v$

(B) $\vec{p} = m \cdot \vec{v}$

(C) $\vec{p} = \vec{m} \cdot \vec{v}$

(D) $p = \vec{m} \cdot \vec{v}$

(E) $\vec{p} = \vec{m} \times \vec{v}$

H02 **2.160** Etwa welche Auftriebskraft wirkt auf einen Ballon in Luft (Dichte $1{,}285\ \mathrm{kg/m^3}$), wenn sein Volumen $100\ \mathrm{m^3}$ beträgt? ($g \approx 10\ \mathrm{m/s}$)

(A) 12,85 N

(B) 128,5 N

(C) 257 N

(D) 514 N

(E) 1285 N

H02 **2.161** Eine **ideal reibungsfreie** Flüssigkeit ströme laminar durch ein Rohr mit variablem Querschnitt. Die Manometer 1, 2, 3 zeigen die Werte des statischen Drucks p_1, p_2, p_3 an.

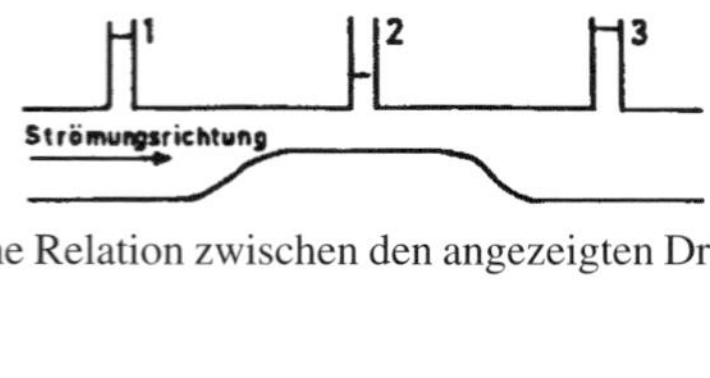

Welche Relation zwischen den angezeigten Drücken trifft zu?

(1) $p_1 < p_2$
(2) $p_1 = p_3$
(3) $p_1 < p_3$
(4) $p_2 > p_3$

(A) nur 2

(B) nur 1 und 2

(C) nur 1 und 3

(D) nur 2 und 4

(E) nur 3 und 4

H02 **2.162** Eine Kraft $F = 100\ \mathrm{N}$ beschleunigt längs einer Wegstrecke s eine Masse $m = 100\ \mathrm{kg}$ aus der Ruhe auf eine Geschwindigkeit $v = 7\ \mathrm{m/s}$.

Wie groß ist (bei Vernachlässigung der Reibung) diese Strecke s?

Hinweis: Die Benutzung des Energiesatzes erleichtert die Lösung der Aufgabe.

(A) kleiner als 3,5 m

(B) 3,5 m

(C) 4,9 m

(D) 7,0 m

(E) 24,5 m

H02 **2.163** Wie groß ist etwa der Gasdruck p in dem Kolben, den das nebenstehende Quecksilbermanometer anzeigt, wenn der äußere Luftdruck 950 mbar beträgt (1 mmHg = 1,33 mbar)?

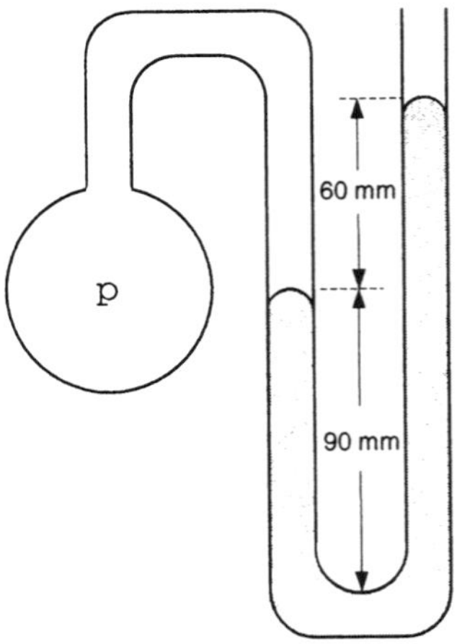

(A) 1150 mbar

(B) 1030 mbar

(C) 990 mbar

(D) 910 mbar

(E) 870 mbar

2.159✓ B **2.160**✓ E **2.161**✓ A **2.162**✓ E **2.163**✓ B

H99 **2.164** Welche der folgenden Aussagen treffen zu?

Eine homogene Stahlkugel mit dem Radius r und der Dichte ρ_k fällt in einem Newtonschen Öl mit der Dichte ρ_f und der Zähigkeit η. Nach einiger Zeit stellt sich eine konstante Endgeschwindigkeit der Kugel ein, für die gilt:

(1) Sie ist proportional zu $(\rho_k - \rho_f)$.

(2) Sie nimmt mit wachsendem r zu.

(3) Sie ist umgekehrt proportional zu η.

(A) keine

(B) nur 1

(C) nur 2

(D) nur 2 und 3

(E) 1 bis 3 (alle)

H02 **2.165** Wasser benetzt Glas,

weil

Wasser sich der Form des Gefäßes anpasst, in dem es aufbewahrt wird.

Antwort	Aussage 1	Aussage 2	Verknüpfung
A	richtig	richtig	richtig
B	richtig	richtig	falsch
C	richtig	falsch	—
D	falsch	richtig	—
E	falsch	falsch	—

H03 **2.166** An einem Körper greife eine Kraft von 6 N an; senkrecht dazu wirke eine weitere Kraft von 8 N. Die insgesamt wirkende Kraft hat den Betrag

(A) 2 N

(B) 4 N

(C) 7 N

(D) 10 N

(E) 14 N

H03 **2.167** Ein Rad rotiert gleichförmig mit 45 Umdrehungen pro Minute.

Seine Winkelgeschwindigkeit beträgt etwa

(A) $0{,}75\ \mathrm{s}^{-1}$

(B) $1{,}33\ \mathrm{s}^{-1}$

(C) $4{,}75\ \mathrm{s}^{-1}$

(D) $45\ \mathrm{s}^{-1}$

(E) Sie ist nicht allgemein angebbar, wächst aber von außen nach innen.

H03 **2.168** Bewegt sich ein Körper der Masse $m = 1$ kg mit der Winkelgeschwindigkeit $\omega = 2\ \mathrm{s}^{-1}$ auf einer Kreisbahn mit dem Radius $r = 3$ m, so wirkt eine Zentrifugalkraft von

(A) 0,67 N

(B) 1,5 N

(C) 6 N

(D) 12 N

(E) 18 N

H03 **2.169** Eine Masse $m = 50$ g wird an eine Feder mit der Federkonstanten $D = 10\ \mathrm{N/m}$ gehängt. Um etwa welche Länge wird die Feder dadurch (elastisch) gedehnt ($g \approx 10\ \mathrm{m/s^2}$)?

(A) 2 cm

(B) 5 cm

(C) 10 cm

(D) 20 cm

(E) 50 cm

H03 **2.170** Ein Sportler (Gewicht 600 N) klettert im Training an einem langen, senkrecht hängenden Seil in 15 Sekunden 12 Meter hoch.

Wie groß ist die mittlere Kletterleistung etwa?

(A) 480 W

(B) 640 W

(C) 720 W

(D) 750 W

(E) 7,20 W

2.164✓ E **2.165**✓ B **2.166**✓ D **2.167**✓ C **2.168**✓ D **2.169**✓ B **2.170**✓ A

H03 **2.171** Eine Stahlkugel bewegt sich durch die resultierende Kraft F in einer Newtonschen Flüssigkeit mit der konstanten Geschwindigkeit v über eine Strecke s.

Welcher der folgenden Ausdrücke gibt die Arbeit korrekt an?

(A) $F \cdot v$

(B) F/v

(C) $F \cdot s$

(D) F/s

(E) $F \cdot v/s$

H03 **2.172**

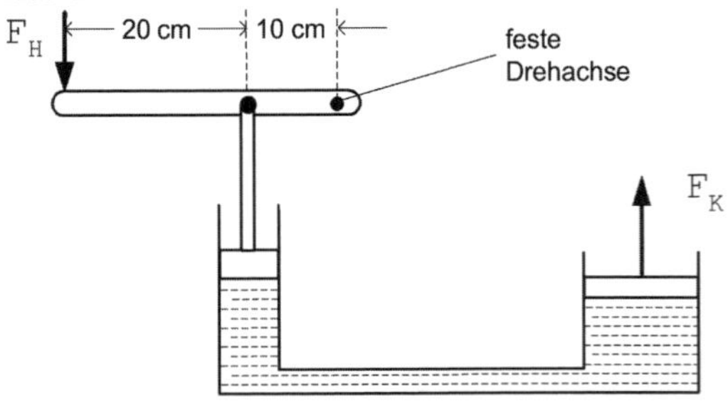

Mit der Kraft $F_{\mathrm{H}} = 20$ N wird der Hebel an der Druckpumpe (Kolbenfläche 2 cm^2) einer hydraulischen Presse betätigt. Bei einer Presskolbenfläche von 15 cm^2 ergibt sich eine Kraft F_{K} von:

(A) 200 N

(B) 300 N

(C) 450 N

(D) 750 N

(E) 900 N

H03 **2.173** Ein Körper vom Volumen V wird ganz in eine Flüssigkeit der Dichte 0,9 g / cm^3 getaucht.

Welche Zuordnung von V und Auftriebskraft F_{A} trifft annähernd zu?

	V	F_{A}
(A)	30 cm^3	0,33 N
(B)	30 cm^3	2,7 N
(C)	30 cm^3	0,27 N
(D)	20 cm^3	1,8 N
(E)	20 cm^3	0,22 N

H03 **2.174** Die Oberflächenspannung einer Flüssigkeit ist von der Temperatur unabhängig,

weil

die Oberflächenspannung auf der Wirkung von Kohäsionskräften beruht.

Antwort	Aussage 1	Aussage 2	Verknüpfung
A	richtig	richtig	richtig
B	richtig	richtig	falsch
C	richtig	falsch	—
D	falsch	richtig	—
E	falsch	falsch	—

H03 **2.175** Eine inkompressible viskose Flüssigkeit ströme laminar durch zylindrische Rohre mit unterschiedlichem Innenradius r.

Der Volumenstrom ist proportional zu r^4,

weil

die Flüssigkeit in der Rohrachse und an der Wand mit gleicher Geschwindigkeit strömt.

Antwort	Aussage 1	Aussage 2	Verknüpfung
A	richtig	richtig	richtig
B	richtig	richtig	falsch
C	richtig	falsch	—
D	falsch	richtig	—
E	falsch	falsch	—

H98 **2.176** Welche Wege hat ein Körper, der aus dem Ruhezustand zur Zeit $t = 0$ losgelassen wird, nach $1, 2, 3, 4, 5$ s im freien Fall ($g \approx 10$ m / s^2) etwa zurückgelegt?

Alle folgenden Zahlenangaben in m.

(A) $5, 10, 15, 20, 25$

(B) $5, 20, 45, 80, 125$

(C) $5, 20, 45, 70, 95$

(D) $10, 20, 30, 40, 50$

(E) $10, 40, 90, 160, 250$

2.171✓ C **2.172**✓ C **2.173**✓ C **2.174**✓ D **2.175**✓ C **2.176**✓ B

H03 **2.177** In einer Glaskapillare erreicht eine Flüssigkeit eine Steighöhe von 20 cm.

Welche Steighöhe stellt sich ein, wenn (bei sonst gleichen Kenngrößen) die Viskosität der Flüssigkeit um den Faktor 2 vergrößert wird?

(A) 80 cm

(B) 40 cm

(C) 20 cm

(D) 10 cm

(E) 5 cm

H99 **2.178** Welchen der folgenden Aussagen stimmen Sie zu?

Ein Flüssigkeitstropfen auf einer ebenen Unterlage habe folgende Form:

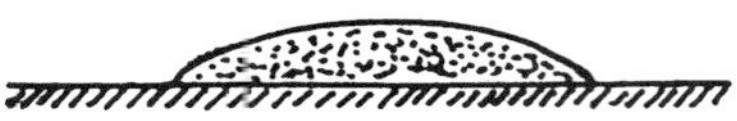

Dann gilt

(1) Die Flüssigkeit benetzt die Unterlage.

(2) Die Flüssigkeit benetzt die Unterlage nicht.

(3) Die inneren Kohäsionskräfte der Flüssigkeit sind größer als die Adhäsionskräfte zur Unterlage.

(4) Die inneren Kohäsionskräfte der Flüssigkeit sind kleiner als die Adhäsionskräfte zur Unterlage.

(A) nur 1

(B) nur 1 und 3

(C) nur 1 und 4

(D) nur 2 und 3

(E) nur 2 und 4

F03 **2.179** Wenn eine inkompressible Flüssigkeit laminar durch ein Rohr strömt, dessen Querschnitt sich an einer bestimmten Stelle verengt, so nimmt dort die mittlere Strömungsgeschwindigkeit ab,

weil

bei einer unverzweigten stationären Strömung einer inkompressiblen Flüssigkeit durch einen kleineren Querschnitt ein kleineres Volumen pro Zeiteinheit hindurchtritt.

Antwort	Aussage 1	Aussage 2	Verknüpfung
A	richtig	richtig	richtig
B	richtig	richtig	falsch
C	richtig	falsch	—
D	falsch	richtig	—
E	falsch	falsch	—

H03 **2.180** Welche Messgröße bestimmt man mit einem Pyknometer?

(A) Länge

(B) Dichte

(C) elektrische Leitfähigkeit

(D) Temperatur

(E) Oberflächenspannung

F05 **2.181** Ein Fahrzeug bewege sich gemäß untenstehendem Geschwindigkeit (v)-Zeit (t)-Diagramm.

In welchem der Punkte (A)–(E) ist der Betrag der Beschleunigung am größten?

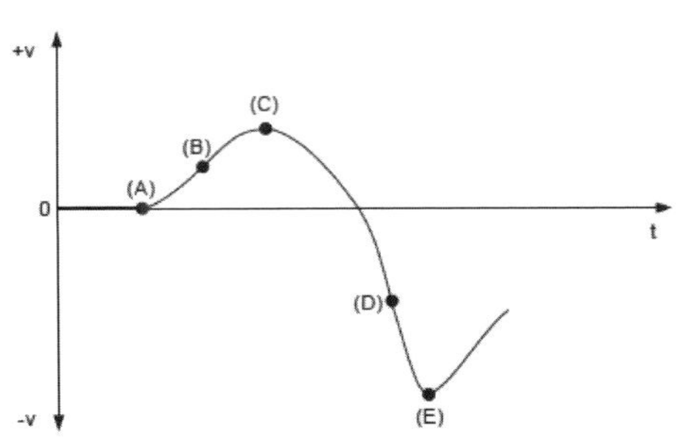

2.177✓ C **2.178**✓ D **2.179**✓ E **2.180**✓ B **2.181**✓ D

Prüfungsfragen bis 2010

F05 **2.182** In einem starren, rechteckigen Metallrahmen M ist ein flexibler Faden F so befestigt, dass er eine Schlinge bildet. Der Rahmen wird so in eine Seifenlösung getaucht, dass sich nach dem Herausziehen sowohl im Rahmen als auch im Innern der (unregelmäßigen) Fadenschlinge eine Seifenlamelle ausgebildet hat (siehe Skizze).

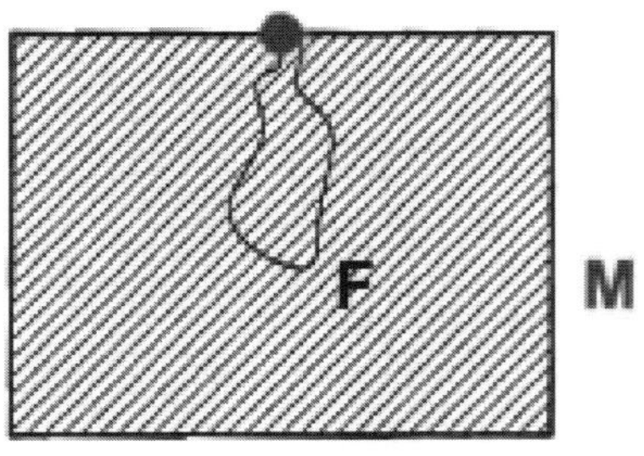

Nun wird die Lamelle im Innern der Schlinge durchstochen.

Was geschieht?

(A) Die Form der Schlinge ändert sich nicht.

(B) Die Schlinge nimmt Kreisform an.

(C) Die Schlinge nimmt Ellipsenform an, entsprechend den Seitenverhältnissen des Metallrahmens.

(D) Die Schlinge nimmt eine gestreckte Form an, senkrecht zu der Rahmenseite, an der sie befestigt ist.

(E) Die Schlinge nimmt eine gestreckte Form an und legt sich an die Rahmenseite, an der sie befestigt ist.

H05 **2.183** Drei zueinander senkrechte Kräfte (in Richtung der x-, y- und z-Achse eines kartesischen Koordinatensystems) mit den Beträgen 6 N, 8 N und 10 N greifen an einem Punkt an.

Wie groß ist die resultierende Kraft ungefähr?

(A) 8 N

(B) 10 N

(C) 14 N

(D) 20 N

(E) 24 N

F06 **2.184** Ein Hebel ist über ein Gelenk reibungsfrei gelagert. An ihm greifen die Kräfte G_1, G_2, G_3 an (die Rollen seien reibungsfrei).

Bei welchen der folgenden Werte für G_1, G_2, G_3 bleibt der Hebel in der gezeichneten Stellung im Gleichgewicht?

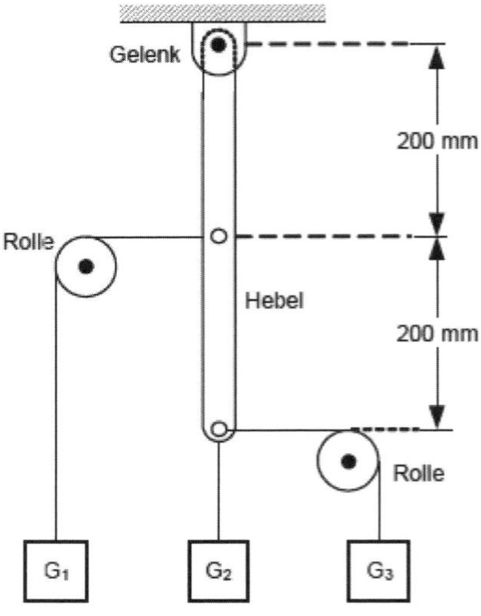

	G_1	G_2	G_3
(A)	200 N	200 N	100 N
(B)	100 N	100 N	100 N
(C)	100 N	100 N	200 N
(D)	100 N	200 N	200 N
(E)	200 N	400 N	200 N

F06 **2.185** Wie groß ist etwa die Dichte von CO_2-Gas unter Normbedingungen?

(A) 1 kg / m^3

(B) 2 kg / m^3

(C) 3 kg / m^3

(D) 4 kg / m^3

(E) 5 kg / m^3

2.182✓ B **2.183**✓ C **2.184**✓ A **2.185**✓ B

F06 **2.186** Ein Körper der Masse 2 kg durchfällt (aus der Ruhelage) in einem viskosen Medium eine Strecke von 2 m und erreicht dabei eine Geschwindigkeit von 6 m / s ($g \approx 10$ m·s^{-2}).

Ordnen Sie bitte den Größen aus Liste 1 den zutreffenden Wert aus Liste 2 zu!

Liste 1

(1) Abnahme der potentiellen Energie des Körpers

(2) gewonnene kinetische Energie des Körpers

Liste 2

(A) 4 J

(B) 8 J

(C) 36 J

(D) 40 J

(E) 72 J

F06 **2.187** An einer um ihren Mittelpunkt drehbaren Stange sind zwei Massen m angebracht, entsprechend Abbildung 1. Die Anordnung rotiert reibungsfrei und ohne Antrieb mit konstanter Winkelgeschwindigkeit.

Plötzlich rutschen die beiden Massen nach außen (Abbildung 2). Wie ändern sich dabei Trägheitsmoment und Winkelgeschwindigkeit der Anordnung?

1

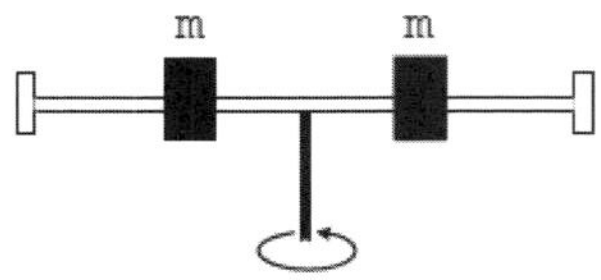

2

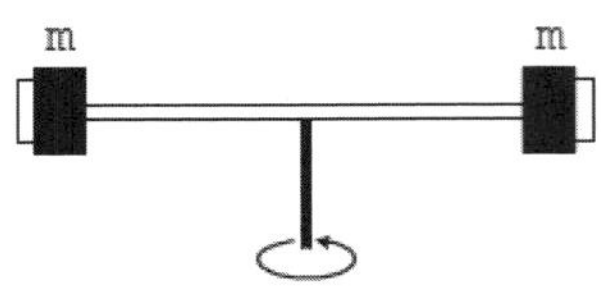

	Trägheitsmoment	Winkelgeschwindigkeit
(A)	wird kleiner	wird größer
(B)	wird kleiner	wird kleiner
(C)	bleibt konstant	bleibt konstant
(D)	wird größer	bleibt konstant
(E)	wird größer	wird kleiner

H06 **2.188** In eine mit 600 Umdrehungen pro Sekunde rotierende Zentrifuge mit dem Radius $r = 5$ cm ist ein Steinchen der Masse $m = 0{,}1$ g geraten.

Mit etwa welcher Kraft drückt das Steinchen auf die Zentrifugenwand?

(A) 1,8 N

(B) 9,4 N

(C) 70 N

(D) 1 800 N

(E) Keiner der vorstehenden Werte ist richtig.

H06 **2.189** Mit welcher Maximalgeschwindigkeit kann ein PKW der Masse $m = 1\,000$ kg und der Motorleistung $P = 50$ kW eine Strecke mit einer Neigung von 30 ° reibungsfrei bergauf fahren?

(A) 18 km / h

(B) 24 km / h

(C) 36 km / h

(D) 48 km / h

(E) 64 km / h

F07 **2.190** Auf einer Wippe sitzen zwei Kinder der Masse 30 kg bzw. 40 kg. Das leichtere Kind sitze im Abstand 4 m von der Rotationsachse.

In welchem Abstand von der Rotationsachse muss das schwerere Kind auf der Wippe sitzen, damit Gleichgewicht herrscht?

(A) 2 m

(B) 3 m

(C) 4 m

(D) 5 m

(E) 6 m

2.186✓ (1,D) (2,C) **2.187**✓ E **2.188**✓ C **2.189**✓ C **2.190**✓ B

H08 **2.191** Ein Körper gleitet, beginnend bei Punkt a, reibungsfrei zwei geneigte Ebenen (I und II) hinunter (Die Höhe h ist in beiden Fällen gleich, die Länge l bei II doppelt so groß).

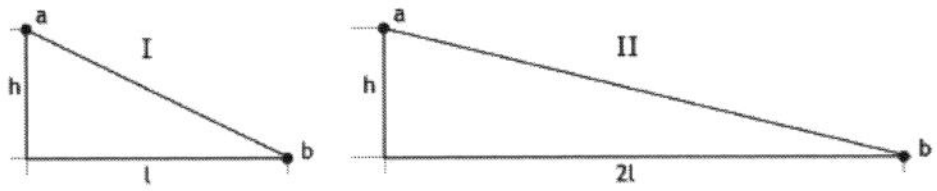

Welche Aussagen treffen zu?

(1) Die Geschwindigkeiten im Punkt b sind identisch.
(2) Die Geschwindigkeit im Punkt b ist im Fall (I) größer.
(3) Die Körper erreichen Punkt b nach identischen Zeiten.
(4) Im Fall (I) wird Punkt b schneller erreicht.

(A) nur 3

(B) nur 1 und 3

(C) nur 1 und 4

(D) nur 2 und 3

(E) nur 2 und 4

H08 **2.192** Das Aufrahmen zweier Öl-in-Wasser-Emulsionen wird verglichen. Bei der ersten Probe dauert der Vorgang ca. 4 h. Die zweite Probe enthält stofflich gleiche Öltröpfchen mit doppeltem Durchmesser. Der entsprechende Ablauf dauert nunmehr etwa:

(A) 0,25 h

(B) 1 h

(C) 2 h

(D) 8 h

(E) 16 h

H08 **2.193** Eine Flüssigkeit ströme laminar und reibungsfrei mit der Geschwindigkeit $v_1 = 0{,}1\ \mathrm{m/s}$ durch ein Rohrstück des Querschnitts $A_1 = 1\ \mathrm{cm}^2$.

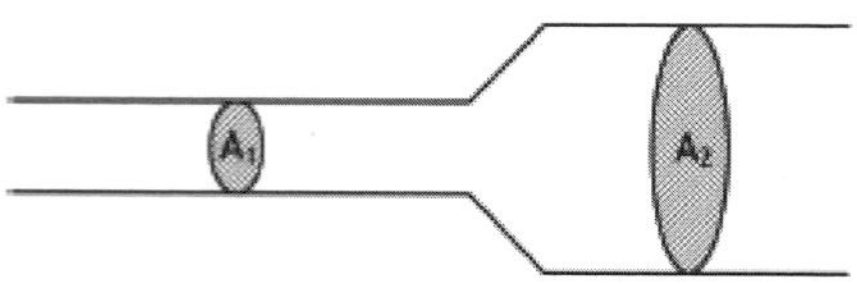

Wie groß ist etwa die Strömungsgeschwindigkeit nach Erweiterung des Rohrs auf den Querschnitt $A_2 = 5\ \mathrm{cm}^2$?

(A) 0,01 m / s

(B) 0,02 m / s

(C) 0,05 m / s

(D) 0,1 m / s

(E) 0,2 m / s

F09 **2.194** Ein Stück Lehm trifft zentral mit einer Geschwindigkeit von $v = 10\ \mathrm{m/s}$ auf ein ruhendes Stück Lehm gleicher Masse. Beide bewegen sich nach dem Zusammentreffen als ein Stück weiter (Reibung mit der Umgebung sei vernachlässigbar).

Wie groß ist die Geschwindigkeit des Stücks nach dem Zusammentreffen?

(A) 0,5 m / s

(B) 3,3 m / s

(C) 5 m / s

(D) 10 m / s

(E) 20 m / s

H09 **2.195** Ein Körper wird aus der Ruhe mit der konstanten Beschleunigung von $4\ \mathrm{m \cdot s^{-2}}$ über eine Zeit von 10 s beschleunigt.

Ordnen Sie bitte den in Liste 1 aufgeführten Größen den richtigen Wert aus Liste 2 zu!

Liste 1

(1) Endgeschwindigkeit
(2) mittlere Geschwindigkeit während der Beschleunigungszeit

Liste 2

(A) $20\ \mathrm{m \cdot s^{-1}}$

(B) $40\ \mathrm{m \cdot s^{-1}}$

(C) $80\ \mathrm{m \cdot s^{-1}}$

(D) $100\ \mathrm{m \cdot s^{-1}}$

(E) $200\ \mathrm{m \cdot s^{-1}}$

2.191✓ C **2.192**✓ B **2.193**✓ B **2.194**✓ C **2.195**✓ (1,B) (2,A)

H09 **2.196** Welche Strecke muss eine Masse $m = 5$ kg im freien Fall etwa durchfallen, damit ihre kinetische Energie um $\Delta W = 50$ J zunimmt?

(A) 0,1 m

(B) 0,25 m

(C) 1 m

(D) 2,5 m

(E) 10 m

F10 **2.197** Ein Radfahrer legt im Gebirge eine Strecke von 90 km zurück, davon 45 km bergauf und 45 km bergab.

Wie schnell muss er bergauf fahren, wenn er bergab mit einer Geschwindigkeit von 45 km / h fährt und eine Durchschnittsgeschwindigkeit von 9 km / h erreichen will?

(A) 1 km / h

(B) 3 km / h

(C) 5 km / h

(D) 47 km / h

(E) 9 km / h

F10 **2.198** Ein erdnaher Satellit umkreist die Erde auf einer Umlaufbahn. Dabei wird die Zentripetalbeschleunigung durch die Fallbeschleunigung g aufgebracht.

Wie groß ist etwa die Bahngeschwindigkeit des Satelliten, wenn er sich in einem Abstand von $r = 6\,400$ km um den Erdmittelpunkt bewegt?

(A) 100 m / s

(B) 640 m / s

(C) 800 m / s

(D) 6 400 m / s

(E) 8 000 m / s

F10 **2.199** Ein Wassertank (Fassungsvermögen: 2 m^3) wird über eine Rohrleitung (Querschnitt: 3 cm^2) mit einem mittleren Volumenstrom von 1,5 l · s^{-1} gefüllt.

Wie lange dauert eine vollständige Füllung etwa?

(A) 670 s

(B) 750 s

(C) 1 330 s

(D) 7 500 s

(E) 12 500 s

F10 **2.200** Welche Aussagen treffen zu?

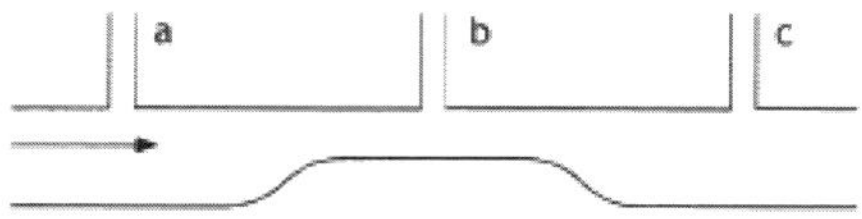

Zwischen den Steighöhen h_a, h_b und h_c einer Flüssigkeit in den Manometersäulen a, b und c können bei stationärer Strömung folgende Verhältnisse auftreten:

(1) $h_a > h_b$
(2) $h_a > h_c$
(3) $h_b < h_c$

(A) nur 1

(B) nur 2

(C) nur 1 und 2

(D) nur 2 und 3

(E) 1 bis 3 (alle)

2.196✓ C **2.197**✓ C **2.198**✓ E **2.199**✓ C **2.200**✓ E

3 Wärmelehre

F93 **3.1** Ein Metallblock mit einer Masse von 1 kg wird auf 100 °C erwärmt und in 1 kg Wasser von 10 °C mit einer spezifischen Wärmekapazität von etwa 4 J/(g K) gebracht. Es stellt sich eine Endtemperatur von 20 °C ein. Die Wärmekapazität des Kalorimeters (Wasserwert) ist vernachlässigbar. Die spezifische Wärmekapazität des Metalls beträgt ungefähr

(A) 1,60 $\frac{\mathrm{J}}{\mathrm{g \cdot K}}$

(B) 1,00 $\frac{\mathrm{J}}{\mathrm{g \cdot K}}$

(C) 0,50 $\frac{\mathrm{J}}{\mathrm{g \cdot K}}$

(D) 0,44 $\frac{\mathrm{J}}{\mathrm{g \cdot K}}$

(E) 0,20 $\frac{\mathrm{J}}{\mathrm{g \cdot K}}$

F93 **3.2** Die Innere Energie eines Körpers kann nur erhöht werden, indem Wärmezufuhr von außen erfolgt,

weil

Arbeit von einem Körper nur abgegeben werden kann.

Antwort	Aussage 1	Aussage 2	Verknüpfung
A	richtig	richtig	richtig
B	richtig	richtig	falsch
C	richtig	falsch	—
D	falsch	richtig	—
E	falsch	falsch	—

F93 **3.3** Welchen Aussagen stimmen Sie zu?

Die Siedetemperatur einer **gegebenen** Flüssigkeit hängt ab

(1) vom Außendruck
(2) von der Art und Menge gelöster Substanz
(3) von der Energiezufuhr
(4) von der Verdampfungsgeschwindigkeit
(5) von der Verdampfungswärme

(A) nur 1 und 2

(B) nur 1 und 3

(C) nur 1 und 5

(D) nur 1, 3 und 4

(E) nur 2, 4 und 5

F93 **3.4** Haben zwei Körper dieselbe Temperatur, so enthalten sie stets auch dieselbe Wärmeenergie,

weil

bei einem Körper der Wärmekapazität C zwischen einer (kleinen) Temperaturerhöhung ΔT und der zugeführten Wärmeenergie ΔQ der Zusammenhang

$$\Delta Q = C \cdot \Delta T$$

besteht.

Antwort	Aussage 1	Aussage 2	Verknüpfung
A	richtig	richtig	richtig
B	richtig	richtig	falsch
C	richtig	falsch	—
D	falsch	richtig	—
E	falsch	falsch	—

H93 **3.5** Das Manometer eines Druckgaszylinders zeigt bei einer Gastemperatur von 27 °C einen Druck von 150 bar an. Um wieviel steigt der Druck, wenn die Gastemperatur um 10 °C steigt? (Verhalten eines idealen Gases werde vorausgesetzt.)

(A) 0,2 bar

(B) 0,3 bar

(C) 0,5 bar

(D) 5 bar

(E) 55 bar

H93 **3.6** Welche Aussage über Temperatur und Wärme trifft zu?

(A) Bei Temperaturerhöhung sinkt die Innere Energie einer Probe.

(B) Temperatur ist eine Form von Energie.

(C) Zwei Proben mit gleicher Temperatur haben stets den gleichen Energiegehalt.

(D) Zwei Proben mit gleicher Dichte haben stets den gleichen Energiegehalt.

(E) Durch Zufuhr von Wärmeenergie kann man die Temperatur einer Probe und/oder ihren Phasenzustand ändern.

3.1✓ C **3.2**✓ E **3.3**✓ A **3.4**✓ D **3.5**✓ D **3.6**✓ E

H93 **3.7** Eine gegebenes Thermoelement mit Verbindungsstellen auf den Temperaturen 300 K und 400 K liefert eine elektrische Spannung von etwa 4 mV. Befinden sich die Verbindungsstellen auf 20 °C und 80 °C, so tritt etwa folgende Thermospannung auf:

(A) 0,45 mV

(B) 0,6 mV

(C) 2,0 mV

(D) 2,4 mV

(E) 3,2 mV

F93 **3.8** Welche der folgenden Aussagen treffen zu?
Die mittlere Geschwindigkeit von Gasteilchen

(1) ist temperaturabhängig
(2) nimmt ab bei steigender Teilchenmasse
(3) ist verschieden für verschiedene Isotope desselben Elements

(A) nur 1

(B) nur 1 und 2

(C) nur 1 und 3

(D) nur 2 und 3

(E) 1 bis 3 (alle)

H93 **3.9** Wird eine (gegebene) Gasprobe adiabatisch komprimiert, so

(A) wird dabei auch Wärmeenergie zugeführt

(B) wird dabei Wärmeenergie abgegeben

(C) bleibt die Temperatur konstant

(D) steigt ihre Innere Energie

(E) bleibt ihre Innere Energie konstant

H93 **3.10** Welches Diagramm stellt das Boyle-Mariottesche Gesetz dar?

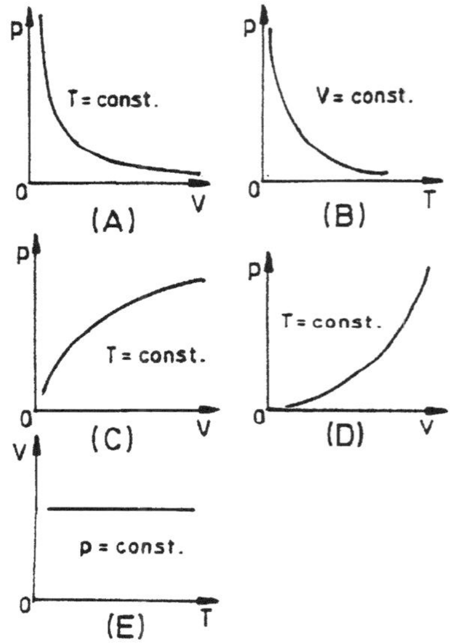

H93 **3.11** Welches Diagramm gibt das Phasendiagramm das Wassers richtig wieder?

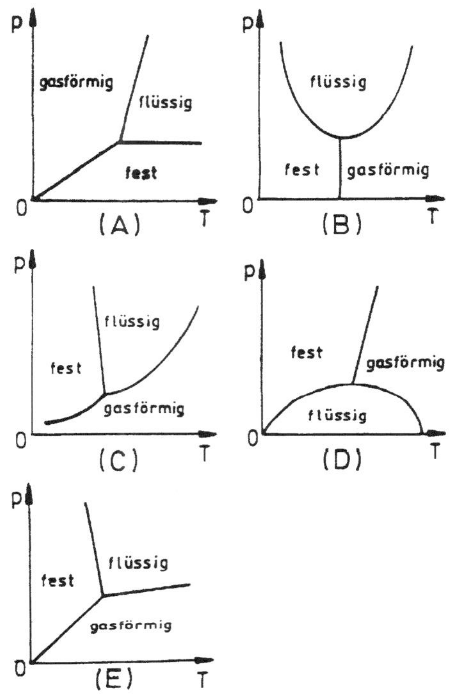

3.7✓ D **3.8**✓ E **3.9**✓ D **3.10**✓ A **3.11**✓ C

H93 **3.12** Welche der folgenden Aussagen treffen zu?

Konvektive Wärmeübertragung ist möglich:

(1) mit wässrigen Lösungen
(2) in Gasen
(3) mittels Photonen im Vakuum
(4) mit flüssigen Metallen

(A) nur 1, 2 und 3

(B) nur 1, 2 und 4

(C) nur 1, 3 und 4

(D) nur 2, 3 und 4

(E) 1 bis 4 (alle)

H93 **3.13** Sie lösen 0,2 mol NaCl (vollständig dissoziierend) in einer gegebenen Menge Wasser auf und beobachten eine Gefrierpunktserniedrigung von 0,3 K. Werden dazu noch 0,6 mol Saccharose aufgelöst, tritt als weitere Senkung der Gefriertemperatur auf:

(A) 0,1 K

(B) 0,4 K

(C) 0,45 K

(D) 0,9 K

(E) 1 K

H93 **3.14** Nach der Modellvorstellung kann ein ideales Gas nicht kondensieren,

weil

in der Modellvorstellung des idealen Gases zwischen den Teilchen keine Anziehungskräfte auftreten.

Antwort	Aussage 1	Aussage 2	Verknüpfung
A	richtig	richtig	richtig
B	richtig	richtig	falsch
C	richtig	falsch	—
D	falsch	richtig	—
E	falsch	falsch	—

H93 **3.15** Einem idealen Gas werde bei konstantem Volumen reversibel Wärmeenergie zugeführt.

Welche der folgenden Aussagen trifft auf diesen Prozess **nicht** zu?

(A) Die Temperatur steigt.

(B) Der Druck steigt.

(C) Die Innere Energie steigt.

(D) Die Entropie steigt.

(E) Die Freie Energie steigt.

H93 **3.16** Ordnen Sie den in Liste 1 aufgeführten Begriffen die für sie zutreffende Aussage (Liste 2) zu!

Liste 1

(1) Solvation
(2) Sublimation

Liste 2

(A) Löslichkeit in g/cm^3

(B) Trockenvorgang

(C) Phasenübergang zwischen fest und gasförmig

(D) Phasenübergang gasförmig $\longrightarrow$ flüssig

(E) Keine der obigen Aussagen trifft zu.

H93 **3.17** Welche der folgenden Aussagen treffen zu?

Die Stoffmenge eines Adsorbats, die eine Pulver-Probe im Gleichgewicht zu adsorbieren vermag (solange keine Sättigung eingetreten ist), nimmt zu, wenn

(1) die Temperatur abgesenkt wird
(2) der Partialdruck des Adsorbats steigt
(3) die Temperatur steigt

(A) nur 1

(B) nur 2

(C) nur 3

(D) nur 1 und 2

(E) nur 2 und 3

3.12✓ B **3.13**✓ C **3.14**✓ A **3.15**✓ E **3.16**✓ (1,E) (2,C) **3.17**✓ D

H93 **3.18** Welche der folgenden Prozesse sind reversibel?

(1) Ausströmen von Sauerstoff aus einer Druckgasflasche
(2) Vermischen von Wasser und Alkohol
(3) freie atmosphärische Verbrennung von Erdgas
(4) Auflösung von Kochsalz in Wasser

(A) keiner
(B) nur 1
(C) nur 3
(D) nur 1 und 3
(E) nur 2 und 4

H93 **3.19** Welche der folgenden Aussagen treffen zu?

Bei Wasser unter Normaldruck gilt:

(1) Die mittleren Abstände benachbarter Moleküle sind im flüssigen und im festen Zustand etwas verschieden.
(2) Im flüssigen Zustand sind die Moleküle leicht gegeneinander verschiebbar.
(3) Reiner Wasserdampf hat keine freie Oberfläche.

(A) nur 1
(B) nur 2
(C) nur 1 und 2
(D) nur 2 und 3
(E) 1 bis 3 (alle)

H93 **3.20** Welche der folgenden Aussagen über das Verhalten eines einheitlichen Stoffs treffen zu?

(1) Der Tripelpunkt verschiebt sich bei Änderung des äußeren Luftdrucks.
(2) Der Sättigungsdampfdruck über der flüssigen Phase wird mit abnehmender Temperatur geringer.
(3) Oberhalb der kritischen Temperatur bildet sich keine Phasengrenze mehr aus.

(A) nur 1
(B) nur 2
(C) nur 1 und 2
(D) nur 2 und 3
(E) 1 bis 3 (alle)

F93 **3.21** Bei einer (periodisch arbeitenden) realen Wärmekraftmaschine lässt sich in keinem Fall die gesamte Wärme in mechanische Energie umsetzen,

weil

mechanische Energie nie ganz in Wärme überführt werden kann.

Antwort	Aussage 1	Aussage 2	Verknüpfung
A	richtig	richtig	richtig
B	richtig	richtig	falsch
C	richtig	falsch	—
D	falsch	richtig	—
E	falsch	falsch	—

F93 **3.22** Siedeverzug kann bei Flüssigkeiten auftreten,

weil

durch Lösen von Salzen der Dampfdruck von Flüssigkeiten erniedrigt wird.

Antwort	Aussage 1	Aussage 2	Verknüpfung
A	richtig	richtig	richtig
B	richtig	richtig	falsch
C	richtig	falsch	—
D	falsch	richtig	—
E	falsch	falsch	—

F93 **3.23** Diffusionsprozesse laufen bei erhöhter Temperatur langsamer ab,

weil

bei erhöhter Temperatur die thermische, ungeordnete Bewegung der diffundierenden Teilchen stärker ist.

Antwort	Aussage 1	Aussage 2	Verknüpfung
A	richtig	richtig	richtig
B	richtig	richtig	falsch
C	richtig	falsch	—
D	falsch	richtig	—
E	falsch	falsch	—

3.18✓ A **3.19**✓ E **3.20**✓ D **3.21**✓ C **3.22**✓ B **3.23**✓ D

H94 **3.24** Welche der folgenden Aussagen trifft **nicht** zu?

Ein ideales Gas werde reversibel isotherm komprimiert. Für dieses Gas gilt:

(A) Die Temperatur ist konstant.

(B) Das Volumen nimmt ab.

(C) Die Innere Energie ist konstant.

(D) Die Entropie nimmt ab.

(E) Der Druck nimmt ab.

F95 **3.25** Eine gegebene Gasmenge wird vom Volumen V_1 auf das Volumen V_2 komprimiert. Welches Flächenstück repräsentiert die geleistete Arbeit?

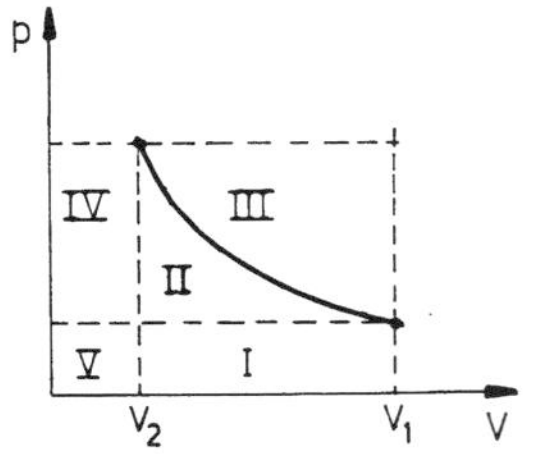

(A) II

(B) I+II

(C) II+IV

(D) I+II+III

(E) I+II+IV+V

H93 **3.26** Welche der folgenden Aussagen über Diffusionsvorgänge treffen zu?

(1) Diffusion erfolgt um so schneller, je höher die Temperatur ist.
(2) Diffusionsvorgänge suchen Konzentrationsunterschiede auszugleichen.
(3) Diffusion kann auch in festen Phasen auftreten.

(A) nur 1

(B) nur 2

(C) nur 1 und 3

(D) nur 2 und 3

(E) 1 bis 3 (alle)

F95 **3.27** Der Zustand eines idealen Gases werde reversibel geändert. Ordnen Sie den in Liste 1 spezifizierten Prozessen diejenige Zustandsgröße aus Liste 2 zu, die bei dem Prozess konstant bleibt!

Liste 1

(1) Der Prozess ist isobar
(2) Der Prozess ist adiabatisch

Liste 2

(A) Innere Energie

(B) Entropie

(C) Temperatur

(D) Volumen

(E) Druck

F96 **3.28** Die Temperatur in einem Ofen wird mit einem Thermoelement gemessen, dessen Empfindlichkeit („Thermokraft") 50 µV / K beträgt. Die eine Kontaktstelle des Thermoelements ist im Ofen, die andere in Eiswasser (0 °C). Gemessen wird eine Thermospannung $U = 25$ mV.

Welche Temperatur herrscht im Ofen?

(A) 227 °C

(B) 500 °C

(C) 773 °C

(D) 2 000 °C

(E) 2 227 °C

F96 **3.29** In einem abgeschlossenen System seien zwei Körper im thermischen Gleichgewicht. Dann muss in jedem Fall für beide Körper gleich sein:

(A) die Masse

(B) das Volumen

(C) die Temperatur

(D) die Energie

(E) die Entropie

3.24✓ E **3.25**✓ B **3.26**✓ E **3.27**✓ (1,E) (2,B) **3.28**✓ B **3.29**✓ C

F96 **3.30** Bei isothermer Volumenänderung eines idealen Gases von V_1 nach V_2 (oder umgekehrt) entspricht die schraffierte Fläche unter der p-V-Kurve im nebenstehenden Diagramm

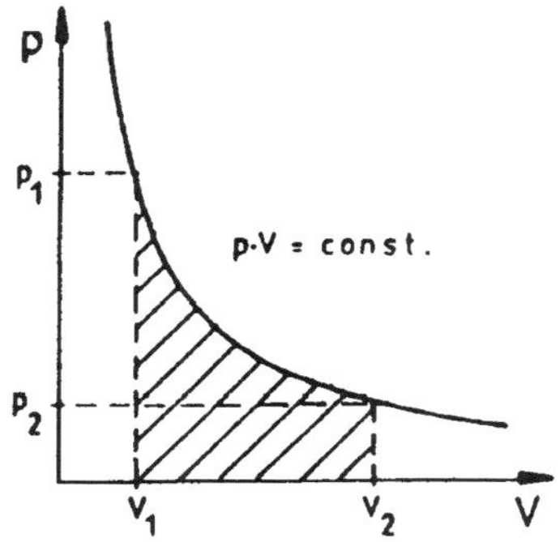

(A) der Druckänderung

(B) der Volumenänderung

(C) der Dichteänderung

(D) der Entropieänderung

(E) der reversiblen, isothermen Volumenarbeit

F96 **3.31** Die Zustandsgleichung für ein Mol eines realen Gases nach van der Waals

$$\left(p + \frac{a}{V_m^2}\right) \cdot (V_m - b) = RT$$

enthält zwei Terme, die in der Zustandsgleichung eines idealen Gases nicht vorkommen.

Der Term $\frac{a}{V_m^2}$ geht darauf zurück, dass in dem zugrunde liegenden Modell explizit berücksichtigt werden:

(1) das Eigenvolumen der Gasteilchen
(2) die Masseverteilung der Gasteilchen
(3) anziehende Kräfte zwischen den Gasteilchen

(A) nur 1

(B) nur 2

(C) nur 3

(D) nur 1 und 3

(E) 1 bis 3 (alle)

H95 **3.32** Welche Aussage trifft **nicht** zu?

Folgende Größen sind (thermodynamische) Zustandsfunktionen:

(A) Innere Energie U

(B) Freie Enthalpie G

(C) Entropie S

(D) Gaskonstante R

(E) Volumen V

F96 **3.33** In einem Isoliergefäß wird eine Menge Wasser langsam von 27 °C auf 28 °C aufgeheizt. Dabei wird insgesamt eine Wärmeenergie $\Delta Q = 1\,500$ J zugeführt. Wie groß ist die Entropieänderung des Wassers etwa?

(A) Abnahme um ca. 1 500 J / K

(B) Abnahme um ca. 5 J / K

(C) Abnahme um ca. 0,5 J / K

(D) Zunahme um ca. 0,5 J / K

(E) Zunahme um ca. 5 J / K

F96 **3.34** Die Ursache für den Unterschied zwischen der molaren Wärmekapazität eines idealen Gases bei konstantem Druck C_{mp} und der molaren Wärmekapazität bei konstantem Volumen C_{mv} liegt

(A) in der unterschiedlichen Wechselwirkung der Gasteilchen untereinander bei konstantem Druck bzw. konstantem Volumen

(B) in der unterschiedlichen Wärmeleitfähigkeit von idealen Gasen bei konstantem Druck bzw. konstantem Volumen

(C) in der unterschiedlichen kritischen Temperatur des idealen Gases bei konstantem Druck bzw. konstantem Volumen

(D) in der unterschiedlichen Kondensationswärme des idealen Gases bei konstantem Druck bzw. konstantem Volumen

(E) in der Volumenarbeit, die bei konstantem Druck neben dem Wärmeenergieaustausch des Gases aufgewandt wird

3.30✓ E **3.31**✓ C **3.32**✓ D **3.33**✓ E **3.34**✓ E

F96 **3.35** Ein geschlossenes Gefäß enthält 2 mol Helium unter einem Druck von 1 bar bei 20 °C. Dann wird 1 mol Wasserstoff H_2 von 100 °C dazugepumpt. Wie groß ist der Partialdruck des Heliums, wenn das Gefäß wieder auf die ursprüngliche Temperatur abgekühlt ist?

(A) $\frac{2}{3}$ bar

(B) 1 bar

(C) $\frac{4}{3}$ bar

(D) 2 bar

(E) 3 bar

F96 **3.36** Aus folgendem Grund weist ein feuchtes Tuch an einer Wäscheleine eine etwas niedrigere Temperatur auf als seine Umgebung:

(A) die Siedetemperatur des Wassers ist höher als jene von flüssiger Luft

(B) seine mittlere Dichte ist größer als die der Umgebung

(C) die spezifische Wärmekapazität des Wassers ist größer als die der Luft

(D) die Wärmeleitfähigkeit von nassem Stoff ist größer als die Wärmeleitfähigkeit von Luft

(E) bei der Verdunstung des Wassers wird Wärmeenergie verbraucht

H95 **3.37** Die Ordnung einer chemischen Reaktion

(A) ist ein Maß für die dabei auftretende Entropieänderung

(B) gibt die räumliche Verteilung der Reaktanden an

(C) ist die Summe der Konzentrationen der beteiligten Reaktanden

(D) kann Werte von $-\infty$ bis $+\infty$ annehmen

(E) Keine der obigen Aussagen trifft zu.

F96 **3.38** Welche Aussage trifft **nicht** zu?

Bei der adiabatischen Expansion eines idealen Gases ändert sich dessen

(A) Temperatur

(B) Innere Energie

(C) Entropie

(D) Druck

(E) Dichte

F96 **3.39** Beginnend mit der Anfangstemperatur $T =$ 300 K wird isochor einer Gasprobe von 50 mol eine Wärmemenge $Q = 450$ J zugeführt. Wärmeaustausch zwischen Probe und Umgebung sei vernachlässigbar. Wie groß ist die Änderung der molaren Inneren Energie?

(A) 0,03 J / mol

(B) 1,5 J / mol

(C) 9 J / mol

(D) 75 J / mol

(E) 2 700 J / mol

F96 **3.40** Reines Wasser besitzt am Tripelpunkt nur einen Freiheitsgrad (unabhängig veränderbare Zustandsgröße),

weil

am Tripelpunkt nur der Druck frei variiert werden kann.

Antwort	Aussage 1	Aussage 2	Verknüpfung
A	richtig	richtig	richtig
B	richtig	richtig	falsch
C	richtig	falsch	—
D	falsch	richtig	—
E	falsch	falsch	—

F96 **3.41** Der Sättigungsdampfdruck einer reinen Flüssigkeit in einem Autoklaven hängt von dessen Abmessungen ab,

weil

der Druck als Kraft pro Fläche definiert ist.

Antwort	Aussage 1	Aussage 2	Verknüpfung
A	richtig	richtig	richtig
B	richtig	richtig	falsch
C	richtig	falsch	—
D	falsch	richtig	—
E	falsch	falsch	—

3.35✓ B **3.36**✓ E **3.37**✓ E **3.38**✓ C **3.39**✓ C **3.40**✓ E **3.41**✓ D

F96 **3.42** Welche der folgenden Aussagen über die Gefrierpunktserniedrigung ΔT_g treffen zu?

(1) Sie ist nur für gelöste Feststoffe messbar.
(2) Sie ist jeweils gleich groß wie die Siedetemperaturerhöhung ΔT_s.
(3) Die kryoskopische Konstante ist für alle Lösungsmittel gleich.

(A) Keine dieser Aussagen trifft zu.

(B) nur 1

(C) nur 2

(D) nur 1 und 3

(E) nur 2 und 3

F96 **3.43** Welchen der folgenden Aussagen zur Wärmeleitung stimmen Sie zu?

Zwei Körper, die sich auf unterschiedlichen Temperaturen (Temperaturdifferenz ΔT) befinden, sind durch einen homogenen Stab, der Länge l und des Querschnitts A miteinander verbunden. Der Wärmestrom, d. h. die pro Zeiteinheit transportierte Wärmemenge ist:

(1) proportional ΔT
(2) proportional l
(3) proportional A
(4) umgekehrt proportional A

(A) nur 1

(B) nur 3

(C) nur 1 und 3

(D) nur 2 und 4

(E) nur 1, 2 und 4

H96 **3.44** Welches Diagramm beschreibt die Temperaturabhängigkeit des Gleichgewichtsdampfdrucks p reiner Flüssigkeit am besten?

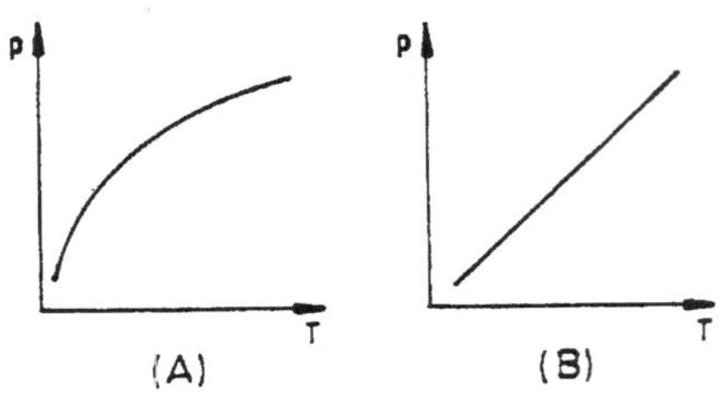

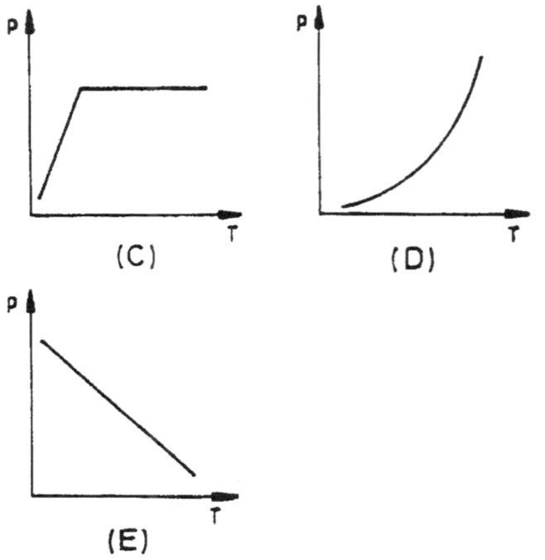

F96 **3.45** Das Manometer an einem Druckgaszylinder mit Helium zeigt einen Druck von 100 bar an; die Temperatur des Zylinders beträgt 27 °C. In der kühleren Nacht zeigt das Manometer nur noch 95 bar an, obwohl kein Gas entnommen wurde. **Um wieviel Grad** ist die Temperatur des Gases gesunken? (Verhalten eines idealen Gases soll angenommen werden.)

(A) 1,3 °C

(B) 2,6 °C

(C) 15 °C

(D) 21 °C

(E) 28,5 °C

H96 **3.46** Welches der p-V-Diagramme gibt den Unterschied zwischen adiabatischer (- - -) und isothermer (—) Zustandsänderung eines idealen Gases qualitativ richtig wieder?

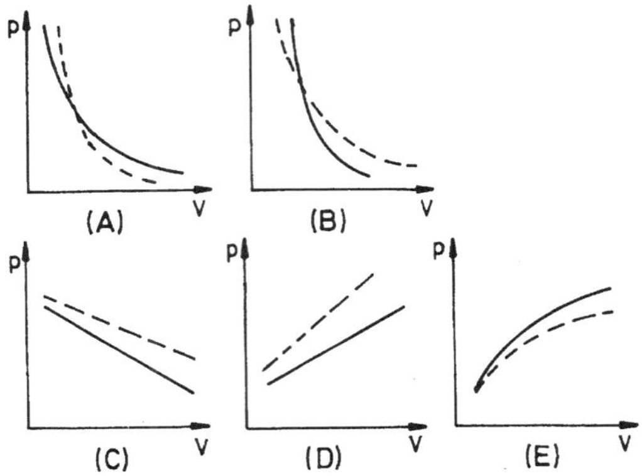

3.42✓ A **3.43**✓ C **3.44**✓ D **3.45**✓ C **3.46**✓ A

H96 **3.47** Ein Thermometer enthalte 400 mm³ Quecksilber (Volumenausdehnungskoeffizient 0,000 18 K^{-1}). Welchen Querschnitt muss die Kapillare etwa haben, damit einem Temperaturanstieg um 1 K ein Anstieg der Quecksilbersäule um 2 mm entspricht?

(A) 0,036 mm²

(B) 0,072 mm²

(C) 0,144 mm²

(D) 0,360 mm²

(E) Keiner der obigen Werte trifft annähernd zu.

H96 **3.48** Welche Aussage trifft **nicht** zu?

Ein ideales Gas strömt laminar bei näherungsweise konstantem Druck stationär durch eine Heizvorrichtung; dabei erhöht sich die Gastemperatur von T_1 auf T_2. Hierbei steigen ebenfalls die

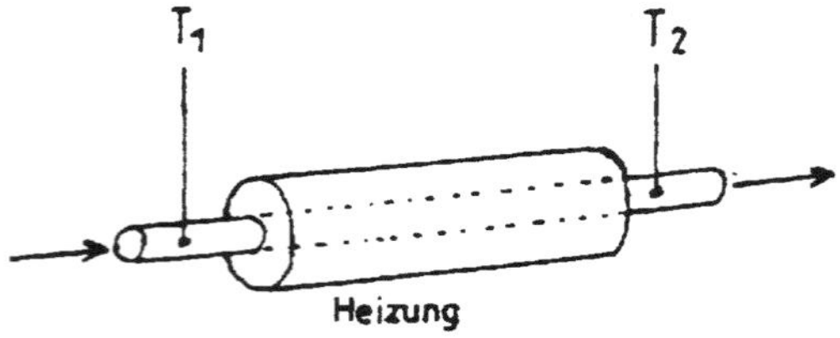

(A) Innere Energie/Mol

(B) Dichte

(C) mittlere kinetische Energie (der ungeordneten Bewegung) der Gasteilchen

(D) Entropie/Mol

(E) Enthalpie/Mol

F96 **3.49** Ein ideales Gas werde reversibel isotherm expandiert. Welche der folgenden Aussagen treffen zu?

(1) Die Temperatur ist konstant.
(2) Das Volumen steigt.
(3) Die Entropie steigt.

(A) Keine

(B) nur 1

(C) nur 3

(D) nur 1 und 2

(E) 1 bis 3 (alle)

H96 **3.50** In einem Kolben werden 2 mol Helium und 1 mol Argon gemischt und so komprimiert, dass sich ein Gesamtdruck von 6 bar einstellt.

Wie groß ist dann der Partialdruck des Heliums?

(A) 2,0 bar

(B) 3,0 bar

(C) 4,0 bar

(D) 4,8 bar

(E) 5,0 bar

H96 **3.51** Einem Gefäß (vernachlässigbarer Wärmekapazität) mit Eis wird eine Heizleistung von 500 W zugeführt. Ordnen Sie den in Liste 1 beschriebenen Vorgängen die zutreffende Zeit aus Liste 2 zu! Die benötigten Stoffdaten von H_2O entnehmen Sie der folgenden Tabelle.

spezifische Wärmekapazität	4,2 J / (g · K)
molare Wärmekapazität	75 J / (mol · K)
spezifische Schmelzwärme	330 J / g
molare Schmelzwärme	6 000 J / mol
spezifische Verdampfungswärme	2 200 J / g
molare Verdampfungswärme	41 kJ / mol

Liste 1

(1) Schmelzen von 2 kg Eis von 0 °C
(2) Erwärmen von 2 kg Wasser von 0 °C auf 100 °C
(3) Verdampfen von 2 kg Wasser von 100 °C

Liste 2

(A) ca. 22 min

(B) ca. 28 min

(C) ca. 50 min

(D) ca. 150 min

(E) ca. 200 min

3.47✓ A **3.48**✓ B **3.49**✓ E **3.50**✓ C **3.51**✓ (1,A) (2,B) (3,D)

H96 **3.52** Ein ideales Gas wird unter konstantem Druck $p = 30\ \mathrm{N}/\mathrm{cm}^2$ erwärmt und dehnt dabei sein Volumen von 400 auf 600 cm^3 aus.

Wie groß ist die geleistete Ausdehnungsarbeit?

(A) $30\ \mathrm{N} \cdot \mathrm{m}$

(B) $60\ \mathrm{N} \cdot \mathrm{m}$

(C) $120\ \mathrm{N} \cdot \mathrm{m}$

(D) $180\ \mathrm{N} \cdot \mathrm{m}$

(E) $300\ \mathrm{N} \cdot \mathrm{m}$

F97 **3.53** Welche Aussage trifft zu?

Unter Konvektion versteht man unter anderem

(A) Adiabatische Entspannung (Druckerniedrigung)

(B) Endotherme chemische Reaktionen

(C) Abstrahlung von Infrarot

(D) Wärmeleitung in Festkörpern

(E) Wärmetransport durch strömende Gase oder Flüssigkeiten

F97 **3.54** Welche Aussage trifft zu?

Die dargestellte elektrochemische Zelle, bestehend aus zwei reinen Kupferelektroden, die jeweils in eine reine x- bzw. y-normale $CuSO_4$-Lösung der Temperatur T_1 bzw. T_2 eintauchen, liefert die Spannung $U = 0$, wenn

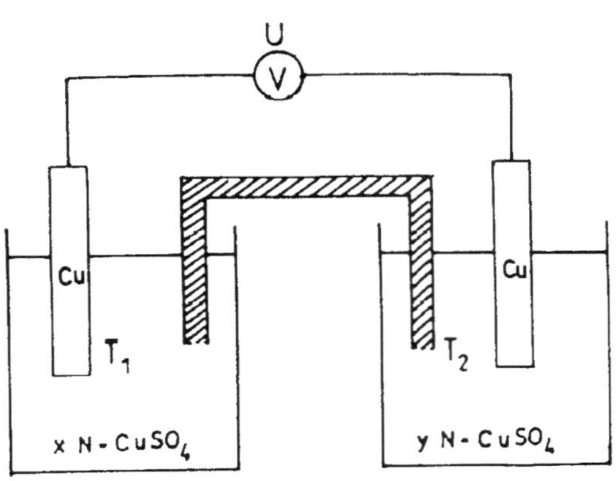

(A) $x = y$, $T_1 = T_2$

(B) $x > y$, $T_1 = T_2$

(C) $x < y$, $T_1 = T_2$

(D) $x = y$, $T_1 > T_2$

(E) $x = y$, $T_1 < T_2$

H96 **3.55** Welche der Aussagen treffen zu?

Zwei Körper befinden sich auf verschiedenen Temperaturen und werden dann in Berührung gebracht. Sie bilden ein abgeschlossenes System; Energieaustausch mit der Umgebung kann vernachlässigt werden. Für den Austauschvorgang zwischen den Körpern, der zur Temperaturangleichung führt, gilt:

(1) Der Körper auf höherer Temperatur gibt ebensoviel Wärmeenergie ab, wie der auf niedriger Temperatur befindliche aufnimmt (Gesamtenergie konstant).

(2) Die Gesamtenergie der beiden Körper wird größer.

(3) Es tritt keine Entropieänderung ein.

(4) Die Gesamtentropie der beiden Körper nimmt zu.

(A) nur 4

(B) nur 1 und 3

(C) nur 1 und 4

(D) nur 2 und 3

(E) nur 2 und 4

H96 **3.56** Welche der folgenden Aussagen über reale Gase treffen zu?

(1) Sie lassen sich nicht verflüssigen.

(2) Adiabatische Zustandsänderungen sind damit nicht möglich.

(3) Zwischen ihren Partikeln wirken keine Anziehungskräfte.

(A) keine

(B) nur 1

(C) nur 2

(D) nur 3

(E) nur 2 und 3

3.52✓ B **3.53**✓ E **3.54**✓ A **3.55**✓ C **3.56**✓ A

F97 **3.57** Ausgehend von dem Anfangszustand V_1 (Volumen), p_1 (Druck) und T_1 (absolute Temperatur) werde ein ideales Gas zunächst bei konstantem Druck p_1 auf die Temperatur $2T_1$ erwärmt, wobei sich ein Volumen V_2 ergibt, und anschließend bei konstantem Volumen V_2 wieder auf die Temperatur T_1 abgekühlt, wobei sich ein Druck p_2 ergibt.

Es gilt:

(A) $V_2 = \frac{1}{2}V_1$ und $p_2 = \frac{1}{2}p_1$

(B) $V_2 = V_1$ und $p_2 = p_1$

(C) $V_2 = \frac{1}{2}V_1$ und $p_2 = 2p_1$

(D) $V_2 = 2V_1$ und $p_2 = \frac{1}{2}p_1$

(E) $V_2 = 2V_1$ und $p_2 = 2p_1$

F97 **3.58** Welche der folgenden Aussagen zum Phasenübergang Eis-Wasser trifft zu?

(A) Während des Schmelzvorganges nimmt die Temperatur des Eis-Wasser-Gemisches langsam ab.

(B) Feste und flüssige Phase haben bei Schmelztemperatur die gleiche Dichte.

(C) Am Schmelzpunkt hat das Wasser seine größte Dichte.

(D) Wird das Wasser-Eis-Gemisch unter Druck gesetzt, erstarrt es.

(E) Reines Wasser kann, ohne zu erstarren, vorübergehen unter die Schmelztemperatur abgekühlt werden.

F97 **3.59** Wasser siedet bei konstantem Druck. Der Quotient $\Delta H_V/T_V$ (ΔH_V : Verdampfungsenthalpie, T_V : Siedetemperatur) entspricht

(A) der Verdampfungsgeschwindigkeit

(B) der reziproken Verdampfungsgeschwindigkeit

(C) der spezifischen Wärmekapazität c_p von Wasserdampf bei Siedetemperatur

(D) der spezifischen Wärmekapazität von flüssigem Wasser bei Siedetemperatur

(E) der Verdampfungsentropie

F97 **3.60** Bei der Verdampfung einer gegebenen Menge reinen Wassers in einem offenen Gefäß gilt für die Temperatur des Wassers während des Siedens:

Sie

(A) nimmt exponentiell zu

(B) nimmt linear zu

(C) bleibt unverändert

(D) nimmt linear ab

(E) nimmt exponentiell ab

F97 **3.61** Die Gibbssche Phasenregel lautet für ein Mehrkomponentensystem im Gleichgewicht mit

F: Zahl der Freiheitsgrade

K: Zahl der Komponenten

P: Zahl der Phasen

(A) $F = P - K + 2$

(B) $F = P + K - 2$

(C) $F = P - K - 2$

(D) $F = K - P + 2$

(E) $F = K + P + 2$

F97 **3.62** Die Halbwertszeit einer einfachen chemischen Zerfallsreaktion (1. Ordnung)

(A) gibt die Hälfte der Zeit an, bei der die gesamte Ausgangsstoffmenge zerfallen ist

(B) ist proportional zur Ausgangsstoffmenge

(C) ist unabhängig von der Temperatur

(D) gibt die Zeitdauer an, innerhalb derer die Reaktionsgeschwindigkeit auf die Hälfte abgenommen hat

(E) gibt die Zeitdauer an, innerhalb derer die Zerfallsgeschwindigkeitskonstante auf den halben Wert abgenommen hat

3.57✓ D **3.58**✓ E **3.59**✓ E **3.60**✓ C **3.61**✓ D **3.62**✓ D

F97 **3.63** Ein ideales Gas soll, ausgehend vom jeweils gleichen Anfangszustand, einmal adiabatisch und einmal isotherm auf jeweils das gleiche Endvolumen komprimiert werden.

Eine solche adiabatische Kompression führt zu einem höheren Enddruck als die isotherme Kompression

weil

bei der adiabatischen Kompression des Gases gleichzeitig die Temperatur zunimmt.

Antwort	Aussage 1	Aussage 2	Verknüpfung
A	richtig	richtig	richtig
B	richtig	richtig	falsch
C	richtig	falsch	—
D	falsch	richtig	—
E	falsch	falsch	—

F97 **3.64** Löst man in je 1 l Wasser 10 g Glukose bzw. 10 g Rohrzucker, so ist bei jeweils übereinstimmender Temperatur der Dampfdruck beider Lösungen gleich,

weil

nach dem Raoultschen Gesetz die relative Dampfdruckerniedrigung allein von der Masse des gelösten Stoffes abhängt.

Antwort	Aussage 1	Aussage 2	Verknüpfung
A	richtig	richtig	richtig
B	richtig	richtig	falsch
C	richtig	falsch	—
D	falsch	richtig	—
E	falsch	falsch	—

F97 **3.65** Welche der folgenden Aussagen über Stoffsysteme treffen zu?

Zwei Stoffe (Komponenten) und zwei Phasen liegen vor bei einer:

(1) Mischung von flüssigem Wasser und Zinkgranulat

(2) Mischung von flüssigem Wasser und Eis

(3) Lösung von Kochsalz in Wasser (ohne Bodenkörper)

(A) nur 1

(B) nur 2

(C) nur 3

(D) nur 1 und 2

(E) nur 2 und 3

H97 **3.66** Die Temperaturdifferenz zweier Körper beträgt 260 °C. Bei Gebrauch der Kelvin-Skala beträgt dieselbe Temperaturdifferenz

(A) 13 K

(B) 260 K

(C) 273 K

(D) 533 K

(E) Keine der Angaben trifft zu.

H97 **3.67** Die allgemeine thermische Zustandsgleichung für ein ideales Gas lautet (p = Druck, V = Volumen, T = Temperatur, n = Molzahl, R = allgemeine Gaskonstante)

(A) $n \cdot p \cdot V = R \cdot T$

(B) $p = \frac{n \cdot R \cdot T}{V}$

(C) $p \cdot T = \frac{n \cdot R}{V}$

(D) $p \cdot T = n \cdot R \cdot V$

(E) $p \cdot V = \frac{R \cdot T}{n}$

H97 **3.68** C_{mp} und C_{mV} beschreiben die molare Wärmekapazität von **flüssigem Wasser** bei gegebener Temperatur und konstantem Druck p bzw. konstantem Volumen V. Es gilt (R = Gaskonstante):

(A) $C_{mV} - C_{mp} = R$

(B) $C_{mp} - C_{mV} = R$

(C) $C_{mp} : C_{mV} = R$

(D) $C_{mV} : C_{mp} = R$

(E) $C_{mp} - C_{mV} \ll R$

Prüfungsfragen bis 2010

3.63✓ A **3.64**✓ E **3.65**✓ A **3.66**✓ B **3.67**✓ B **3.68**✓ E

H97 **3.69** Ein Kühler wird von 1 Liter Wasser pro Sekunde gleichmäßig durchströmt. Das Kühlwasser erwärmt sich dabei um 10 °C.

Wie groß ist die abgeführte Leistung?

Hinweis: Die spezifische Wärmekapazität des Wassers beträgt ca. 4,2 J/(g K).

(A) ca. 42 Ws

(B) ca. 42 W

(C) ca. $4{,}2 \cdot 10^3$ W

(D) ca. $4{,}2 \cdot 10^4$ Ws

(E) ca. $4{,}2 \cdot 10^4$ W

F97 **3.70** Welche der folgenden Aussagen treffen zu?

Die Lösungsgeschwindigkeit eines festen Arzneistoffs, der in der Lösung noch nicht die Sättigungskonzentration erreicht hat, ist:

(1) abhängig von der Festkörperoberfläche (z. B. Größe, Beschaffenheit)

(2) abhängig von der Temperatur

(3) unabhängig von der bereits erreichten Konzentration

(A) nur 1

(B) nur 2

(C) nur 1 und 2

(D) nur 2 und 3

(E) 1 bis 3 (alle)

H97 **3.71** Welche Aussage trifft **nicht** zu?

Der Grad der Gleichgewichtsbedeckung einer festen Oberfläche mit Teilchen aus einer angrenzenden Gasphase hängt (bei sonst konstanten Bedingungen) ab von

(A) den Eigenschaften der Oberfläche

(B) der Art der Gasteilchen

(C) der Temperatur

(D) dem Gasdruck

(E) der Größe der Oberfläche

H97 **3.72** Bei der Erwärmung einer Wassermenge wird experimentell nebenstehender Zusammenhang zwischen Temperatur T und der Zeit t beobachtet. Entnehmen Sie dem Diagramm die Steigung $\Delta T/\Delta t$!

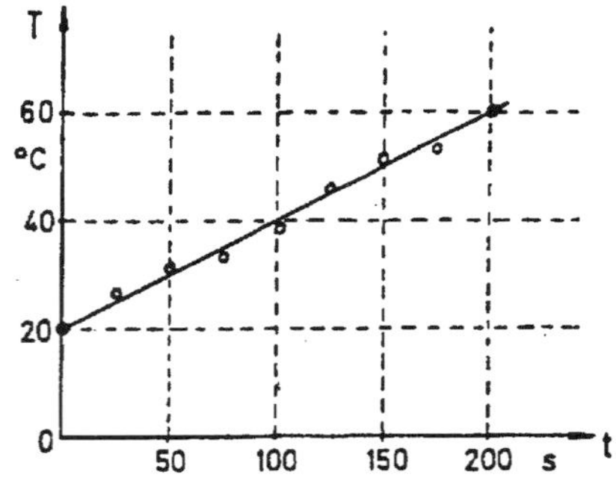

(A) 0,2 °C/s

(B) 0,3 °C/s

(C) 0,4 °C/s

(D) 0,5 °C/s

(E) 5,0 °C/s

F98 **3.73** In einem geschlossenen Gefäß befindet sich nur eine flüssige Lösung von Kochsalz in Wasser (ohne Bodenkörper) sowie darüber Wasserdampf. In diesem Mehrphasensystem liegen vor

	Stoffe (Komponenten)	Phasen
(A)	3	3
(B)	3	2
(C)	2	4
(D)	2	3
(E)	2	2

H97 **3.74** Die Entropie eines abgeschlossenen Systems nimmt bei einem irreversiblen Vorgang zu,

weil

bei einem irreversiblen Vorgang in einem abgeschlossenen System die Entropie der Umgebung abnimmt.

Antwort	Aussage 1	Aussage 2	Verknüpfung
A	richtig	richtig	richtig
B	richtig	richtig	falsch
C	richtig	falsch	—
D	falsch	richtig	—
E	falsch	falsch	—

3.69✓ E 3.70✓ C 3.71✓ E 3.72✓ A 3.73✓ E 3.74✓ C

H97 **3.75** 5,8 g NaCl (molare Masse ca. 58 g / mol) dissoziieren in wässriger Lösung und bewirken in einer gegebenen Wassermenge eine Gefriertemperaturerniedrigung von etwa 0,2 K.

Welche Masse Saccharose (nicht dissoziierend, molare Masse 342 g / mol) müsste in einer gleichen Wassermenge vollständig gelöst werden, um eine gleiche Senkung der Gefriertemperatur zu erreichen?

(A) ca. 68 g

(B) ca. 120 g

(C) ca. 170 g

(D) ca. 230 g

(E) ca. 340 g

H97 **3.76** Wird das Volumen eines Zylinders, der gesättigten Wasserdampf und einige Wassertröpfchen enthält, langsam isotherm auf die Hälfte verringert, steigt der Druck im Zylinder auf den doppelten Wert,

weil

für gesättigte Dämpfe das Gesetz von Boyle-Mariotte

$$p \cdot V = \text{konstant}$$

gilt.

Antwort	Aussage 1	Aussage 2	Verknüpfung
A	richtig	richtig	richtig
B	richtig	richtig	falsch
C	richtig	falsch	—
D	falsch	richtig	—
E	falsch	falsch	—

H97 **3.77** Welche Aussage trifft **nicht** zu?

In ein unter einem Druck von 1 000 mbar stehendes ideales Gasgemisch aus 80 % (mol / mol) N_2 und 20 % (mol / mol) O_2 wird **isobar** soviel CO_2 eingeleitet, dass der CO_2-Partialdruck 100 mbar beträgt.

Danach

(A) beträgt der Partialdruck des O_2 200 mbar

(B) beträgt der Partialdruck des N_2 720 mbar

(C) enthält das Gemisch 10 % (mol / mol) CO_2

(D) enthält das Gemisch 18 % (mol / mol) O_2

(E) beträgt der Gesamtdruck 1 000 mbar

H97 **3.78** Ordnen Sie den Größen aus Liste 1 die zutreffende Kombination aus Liste 2 zu (U: Innere Energie; S: Entropie; T: absolute Temperatur; p: Druck; V: Volumen)!

Liste 1

(1) Freie Energie F

(2) Freie Enthalpie G

Liste 2

(A) $U + p \cdot V$

(B) $U + T \cdot S$

(C) $U - T \cdot S$

(D) $U + p \cdot V - T \cdot S$

(E) $U - p \cdot V + T \cdot S$

H97 **3.79** Die Abbildung zeigt das Schmelzdiagramm eines Zweikomponentensystems (A,B) mit vollständiger Mischungslücke im festen Zustand unter seinem Gleichgewichtsdampfdruck.

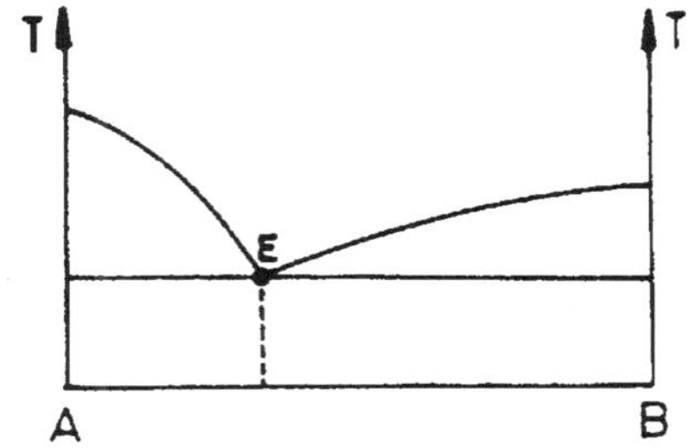

Für den eutektischen Punkt E ergib die Gibbssche Phasenregel die Zahl der (in Grenzen) frei wählbaren Variablen zu:

(A) $F = 0$

(B) $F = 1$

(C) $F = 2$

(D) $F = 3$

(E) $F =$ unbestimmt

3.75✓ A **3.76**✓ E **3.77**✓ A **3.78**✓ (1,C) (2,D) **3.79**✓ B

F98 **3.80** Bei einer Temperatur von $T = 300$ K wird isotherm und reversibel einer Gasprobe vom 50 mol eine Wärmemeenergie von $Q = 450$ J zugeführt. Wärmeaustausch zwischen Probe und Umgebung sei vernachlässigbar. Wie groß ist die molare Entropieänderung der Probe?

(A) 0,01 J/(K · mol)

(B) 0,03 J/(K · mol)

(C) 1,5 J/(K · mol)

(D) 9 J/(K · mol)

(E) 75 J/(K · mol)

H97 **3.81** In zwei nebeneinanderstehenden Gefäßen sieden reines Wasser bzw. eine wässrige Kochsalzlösung.

Welche Aussagen treffen für die beiden Flüssigkeiten zu?

(1) Die Siedetemperatur der Kochsalzlösung liegt höher.
(2) Die Dampfdrücke sind beim Sieden gleich.
(3) Der Dampfdruck der siedenden Lösung liegt um so tiefer, je höher die Salzkonzentration ist.

(A) nur 1

(B) nur 2

(C) nur 3

(D) nur 1 und 2

(E) nur 1 und 3

F98 **3.82** In der folgenden Abbildung ist ein Druck-Volumen-Diagramm eines idealen Gases dargestellt.

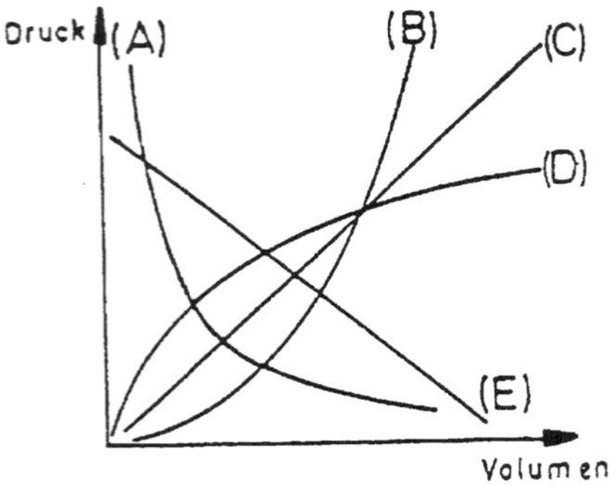

Welche Kurve stellt die isotherme Zustandsänderung dar?

F98 **3.83** Welche Aussage trifft zu?

Die molare Gefrierpunktserniedrigung von Wasser als Lösungsmittel beträgt 1,86 K · kg / mol. Wenn in 500 g Wasser 32 g Methylalkohol (CH_3OH) gelöst sind, beträgt die beobachtete Gefrierpunktserniedrigung etwa

(A) 0,12 K

(B) 0,37 K

(C) 1,86 K

(D) 3,72 K

(E) 8,40 K

H97 **3.84** Welche Aussagen treffen zu?

Durch die Wand eines Vakuumisoliergefäßes (Dewar-Gefäß) strömt umso mehr Wärmeenergie pro Zeiteinheit

(1) je größer die Temperaturdifferenz zwischen Innenraum und Umgebung ist.
(2) je besser die Oberfläche der Wand verspiegelt ist
(3) je dicker das Wandmaterial ist

(A) nur 1

(B) nur 2

(C) nur 1 und 2

(D) nur 2 und 3

(E) 1 bis 3 (alle)

H97 **3.85** Welche der folgenden Aussagen treffen im Gültigkeitsbereich von Langmuirschen Adsorptionsisothermen zu?

(1) Alle Adsorptionsplätze sind äquivalent.
(2) Im Grenzfall großer Drücke geht die Besetzungswahrscheinlichkeit gegen 1.
(3) Langmuirsche Adsorptionsisothermen zeigen keine Sättigung, wenn der Druck steigt.

(A) nur 1

(B) nur 3

(C) nur 1 und 2

(D) nur 2 und 3

(E) 1 bis 3 (alle)

3.80✓ B **3.81**✓ D **3.82**✓ A **3.83**✓ D **3.84**✓ A **3.85**✓ C

F98 **3.86** Bei einer isothermen, reversiblen Kompression eines idealen Gases

(A) bleibt der Druck des Gases konstant

(B) erwärmt sich das Gas

(C) wird Wärme an die Umgebung abgegeben

(D) steigt die Innere Energie des Gases

(E) steigt die Entropie des Gases

F98 **3.87** Welche Aussage trifft **nicht** zu?

In der Regel nimmt bei Erhöhung der Temperatur

(A) die Dichte von festen Körpern ab.

(B) die Dichte von Flüssigkeiten ab.

(C) die isobare Dichte von Flüssigkeiten zu.

(D) der spezifische elektrische Widerstand von Metallen zu.

(E) der spezifische elektrische Widerstand von gebräuchlichem Halbleitermaterial ab.

H97 **3.88** Welche der folgenden Aussagen treffen zu?

Erhöht man die Temperatur eines in einem festen Kolben eingeschlossenen Gases, so treten folgende Änderungen auf:

(1) Die mittlere Geschwindigkeit der Teilchen nimmt zu.

(2) Die mittlere kinetische Energie der Teilchen nimmt zu.

(3) Die Dichte nimmt zu.

(A) nur 1

(B) nur 1 und 2

(C) nur 1 und 3

(D) nur 2 und 3

(E) 1 bis 3 (alle)

F98 **3.89** Welche Aussage trifft **nicht** zu?

Um den Druck eines idealen Gases zu verdreifachen, kann man

(A) bei fester Stoffmenge und konstantem Volumen die Temperatur verdreifachen

(B) bei fester Stoffmenge und konstanter Temperatur das Volumen auf ein Drittel verringern

(C) bei konstantem Volumen und konstanter Temperatur die Stoffmenge verdreifachen

(D) bei fester Stoffmenge das Volumen verdoppeln und die Temperatur versechsfachen

(E) bei fester Stoffmenge die Temperatur verdoppeln und das Volumen versechsfachen

F98 **3.90** Welche Aussage trifft **nicht** zu?

Die Avogadro-Konstante N_A

(A) hängt von der jeweiligen Substanz ab

(B) ist unabhängig von der Temperatur

(C) ist unabhängig von Druck und Volumen

(D) ist gleich F/e (F: Faraday-Konstante, e: Elementarladung)

(E) gibt die Zahl der Moleküle an, die bei Normbedingungen (1 013 mbar, 0 °C) in 22,4 l eines idealen Gases enthalten sind.

F98 **3.91** Für ein ideales Gas ist die molare Wärmekapazität C_{mp} bei konstantem Druck größer als die molare Wärmekapazität C_{mv} bei konstantem Volumen,

weil

sich bei konstantem Druck die Teilchen eines idealen Gases stärker anziehen als bei konstantem Volumen.

Antwort	Aussage 1	Aussage 2	Verknüpfung
A	richtig	richtig	richtig
B	richtig	richtig	falsch
C	richtig	falsch	—
D	falsch	richtig	—
E	falsch	falsch	—

3.86✓ C **3.87**✓ C **3.88**✓ B **3.89**✓ E **3.90**✓ A **3.91**✓ C

F98 **3.92** Welche der folgenden Aussagen treffen zu?

(1) Wird ein Gas an einer Feststoffoberfläche adsorbiert, so wird meistens eine Adsorptionswärme frei.

(2) Bei höherer Temperatur wird bei gleichem Druck stets mehr adsorbiert.

(3) Mit wachsendem Druck kann bei gleicher Temperatur meistens mehr adsorbiert werden.

(A) nur 2

(B) nur 3

(C) nur 1 und 2

(D) nur 1 und 3

(E) nur 2 und 3

F98 **3.93** Die Sublimierungsenthalpie eines Feststoffes ist kleiner als die Summe seiner Schmelzenthalpie und seiner Verdampfungsenthalpie

weil

beim Sublimieren die Moleküle des Feststoffes unmittelbar in die Dampfphase übertreten.

Antwort	Aussage 1	Aussage 2	Verknüpfung
A	richtig	richtig	richtig
B	richtig	richtig	falsch
C	richtig	falsch	—
D	falsch	richtig	—
E	falsch	falsch	—

F98 **3.94** Welche der folgenden Aussagen treffen zu?

Für **Phasen** (von Materie) gilt:

(1) Eine Phase ist ein stofflich und physikalisch homogener Bereich.

(2) Zwischen zwei unterschiedlichen flüssigen Phasen kann sich eine Phasengrenze ausbilden.

(3) An einer Phasengrenze ändert sich mindestens eine chemische oder physikalische Eigenschaft sprunghaft.

(A) nur 1

(B) nur 2

(C) nur 1 und 2

(D) nur 2 und 3

(E) 1 bis 3 (alle)

F98 **3.95** Welche der folgenden Aussagen treffen zu?

Die Zustandsgleichung für ein Mol eines realen Gases im Modell nach van der Waals

$$\left(p+\frac{a}{V_{(\mathrm{m})}^2}\right)\cdot\left(V_{(\mathrm{m})}-b\right)=R\cdot T$$

enthält zwei Terme, die in der Zustandsgleichung eines idealen Gases nicht vorkommen.

Der Term „b“ wird in diesem Modell zurückgeführt auf:

(1) das Eigenvolumen der Gasteilchen

(2) die mittlere Dichte der Gasteilchen

(3) anziehende Kräfte zwischen den Gasteilchen

(A) nur 1

(B) nur 2

(C) nur 3

(D) nur 2 und 3

(E) 1 bis 3 (alle)

F98 **3.96** Welche der folgenden Aussagen treffen zu?

Verteilt sich ein Stoff durch eine Phasengrenze infolge der in beiden Richtungen ablaufenden diffusiven Transportvorgänge in zwei verdünnten Lösungen A und B, so gilt im Gleichgewicht:

(1) pro Zeiteinheit treten von A nach B ebensoviele Teilchen über wie von B nach A.

(2) Der Nernstsche Verteilungssatz macht eine Aussage über den Quotienten der Konzentrationswerte eines Stoffes in den beiden Phasen.

(3) Der Verteilungskoeffizient ist unabhängig von der Art der transportierten Teilchen.

3.92✓ D **3.93**✓ D **3.94**✓ E **3.95**✓ A **3.96**✓ C

(A) nur 1

(B) nur 2

(C) nur 1 und 2

(D) nur 1 und 3

(E) 1 bis 3 (alle)

F98 **3.97** Das Bild zeigt das Schmelzdiagramm eines binären Systems der Komponenten A und B. Das flüssige Gemisch verhält sich wie eine ideale Lösung; die Festkörper sind nicht miteinander mischbar.

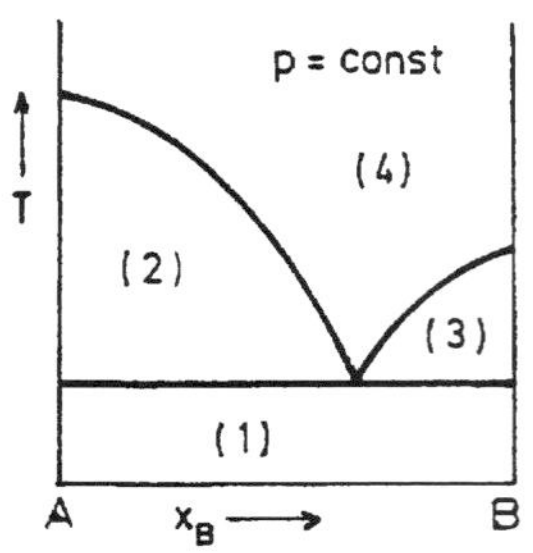

Welche Aussagen zu den verschiedenen Bereichen des Diagramms treffen zu?

(1) enthält festes A und festes B
(2) ist Bereich des Eutektikums
(3) enthält festes A und Schmelze
(4) ist Schmelze

(A) nur 2

(B) nur 1 und 4

(C) nur 2 und 3

(D) nur 2, 3 und 4

(E) 1 bis 4 (alle)

F98 **3.98** Welche der folgenden Aussagen treffen zu?

(1) Von der Körperoberfläche eines frierenden Menschen geht Wärmestrahlung aus.
(2) In Thermoskannen verwendet man Verspiegelung zwecks Verminderung des strahlungsbedingten Energieaustauschs mit der Umgebung.
(3) Wärmestrahlung breitet sich nur im Vakuum aus.

(A) nur 1

(B) nur 1 und 2

(C) nur 1 und 3

(D) nur 2 und 3

(E) 1 bis 3 (alle)

F00 **3.99** In einem gut wärmeisolierten Gefäß befinden sich 0,5 kg einer unbekannten Flüssigkeit; ihre Temperatur steigt gleichmäßig um 0,05 K pro Sekunde, wenn die Flüssigkeit (unter stetem Rühren) mit einer Leistung von 0,15 kW aufgeheizt wird.

Wie groß ist die spezifische Wärmekapazität der Flüssigkeit etwa (der Wasserwert des Gefäßes soll vernachlässigt werden)?

(A) $1{,}5\,\frac{kJ}{kg \cdot K}$

(B) $2{,}0\,\frac{kJ}{kg \cdot K}$

(C) $3{,}0\,\frac{kJ}{kg \cdot K}$

(D) $5{,}0\,\frac{kJ}{kg \cdot K}$

(E) $6{,}0\,\frac{kJ}{kg \cdot K}$

F00 **3.100** Welche der folgenden Aussagen treffen zu?

Vergleicht man Sauerstoff und Stickstoff im (praktisch idealen) Gaszustand bei gleicher Temperatur und unter gleichem Druck, so gilt, dass Sauerstoff

(1) die gleiche Dichte aufweist.
(2) im gleichen Volumen die gleiche Stoffmenge enthält.
(3) bei gleicher Masse ein kleineres Volumen erfüllt.

(A) nur 1

(B) nur 3

(C) nur 1 und 3

(D) nur 2 und 3

(E) 1 bis 3 (alle)

3.97✓ B **3.98**✓ B **3.99**✓ E **3.100**✓ D

F00 **3.101** Der Gefrierpunkt einer Lösung ist niedriger als der Gefrierpunkt des reinen Lösungsmittels,

weil

die Entropie einer Lösung niedriger ist als die der reinen Komponenten.

Antwort	Aussage 1	Aussage 2	Verknüpfung
A	richtig	richtig	richtig
B	richtig	richtig	falsch
C	richtig	falsch	—
D	falsch	richtig	—
E	falsch	falsch	—

F00 **3.102** Welche der folgenden Größen ist **keine** Zustandsgröße?

(A) Innere Energie

(B) Wärmeenergie

(C) Entropie

(D) Temperatur

(E) Druck

F01 **3.103** Welche der folgenden Aussagen treffen zu?

(1) Bei 4 °C nimmt die in Wasser gespeicherte Wärmeenergie ein Minimum an.

(2) 0 °C ist die Temperatur schmelzenden Eises bei Normdruck.

(3) Der Tripelpunkt von Wasser dient zur Definition von Einheiten der Wärmeenergie.

(A) nur 1

(B) nur 2

(C) nur 3

(D) nur 1 und 3

(E) nur 2 und 3

F02 **3.104** Ein Widerstandsmessfühler für Widerstandsthermometrie sei durch die Angaben gekennzeichnet, dass bei 0 °C sein Widerstand 100 Ω und die Veränderung des Widerstands bei Temperaturänderung etwa +0,4 Ω / K betrage. Wie groß ist somit der Widerstand bei der Temperatur des siedenden Wassers etwa?

(A) 99,6 Ω

(B) 100,4 Ω

(C) 140 Ω

(D) 200 Ω

(E) 273 Ω

F01 **3.105** In einem Gefäß befindet sich eine Probe Argon. Bei einem Probenvolumen $V = 3$ l beträgt der Druck 1,5 bar bei 27 °C. Wie groß ist der Druck, wenn das Volumen auf 2 l verkleinert wird und die Temperatur um 100 Grad steigt?

(A) 4,0 bar

(B) 3,9 bar

(C) 3,0 bar

(D) 2,4 bar

(E) 1,4 bar

F01 **3.106** Taucht ein reines Kupferblech in eine Kupfersulfatlösung, so bildet sich an seiner Oberfläche eine elektrische Doppelschicht (s. Zeichnung).

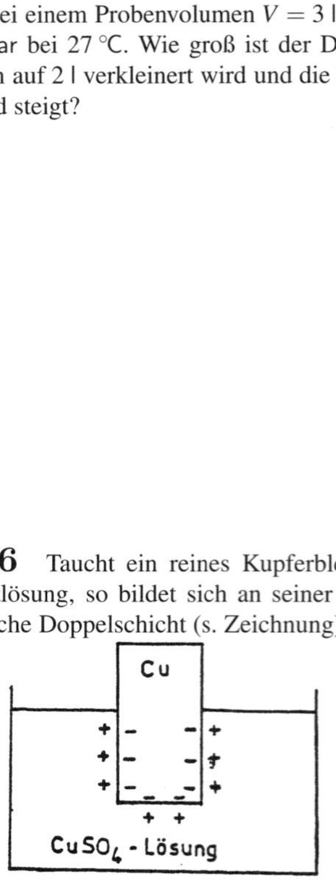

Welche der folgenden Gleichgewichtsreaktionen ist die Ursache für die Ausbildung der elektrischen Doppelschicht?

(A) $H_3O^+ + OH^- \rightleftharpoons 2H_2O$

(B) $H^+ + HSO_4^- \rightleftharpoons 2H^+ + SO_4^{2-}$

(C) $2H_3O^+ + S{=}_4^{2-} \rightleftharpoons H_2SO_4 + 2H_2O$

(D) $Cu^{2+} + SO_4^{2-} \rightleftharpoons CuSO_4$

(E) $Cu^{2+} + 2e^- \rightleftharpoons Cu$

3.101✓ C **3.102**✓ B **3.103**✓ B **3.104**✓ C **3.105**✓ C **3.106**✓ E

F01 **3.107** Welche der folgenden Aussagen treffen zu?

Beim Schmelzen eines festen Stoffes:

(1) muss Energie zugeführt werden
(2) ändert sich in der Regel die Dichte
(3) bleibt seine Temperatur konstant

(A) nur 1
(B) nur 1 und 2
(C) nur 1 und 3
(D) nur 2 und 3
(E) 1 bis 3 (alle)

F02 **3.108** Welcher Kurvenverlauf beschreibt qualitativ eine Langmuirsche Adsorptionsisotherme am besten?

θ Bedeckungsgrad, p Partialdruck

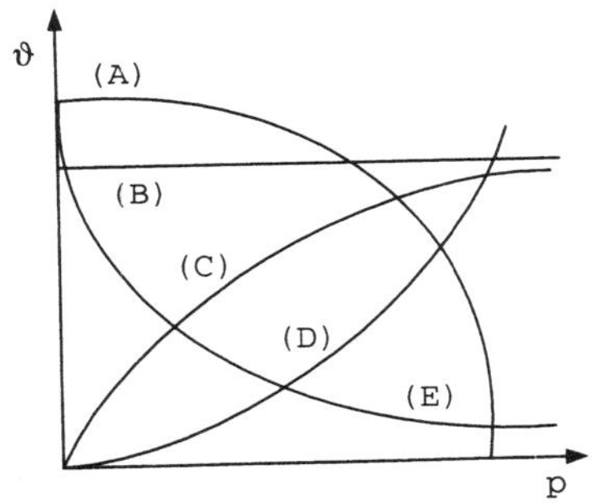

F02 **3.109** Welche der folgenden Aussagen gelten nur bei realen, nicht aber bei idealen Gasen?

(1) Sie sind verflüssigbar.
(2) Anziehungskräfte zwischen den Atomen bzw. den Molekülen beeinflussen das Verhalten des Gases.
(3) Das Eigenvolumen der Atome bzw. Moleküle wird in der Gasgleichung berücksichtigt.

(A) nur 1
(B) nur 2
(C) nur 3
(D) nur 1 und 3
(E) 1 bis 3 (alle)

F02 **3.110** Die bei konstantem Druck gemessene molare Wärmekapazität eines idealen Gases c_{mp} ist größer als die bei konstantem Volumen gemessene molare Wärmekapazität c_{mV},

weil

bei konstantem Druck die aufgenommene Wärmemenge auf die Erhöhung der inneren Energie des idealen Gases und die vom Gas zu leistende Ausdehnungsarbeit aufgeteilt wird.

Antwort	Aussage 1	Aussage 2	Verknüpfung
A	richtig	richtig	richtig
B	richtig	richtig	falsch
C	richtig	falsch	—
D	falsch	richtig	—
E	falsch	falsch	—

F02 **3.111** Ein Kalorimetergefäß mit vernachlässigbarer Wärmekapazität enthält ein Gemisch von 1 kg Eis und 1 kg Wasser von je 0 °C. Es werden 100 g Wasserdampf von 100 °C eingeleitet.

spezifische Verdampfungswärme von Wasser $\Lambda_S = 2\,200\,\frac{J}{g}$

spezifische Wärmekapazität von Wasser $c = 4{,}2\,\frac{J}{g\cdot K}$

spezifische Schmelzwärme von Eis $\Lambda_E = 330\,\frac{J}{g}$

Ordnen Sie bitte den Größen aus Liste 1 den am besten zutreffenden Zahlenwert aus Liste 2 zu!

Liste 1

(1) Frei werdende Wärmeenergie bei der Kondensation des Dampfes zu Wasser von 100 °C, gemessen in kJ
(2) Frei werdende Wärmeenergie bei der Abkühlung des Kondensats auf 0 °C, gemessen in kJ
(3) Masse des schmelzenden Eises, gemessen in g, infolge einer auf obenstehende Art zugeführten Wärmemenge von 260 kJ

Liste 2

(A) 33
(B) 42
(C) 130
(D) 220
(E) 790

Prüfungsfragen bis 2010

3.107✓ E **3.108**✓ C **3.109**✓ E **3.110**✓ A **3.111**✓ (1,D) (2,B) (3,E)

F02 **3.112** Wie lange dauert es etwa, um 5 kg in einem Kalorimetergefäß von 20 °C auf 40 °C zu erwärmen, wenn die Heizleistung des Tauchsieders $P = 2\,000$ W beträgt?

(spezifische Wärmekapazität von Wasser $c = 4{,}2\,\frac{\text{kJ}}{\text{kg}\cdot\text{K}}$; der Wasserwert des Kalorimetergefäßes soll vernachlässigt werden).

(A) 0,5 s

(B) 2,1 s

(C) 210 s

(D) 21 min

(E) Keiner der Werte trifft annähernd zu.

F02 **3.113** Eine adiabatische Kompression verläuft nur mit idealen Gasen isotherm,

weil

sich bei der adiabatischen Kompression eines idealen Gases dessen innere Energie nicht ändert.

Antwort	Aussage 1	Aussage 2	Verknüpfung
A	richtig	richtig	richtig
B	richtig	richtig	falsch
C	richtig	falsch	—
D	falsch	richtig	—
E	falsch	falsch	—

F02 **3.114** Welche der folgenden Aussagen treffen zu?

Isentrope (Entropie $S = \text{const}$) Prozesse sind:

(1) isotherme Auflösung von NaCl in Wasser

(2) isobare Aufheizung eines idealen Gases

(3) adiabatische Kompression eines idealen Gases

(A) nur 1

(B) nur 2

(C) nur 3

(D) nur 1 und 2

(E) nur 2 und 3

F02 **3.115** In den dargestellten Temperatur(T)-Entropie(S)-Diagrammen sind Zustandsänderungen von 1 nach 2 dargestellt. Welches Diagramm beschreibt einen isothermen Prozess?

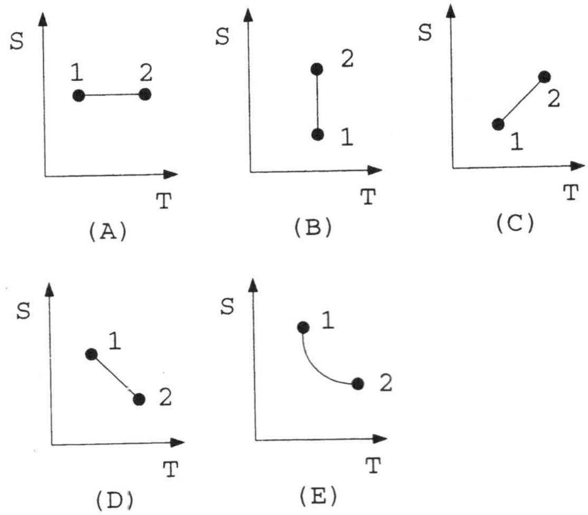

F02 **3.116** Welche der folgenden Aussagen zum Phasenübergang Eis-Wasser trifft **nicht** zu?

(A) Während des Schmelzvorgangs bleibt die Temperatur des Eis-Wasser-Gemisches konstant.

(B) Feste und flüssige Phase haben bei der Schmelztemperatur die gleiche Dichte.

(C) Die zum Schmelzen von Eis benötigte Energie kann durch Wärmezufuhr geliefert werden.

(D) Eis kann ohne Zufuhr von Wärmeenergie unter Druck schmelzen.

(E) Reines Wasser kann, ohne zu erstarren, vorübergehend unter die Schmelztemperatur abgekühlt werden.

F02 **3.117** Das Bild zeigt ein Schmelzdiagramm eines binären Systems der Komponenten A und B. Das flüssige Gemisch verhält sich wie eine ideale Lösung; die Festkörper sind nicht miteinander mischbar.

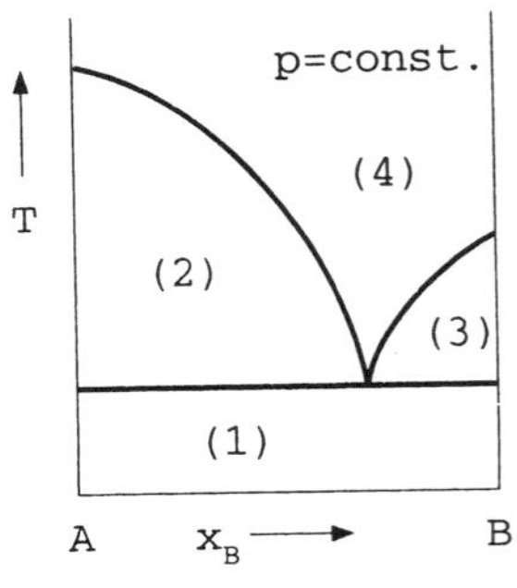

3.112✓ C 3.113✓ E 3.114✓ C 3.115✓ B 3.116✓ B 3.117✓ B

Welche Aussagen zu den verschiedenen Bereichen des Diagramms treffen zu?

(1) Bereich 1 enthält: festes A und festes B
(2) Bereich 2 enthält: festes B und Schmelze
(3) Bereich 3 enthält: eutektisches Gemisch von A und B
(4) Bereich 4 enthält: Gemisch von flüssigem A und B

(A) nur 1 und 2

(B) nur 1 und 4

(C) nur 2 und 3

(D) nur 1, 2 und 3

(E) 1 bis 4 (alle)

F02 **3.118** Welchen Aussagen zur Wärmeübertragung durch Flüssigkeitskonvektion stimmen Sie zu?

(1) Sie ist verbunden mit einem Materietransport.
(2) Sie hängt von der Strömungsgeschwindigkeit der Flüssigkeit ab.
(3) Sie hängt von der spezifischen Wärmekapazität der wärmeübertragenden Flüssigkeit ab.

(A) nur 1

(B) nur 2

(C) nur 1 und 2

(D) nur 2 und 3

(E) 1 bis 3 (alle)

F02 **3.119** Welche Grafik stellt den Zusammenhang von Druck p und absoluter Temperatur T eines Flüssigkeit-Dampf-Gemischs qualitativ richtig dar (Dampfdruckkurve)?

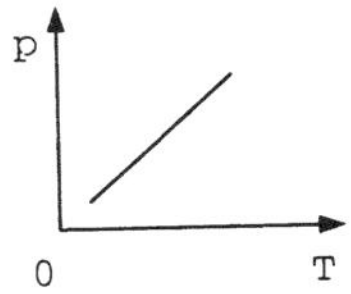

(A)

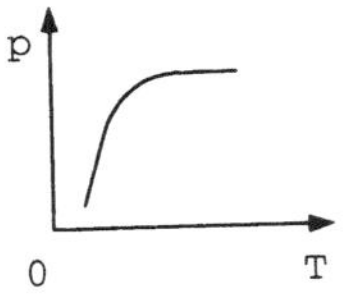

(B)

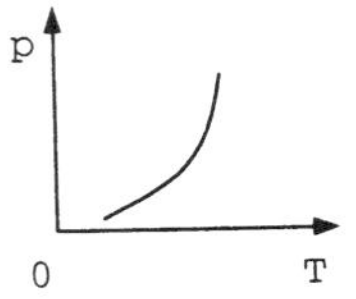

(C)

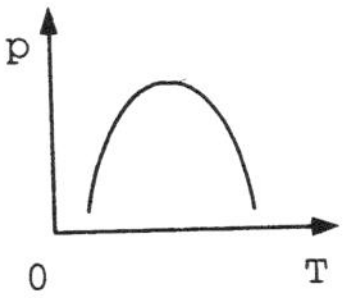

(D)

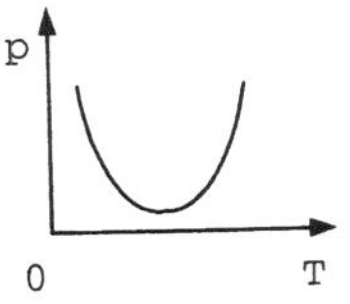

(E)

F02 **3.120** Besteht in einem inhomogenen Material für einen Stoff ein stationäres Konzentrationsgefälle dc/dx, so diffundiert dieser Stoff (in vielen Fällen) in Richtung fallender Konzentration. Dabei gilt für den Materietransport pro Zeit- und Flächeneinheit (Massenstromdichte I, Diffusionskonstante D):

(A) $I \sim -D \cdot e^{-dc/dx}$

(B) $I \sim -D + \ln(dc) - \ln(dx)$

(C) $I \sim -D \cdot \ln\left(\frac{dc}{dx}\right)$

(D) $I \sim -D \cdot \frac{dc}{dx}$

(E) keine der vorstehenden Ausdrücke

F03 **3.121** Ein Gas (Druck p) wird an einem Pulver isotherm adsorbiert.

Bei reiner Chemisorption gehen Adsorptionsisothermen mit wachsendem Druck in Sättigung über,

weil

reine Chemisorption durch chemische Bindungen zwischen Adsorbat-Teilchen und Substratoberfläche zustande kommt und folglich nicht weiter als bis zur vollständigen Bedeckung der Substratoberfläche mit einer Monolage des Adsorbats gehen kann.

Antwort	Aussage 1	Aussage 2	Verknüpfung
A	richtig	richtig	richtig
B	richtig	richtig	falsch
C	richtig	falsch	—
D	falsch	richtig	—
E	falsch	falsch	—

F03 **3.122** Welche der folgenden Aussagen treffen zu?

Einem idealen Gas wird Wärmeenergie bei konstantem Volumen zugeführt.

(1) Es wird keine äußere Arbeit geleistet.
(2) Die Innere Energie nimmt zu.
(3) Die Temperatur steigt.
(4) Der Druck steigt.

(A) nur 1 und 2

(B) nur 3 und 4

(C) nur 1, 2 und 3

(D) nur 2, 3 und 4

(E) 1 bis 4 (alle)

3.118✓ E **3.119**✓ C **3.120**✓ D **3.121**✓ A **3.122**✓ E

F03 **3.123** Welche der folgenden Aussagen treffen zu?

Bei adiabatischer Expansion eines idealen Gases gilt:

(1) Der Druck sinkt.
(2) Der Druck bleibt konstant.
(3) Die Temperatur sinkt.
(4) Die Temperatur bleibt konstant.
(5) Die Temperatur steigt.

(A) nur 1 und 3

(B) nur 1 und 4

(C) nur 1 und 5

(D) nur 2 und 3

(E) nur 2 und 4

F03 **3.124** Welche der folgenden Aussagen treffen zu?

Die spezifische Wärmekapazität bei konstantem Druck c_p einer gegebenen Probe hängt im Allgemeinen ab von

(1) der Art des Probenmaterials.
(2) der Masse der Probe.
(3) der Temperatur.
(4) der Aufheizgeschwindigkeit.

(A) nur 1 und 3

(B) nur 1 und 4

(C) nur 1, 2 und 3

(D) nur 2, 3 und 4

(E) 1 bis 4 (allen)

F03 **3.125** Welche Aussage trifft **nicht** zu?

Ein zu gleichen Teilen mit Wasser und Eis von jeweils 0 °C gefülltes Becherglas (mit vernachlässigbarer Wärmekapazität) werde in einem thermisch isolierten und abgeschlossenen luftgefüllten Raum bei einer Anfangstemperatur von 25 °C abgestellt. Nach Schmelzen der Hälfte des Eises ist

(A) die Raumtemperatur niedriger.

(B) die Gesamtenthalpie von Wasser und Eis größer.

(C) die Gesamtentropie von Wasser und Eis unverändert.

(D) die Entropie des Gesamtsystems größer.

(E) die Wassertemperatur unverändert.

F03 **3.126**

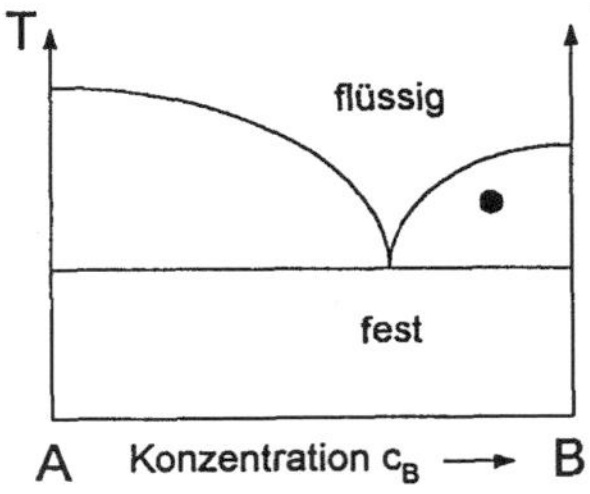

Wie groß ist die Zahl der Freiheitsgrade F für einen konstanten Druck (gemäß der Gibbsschen Phasenregel $F = K - P + 2$) im Bereich des eingezeichneten Punkts des angegebenen binären Systems? (K: Zahl der stofflichen Komponenten, P: Zahl der Phasen)

(A) 3

(B) 2

(C) 1

(D) 0

(E) −1

F03 **3.127**

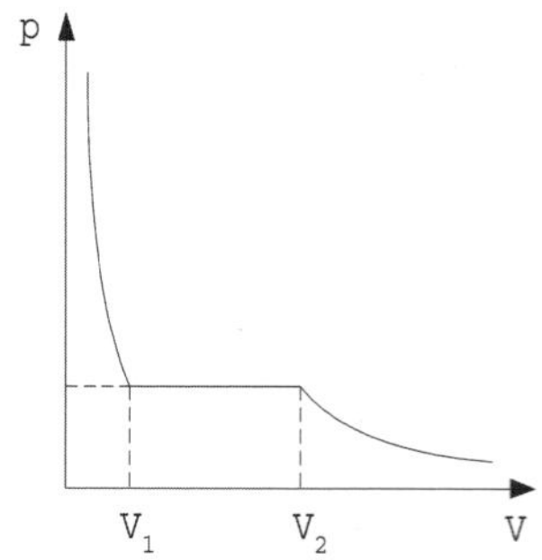

Die obenstehende Darstellung zeigt schematisch den Zusammenhang zwischen dem Druck p und dem Volumen V für ein einkomponentiges fluides System bei konstanter Temperatur.

Welche der folgenden Aussagen treffen zu?

(1) Für $V < V_1$ liegt das System als Flüssigkeit vor.
(2) Für $V_1 < V < V_2$ koexistiert die Flüssigkeit mit ihrem Dampf.
(3) Für $V > V_2$ liegt das System als Gas vor.

3.123✓ A **3.124**✓ A **3.125**✓ C **3.126**✓ B **3.127**✓ E

(A) nur 1

(B) nur 2

(C) nur 1 und 2

(D) nur 2 und 3

(E) 1 bis 3 (alle)

F03 **3.128** Der Dampfdruck über einer **idealen** Lösung (1 = Lösungsmittel, 2 = gelöster Stoff) ist im Vergleich zu dem des reinen Lösungsmittels $p_1^\bullet$ (x_n = Molenbruch, $n = 1$ oder 2)

(A) erniedrigt um $\Delta p = x_1/p_1$

(B) erniedrigt um $\Delta p = x_2/p_1$

(C) erniedrigt um $\Delta p = x_2 \cdot p_1^\bullet$

(D) erniedrigt um $\Delta p = x_1 \cdot p_1^\bullet$

(E) nicht erniedrigt

F03 **3.129** Welche Aussagen über Einstoffsysteme treffen zu?

(1) Der Sättigungsdampfdruck steigt mit wachsender Temperatur.

(2) Der Tripelpunkt sinkt mit wachsendem Druck.

(3) Am kritischen Punkt ist die Dichte der festen und flüssigen Phase gleich.

(A) nur 1

(B) nur 2

(C) nur 1 und 2

(D) nur 1 und 3

(E) 1 bis 3 (alle)

F03 **3.130** Welche der folgenden Aussagen trifft **nicht** zu?

(A) Katalysatoren erhöhen die Geschwindigkeitskonstanten von Hin- und Rückreaktion um den gleichen Faktor.

(B) Katalysatoren verkürzen die Reaktionszeit.

(C) Katalysatoren können mit einem Reaktionspartner ein Zwischenprodukt bilden.

(D) Die Aktivierungsenergie wird durch Katalysatoren verringert.

(E) Katalysatoren verändern die Gleichgewichtskonzentrationen.

F03 **3.131** Welche der folgenden Aussagen treffen zu?

Der gesamte Diffusionsstrom von Wasserstoffgas durch poröse Wandflächen steigt mit

(1) zunehmender Größe der Wandfläche.

(2) wachsendem Konzentrationsgefälle.

(3) zunehmender Temperatur.

(A) nur 1

(B) nur 2

(C) nur 3

(D) nur 2 und 3

(E) 1 bis 3 (alle)

H02 **3.132** 2 kg Wasser (Anfangstemperatur 20 °C, spezifische Wärmekapazität $c = 4{,}2\ \mathrm{J/(g \cdot K)}$) werden mit einem Wasserkocher der Leistung 1 kW erhitzt. Nach etwa welcher Zeit beginnt bei Normdruck das Wasser zu sieden (Wärmeverluste werden hier vernachlässigt).

(A) 125 s

(B) 250 s

(C) 500 s

(D) 670 s

(E) 1000 s

F04 **3.133** 1 mol O_2 von 27 °C wird isobar erwärmt, bis sich das Gasvolumen verdoppelt hat. Wie hoch ist die Temperatur dann?

Für die Abschätzung soll das Verhalten eines idealen Gases angenommen werden.

(A) 54 °C

(B) 120 °C

(C) 300 °C

(D) 546 K

(E) 600 K

3.128✓ C **3.129**✓ A **3.130**✓ E **3.131**✓ E **3.132**✓ D **3.133**✓ E

F03 **3.134** Welche der folgenden Aussagen treffen zu?

Eine gasförmige Probe wird intensiver energiereicher radioaktiver Strahlung ausgesetzt.

Solche Bestrahlung kann zur Folge haben:

(1) Anregung
(2) Ionisation
(3) Erwärmung

(A) nur 1

(B) nur 3

(C) nur 1 und 2

(D) nur 2 und 3

(E) 1 bis 3 (alle)

F99 **3.135** Die Gibbssche Phasenregel für thermodynamische Systeme im Gleichgewicht (ohne chemische Umsetzungen) lautet $F = K - P + 2$ (K = Zahl der Komponenten, P = Zahl der koexistierenden Phasen). F entspricht hierin

(A) einer Kraft.

(B) der Summe aller Phasengrenzflächen.

(C) der Fugazität der flüssigen Phasen.

(D) der freien Energie des Systems.

(E) der Zahl der Zustandsvariablen, die frei variiert werden können, ohne dass sich die Zahl der Phasen ändert.

F99 **3.136** Bei einem Diffusionsvorgang, der mit dem 1. Fickschen Gesetz beschrieben werden kann, gilt für den Teilchenstrom dn/dt in Richtung des Konzentrationsgefälles dc/dx:

(A) $\frac{dn}{dt} \sim \frac{-1}{(dc/dx)^2}$

(B) $\frac{dn}{dt} \sim \frac{-1}{dc/dx}$

(C) $\frac{dn}{dt} \sim -\frac{dc}{dx}$

(D) $\frac{dn}{dt} \sim -\left(\frac{dc}{dx}\right)^2$

(E) $\frac{dn}{dt} \sim -\left(\frac{d^2x}{dx^2}\right)$

F99 **3.137** Eine reine Wasserprobe und ein Stück Zucker bilden ein abgeschlossenes System.

Wird der Zucker in dem Wasser aufgelöst, so bleibt dabei die **Entropie** des Systems unverändert,

weil

sich die Zuckermoleküle gleichmäßig auf das gesamte Lösungsvolumen verteilen.

Antwort	Aussage 1	Aussage 2	Verknüpfung
A	richtig	richtig	richtig
B	richtig	richtig	falsch
C	richtig	falsch	—
D	falsch	richtig	—
E	falsch	falsch	—

F99 **3.138** Welche der folgenden Aussagen treffen zu?

Erhöht man die Temperatur eines in einem festen Kolben (V = const) eingeschlossenen Gases, so treten folgende Änderungen auf:

(1) Der Druck steigt.
(2) Die Innere Energie nimmt zu.
(3) Die Entropie des Gases nimmt zu.
(4) Die Dichte nimmt zu.

(A) nur 1 und 3

(B) nur 1, 2 und 3

(C) nur 1, 2 und 4

(D) nur 2, 3 und 4

(E) 1 bis 4 (alle)

H00 **3.139** Eine Wasserprobe zeigt nach Temperaturerniedrigung eine relative Volumenabnahme von $3 \cdot 10^{-3}$.

Für die Dichte gilt dabei

(A) 3 % Zunahme

(B) 0,3 % Zunahme

(C) 0,1 % Zunahme

(D) 0,1 % Abnahme

(E) 0,3 % Abnahme

3.134✓ E **3.135**✓ E **3.136**✓ C **3.137**✓ D **3.138**✓ B **3.139**✓ B

H00 **3.140** Eine Probe eines idealen Gases wird isotherm auf das Doppelte seines ursprünglichen Volumens expandiert. Welche der folgenden Aussagen über diesen Prozess sind richtig?

(1) Die Temperatur sinkt auf die Hälfte ab.
(2) Der Druck sinkt auf die Hälfte ab.
(3) Der Druck verdoppelt sich.
(4) Die Innere Energie sinkt auf die Hälfte.

(A) nur 1

(B) nur 2

(C) nur 3

(D) nur 1 und 2

(E) nur 1 und 4

H00 **3.141** Welchen der folgenden Aussagen stimmen Sie zu?

Für einen adiabatischen Prozess ist charakteristisch, dass er

(1) ohne Wärmeaustausch mit der Umgebung verläuft.
(2) bei gleichbleibendem Druck vor sich geht.
(3) bei konstanter Temperatur abläuft.

(A) nur 1

(B) nur 2

(C) nur 1 und 3

(D) nur 2 und 3

(E) 1 bis 3 (alle)

H00 **3.142** In einem Gefäß wird reines Wasser zum Sieden gebracht. Anschließend wird eine bestimmte Menge Kochsalz zugefügt und die Lösung erneut zum Sieden gebracht (bei gleichem Luftdruck).

Die Siedetemperatur der siedenden Kochsalzlösung ist

(A) größer als die Siedetemperatur des reinen Wassers.

(B) gleich der Siedetemperatur des reinen Wassers.

(C) kleiner als die Siedetemperatur des reinen Wassers.

(D) größer oder kleiner als die Siedetemperatur des reinen Wassers, je nach herrschendem Luftdruck.

(E) größer oder kleiner als die Siedetemperatur des reinen Wassers, je nach Konzentration der Kochsalzlösung.

H00 **3.143** Zwei gleiche Gefäße, in denen sich jeweils Helium im gleichen Zustand befindet (jeweils Volumen V, Atomzahl N, Druck p, Innere Energie U, Entropie S), werden durch Öffnen eines Hahnes in einer Verbindungsleitung miteinander verbunden.

Welche der folgenden Antworten trifft auf die dabei entstandene Gesamtmenge Heliumgas zu?

(A) Die Innere Energie beträgt U.

(B) Die Entropie beträgt S.

(C) Der Druck beträgt p.

(D) Das Volumen beträgt V.

(E) Die Atomzahl beträgt N.

H00 **3.144** Durch Temperaturerhöhung vergrößere sich die Geschwindigkeitskonstante k einer einfachen chemischen Reaktion erster Ordnung auf den doppelten Wert $2k$.

Wie groß ist das Verhältnis der entsprechenden Halbwertszeiten $\tau(k) : \tau(2k)$?

(A) 1 : 4

(B) 1 : 2

(C) 1 : 1

(D) 2 : 1

(E) 4 : 1

H02 **3.145** Welchen der folgenden Aussagen stimmen Sie zu?

Bei einer Temperaturmessung mit einem Thermoelement muss die Vergleichslötstelle auf konstanter Temperatur gehalten werden.

Dies ist möglich mit einem

(1) Eis-Wassergemisch.
(2) Bunsenbrenner.
(3) leeren Dewar-Gefäß.

(A) nur 1

(B) nur 1 und 2

(C) nur 1 und 3

(D) nur 2 und 3

(E) 1 bis 3 (alle)

3.140✓ B **3.141**✓ A **3.142**✓ A **3.143**✓ C **3.144**✓ D **3.145**✓ A

H02 **3.146** Die Wärmekapazität einer Probe ist stets unabhängig von der Temperatur,

weil

die Wärmekapazität gleich der zugeführten Wärmemenge dividiert durch die Änderung der Temperatur – dQ/dT ist.

Antwort	Aussage 1	Aussage 2	Verknüpfung
A	richtig	richtig	richtig
B	richtig	richtig	falsch
C	richtig	falsch	—
D	falsch	richtig	—
E	falsch	falsch	—

H02 **3.147** Für die Differenz der molaren Wärmekapazitäten eines idealen Gases unter konstantem Druck (C_{mp}) und bei konstantem Volumen (C_{mV}) gilt (p: Druck, V: Volumen, T: absolute Temperatur, R: Gaskonstante):

(A) $C_{mp} - C_{mV} = 0$

(B) $C_{mp} - C_{mV} < 0$

(C) $C_{mp} - C_{mV} = R \cdot T$

(D) $C_{mp} - C_{mV} = R$

(E) $C_{mp} - C_{mV} = p \cdot V$

H02 **3.148** Welche der folgenden Aussagen treffen zu?

Für die Gleichgewichtsadsorption eines Stoffes an einer Pulver-Probe gilt (solange keine Sättigung eingetreten ist):

(1) Geringere Oberfächenkonzentrationen stellen sich bei wachsender Temperatur ein.

(2) Größere Oberflächenkonzentrationen werden bei sinkendem Partialdruck des Adsorbats beobachtet.

(3) Gleiche Oberflächenkonzentrationen können sich ergeben, wenn zugleich der Partialdruck des Adsorbats geringer und die Temperatur niedriger sind.

(A) nur 1

(B) nur 2

(C) nur 1 und 2

(D) nur 1 und 3

(E) nur 2 und 3

H02 **3.149** Welche der folgenden Aussagen treffen zu?

Die Reaktionsgeschwindigkeit einer chemischen Reaktion 2. Ordnung werde durch Veränderung von Temperatur oder Ausgangskonzentration verändert.

(1) Die Halbwertszeit wird bei Temperaturerhöhung kleiner.

(2) Wenn die Geschwindigkeitskonstante um den Faktor 2 ansteigt, verdoppelt sich die Halbwertszeit.

(3) Die Halbwertszeit ändert sich nicht, wenn man Ausgangskonzentration oder Geschwindigkeitskonstante ändert.

(A) nur 1

(B) nur 1 und 2

(C) nur 1 und 3

(D) nur 2 und 3

(E) 1 bis 3 (alle)

H00 **3.150** Welche der folgenden Aussagen treffen zu?

Irreversible Vorgänge im Sinne der Thermodynamik liegen bei folgenden Prozessen vor:

(1) Temperaturangleichung zwischen zwei Metallstücken, die zunächst getrennt verschiedene Temperaturen aufweisen und dann in Berührung gebracht werden.

(2) Verdunstung einer Flüssigkeit aus einem offenen Gefäß.

(3) Entweichen eines komprimierten Gases aus einem Druckgaszylinder.

(A) nur 1

(B) nur 3

(C) nur 1 und 2

(D) nur 1 und 3

(E) 1 bis 3 (alle)

3.146✓ D **3.147**✓ D **3.148**✓ D **3.149**✓ A **3.150**✓ E

H02 **3.151** Welche der folgenden Aussagen treffen zu?

In einem starren geschlossenen Gefäß befinde sich ein reiner flüssiger Stoff im Gleichgewicht mit seinem Dampf (s. Skizze). Man erwärmt nunmehr die gesamte Vorrichtung derart, dass bei der höheren Temperatur noch Flüssigkeit und Dampf im Gleichgewicht vorhanden sind.

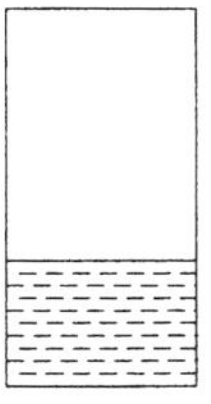

(1) Die Stoffmenge des Dampfes nimmt zu.
(2) Der Druck steigt.
(3) Die Innere Energie des Stoffes (Dampf plus Flüssigkeit) wächst.

(A) nur 1

(B) nur 2

(C) nur 3

(D) nur 1 und 3

(E) 1 bis 3 (alle)

H02 **3.152** Welche der folgenden Größen sind Zustandsgrößen?

(1) Temperatur
(2) Entropie
(3) Druck
(4) Volumen

(A) nur 1

(B) nur 2

(C) nur 1 und 3

(D) nur 2 und 4

(E) 1 bis 4 (alle)

H02 **3.153** Welche der folgenden Aussagen treffen zu?

Vergleicht man Sauerstoff und Stickstoff im (praktisch idealen) Gaszustand bei gleicher Temperatur und unter gleichem Druck, so gilt, dass Sauerstoff

(1) die größere Dichte aufweist.
(2) im gleichen Volumen auch die gleiche Stoffmenge enthält.
(3) bei gleicher Masse ein kleineres Volumen erfüllt.

(A) nur 1

(B) nur 3

(C) nur 1 und 3

(D) nur 2 und 3

(E) 1 bis 3 (alle)

H02 **3.154** Eine gegebene Menge eines idealen Gases wird isotherm reversibel komprimiert.

Welche der folgenden Größen bleiben dabei konstant?

(1) T absolute Temperatur
(2) $p \cdot V$ Druck · Volumen
(3) U Innere Energie
(4) H Enthalpie

(A) nur 1

(B) nur 1 und 2

(C) nur 1 und 3

(D) nur 2 und 3

(E) 1 bis 4 (alle)

H02 **3.155** Welchen der folgenden Aussagen über den Tripelpunkt des Wassers stimmen Sie zu?

(1) Beim Tripelpunkt sind festes Eis, flüssiges Wasser und gasförmiger Wasserdampf (im Gleichgewicht) gleichzeitig anwesend.
(2) Mit wachsendem Druck verschiebt sich beim Wasser der Tripelpunkt zu tieferen Temperaturen.
(3) Am Tripelpunkt ist die Dichte der flüssigen Phase (Wasser) und der dampfförmigen Phase (Wasserdampf) gleich.

(A) nur 1

(B) nur 2

(C) nur 3

(D) nur 1 und 3

(E) 1 bis 3 (alle)

Prüfungsfragen bis 2010

3.151✓ E **3.152**✓ E **3.153**✓ E **3.154**✓ E **3.155**✓ A

H02 **3.156** Welche Aussagen zum Phasenübergang Eis-Wasser treffen zu?

(1) Eis-Wasser-Gemische mit 0,5 : 0,5 Massenanteilen sowie 0,7 : 0,3 Massenanteilen weisen im Gleichgewicht um 0,2 °C unterschiedliche Schmelztemperaturen auf.

(2) Im Schmelzgleichgewicht stimmen die Dichten der festen und der flüssigen Phase stets überein.

(3) Zum Schmelzen von Eis muss Energie zugeführt werden.

(A) nur 1

(B) nur 3

(C) nur 1 und 2

(D) nur 1 und 3

(E) nur 2 und 3

H02 **3.157** Die mittlere thermische Geschwindigkeit der Teilchen eines idealen Gases ist der Quadratwurzel des Quotienten aus absoluter Temperatur und Teilchenmasse proportional. Die mittlere Geschwindigkeit von Wasserstoffmolekülen (H_2) beträgt bei 300 K etwa 1775 m / s.

Ordnen Sie den in Liste 1 angegebenen Gasteilchen die in Frage kommenden mittleren Geschwindigkeiten der Liste 2 zu!

Liste 1

(1) Sauerstoff (O_2, 300 K)

(2) Helium (He, 600 K)

Liste 2

(A) 1775 m / s

(B) 1556 m / s

(C) 444 m / s

(D) 225 m / s

(E) 168 m / s

H02A **3.158** Die Abbildung zeigt Druck(p)-Temperatur(T)-Abhängigkeiten.

Welches Kurvenpaar gibt den Verlauf der Dampfdruckkurven für eine reine Flüssigkeit (durchgezogene Linie) und eine hiermit bereitete ideale verdünnte Lösung (gestrichelt) qualitativ richtig wieder?

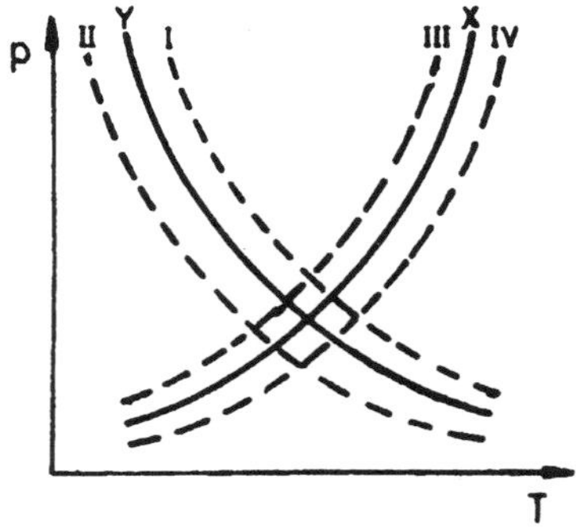

(A) X – III

(B) X – IV

(C) Y – I

(D) Y – II

(E) Keines der vorstehenden Kurvenpaare

H02 **3.159** Wie groß ist die Zahl der Freiheitsgrade für einen konstanten Druck (gemäß der Gibbsschen Phasenregel $F = K - P + 2$) am eutektischen Punkt des angegebenen binären Systems?

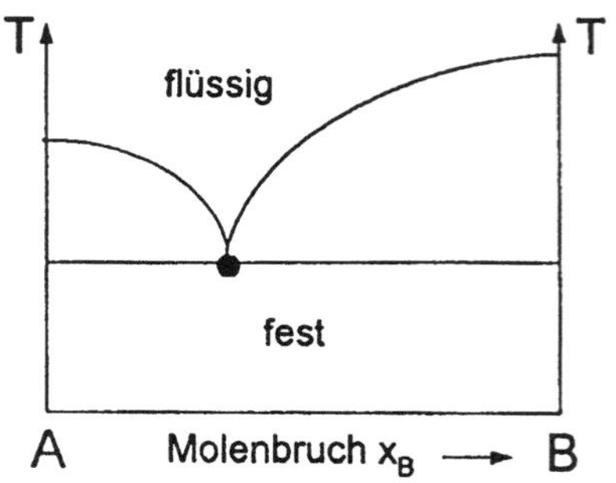

(A) -1

(B) 0

(C) 1

(D) 2

(E) 3

3.156√ B **3.157**√ (1,C) (2,A) **3.158**√ B **3.159**√ B

H03 **3.160** Welche Aussage trifft zu?

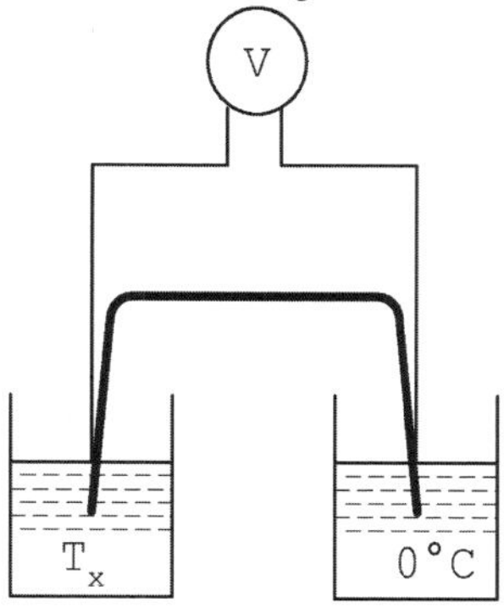

Mit der skizzierten Anordnung eines Thermoelements, dessen Empfindlichkeit („Thermokraft") 40 μV / K betrage, soll die unbekannte Temperatur einer Flüssigkeit bestimmt werden.

Das Voltmeter zeigt eine Spannung von 2 mV an.

(A) 50 °C

(B) 50 K

(C) 80 °C

(D) 80 K

(E) 323 °C

H02 **3.161** Die mittlere kinetische Energie eines Gasteilchens nimmt mit wachsender Temperatur zu,

weil

sich bei jedem Auftreffen eines Teilchens auf eine Wand sein Impuls ändert.

Antwort	Aussage 1	Aussage 2	Verknüpfung
A	richtig	richtig	richtig
B	richtig	richtig	falsch
C	richtig	falsch	—
D	falsch	richtig	—
E	falsch	falsch	—

H03 **3.162** Welche der folgenden Aussagen treffen zu?

Eine Festkörperoberfläche befinde sich mit einem angrenzenden Gas (Druck p) im thermodynamischen Gleichgewicht. Der Bedeckungsgrad an absorbierten Gasmolekülen auf dieser Oberfläche werde näherungsweise durch die Langmuirsche Formel

$$\Theta = k \cdot p(1 + k \cdot p)$$

dargestellt. k beschreibt das Verhältnis der Geschwindigkeitskonstanten der Adsorption zur Geschwindigkeitskonstanten der Desorption. Es gilt:

(1) Bei konstanter Temperatur und zunehmendem p wird Θ im Allgemeinen geringer.
(2) Für geringen Partialdruck p ($k \cdot p \ll 1$) gilt $\Theta \sim p$.
(3) Soll Θ bei Temperaturerhöhung gleich bleiben, so muss im Allgemeinen der Partialdruck des Gases erhöht werden.

(A) nur 1

(B) nur 2

(C) nur 3

(D) nur 1 und 3

(E) nur 2 und 3

H03 **3.163** Welche der folgenden Aussagen treffen auf reale Gase zu?

(1) Zwischen ihren Partikeln wirken Anziehungskräfte.
(2) Ihre Partikel besitzen ein Eigenvolumen.
(3) Adiabatische Zustandsänderungen sind damit nicht möglich.
(4) Sie sind verflüssigbar.

(A) nur 1, 2 und 3

(B) nur 1, 2 und 4

(C) nur 1, 3 und 4

(D) nur 2, 3 und 4

(E) 1 bis 4 (alle)

H03 **3.164** Eine Probe eines idealen Gases wird isotherm auf die Hälfte seines ursprünglichen Volumens komprimiert.

Welche der folgenden Aussagen über diesen Prozess sind richtig?

(1) Die Temperatur verdoppelt sich.
(2) Der Druck sinkt auf die Hälfte ab.
(3) Der Druck verdoppelt sich.
(4) Die Innere Energie verdoppelt sich.

(A) nur 1

(B) nur 3

(C) nur 1 und 2

(D) nur 1 und 4

(E) nur 3 und 4

Prüfungsfragen bis 2010

3.160✓ A **3.161**✓ B **3.162**✓ E **3.163**✓ B **3.164**✓ B

H03 **3.165** In welchem der angegebenen Diagramme (lineare Skala) ist die Temperaturabhängigkeit des Sättigungsdampfdrucks p qualitativ richtig wiedergegeben?

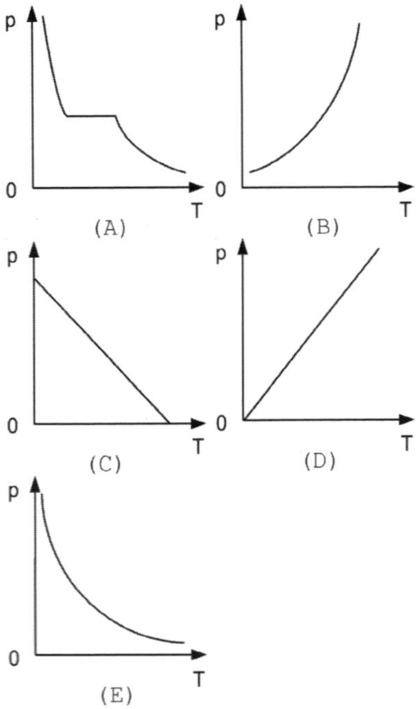

H03 **3.166** Ein ideales Gas wird, ausgehend vom Zustand (p_1, V_1, T_1) auf V_2 expandiert.

Bei adiabatischer Expansion ist der Enddruck immer kleiner als bei isothermer Expansion,

weil

sich das Gas bei der adiabatischen Expansion abkühlt.

Antwort	Aussage 1	Aussage 2	Verknüpfung
A	richtig	richtig	richtig
B	richtig	richtig	falsch
C	richtig	falsch	—
D	falsch	richtig	—
E	falsch	falsch	—

H03 **3.167** Welche der folgenden Aussagen treffen zu?

In einer thermisch vollständig isolierten Druckflasche befinde sich ein reiner flüssiger Stoff im Gleichgewicht mit seinem Dampf. Ein Teil der Stoffmenge werde dampfförmig entnommen. Nachdem sich wieder Gleichgewicht zwischen Dampf und Flüssigkeit eingestellt hat, gilt:

(1) Die Temperatur des Stoffs ist gesunken.

(2) Die Temperatur des Stoffs ist konstant geblieben.

(3) Der Druck ist konstant geblieben.

(A) nur 1

(B) nur 2

(C) nur 3

(D) nur 1 und 3

(E) nur 2 und 3

H03 **3.168** Mit einer (idealen) periodisch arbeitenden Wärmekraftmaschine wird Wärme bei hoher absoluter Temperatur einem Reservoir entnommen und in mechanische Arbeit und Wärme, die bei niederer absoluter Temperatur an ein kälteres Reservoir abgegeben wird, umgewandelt.

Der Umwandlungsgrad (Carnotscher Wirkungsgrad) hängt ab

(A) nur von T_2.

(B) nur von T_1.

(C) nur von der Drehzahl der Maschine.

(D) von Drehzahl und T_2.

(E) von T_1 und T_2.

H03 **3.169** Die Verbrennungsenthalpien von Graphit und Diamant sind prinzipiell gleich,

weil

die Verbrennungsenthalpie des Kohlenstoffs nicht von dessen Modifikation (Graphit, Diamant) abhängt.

Antwort	Aussage 1	Aussage 2	Verknüpfung
A	richtig	richtig	richtig
B	richtig	richtig	falsch
C	richtig	falsch	—
D	falsch	richtig	—
E	falsch	falsch	—

3.165✓ B **3.166**✓ A **3.167**✓ A **3.168**✓ E **3.169**✓ E

H03 **3.170** Ein binäres azeotropes Gemisch lässt sich bei konstantem Druck durch Destillation nicht trennen,

weil

bei einem binären azeotropen Gemisch das Partialdruckverhältnis des Dampfes dem Stoffmengenverhältnis in der flüssigen Phase gleich ist.

Antwort	Aussage 1	Aussage 2	Verknüpfung
A	richtig	richtig	richtig
B	richtig	richtig	falsch
C	richtig	falsch	—
D	falsch	richtig	—
E	falsch	falsch	—

H03 **3.171** Welche Aussage trifft **nicht** zu?

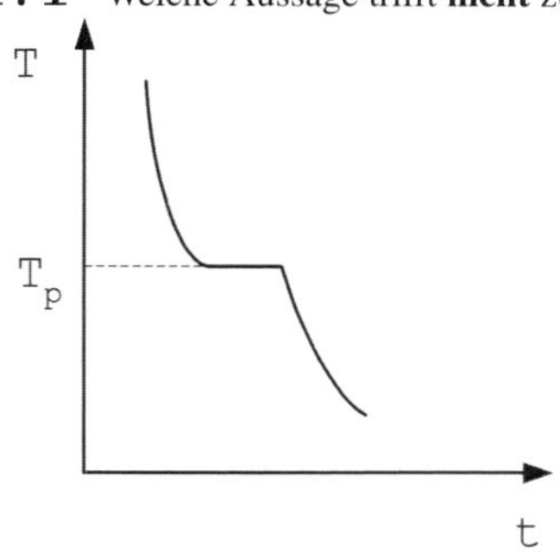

Bei der langsamen Abkühlung der Schmelze eines reinen Stoffes A beobachtet man die in der Abb. skizzierte Abkühlkurve (Temperatur T in Abhängigkeit von der Zeit t).

Im Bereich des konstanten Temperatur-Plateaus bei T_p

(A) kristallisiert A aus.

(B) ändert sich die Dichte von A.

(C) gibt der Stoff Wärme ab.

(D) nimmt die Entropie des Stoffes ab.

(E) findet eine chemische Reaktion statt.

H98 **3.172** Ein Wasserkreislauf wird an einer Seite mit einem Brenner beheizt (siehe Skizze).

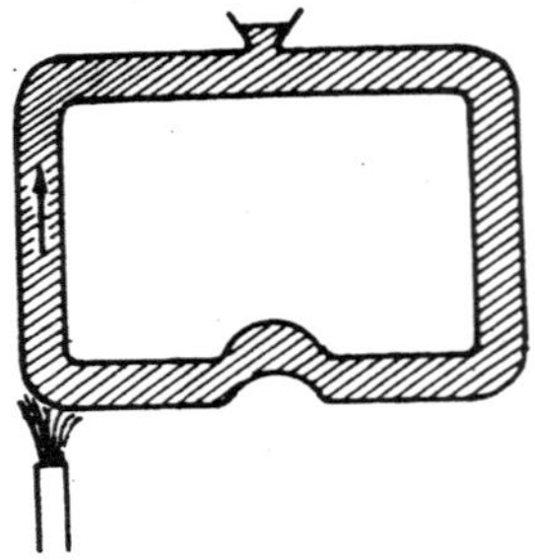

Die mit dem Heizen einsetzende Strömung wird bezeichnet als

(A) Diffusion.

(B) Kontraktion.

(C) Konvektion.

(D) Siedeverzug.

(E) innere Reibung.

H03 **3.173** Welche Aussage trifft zu?

Es werden Eis-Wasser-Gemische mit unterschiedlichen (Massen)-Anteilen Eis hergestellt.

Die Gleichgewichts-Schmelztemperatur

(A) ist unabhängig vom Anteil Eis.

(B) nimmt mit wachsendem Anteil Eis stetig zu.

(C) nimmt mit wachsendem Anteil Eis stetig ab.

(D) nimmt bei einem Anteil Eis von etwa 50 % ein Maximum an.

(E) nimmt bei einem Anteil Eis von etwa 50 % ein Minimum an.

H99 **3.174** Ein Gasgemisch bestehe zu 40 % (V/V) aus Helium, zu 60 % (V/V) aus Neon. Der Druck des Gasgemisches betrage 200 Pa.

Folglich beträgt der Partialdruck des Heliums:

(A) 5 Pa

(B) 40 Pa

(C) 80 Pa

(D) 120 Pa

(E) 200 Pa

3.170✓ A **3.171**✓ E **3.172**✓ C **3.173**✓ A **3.174**✓ C

H03 **3.175** Welchen der folgenden Aussagen stimmen Sie zu?

In einer wässrigen (nicht konvektiven) Lösung bestehe ein Konzentrationsgefälle des gelösten Stoffes.

Die Geschwindigkeit des Ausgleichs der Konzentrationsunterschiede ist

(1) umso größer, je geringer die Konzentrationsunterschiede sind.
(2) umso größer, je größer die Konzentrationsunterschiede sind.
(3) umso größer, je höher die Temperatur ist.

(A) nur 1

(B) nur 2

(C) nur 3

(D) nur 1 und 3

(E) nur 2 und 3

H99 **3.176** Welche der folgenden Aussagen trifft zu?

Für eine gegebene Grenzfläche Feststoff/Gas beschreibt eine Adsorptionsisotherme den funktionalen Zusammenhang zwischen

(A) Bedeckungsgrad und Temperatur.

(B) Bedeckungsgrad und Gasdruck.

(C) Adsorptionsenthalpie und Temperatur.

(D) Adsorptionsenthalpie und spezifischer Oberfläche.

(E) Bedeckungsgrad und Zeit.

H03 **3.177** Welche der folgenden Aussagen treffen zu?

Eine feste Substanz (z. B. Saccharose) wird in Wasser gelöst (Becherglas mit Magnetrührer). Auf die Lösungsgeschwindigkeit wirkt sich aus:

(1) Teilchengröße der festen Substanz
(2) Temperatur des Wassers
(3) Rührintensität
(4) Löslichkeit der festen Substanz

(A) nur 1, 2 und 3

(B) nur 1, 2 und 4

(C) nur 1, 3 und 4

(D) nur 2, 3 und 4

(E) 1 bis 4 (alle)

H99 **3.178** Welche der folgenden Aussagen treffen zu?

Die mittlere thermische Energie der Teilchen eines idealen Gases verdoppelt sich, wenn man das Gas

(1) von 300 K auf 600 K erwärmt.
(2) von 50 °C aus 100 °C erwärmt.
(3) isotherm auf die Hälfte des Volumens komprimiert.

(A) nur 1

(B) nur 2

(C) nur 3

(D) nur 1 und 3

(E) 1 bis 3 (alle)

H99 **3.179** Welcher der gezeichneten Punkte im *p*-*T*-Diagramm eines Einstoffsystems kann bedeuten:

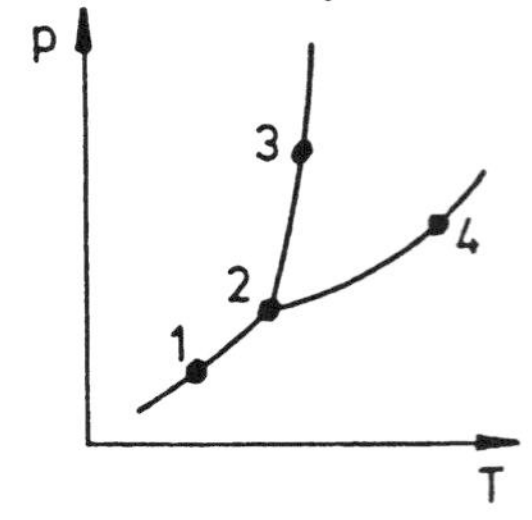

	Erstarren	Kondensieren	Sublimieren
(A)	3	4	1
(B)	4	1	3
(C)	3	2	4
(D)	2	3	1
(E)	1	3	2

3.175✓ E **3.176**✓ B **3.177**✓ D **3.178**✓ A **3.179**✓ A

H98 **3.180** Benutzt man den 1. Hauptsatz der Thermodynamik in der Form

$$\Delta U = \Delta Q + \Delta W$$

ΔU = Änderung der inneren Energie
ΔQ = zugeführte Wärmeenergie
ΔW = zugeführte Arbeit

lassen sich adiabatische Prozesse kennzeichnen durch

(A) $\Delta U = 0$

(B) $\Delta Q = 0$

(C) $\Delta W = 0$

(D) $\Delta Q + \Delta W = 0$

(E) $\Delta Q = \Delta U \neq 0$

F05 **3.181** Der lineare thermische Ausdehnungskoeffizient von Gold ist etwa $1{,}4 \cdot 10^{-5}\ \mathrm{K}^{-1}$. Bei einer Temperatursteigerung von 20 K vergrößert sich demnach das Volumen eines Goldbarrens um etwa

(A) 0,0014 %

(B) 0,0028 %

(C) 0,0042 %

(D) 0,028 %

(E) 0,084 %

F05 **3.182** Eine periodisch arbeitende ideale Carnot-Wärmekraftmaschine werde bei einer Temperatur von 427 °C betrieben; die Kühlwassertemperatur betrage 77 °C.

Der Umwandlungsgrad (Wirkungsgrad) beträgt dabei etwa

(A) 30 %

(B) 40 %

(C) 50 %

(D) 65 %

(E) 84 %

H05 **3.183** Welche Aussage trifft zu?

Drei äußerlich gleiche Blöcke aus unterschiedlichem Material sind wie abgebildet angeordnet.

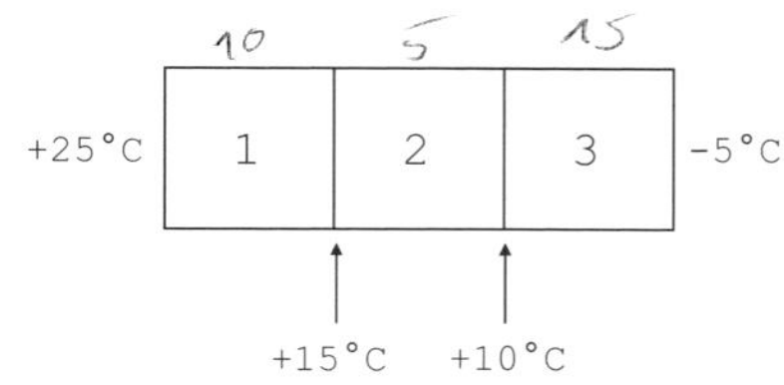

Im stationären Fall herrschen an den Grenzflächen die angegebenen Temperaturen. Dann gilt für ihre Wärmeleitfähigkeit λ:

(A) $\lambda_2 > \lambda_1 > \lambda_3$

(B) $\lambda_3 > \lambda_1 > \lambda_2$

(C) $\lambda_1 > \lambda_2 > \lambda_3$

(D) $\lambda_3 > \lambda_2 > \lambda_1$

(E) $\lambda_2 > \lambda_3 > \lambda_1$

H05 **3.184** Das Bild zeigt das Schmelzdiagramm eines binären Systems mit vollständiger Mischbarkeit der beiden Komponenten *A* und *B*, sowohl im festen wie im flüssigen Zustand.

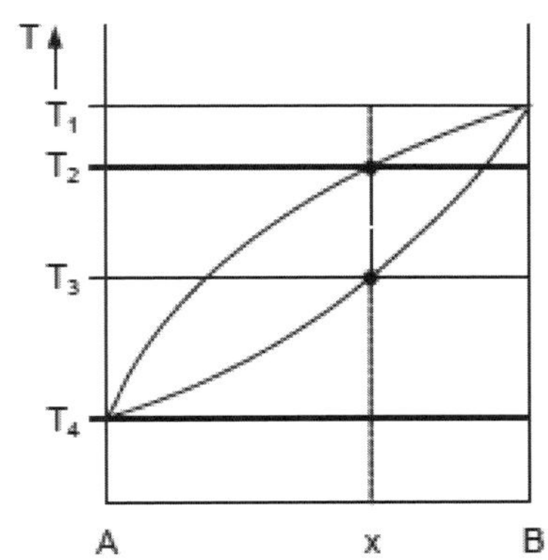

Welche Aussagen treffen für eine Probe der Zusammensetzung *x* (gestrichelt eingezeichnet) zu, vorausgesetzt, Schmelze und feste Phase sind ständig im Gleichgewicht?

3.180 B **3.181** E **3.182** C **3.183** A **3.184** C

(1) Im Temperaturbereich T_1 bis T_4 bildet sich feste Phase.

(2) Unterhalb T_3 ist die gesamte Probe fest.

(3) Im Intervall T_1 bis T_3 liegt eine homogene feste Lösung vor.

(4) T_4 wäre der Erstarrungspunkt der reinen Komponente A.

(A) nur 2

(B) nur 1 und 2

(C) nur 2 und 4

(D) nur 3 und 4

(E) 1 bis 4 (alle)

H05 **3.185** Welche Aussage trifft zu?

Die Zeichnung stellt den Verlauf der Energie für die Reaktion von den Ausgangsstoffen A und B zum Produkt P dar. E_a = Aktivierungsenergie; ΔH = Reaktionsenthalpie; ρ = Reaktionskoordinate.

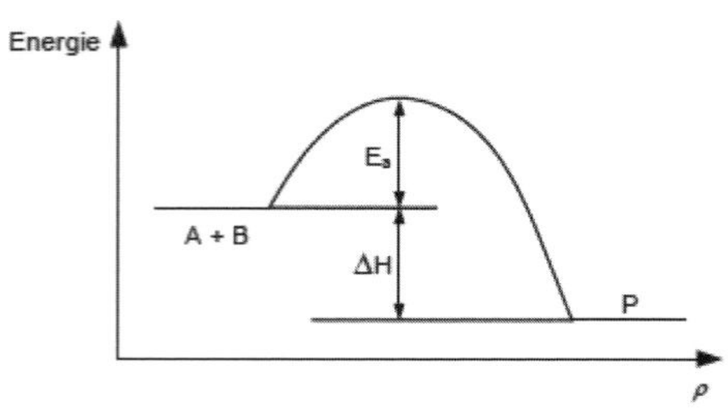

Ein Katalysator

(A) senkt E_a und erhöht ΔH

(B) senkt E_a und senkt ΔH

(C) erhöht E_a und senkt ΔH

(D) erhöht $E_a$und erhöht ΔH

(E) senkt nur E_a

F06 **3.186** Zur Verdampfung von 10 g einer siedenden Flüssigkeit mit einem Tauchsieder von 500 W Leistung werden 50 Sekunden benötigt.

Wie groß ist die spezifische Verdampfungswärme der Flüssigkeit?

(A) 2 500 Ws / g

(B) 2 000 Ws / g

(C) 1 000 Ws / g

(D) 250 Ws / g

(E) 100 Ws / g

F06 **3.187** Die Abbildung zeigt die Geschwindigkeitsverteilung $f(v)$ der Gasteilchen eines idealen Gases bei den Temperaturen T_1, T_2, T_3.

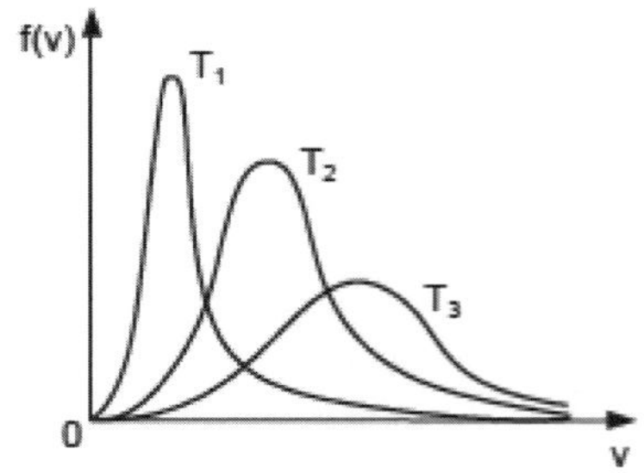

Dabei gilt (v = Betrag der Geschwindigkeit):

(A) $T_1 < T_2 < T_3$

(B) $T_1 > T_2 > T_3$

(C) $T_1 < T_2$; $T_2 > T_3$

(D) $T_1 > T_2$; $T_2 < T_3$

(E) Nicht anzugeben, weil die Zuordnungsfolge von der Art des Gases abhängt.

H06 **3.188** Eine Eisenbahnschiene ist bei 0 °C 50 m lang. Wie viel länger wird sie an einem heißen Tag bei 40 °C?

Linearer Ausdehnungskoeffizient: $11 \cdot 10^{-6}\,\mathrm{K}^{-1}$

(A) 11 mm

(B) 22 mm

(C) 36 mm

(D) 44 mm

(E) 55 mm

3.185 ✓ E **3.186** ✓ A **3.187** ✓ A **3.188** ✓ B

H06 **3.189** Welche der folgenden Aussagen zur Wärmestrahlung treffen zu?

(1) Jeder warme Körper strahlt elektromagnetische Strahlen (Wärmestrahlen) aus.

(2) Infolge der Wärmestrahlung ist ein Wärmetransport auch ohne materielle Verbindung, also auch durch ein Vakuum hindurch, möglich.

(3) Je höher die Temperatur eines Körpers wird, desto intensiver wird die von ihm ausgehende Wärmestrahlung.

(A) nur 1

(B) nur 2

(C) nur 1 und 3

(D) nur 2 und 3

(E) 1 bis 3 (alle)

H06 **3.190** Die Abbildung stellt das Dampfdruckdiagramm einer idealen Mischung zweier Flüssigkeiten *A* und *B* (x = Stoffmengengehalt) dar, worin die Linie u den Partialdruck der Komponente *A* über der Mischung bezeichnet.

Welche Aussage trifft **nicht** zu?

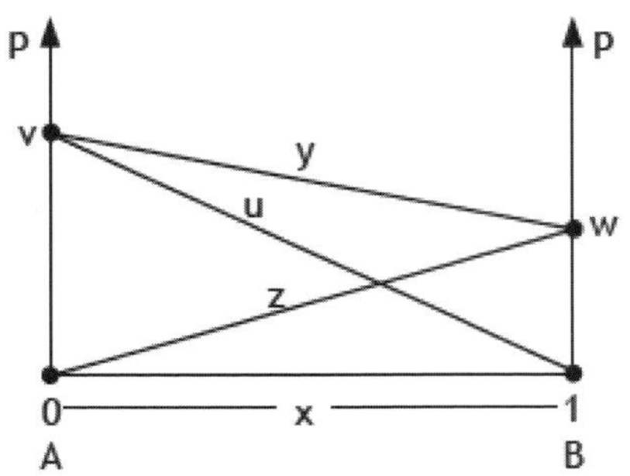

Es bezeichnet

(A) der Punkt v den Dampfdruck von reinem *A*

(B) der Punkt w den Dampfdruck von reinem *B*

(C) die Linie y den Gesamtdruck über der Mischung

(D) die Linie z den Partialdruck von *B* über der Mischung

(E) die Größe x den Stoffmengengehalt x_A

H06 **3.191** Welche der Aussagen trifft zu?

Der Exponent des Boltzmann-Terms $\exp(-\frac{\Delta E}{kT})$ hat die Dimension

(A) einer Energie

(B) eines Impulses

(C) einer Leistung

(D) einer Wirkung

(E) 1 (dimensionslos)

H06 **3.192**

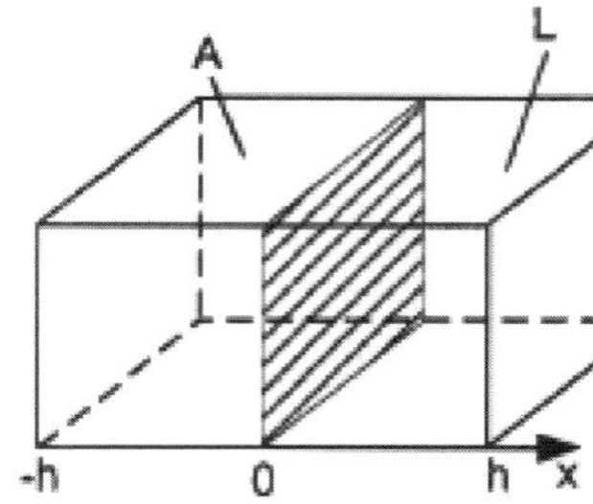

Die Skizze stellt den rechteckigen Querschnitt eines Glasgefäßes dar, welches bei $x = 0$ durch eine Wand in zwei Halbräume, jeweils der Ausdehnung h in x-Richtung geteilt wird. Der linke Halbraum ist mit einer homogenen Lösung der Konzentration c_{A0} des Stoffes *A* im Lösungsmittel *L*, der rechte Halbraum mit reinem Lösungsmittel gefüllt. Beide Halbräume befinden sich bis zum Zeitpunkt $t = 0$ im thermischen Gleichgewicht. Zu diesem Zeitpunkt $t = 0$ werde die Wand entfernt.

Welches der eindimensionalen Konzentrationsprofile gibt die Verteilung des Stoffes *A* im Gesamtbehälter nach unendlich langer Wartezeit $t = \infty$ richtig wieder?

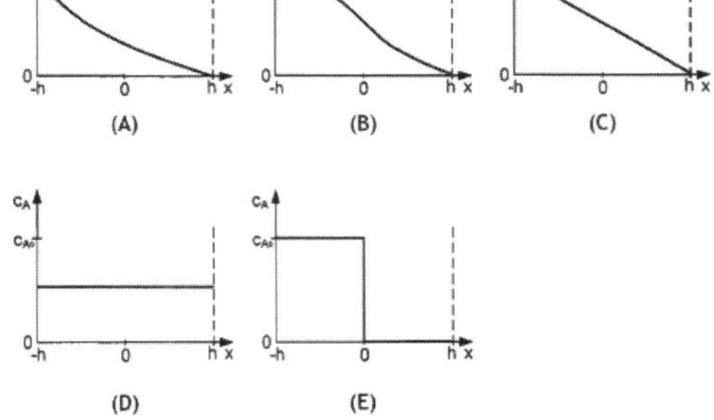

3.189✓ E **3.190**✓ E **3.191**✓ E **3.192**✓ D

F07 **3.193** In ein thermisch isoliertes Mischgefäß wird Wasser mit unterschiedlicher Strömungsgeschwindigkeit und unterschiedlicher Temperatur eingespeist:

3 l / s von $T_1 = 5$ °C und 1 l / s von $T_2 = 15$ °C.

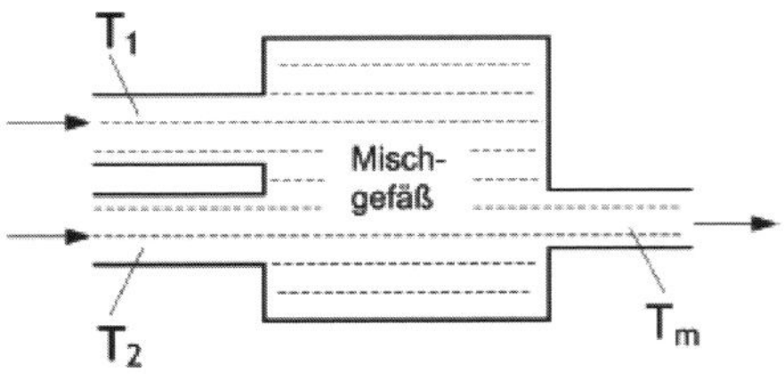

Wie groß ist die stationäre Mischtemperatur T_m etwa?

(A) 7,5 °C

(B) 9 °C

(C) 10 °C

(D) 12,5 °C

(E) 20 °C

F07 **3.194** Welche Aussagen treffen zu?

Wenn eine semipermeable, nur für Wasser durchlässige Membran reines Wasser und eine wässrige Salzlösung trennt, so gilt:

(1) Der osmotische Druck wird mit zunehmender Salzkonzentration größer.

(2) Der osmotische Druck wird mit zunehmender Salzkonzentration geringer.

(3) Der osmotische Druck ist unabhängig von der Temperatur.

(4) Der osmotische Druck steigt mit wachsender Temperatur.

(A) nur 4

(B) nur 1 und 3

(C) nur 1 und 4

(D) nur 2 und 3

(E) nur 2 und 4

F08 **3.195** In der Skizze werden fünf Langmuir-Isothermen für ein bestimmtes Adsorptionssystem (Gas/Oberfläche) gezeigt (θ = Bedeckungsgrad, p = Druck).

Welche Langmuir-Isotherme wurde bei höchster Temperatur aufgenommen?

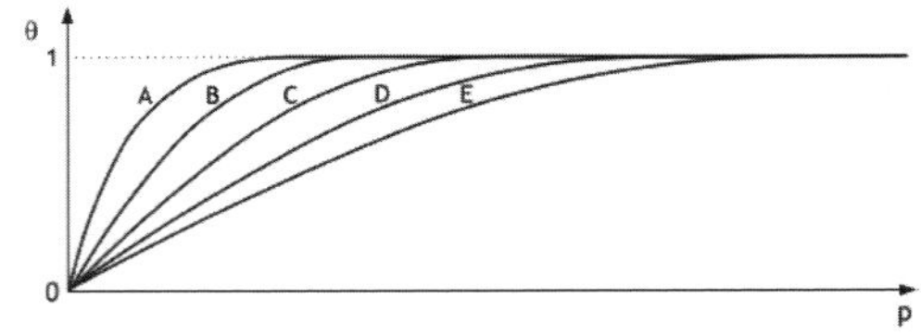

H08 **3.196** Eine mit adsorbierten Atomen des Gases A besetzte Kristalloberfläche werde im Vakuum linear aufgeheizt.

Welches der untenstehenden Diagramme (p_A: Partialdruck des Gases A, T: Temperatur) gibt am besten den Verlauf der Desorption der Atome wieder, wenn die Teilchen unter weiterer Evakuierung entfernt werden?

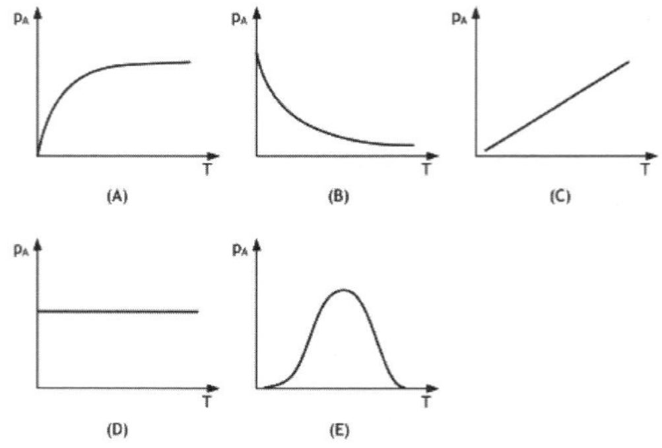

F09 **3.197** Welche Aussage trifft zu?

Eine Stoffmenge eines idealen Gases wird auf die Hälfte des Ausgangsvolumens komprimiert. Gleichzeitig soll der Druck auf die Hälfte des bisherigen Wertes sinken.

Dazu muss die Temperatur

(A) vervierfacht werden

(B) verdoppelt werden

(C) konstant gehalten werden

(D) auf die Hälfte ihres Anfangswertes abgesenkt werden

(E) auf ein Viertel ihres Anfangswertes abgesenkt werden

3.193✓ A 3.194✓ C 3.195✓ E 3.196✓ E 3.197✓ E

F10 **3.198** Eine ideale, periodisch arbeitende Wärmekraftmaschine nimmt bei jedem Arbeitszyklus die Wärmemenge $Q = 400$ J auf und gibt die Arbeit $W = 30$ N m ab.

Wie groß ist die an das Kühlmedium abgegebene Energie?

(A) 92 J

(B) 215 J

(C) 340 J

(D) 370 J

(E) 430 J

F10 **3.199** Eine Infrarotkamera kann die Temperaturverteilung an der Körperoberfläche eines Patienten abbilden.

Die Abbildung kommt zustande durch

(A) Radiowellen

(B) Röntgenstrahlung

(C) radioaktive Strahlung

(D) Fluoreszenzlicht

(E) Wärmestrahlung

F10 **3.200** Die Abbildung stellt das Dampfdruckdiagramm einer idealen Mischung zweier Flüssigkeiten *A* und *B* (*x*: Stoffmengengehalt) dar.

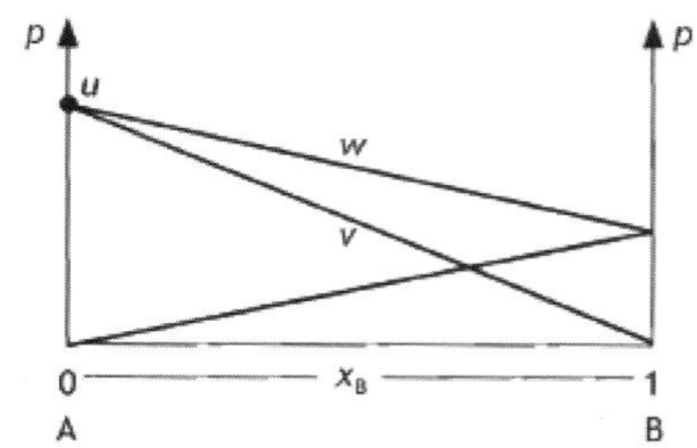

Welche Aussagen treffen zu?

(1) Der Punkt *u* bezeichnet den Dampfdruck von reinem *A*.

(2) Die Linie *w* bezeichnet die Summe der Partialdrücke von *A* und *B* über der Mischung.

(3) Die Linie *v* bezeichnet den Partialdruck von *B* über der Mischung.

(A) nur 1

(B) nur 3

(C) nur 1 und 2

(D) nur 1 und 3

(E) 1 bis 3 (alle)

Prüfungsfragen bis 2010

3.198✓ D **3.199**✓ E **3.200**✓ C

4 Elektrizität und Magnetismus

F93 **4.1** Die Zeitabhängigkeit einer Wechselspannung werde durch

$$U(t) = \hat{U} \cdot \sin \omega t$$

beschrieben.
Wie groß ist der zeitliche Mittelwert von $U(t)$?

(A) 0

(B) $\frac{\hat{U}}{\sqrt{2}}$

(C) $\frac{\hat{U}}{2}$

(D) $\hat{U}$

(E) $\frac{\hat{U}}{2\pi}$

F93 **4.2** Welche der folgenden Darstellungen gibt die Temperaturabhängigkeit des elektrischen Widerstandes von Kupfer oberhalb von 300 K qualitativ am besten wieder?

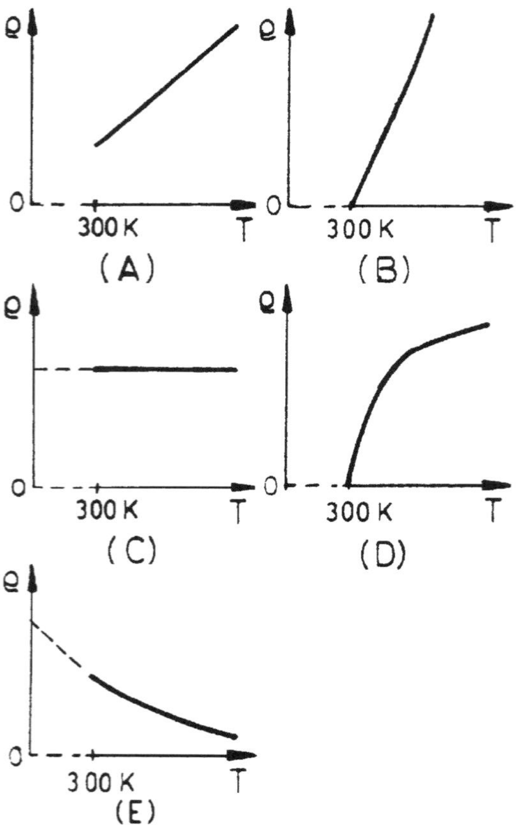

F93 **4.3** Ein temperaturunabhängiger elektrischer Widerstand R_x nimmt bei einer angelegten Spannung von 200 V eine Leistung von 20 W auf.

R_x beträgt

(A) 20 000 Ω

(B) 2 000 Ω

(C) 1 000 Ω

(D) 200 Ω

(E) 100 Ω

F93 **4.4** Ein elektrischer Dipol bestehe aus zwei entgegengesetzten, gleichgroßen Ladungen ($+Q$ und $-Q$) im Abstand l.

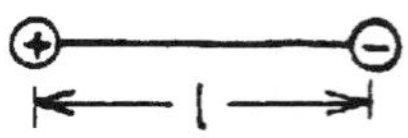

Wie groß ist sein Dipolmoment?

(A) Q/l

(B) $2 \cdot Q \cdot l$

(C) $Q^2 \cdot l$

(D) $Q \cdot l^2$

(E) $Q \cdot l$

F93 **4.5** Der Spannungsmesser (dessen Stromaufnahme vernachlässigt werden kann) zeigt in beistehender Schaltung folgende Spannung an:

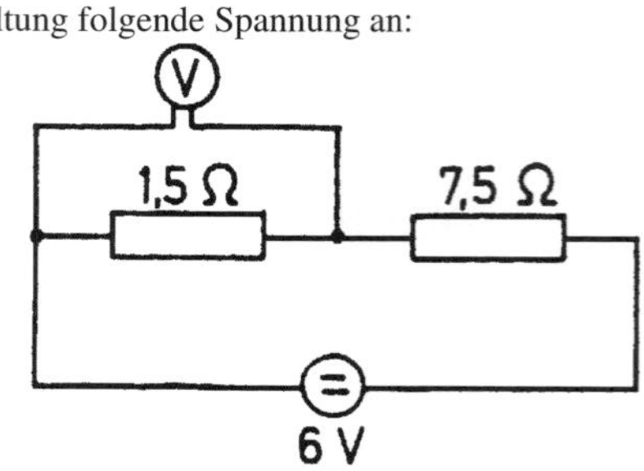

(A) 1,0 V

(B) 1,2 V

(C) 1,5 V

(D) 4,8 V

(E) 5,0 V

4.1✓ A **4.2**✓ A **4.3**✓ B **4.4**✓ E **4.5**✓ A

F93 **4.6** Ein idealer verlustfreier Transformator besitze primärseitig 800 Windungen, sekundärseitig 40 Windungen. An der Primärseite liege eine Wechselspannung von 220 V.

Welche Spannung tritt an der Sekundärseite auf?

(A) 44 000 V

(B) 4 400 V

(C) 550 V

(D) 11 V

(E) 1,1 V

F93 **4.7** Der elektrische Widerstand eines Platindrahtes kann zur Messung von Temperaturen verwendet werden,

weil

der elektrische Widerstand von Platindraht mit wachsender Temperatur ständig zunimmt.

Antwort	Aussage 1	Aussage 2	Verknüpfung
A	richtig	richtig	richtig
B	richtig	richtig	falsch
C	richtig	falsch	—
D	falsch	richtig	—
E	falsch	falsch	—

F93 **4.8** Welche der folgenden Aussagen treffen zu?

Eine Punktladung Q zieht eine im Abstand r befindliche gleichgroße Ladung entgegengesetzten Vorzeichens an mit einer Kraft

(1) proportional zu Q^2

(2) proportional zu $1/r$

(3) proportional zur Dielektrizitätszahl (früher: Dielektrizitätskonstante) der Umgebung

(A) nur 1

(B) nur 3

(C) nur 1 und 2

(D) nur 2 und 3

(E) 1 bis 3 (alle)

F93 **4.9** Der magnetische Fluss Φ durch eine Leiterschleife ändert sich zeitlich, wie beistehend dargestellt.

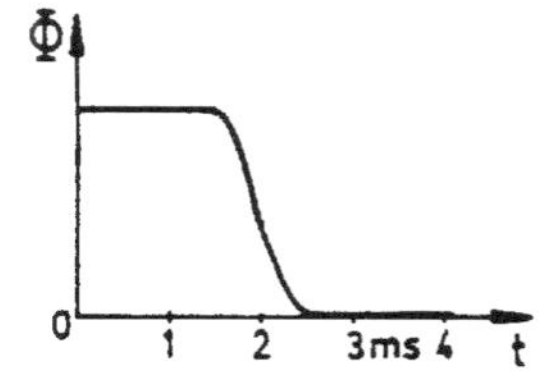

Wie sieht der zeitliche Verlauf der induzierten Spannung U aus?

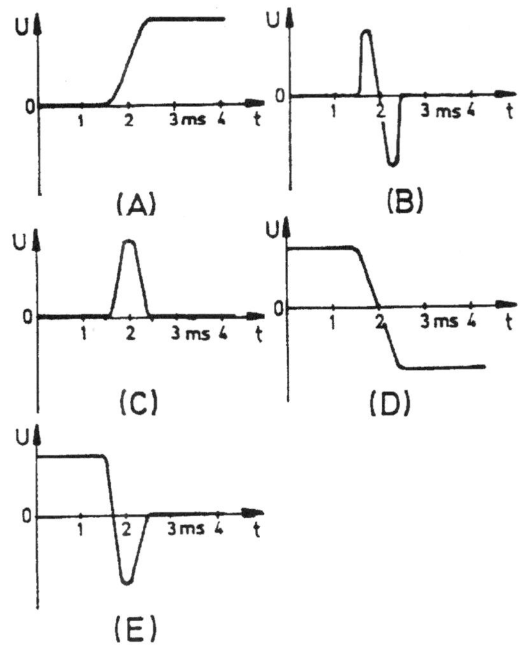

F93 **4.10** Welche Aussagen treffen zu?

An einer Steckdose eines auf 230 V umgestellten Labor-Netzes sind messbar:

(1) Scheitelspannung 230 V

(2) Periodendauer 20 ms

(3) Scheitelspannung 400 V

(4) Effektivspannung 230 V

(A) nur 1

(B) nur 4

(C) nur 1 und 2

(D) nur 2 und 4

(E) nur 2, 3 und 4

4.6✓ D **4.7**✓ A **4.8**✓ A **4.9**✓ C **4.10**✓ D

H93 **4.11** Einem Laborakku wird eine Stromstärke von 10 A entnommen; die Klemmenspannung des Akkus wird dabei gegenüber der Leerlaufspannung um 0,1 V erniedrigt.

Wie groß ist der Innenwiderstand des Akkus?

(A) 1,0 m

(B) 10 m

(C) 100 m

(D) 10 Ω

(E) 100 Ω

F93 **4.12** Welchen der folgenden Aussagen stimmen Sie zu?

Die Stromstärke durch stark verdünnte wässrige Elektrolyte steigt bei vorgegebener Spannung mit

(1) zunehmender Konzentration
(2) zunehmender Temperatur
(3) abnehmender Konzentration
(4) abnehmender Temperatur

(A) nur 1

(B) nur 1 und 2

(C) nur 1 und 4

(D) nur 2 und 3

(E) nur 3 und 4

H93 **4.13** Welche der folgenden gezeichneten Stromstärkeverteilungen in der Umgebung eines Leiterknotens ist bei stationären Strömen möglich?

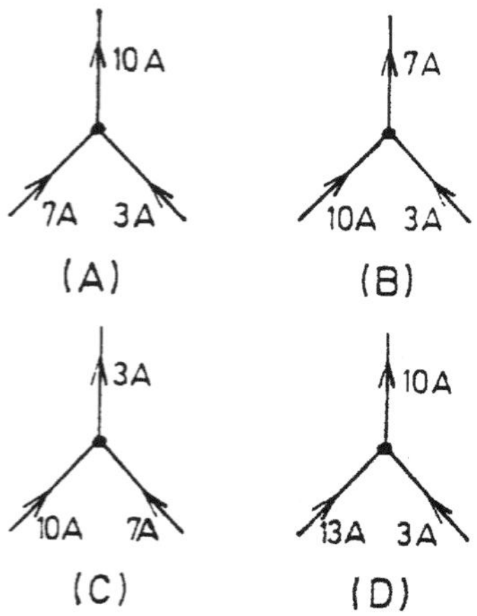

(E) keine der gezeichneten Stromverteilungen

F95 **4.14** An einen ebenen Plattenkondensator mit der Kapazität 100 pF und dem Plattenabstand 1 cm werde eine konstante Spannung von 100 V angelegt. Ein kleines Kügelchen mit der positiven Ladung von 1 pC werde auf einer Geraden parallel zu den Platten über eine Strecke von 1 cm durch die Mitte des Kondensators hindurchgeführt. Dabei wird die Arbeit geleistet:

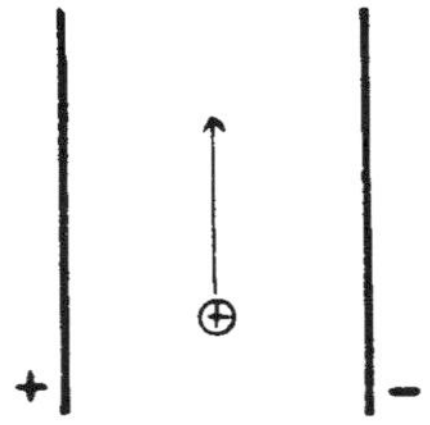

(A) 0

(B) $1{,}6 \cdot 10^{-18}$ J

(C) 10^{-12} J

(D) 10^{-11} J

(E) 10^{-10} J

H93 **4.15** An einen Plattenkondensator mit der Kapazität 100 pF und dem Plattenabstand 1 cm werde eine konstante Spannung von 100 V angelegt. Von der positiv geladenen Platte löse sich ein kleines Kügelchen, das eine positive Ladung von 1 pC trage, und bewege sich zu der negativ geladenen Platte. Unmittelbar vor dem Erreichen der negativ geladenen Platte hat es die kinetische Energie (Reibung sei nicht vorhanden)

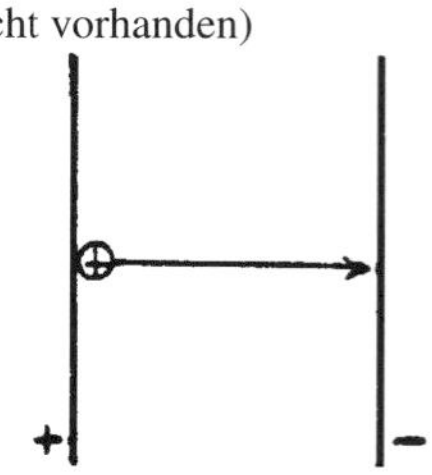

(A) 0

(B) $1{,}6 \cdot 10^{-19}$ J

(C) 10^{-12} J

(D) 10^{-11} J

(E) 10^{-10} J

4.11✓ B **4.12**✓ B **4.13**✓ A **4.14**✓ A **4.15**✓ E

H93 **4.16** Zwei gleichnamige Ladungen verhalten sich wie $Q_1 : Q_2 = 3 : 4$.

Wie verhalten sich die Kräfte F_1 und F_2 auf die beiden Ladungen Q_1 und Q_2?

(A) $F_1 : F_2 = 16 : 9$

(B) $F_1 : F_2 = 4 : 3$

(C) $F_1 : F_2 = 1 : 1$

(D) $F_1 : F_2 = 3 : 4$

(E) $F_1 : F_2 = 9 : 16$

H93 **4.17** Ein geradliniger Leiter, durch den eine elektrische Stromstärke von 2 A fließe, befinde sich in einem homogenen Magnetfeld der Flussdichte 0,5 T, das parallel zur Achse des Leiters gerichtet sei. Die Kraft F auf ein Leiterstück der Länge 4 cm beträgt somit:

(A) 0

(B) 0,04 N

(C) 0,25 N

(D) 1 N

(E) 4 N

H93 **4.18** Ein idealer, verlustfreier Transformator hat eine Primärwicklung mit 690 Windungen und wird an einer 230 V-Steckdose betrieben. Um einen Verbraucher mit 6 V zu versorgen, muss folgende Windungszahl der Sekundärwicklung anschließbar sein:

(A) 2

(B) 18

(C) 36

(D) 72

(E) 120

H93 **4.19** Welche der folgenden Darstellungen gibt das Magnetfeld einer zylindrischen Spule, die von einer konstanten elektrischen Stromstärke I durchflossen wird, qualitativ richtig wieder?

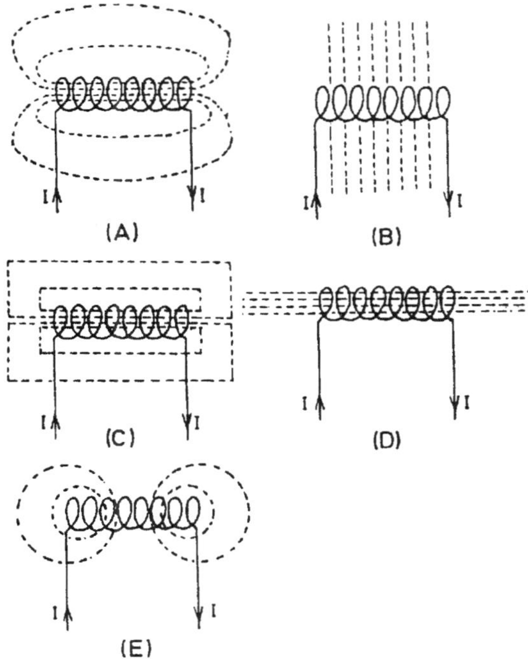

H93 **4.20** Ordnen Sie den Schaltungen aus Liste 1 den zugehörigen Gesamtwiderstand zu!

Liste 1

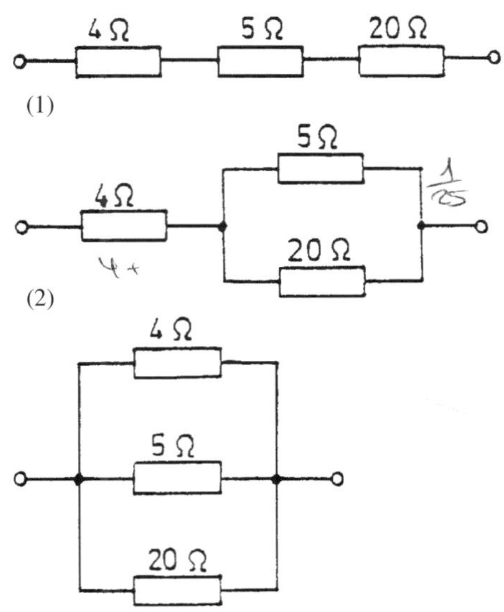

4.16✓ C **4.17**✓ A **4.18**✓ B **4.19**✓ A **4.20**✓ (1,A) (2,C) (3,E)

Liste 2

(A) 29 Ω

(B) 21 Ω

(C) 8 Ω

(D) 6 Ω

(E) 2 Ω

H93 **4.21** Welche der folgenden Aussagen treffen zu?

Glühemission von Elektronen

(1) nimmt mit wachsender Temperatur zu
(2) wird in üblichen Röntgenröhren bei der Kathode genutzt
(3) ermöglicht Ladungstransport in evakuierten Anordnungen

(A) nur 1

(B) nur 1 und 2

(C) nur 1 und 3

(D) nur 2 und 3

(E) 1 bis 3 (alle)

F95 **4.22** Welchen der folgenden Aussagen stimmen Sie zu?

In elektrischen Feldern können an nichtleitenden Substanzen (Dielektrika) folgende Effekte einzeln oder kombiniert beobachtet werden:

(1) entgegengesetzte Verlagerung positiver und negativer Ionen (ionische Verschiebungspolarisation)
(2) eine geringe Verlagerung der Elektronenhülle gegenüber dem zugehörigen Atomkern (elektronische Verschiebungspolarisation)
(3) Edelgase zeigen stets eine Orientierungspolarisation

(A) nur 3

(B) nur 1 und 2

(C) nur 1 und 3

(D) nur 2 und 3

(E) 1 bis 3 (alle)

H95 **4.23** In einer Röntgenröhre fließt bei einer Anodenspannung von 100 kV im Anodenstromkreis eine Stromstärke von 10 mA.

Wie groß ist die umgesetzte elektrische Leistung?

(A) 1 kJ

(B) 10 kJ

(C) 1 kWs

(D) 100 W

(E) 1 kW

F95 **4.24** Die Spannung U, die an der Heizvorrichtung (mit temperaturunabhängigem Widerstand R) einer Destillationsanlage anliegt, wird verdoppelt.

Die Heizleistung wird dabei

(A) ein Viertel so groß

(B) halb so groß

(C) gleich bleiben

(D) doppelt so groß

(E) viermal so groß

H93 **4.25** Welche der folgenden Aussagen treffen zu?

Der elektrische **Leitwert** eines homogenen drahtförmigen Leiters

(1) hängt im Allgemeinen von der Temperatur ab
(2) ist proportional zum Querschnitt
(3) ist proportional zur Länge
(4) ist proportional zur spezifischen Leitfähigkeit

(A) nur 2

(B) nur 1 und 2

(C) nur 3 und 4

(D) nur 1, 2 und 4

(E) 1 bis 4 (alle)

4.21✓ E **4.22**✓ B **4.23**✓ E **4.24**✓ E **4.25**✓ D

H95 **4.26** Durch ein Messgefäß mit einer Elektrolytfüllung fließt bei einer angelegten Spannung von 0,04 V eine Stromstärke von 20 mA.

Der Leitwert der Anordnung beträgt dabei:

(A) 0,008 Si

(B) 0,02 Si

(C) 0,2 Si

(D) 0,5 Si

(E) 0,8 Si

H95 **4.27** Zwei zylindrische metallische Drähte gleicher Länge und gleichen Materials, deren Radien sich wie $r_1 : r_2 = 1 : 2$ verhalten, sind parallel geschaltet. Liegt eine elektrische Spannung an, so verhalten sich die Spannungen an den Drähten wie

(A) $U_1 : U_2 = 1 : 4$

(B) $U_1 : U_2 = 1 : 2$

(C) $U_1 : U_2 = 1 : 1$

(D) $U_1 : U_2 = 2 : 1$

(E) $U_1 : U_2 = 4 : 1$

H93 **4.28** Welche der folgenden Aussagen treffen zu?

Durch eine Ladung von etwa 386 kC werden elektrisch abgeschieden

(1) 22,4 l molekularer Wasserstoff (bei Normbedingungen) aus angesäuertem Wasser
(2) 22,4 l molekularer Sauerstoff (bei Normbedingungen) aus angesäuertem Wasser
(3) 1 mol Ag aus $AgNO_3$-Lösung
(4) 1 mol Cu aus $CuSO_4$-Lösung

(A) keine

(B) nur 1

(C) nur 2

(D) nur 3

(E) nur 4

H95 **4.29** Um 1 mol eines einwertigen Metalls durch Elektrolyse abzuscheiden, benötigt man eine Ladung von rund $1 \cdot 10^5$ As.

In welcher Zeit wird daher ungefähr die Stoffmenge 0,1 mol eines zweiwertigen Metalls abgeschieden bei einer Stromstärke von 10 A?

(A) 500 s

(B) 1 000 s

(C) 2 000 s

(D) 20 000 s

(E) Keiner der Werte trifft annähernd zu.

H95 **4.30** Der spezifische elektrische Widerstand ρ eines homogenen Festkörpers nimmt mit steigender Temperatur stark ab.

Auf welches Material kann diese Aussage zutreffen?

(A) Silicium

(B) Silber

(C) Aluminium

(D) Kupfer

(E) Gold

H95 **4.31** Ein idealer (verlustfreier) Transformator, der primärseitig $n_1 = 5\,000$ Windungen besitzt, werde an einer Wechselspannung $U_1 = 200$ V angeschlossen und sekundärseitig mit einem Ohmschen Widerstand $R = 2\ \Omega$ belastet. Im Sekundärkreis fließt dabei eine Stromstärke $I_2 = 2$ A.

Wie groß ist demnach die Windungszahl n_2 der Sekundärspule?

(A) 100

(B) 200

(C) 250

(D) 500

(E) 1 000

Prüfungsfragen bis 2010

4.26✓ D **4.27**✓ C **4.28**✓ C **4.29**✓ C **4.30**✓ A **4.31**✓ A

F96 **4.32** In der gezeichneten Masche fließen die angegebenen Stromstärken. Welcher der folgenden Werte trifft für die elektrische Stromstärke I (siehe Skizze) zu?

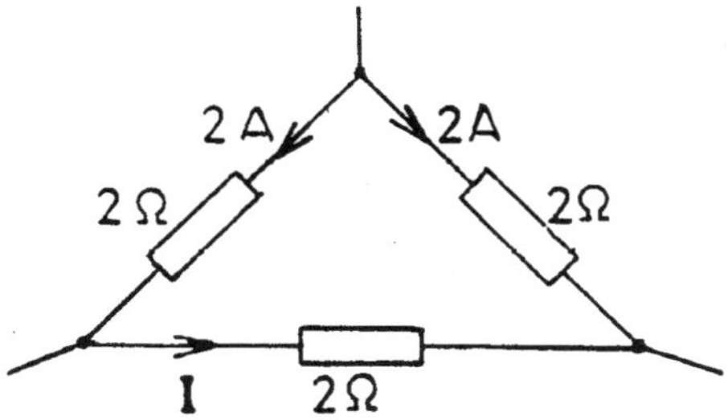

(A) 0

(B) 1 A

(C) 2 A

(D) 4 A

(E) 6 A

F96 **4.33** Welchen Wert und welche Richtung hat die Stromstärke I im unteren Zweig des nebenstehend abgebildeten Stromknotens?

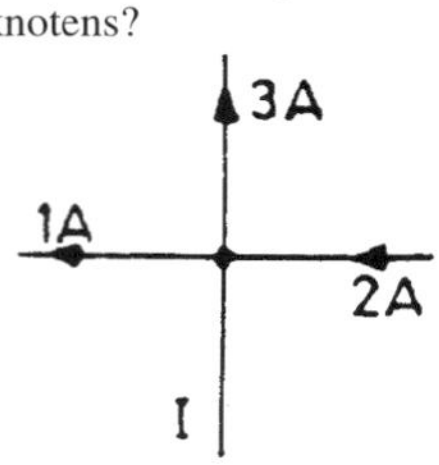

(A) 6 A, nach oben (in den Knoten hinein)

(B) 4 A, nach unten (aus dem Knoten heraus)

(C) 2 A, nach oben (in den Knoten hinein)

(D) 2 A, nach unten (aus dem Knoten heraus)

(E) 0

H95 **4.34** Nebenstehendes Bild zeigt schematisch den Verlauf der Strom-Spannungs-Kennlinie einer Ionisationskammer.

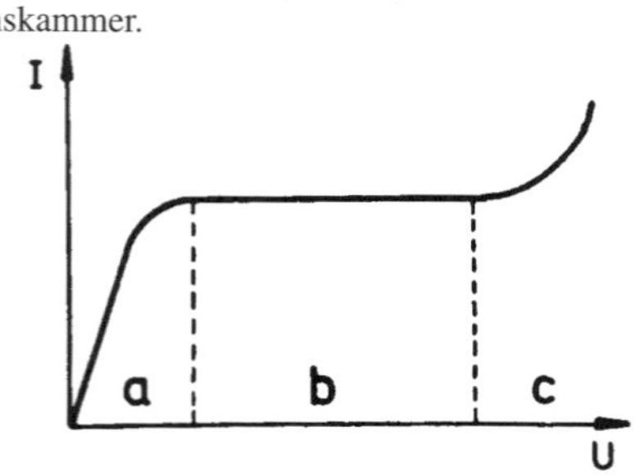

Welche Aussage trifft **nicht** zu?

(A) Im Bereich a rekombinieren die gebildeten Ionen zum Teil wieder.

(B) Im Bereich a hängt die Entstehungsrate primär gebildeter Ionen von der Spannung U ab.

(C) Im Bereich b werden praktisch alle primär gebildeten Ionen an die Elektroden abgeführt.

(D) Bereich b ist am besten für quantitative Messungen der Dosisrate geeignet.

(E) Im Bereich c erfolgt Stoßionisation.

F96 **4.35** Welche der angegebenen Schaltungen (Veränderbarkeit der Widerstände vorausgesetzt) ist als Wheatstone-Brücke verwendbar?

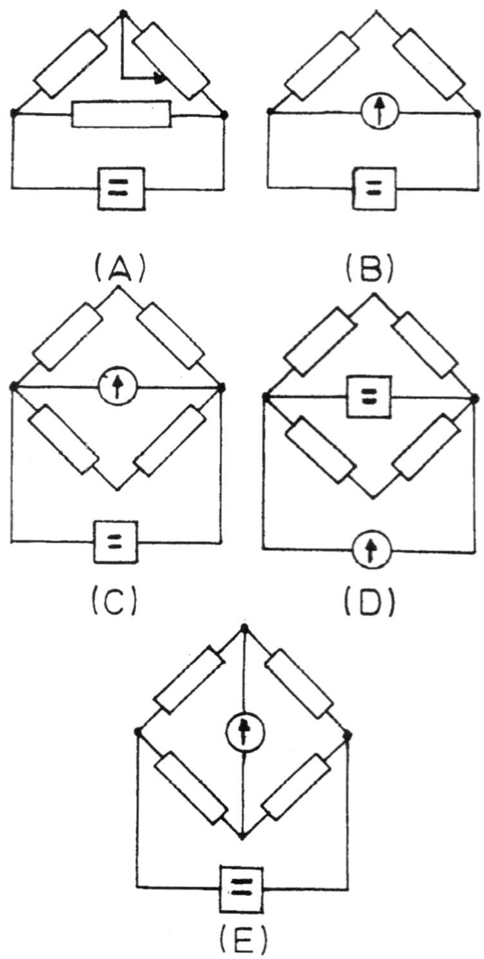

4.32✓ A **4.33**✓ C **4.34**✓ B **4.35**✓ E

F96 **4.36** Welche Abbildung gibt Vorzeichen und Richtung der magnetischen Feldlinien um einen Stabmagneten schematisch richtig wieder?

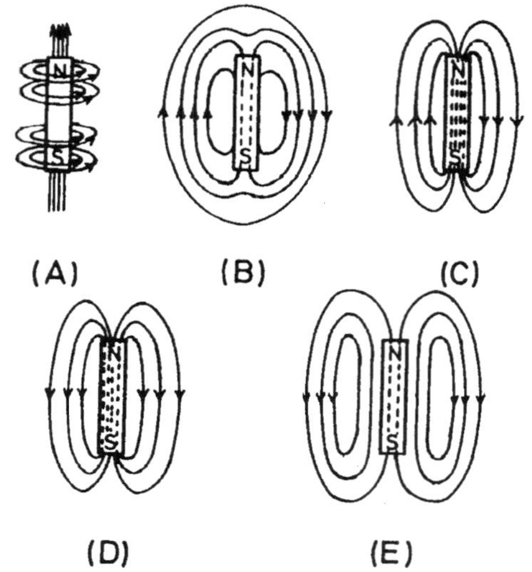

F96 **4.37** Sie messen die Klemmenspannung U einer Batterie in Abhängigkeit von der entnommenen Stromstärke I und erhalten nebenstehendes Messergebnis.

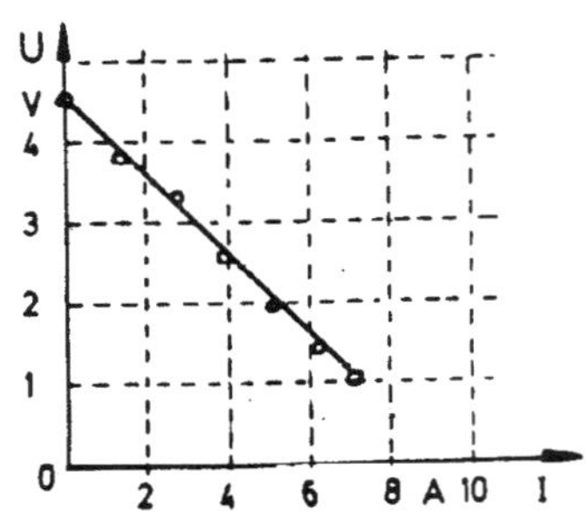

Entnehmen Sie dem Diagramm die Leerlaufspannung sowie den Innenwiderstand der Batterie!

	Leerlaufspannung	Innenwiderstand
(A)	4,5 V	2 Ω
(B)	4,5 V	1 Ω
(C)	4,5 V	0,5 Ω
(D)	1 V	0,5 Ω
(E)	1 V	2 Ω

F96 **4.38** Nebenstehend ist der zeitliche Verlauf einer elektrischen Stromstärke skizziert. Der markierte Abstand $\overline{ab}$ in dem Diagramm entspricht

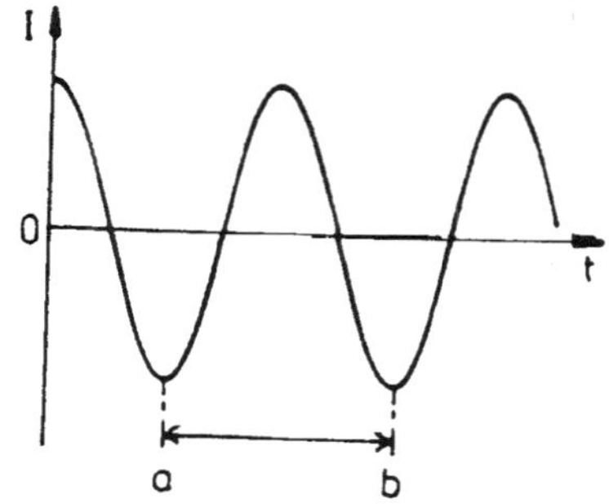

(A) dem negativen Scheitelwert

(B) der Phasendifferenz $\frac{3}{2}\pi$

(C) der Phasendifferenz π

(D) der halben Periodendauer

(E) der Periodendauer

F96 **4.39** Eine Batterie liefert bei einer Spannung von 6,0 V insgesamt 2 Minuten lang eine Stromstärke von 3 A.

Ordnen Sie bitte den Größen der Liste 1 den zugehörigen Wert aus Liste 2 zu!

Liste 1

(1) umgesetzte Energie

(2) Leistung

Liste 2

(A) 2 160

(B) 1 080

(C) 120

(D) 36

(E) 18

4.36✓ D **4.37**✓ C **4.38**✓ E **4.39**✓ (1,A) (2,E)

F96 **4.40** Welche der folgenden Aussagen treffen zu?

Ein Plattenkondensator ohne Dielektrikum (Kapazität C, Plattenfläche A, Plattenabstand d) sei mit den Ladungen $+Q$ und $-Q$ auf seinen beiden Platten aufgeladen, und zwischen den Platten herrsche die Spannung U. Dann gilt:

(1) $C = U/Q$

(2) $C = \varepsilon_0 d/A$ (ε_0 elektrische Feldkonstante)

(3) Löst sich ein Splitter von der positiv geladenen Platte, der eine kleine positive Ladung q trägt, so wird er durch das elektrische Feld in dem Kondensator zur negativ geladenen Platte beschleunigt und hat bis dort die Energie $q \cdot U$ aufgenommen.

(A) keine

(B) nur 1

(C) nur 2

(D) nur 3

(E) nur 1 und 2

H96 **4.41** Wie groß ist der Gesamtwiderstand der nebenstehenden Schaltung, wenn alle 4 Widerstände den Wert 40 Ω haben?

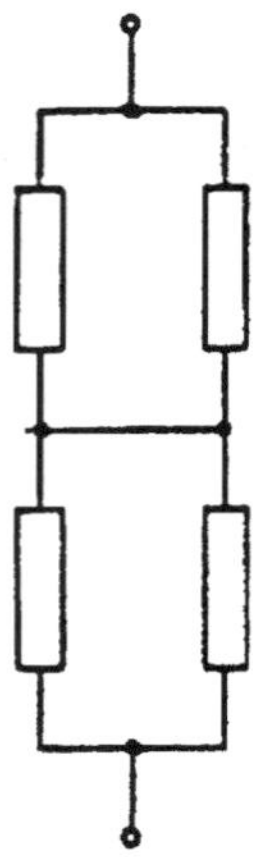

(A) 10 Ω

(B) 40 Ω

(C) 80 Ω

(D) 160 Ω

(E) Keiner der obigen Werte trifft zu.

F96 **4.42** Welche der folgenden Aussagen treffen zu?

Die elektrische Stromstärke (Gleichstrom) in einem Leiter ist gleich dem Produkt aus

(1) der durch den Leiterquerschnitt geflossenen Ladung und der dabei vergangenen Zeit

(2) der Stromdichte und dem Leiterquerschnitt

(3) der am Leiter anliegenden Spannung und seinem Widerstand

(A) nur 1

(B) nur 2

(C) nur 3

(D) nur 1 und 3

(E) 1 bis 3 (alle)

H96 **4.43** Zwei Heizwiderstände werden – durch eine Sicherung Si abgesichert – an einer Steckdose betrieben (Innenwiderstand vernachlässigbar). Nach einiger Zeit brennt R_1 durch; sein Widerstand wird dabei sehr groß.

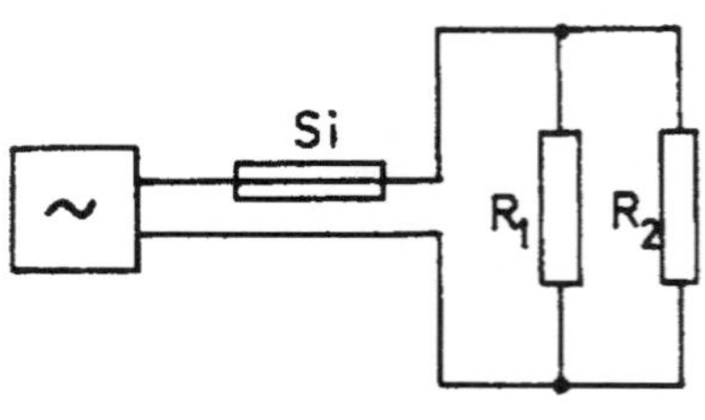

Anschließend

(A) schaltet die Sicherung Si den Stromkreis ab

(B) verdoppelt sich die Stromstärke durch R_2

(C) nimmt die Stromstärke durch R_2 um den Faktor $\frac{R_1 \cdot R_2}{R_1 + R_2}$ zu

(D) bleibt die Stromstärke durch R_2 unverändert

(E) brennt R_2 wegen Überlastung ebenfalls durch

4.40✓ D **4.41**✓ B **4.42**✓ B **4.43**✓ D

H96 **4.44** Wie groß muss in der gezeichneten Schaltung der Widerstand R sein, damit das Messinstrument stromlos ist?

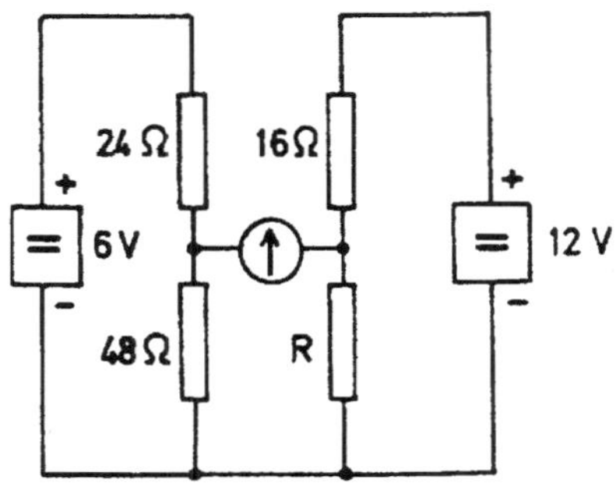

(A) 48 Ω

(B) 32 Ω

(C) 24 Ω

(D) 16 Ω

(E) 8 Ω

H96 **4.45** Ein geradliniger Leiter, durch den eine elektrische Stromstärke von 2 A fließe, befinde sich in einem homogenen Magnetfeld der Flussdichte 0,5 T, das senkrecht auf der Leiterrichtung stehe. Die Kraft F auf ein Leiterstück der Länge 4 cm beträgt somit:

(A) 0

(B) 0,04 N

(C) 0,25 N

(D) 1 N

(E) 4 N

H96 **4.46** An einer unbelasteten Spannungsquelle werden 12,0 V gemessen. Bei Entnahme von 12,5 A Stromstärke sinkt die Klemmenspannung auf 11,0 V.

Wie groß ist der Innenwiderstand der Quelle?

(A) 0,045 Ω

(B) 0,080 Ω

(C) 0,125 Ω

(D) 12,5 Ω

(E) Keiner der vorstehenden Werte ist näherungsweise richtig.

H96 **4.47** Wie groß ist die Gesamtkapazität der dargestellten Kombination von drei Kondensatoren gleicher Kapazität C?

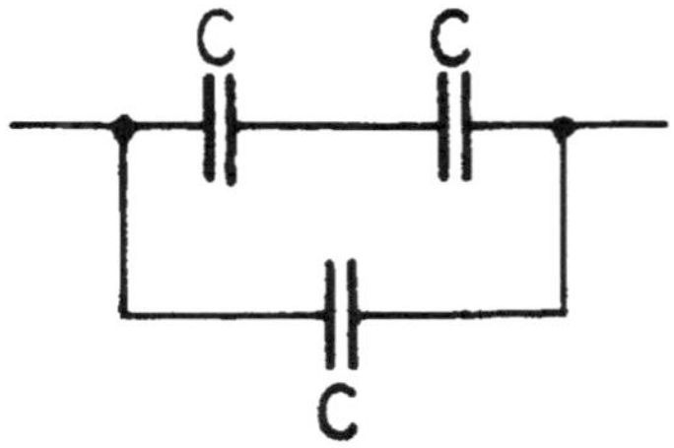

(A) $\frac{2}{3} \cdot C$

(B) $1 \cdot C$

(C) $\frac{3}{2} \cdot C$

(D) $3 \cdot C$

(E) Keine der obigen Werte trifft zu.

H96 **4.48** Welches elektrostatische Feldlinienbild trifft bei einem aufgeladenen Plattenkondensator zu?

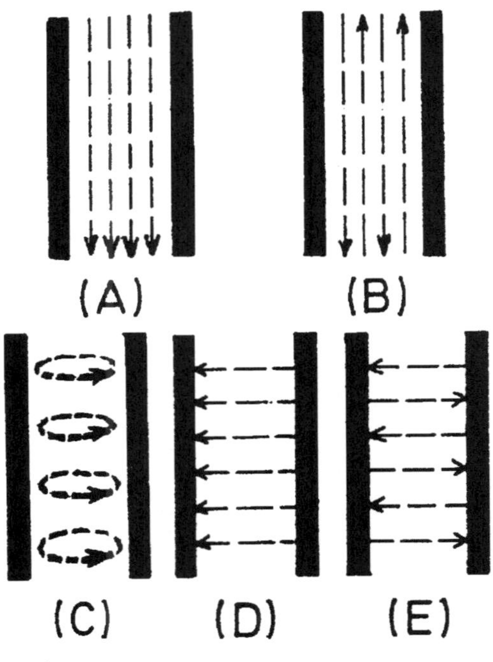

4.44✓ E **4.45**✓ B **4.46**✓ B **4.47**✓ C **4.48**✓ D

H96 **4.49** Elektronen durchlaufen ein elektrisches Feld der Feldstärke $10^3\,\frac{\mathrm{V}}{\mathrm{cm}}$ über eine Distanz von 10 cm. Welche Energie gewinnen die Elektronen dabei?

(A) 10^2 eV

(B) 10^4 eV

(C) 10^5 eV

(D) 10^3 eV / cm

(E) 10^5 eV / cm

H96 **4.50** Wie verändert sich die Induktivität L einer vorgegebenen Spule ohne Kern mit der Kreisfrequenz ω der angelegten Wechselspannung?

(A) $L \sim \omega$

(B) $L \sim \sqrt{\omega}$

(C) $L \sim 1/\omega$

(D) $L \sim 1/\sqrt{\omega}$

(E) gar nicht

H96 **4.51** Der Effektivwert einer sinusförmigen Wechselspannung betrage 200 V. Der Scheitelwert ergibt sich etwa zu:

(A) 560 V

(B) 280 V

(C) 200 V

(D) 143 V

(E) 100 V

H96 **4.52** Welche der folgenden Aussagen treffen zu?

Die Kraft zwischen zwei punktförmigen Ladungen ist proportional zum

(1) Kehrwert des Quadrates ihres Abstandes
(2) Produkt der beiden Ladungen
(3) Kehrwert der Dielektrizitätszahl des (homogenen) Mediums, in dem sich die Ladungen befinden

(A) nur 2

(B) nur 1 und 2

(C) nur 1 und 3

(D) nur 2 und 3

(E) 1 bis 3 (alle)

H96 **4.53** Welche der folgenden Aussagen treffen zu?

Nebenstehend ist das Oszillogramm einer sinusförmigen Wechselspannung U in Abhängigkeit von der Zeit t skizziert.

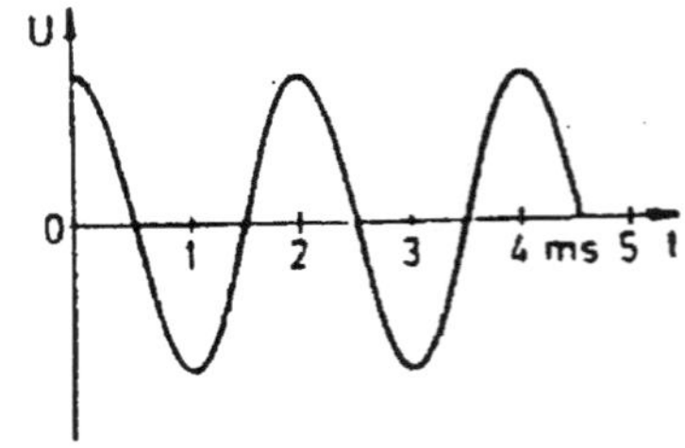

(1) Die Periodendauer beträgt $T = 2$ ms.
(2) Die Frequenz beträgt $f = 50$ Hz.
(3) Die Kreisfrequenz beträgt $\omega = 3{,}14 \cdot 10^4\,\mathrm{s}^{-1}$.

(A) nur 1

(B) nur 2

(C) nur 3

(D) nur 1 und 2

(E) nur 1 und 3

H96 **4.54** Welche der folgenden Aussagen treffen zu?

An den freien Enden einer Leiterschleife kann eine induzierte Spannung beobachtet werden, wenn man

(1) die Leiterschleife in einem Magnetfeld um eine geeignete Achse dreht.
(2) die Stärke eines Magnetfeldes, in dem sich die Leiterschleife befindet, ändert.
(3) die Leiterschleife durch ein zeitlich konstantes, inhomogenes Magnetfeld geeignet verschiebt.

4.49✓ B **4.50**✓ E **4.51**✓ B **4.52**✓ E **4.53**✓ A **4.54**✓ E

(A) nur 1

(B) nur 2

(C) nur 1 und 3

(D) nur 2 und 3

(E) 1 bis 3 (alle)

H96 **4.55** Welche der folgenden Aussagen treffen zu?

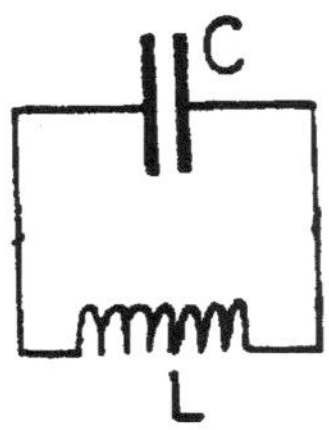

Der skizzierte schwingende LC-Kreis

(1) zeigt die Eigenfrequenz $f = \sqrt{L \cdot C}$
(2) zeigt die Eigenkreisfrequenz $\omega = \frac{1}{\sqrt{L \cdot C}}$.
(3) speichert wechselnd elektrische Energie im Kondensator und magnetische Energie in der Spule

(A) nur 1

(B) nur 2

(C) nur 3

(D) nur 1 und 3

(E) nur 2 und 3

H96 **4.56** Spannungsmessgeräte sollten einen hohen Innenwiderstand aufweisen,

weil

die Stärke des Stroms, der durch ein Spannungsmessgerät fließt, gering sein sollte.

Antwort	Aussage 1	Aussage 2	Verknüpfung
A	richtig	richtig	richtig
B	richtig	richtig	falsch
C	richtig	falsch	—
D	falsch	richtig	—
E	falsch	falsch	—

F97 **4.57** Welchen Gesamtwiderstand bzw. welche Gesamtkapazität haben die beiden folgenden Schaltungen?

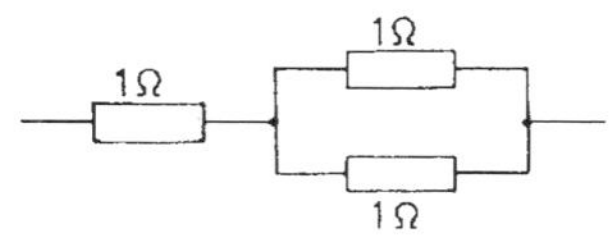

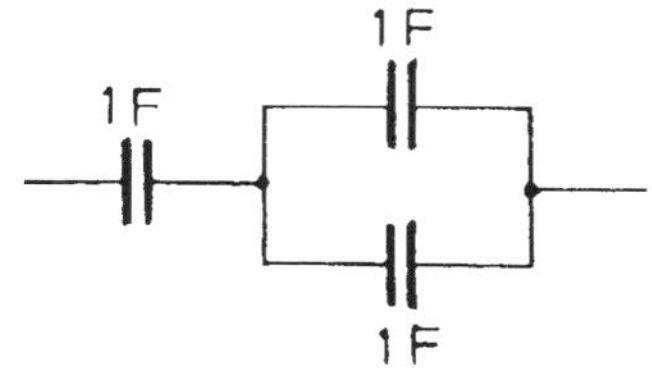

(A) $R = 1{,}5\ \Omega$ und $C = 1{,}5$ F

(B) $R = 1{,}5\ \Omega$ und $C = \frac{2}{3}$ F

(C) $R = \frac{2}{3}\ \Omega$ und $C = 1{,}5$ F

(D) $R = \frac{2}{3}\ \Omega$ und $C = \frac{2}{3}$ F

(E) Keine dieser Kombinationen trifft zu.

F97 **4.58** Welche der folgenden Aussagen treffen zu?

Die elektrische Stromstärke (Gleichstrom) in einem Leiter ist gleich dem Quotienten aus

(1) der durch den Leiterquerschnitt geflossenen Ladung und der dabei vergangenen Zeit
(2) der Stromdichte und dem Leitungsquerschnitt
(3) der am Leiter anliegenden Spannung und seinem Widerstand

(A) nur 1

(B) nur 2

(C) nur 3

(D) nur 1 und 3

(E) 1 bis 3 (alle)

4.55✓ E **4.56**✓ A **4.57**✓ B **4.58**✓ D

F97 **4.59** Welche der folgenden Aussagen treffen zu?

Eine Halbleiterdiode

(1) zeigt in Durchlassrichtung größeren Widerstand als in Sperrrichtung
(2) lässt in Sperrrichtung überhaupt keinen Ladungstransport zu
(3) kann zur Gleichrichtung von Wechselstrom eingesetzt werden

(A) nur 1

(B) nur 2

(C) nur 3

(D) nur 1 und 3

(E) nur 2 und 3

F97 **4.60** Der Wechselstromwiderstand einer Spule nimmt mit steigender Frequenz ab,

weil

bei einer Spule Wechselspannung und -stromstärke gegeneinander phasenverschoben sind.

Antwort	Aussage 1	Aussage 2	Verknüpfung
A	richtig	richtig	richtig
B	richtig	richtig	falsch
C	richtig	falsch	—
D	falsch	richtig	—
E	falsch	falsch	—

H97 **4.61** An einem Plattenkondensator mit der Kapazität 100 pF und dem Plattenabstand 1 cm werde eine konstante Spannung von 100 V angelegt. Welche Arbeit muss aufgewendet werden, um eine positive Ladung von 1 pC von der negativ zu der positiv geladenen Platte durch das Feld des Kondensators zu transportieren?

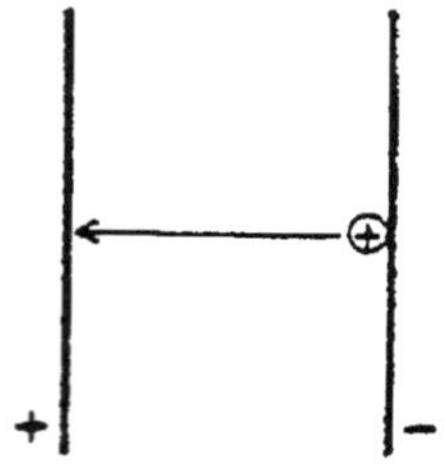

(A) 0

(B) 10^{-12} J

(C) 10^{-11} J

(D) 10^{-10} J

(E) 10^{-9} J

F97 **4.62** Welche der folgenden Aussagen treffen zu?

Ein elektrisch geladenes Teilchen bewegt sich in einem homogenen Magnetfeld unter Wirkung der Lorentzkraft derart, dass sein Geschwindigkeitsvektor stets senkrecht auf der Richtung des Feldes steht.

(1) Das Teilchen bewegt sich auf einer Kreisbahn.
(2) Die Lorentzkraft ist proportional zur Ladung des Teilchens.
(3) Die Lorentzkraft ist proportional zur magnetischen Flussdichte B.
(4) Die Lorentzkraft ist unabhängig vom Betrag der Teilchengeschwindigkeit.

(A) nur 1, 2 und 3

(B) nur 1, 2 und 4

(C) nur 1, 3 und 4

(D) nur 2, 3 und 4

(E) 1 bis 4 (alle)

H97 **4.63** In einem Leiter vom Querschnitt 2 mm² fließt – gleichmäßig über den Querschnitt verteilt – eine Stromstärke von 10 A.

Wie groß ist die Stromdichte?

(A) $5 \cdot 10^4 \frac{A}{m^2}$

(B) $2 \cdot 10^5 \frac{A}{m^2}$

(C) $5 \cdot 10^6 \frac{A}{m^2}$

(D) $2 \cdot 10^7 \frac{A}{m^2}$

(E) $5 \cdot 10^8 \frac{A}{m^2}$

4.59✓ C **4.60**✓ D **4.61**✓ D **4.62**✓ A **4.63**✓ C

F97 **4.64** Welche der folgenden Aussagen treffen zu?

In einem typischen Metall

(1) nimmt die elektrische Leitfähigkeit mit wachsender Temperatur ab

(2) erfolgt Ladungstransport durch Elektronen

(3) nimmt bei konstanter Temperatur der Widerstand mit wachsender Stromstärke ab

(A) nur 2

(B) nur 1 und 2

(C) nur 1 und 3

(D) nur 2 und 3

(E) 1 bis 3 (alle)

H97 **4.65** Zwei Akkumulatoren von 2,0 V Leerlaufspannung und 0,02 Ω Innenwiderstand werden hintereinander geschaltet.

Welche Leerlaufspannung U_l und welchen Innenwiderstand R_i hat die Schaltung.

(A) $U_\mathrm{l} = 4\,\mathrm{V}$ $R_\mathrm{i} = 0{,}04\,\Omega$

(B) $U_\mathrm{l} = 4\,\mathrm{V}$ $R_\mathrm{i} = 0{,}02\,\Omega$

(C) $U_\mathrm{l} = 4\,\mathrm{V}$ $R_\mathrm{i} = 0{,}01\,\Omega$

(D) $U_\mathrm{l} = 2\,\mathrm{V}$ $R_\mathrm{i} = 0{,}04\,\Omega$

(E) $U_\mathrm{l} = 2\,\mathrm{V}$ $R_\mathrm{i} = 0{,}01\,\Omega$

F98 **4.66** Eine Batterie liefert bei einer Spannung von 12,0 V 2 Minuten lang eine Stromstärke von 5 A.

Wie groß ist die elektrische Leistung?

(A) 7200 W

(B) 120 W

(C) 60 W

(D) 30 W

(E) 0,5 W

J/s=W

H97 **4.67** In einem homogenen Magnetfeld $\vec{B}$ bewegt sich ein Teilchen der Ladung e und der Masse m, dessen Geschwindigkeitsvektor $\vec{v}$ senkrecht auf $\vec{B}$ steht, auf einer Kreisbahn. Der Radius r des Kreises lässt sich berechnen durch Gleichsetzung der Beträge von Zentrifugal- und Lorentzkraft gemäß

(A) $m \cdot v \cdot r = e \cdot v \cdot B$

(B) $m \cdot v \cdot r = e \cdot v^2 \cdot B$

(C) $m \cdot v^2 \cdot r = e \cdot v \cdot B$

(D) $\frac{m \cdot v^2}{r} = e \cdot v \cdot B$

(E) $\frac{m \cdot v^2}{r} = e^2 \cdot v \cdot B$

H97 **4.68** Eine Spule ohne Kern liegt an einer Wechselspannung.

Welche der folgenden Darstellungen gibt die Abhängigkeit des induktive Widerstands R_L von der Kreisfrequenz qualitativ richtig wieder?

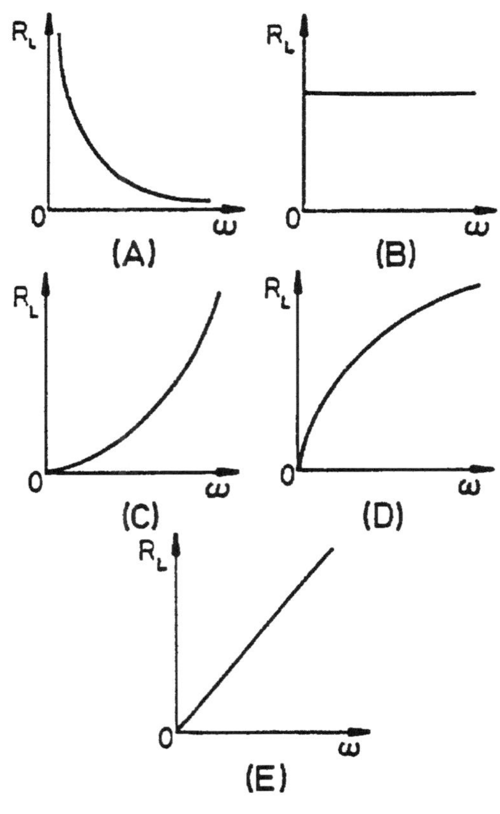

4.64✓ B **4.65**✓ A **4.66**✓ C **4.67**✓ D **4.68**✓ E

H97 **4.69** Die beiden dargestellten Wechselspannungen unterscheiden sich

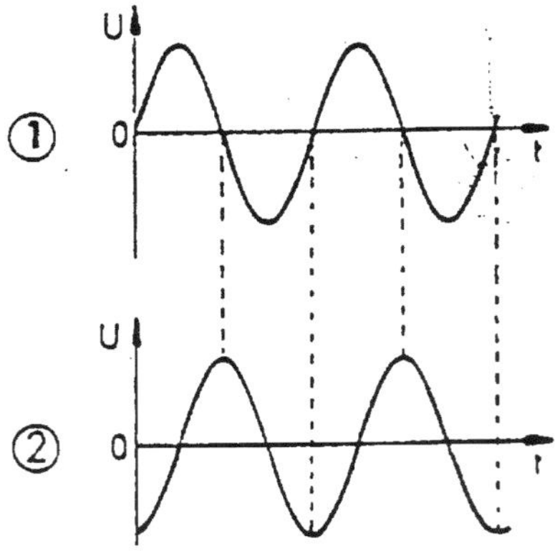

(A) um eine Frequenzänderung von $f/4$

(B) um eine Änderung der Periodendauer von $T/4$

(C) um eine Phasenverschiebung von $\pi/4$

(D) um eine Phasenverschiebung von $\pi/2$

(E) in ihrem Effektivwert

H97 **4.70** Die Resonanzkreisfrequenz eines näherungsweise verlustfreien Schwingkreises, bestehend aus einer Induktivität $L = 0{,}1$ H und einer Kapazität $C = 25$ nF, beträgt:

(A) $2 \cdot 10^{-6}\,\mathrm{s}^{-1}$

(B) $5 \cdot 10^{-5}\,\mathrm{s}^{-1}$

(C) $2 \cdot 10^{4}\,\mathrm{s}^{-1}$

(D) $2 \cdot 10^{5}\,\mathrm{s}^{-1}$

(E) $4 \cdot 10^{8}\,\mathrm{s}^{-1}$

H97 **4.71** Stromstärkemessgeräte sollten einen hohen Innenwiderstand aufweisen,

weil

am Innenwiderstand von Stromstärkemessgeräten ein Spannungsabfall auftritt, der groß sein sollte.

Antwort	Aussage 1	Aussage 2	Verknüpfung
A	richtig	richtig	richtig
B	richtig	richtig	falsch
C	richtig	falsch	—
D	falsch	richtig	—
E	falsch	falsch	—

H97 **4.72** Welche der folgenden Aussagen über einen idealen Plattenkondensator und seine Kapazität trifft **nicht** zu?

(A) Die Kapazität wächst mit der angelegten Spannung.

(B) Die Kapazität wächst mit zunehmender Plattengröße.

(C) Die Kapazität nimmt mit zunehmendem Plattenabstand ab.

(D) Die Kapazität hängt von der Dielektrizitätszahl des Mediums zwischen den Platten ab.

(E) Beim Anlegen einer Spannung üben die Platten eine anziehende Kraft aufeinander aus.

F98 **4.73** Welchen Wert hat der unbekannte Widerstand R_x, wenn die Brücke mit den angegebenen Widerstandswerten genau abgeglichen ist?

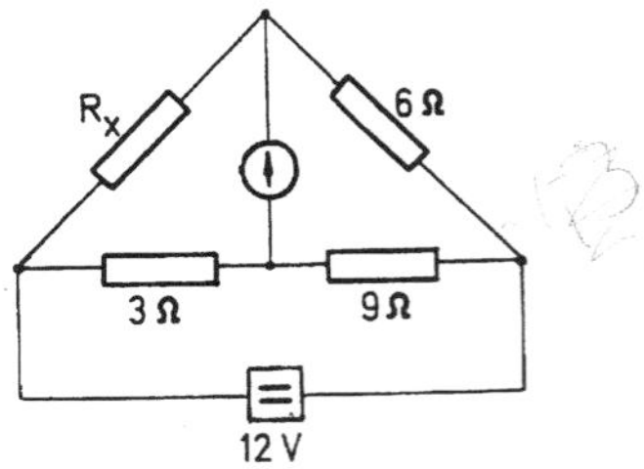

(A) $R_x = 18\,\Omega$

(B) $R_x = 12\,\Omega$

(C) $R_x = 6\,\Omega$

(D) $R_x = 3\,\Omega$

(E) $R_x = 2\,\Omega$

F98 **4.74** Welche Aussage trifft zu?

Wenn drei gleichartige Batterien mit je 6 V Klemmenspannung parallelgeschaltet werden, erhält man folgende Gesamtklemmenspannung U:

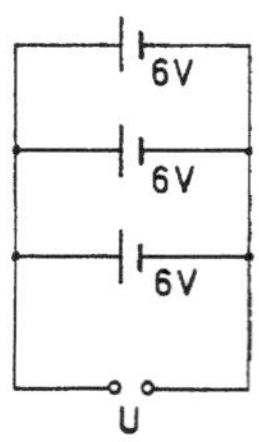

4.69✓ D **4.70**✓ C **4.71**✓ E **4.72**✓ A **4.73**✓ E **4.74**✓ B

(A) 2 V

(B) 6 V

(C) 9 V

(D) 18 V

(E) Keiner der vorstehenden Werte trifft zu.

F98 **4.75** Zwei zylindrische metallische Drähte gleicher Länge und gleichen Materials, deren Radien sich wie $r_1 : r_2 = 1 : 2$ verhalten, sind hintereinandergeschaltet. Liegt eine elektrische Spannung an, so verhalten sich die beiden Teilspannungen an den Drähten wie

(A) $U_1 : U_2 = 1 : 4$

(B) $U_1 : U_2 = 1 : 2$

(C) $U_1 : U_2 = 1 : 1$

(D) $U_1 : U_2 = 2 : 1$

(E) $U_1 : U_2 = 4 : 1$

F98 **4.76** Welche der folgenden Aussagen über die Kräfte, die zwei punktförmige elektrische Ladungen aufeinander ausüben, trifft zu?

(A) Die Kräfte sind umgekehrt proportional zu jeder der beiden Ladungen.

(B) Die Kräfte sind umgekehrt proportional zur Dielektrizitätszahl (früher: Dielektrizitätskonstante) des Mediums, in dem sich die Ladungen befinden.

(C) Die Kräfte stehen senkrecht auf der Verbindungslinie der beiden Ladungen.

(D) Die Kräfte sind proportional dem Abstand der beiden Ladungen.

(E) Bei Ladungen gleichen Vorzeichens ergeben sich anziehende Kräfte zwischen den Ladungen.

F98 **4.77** Welche Antwort trifft zu?

Beim (elektrolytischen) Vergolden eines Werkstückes werden bei konstanter Stromstärke in 12 Stunden 10 g Gold niedergeschlagen.

In welcher Zeit würde bei gleicher Stromstärke ein Silberniederschlag etwa gleicher Masse entstehen?

Man rechne mit folgenden abgerundeten Werten:

Gold (Au)	3-wertig	relative Atommasse 200;
Silber (Ag)	1-wertig	relative Atommasse 100;

(A) 24 Stunden

(B) 18 Stunden

(C) 8 Stunden

(D) 6 Stunden

(E) 4 Stunden

H97 **4.78** Welche Aussage trifft zu?

Ein polares Molekül (z. B. HCl) erfährt im homogenen Feld eines Plattenkondensators:

(A) nur eine Anziehungskraft zur positiven Platte hin

(B) nur eine Anziehungskraft zur negativen Platte hin

(C) ein Drehmoment und eine Anziehung zur positiven Platte hin

(D) ein Drehmoment und eine Anziehung zur negativen Platte hin

(E) nur ein Drehmoment

F98 **4.79** Die Spannung U am Widerstand R und die Stromstärke I durch R sollen gemeinsam gemessen werden.

Ordnen Sie bitte jeder der in der Liste 1 aufgeführten Schaltungen die zutreffende Aussage (Liste 2) für den Fall zu, dass die Innenwiderstände der Messinstrumente zu berücksichtigen sind!

Liste 1

(1)
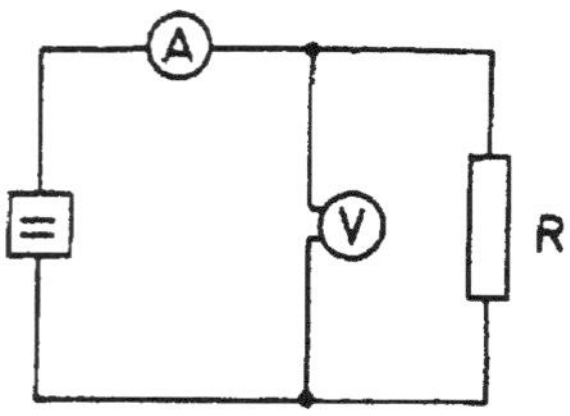

(2)
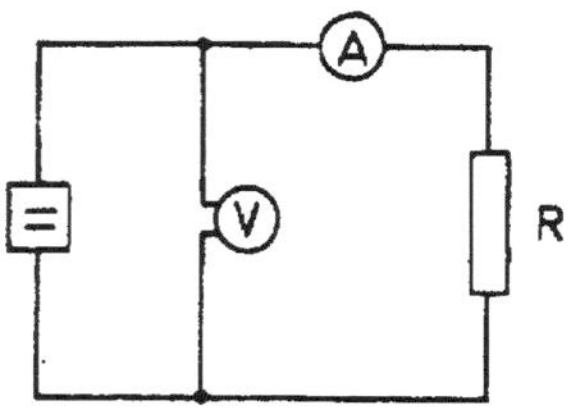

Liste 2

(A) U und I werden richtig angezeigt.

(B) U wird zu klein, I zu groß angezeigt.

(C) U wird richtig, I zu groß angezeigt.

(D) U wird zu groß, I richtig angezeigt.

(E) U wird zu groß, I zu klein angezeigt.

4.75✓ E **4.76**✓ B **4.77**✓ C **4.78**✓ E **4.79**✓ (1,C) (2,D)

F00 **4.80** Mit einem Voltmeter, dessen Innenwiderstand 10 kΩ beträgt, wird die Klemmenspannung einer Spannungsquelle gemessen, deren Leerlaufspannung 10 V und deren Innenwiderstand 10 kΩ beträgt.

Welche Spannung zeigt das Voltmeter an?

(A) 10 V

(B) 9,9 V

(C) 5 V

(D) 0,5 V

(E) 0,1 V

F98 **4.81** Ordnen Sie den in Liste 1 aufgeführten Widerständen aus der nebenstehend dargestellten Schaltung, durch die insgesamt eine Stromstärke von 0,3 A fließt, den zutreffenden Wert der jeweils abfallenden Spannung zu!

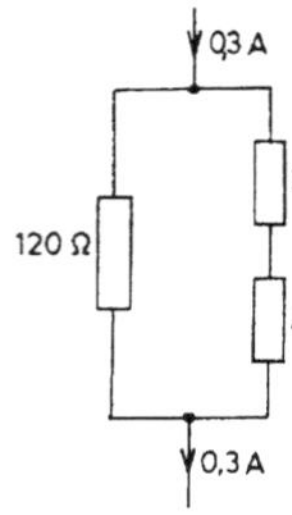

Liste 1

(1) 120 Ω

(2) 20 Ω

Liste 2

(A) 4 V

(B) 8 V

(C) 12 V

(D) 24 V

(E) 36 V

F98 **4.82** Welche der folgenden Verknüpfungen zwischen den Beträgen der Feldgrößen magnetische Feldstärke H und magnetischer Flussdichte B treffen zu?

(1) Im Vakuum gilt $B = \mu_0 \cdot H$ (μ_0 magnetische Feldkonstante).

(2) Für diamagnetische Materie gilt $B = \mu_r \mu_0 H$ mit $\mu_r > 1$.

(3) Für paramagnetische Materie gilt $B = \mu_r \mu_0 H$ mit $\mu_r < 1$.

(A) nur 1

(B) nur 2

(C) nur 3

(D) nur 2 und 3

(E) 1 bis 3 (alle)

F98 **4.83** Welche Aussage trifft **nicht** zu?

Ein frei verschiebbarer und drehbarer permanenter elektrischer Dipol befinde sich in einem elektrischen Feld.

(A) In einem homogenen Feld wirkt auf den Dipol eine Kraft, die seine Ortsveränderung bewirken kann.

(B) In einem homogenen Feld wirkt auf den Dipol ein Drehmoment, das ihn parallel zu den Feldlinien auszurichten sucht.

(C) In einem inhomogenen Feld wirkt auf den Dipol im Allgemeinen eine resultierende Kraft, die seine Ortsveränderung bewirken kann.

(D) Nach dem Umpolen eines Gleichfelds ändert sich die Einstellrichtung des Dipols.

(E) In einem elektrischen Wechselfeld hinreichend geringer Frequenz ändert der Dipol periodisch seine Richtung.

F00 **4.84** Welche der folgenden Darstellungen gibt das Magnetfeld einer zylindrischen Spule, die von einer konstanten elektrischen Stromstärke I durchflossen wird, qualitativ richtig wieder?

4.80✓ C **4.81**✓ (1,C) (2,A) **4.82**✓ A **4.83**✓ A **4.84**✓ E

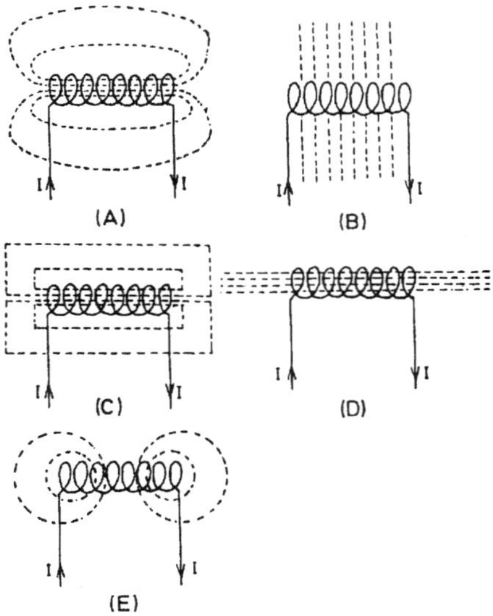

F98 **4.85** Welche Aussagen treffen zu?

An eine Steckdose eines auf „230 V" umgestellten Labor-Netzes sind messbar:

(1) Scheitelspannung 400 V
(2) Periodendauer 50 ms
(3) Effektivspannung 230 V
(4) Scheitelspannung 230 V

(A) nur 3

(B) nur 1 und 2

(C) nur 2 und 3

(D) nur 2 und 4

(E) nur 1, 2 und 3

F00 **4.86** Wird ein (zunächst ungeladener) Kondensator der Kapazität 5 nF für eine Dauer von 2 ms mit einem konstanten Gleichstrom der Stärke 0,3 mA geladen, so besteht zwischen den Platten eine Spannung von etwa

(A) 33 nV

(B) 8,3 mV

(C) 7,5 V

(D) 120 V

(E) Keiner der vorstehenden Werte trifft zu.

F00 **4.87** Wie hängt der Effektivwert einer rein sinusförmigen Wechselspannung von der Frequenz f ab?

(A) gar nicht

(B) proportional $1/\sqrt{f}$

(C) proportional $\sqrt{f}$

(D) proportional f

(E) proportional f^2

F98 **4.88** Welche der folgenden Aussagen zum thermischen Verhalten gebräuchlicher Halbleitermaterialien treffen üblicherweise zu?

(1) Die elektrische Leitfähigkeit nimmt mit sinkender Temperatur ab.
(2) Die Konzentration beweglicher Ladungsträger nimmt mit steigender Temperatur zu.
(3) Der spezifische Widerstand nimmt mit steigender Temperatur zu.
(4) Die Energie zur Bildung beweglicher Ladungsträger kann aus der thermischen Energie aufgebracht werden.

(A) nur 1 und 2

(B) nur 1 und 3

(C) nur 2 und 3

(D) nur 3 und 4

(E) nur 1, 2 und 4

F01 **4.89** Zwischen den Platten eines Plattenkondensators (Kapazität $C = 1 \cdot 10^{-10}$ F; Plattenabstand $d = 0{,}01$ m) liegt eine Spannung von 100 V.

Wie groß ist die elektrische Feldstärke im Inneren des Kondensators?

(A) $1\ \mathrm{V \cdot m}$

(B) $1 \cdot 10^{4}\ \mathrm{V \cdot m}$

(C) $1 \cdot 10^{6}\ \mathrm{V \cdot m}$

(D) $1 \cdot 10^{-8}\ \mathrm{V \cdot m}$

(E) $1 \cdot 10^{-12}\ \mathrm{V \cdot m}$

4.85✓ A **4.86**✓ D **4.87**✓ A **4.88**✓ E **4.89**✓ B

H90 **4.90** Auf dem Bildschirm eines Oszilloskops entstehe das dargestellte Bild während einer Durchlaufzeit von 0,1 s.

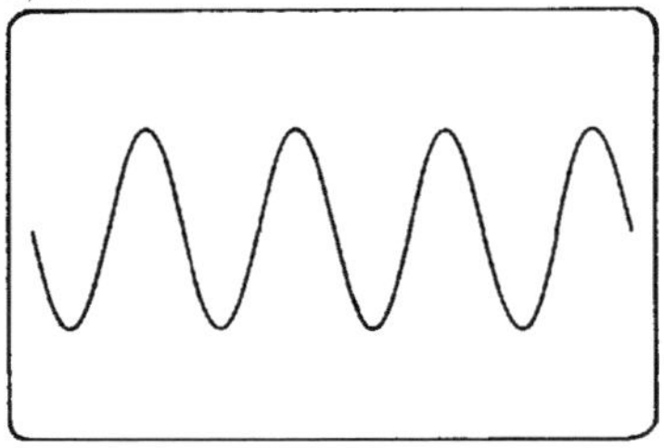

Wie groß ist die Frequenz der dargestellten Wechselspannung?

(A) 40 Hz

(B) 10 Hz

(C) 4 Hz

(D) 2,5 Hz

(E) 0,1 Hz

F01 **4.91** An einem Kondensator der Kapazität 20 µF liege eine Spannung von 5 V. Welche Ladung befindet sich auf dem Kondensator?

(A) 4 µC

(B) 5 µC

(C) 20 µC

(D) 100 µC

(E) 200 µC

F01 **4.92** Der elektrische Leitwert G einer zylindrischen Probe aus einer reinen homogenen Substanz betrage bei 0 °C etwa $10^{-6}\,\Omega^{-1}$ und bei 300 °C etwa $2 \cdot 10^{-3}\,\Omega^{-1}$.

Aus welchem Material kann diese Probe bestehen?

(A) Gold

(B) Kupfer

(C) Aluminium

(D) Silber

(E) Silicium

F01 **4.93** Welche der folgenden Beziehungen trifft zu?

(A) $1\,\mathrm{V} = 1\,\frac{\mathrm{N \cdot m}}{\mathrm{A \cdot s}}$

(B) $1\,\mathrm{V} = 1\,\frac{\mathrm{N \cdot m}}{\mathrm{A}}$

(C) $1\,\mathrm{V} = 1\,\frac{\mathrm{N}}{\mathrm{A}}$

(D) $1\,\mathrm{V} = 1\,\frac{\mathrm{W \cdot s}}{\mathrm{A}}$

(E) $1\,\mathrm{V} = 1\,\frac{\mathrm{W}}{\mathrm{A \cdot s}}$

F98 **4.94** Welchen der folgenden Aussagen zum Ladungstransport stimmen Sie zu?

(1) Er ist auch in Flüssigkeiten mit einem magnetischen Feld verknüpft.

(2) Er ist mit Bewegung positiver und negativer Ladungsträger verbunden.

(3) Er ist in wässriger Elektrolytlösungen mit Wanderung von Ladungsträgern in entgegengesetzten Richtungen verknüpft.

(A) nur 1

(B) nur 2

(C) nur 3

(D) nur 1 und 3

(E) nur 2 und 3

F02 **4.95** Welche der folgenden Aussagen treffen zu?

Für die meisten Vertreter der nachfolgend genannten Stoffgruppen gilt, dass mit wachsender Temperatur der elektrische Widerstand

(1) bei Metallen steigt

(2) bei Halbleitern steigt

(3) bei Elektrolyten sinkt

(A) nur 1

(B) nur 2

(C) nur 3

(D) nur 1 und 3

(E) nur 2 und 3

4.90✓ A **4.91**✓ D **4.92**✓ E **4.93**✓ A **4.94**✓ D **4.95**✓ D

F01 **4.96** Welche Aussage trifft zu?

Der Effektivwert der Spannung

$$U = \hat{U} \cdot \sin \omega t \qquad (\hat{U} = 310\,\text{V})$$

beträgt ungefähr

(A) 141 V

(B) 155 V

(C) 220 V

(D) 310 V

(E) 380 V

F02 **4.97** Beim dauernden Bereitschaftsbetrieb („stand by") elektrischer Geräte werden erhebliche Energiebeträge in Wärme umgewandelt. Ein solcher Wert für die entsprechenden (konstanten) Leistungen eines Gerätes liegt bei etwa 70 kW · h / a (h: Stunde, a: Jahr). Dieser entspricht etwa

(A) 0,8 W

(B) 1,9 W

(C) 8,0 W

(D) 70 W

(E) 1 700 W

F02 **4.98** Welche der folgenden Aussagen treffen zu?

Die Kraft zwischen zwei punktförmigen Ladungen ist **proportional zum Kehrwert**

(1) des Quadrates ihres Abstandes.

(2) des Produktes der beiden Ladungen.

(3) der Dielektrizitätszahl des (homogenen) Mediums, in dem sich die Ladungen befinden.

(A) nur 2

(B) nur 1 und 2

(C) nur 1 und 3

(D) nur 2 und 3

(E) 1 bis 3 (alle)

F02 **4.99**

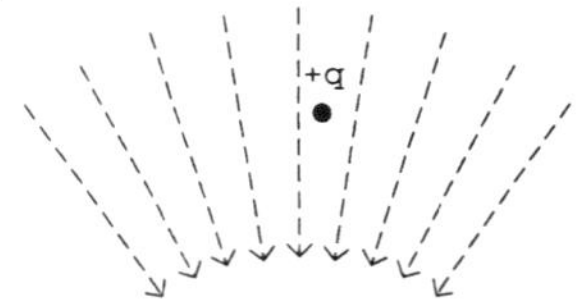

Bringt man in den oben dargestellten Ausschnitt eines inhomogenen elektrischen Feldes eine positive Probeladung $+q$, so wirkt auf diese eine Kraft.

Für diese Kraft gilt:

(A) Sie ist überall im Feld gleich groß.

(B) Ihre Richtung ist senkrecht zu den Feldlinien.

(C) Sie ist proportional zur Geschwindigkeit der Probeladung.

(D) Sie ist proportional zum Betrag von q.

(E) Ihre Richtung ist unabhängig vom Vorzeichen der Probeladung q.

F02 **4.100** An einem Kondensator mit einer Kapazität von 20 µF liege eine Spannung von 50 V. Wie groß ist die gespeicherte elektrostatische Energie?

(A) 1 mJ

(B) 20 mJ

(C) 25 mJ

(D) 50 mJ

(E) 1 J

F02 **4.101** In einer Elektrolyse-Zelle mit wässriger $AgNO_3$-Lösung werde an einer Elektrode in 2 000 s 0,216 g Ag abgeschieden.

Ag: relative Atommasse $M_A \approx 108$

Wie groß war die mittlere Stromstärke etwa?

(A) ca. 48,3 mA

(B) ca. 96,5 mA

(C) ca. 19,3 A

(D) ca. 96,5 A

(E) ca. 193 A

Prüfungsfragen bis 2010

4.96✓ C **4.97**✓ C **4.98**✓ C **4.99**✓ D **4.100**✓ C **4.101**✓ B

F02 **4.102** Drei gleiche elektrische Widerstände werden wie dargestellt geschaltet. Bei welcher Schaltung ist der Gesamtwiderstand am größten?

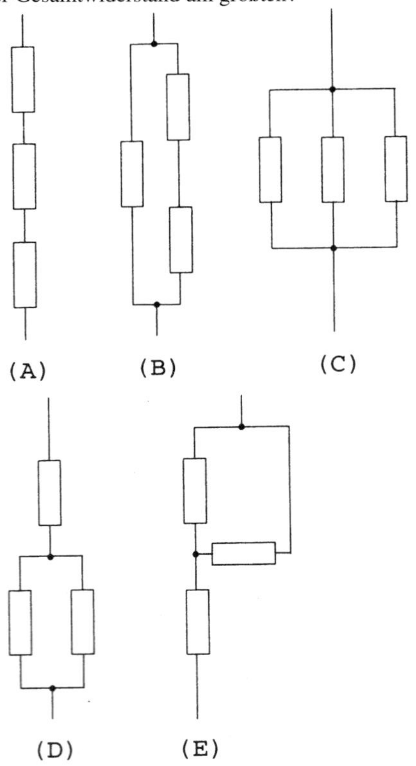

F02 **4.103** Welche Aussage über den Faraday-Käfig trifft **nicht** zu?

(A) Wird ein Faraday-Käfig von außen elektrisch aufgeladen, fließen die Ladungen an die Innenwand ab.

(B) Jeder vollständig von Metall umgebene Hohlraum wirkt als Faraday-Käfig.

(C) Kleine Öffnungen in den Wänden beeinträchtigen die Abschirmwirkung nur unwesentlich.

(D) Elektrische Feldlinien eines statischen äußeren elektrischen Feldes enden an den Außenseiten der Metallwände.

(E) Das Innere eines Faraday-Käfigs ist frei von statischen elektrischen Feldern (wenn sich im Innern keine elektrischen Ladungen befinden).

F02 **4.104** Wenn man die Spannung, die an einem ohmschen Widerstand liegt, verdoppelt, so nimmt er auch die doppelte Leistung auf,

weil

die elektrische Leistung gleich dem Produkt Spannung mal Stromstärke ist.

Antwort	Aussage 1	Aussage 2	Verknüpfung
A	richtig	richtig	richtig
B	richtig	richtig	falsch
C	richtig	falsch	—
D	falsch	richtig	—
E	falsch	falsch	—

F02 **4.105** Mit einer geeigneten Spannungsquelle und einem Widerstand mit verschiebbarem Abgriff soll eine zwischen 0 V und ca. 20 V kontinuierlich variable Spannung U_x erzeugt werden (Potentiometerschaltung).

Welche der angegebenen Schaltungen sind brauchbar?

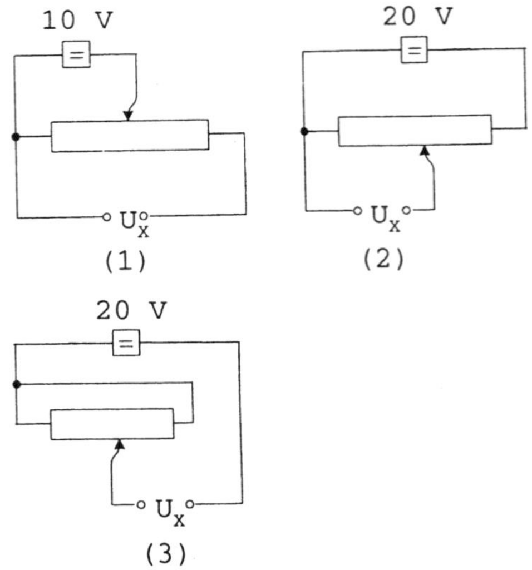

(A) nur 2

(B) nur 3

(C) nur 1 und 2

(D) nur 1 und 3

(E) nur 2 und 3

4.102✓ A **4.103**✓ A **4.104**✓ D **4.105**✓ A

F02 **4.106** Welches Bild zeigt qualitativ die Kennlinie einer Halbleiterdiode?

(U: Spannung, I: Stromstärke)

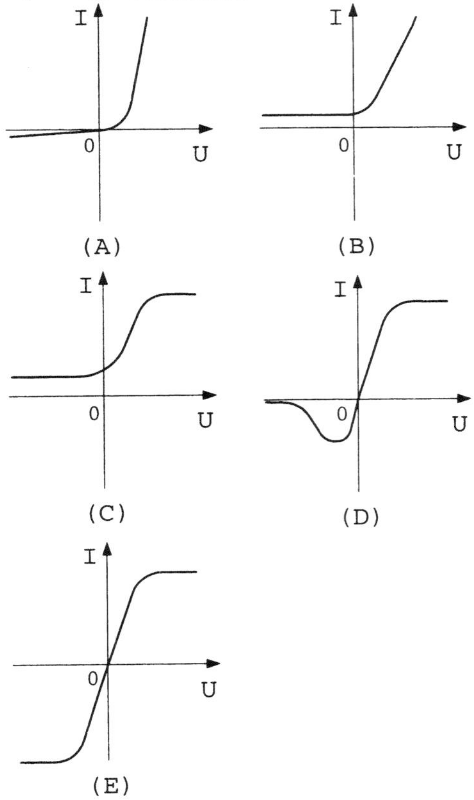

F02 **4.107** Welche Aussagen treffen zu?

Die Kraft auf ein geladenes Teilchen, das sich in einem Magnetfeld senkrecht zu den Feldlinien bewegt, hängt ab von

(1) der Ladung des Teilchens.
(2) der Masse des Teilchens.
(3) der Geschwindigkeit des Teilchens.
(4) der magnetischen Flussdichte.

(A) nur 2 und 3

(B) nur 1, 2 und 3

(C) nur 1, 2 und 4

(D) nur 1, 3 und 4

(E) nur 2, 3 und 4

F02 **4.108** An einer Spannungsquelle der Leerlaufspannung 200 V und des Innenwiderstandes 10 kΩ wird ein Voltmeter mit dem Eigenwiderstand 10 kΩ angeschlossen. Welche Spannung zeigt es an?

(A) 200 V

(B) 190 V

(C) 100 V

(D) 10 V

(E) keine

F02 **4.109** Welche der folgenden Verknüpfungen zwischen den Beträgen der Feldgrößen magnetische Feldstärke H und magnetische Flussdichte B treffen zu?

(1) Im Vakuum gilt $B = \mu_0 \cdot H$ (μ_0 magnetische Feldkonstante)
(2) Für diamagnetische Materie gilt $B = \mu_r \mu_0 H$ mit $\mu_r > 1$
(3) Für paramagnetische Materie gilt $B = \mu_r \mu_0 H$ mit $\mu_r < 1$

(A) nur 1

(B) nur 2

(C) nur 1 und 2

(D) nur 1 und 3

(E) 1 bis 3 (alle)

F03 **4.110** Welche Aussage zur Elementarladung e trifft **nicht** zu?

(A) Ihr Wert beträgt etwa $1{,}6 \cdot 10^{-20}$ As

(B) Die Ladung des Cl^--Ions beträgt $-e$.

(C) Die Ladung des Cu^{++}-Ions beträgt $+e$.

(D) e = Faradaykonstante/Avogadrokonstante

(E) Ein Elektron, das mit der Spannung 1 V beschleunigt wird, gewinnt dabei die kinetische Energie 1 eV

4.106✓ A **4.107**✓ D **4.108**✓ C **4.109**✓ A **4.110**✓ C

F02 **4.111** Welche Aussagen treffen zu?

Ein verlustfreier Labor-Transformator wird mit einer Wechselspannung von 220 V betrieben. Die Primärwicklung hat 880 Windungen, die Sekundärwicklung 100 Windungen mit einem Abgriff bei 24 Windungen.

Folgende Spannungen sind abgreifbar:

(1) 6 V
(2) 19 V
(3) 25 V

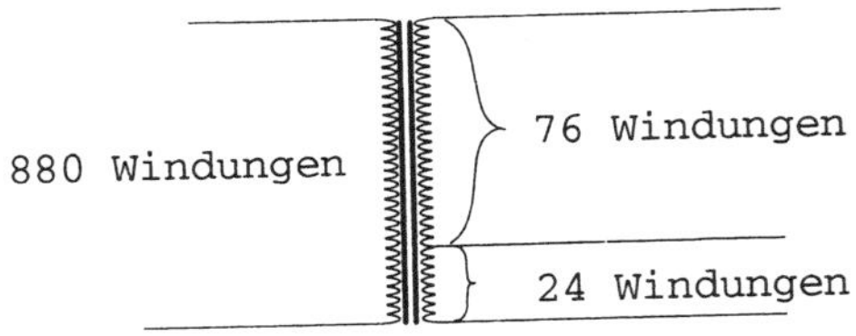

(A) nur 1

(B) nur 3

(C) nur 1 und 2

(D) nur 1 und 3

(E) 1 bis 3 (alle)

F02 **4.112** Die Stromstärke der Elektronen, die aus glühenden Metalldrähten austreten, steigt mit der Temperatur stark an,

weil

bei Metallen mit steigender Temperatur immer mehr Elektronen des Elektronengases die zum Austritt nötige Energie besitzen.

Antwort	Aussage 1	Aussage 2	Verknüpfung
A	richtig	richtig	richtig
B	richtig	richtig	falsch
C	richtig	falsch	—
D	falsch	richtig	—
E	falsch	falsch	—

F03 **4.113**

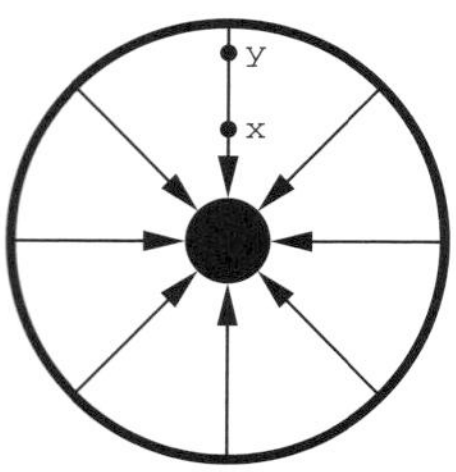

Welche der folgenden Aussagen zum elektrischen Feld des obenstehend skizzierten aufgeladenen Kugelkondensators treffen zu?

(1) Das Feld ist homogen.

(2) Das Feld ist inhomogen.

(3) Im Punkt x ist die Feldstärke kleiner als im Punkt y.

(4) Im Punkt x ist die Feldstärke größer als im Punkt y.

(5) In den Punkten x und y herrscht die gleiche Feldstärke.

(A) nur 1

(B) nur 1 und 5

(C) nur 2 und 3

(D) nur 2 und 4

(E) nur 2 und 5

F03 **4.114** Ordnen Sie den in Liste 1 aufgeführten Widerständen aus der untenstehend dargestellten Schaltung, durch die insgesamt eine Stromstärke von 0,3 A fließt, den zutreffenden Wert der jeweils abfallenden Spannung (Liste 2) zu.

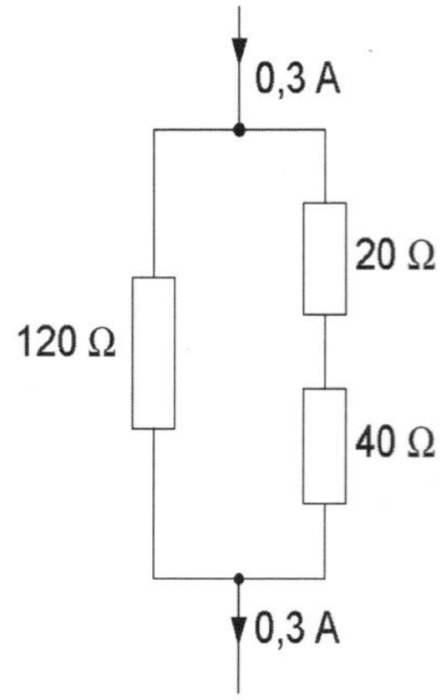

Liste 1

(1) 120 Ω
(2) 40 Ω

Liste 2

(A) 4 V

(B) 8 V

(C) 12 V

(D) 24 V

(E) 36 V

4.111✓ E **4.112**✓ A **4.113**✓ D **4.114**✓ (1,C) (2,B)

H02 **4.115** Ein Elektronenstrahl, der in ein homogenes Magnetfeld senkrecht zu den Feldlinien eingeschossen wird, beschreibt eine Kreisbahn,

weil

das Magnetfeld auf die Elektronen eine Coulomb-Kraft ausübt.

Antwort	Aussage 1	Aussage 2	Verknüpfung
A	richtig	richtig	richtig
B	richtig	richtig	falsch
C	richtig	falsch	—
D	falsch	richtig	—
E	falsch	falsch	—

F03 **4.116** Welche Aussage trifft zu?

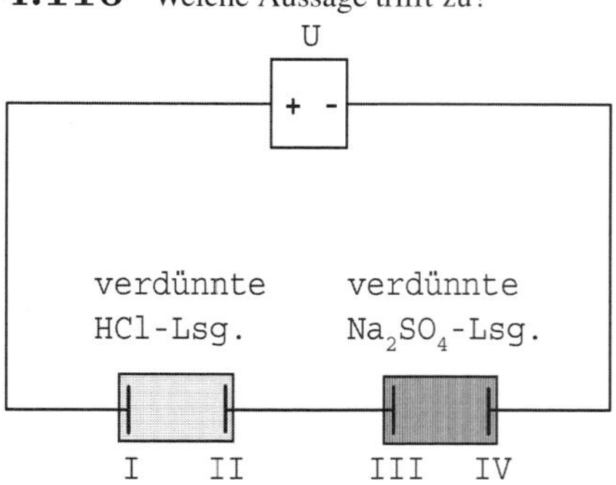

Zwei Elektrolyse-Zellen mit wässriger Na_2SO_4-Lösung und mit verdünnter Salzsäure (jeweils mit Pt-Elektroden) sind in Reihe geschaltet. Beim Stromfluss werden an den Elektroden gleiche Volumina folgender Gase abgeschieden:

(A) Cl_2 an I und H_2 an III

(B) H_2 an II und H_2 an IV

(C) H_2 an I und Cl_2 an III

(D) O_2 an III und H_2 an IV

(E) O_2 an IV und H_2 an III

H00 **4.117** Untenstehend ist die Feldverteilung eines aufgeladenen Kondensators skizziert. Die drei Punkte 1, 2 und 3 sollen alle im homogenen Bereich des elektrischen Feldes liegen. Dann gilt für die elektrischen Feldstärken E_1, E_2 und E_3 in diesen Punkten:

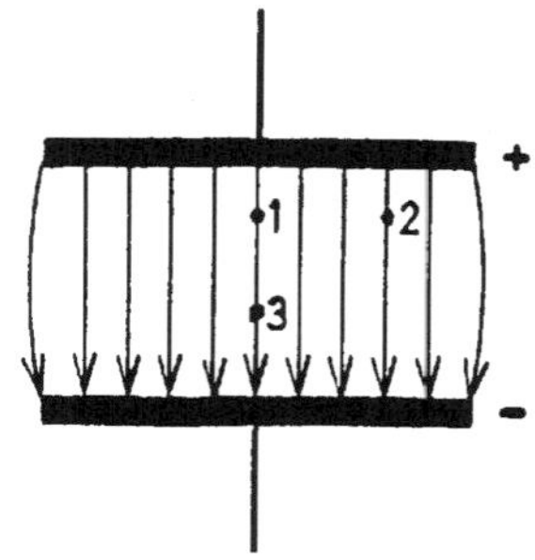

(A) $E_1 = E_2 < E_3$

(B) $E_1 = E_3 < E_2$

(C) $E_1 = E_3 > E_2$

(D) $E_1 = E_2 > E_3$

(E) $E_1 = E_2 = E_3$

F03 **4.118** Welche der folgenden Aussagen treffen zu?

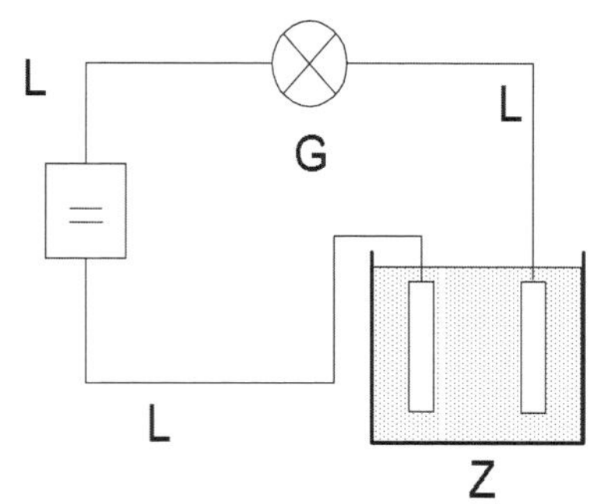

In obenstehender Schaltung aus Stromquelle, Glühlampe G, Leitungsdrähten L und Elektrolysezelle Z fließt Strom. Dabei besteht ein Magnetfeld in der Umgebung

(1) der metallischen Leitungsdrähte L.
(2) der Glühlampe G.
(3) der Elektrolysezelle Z.

(A) nur 1

(B) nur 1 und 2

(C) nur 1 und 3

(D) nur 2 und 3

(E) 1 bis 3 (alle)

4.115✓ C **4.116**✓ B **4.117**✓ E **4.118**✓ E

H02 **4.119** Welche der folgenden Aussagen treffen zu?

Der elektrische Leitwert kann in folgenden Einheiten angegeben werden:

(1) $1/\Omega$

(2) Ω

(3) $\Omega \cdot \mathrm{s}$

(4) A/V

(A) nur 1

(B) nur 2

(C) nur 3

(D) nur 1 und 4

(E) nur 2 und 4

F03 **4.120** Welche Kraft wirkt auf ein Teilchen der Ladung $1{,}6 \cdot 10^{-19}$ C, das mit der Geschwindigkeit $v = 5\,\frac{\mathrm{m}}{\mathrm{s}}$ durch ein elektrisches Feld mit der Feldstärke $E = 3\,\frac{\mathrm{V}}{\mathrm{m}}$ fliegt?

(A) $0{,}96 \cdot 10^{-19}$ N

(B) $2{,}67 \cdot 10^{-19}$ N

(C) $4{,}8 \cdot 10^{-19}$ N

(D) $8{,}0 \cdot 10^{-19}$ N

(E) $24{,}0 \cdot 10^{-19}$ N

F03 **4.121** An eine Spannungsquelle, deren Leerlaufspannung 6 V beträgt und die einen Innenwiderstand von 1 Ω aufweist, wird ein Widerstand von 5 Ω angeschlossen.

Welche Spannung liegt an diesem Widerstand?

(A) 6 V

(B) 5 V

(C) $\frac{6}{5}$ V

(D) 1 V

(E) $\frac{6}{5}$ V

F03 **4.122** Welchen Widerstand hat ein Aluminium-Kabel (spez. Widerstand $\rho_{\mathrm{Al}} = 3 \cdot 10^{-8}\,\Omega\mathrm{m}$) bei einer Länge von $l = 600$ m und einem Querschnitt von $A = 2\,\mathrm{mm}^2$?

(A) $9 \cdot 10^{-6}\,\Omega$

(B) 1 Ω

(C) 6 Ω

(D) 9 Ω

(E) 18 Ω

F03 **4.123** Wie groß ist der unbekannte Widerstand R_x in der untenstehenden Wheatstone-Brücke, wenn das Instrument mit den angegebenen Widerstandswerten stromlos ist?

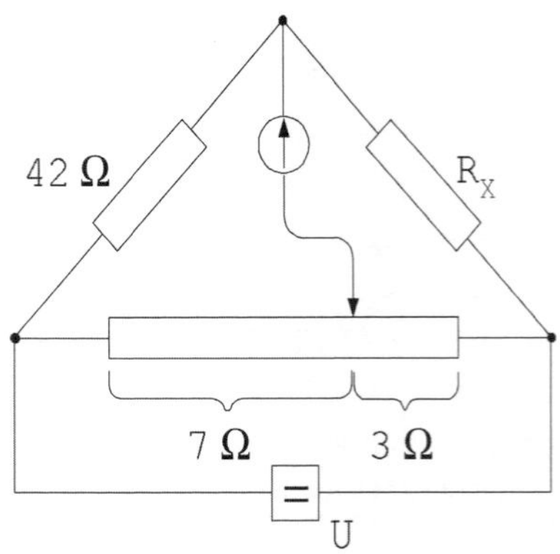

(A) 98 Ω

(B) 18 Ω

(C) 4,2 Ω

(D) 2 Ω

(E) 0,5 Ω

F03 **4.124** Welche Aussage trifft zu?

Ein Plattenkondensator wird mit einer Spannungsquelle aufgeladen und danach von der Spannungsquelle getrennt.

Wie ändern sich die Spannung U zwischen den Platten sowie die Ladung Q auf den Platten, wenn der Plattenabstand vergrößert wird?

4.119✓ D **4.120**✓ C **4.121**✓ B **4.122**✓ D **4.123**✓ B **4.124**✓ A

(A) Q bleibt konstant und U nimmt zu.

(B) Q bleibt konstant und U nimmt ab.

(C) Q nimmt zu und U bleibt konstant.

(D) Q nimmt ab und U bleibt konstant.

(E) Q nimmt zu und U nimmt ab.

F03 **4.125** Die Leitfähigkeit σ (reziproker spezifischer Widerstand) einer verdünnten wässrigen KCl-Lösung steigt mit zunehmender Konzentration von KCl an,

weil

mit zunehmender Konzentration des gelösten KCl die Zahl der enthaltenen Ladungsträger (Ionen) steigt.

Antwort	Aussage 1	Aussage 2	Verknüpfung
A	richtig	richtig	richtig
B	richtig	richtig	falsch
C	richtig	falsch	—
D	falsch	richtig	—
E	falsch	falsch	—

F03 **4.126** Welches der folgenden Magnetfelder lässt sich durch Feldlinien beschreiben, die konzentrische Kreise bilden?

Das Magnetfeld

(A) im Innern einer sehr langen, geraden, von Gleichstrom durchflossenen Spule.

(B) eines sehr langen, geraden, von Gleichstrom durchflossenen Leiters.

(C) einer Kompassnadel.

(D) eines sehr langen Stabmagneten.

(E) eines Hufeisenmagneten.

F03 **4.127** Ionen von gleicher Geschwindigkeit, Richtung und Ladung, aber unterschiedlicher Masse treten senkrecht zu den Feldlinien in ein homogenes Magnetfeld.

In diesem Magnetfeld bewegen sich die Ionen auf Kreisbögen mit einem für alle Ionen gleichen Radius,

weil

die Lorentz-Kraft von der Masse der Ionen unabhängig ist.

Antwort	Aussage 1	Aussage 2	Verknüpfung
A	richtig	richtig	richtig
B	richtig	richtig	falsch
C	richtig	falsch	—
D	falsch	richtig	—
E	falsch	falsch	—

H00 **4.128** Wenn man die Spannung, die an einem ohmschen Widerstand liegt, verdoppelt, so nimmt er auch die doppelte Leistung auf,

weil

die elektrische Leistung gleich dem Produkt Spannung mal Stromstärke mal Zeit ist.

Antwort	Aussage 1	Aussage 2	Verknüpfung
A	richtig	richtig	richtig
B	richtig	richtig	falsch
C	richtig	falsch	—
D	falsch	richtig	—
E	falsch	falsch	—

H00 **4.129** In dem Feld einer positiven punktförmigen Ladung Q befinde sich wie dargestellt ein elektrischer Dipol so, dass Q auf der verlängerten Achse des Dipols liegt.

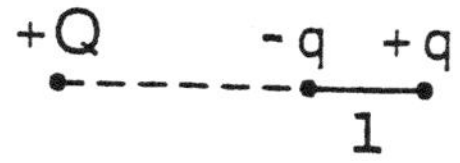

Welche der folgenden Aussagen treffen auf diese Anordnung zu?

(1) Es wird kein Drehmoment auf den Dipol ausgeübt.

(2) Es wird eine resultierende Kraft auf den Dipol ausgeübt.

(3) Es wird eine Kraft auf die Ladung Q ausgeübt.

(A) nur 1

(B) nur 2

(C) nur 3

(D) nur 2 und 3

(E) 1 bis 3 (alle)

4.125✓ A **4.126**✓ B **4.127**✓ D **4.128**✓ E **4.129**✓ E

H00 **4.130** Welchen der folgenden Aussagen stimmen Sie zu?

Beim Ladungstransport in einem wässrigen Elektrolyten

(1) wandern die positiv geladenen Ionen zur Kathode.
(2) nimmt die Leitfähigkeit der Flüssigkeit mit wachsender Temperatur zu.
(3) fließt im Elektrolyten die gleiche Stromstärke wie im äußeren Stromkreis.

(A) nur 1

(B) nur 1 und 2

(C) nur 1 und 3

(D) nur 2 und 3

(E) 1 bis 3 (alle)

H02 **4.131** Ein gegebener Kupferdraht hat bei 20 °C einen Widerstand von 1,7 Ω.

Wie groß ist etwa sein Widerstand bei 120 °C (der Temperaturkoeffizient des spezifischen Widerstandes beträgt $0,0040\ \mathrm{K}^{-1}$)?

(A) 4,1 Ω

(B) 2,4 Ω

(C) 2,1 Ω

(D) 1,3 Ω

(E) 1,0 Ω

H02 **4.132** Durch einen (zylindrischen) Kupferdraht fließe eine (konstante) elektrische Stromstärke von 80 mA. Wieviele Elektronen fließen also etwa pro Sekunde durch den Queschnitt des Drahtes ($e = 1{,}6 \cdot 10^{-19}$ C)?

(A) $0{,}6 \cdot 10^{-19}$

(B) $2{,}5 \cdot 10^{17}$

(C) $5 \cdot 10^{17}$

(D) $1{,}6 \cdot 10^{19}$

(E) $8 \cdot 10^{19}$

H02 **4.133** Welche Aussage trifft zu?

Zwei punktförmige Ladungen ($+Q$ und $-Q$) im Abstand r ziehen sich an mit einer Kraft, welche proportional ist zu

(A) r^{-2}

(B) r^{-1}

(C) r^0 (unabhängig vom Abstand)

(D) r

(E) r^2

H02 **4.134** Welche Aussage trifft zu?

Unter der Kapazität eines Kondensators versteht man

(A) den Quotienten Ladung durch Spannung.

(B) das Produkt Ladung mal Spannung.

(C) den Quotienten Stromstärke durch Spannung.

(D) das Produkt Stromstärke mal Spannung.

(E) den Ausdruck Ladung mal Spannung durch Stromstärke.

H02 **4.135** In welchen der dargestellten Anordnungen zweier gleichartiger elektrischer Dipole tritt eine resultierende abstoßende Kraft zwischen ihnen auf?

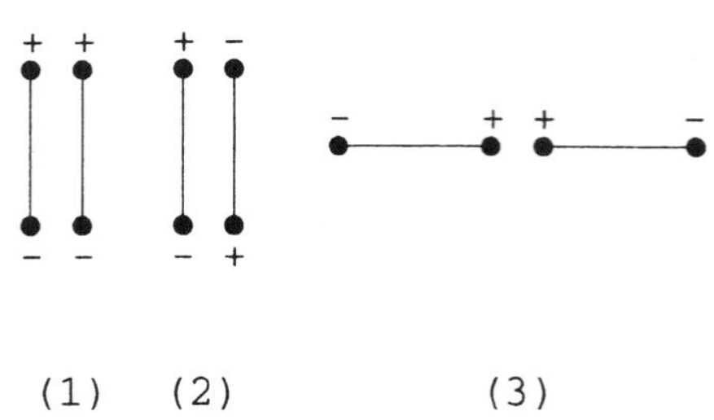

(A) nur 1

(B) nur 2

(C) nur 3

(D) nur 1 und 3

(E) 1 bis 3 (alle)

4.130✓ E **4.131**✓ B **4.132**✓ C **4.133**✓ A **4.134**✓ A **4.135**✓ D

H02 **4.136** An den Platten eines Kondensators im Vakuum, von denen die negativ geladene eine kleine Öffnung besitzt, (vgl. Skizze) liegt eine Spannung $U = 1\,000$ V.

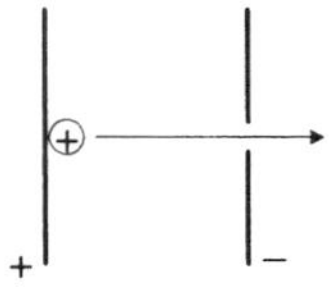

Mit welcher Energie verlässt ein Proton den Kondensator, wenn es an der Gegenplatte (aus der Ruhe) startete?

(A) 10^3 VAs

(B) $1{,}6 \cdot 10^{19} \cdot 10^3$ eV

(C) 10^3 eV

(D) $\frac{10^3}{1{,}6 \cdot 10^{19}}$ eV

(E) Keine der Aussagen trifft zu.

H02 **4.137** Die elektrische Leistungsaufnahme eines Heizwiderstands soll bestimmt werden. Zur Verfügung stehen:

(1) Voltmeter
(2) Amperemeter
(3) Stoppuhr
(4) Thermometer

(A) nur 4

(B) nur 1 und 2

(C) nur 1, 2 und 3

(D) nur 1, 2 und 4

(E) 1 bis 4 (alle)

H02 **4.138** Die Leerlaufspannung einer Spannungsquelle betrage 6 V. Schließt man die Klemmen der Quelle kurz, so fließt eine Stromstärke von 2 A. Der (belastungsunabhängige) Innenwiderstand der Quelle beträgt also etwa:

(A) 6 Ω

(B) 4 Ω

(C) 3 Ω

(D) 1/3 Ω

(E) Keiner der angegebenen Werte trifft annähernd zu.

H02 **4.139** In der untenstehenden Schaltung beträgt die elektrische Gesamtstromstärke I bei offenem und geschlossenem Schalter S

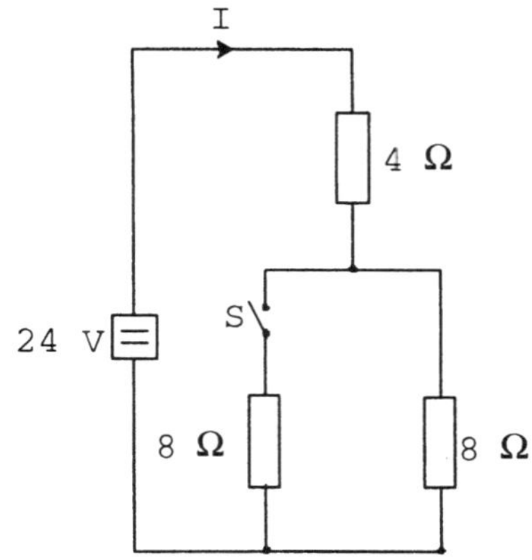

	Schalter offen	Schalter geschlossen
(A)	2 A	1,2 A
(B)	2 A	3 A
(C)	2 A	6 A
(D)	0	2 A
(E)	0	3 A

H02 **4.140** Bei einem undotierten Halbleitermaterial nimmt die elektrische Leitfähigkeit mit wachsender Temperatur zu,

weil

bei steigender Temperatur mehr Ladungsträger für die Leitung des elektrischen Stromes zur Verfügung stehen.

Antwort	Aussage 1	Aussage 2	Verknüpfung
A	richtig	richtig	richtig
B	richtig	richtig	falsch
C	richtig	falsch	—
D	falsch	richtig	—
E	falsch	falsch	—

4.136 ✓ C **4.137** ✓ B **4.138** ✓ C **4.139** ✓ B **4.140** ✓ A

H02 **4.141** Die Leitfähigkeit σ einer verdünnten wässrigen KCl-Lösung nimmt mit zunehmender Konzentration ab,

weil

mit zunehmender Konzentration einer Elektrolytlösung der Dissoziationsgrad immer steigt.

Antwort	Aussage 1	Aussage 2	Verknüpfung
A	richtig	richtig	richtig
B	richtig	richtig	falsch
C	richtig	falsch	—
D	falsch	richtig	—
E	falsch	falsch	—

H02 **4.142** In der Elektrolytlösung tragen nur die negativ geladenen Anionen zum Stromfluss bei,

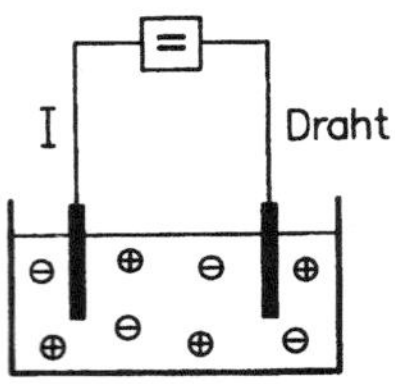

weil

im äußeren Stromkreis (Metalldraht) nur Elektronen fließen können.

Antwort	Aussage 1	Aussage 2	Verknüpfung
A	richtig	richtig	richtig
B	richtig	richtig	falsch
C	richtig	falsch	—
D	falsch	richtig	—
E	falsch	falsch	—

H03 **4.143** Welche Spannung zeigt der Spannungsmesser (mit hohem Innenwiderstand) in der angegebenen Schaltung an?

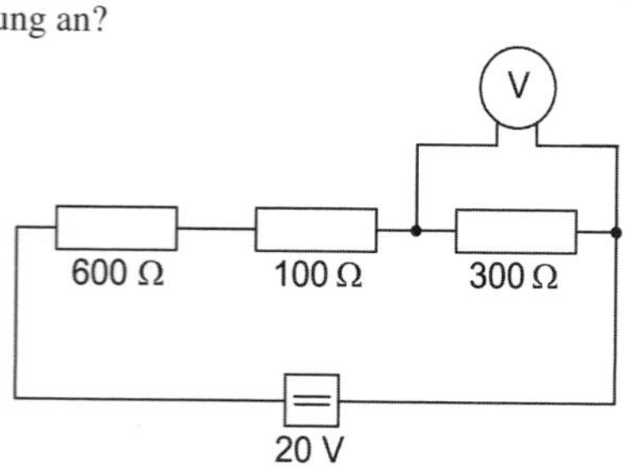

(A) 0,6 V

(B) 6 V

(C) 7 V

(D) 10 V

(E) 20 V

H03 **4.144**

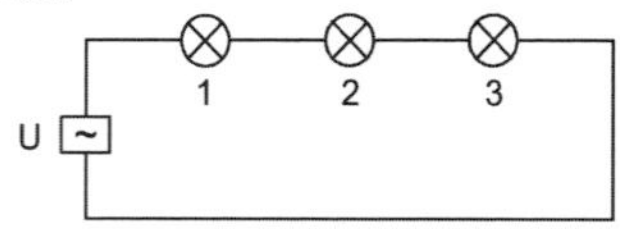

In der gezeichneten Schaltung versorgt eine Spannungsquelle U drei Glühlampen. Im Betrieb brennt der Glühfaden von 2 durch. Was trifft dann zu?

(A)	leuchtet unverändert	leuchtet unverändert
(B)	leuchtet heller	leuchtet heller
(C)	leuchtet dunkler	leuchtet dunkler
(D)	leuchtet unverändert	leuchtet nicht
(E)	leuchtet nicht	leuchtet nicht

H99 **4.145** Wie groß ist der Wechselstromwiderstand eines Kondensators der Kapazität $C = 20\,\mu\text{F}$ bei einer Frequenz von $f = 50$ Hz?

(A) unendlich groß

(B) ca. $2{,}5 \cdot 10^6\,\Omega$

(C) ca. $1 \cdot 10^3\,\Omega$

(D) ca. $1{,}6 \cdot 10^2\,\Omega$

(E) 0

H02 **4.146** An einer Kapazität C liegen nacheinander zwei harmonische Wechselspannungen mit gleichem Scheitelwert, deren Frequenzen $f_1 = 50$ Hz und $f_2 = 100$ Hz betragen.

In welchem Verhältnis stehen die fließenden Stromstärken?

(A) $(I_1 : I_2) = 4 : 1$

(B) $(I_1 : I_2) = 2 : 1$

(C) $(I_1 : I_2) = 1 : 1$

(D) $(I_1 : I_2) = 1 : 2$

(E) $(I_1 : I_2) = 1 : 4$

4.141√ E **4.142**√ D **4.143**√ B **4.144**√ E **4.145**√ D **4.146**√ D

H03 **4.147** Ein Proton p bewege sich mit der Geschwindigkeit $\vec{v}$ in einem homogenen elektrischen Feld der Feldstärke $\vec{E}$ (siehe Skizze).

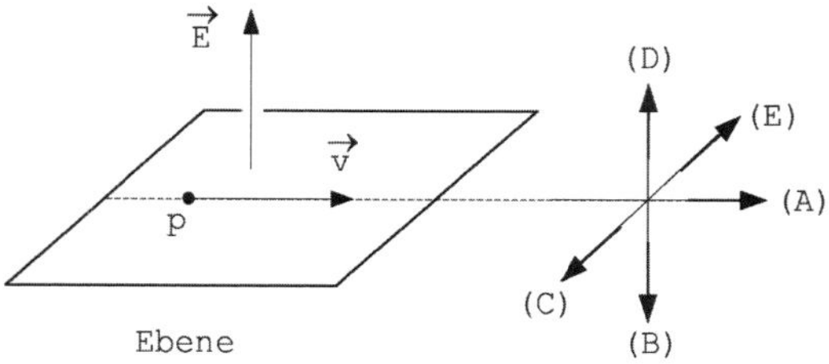

In welche Richtung zeigt die dabei auf das Proton wirkende Kraft?

H03 **4.148** Wenn man die elektrische Spannung verdoppelt, die an einem (temperaturunabhängigen) ohmschen Widerstand liegt, so nimmt er die vierfache Leistung auf,

weil

die elektrische Leistung gleich dem Produkt Spannung mal Stromstärke mal Zeit ist.

Antwort	Aussage 1	Aussage 2	Verknüpfung
A	richtig	richtig	richtig
B	richtig	richtig	falsch
C	richtig	falsch	—
D	falsch	richtig	—
E	falsch	falsch	—

H02 **4.149** Welche der folgenden Aussagen über glühende Metalle im Vakuum treffen zu (wenn alle austretenden geladenen Teilchen durch ein geeignetes elektrisches Feld abgesaugt werden)?

(1) Es werden Elektronen emittiert.

(2) Die mittlere Stromstärke der Glühemission steigt mit wachsender Temperatur.

(3) Glühemission tritt nur auf, wenn die hohe Temperatur durch elektrische Heizung erzeugt wird.

(A) nur 1

(B) nur 3

(C) nur 1 und 2

(D) nur 1 und 3

(E) 1 bis 3 (alle)

H03 **4.150** Wie groß ist die Stromstärke I, die in der skizzierten Kompensationsschaltung der 6 V-Spannungsquelle entnommen wird?

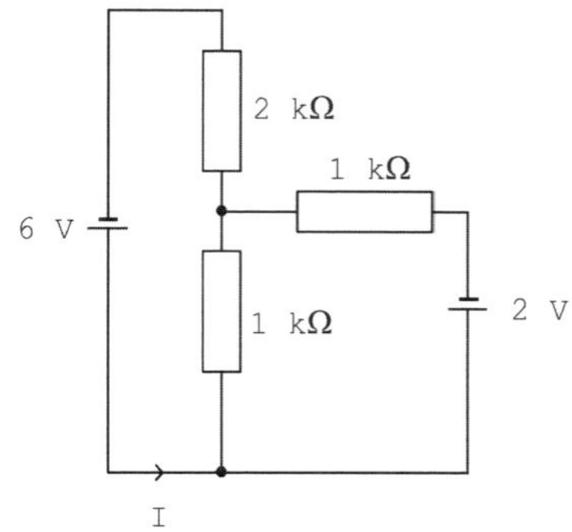

(A) 0

(B) 1 mA

(C) 2 mA

(D) 3 mA

(E) 4 mA

H03 **4.151** An eine Spannungsquelle, deren Leerlaufspannung 100 V und deren Innenwiderstand 10 kΩ beträgt, wird ein Voltmeter mit dem Innenwiderstand 40 kΩ angeschlossen.

Welche Spannung zeigt es an?

(A) 120 V

(B) 100 V

(C) 90 V

(D) 80 V

(E) 40 V

H03 **4.152** Welche der im Folgenden gezeichneten Stromstärkeverteilungen in der Umgebung eines Leiterknotens ist bei stationären Strömen **nicht** möglich?

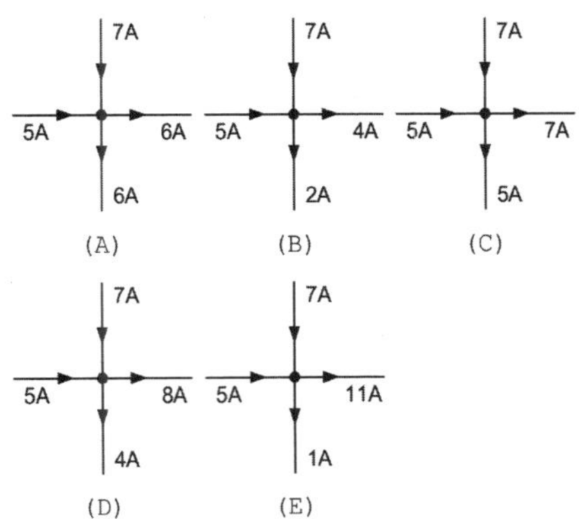

4.147✓ D **4.148**✓ C **4.149**✓ C **4.150**✓ C **4.151**✓ D **4.152**✓ B

H03 **4.153** Bei welchen der verschiedenen Stellungen einer Leiterschleife in einem homogenen Magnetfeld ist der magnetische Fluss durch die Leiterschleife Null?

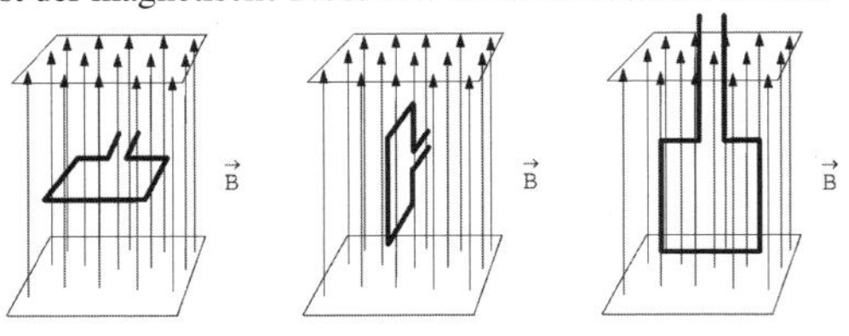

(1) (2) (3)

(A) nur 1

(B) nur 2

(C) nur 3

(D) nur 1 und 2

(E) nur 2 und 3

H03 **4.154** Welche der folgenden Aussagen treffen zu?

Für das Magnetfeld eines Stabmagneten gilt:

(1) Das Magnetfeld außerhalb des Magneten ist homogen.
(2) Das Magnetfeld außerhalb des Magneten ist inhomogen.
(3) Außerhalb des Magneten verlaufen die Feldlinien vom Nordpol (N) zum Südpol (S).
(4) Die magnetische Feldstärke H lässt sich angeben in der Einheit $\mathrm{A} \cdot \mathrm{m}^{-1}$.

(A) nur 1 und 3

(B) nur 1 und 4

(C) nur 2 und 3

(D) nur 1, 3 und 4

(E) nur 2, 3 und 4

H03 **4.155** Die nach Durchfluss einer Ladungsmenge $q = I \cdot t$ durch einen Elektrolyten erzeugte Masse m eines Zersetzungsproduktes der Molmasse M und der Ladungszahl z ist proportional zu

(A) $M \cdot z$

(B) M/z

(C) $M^2 \cdot z$

(D) M^2/z

(E) $M \cdot z^2$

H03 **4.156** Schaltet man einen Kondensator und eine Spule parallel, so entsteht ein elektrischer Schwingkreis. Der Kondensator habe eine Kapazität $C = 10$ pF.

Wie groß muss die Induktivität L der Spule sein, damit im Schwingkreis eine Schwingungsfrequenz von ca. 100 MHz entsteht?

(A) 0,25 µH

(B) 1,6 µH

(C) 1,6 mH

(D) 2,5 mH

(E) 1,6 H

H03 **4.157** Mit einem (idealen) Transformator soll aus einer Primärspannung von 200 V eine Sekundärspannung von 10 V erzeugt werden.

Welche Anzahl Windungen muss die Sekundärspule aufweisen, wenn die Primärspule 1 000 Windungen hat?

(A) 10 Windungen

(B) 50 Windungen

(C) 200 Windungen

(D) 1000 Windungen

(E) 2000 Windungen

H99 **4.158** Welche Aussagen treffen zu?

Die Kapazität eines Plattenkondensators ist proportional

(1) zur Plattenfläche.
(2) zum Plattenabstand.
(3) zur Dielektrizitätszahl des Dielektrikums zwischen den Platten.

(A) nur 1

(B) nur 2

(C) nur 3

(D) nur 1 und 3

(E) nur 2 und 3

4.153✓ E **4.154**✓ E **4.155**✓ B **4.156**✓ A **4.157**✓ B **4.158**✓ D

H99 **4.159** Eine Batterie hat eine Leerlaufspannung von 6,0 V und einen Innenwiderstand R_i. Bei einer Stromstärke von 1,5 A beträgt die Klemmenspannung noch 5,4 V. Wie groß ist der Innenwiderstand R_i?

(A) 0,6 Ω

(B) 0,4 Ω

(C) 0,3 Ω

(D) 0,2 Ω

(E) 0,1 Ω

H99 **4.160** Welche Antwort trifft zu?

Ein Widerstand von 3 Ω wird zwischen den Minus-Pol einer 4,5 V-Taschenlampenbatterie und den Plus-Pol einer zweiten solchen Batterie geschaltet.

Welche Stromstärke fließt in der **gezeichneten** Anordnung durch den Widerstand?

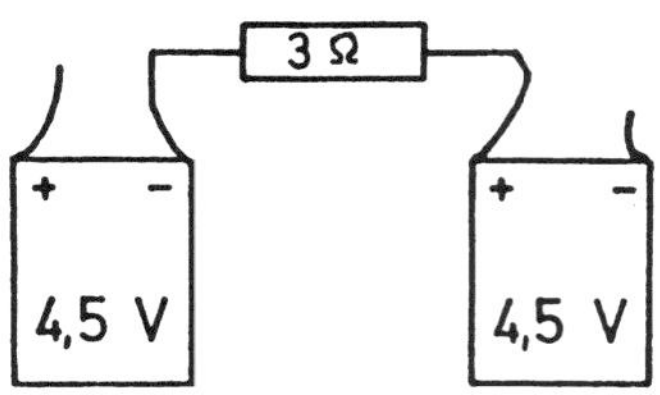

(A) 0

(B) 0,67 A

(C) 1,5 A

(D) 3,0 A

(E) 4,4 A

F05 **4.161**

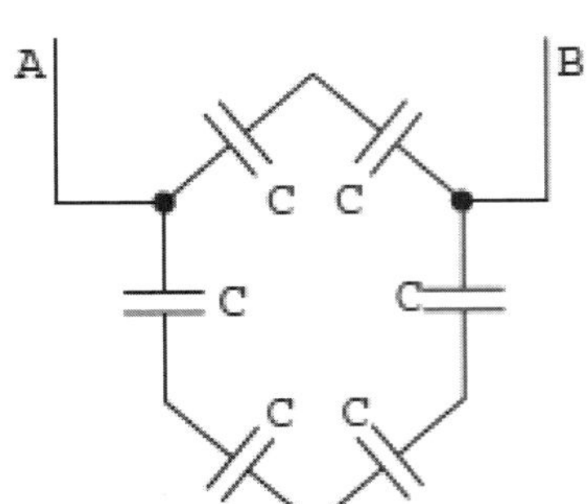

Wie groß ist die Kapazität, die zwischen den Punkten *A* und *B* einer sechseckigen Anordnung von gleichartigen Kondensatoren *C* gemessen wird?

(A) C

(B) $\frac{3}{4}C$

(C) $\frac{2}{3}C$

(D) $\frac{1}{2}C$

(E) $\frac{1}{4}C$

H05 **4.162** Wie groß ist etwa das Dipolmoment eines Moleküls, das aus zwei einfach geladenen Ionen besteht, wenn der Bindungsabstand $2 \cdot 10^{-10}$ m beträgt?

(A) $8 \cdot 10^{-10}$ Asm

(B) $1{,}6 \cdot 10^{-19}$ Asm

(C) $4 \cdot 10^{-20}$ Asm

(D) $6 \cdot 10^{-23}$ Asm

(E) $3{,}2 \cdot 10^{-29}$ Asm

F06 **4.163** An einem Kondensator mit einer Kapazität von 2 mF liege eine Spannung von 50 V. Wie groß ist die gespeicherte elektrostatische Energie?

(A) 2 mJ

(B) 50 mJ

(C) 100 mJ

(D) 2,5 J

(E) 50 J

F06 **4.164** Welches Diagramm der Strom-Spannungs-Kennlinie einer Glühlampe im Spannungsbereich von 0 bis zur Nenn-Betriebsspannung trifft zu?

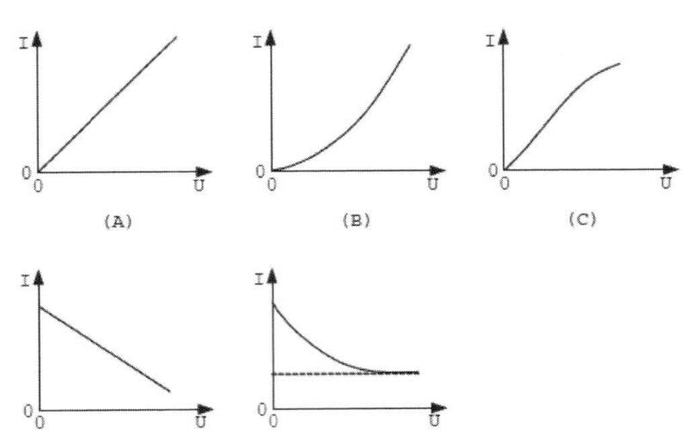

4.159✓ B **4.160**✓ A **4.161**✓ B **4.162**✓ E **4.163**✓ D **4.164**✓ C

H06 **4.165** Welches der angegebenen Moleküle hat ein Dipolmoment?

(A) N_2

(B) CH_4

(C) CCl_4

(D) H_2O

(E) CO_2

H06 **4.166** In einem Massenspektrometer werden Ionen der Ladung $e = 1{,}6 \cdot 10^{-19}$ A · s auf die Geschwindigkeit $v = 10^5$ m · s^{-1} beschleunigt und in ein Magnetfeld der magnetischen Flussdichte $B = 1$ V · s · m^{-2} geleitet, das senkrecht auf der Richtung von v steht (Hinweis: 1 N = 1 W · s · m^{-1} = 1 V · A · s · m^{-1}).

Auf die Ionen wirkt im Magnetfeld

(A) keine Kraft

(B) eine Kraft von $1{,}6 \cdot 10^{-14}$ N, die senkrecht auf den Richtungen von v und B steht

(C) eine Kraft von $1{,}6 \cdot 10^{-14}$ N in Richtung der Geschwindigkeit v

(D) eine Kraft von $0{,}625 \cdot 10^{24}$ N in Richtung von B

(E) Keine der genannten Möglichkeiten trifft zu.

F07 **4.167** Eine Glühlampe L, die bei einer Spannung von 20 V eine Leistung von 20 W hat, soll mit Hilfe eines Vorwiderstandes R_V an eine Spannung $U_N = 220$ V angeschlossen werden.

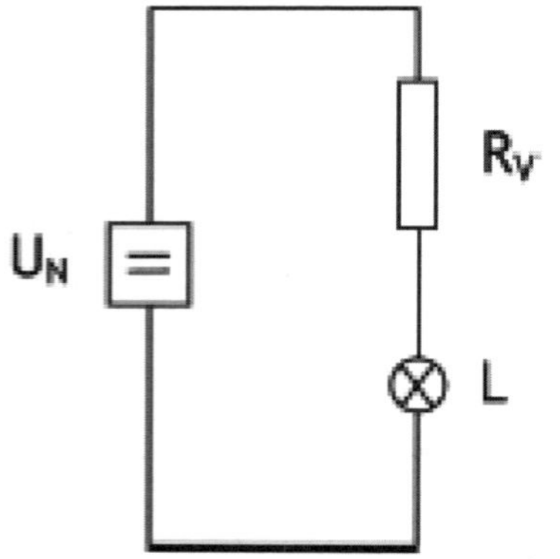

Wie groß ist der Vorwiderstand R_V?

(A) 10 Ω

(B) 20 Ω

(C) 100 Ω

(D) 200 Ω

(E) 500 Ω

F07 **4.168** Die übliche Netzspannung (50 Hz, 230 V) wird auf dem Schirm eines Oszilloskops als Sinuskurve dargestellt, wie die Abbildung zeigt.

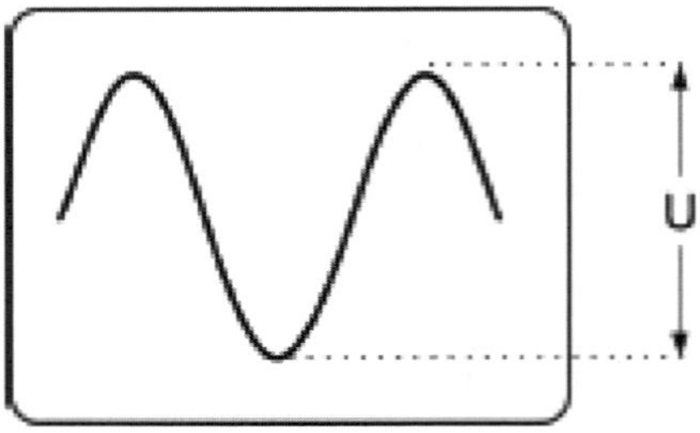

Welche Spannung entspricht überschlägig der markierten Höhe U?

(A) 115 V

(B) 230 V

(C) 325 V

(D) 460 V

(E) 650 V

F08 **4.169** Welche Abbildung kennzeichnet die Phasendifferenz π zwischen der durchgehend und der gestrichelt gezeichneten sinusförmigen Spannung?

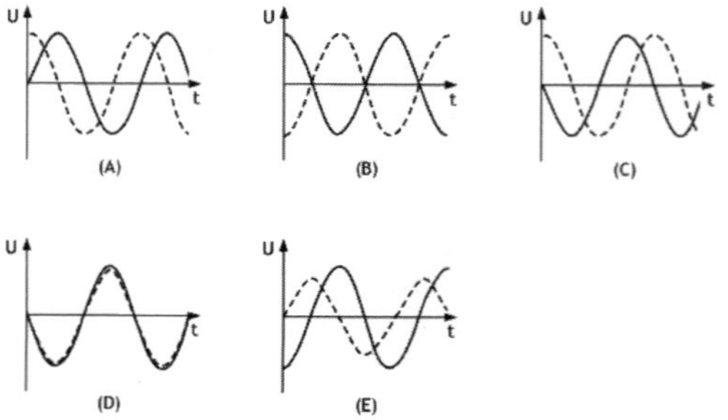

4.165 ✓ D 4.166 ✓ B 4.167 ✓ D 4.168 ✓ E 4.169 ✓ B

H08 **4.170** Wie groß ist etwa das Zeitintervall für eine volle Periode eines Wechselstroms mit einer Kreisfrequenz von $62{,}8\ \mathrm{s}^{-1}$ $(= 20 \cdot \pi\,\mathrm{s}^{-1})$?

(A) 0,032 s

(B) 0,050 s

(C) 0,064 s

(D) 0,100 s

(E) 0,200 s

F09 **4.171** Welche der folgenden Elektrodenbezeichnungen betreffen Elektroden 2. Art?

(1) Pt | H_2 | H^+

(2) Cu | Cu^{++}

(3) Ag | AgCl | Cl^-

(4) Hg | Hg_2Cl_2 | Cl^-

(5) Pt | Cl_2 | Cl^-

(A) nur 1

(B) nur 2

(C) nur 5

(D) nur 3 und 4

(E) nur 1, 3, 4 und 5

F09 **4.172** Welchen Widerstand hat eine Herdplatte der Leistung $P = 1\,150$ W bei einer Netzspannung von $U = 230$ V?

(A) 0,2 Ω

(B) 2 Ω

(C) 5 Ω

(D) 23 Ω

(E) 46 Ω

F09 **4.173**

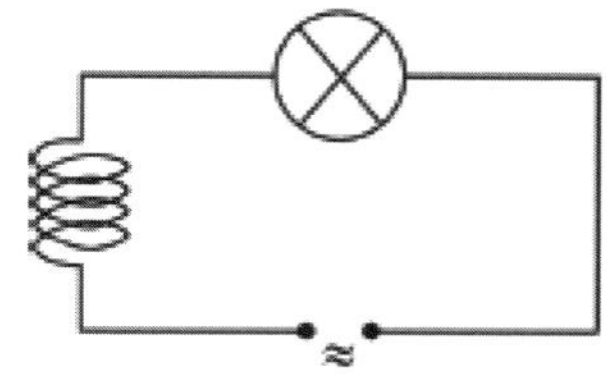

Eine Glühlampe ist über eine Spule aus dickem Draht mit einer 50 Hz Wechselspannungsquelle verbunden. Wenn ein Stück Eisen in die Windungen der Spule geschoben wird, so

(A) leuchtet die Lampe heller

(B) leuchtet die Lampe weniger hell

(C) ändert sich die Leuchtstärke nicht

(D) erlischt die Lampe vollständig

(E) wechselt der Helligkeitsgrad wahrnehmbar periodisch

F09 **4.174** Welche Aussagen treffen zu?

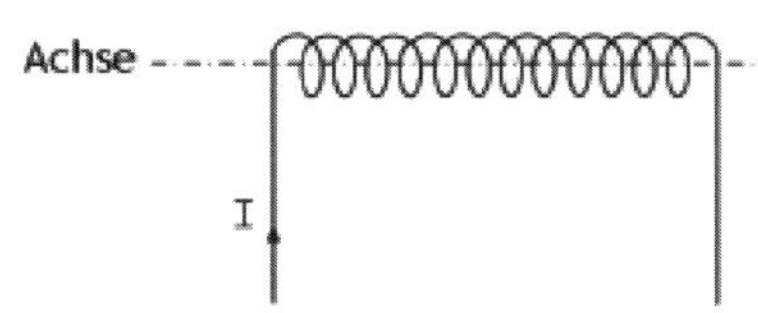

Für das Magnetfeld einer stromdurchflossenen, langen Zylinderspule gilt:

(1) Außerhalb der Spule entsteht kein Magnetfeld.

(2) Außerhalb der Spule entsteht ein inhomogenes Magnetfeld.

(3) Im Innern der Spule verlaufen die magnetischen Feldlinien senkrecht zur Spulenachse.

(4) Im Innern der Spule verlaufen die magnetischen Feldlinien annähernd achsenparallel.

(A) nur 4

(B) nur 1 und 3

(C) nur 1 und 4

(D) nur 2 und 3

(E) nur 2 und 4

4.170✓ D **4.171**✓ D **4.172**✓ E **4.173**✓ B **4.174**✓ E

H09 **4.175** Wie verlaufen die Feldlinien in einem Plattenkondensator?

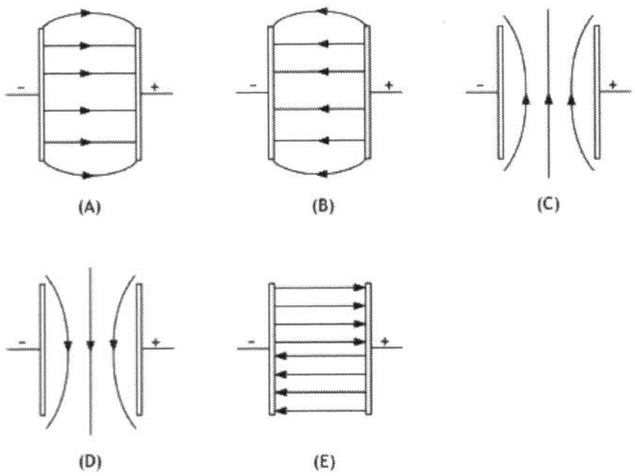

H09 **4.176** In einem elektrischen Generator (z. B. Fahrraddynamo) wird in einer sich in einem Magnetfeld drehenden Spule aus mechanischer Energie (Drehbewegung) elektrische Energie erzeugt. Die erzeugte Spannung kann an einem Verbraucher (z. B. Glühlampe) einen Stromfluss hervorrufen.

Dieser Stromfluss hängt ab von:

(1) der Drehzahl der Spule
(2) der Windungszahl der Spule
(3) dem elektrischen Widerstand des Verbrauchers
(4) dem elektrischen Widerstand der Spule
(5) der Stärke des Magnetfeldes

(A) nur 1 und 2

(B) nur 2 und 5

(C) nur 1, 2 und 5

(D) nur 1, 3 und 4

(E) 1 bis 5 (alle)

H09 **4.177** Die untenstehende Wheatstone-Brücke (linke Skizze) sei abgeglichen ($R1/R2 = R3/R4$) und daher das Instrument stromlos. Dann wird das Instrument samt Zuleitungen entfernt (rechte Skizze).

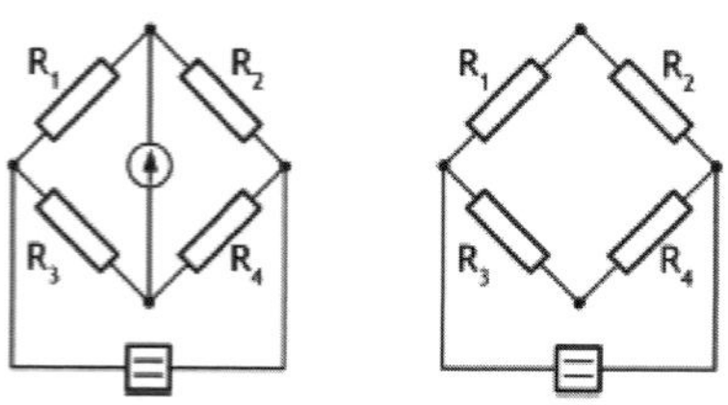

Dadurch

(A) steigt die Spannung an R_1 und R_2

(B) sinkt die Spannung an R_3 und R_4

(C) sinkt die Stromstärke durch R_1 und R_2

(D) steigt die Stromstärke durch R_3 und R_4

(E) ändert sich nichts an den Spannungs- bzw. Stromstärkewerten in der Schaltung

H09 **4.178** In einem Massenspektrometer werden ionisierte Fragmente von Molekülen (elektrische Ladung $Z \cdot e$, Masse m) durch ein Magnetfeld abgelenkt.

Welche Aussagen treffen zu?

(1) Die Bahnkurve der Fragmente ist eine Parabel.
(2) Die Bahnkurve der Fragmente ist ein Kreisbahn-Abschnitt.
(3) Die Ablenkung der Fragmente nimmt mit der Stärke des Magnetfeldes zu.
(4) Die Ablenkung der Fragmente erfolgt senkrecht zu ihrer Bewegungsrichtung.

(A) nur 1

(B) nur 2

(C) nur 1 und 3

(D) nur 2 und 4

(E) nur 2, 3 und 4

F10 **4.179** Wie groß ist die Stromstärke des durch einen Elektromotor fließenden Stroms, wenn bei einer angelegten Spannung von $U = 210$ V und einem Leistungsfaktor $\eta = 0{,}75$ eine Leistung von $P = 6{,}3$ kW abgegeben wird?

(A) 3 A

(B) 4 A

(C) 30 A

(D) 40 A

(E) 300 A

4.175✓ B **4.176**✓ E **4.177**✓ E **4.178**✓ E **4.179**✓ D

F10 **4.180** Welche Aussagen treffen zu?

Ein verlustfreier Transformator wird mit einer Wechselspannung von 220 V betrieben. Die Primärwicklung hat 880 Windungen, die Sekundärwicklung 100 Windungen mit einem Abgriff bei 24 Windungen.

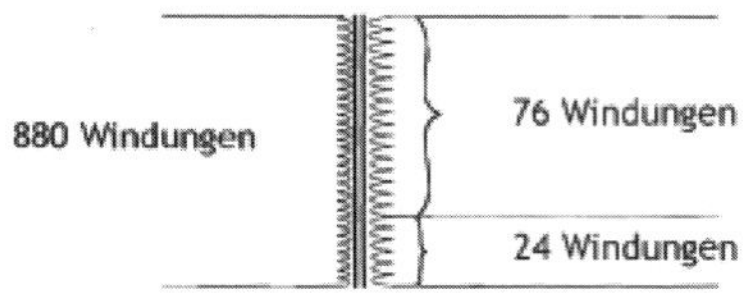

Welche Spannungen sind abgreifbar?

(1) 6 V
(2) 19 V
(3) 25 V

(A) nur 1

(B) nur 3

(C) nur 1 und 2

(D) nur 1 und 3

(E) 1 bis 3 (alle)

4.180✓ E

5 Optik

F93 **5.1** Mit einer Kleinbildkamera, deren Objektiv (dünne Linse) eine Brennweite von 5 cm hat, wird im Labor eine Probe bei einer Gegenstandsweite von 30 cm fotografiert.

Für eine scharfe Aufnahme brauchen Sie die Bildweite:

(A) 35 cm

(B) 25 cm

(C) 6 cm

(D) 5 cm

(E) 3,5 cm

F93 **5.2** Eine bikonvexe Linse aus Glas mit der Brechzahl (Brechungsindex) $n = 1{,}53$ wird in verschiedene Flüssigkeiten (Liste 1) getaucht. Ordnen Sie jedem dieser Fälle die zutreffende Antwort (Liste 2) zu, wie sich der Brechwert (früher Brechkraft) der Linse ändert, verglichen mit ihrem Brechwert in Luft.

Liste 1

(1) Wasser, $n = 1{,}33$
(2) Benzol, $n = 1{,}53$
(3) 1-Brom-naphtalin, $n = 1{,}66$

Liste 2

(A) Der Brechwert ist negativ (Zerstreuungslinse)

(B) Der Brechwert verschwindet (wird $= 0$)

(C) Der Brechwert wird kleiner, bleibt aber positiv

(D) Der Brechwert bleibt gleich

(E) Der Brechwert wird gößer

F94 **5.3** Eine (dünne) Zerstreuungslinse hat eine Brennweite von -40 cm. Wie groß ist ihr Brechwert?

(A) -40 dpt

(B) -4 dpt

(C) $-2{,}5$ dpt

(D) $-\frac{1}{4}$ dpt

(E) $-\frac{1}{40}$ dpt

F94 **5.4** Welche der folgenden Aussagen zur Funktionsweise von Objektiv, Okular und Tubus eines üblichen Mikroskops (für visuelle Beobachtung) treffen zu?

(1) Das Objektiv entwirft ein virtuelles Bild des Objektes.
(2) Das Okular entwirft ein reelles Bild.
(3) Der Tubus wird zur Verbesserung des Auflösungsvermögens evakuiert.

(A) keine

(B) nur 1

(C) nur 3

(D) nur 1 und 2

(E) 1 bis 3 (alle)

F94 **5.5** Bei welchem der folgenden Effekte zeigt sich die Wellennatur des Lichts am deutlichsten?

(A) Lumineszenz

(B) chromatische Aberration

(C) Totalreflexion

(D) Brechung

(E) Interferenz

F94 **5.6** Eine Anordnung aus Glühlampe, Lochblende, Sammellinse liefere ein paralleles Lichtbündel. Wo kann ein (dünnes) Farbfilter eingefügt werden, damit die austretende Strahlung annähernd monochromatisch ist?

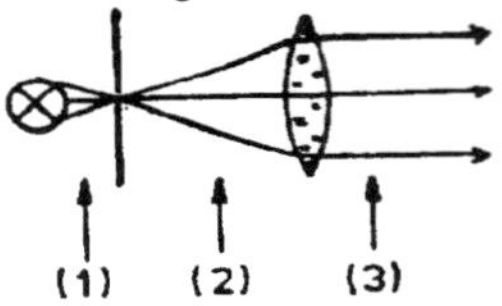

Das Farbfilter kann angeordnet sein

(A) nur bei 1

(B) nur bei 2

(C) nur bei 3

(D) nur bei 2 oder 3

(E) beliebig bei 1, 2 oder 3

5.1✓ C **5.2**✓ (1,C) (2,B) (3,A) **5.3**✓ C **5.4**✓ A **5.5**✓ E **5.6**✓ E

F94 **5.7** Welche der folgenden Aussagen treffen zu?

Unpolarisiertes Licht kann fast vollständig linear polarisiert werden durch:

(1) Reflexion an einer Glasplatte unter dem Brewsterwinkel

(2) Durchgang durch eine Zuckerlösung

(3) Mittels einer dichroitischen Folie

(A) nur 1

(B) nur 3

(C) nur 1 und 3

(D) nur 2 und 3

(E) 1 bis 3 (alle)

H93 **5.8** Eine dünne Sammellinse der Brennweite 12 cm und eine dünne Zerstreuungslinse der Brennweite −48 cm werden dicht aneinander gesetzt.

Welche Wirkung und Brennweite hat das so gebildete System?

(A) sammelnd, 16 cm

(B) sammelnd, 36 cm

(C) sammelnd, 60 cm

(D) zerstreuend, −16 cm

(E) zerstreuend, −36 cm

F93 **5.9** Welche Aussage zum äußeren Photoeffekt trifft **nicht** zu?

(A) Er bedeutet Emission von Elektronen bei Einstrahlung von Licht.

(B) Er kann bei Metallen und Halbleitern auftreten.

(C) Die Quantenenergie des Lichts $E = hf$ muss ausreichen, die Ablösearbeit des Elektrons aufzubringen.

(D) Die Maximalenergie der Photoelektronen nimmt mit der Frequenz des eingestrahlten Lichts zu.

(E) Photoelektronen werden erst dann emittiert, wenn das Licht die Oberfläche genügend erwärmt hat.

H93 **5.10** Welche der folgenden Aussagen trifft auf das Lichtmikroskop **nicht** zu?

(A) Das Auflösungsvermögen (Unterscheidbarkeit von Objekteinzelheiten) wächst mit der Brechzahl der verwendeten Immersionsflüssigkeit.

(B) Das Auflösungsvermögen (Unterscheidbarkeit von Objekteinzelheiten) nimmt mit zunehmender Wellenlänge der verwendeten Strahlung zu.

(C) Die Vergrößerung des Mikroskops hängt von den Brennweiten des verwendeten Objektivs und des Okulars ab.

(D) Das Objektiv entwirft von dem Gegenstand ein vergrößertes reelles Zwischenbild.

(E) Das Okular wirkt als Lupe, mit der das Auge das Zwischenbild betrachten kann.

H93 **5.11** Welche der unten aufgeführten Linsen aus Glas wirken in Luft als Sammellinsen?

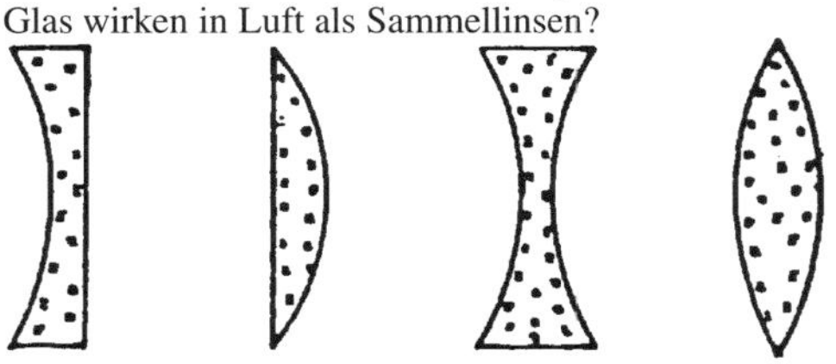

(1) (2) (3) (4)

(A) nur 4

(B) nur 1 und 3

(C) nur 2 und 4

(D) nur 2, 3 und 4

(E) 1 bis 4 (alle)

F94 **5.12** Die Photonenenergie des Lichts

(A) ist proportional zur Frequenz

(B) ist umgekehrt proportional zur Frequenz

(C) ist proportional zur Intensität

(D) nimmt mit wachsendem Abstand zur Strahlungsquelle ab

(E) ist proportional zur 4. Potenz der Temperatur der Strahlungsquelle

5.7✓ C **5.8**✓ A **5.9**✓ E **5.10**✓ B **5.11**✓ C **5.12**✓ A

F93 **5.13** Die Testlösung einer farbigen Substanz der Stoffmengenkonzentration 1 mol / l lässt in einer gegebenen Messanordnung 50 % der Leistung von monochromatischem Licht hindurch (d. h. Transmission 50 %). Eine zu untersuchende Lösung der gleichen Substanz lässt in derselben Messanordnung (feste Zellenlänge) nur 12,5 % hindurch.

Wie groß ist deren Stoffmengenkonzentration (Gültigkeit des Lambert-Beerschen Gesetztes sei vorausgesetzt)?

(A) 0,25 mol / l

(B) 0,375 mol / l

(C) 1,75 mol / l

(D) 2 mol / l

(E) 3 mol / l

H93 **5.14** Bei welchem der folgenden Effekte zeigt sich der Quantencharakter des Lichts am deutlichsten?

(A) Beugung am Spalt

(B) Photoeffekt

(C) Dispersion am Prisma

(D) Interferenz am Gitter

(E) Doppelbrechung

H93 **5.15** Zwei Lösungen L_1 und L_2 eines absorbierenden Stoffes werden mit parallelem monochromatischem Licht durchstrahlt. Gültigkeit des Lambert-Beerschen Gesetzes sei vorausgesetzt. In untenstehendem Diagramm ist aufgetragen, wie die Lichtintensität hinter der Flüssigkeit jeweils von der Schichtdicke x abhängt. Die Konzentration der Lösung L_1 beträgt 1 $\frac{\text{mol}}{\text{l}}$. Wie groß ist die Konzentration der Lösung L_2?

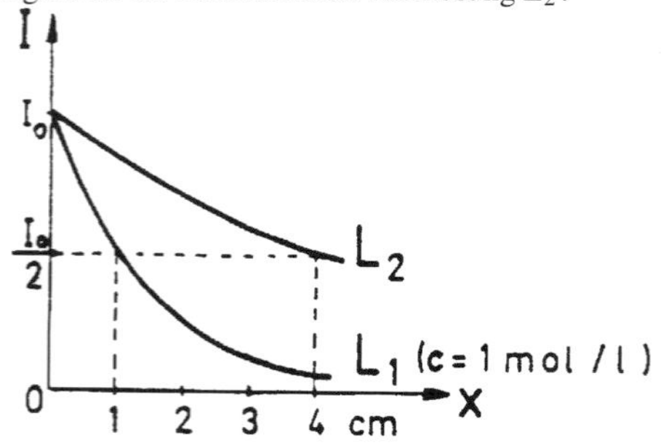

(A) 0,25 $\frac{\text{mol}}{\text{l}}$

(B) 0,5 $\frac{\text{mol}}{\text{l}}$

(C) 2 $\frac{\text{mol}}{\text{l}}$

(D) 3 $\frac{\text{mol}}{\text{l}}$

(E) 4 $\frac{\text{mol}}{\text{l}}$

H94 **5.16** Wie ändert sich in der nebenstehend skizzierten Anordnung das Bild, wenn sich auf die Stelle der Linse, an der der Parallelstrahl der Bildkonstruktion auftrifft, eine Fliege setzt?

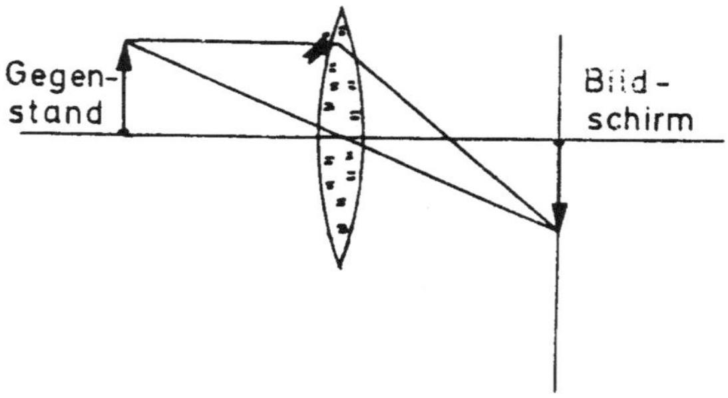

(A) Das Bild wird völlig unscharf.

(B) Die Spitze des Gegenstandes wird nicht mehr abgebildet.

(C) Das Bild wird geringfügig lichtschwächer.

(D) Anstelle der Spitze des Gegenstandes erscheint auf dem Schirm das Bild der Fliege scharf.

(E) Man sieht auf dem Schirm nur noch das unscharfe Bild der Fliege.

F94 **5.17** Eine 1 cm dicke Schicht einer absorbierenden Flüssigkeit lässt die Hälfte der einfallenden monochromatischen Strahlungsleistung hindurch.

Welchen Anteil lässt (bei Gültigkeit des Lambert-Beerschen Gesetzes) eine 3 cm dicke Schicht derselben Flüssigkeit hindurch?

(A) 2/3

(B) 1/3

(C) 1/6

(D) 1/8

(E) 1/9

5.13✓ E **5.14**✓ B **5.15**✓ A **5.16**✓ C **5.17**✓ D

H94 **5.18** Welche Beziehung gilt für die Ausbreitungsgeschwindigkeit c einer Lichtwelle (f Frequenz, λ Wellenlänge, ω Kreisfrequenz, T Periodendauer, h Plancksches Wirkungsquantum, t Zeit)?

(A) $c = \frac{f}{\lambda}$

(B) $c = \lambda \cdot f$

(C) $c = h \cdot f$

(D) $c = \omega \cdot t$

(E) $c = \frac{\omega}{T}$

F95 **5.19** In ein ursprünglich weißes Lichtbündel stellt man hintereinander je eine Küvette mit einer nur blaues Licht durchlassenden und einer nur rotes Licht durchlassenden Flüssigkeit. Hinter der zweiten Küvette beobachtet man:

(A) Dunkelheit

(B) violettes Licht

(C) grünes Licht

(D) rotes Licht

(E) weißes Licht

H95 **5.20** Eine Linse entwirft, wie dargestellt, von einem Gegenstand G im Abstand von 3 m ein reelles, umgekehrtes **gleichgroßes** Bild B.

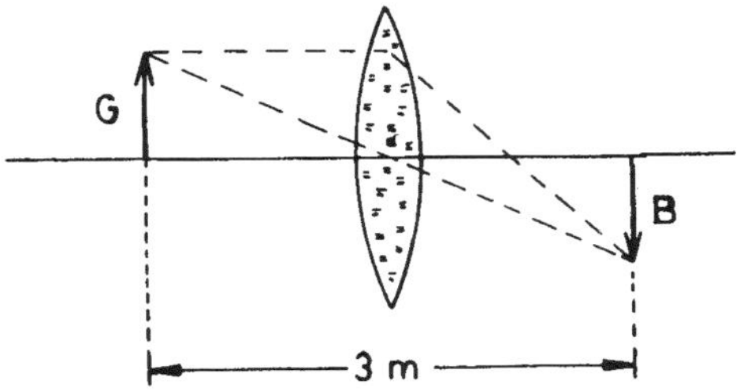

Wie groß ist die Brennweite der Sammellinse?

(A) $f = 0{,}75$ m

(B) $f = 1{,}0$ m

(C) $f = 1{,}3$ m

(D) $f = 1{,}5$ m

(E) $f = 3{,}0$ m

H95 **5.21** Will man ein von einem ebenen Spiegel erzeugtes Bild photographieren, so ist für die Entstehung eines scharfen Bildes im Photoapparat, einzustellen auf die Entfernung

(A) zum Spiegel

(B) zum tatsächlichen Gegenstand

(C) zum virtuellen Bild

(D) unendlich

(E) beliebig, es entsteht stets eine scharfe Abbildung beim Photographieren eines virtuellen Bildes.

F96 **5.22** Beim Übergang von einem optisch dichteren Medium mit der Brechzahl n_1 in ein optisch dünneres Medium mit der Brechzahl n_2 gilt für den Grenzwinkel der Totalreflexion

(A) $\sin \alpha_g = n_1/n_2$

(B) $\sin \alpha_g = n_2/n_1$

(C) $\tan \alpha_g = n_1/n_2$

(D) $\tan \alpha_g = n_2/n_1$

(E) Keine der vorstehenden Beziehungen

F96 **5.23** Ordnet man die Strahlenarten

Sichtbares Licht (VIS)

Ultraviolette Strahlung (UV)

Infrarot-Strahlung (IR)

Röntgenstrahlen (X)

Harte γ-Strahlung (γ)

die alle zum elektromagnetischen Spektrum gehören, nach zunehmender Wellenlänge, dann ist die richtige Reihenfolge:

(A) γ, X, UV, VIS, IR

(B) UV, VIS, IR, X, γ

(C) VIS, UV, X, γ, IR

(D) γ, X, IR, VIS, UV

(E) IR, VIS, UV, γ, X

5.18✓ B **5.19**✓ A **5.20**✓ A **5.21**✓ C **5.22**✓ B **5.23**✓ A

F96 **5.24** Welche Aussage trifft **nicht** zu?

Der Brechwert (früher Brechkraft) einer (einzelnen oder zusammengesetzten) dünnen Linse

(A) ist gleich dem Kehrwert ihrer Brennweite

(B) ist gleich dem Produkt der Einzelbrechwerte, wenn die Linse aus zwei Einzellinsen zusammengesetzt ist

(C) ist positiv für Sammellinsen

(D) ist negativ für Zerstreuungslinsen

(E) kann in Dioptrien angegeben werden

F96 **5.25** Bei Einfall von natürlichem Licht auf eine handelsübliche Polarisationsfolie tritt aus dieser weitgehend linear polarisiertes Licht aus,

weil

Polarisationsfolien aus dichroitischem Material bestehen, das Licht mit einer bestimmten Schwingungsrichtung des elektrischen Feldvektors sehr stark, Licht mit der dazu senkrechten Komponente des Feldvektors aber nur unwesentlich absorbiert.

Antwort	Aussage 1	Aussage 2	Verknüpfung
A	richtig	richtig	richtig
B	richtig	richtig	falsch
C	richtig	falsch	—
D	falsch	richtig	—
E	falsch	falsch	—

F96 **5.26** Welche Aussagen treffen zu?

Mit einer dünnen Sammellinse der Brennweite f wird ein Gegenstand aus der Gegenstandweite $g = 2f$ scharf abgebildet. Das Bild ist

(1) virtuell
(2) halb so groß, wie der Gegenstand
(3) umgekehrt
(4) reell

(A) nur 1

(B) nur 2 und 3

(C) nur 2 und 4

(D) nur 3 und 4

(E) nur 2, 3 und 4

F96 **5.27** Welchen der folgenden Aussagen stimmen Sie zu?

Linear polarisiertes Licht fällt auf eine Küvette, die mit einer optisch drehenden Flüssigkeit (z. B. Zuckerlösung) gefüllt ist.

(1) Eine Drehung der Polarisationsebene findet nur statt, wenn das Licht monochromatisch ist.

(2) Die Größe des Winkels, um den die Polarisationsebene des Lichtes gedreht wird, hängt von der Frequenz des Lichtes ab.

(3) Die Größe des Winkels, um den die Polarisationsebene des Lichtes gedreht wird, hängt von der Konzentration der optisch drehenden Substanz ab.

(4) Enthält die Lösung gleiche Konzentrationen rechts und linksdrehender Substanz (optische Isomere), so findet insgesamt keine Drehung der Polarisationsebene statt.

(A) nur 1 und 3

(B) nur 2 und 3

(C) nur 1, 2 und 4

(D) nur 2, 3 und 4

(E) 1 bis 4 (alle)

F96 **5.28** Ein Lichtstrahl wird an einem Konkavspiegel mit dem Brennpunkt F reflektiert.

Welcher Strahlengang kann näherungsweise zutreffen?

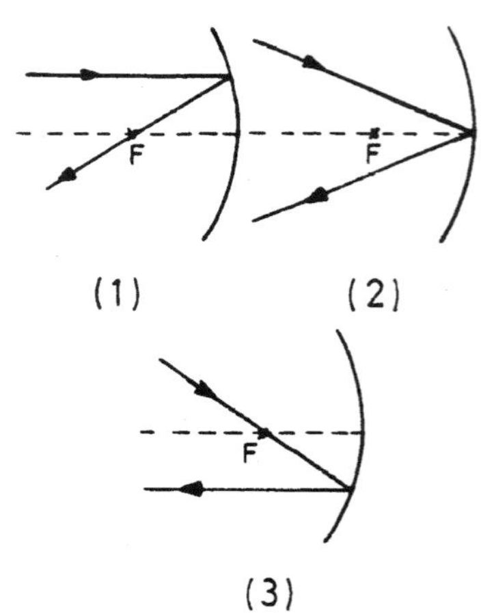

5.24✓ B **5.25**✓ A **5.26**✓ D **5.27**✓ D **5.28**✓ E

(A) keiner

(B) nur 1

(C) nur 2

(D) nur 1 und 3

(E) 1 bis 3 (alle)

H96 **5.29** Wie läuft der gestrichelte eingezeichnete Strahl hinter der Linse weiter?

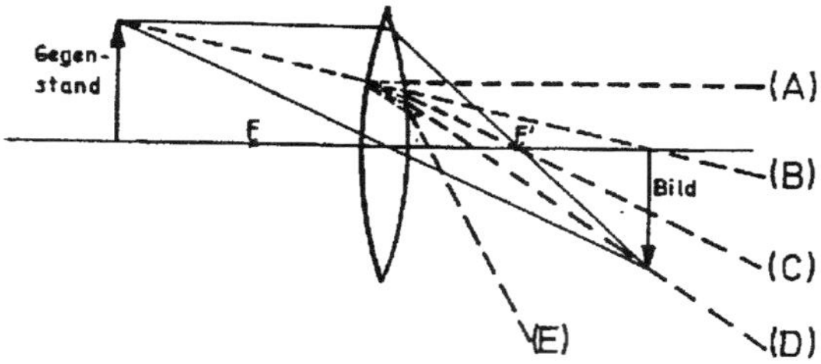

H96 **5.30** Eine dünne Sammellinse mit dem Brechwert 20 dpt werde als Lupe verwendet. Die Winkelvergrößerung bei einem (entspannten) Auge mit der deutlichen Sehweite von 25 cm beträgt dann etwa:

(A) 4/5

(B) 5/4

(C) 5

(D) 20

(E) 45

H96 **5.31** Zwei gleiche Filter hintereinandergestellt, lassen 1 % der auffallenden Intensität von monochromatischem Licht durch.

Wieviel der auffallenden Intensität wird von einem Filter (allein) durchgelassen?

(A) 50 %

(B) 10 %

(C) 4 %

(D) 2 %

(E) 1,41 %

H96 **5.32** Sichtbares Licht kann polarisiert werden

weil

sichtbares Licht eine longitudinale Welle ist.

Antwort	Aussage 1	Aussage 2	Verknüpfung
A	richtig	richtig	richtig
B	richtig	richtig	falsch
C	richtig	falsch	—
D	falsch	richtig	—
E	falsch	falsch	—

H96 **5.33** Die Intensität der durch eine absorbierende Flüssigkeitsschicht transmittierten Lichtstrahlung nimmt mit wachsender Schichtdicke ab,

weil

die Strahlungsintensität einer Punktquelle mit wachsendem Abstand von der Quelle abnimmt.

Antwort	Aussage 1	Aussage 2	Verknüpfung
A	richtig	richtig	richtig
B	richtig	richtig	falsch
C	richtig	falsch	—
D	falsch	richtig	—
E	falsch	falsch	—

H96 **5.34** Welche der folgenden Aussagen treffen zu?

Zwei Lichtwellenzüge werden so überlagert, dass sie sich an einem Ort gegenseitig vollständig auslöschen. Die beiden Wellenzüge können an diesem Ort

(1) unterschiedliche Amplituden haben

(2) eine Phasenverschiebung von 2π aufweisen

(3) verschiedene Frequenzen haben

(A) keine

(B) nur 1

(C) nur 2

(D) nur 3

(E) nur 1 und 2

Prüfungsfragen bis 2010

5.29✓ D **5.30**✓ C **5.31**✓ B **5.32**✓ C **5.33**✓ B **5.34**✓ A

H96 **5.35** Ein Parallellichtbündel mit engem Querschnitt (z. B. Laserstrahl) soll durch eine Linsenkombination in ein Parallellichtbündel mit größerem Querschnitt aufgeweitet werden.

Bei welchem der gezeichneten Anordnungen kann (im Rahmen der Zeichengenauigkeit) der Strahlenverlauf so zutreffen ($n_{\text{Glas}} > n_{\text{Luft}}$)?

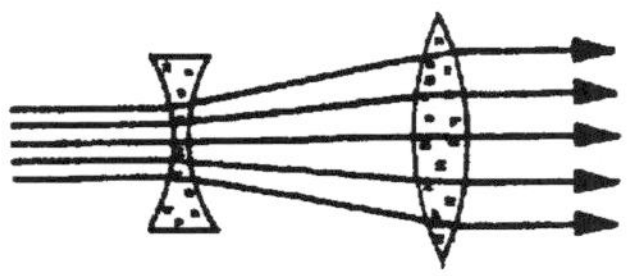

(1)

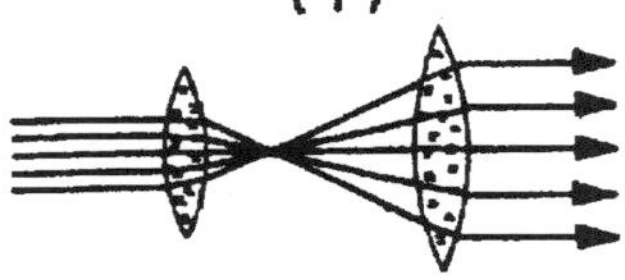

(2)

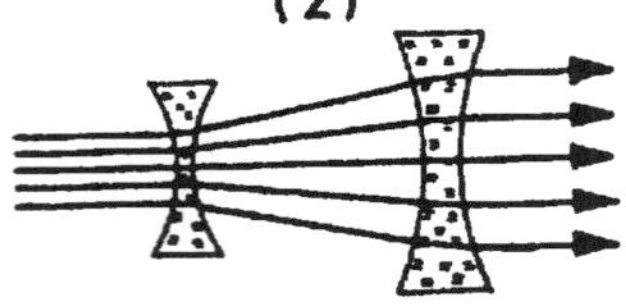

(3)

(A) nur 1

(B) nur 2

(C) nur 3

(D) nur 1 und 2

(E) nur 2 und 3

F97 **5.36** Sie benutzen eine dünne Sammellinse mit der Brennweite $f = 3{,}12$ cm als Lupe. Damit ergibt sich etwa folgende Vergrößerung:

(A) 2,5-fach

(B) 3-fach

(C) 8-fach

(D) 16-fach

(E) 30-fach

F97 **5.37** Eine (ideale, dünne) Zerstreuungslinse entwirft das virtuelle Bild B eines Gegenstandes G.

Welche der folgenden Bildkonstruktionen ist richtig?

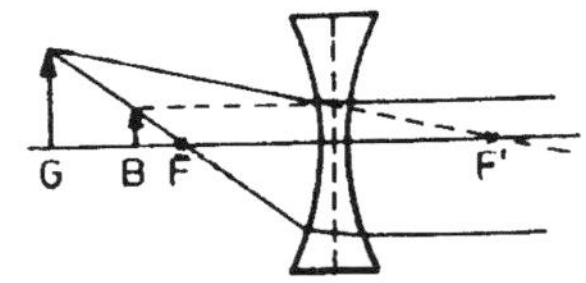

(A)

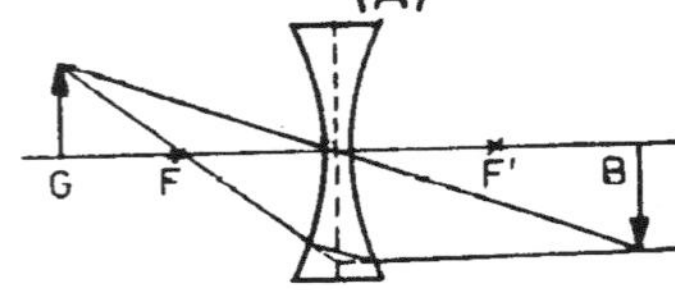

(B)

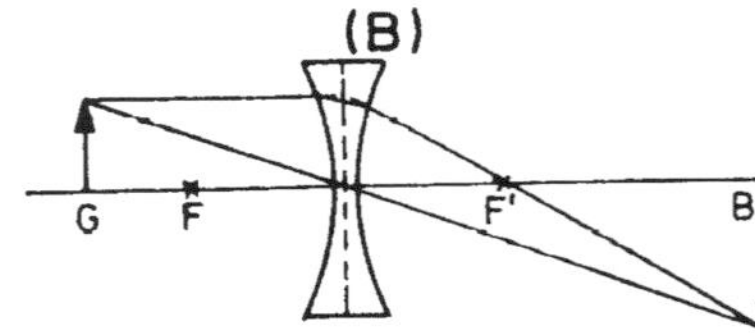

(C)

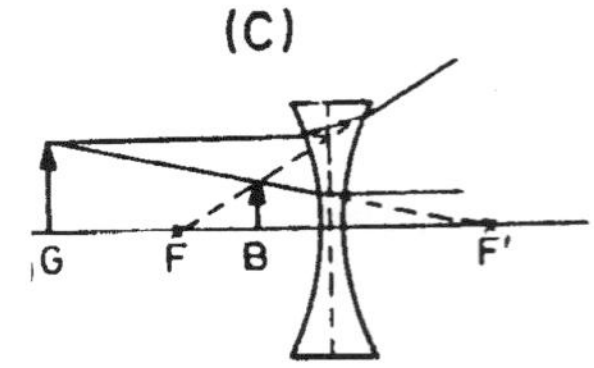

(D)

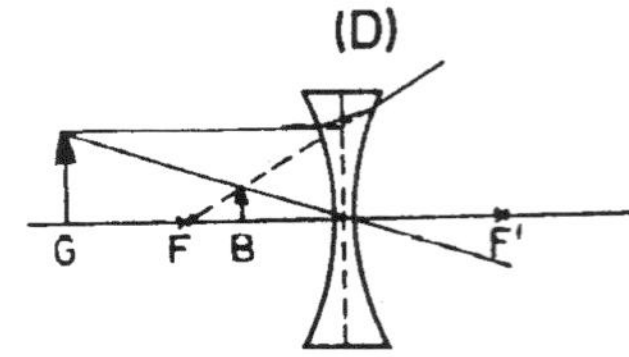

(E)

F97 **5.38** Bei einer festen Messzellenlänge lässt die Testlösung einer farbigen Substanz mit der Stoffmengenkonzentration 1 mol / l noch 50 % der Strahlung von monochromatischem Licht durch.

Welchen Bruchteil der einfallenden Leistung lässt eine Lösung der Stoffmengenkonzentration 4 mol / l durch (Gültigkeit des Lambert-Beerschen Gesetzes vorausgesetzt)?

(A) 1/32

(B) 1/16

(C) 1/8

(D) 1/4

(E) 1/2

5.35✓ D **5.36**✓ C **5.37**✓ E **5.38**✓ B

H96 **5.39** Welche Aussagen treffen zu?

Bei der optischen Brechung

(1) liegen einfallender Strahl, Einfallslot und gebrochener Strahl in einer Ebene

(2) wird bei Eintritt des Lichts in ein optisch dichteres Medium die Wellenlänge geringer

(3) wird bei Übergang des Lichts in ein optisch dünneres Medium die Frequenz höher

(4) beträgt in einem Medium mit der Brechzahl $n = 1{,}33$ die Lichtgeschwindigkeit etwa 225 000 km / s

(A) nur 2 und 4

(B) nur 1, 2 und 3

(C) nur 1, 2 und 4

(D) nur 1, 3 und 4

(E) 1 bis 4 (alle)

F97 **5.40** Welche der folgenden Aussagen treffen auf den äußeren Photoeffekt zu?

Belichtet man im Vakuum eine Metallplatte mit monochromatischem Licht der Wellenlänge λ und der Bestrahlungsstärke I, so können aus dem Metall Elektronen ausgelöst werden.

(1) Für das Auftreten des Effekts ist es notwendig, dass λ einen Mindestwert überschreitet.

(2) Der Höchstwert der kinetischen Energie der ausgelösten Elektronen steigt mit λ.

(3) Der Höchstwert der kinetischen Energie der ausgelösten Elektronen ist von I unabhängig.

(A) nur 3

(B) nur 1 und 2

(C) nur 1 und 3

(D) nur 2 und 3

(E) 1 bis 3 (alle)

F97 **5.41** Welche Aussage trifft **nicht** zu?

Trifft Licht aus dem Vakuum in Glas mit der Brechzahl $n = 1{,}5$ ein, so gilt:

(A) Die Frequenz bleibt konstant.

(B) Die Wellenlänge wird kleiner.

(C) Innerhalb des Glases gilt die Beziehung: Ausbreitungsgeschwindigkeit ist gleich Wellenlänge mal Frequenz.

(D) Die Ausbreitungsgeschwindigkeit wird kleiner.

(E) Die Kreisfrequenz nimmt zu.

H97 **5.42** Eine dünne Zerstreuungslinse mit der Brennweite −1,2 m und eine dünne Sammellinse mit der Brennweite 0,6 m werden (koaxial) unmittelbar hintereinander gesetzt.

Welche Wirkung (sammelnd oder zerstreuend) und welche Brennweite f hat das so entstehende System?

(A) sammelnd, $f = 1{,}2$ m

(B) sammelnd, $f = 0{,}4$ m

(C) zerstreuend, $f = -0{,}4$ m

(D) zerstreuend, $f = -1{,}2$ m

(E) zerstreuend, $f = -1{,}8$ m

F97 **5.43** Die Skizze zeigt ein vereinfachtes Energieschema eines Wasserstoff-Atoms. Durch Einstrahlen geeigneten Lichts werden die Atome in ein bestimmtes Niveau angeregt (I).

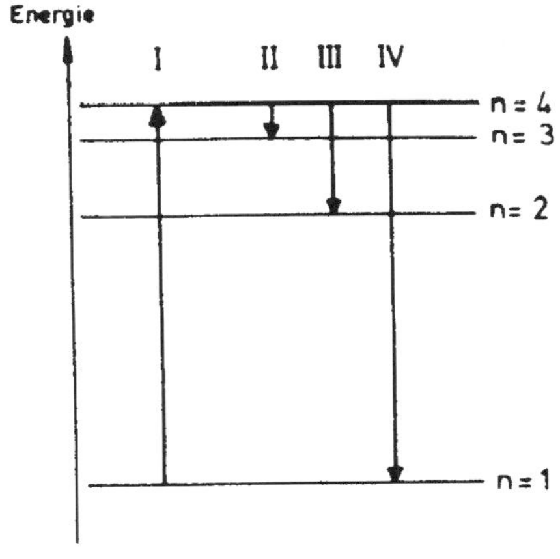

Prüfungsfragen bis 2010

5.39✓ C **5.40**✓ A **5.41**✓ E **5.42**✓ A **5.43**✓ A

(1) Es werden diskrete Spektrallinien emittiert.

(2) Nur der gezeichnete Übergang IV in den Grundzustand ist möglich.

(3) Es wird ein kontinuierliches Spektrum emittiert.

(A) nur 1

(B) nur 2

(C) nur 3

(D) nur 1 und 2

(E) 1 bis 3 (alle)

F97 **5.44** Ein Gegenstand G und sein Spiegelbild B haben einen Abstand 20 cm von einem Hohlspiegel (s. Skizze). Wie groß ist die Brennweite des Hohlspiegels?

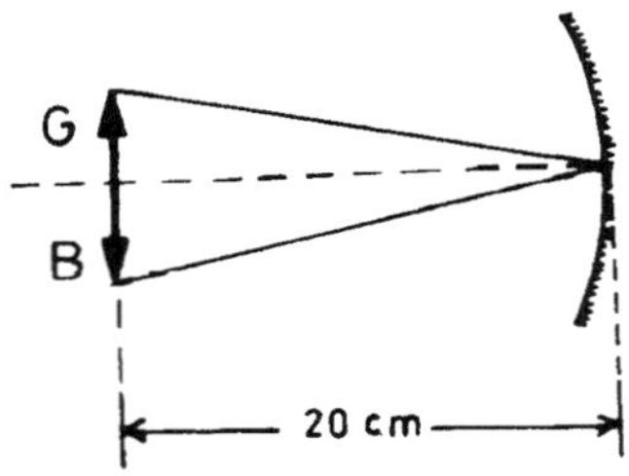

(A) 5 cm

(B) 10 cm

(C) 20 cm

(D) 40 cm

(E) Keiner der Werte trifft zu.

F97 **5.45** Welche Aussagen treffen zu?

Ein paralleles, linear polarisiertes Bündel weißen Lichtes tritt senkrecht durch eine Küvette mit einer farblosen wässrigen Lösung optisch drehender Substanz. Dadurch

(1) entsteht ein monochromatisches Lichtbündel

(2) bleibt das Lichtbündel linear polarisiert

(3) wird die Schwingungsebene verschiedener Spektralfarben um verschiedene Winkel gedreht

(4) tritt Doppelbrechung auf

(A) nur 1

(B) nur 2

(C) nur 3

(D) nur 1 und 3

(E) nur 3 und 4

H97 **5.46** Eine Sammellinse hat den Brechwert (früher: Brechkraft) 4 dpt.

Wie groß ist die Brennweite?

(A) 4 m

(B) 40 cm

(C) 25 cm

(D) 2,5 cm

(E) $\frac{1}{4}$ cm

H97 **5.47** Die Brechzahl eines transparenten Mediums ist eine von der Frequenz des verwendeten Lichts unabhängige Größe,

weil

die Frequenz des Lichts beim Übergang von einem optisch dünneren in ein optisch dichteres Medium keine Änderung erfährt.

Antwort	Aussage 1	Aussage 2	Verknüpfung
A	richtig	richtig	richtig
B	richtig	richtig	falsch
C	richtig	falsch	—
D	falsch	richtig	—
E	falsch	falsch	—

H96 **5.48** Welche der folgenden Aussagen treffen zu?

Ein paralleles, unpolarisiertes Bündel weißen Lichtes tritt senkrecht durch eine Küvette mit einer farblosen Lösung optisch drehender Substanz. Dadurch

(1) entsteht ein monochromatisches Lichtbündel

(2) entsteht ein vollständig linear polarisiertes Lichtbündel

(3) bleibt das Licht unverändert weiß

(4) bleibt das Licht unpolarisiert

5.44 ✓ B **5.45** ✓ C **5.46** ✓ C **5.47** ✓ D **5.48** ✓ E

(A) nur 4

(B) nur 1 und 2

(C) nur 1 und 4

(D) nur 2 und 3

(E) nur 3 und 4

F98 **5.49** Bei einem Lichtmikroskop, dessen Gesamtvergrößerung $V = 120$ beträgt, werde das Objektiv durch ein anderes mit dreifachem Brechwert, das Okular ebenfalls durch eines mit halbem Brechwert ersetzt. Danach beträgt die Vergrößerung etwa

(A) 20

(B) 80

(C) 180

(D) 360

(E) 720

120 · 3 · 1/2

H97 **5.50** Der wesentliche Unterschied zwischen unpolarisiertem und linear polarisiertem Licht lässt sich am besten beschreiben mit Hilfe

(A) der Frequenz des Lichtes

(B) der Richtung des Lichtweges in optisch drehenden Flüssigkeiten

(C) des elektrostatischen Feldes im Lichtbündel

(D) der Schwingungsrichtung des elektrischen Feldvektors

(E) der Ausbreitungsrichtung spiegelnd reflektierter Lichtstrahlen

H96 **5.51** Welche der folgenden Aussagen treffen zu?

Die Erscheinung der Doppelbrechung wird ausgenutzt zur Erzeugung linear polarisierten Lichtes

(1) in geeignet geschnittenen und zusammengesetzten Kristallen (z. B. beim Nicolschen Prisma)
(2) durch Reflexion entsprechend dem Brewsterschen Gesetz
(3) mittels optischer Strichgitter

(A) nur 1

(B) nur 2

(C) nur 3

(D) nur 1 und 2

(E) nur 1 und 3

H97 **5.52** Welche Aussagen treffen zu?

Bei normaler Dispersion in einem glasklaren Stoff gilt für die Brechzahl n:

(1) $n_{\text{grn}} > 1{,}00$
(2) $n_{\text{rot}} > n_{\text{blau}}$
(3) mit $n = 1{,}33$ ist in dem Medium die Lichtgeschwindigkeit $< 300\,000$ km / s

(A) nur 1

(B) nur 1 und 2

(C) nur 1 und 3

(D) nur 2 und 3

(E) 1 bis 3 (alle)

H97 **5.53** Ein sphärischer Hohlspiegel (Mittelpunkt M, Brennpunkt F) entwerfe (für achsnahe Strahlen) von einem Gegenstand G ein (reelles) Bild B. Welche der gezeichneten Strahlen, die von der Spitze von G ausgehen, sind möglich?

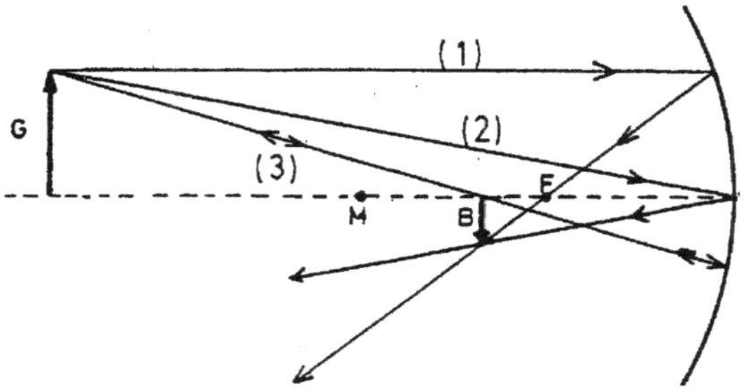

(A) nur 1

(B) nur 1 und 2

(C) nur 1 und 3

(D) nur 2 und 3

(E) 1 bis 3 (alle)

5.49✓ C **5.50**✓ D **5.51**✓ A **5.52**✓ C **5.53**✓ B

Prüfungsfragen bis 2010

H97 **5.54** Welchen der folgenden Aussagen über eine (dünne) plankonvexe Linse aus Glas (in Luft) stimmen Sie zu?

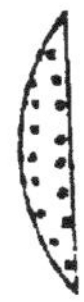

(1) Sie wirkt als Sammellinse.
(2) Sie wirkt als Zerstreuungslinse.
(3) Die Brennweiten sind auf beiden Seiten der Linse etwa gleich.
(4) Sie kann als Lupe benutzt werden.

(A) nur 1

(B) nur 2

(C) nur 1 und 3

(D) nur 2 und 3

(E) nur 1, 3 und 4

H97 **5.55** Die Testlösung einer farbigen Substanz der Stoffmengenkonzentration 1 mol / l absorbiert in einer gegebenen Messanordnung (feste Zellenlänge) 50 % der Leistung von monochromatischem Licht. Eine zu untersuchende Lösung der gleichen Substanz absorbiert (in derselben Messanordnung) 87,5 % (= 7/8) der Leistung. Wie groß ist deren Stoffmengenkonzentration ungefähr (Gültigkeit des Lambert-Beerschen Gesetzes sei vorausgesetzt)?

(A) 3,33 mol / l

(B) 3 mol / l

(C) 2 mol / l

(D) 0,375 mol / l

(E) 0,33 mol / l

F98 **5.56** Ein Beobachter, dessen Augen sich in der Höhe h über dem Fußboden befinden, steht vor einem senkrechten Spiegel. Wie lang muss der Spiegel in der senkrechten **mindestens** sein, damit der Beobachter sowohl seine Augen als auch seine Füße sehen kann?

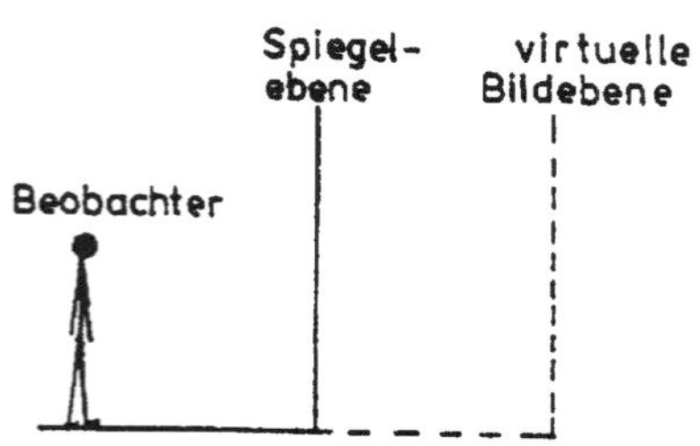

(A) $2h$

(B) h

(C) $\frac{3}{4}h$

(D) $\frac{1}{2}h$

(E) $\frac{1}{4}h$

F98 **5.57** Ein Lichtstrahl wird an zwei aufeinanderliegenden Glasplatten mit der Brechzahl n_1 bzw. n_2 gebrochen; die Platten befinden sich in Luft.

Welcher Strahlengang kann zutreffen?

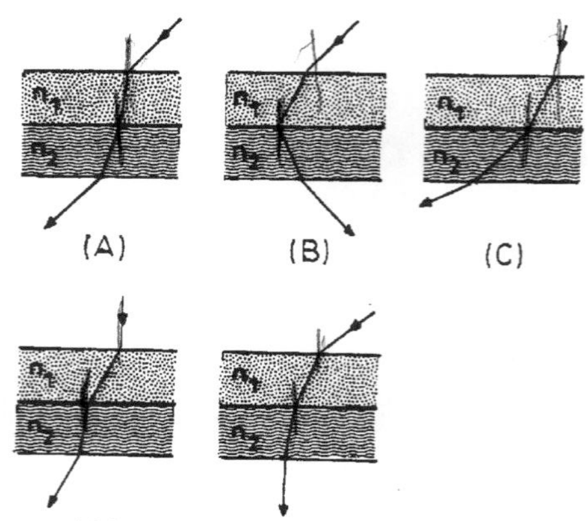

F98 **5.58** Welche Aussagen treffen zu?

Ein Strahl von gelbem Natrium-Licht ($\lambda_{Na} = 589$ nm) treffe von Luft auf ein Glasprisma ($n_D = 1{,}5$).

Im Prisma

(1) ist die Geschwindigkeit des Lichtes kleiner als in Luft.

(2) ist die Frequenz unverändert gegenüber Luft.

(3) ist die Wellenlänge größer als in Luft.

5.54√ E **5.55**√ B **5.56**√ D **5.57**√ A **5.58**√ B

(A) nur 1

(B) nur 1 und 2

(C) nur 1 und 3

(D) nur 2 und 3

(E) 1 bis 3 (alle)

F00 **5.59** Ein leuchtender Punkt befinde sich auf der Achse einer dünnen **Zerstreuungslinse** mit der Brennweite −0,6 m im Abstand von 1,2 m. Wie groß etwa ist der Betrag des Abstandes von der Linse, in dem sich das Bild des Punktes befindet?

(A) 0

(B) 0,4 m

(C) 0,6 m

(D) 1,2 m

(E) 1,8 m

F98 **5.60** Welche der folgenden Aussagen treffen zu?

Das Verhalten von Licht lässt sich teilweise mit den Eigenschaften hochfrequenter elektromagnetischer Wellen gut beschreiben, teilweise aber besser auf der Basis von Lichtquanten verstehen. In diesem Dualismus wird die **Welleneigenschaft** des Lichts besonders deutlich bei

(1) dem Auftreten von Interferenzstreifen oder -ringen.

(2) den Erscheinungen beim Durchgang von Licht durch ein optisches Strichgitter.

(3) dem Mechanismus der Lichtemission aus heißen Gasen.

(A) Keine der Aussagen trifft zu

(B) nur 2

(C) nur 1 und 2

(D) nur 1 und 3

(E) 1 bis 3 (alle)

F98 **5.61** Welche der folgenden Aussagen treffen zu?

Dichroismus wird ausgenutzt zur Erzeugung polarisierten Lichtes

(1) in doppelbrechenden Kristallen (z. B. auch beim Nicolschen Prisma).

(2) durch Reflexion entsprechend dem Brewsterschen Gesetz.

(3) in Polarisationsfiltern.

(4) mittels optischer Strichgitter.

(A) nur 1

(B) nur 2

(C) nur 3

(D) nur 4

(E) nur 3 und 4

F00 **5.62** Eine dünne Sammellinse der Brennweite 6 cm und eine dünne Zerstreuungslinse der Brennweite −6 cm werde koaxial unmittelbar aneinandergesetzt. Die Brennweite des dadurch entstandenen Linsensystems beträgt

(A) ∞ (unendlich)

(B) 12 cm

(C) 6 cm

(D) 0 (Null)

(E) −12 cm

F00 **5.63** Sichtbares Licht geht unter dem Einfallswinkel α von Luft in Wasser über. Dabei ändert sich die Quantenenergie der Photonen

(A) proportional zur Brechzahl des Wassers.

(B) umgekehrt proportional zur Brechzahl des Wassers.

(C) proportional $\sin\alpha$.

(D) proportional zur Ausbreitungsgeschwindigkeit im Wasser.

(E) gar nicht.

Prüfungsfragen bis 2010

F02 **5.64** Welche der folgenden Aussagen über das Licht (sichtbarer Bereich) trifft **nicht** zu?

(A) Licht breitet sich im Vakuum geradlinig aus.

(B) Die Ausbreitungsgeschwindigkeit des Lichtes in Glas mit der Brechzahl 1,5 beträgt etwa 200 000 km / s.

(C) Der Frequenzbereich des Lichtes erstreckt sich von 1 bis 10 GHz.

(D) Licht kann als transversale elektromagnetische Welle beschrieben werden.

(E) Licht zeigt Korpuskeleigenschaften.

F02 **5.65** Bei farblosen Flüssigkeiten mit normaler Dispersion nimmt die Brechzahl mit steigender Lichtfrequenz zu,

weil

das spezifische Drehvermögen von farblosen Flüssigkeiten für polarisiertes Licht von der Temperatur unabhängig ist.

Antwort	Aussage 1	Aussage 2	Verknüpfung
A	richtig	richtig	richtig
B	richtig	richtig	falsch
C	richtig	falsch	—
D	falsch	richtig	—
E	falsch	falsch	—

F02 **5.66** Ein möglichst paralleles Lichtbündel soll erzeugt werden.

Welche der folgenden Anordnung in Luft (Q Lichtquelle, B Lochblende, L Linse, S Spiegel; f Brennweite von Linse bzw. Spiegel) ist dafür geeignet?

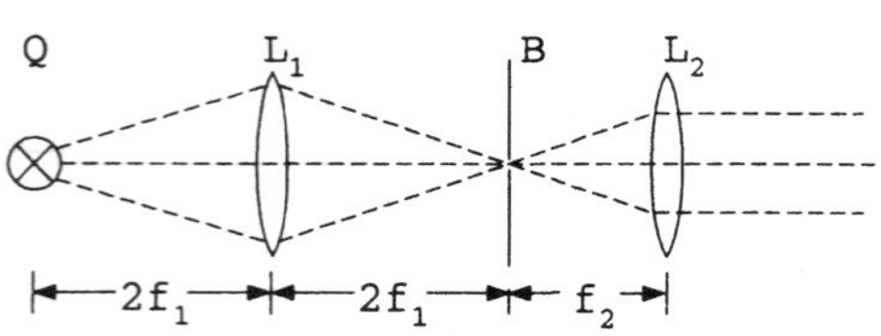

(A)

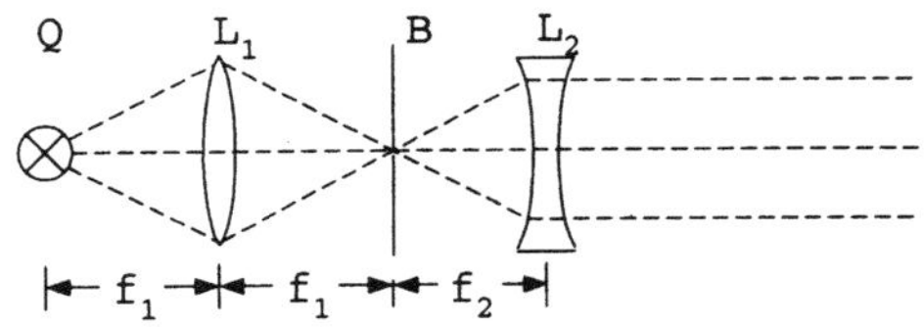

(B)

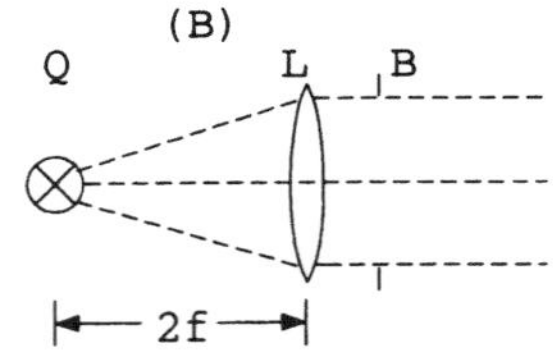

(C)

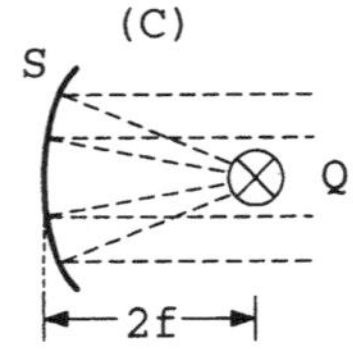

(D)

(E) Keine der obigen Anordnungen liefert ein annähernd paralleles Lichtbündel.

F02 **5.67** Welchen der folgenden Aussagen über das Lichtmikroskop stimmen Sie zu?

(1) Das Objektiv entwirft vom Gegenstand ein vergrößertes Zwischenbild.

(2) Das Zwischenbild ist virtuell.

(3) Die Vergrößerung des Mikroskops hängt ab von der Brennweite des Objektives und des Okulars.

(4) Die Vergrößerung des Mikroskops hängt ab vom Abstand Objektiv-Okular.

(A) nur 3 und 4

(B) nur 1, 2 und 3

(C) nur 1, 2 und 4

(D) nur 1, 3 und 4

(E) 1 bis 4 (alle)

F02 **5.68** Welche der folgenden Aussagen treffen auf den äußeren Photoeffekt zu?

Belichtet man im Vakuum eine Metallplatte mit monochromatischem Licht der Wellenlänge λ und der Bestrahlungsstärke I, so können aus dem Metall Elektronen ausgelöst werden.

5.64✓ C **5.65**✓ C **5.66**✓ A **5.67**✓ D **5.68**✓ A

(1) Für das Auftreten des Effektes ist notwendig, dass λ einen Mindestwert überschreitet.

(2) Der Höchstwert der kinetischen Energie der ausgelösten Elektronen steigt mit λ.

(3) Die Stromstärke der ausgelösten Elektronen ist von I nicht abhängig.

(A) keine

(B) nur 1

(C) nur 3

(D) nur 1 und 2

(E) 1 bis 3 (alle)

F02 **5.69** Ein Lichtstrahl wird an einem Hohlspiegel mit einem Brennpunkt F und einem Krümmungsmittelpunkt M reflektiert.

Welche der Strahlengänge können näherungsweise zutreffen?

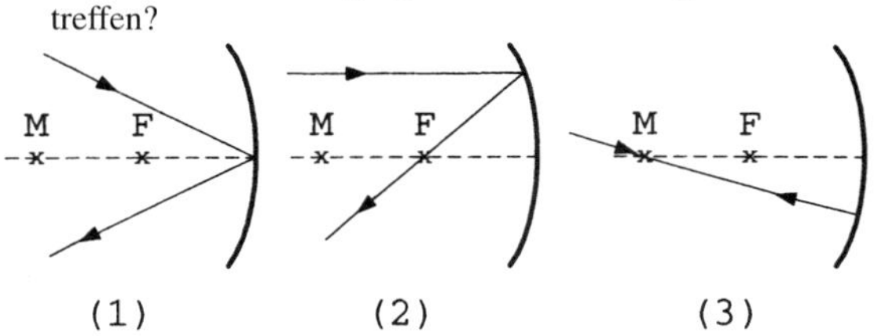

(A) nur 1

(B) nur 2

(C) nur 3

(D) nur 2 und 3

(E) 1 bis 3 (alle)

F02 **5.70** In welchem Abstand hinter einer (dünnen) Linse der Brennweite $f = 4$ cm wird ein Gegenstand, der sich in einer Entfernung 20 cm vor der Linse befindet, abgebildet?

(A) 4 cm

(B) 5 cm

(C) 8 cm

(D) 20 cm

(E) 80 cm

F02 **5.71** Eine dünne Sammellinse der Brennweite f und eine dünne Zerstreuungslinse der Brennweite $-f$ werden koaxial unmittelbar aneinandergesetzt. Die Brennweite des dadurch entstehenden Linsensystems beträgt

(A) $-2f$

(B) 0 (Null)

(C) f

(D) $2f$

(E) ∞ (unendlich)

F02 **5.72** Zur Bestimmung der Konzentration einer Lösung einer optisch drehenden Substanz in einem Polarimeter soll i. Allg. mit weißem Licht gearbeitet werden,

weil

sich bei farblosen Lösungen i. Allg. im sichtbaren Spektrum zwei Wellenlängen finden lassen, bei denen die Drehung gleich groß ist.

Antwort	Aussage 1	Aussage 2	Verknüpfung
A	richtig	richtig	richtig
B	richtig	richtig	falsch
C	richtig	falsch	—
D	falsch	richtig	—
E	falsch	falsch	—

F03 **5.73** Die Testlösung einer farbigen Substanz der Stoffmengenkonzentration 1 mol / l absorbiert in einer gegebenen Messanordnung (feste Zellenlänge) 50 % der Leistung von monochromatischem Licht. Eine zu untersuchende Lösung der gleichen Substanz absorbiert (in derselben Messanordnung) 87 % = 7/8 der Leistung.

Wie groß ist deren Stoffmengenkonzentration ungefähr (Gültigkeit des Lambert-Beerschen Gesetzes sei vorausgesetzt)?

(A) 4 mol / l

(B) 3 mol / l

(C) 1,75 mol / l

(D) 0,88 mol / l

(E) 0,25 mol / l

5.69✓ E **5.70**✓ B **5.71**✓ E **5.72**✓ E **5.73**✓ B

F03 **5.74**

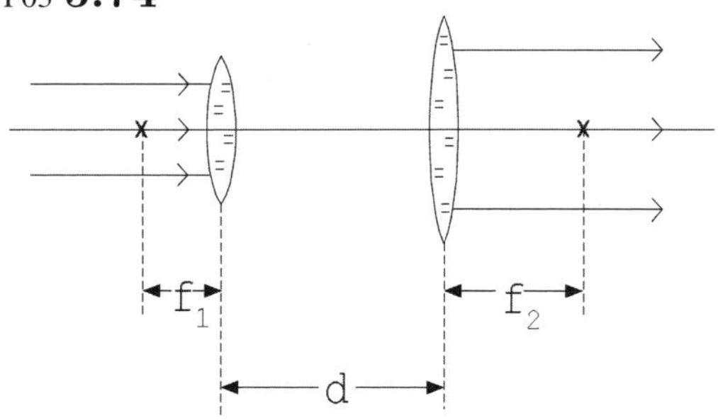

Durch den koaxialen Aufbau zweier dünner Sammellinsen mit den Brennweiten f_1 und f_2 soll ein einlaufendes paralleles Lichtbündel in ein auslaufendes ebenfalls paralleles Lichtbündel (mit i. Allg. anderem Radius) umgewandelt werden. Welcher Bedingung muss der Abstand d der beiden Linsen dann genügen?

(A) $d = 0$

(B) $d = f_1 + f_2$

(C) $\frac{1}{d} = \frac{1}{f_1} + \frac{1}{f_2}$

(D) $d = f_1 - f_2$

(E) $\frac{1}{d} = \frac{1}{f_1} - \frac{1}{f_2}$

F03 **5.75** Welche der folgenden Aussagen treffen zu?

Monochromatisches Licht fällt auf eine Metalloberfläche. Dabei können Elektronen aus dem Metall emittiert werden.

(1) Der Effekt tritt nur auf, wenn die Frequenz des Lichts einen (von der Austrittsarbeit des Metalls abhängigen) Grenzwert überschreitet.

(2) Die maximale kinetische Energie der ausgelösten Elektronen steigt linear mit der Lichtfrequenz.

(3) Die kinetische Energie der ausgelösten Elektronen ist von der Lichtintensität unabhängig.

(A) nur 1

(B) nur 2

(C) nur 3

(D) nur 1 und 3

(E) 1 bis 3 (alle)

F03 **5.76** Mit einer dünnen Linse der Brennweite $f = 5$ cm soll eine Briefmarke im linearen Maßstab 1 : 1 auf einem Schirm abgebildet werden.

Welche der folgenden Forderungen müssen für den genannten Zweck erfüllt sein?

(1) Die Briefmarke muss sich im Abstand 10 cm vor der Linse befinden.

(2) Die Briefmarke muss sich im Abstand 5 cm vor der Linse befinden.

(3) Der Schirm muss sich im Abstand 10 cm hinter der Linse befinden.

(4) Der Schirm muss sich im Abstand 5 cm hinter der Linse befinden.

(5) Der Durchmesser der Linse muss 5 cm betragen.

(A) nur 1

(B) nur 1 und 3

(C) nur 2 und 4

(D) nur 1, 3 und 5

(E) nur 2, 4 und 5

F03 **5.77** Ein Polarimeter zur Untersuchung optisch drehender Substanzen soll aufgebaut werden. Ein Laborant habe folgende schematisch skizzierte Apparatur zusammengestellt:

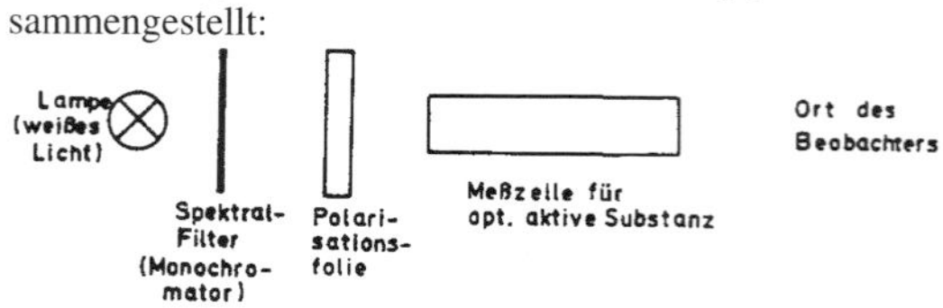

Die Apparatur ist als Polarimeter zu verwenden,

(A) ohne weitere Änderungen.

(B) wenn das Spektralfilter entfernt ist.

(C) wenn zwischen Spektralfilter und Polarisationsfolie ein Beugungsgitter eingefügt wird.

(D) wenn zwischen Messzelle und den Ort des Beobachters eine weitere, drehbare Polarisationsfolie eingefügt wird.

(E) wenn die Polarisationsfolie zwischen Spektralfilter und Messzelle entfernt und statt dessen zwischen Messzelle und Ort des Beobachters gesetzt wird.

5.74✓ B **5.75**✓ E **5.76**✓ B **5.77**✓ D

F03 **5.78** Welche der folgenden Aussagen über die Ausbreitung des Lichtes trifft **nicht** zu?

(A) Licht breitet sich im Vakuum geradlinig aus.

(B) Die Ausbreitungsgeschwindigkeit in Materie hängt im Allgemeinen von der Frequenz des Lichtes ab.

(C) Die Ausbreitungsgeschwindigkeit ist im Vakuum geringer als in Materie.

(D) Die Brechzahl eines Stoffes hängt im Allgemeinen von der Frequenz des Lichtes ab.

(E) An kleinen Öffnungen wird Licht gebeugt.

F99 **5.79** Welche Aussage trifft zu?

Ein unpolarisierter Lichtstrahl fällt unter dem Einfallswinkel α aus Luft auf eine Glasplatte (Brechzahl n) und wird teilweise reflektiert und teilweise gebrochen (Brechungswinkel β). Der reflektierte Strahl ist stets dann vollständig linear polarisiert, wenn folgende **hinreichende** Bedingung erfüllt ist:

(A) Einfallswinkel gleich Brechungswinkel ($\alpha = \beta$)

(B) Einfallswinkel gleich Reflexionswinkel

(C) $\frac{\sin\alpha}{\sin\beta} = n$

(D) $\frac{\sin\beta}{\sin\alpha} = n$

(E) $\alpha + \beta = 90\,°$

F03 **5.80** Zur Bestimmung der Konzentration einer Lösung einer optisch drehenden Substanz in einem Polarimeter soll mit monochromatischem Licht gearbeitet werden,

weil

bei farblosen Lösungen im sichtbaren Spektrum die Drehung von der Lichtfrequenz unabhängig ist.

Antwort	Aussage 1	Aussage 2	Verknüpfung
A	richtig	richtig	richtig
B	richtig	richtig	falsch
C	richtig	falsch	—
D	falsch	richtig	—
E	falsch	falsch	—

F03 **5.81** Wie groß ist etwa der Grenzwinkel der Totalreflexion für Licht, das von einem Glas der Brechzahl $n = 2$ in Luft übergeht?

(A) 15 °

(B) 30 °

(C) 45 °

(D) 60 °

(E) 75 °

F04 **5.82** Eine 10 cm dicke Schicht einer absorbierenden Flüssigkeit lässt $1/10$ der einfallenden Intensität einer monochromatischen (parallelen) Strahlung durch.

Welchen Prozentsatz lässt eine 20 cm dicke Schicht dieser Flüssigkeit bei Gültigkeit des Lambert-Beerschen Gesetzes durch?

(A) 0,1 %

(B) 0,2 %

(C) 1 %

(D) 2 %

(E) 5 %

F99 **5.83** Wie lange braucht Licht im Weltraum, um eine Strecke von $3 \cdot 10^{11}$ m zu durchlaufen?

(A) $1 \cdot 10^{-3}$ s

(B) 30 s

(C) $1 \cdot 10^{3}$ s

(D) $3 \cdot 10^{3}$ s

(E) $1 \cdot 10^{6}$ s

F03 **5.84** Ein Mikroskop erbringt eine Vergrößerung $V = 60$. Das Objektiv wird gegen eines mit einem Drittel der Brennweite, das Okular gegen eines mit einer halb so großen Brennweite ausgetauscht.

Die Vergrößerung beträgt dann:

(A) 40

(B) 90

(C) 135

(D) 300

(E) 360

5.78✓ C **5.79**✓ E **5.80**✓ C **5.81**✓ B **5.82**✓ C **5.83**✓ C **5.84**✓ E

H00 **5.85** Welche der folgenden Aussagen treffen zu?

Sichtbares Licht lässt sich als elektromagnetische Wellen, aber auch als Korpuskularstrahlung, die aus Lichtquanten besteht, beschreiben.

Die Quantennatur des Lichtes wird besonders deutlich bei

(1) Interferenzerscheinungen.
(2) dem lichtelektrischen Effekt.
(3) der Rotationsdispersion.

(A) nur 2

(B) nur 3

(C) nur 1 und 3

(D) nur 2 und 3

(E) 1 bis 3 (alle)

H00 **5.86** Welche Brennweite hat eine (dünne) Linse, die von einem 5 cm entfernten Gegenstand im Abstand von 20 cm (von der Linse) ein reelles Bild erzeugt?

(A) −15 cm

(B) −5 cm

(C) 4 cm

(D) 15 cm

(E) 100 cm

H02 **5.87** Welche der folgenden Größen bleibt beim Übergang einer Lichtwelle von Luft in Glas gleich (unabhängig vom Einfallswinkel)?

(A) die Wellenlänge des Lichts

(B) die Frequenz des Lichts

(C) die Ausbreitungsgeschwindigkeit des Lichts

(D) die Ausbreitungsrichtung des Lichts

(E) die Wellenzahl des Lichts

H02 **5.88** Aus dem Licht einer Spektrallampe soll mit Hilfe einer Blende und einer Linse (Brennweite f) ein paralleles Lichtbündel erzeugt werden.

Wie groß muss dazu der Abstand zwischen Blende und Linse gewählt werden?

(A) $f/4$

(B) $f/2$

(C) f

(D) $2f$

(E) $4f$

H02 **5.89** Welche der folgenden Aussagen treffen zu?

An der Grenzfläche zweier Flüssigkeiten mit den Brechzahlen n_1 bzw. n_2 wird ein Lichtstrahl totalreflektiert.

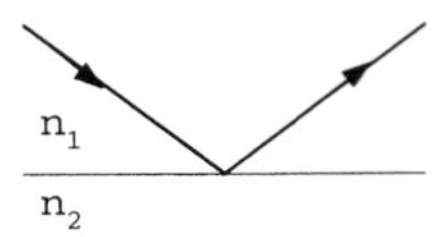

Dann gilt:

(1) $n_1 > n_2$
(2) $n_1 = n_2$
(3) $n_1 < n_2$
(4) $n_1 = 0$

(A) nur 1

(B) nur 2

(C) nur 3

(D) nur 1 und 4

(E) nur 3 und 4

H02 **5.90** Die Brechkraft einer Linse mit der Brennweite f beträgt $D = -2{,}5$ dpt.

Es handelt sich demnach um eine

(A) Sammellinse mit $f = +0{,}4$ cm

(B) Sammellinse mit $f = +0{,}4$ m

(C) Zerstreuungslinse mit $f = -0{,}4$ cm

(D) Zerstreuungslinse mit $f = -0{,}4$ m

(E) Zerstreuungslinse mit $f = +2{,}5$ m

5.85✓ A **5.86**✓ C **5.87**✓ B **5.88**✓ C **5.89**✓ A **5.90**✓ D

H02 **5.91** Mit welcher Vergößerung (Abbildungsmaßstab) wird ein Gegenstand abgebildet, der sich 4 cm vor einer (dünnen) Linse der Brennweite $f = 3$ cm befindet?

(A) 1

(B) 2

(C) 3

(D) 4

(E) 5

H02 **5.92** Welche der folgenden Aussagen über die Vergrößerung optischer Geräte treffen für kleine Winkel zu?

(1) Der natürliche Sehwinkel (ohne optisches Instrument) ist das Verhältnis der Größe des Objekts zum Abstand dorthin.

(2) Die Winkelvergrößerung eines optischen Instruments ist gleich dem Verhältnis der Sehwinkel mit und ohne Instrument.

(3) Bei der Vergrößerung von Mikroskopen bezieht man den Sehwinkel ohne Gerät auf die Gegenstandsgröße im Abstand der (konventionellen) deutlichen Sehweite.

(A) nur 3

(B) nur 1 und 2

(C) nur 1 und 3

(D) nur 2 und 3

(E) 1 bis 3 (alle)

H02 **5.93** Welchen der folgenden Aussagen zum Lichtmikroskop stimmen Sie zu?

(1) Das Objektiv entwirft vom Gegenstand ein vergrößertes reelles Zwischenbild.

(2) Die Vergrößerung des Mikroskops hängt von der Brennweite des Objektives und des Okulars ab.

(3) Das Auflösungsvermögen wächst mit der Brechzahl der verwendeten Immersionsflüssigkeit.

(A) nur 1

(B) nur 2

(C) nur 1 und 2

(D) nur 2 und 3

(E) 1 bis 3 (alle)

H02 **5.94** Welchen der folgenden Aussagen stimmen Sie zu?

Ein paralleles, monochromatisches, polarisiertes Lichtbündel tritt senkrecht durch eine Küvette mit einer Lösung optisch drehender Substanz. Dabei

(1) verringert sich die Frequenz des Lichtes.

(2) wird die Polarisationsebene des Lichtes gedreht.

(3) tritt Doppelbrechung auf.

(4) vergrößert sich die Wellenlänge des Lichtes.

(A) nur 2

(B) nur 1 und 4

(C) nur 3 und 4

(D) nur 1, 2 und 3

(E) 1 bis 4 (alle)

H02 **5.95** Welche Antwort trifft zu?

Im ganzen Gültigkeitsbereich des Lambert-Beerschen Gesetzes ist die durch eine wässrige Lösung bei konstanter Lichteinstrahlung hindurchgehende Intensität

(A) umgekehrt proportional zur Länge des Lichtweges in der Lösung.

(B) proportional zum Quadrat der Länge des Lichtweges in der Lösung.

(C) proportional zum Logarithmus des Extinktionskoeffizienten.

(D) umgekehrt proportional zur Konzentration des gelösten Stoffes.

(E) proportional $e^{-\alpha \cdot l}$ (l Länge des Lichtweges. in der Probe, α Koeffizient, der von der Lösung und der Frequenz des verwendeten Lichtes abhängt).

5.91✓ C **5.92**✓ E **5.93**✓ E **5.94**✓ A **5.95**✓ E

H03 **5.96** Im Abstand 0,5 m von einer praktisch punktförmigen Strahlungsquelle betrage die Intensität dieser Strahlung I.

Etwa wie groß ist die Intensität im Abstand 1,5 m?

(A) $\frac{2}{3} \cdot I$

(B) $\frac{1}{3} \cdot I$

(C) $\frac{2}{9} \cdot I$

(D) $\frac{1}{9} \cdot I$

(E) $\frac{1}{27} \cdot I$

H99 **5.97** Bei welchen der unten aufgeführten Linsen aus Glas ist die Brennweite in Luft negativ?

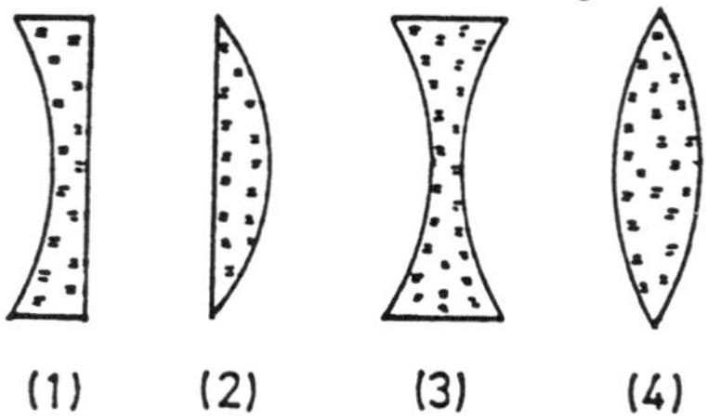

(A) nur 3

(B) nur 1 und 3

(C) nur 2 und 3

(D) nur 2 und 3

(E) 1 bis 4 (alle)

H03 **5.98** Welche der folgenden Aussagen zur Vergrößerung beim Lichtmikroskop treffen zu?

(1) Die Vergrößerung ist abhängig vom Abstand Objektiv-Okular.

(2) Je kleiner die Brennweite des Okulars, desto stärker ist die Vergrößerung.

(3) Je größer die Brennweite des Objektivs, desto stärker ist die Vergrößerung.

(A) nur 1

(B) nur 2

(C) nur 3

(D) nur 1 und 2

(E) nur 2 und 3

H03 **5.99** Ein Lichtstrahl trifft unter dem Brewster-Winkel auf eine Glasplatte.

Wie groß ist dabei der Winkel zwischen dem reflektierten und dem gebrochenen Strahl?

(A) 30 °

(B) 45 °

(C) 60 °

(D) 90 °

(E) 120 °

H98 **5.100** In einer Flüssigkeit wird die Lichtgeschwindigkeit $2 \cdot 10^8 \,\frac{\text{m}}{\text{s}}$ gemessen. Wie groß ist die Brechzahl der Flüssigkeit?

(A) 2

(B) 1,5

(C) 1,33

(D) 0,67

(E) Keiner der vorstehenden Werte trifft annähernd zu.

F05 **5.101** Eine Photokathode wird mit monochromatischem Licht der Frequenz f bestrahlt.

Wie hängt die Maximalenergie E der ausgelösten Elektronen von der Frequenz des Lichts ab?

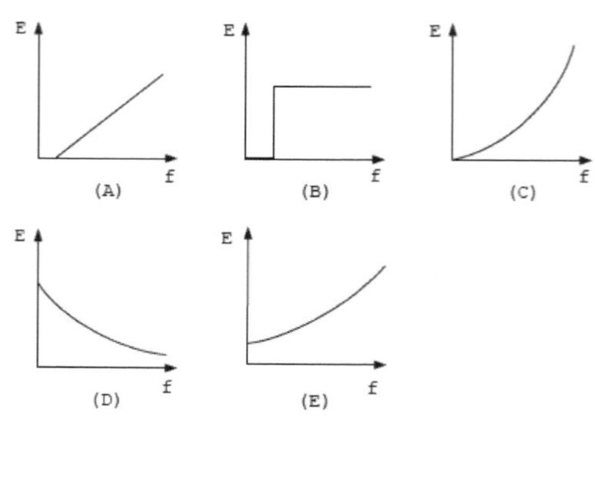

F05 **5.102** Von einem Hochhaus der Höhe 36 m soll mit einer Kleinbildkamera mit einem Objektiv, das als dünne Linse der Brennweite $f = 5$ cm angenommen wird, eine Photographie hergestellt werden.

Welche Entfernung etwa muss die Kamera von dem Hochhaus haben, wenn das Bild des Hochhauses auf dem Film 25 mm hoch sein soll?

5.96✓ D **5.97**✓ B **5.98**✓ D **5.99**✓ D **5.100**✓ B **5.101**✓ A **5.102**✓ D

(A) 24 m

(B) 36 m

(C) 48 m

(D) 72 m

(E) 120 m

H05 **5.103** Welche der folgenden Aussagen treffen zu? Fällt Licht genügend hoher Frequenz ν auf eine Metalloberfäche, so werden Elektronen emittiert (Photoeffekt).

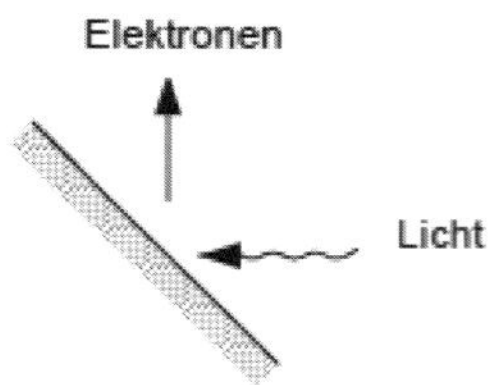

(1) Die Photonenenergie des Lichts beträgt $W = \mathrm{h} \cdot \nu$ (h: Planck'sches Wirkungsquantum).
(2) Die Elektronenemission erfolgt nur, wenn die Energie der Photonen größer ist als die Austrittsarbeit W_a des Metalls.
(3) Die maximale kinetische Energie der Elektronen beträgt $W_\mathrm{el} = \mathrm{h} \cdot \nu - W_\mathrm{a}$

(A) nur 1

(B) nur 2

(C) nur 1 und 3

(D) nur 2 und 3

(E) 1 bis 3 (alle)

H05 **5.104** Wie lange ist die Laufzeit eines Lichtpulses in einer 6 km langen Glasfaserleitung (Brechzahl des Glases: $n = 1{,}5$)?

(A) 30 ms

(B) 300 µs

(C) 30 µs

(D) 300 ns

(E) 30 ns

H05 **5.105** Licht der Wellenlänge $\lambda = 600$ nm trifft senkrecht auf ein Gitter mit einem Strichabstand (Gitterkonstante) $a = 20$ µm. Unter etwa welchem Winkel zur Einstrahlrichtung tritt das erste Beugungsmaximum auf?

Hinweis: Für kleine Winkel α gilt $\sin\alpha \approx \alpha$, wobei α im Bogenmaß anzugeben ist.

(A) 0,012 rad

(B) 0,02 rad

(C) 0,03 rad

(D) 0,06 rad

(E) 0,12 rad

F06 **5.106** Eine Photokathode wird mit monochromatischem Licht bestrahlt.

Wie hängt die Anzahl $\dot{N}$ der dabei pro Zeiteinheit ausgelösten Elektronen von der Intensität I des eingestrahlten Lichts ab?

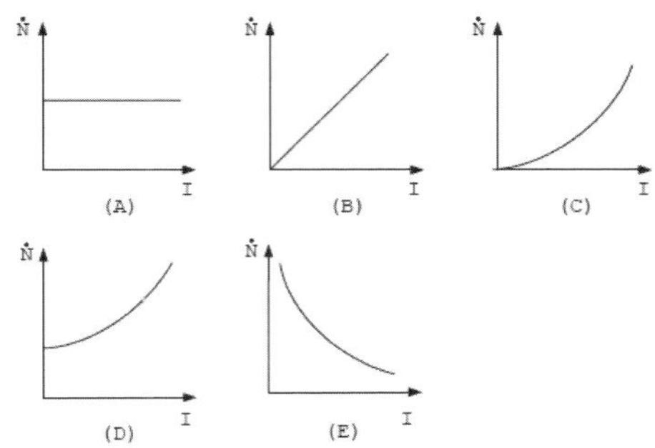

F06 **5.107** Eine dünne Sammellinse der Brennweite f und eine dünne Zertreuungslinse der Brennweite $-f$ werden koaxial unmittelbar aneinander gesetzt. Die Brennweite des dadurch entstehenden Linsensystems beträgt

(A) 0

(B) f

(C) $-f$

(D) $2f$

(E) ∞ (unendlich)

5.103✓ E **5.104**✓ C **5.105**✓ C **5.106**✓ B **5.107**✓ E

F06 **5.108** Unter etwa welchem Sehwinkel sieht man eine Säule von 18 m Höhe in 360 m Entfernung?

(A) 0,02 °

(B) 0,05 °

(C) 3 °

(D) 36 °

(E) 60 °

H06 **5.109** Im Abstand r von einer praktisch punktförmigen Strahlungsquelle herrsche die Strahlungsflussdichte (Intensität) Φ.

Im Abstand $2r$ beträgt die Strahlungsflussdichte noch 0,25 Φ,

weil

die Strahlungsflussdichte mit wachsendem Abstand von der Strahlungsquelle gemäß dem exponentiellen Schwächungsgesetz abnimmt.

Antwort	Aussage 1	Aussage 2	Verknüpfung
A	richtig	richtig	richtig
B	richtig	richtig	falsch
C	richtig	falsch	—
D	falsch	richtig	—
E	falsch	falsch	—

H06 **5.110** Welches Bild charakterisiert den Grenzwinkel α_G der Totalreflexion zutreffend?

Für die Brechungsindices der beiden Medien gelte: $n_1 < n_2$.

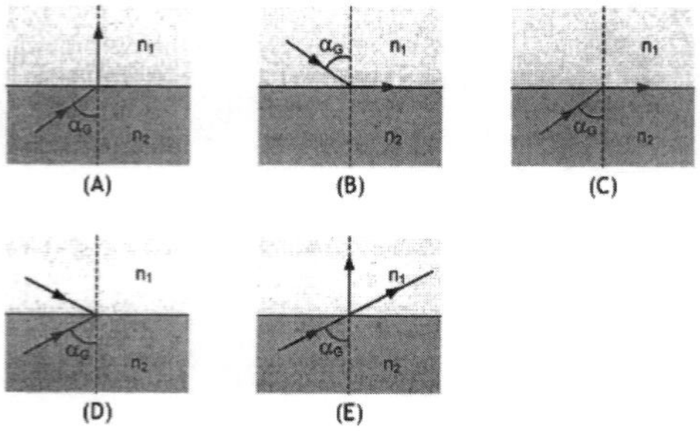

H06 **5.111** Eine Person hält einen Handspiegel 25 cm hinter ihrem Kopf, während sie 100 cm vor einem großen Spiegel steht.

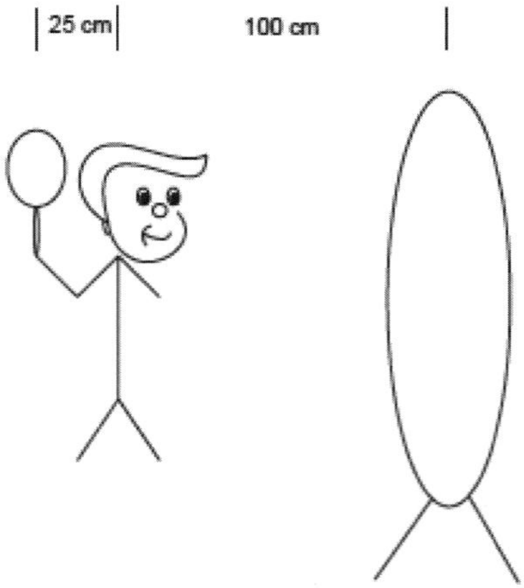

Wie weit hinter dem großen Spiegel liegt das (virtuelle) Bild des (im kleinen Spiegel abgebildeten) Hinterkopfs?

(A) 100 cm

(B) 125 cm

(C) 150 cm

(D) 175 cm

(E) 200 cm

H06 **5.112** Zur Abschätzung der optischen Abbildungseigenschaften des menschlichen Auges werde angenommen, dass man das Auge durch eine einzelne (fiktive dünne) Linse mit einer Brennweite von etwa 16 mm (Netzhaut in der Brennebene) annähern kann.

Welche Ausdehnung auf der Netzhaut eines Betrachters hat demnach das Bild eines im Abstand von 20 m stehenden Menschen von 1,80 m Größe etwa?

(A) 0,8 mm

(B) 0,9 mm

(C) 1,4 mm

(D) 8 mm

(E) 9 mm

5.108✓ C **5.109**✓ C **5.110**✓ C **5.111**✓ C **5.112**✓ C

F07 **5.113** Das Zoom-Objektiv eines Fotoapparates sei so eingestellt, dass die Abbildung einer sich in 50 m Entfernung befindlichen 72 m hohen Säule den 36 mm hohen Film gerade ausfüllt?

Wie groß muss dann die Objektivbrennweite etwa sein?

(A) 25 mm

(B) 36 mm

(C) 50 mm

(D) 72 mm

(E) 200 mm

F07 **5.114** Welche Aussage trifft **nicht** zu?

Bei einem Mikroskop mit auswechselbaren Objektiven und Okularen seien folgende Vergrößerungsangaben anzutreffen:

auf den Objektiven:	6-fach, 25-fach, 40-fach
auf den Okularen:	10-fach, 20-fach

Damit sind u. a. folgende Gesamtvergrößerungen einstellbar:

(A) 800-fach

(B) 500-fach

(C) 250-fach

(D) 150-fach

(E) 60-fach

F07 **5.115** *x*, *y*, *z* seien die Achsen eines räumlichen kartesischen Koordinatensystems. Ein Strahl linear polarisierten Lichts breite sich in *y*-Richtung aus (Skizze).

Welche Schwingungsrichtungen (in den Skizzen durch Doppelpfeile gekennzeichnet) sind möglich?

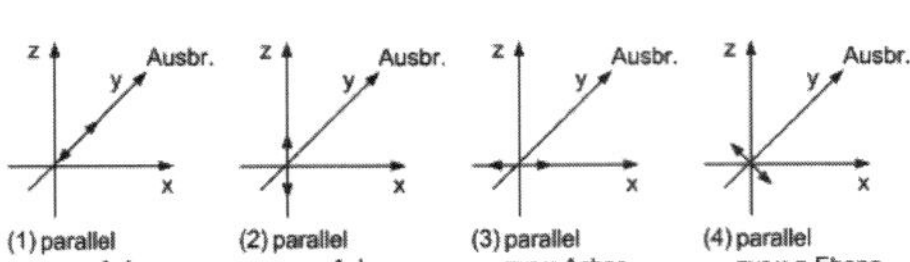

(A) nur 1

(B) nur 2

(C) nur 2 und 3

(D) nur 2, 3 und 4

(E) 1 bis 4 (alle)

F08 **5.116** In Leinöl mit der Brechzahl 1,47 wird eine planparallele Platte aus Lithiumfluorid mit der Brechzahl 1,39 gebracht.

Welche der folgenden Darstellungen gibt den Verlauf eines Lichtstrahls, der aus dem Leinöl kommend auf die Platte trifft und diese durchsetzt, qualitativ richtig wieder?

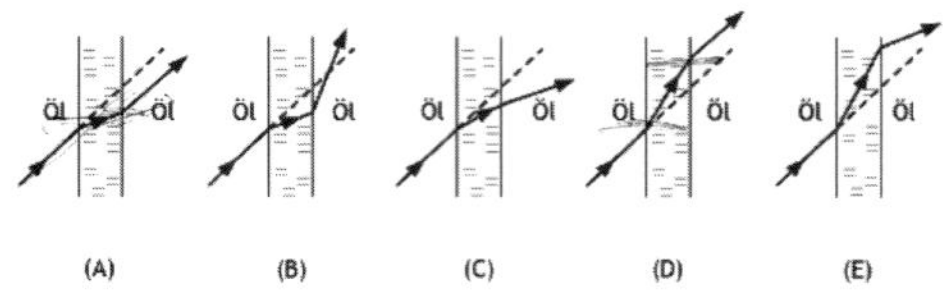

F08 **5.117** Was versteht man unter einem Lichtleiter?

(A) Material, das durch Bestrahlung mit Licht elektrisch leitend wird

(B) Material, dessen Wärmeleitfähigkeit durch Bestrahlung mit Licht ansteigt

(C) Material, das Licht absorbiert und als Wärme weiterleitet

(D) den Tubus, durch dessen Inneres der Strahlengang beim Mikroskop verläuft

(E) einen Faden aus durchsichtigem Material, der innen unter fortlaufender Totalreflexion an seiner Oberfläche Licht weiterleitet

F09 **5.118** Welche Aussage trifft zu?

Der menschliche Augapfel hat einen Durchmesser von ca. 25 mm.

Um einen 10 cm vor dem Auge befindlichen Gegenstand scharf auf der Netzhaut abzubilden, muss sich die (als dünne Linse idealisierte) Augenlinse einstellen auf eine Brennweite von

(A) 2 mm

(B) 2,5 mm

(C) 2 cm

(D) 2,5 cm

(E) 20 cm

5.113✓ A **5.114**✓ D **5.115**✓ D **5.116**✓ D **5.117**✓ E **5.118**✓ C

F10 **5.119** Wie groß ist die Wellenlänge von Licht der Frequenz $\nu = 5 \cdot 10^{14}$ Hz, das sich in einem Medium der Brechzahl $n = 2$ ausbreitet?

(A) 300 nm

(B) 500 nm

(C) 600 nm

(D) 1 000 nm

(E) 1 200 nm

F10 **5.120** Das sichtbare Licht überdeckt den Frequenzbereich von etwa $3{,}8 \cdot 10^{14}$ Hz bis $7{,}8 \cdot 10^{14}$ Hz.

In welcher Farbe erscheint elektromagnetische Strahlung der Frequenz $7{,}8 \cdot 10^{14}$ Hz?

(A) rot

(B) gelb

(C) blau

(D) violett

(E) grün

5.119✓ A **5.120**✓ D

6 Schwingungen und Wellen

F93 **6.1** Welchen der folgenden Aussagen stimmen Sie zu?

Zwei Lichtwellen können sich vollständig auslöschen, wenn

(1) sie die gleiche Amplitude aufweisen
(2) sie die gleiche Frequenz aufweisen
(3) ihre Phasendifferenz 0 beträgt
(4) sie die gleiche Lage der Polarisationsebene aufweisen

(A) nur 1, 2 und 3
(B) nur 1, 2 und 4
(C) nur 1, 3 und 4
(D) nur 2, 3 und 4
(E) 1 bis 4 (alle)

F94 **6.2** Licht der Frequenz $f = 5 \cdot 10^{14}$ Hz breite sich in einem Lichtleiter mit einer Geschwindigkeit $c = 2{,}5 \cdot 10^8$ m / s aus.

Wie groß ist die Wellenlänge λ des Lichts im Lichtleiter?

(A) $\lambda = 7{,}5\ \mu m$
(B) $\lambda = 5{,}0\ \mu m$
(C) $\lambda = 2{,}5\ \mu m$
(D) $\lambda = 0{,}75\ \mu m$
(E) $\lambda = 0{,}50\ \mu m$

F94 **6.3** Welche Aussagen über schwingende Federpendel treffen zu?

(1) Die Schwingungsenergie pendelt periodisch zwischen den Formen kinetischer Energie – potentieller Energie hin und her.
(2) Die Schwingungsfrequenz f ist der Kehrwert der Periodendauer T:

$$f = \frac{1}{T}$$

(3) Die Schwingungsfrequenz nimmt ab, wenn die Masse an der Feder vergrößert wird.

(A) nur 1
(B) nur 1 und 2
(C) nur 1 und 3
(D) nur 2 und 3
(E) 1 bis 3 (alle)

F96 **6.4** Welchen der folgenden Aussagen stimmen Sie zu?

Außer sichtbarem Licht können u. a. auch folgende Arten von Wellen (Strahlung) polarisiert werden:

(1) Infrarot-Strahlung
(2) Ultraviolett-Strahlung
(3) Schallwellen in Luft

(A) Keine der angegebenen
(B) nur 1 und 2
(C) nur 1 und 3
(D) nur 2 und 3
(E) 1 bis 3 (alle)

F97 **6.5** Welche der folgenden Aussagen trifft zu?

Die Schwingungen der freien Moleküle D_2 und H_2 mit etwa derselben Kopplungskonstante werden miteinander verglichen. In den Spektren gilt jeweils für einen analogen Streckschwingmodus für die Wellenzahlen $\tilde{\nu}_D$, $\tilde{\nu}_H$ bzw. Frequenzen f_D, f_H:

(A) $\tilde{\nu}_D > \tilde{\nu}_H$ und $f_D > f_H$
(B) $\tilde{\nu}_D > \tilde{\nu}_H$ und $f_D < f_H$
(C) $\tilde{\nu}_D = \tilde{\nu}_H$ und $f_D = f_H$
(D) $\tilde{\nu}_D < \tilde{\nu}_H$ und $f_D > f_H$
(E) $\tilde{\nu}_D < \tilde{\nu}_H$ und $f_D < f_H$

6.1✓ B **6.2**✓ E **6.3**✓ E **6.4**✓ B **6.5**✓ E

F97 **6.6** Welche der folgenden Darstellungen (Momentaufnahme) der Auslenkung (dargestellt durch Pfeile) in einer in x-Richtung fortschreitenden Welle können polarisieretes Licht darstellen?

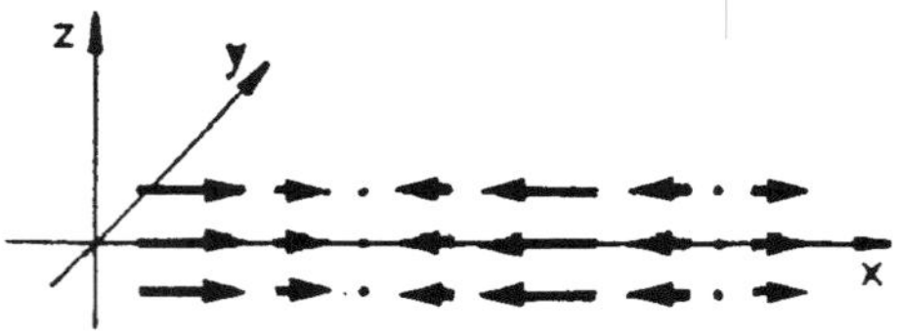

(1)

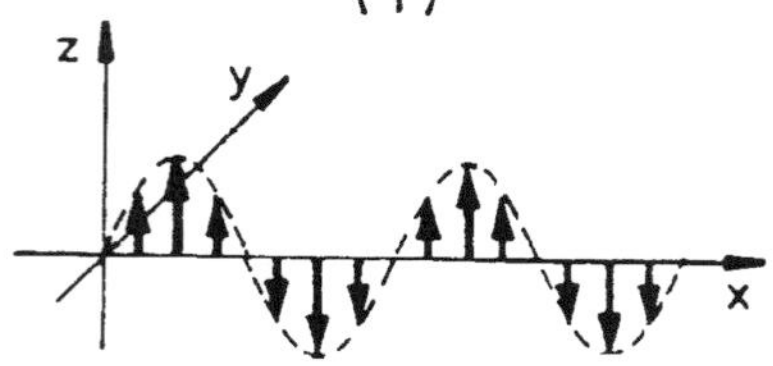

(2)

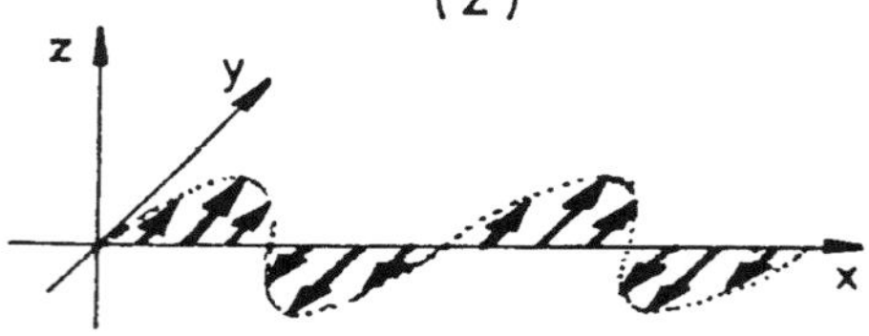

(3)

(A) nur 1

(B) nur 2

(C) nur 3

(D) nur 2 und 3

(E) 1 bis 3 (alle)

F02 **6.7** In einem Gitterspektrometer wird das Gitter mit monochromatischem Natrium-Licht beleuchtet. Auf dem Schirm können mehrere Ordnungen beobachtet werden.

Wie ändert sich der Abstand der Linien, wenn das Gitter ausgetauscht wird gegen eines mit einer doppelt so großen Gitterkonstanten?

(A) Er geht auf die Hälfte zurück.

(B) Er geht auf ein Viertel zurück.

(C) Überhaupt nicht.

(D) Er verdoppelt sich.

(E) Er wird viermal so groß.

F97 **6.8** Welche der folgenden Aussagen trifft zu?

Zwei linear polarisierte Lichtwellenzüge gleicher Amplitude und Polarisationsebene werden so überlagert, dass sie sich an einem Ort vollständig auslöschen. Dazu sind noch folgende Bedingungen einzuhalten:

(1) Die Frequenzen müssen sich wie 2:1 verhalten.

(2) Die Phasendifferenz muss π (oder ein ungeradzahliges Vielfaches von π) betragen.

(3) Die Nulldurchgänge müssen um $\lambda/4$ versetzt auftreten.

(A) keine der Bedingungen

(B) nur 1

(C) nur 2

(D) nur 3

(E) nur 1 und 3

F02 **6.9** Welchen der folgenden Aussagen stimmen Sie zu?

Tritt ein monochromatisches Lichtbündel von Luft in Wasser, so ändert sich die

(1) Wellenlänge.

(2) Frequenz.

(3) Ausbreitungsgeschwindigkeit.

(4) Quantenenergie.

(A) nur 1 und 2

(B) nur 1 und 3

(C) nur 2 und 3

(D) nur 1, 3 und 4

(E) nur 2, 3 und 4

H03 **6.10** Welche Vakuum-Wellenlänge hat eine elektromagnetische Welle der Frequenz $\nu = 600$ kHz?

(A) 200 m

(B) 300 m

(C) 500 m

(D) 1800 m

(E) 3000 m

6.6✓ D **6.7**✓ A **6.8**✓ C **6.9**✓ B **6.10**✓ C

F04 **6.11** Die Schwingungsdauer eines Federpendels soll verdoppelt werden. Welche der folgenden Maßnahmen ist dazu geeignet?

(A) Verdopplung der Masse

(B) Verdopplung der Federkonstante

(C) Verdopplung der Schwingungsamplitude

(D) Vervierfachung der Masse

(E) Vervierfachung der Federkonstante

F04 **6.12** Welche der folgenden Aussagen treffen zu?

Eine physikalische Größe x zeige folgende Abhängigkeit von der Zeit t:

$$x = \hat{x} \cdot \sin(\omega \cdot t + \phi)$$

Es handelt sich um

(1) einen nichtperiodischen Vorgang.
(2) eine harmonische Schwingung.
(3) eine gedämpfte Schwingung.
(4) die Summe zweier harmonischer Schwingungen mit unterschiedlichen Kreisfrequenzen.

(A) nur 1

(B) nur 2

(C) nur 3

(D) nur 4

(E) nur 2 und 3

H03 **6.13** Sichtbares Licht kann polarisiert werden,

weil

sichtbares Licht die Eigenschaften einer transversalen Welle zeigt.

Antwort	Aussage 1	Aussage 2	Verknüpfung
A	richtig	richtig	richtig
B	richtig	richtig	falsch
C	richtig	falsch	—
D	falsch	richtig	—
E	falsch	falsch	—

F04 **6.14** Welche der folgenden Wellen- bzw. Strahlungsarten können als longitudinale Wellen auftreten?

(1) Schall im hörbaren Bereich in Luft
(2) Ultraschall in Luft
(3) Infrarotes Licht
(4) Röntgenstrahlen
(5) γ-Strahlen

(A) nur 1

(B) nur 1 und 2

(C) nur 1, 2 und 5

(D) nur 2, 3, 4 und 5

(E) 1 bis 5 (alle)

H00 **6.15** Welchen der folgenden Aussagen stimmen Sie zu?

Vollständige Auslöschung kann bei Überlagerung zweier interferenzfähiger Lichtwellenzüge gleicher Amplitude auftreten, wenn ihre Phasendifferenz beträgt:

(1) 0
(2) π
(3) 2π
(4) 3π

(A) nur 1

(B) nur 2

(C) nur 1 und 3

(D) nur 2 und 4

(E) 1 bis 4 (alle)

F05 **6.16** Ein Uhrenpendel befinde sich zunächst im nicht ausgelenkten Zustand und habe die Geschwindigkeit Null.

Welche der folgenden Darstellungen der Zeitabhängigkeit der Auslenkung Φ ist möglich, wenn dem Pendel zur Zeit $t = 0$ – etwa durch einen Schlag – ein Impuls übertragen wird und lediglich eine zur Geschwindigkeit proportionale Reibungskraft wirkt?

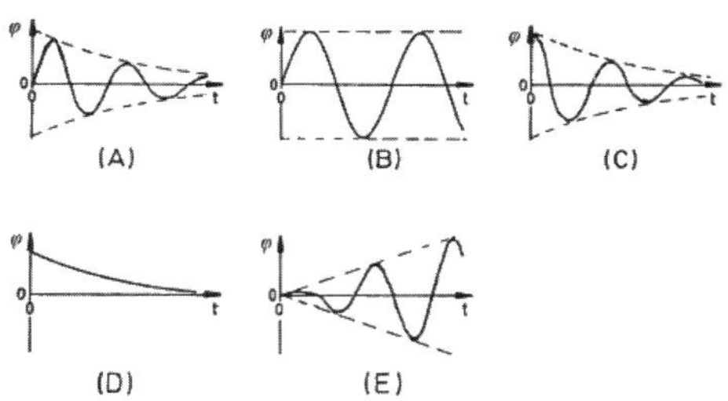

6.11✓ D **6.12**✓ B **6.13**✓ A **6.14**✓ B **6.15**✓ D **6.16**✓ A

F06 **6.17** Eine Masse m hängt an einer Feder vernachlässigbarer Masse und bildet zusammen mit dieser ein schwingungsfähiges System.

Wie groß muss die angehängte Masse werden, damit sich die Schwingungsdauer verdoppelt?

(A) $m/4$

(B) $m/2$

(C) $\sqrt{2}m$

(D) $2m$

(E) $4m$

H06 **6.18** Beim Ultraschallimpuls-Echo-Verfahren wird ein Schallimpuls in einen Körper eingekoppelt. Die Schallwelle durchläuft den Körper, wird an der Rückwand reflektiert und habe nach 40 µs wieder die Eintrittsstelle erreicht. Die Schallfrequenz betrage 8 MHz, die Dicke des Körpers 8 cm.

Wie groß ist die Wellenlänge der Ultraschallwelle im Körper?

(A) 0,25 mm

(B) 0,5 mm

(C) 2,5 mm

(D) 5 mm

(E) 25 mm

F06 **6.19** In der Abbildung ist die Zeitabhängigkeit einer periodischen Messgröße S dargestellt. Der Abstand zwischen den Marken beträgt d.

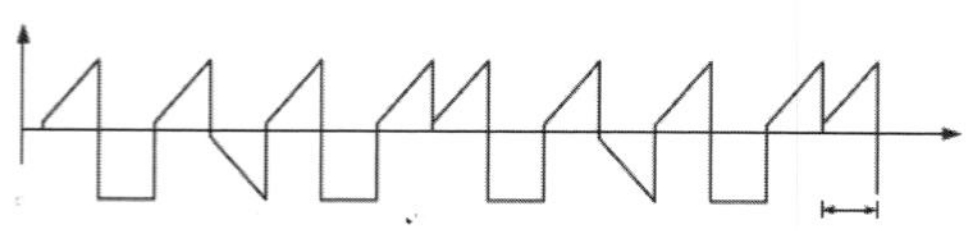

Wie groß ist die Periodendauer T?

(A) $1d$

(B) $2d$

(C) $4d$

(D) $7d$

(E) $8d$

F07 **6.20** Für ein Uhrenpendel, dessen Antrieb ausgesetzt hat, trifft folgender zeitlicher Verlauf der kinetischen Energie qualitativ zu:

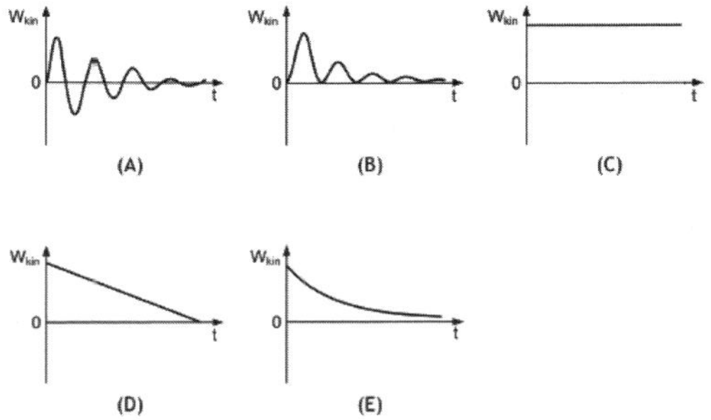

F07 **6.21** Welche Aussagen treffen zu?

Stehende Wellen

(1) entstehen durch Interferenz zweier Wellenzüge entgegengesetzter Ausbreitungsrichtung

(2) können durch Reflexion einer fortschreitenden Welle entstehen

(3) besitzen von Ort zu Ort unterschiedliche Amplituden

(A) nur 3

(B) nur 1 und 2

(C) nur 1 und 3

(D) nur 2 und 3

(E) 1 bis 3 (alle)

H08 **6.22** Welche Wellenlänge haben die von einem Mittelwellensender bei einer Frequenz von 600 kHz abgestrahlten Radiowellen?

(A) 200 m

(B) 300 m

(C) 500 m

(D) 600 m

(E) 2000 m

6.17✓ E **6.18**✓ B **6.19**✓ D **6.20**✓ B **6.21**✓ E **6.22**✓ C

F09 **6.23** Wie groß ist ca. das Verhältnis der Wellenlängen von Ultraschall in Luft (Ausbreitungsgeschwindigkeit ca. 330 m / s) und in Wasser (Ausbreitungsgeschwindigkeit ca. 1,5 km / s)?

(A) 4,5

(B) 0,45

(C) 1

(D) 1/0,45

(E) 1/4,5

H09 **6.24** Welche der folgenden Wellen sind Longitudinalwellen?

(1) Schallwellen
(2) Elektromagnetische Wellen
(3) Lichtwellen

(A) nur 1

(B) nur 2

(C) nur 3

(D) nur 1 und 2

(E) nur 2 und 3

F10 **6.25** Welche Aussage trifft zu?

An einer Schraubfeder vernachlässigbarer Masse hängt eine Masse von $m = 0{,}1$ kg. Bei Einwirken einer Kraft von 1 N wird die Feder um 0,1 m gedehnt.

Nach Auslenkung der Masse aus der Ruhelage ergibt sich eine Schwingung mit der Kreisfrequenz

(A) $0{,}1\ \mathrm{s}^{-1}$

(B) $1\ \mathrm{s}^{-1}$

(C) $\sqrt{10}\ \mathrm{s}^{-1}$

(D) $10\ \mathrm{s}^{-1}$

(E) $10 \cdot \sqrt{10}\ \mathrm{s}^{-1}$

6.23✓ E **6.24**✓ A **6.25**✓ D

7 Atomistische Struktur der Materie

F93 **7.1** Welche Aussage über Protonen trifft **nicht** zu?

(A) In einem elektrischen Feld werden Protonen in Richtung des Feldes beschleunigt.

(B) In einem Magnetfeld der magnetischen Flussdichte B erfahren Protonen, die sich nicht parallel zu B bewegen, eine Kraft, die senkrecht auf der Richtung ihrer Geschwindigkeit und senkrecht auf der Richtung von B steht.

(C) Der Kern des Helium-Atoms enthält zwei Protonen.

(D) Die Masse eines Protons entspricht etwa 50 Elektronenmassen.

(E) Protonen haben nahezu die gleiche Masse wie Neutronen.

F93 **7.2** Die Strahlung eines radioaktiven Präparats wird im Abstand von 30 min jeweils 10 Sekunden lang gemessen; das Diagramm zeigt die Abnahme der Zählrate.

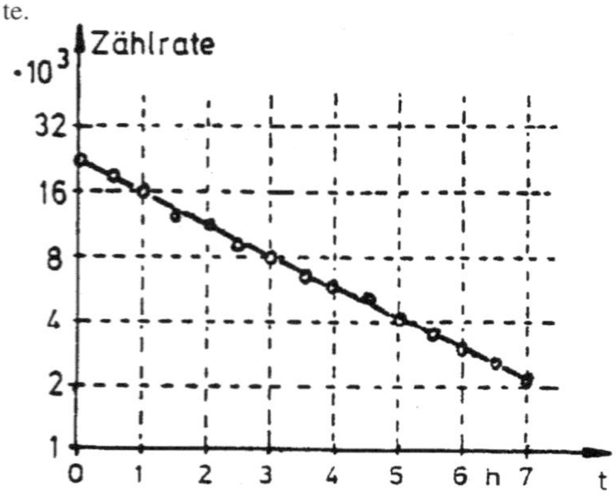

Wie groß ist die Halbwertszeit

(A) 1 h

(B) 2 h

(C) 9 h

(D) 12 h

(E) 24 h

F93 **7.3** Welche Aussage trifft **nicht** zu?
Spektren mit diskreten Linien

(A) werden von leuchtenden Gasen emittiert

(B) kann man nur in Absorption erhalten

(C) ermöglichen Analysen mit geringen Substanzmengen

(D) findet man in der Röntgenstrahlung

(E) sind charakteristisch für die emittierende Substanz

F93 **7.4** In einer Röntgenröhre liegt eine Spannung von 10^5 V zwischen Kathode und Anode; der Abstand Kathode – Anode beträgt 10 cm. Mit welcher Energie treffen die Elektronen auf die Anode auf?

(A) 10^6 eV

(B) 10^5 eV

(C) 10^4 eV

(D) $\frac{10^5}{1{,}6\ 10^{19}}$ eV

(E) $10^4\ \frac{\text{eV}}{\text{cm}}$

F94 **7.5** Die gemessene Aktivität A eines einheitlichen Nuklids nimmt mit der Zeit gemäß der untenstehenden Abbildung ab.

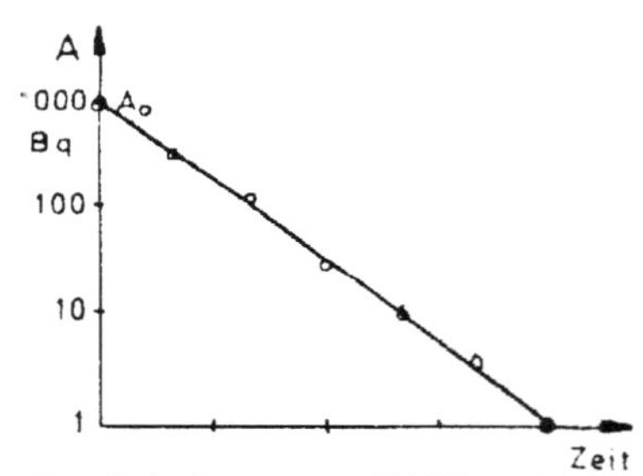

Welche Gerade in der unteren Abbildung (gleiche lineare Unterteilung der Zeit-Achse) stellt dieselben Messwerte richtig dar? (lg: dekadischer Logarithmus)

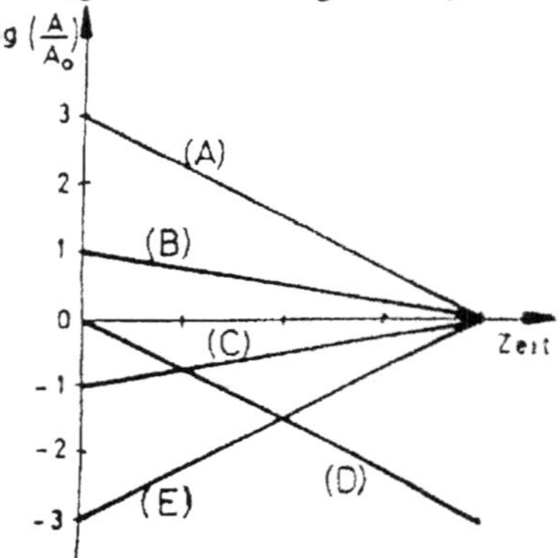

7.1√ D 7.2√ B 7.3√ B 7.4√ B 7.5√ D

F93 **7.6** Welches der folgenden Atome hat (im Grundzustand) ein einziges Elektron in einer sonst leeren Schale?

(1) Wasserstoffatom
(2) Helium
(3) Natrium
(4) Neon

(A) nur 1

(B) nur 2

(C) nur 3

(D) nur 1 und 3

(E) 1 bis 4 (alle)

F94 **7.7** Das Bohrsche Atommodell beschreibt recht gut

(A) den Massendefekt schwerer Kerne.

(B) die Energieniveaus beim Wasserstoff-Atom.

(C) die Schwingungsspektren des Wasserstoff-Moleküls.

(D) die Lichtemission glühender Metalle.

(E) Die Halbwertszeit von Protonen.

H93 **7.8** Ein radioaktives Präparat werde mit einem Geiger-Müller-Zählrohr untersucht. Dazu wird zunächst die stets vorhandene natürliche Strahlung aus der Umgebung bestimmt (oft als „Untergrund" oder „Nulleffekt" bezeichnet).

Dieser Wert betrage im Mittel 20 Impulse pro Minute.

Anschließend wird das Präparat vor das Zählrohr gesetzt und die Messung betrage jetzt im Mittel 220 Impulse pro Minute.

Die Halbwertszeit des Präparates sei 1 Woche.

Welchen Messwert zeigt das Zählrohr bei gleichem Untergrund demnach 1 Woche später im Mittel an, wenn das Präparat vor das Zählrohr gesetzt wird?

(A) 140 Impulse/Minute

(B) 130 Impulse/Minute

(C) 120 Impulse/Minute

(D) 110 Impulse/Minute

(E) 80 Impulse/Minute

F94 **7.9** Welche der folgenden Längenangaben trifft am besten auf den Durchmesser eines Wasserstoff-Atoms (im Grundzustand) zu?

(A) 10^{-15} m

(B) 10^{-13} m

(C) 10^{-10} m

(D) 10^{-8} m

(E) 10^{-6} m

F94 **7.10** Welche der folgenden Aussagen treffen zu?

Zwei Atome eines Elements sind isotope Nuklide, wenn

(1) sie in der Zahl der Neutronen übereinstimmen.
(2) die Zahlen der Protonen gleich und die Zahlen der Neutronen verschieden sind.
(3) sie die gleichen Zerfallskonstanten aufweisen.
(4) ihre Kernmassen gleich sind.

(A) nur 1

(B) nur 2

(C) nur 3

(D) nur 4

(E) nur 2 und 3

H93 **7.11** Die Skizze zeigt ein vereinfachtes Energieschema des Wasserstoff-Atoms. Durch Einstrahlen geeigneten Lichts werden die Atome in ein bestimmtes Niveau angeregt (I).

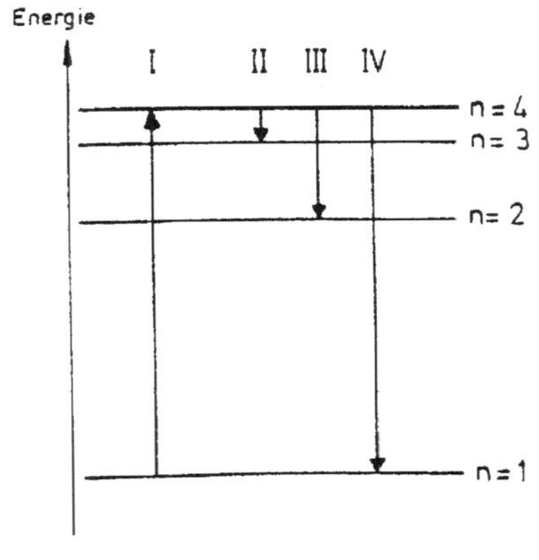

7.6✓ D **7.7**✓ B **7.8**✓ C **7.9**✓ C **7.10**✓ B **7.11**✓ A

Welche Aussage über die anschließende Lichtemission trifft zu?

(A) Es werden diskrete Spektrallinien emittiert (Übergänge II, III, IV).

(B) Für die emittierten Photonenenergien gilt

$$W_{II} > W_{III} > W_{IV}$$

(C) Nur der Übergang IV in den Grundzustand ist möglich.

(D) Es wird ein Bandspektrum emittiert.

(E) Es wird ein kontinuierliches Spektrum emittiert.

H96 **7.12** Welche Aussagen über Atome treffen zu?

(1) Der Kern des neutralen Atoms enthält ebensoviele positive Elementarladungen wie die Hülle Elektronen.
(2) Die Masse der Atomkerne stimmt nahezu mit der gesamten Atommasse überein.
(3) Bei der Absorption von Strahlung kann das Atom in einen Zustand größerer Energie übergehen.

(A) nur 1

(B) nur 1 und 2

(C) nur 1 und 3

(D) nur 2 und 3

(E) 1 bis 3 (alle)

F96 **7.13** Welchen der folgenden Aussagen stimmen Sie zu?

Zur Abschirmung folgender Strahlenarten genügt in der Regel ein Blatt Papier

(1) α-Strahlen
(2) β-Strahlen
(3) γ-Strahlen
(4) Neutronenstrahlen

(A) nur 1

(B) nur 4

(C) nur 1 und 3

(D) nur 1 und 4

(E) nur 2 und 4

F96 **7.14** Die Aktivität einer Probe klinge mit der Zeit t ab, entsprechend

$$A(t) = A_0 \cdot \exp(-t/\tau)$$

Welche graphische Darstellung wird zweckmäßigerweise gewählt, damit sich mit den Messwerten von $A(t)$ möglichst eine Gerade ergibt?

Erläuterung: $\underset{(\log)}{\longrightarrow}$ bedeutet: logarithmisch geteilte Skala

$\underset{(\text{lin})}{\longrightarrow}$ bedeutet: linear geteilte Skala

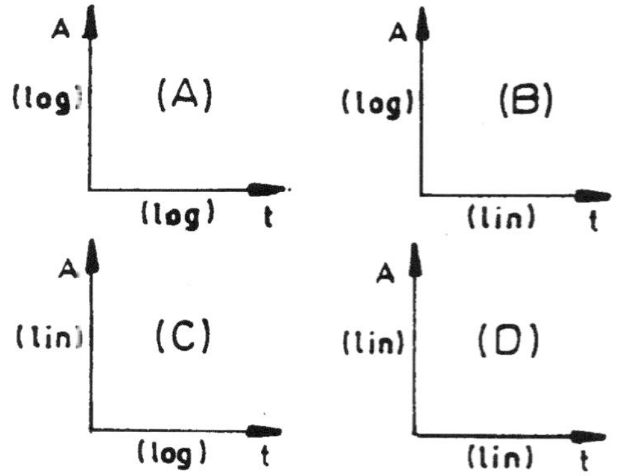

(E) Keine dieser Darstellungen ergibt eine Gerade.

F95 **7.15** Welche Aussage über Neutronen trifft zu? Sie

(A) haben annähernd die fünfzigfache Masse wie Elektronen.

(B) haben eine halb so große Masse wie Protonen.

(C) beschreiben in einem elektrischen Feld eine Kreisbahn.

(D) werden in einem elektrischen Feld linear beschleunigt.

(E) können (u. a.) in Protonen und Elektronen zerfallen.

F96 **7.16** Zur Zeit $t = 0$ sind von einem radioaktiven Stoff (reiner β-Strahler, einheitliches Nuklid) 5 ng vorhanden. Nach zwei Stunden liegen noch 2,5 ng dieses Stoffes vor.

7.12✓ E **7.13**✓ A **7.14**✓ B **7.15**✓ E **7.16**✓ D

Nach welcher **weiteren** Zeit sind es nur noch 0,625 ng des ursprünglichen Stoffes?

(A) 12 h

(B) 8 h

(C) 6 h

(D) 4 h

(E) 2 h

F96 **7.17** Ordnen Sie bitte den in Liste 1 aufgeführten Teilchen die zutreffende elektrische Ladung aus Liste 2 zu! ($e \approx 1{,}6 \cdot 10^{-19}$ As)

Liste 1

(1) Na-Ion im NaCl-Kristall

(2) Proton

(3) α-Teilchen

Liste 2

(A) $+2e$

(B) $+e$

(C) 0

(D) $-e$

(E) $-2e$

H94 **7.18** Ein radioaktives Nuklid mit einer Halbwertszeit von 1 Jahr

(A) strahlt nach Ablauf von 1 Jahr noch mit 37% des Anfangswertes

(B) strahlt nach 1 Jahr um den Faktor ln 2 schwächer als zu Beginn

(C) ist nach 2 Jahren fast restlos zerfallen

(D) ist nach 3 Jahren nur noch zu einem Sechstel vorhanden

(E) Keine der vorstehenden Aussagen ist richtig.

H93 **7.19** Beim β^--Zerfall eines Kerns nimmt die Ordnungszahl um 1 zu,

weil

beim β^--Zerfall im Kern ein Proton in ein Neutron und ein Elektron übergeht, das emittiert wird.

Antwort	Aussage 1	Aussage 2	Verknüpfung
A	richtig	richtig	richtig
B	richtig	richtig	falsch
C	richtig	falsch	—
D	falsch	richtig	—
E	falsch	falsch	—

F96 **7.20** Welche der folgenden Aussagen zum Bohrschen Atommodell treffen zu?

(1) Ein angeregtes Elektron kann unter Lichtemission spontan von einer inneren auf eine äußere Bahn (mit größerem Bahnradius) übergehen.

(2) Die Frequenz der beim Übergang zwischen Bahnen emittierten oder absorbierten Strahlung ist durch die Impulsdifferenz $\Delta(m \cdot v)$ der Elektronen auf diesen Bahnen festgelegt.

(3) Für die Anziehung der Elektronen an den Kern ist im Wesentlichen die Coulomb-Kraft verantwortlich.

(A) nur 3

(B) nur 1 und 2

(C) nur 1 und 3

(D) nur 2 und 3

(E) 1 bis 3 (alle)

H95 **7.21** Die Elementarladung

(A) ist gleich der Ladung des Wasserstoffatoms multipliziert mit der Ordnungszahl des jeweiligen Elements

(B) ist gleich der Ladung eines α-Teilchens

(C) ergibt sich betragsmäßig aus dem Quotienten von Faradayscher und Avogadrokonstante

(D) beträgt 1 Coulomb

(E) wird durch keine der vorstehenden Aussagen beschrieben

7.17✓ (1,B) (2,B) (3,A) **7.18**✓ E **7.19**✓ C **7.20**✓ A **7.21**✓ C

H95 **7.22** Ordnet man α-, β^-- und γ-Strahlung (gleiche Energie der Teilchen/Quanten vorausgesetzt) in einer Folge abnehmender Eindringtiefe in Materie, so gilt:

(A) α, β^-, γ

(B) γ, α, β^-

(C) γ, β^-, α

(D) α, γ, β^-

(E) β^-, γ, α

H94 **7.23** Das Kohlenstoff-Nuklid $^{14}_{6}C$ kann unter Elektronenemission zerfallen (β^--Strahler). Es wandelt sich dabei um in ein Nuklid mit

(A) $N = 14$ $Z = 7$

(B) $N = 14$ $Z = 6$

(C) $N = 14$ $Z = 5$

(D) $N = 13$ $Z = 6$

(E) $N = 13$ $Z = 5$

F97 **7.24** Welche Kraft ist beim Bohrschen Atommodell des Wasserstoff-Atoms wesentlich verantwortlich für die Anziehung des Elektrons an den Kern?

(A) Gravitationskraft

(B) Coulombkraft

(C) Zentrifugalkraft

(D) Gewichtskraft

(E) Lorentzkraft

H93 **7.25** Welche Aussage trifft **nicht** zu?

Das in der Natur am häufigsten vorkommende Zinn-Atom enthält in neutralem Zustand: 50 Protonen, 70 Neutronen, 50 Elektronen.

Bei folgenden Atomen (in neutralem oder ionisiertem Zustand) kann es sich um andere Zinnisotope handeln:

(A) 52 Protonen, 70 Neutronen, 50 Elektronen

(B) 50 Protonen, 68 Neutronen, 50 Elektronen

(C) 50 Protonen, 69 Neutronen, 48 Elektronen

(D) 50 Protonen, 62 Neutronen, 50 Elektronen

(E) 50 Protonen, 74 Neutronen, 50 Elektronen

H96 **7.26** Ordnen Sie den in Liste 1 aufgeführten Teilchen die zutreffende Ladung aus Liste 2 zu! ($e \approx 1{,}6 \cdot 10^{-19}$ As)

Liste 1

(1) H-Atom

(2) β^--Teilchen

Liste 2

(A) $+2e$

(B) $+e$

(C) 0

(D) $-e$

(E) $-2e$

H96 **7.27** Das radioaktive Wasserstoffisotop Tritium $^{3}_{1}H$ kann in Helium übergehen:

$$^{3}_{1}H \longrightarrow {}^{3}_{2}He + X$$

In dieser Gleichung bedeutet X ein

(A) α-Teilchen

(B) β^--Teilchen

(C) γ-Photon

(D) Proton

(E) Neutron

F97 **7.28** Welche der folgenden Aussagen über den Aufbau der Atome trifft **nicht** zu?

(A) Atomkerne sind positiv geladen.

(B) Die Masse der Atomkerne stimmt nahezu mit der gesamten Atommasse überein.

(C) Ein Kern des Heliumnuklids ^{4}He enthält ein Proton und drei Neutronen.

(D) Mit Ausnahme des Wasserstoffatoms ^{1}H enthalten stabile Kerne stets Neutronen.

(E) Die Atomhülle besteht aus Elektronen.

7.22✓ C **7.23**✓ A **7.24**✓ B **7.25**✓ A **7.26**✓ (1,C) (2,D) **7.27**✓ B **7.28**✓ C

F97 **7.29** Der Zerfall eines Präparats von ^{238}U (Halbwertszeit $4{,}5 \cdot 10^9$ Jahre) werde mit einem Zählrohr beobachtet.

Die Folge der vom Zählrohr registrierten Zerfalls-Ereignisse ist ein unregelmäßiger Vorgang,

weil

nach dem Ablauf einer Halbwertszeit auch jeweils nur noch etwa halb so viele Zerfallsprozesse je Zeiteinheit erfolgen.

Antwort	Aussage 1	Aussage 2	Verknüpfung
A	richtig	richtig	richtig
B	richtig	richtig	falsch
C	richtig	falsch	—
D	falsch	richtig	—
E	falsch	falsch	—

F97 **7.30** Im normalen Betrieb üblicher Röntgenröhren ist dem kontinuierlichen Bremsspektrum ein aus einigen Spektrallinien bestehendes charakteristisches Spektrum überlagert,

weil

Röntgenröhren mit einem für die charakteristischen Linien verantwortlichen Gas gefüllt werden.

Antwort	Aussage 1	Aussage 2	Verknüpfung
A	richtig	richtig	richtig
B	richtig	richtig	falsch
C	richtig	falsch	—
D	falsch	richtig	—
E	falsch	falsch	—

F97 **7.31** Welchen der folgenden Aussagen stimmen Sie zu?

Ionisation von Atomen und Molekülen kann bewirkt werden durch folgende Art von Strahlung:

(1) α-Strahlung
(2) β-Strahlung
(3) Infrarot Strahlung

(A) nur 1
(B) nur 1 und 2
(C) nur 1 und 3
(D) nur 2 und 3
(E) 1 bis 3 (alle)

H97 **7.32** Viele radioaktive Nuklide gewinnt man durch Bestrahlung geeigneten Materials mit Neutronen in einem Kernreaktor.

Neutronen sind für derartige Kernumwandlungen besser als Protonen gleicher kinetischer Energie geeignet,

weil

Neutronen ungeladen sind und daher von der Kernladung nicht abgestoßen werden.

Antwort	Aussage 1	Aussage 2	Verknüpfung
A	richtig	richtig	richtig
B	richtig	richtig	falsch
C	richtig	falsch	—
D	falsch	richtig	—
E	falsch	falsch	—

H97 **7.33** Welchen der folgenden Aussagen über Molekülschwingungen bzw. -rotationen stimmen Sie zu?

(1) Die Energie von Molekülschwingungen ist gequantelt.
(2) Die Rotationsenergie von Molekülen ist gequantelt.
(3) Molekülschwingungsspektren liegen meistens im Röntgen-Bereich.
(4) Rotationsspektren von Molekülen liegen meistens im Röntgen-Bereich.

(A) nur 1 und 2
(B) nur 1 und 3
(C) nur 2 und 3
(D) nur 1, 2 und 3
(E) 1 bis 4 (alle)

F98 **7.34** Eine annähernd punktförmige radioaktive Quelle der Aktivität A_1 belaste eine Probe, die der Strahlung im Abstand $r_1 = 1$ m für die Zeit t_1 ausgesetzt wird, mit einer Strahlendosis D. Mit welcher Kombination von Aktivität A und Bestrahlungszeit t wird die gleiche Strahlendosis D bei einem Abstand $r = 2$ m zwischen dieser Probe und einer anderen Quelle (gleiches Nuklid) erreicht?

(A) $A = A_1$ $t = t_1$
(B) $A = A_1$ $t = 2 \cdot t_1$
(C) $A = 2 \cdot A_1$ $t = t_1$
(D) $A = 2 \cdot A_1$ $t = 4 \cdot t_1$
(E) $A = 4 \cdot A_1$ $t = t_1$

Prüfungsfragen bis 2010

7.29✓ B **7.30**✓ C **7.31**✓ B **7.32**✓ A **7.33**✓ A **7.34**✓ E

F98 **7.35** Die Halbwertszeit des radioaktiven Nuklids ^{14}C beträgt etwa $t_{1/2} \approx 5\,600$ Jahre. Wie alt ist ungefähr ein Ausgrabungsfund, wenn darin nur noch 40% der natürlichen ^{14}C-Konzentration enthalten sind?

(A) 1 600 Jahre

(B) 2 400 Jahre

(C) 4 600 Jahre

(D) 5 400 Jahre

(E) 7 400 Jahre

F98 **7.36** Radionukleide emittieren Strahlung.

Geben Sie bitte zu jeder Teilchenart aus Liste 1 an, wie sich durch die Emission dieser Strahlung die Nukleonenzahl *A* und die Kernladungszahl *Z* ändern (Liste 2)!

Liste 1

(1) α-Teilchen
(2) β^--Teilchen

Liste 2

(A) *A* und *Z* ändern sich nicht

(B) *A* nimmt um 4 ab, *Z* nimmt um 2 ab

(C) *A* nimmt um 4 ab, *Z* nimmt um 2 zu

(D) *A* nimmt um 1 ab, *Z* ändert sich nicht

(E) *A* ändert sich nicht, *Z* nimmt um 1 zu

F98 **7.37** Welche der folgenden Aussagen zum Bohrschen Atommodell treffen zu?

(1) Die Energiezustände des Wasserstoff-Atoms lassen sich mit seiner Hilfe in guter Näherung beschreiben.
(2) Ein Atom im Grundzustand absorbiere ein Lichtquant. Je kleiner dessen Energie ist, desto größer ist der Radius der Bahn, auf den das Elektron bei der Absorption gebracht wird.
(3) Die Frequenz der beim Übergang zwischen Bahnen emittierten oder absorbierten Strahlung ist durch die Differenz der zu den Bahnen gehörenden Energie festgelegt.
(4) Fast die gesamte Masse des Atoms ist in seinem Kern konzentriert.

(A) nur 1, 2 und 3

(B) nur 1, 2 und 4

(C) nur 1, 3 und 4

(D) nur 2, 3 und 4

(E) 1 bis 4 (alle)

F98 **7.38** Welchen der folgenden Aussagen stimmen Sie zu?

(1) In einem elektrischen Feld werden Protonen in Richtung der elektrischen Feldlinien beschleunigt.
(2) In einem magnetischen Feld werden Protonen in Richtung der magnetischen Feldlinien beschleunigt.
(3) Protonen sind negativ geladene Nukleonen.
(4) Der Kern des Wasserstoffatoms ^1H ist ein Proton.

(A) nur 3

(B) nur 1 und 4

(C) nur 1, 3 und 4

(D) nur 2, 3 und 4

(E) 1 bis 4 (alle)

F00 **7.39** Ein radioaktives Präparat werde mit einem Geiger-Müller-Zählrohr untersucht. Dazu wird zunächst die stets vorhandene natürliche Strahlung aus der Umgebung bestimmt (oft als „Nullstrahlung“ oder „Untergrund“ bezeichnet).

Dieser Wert betrage im Mittel 20 Impulse pro Minute.

Anschließend wird das Präparat vor das Zählrohr gesetzt und die Messung betrage jetzt im Mittel 180 Impulse pro Minute. Die Halbwertszeit des Präparats sei 1 Woche.

Welchen Messwert zeigt das Zählrohr (bei gleichem Nulleffekt) demnach 1 Woche später an, wenn das Präparat vor das Zählrohr gesetzt wird?

(A) 100 Impulse pro Minute

(B) 90 Impulse pro Minute

(C) 80 Impulse pro Minute

(D) 70 Impulse pro Minute

(E) 60 Impulse pro Minute

7.35✓ E **7.36**✓ (1,B) (2,E) **7.37**✓ C **7.38**✓ B **7.39**✓ A

F02 **7.40** Wird das radioaktive Jod-Isotop ^{131}I einem Patienten verabreicht, so sinkt anschließend die Strahlungsaktivität der Schilddrüse sehr viel schneller als die physikalische Halbwertszeit des Jod-Isotops erwarten lässt.

Grund dafür ist, dass

(A) die radioaktive Strahlung teilweise in der Schilddrüse absorbiert wird.

(B) die radioaktiven Zerfallsprozesse bei Körpertemperatur schneller ablaufen als bei Raumtemperatur.

(C) im Körpergewebe die Strahlung des Jods in andere Strahlungsarten umgewandelt wird.

(D) das radioaktive Jod laufend ausgeschieden wird.

(E) das radioaktive Jod nichtstrahlend im Körpergewebe eingebaut wird.

F00 **7.41** Welches Nuklid entsteht unmittelbar durch den α-Zerfall eines $^{238}_{92}U$-Kerns?

(A) $^{234}_{90}Th$

(B) $^{237}_{91}Pa$

(C) $^{238}_{91}Pa$

(D) $^{238}_{93}Np$

(E) $^{239}_{94}Pu$

F03 **7.42** In einer Röntgenröhre wird neben dem Bremsspektrum ein charakteristisches Spektrum erzeugt. Die Lage der Linien (Wellenlängen) im charakteristischen Spektrum ist abhängig von

(A) der Anodenspannung.

(B) der Heizspannung.

(C) dem Heizstrom.

(D) dem Kathodenmaterial.

(E) dem Anodenmaterial.

F02 **7.43** Welche Aussage über Strahlungswirkung in Materie trifft **nicht** zu?

(A) α-Strahlung wirkt ionisierend.

(B) β^--Strahlung wirkt ionisierend.

(C) γ-Strahlung wirkt ionisierend.

(D) γ-Strahlung ist durchdringender als β^--Strahlung gleicher Energie.

(E) α-Strahlung ist durchdringender als β^--Strahlung gleicher Energie.

F02 **7.44** In einer Nebelkammer hat man die Kernumwandlung

$$^{14}_{7}N + ^{4}_{2}He \longrightarrow ^{17}_{8}O + X$$

beobachtet.

Der gesuchte Reaktionspartner X ist ein

(A) Proton $^{1}_{1}H$.

(B) Neutron $^{1}_{0}n$.

(C) α-Teilchen $^{4}_{2}He$.

(D) Deuteron $^{2}_{1}H$.

(E) γ-Quant.

F03 **7.45** Welche der folgenden Aussagen treffen zu?

Isotope Nuklide eines Elements unterscheiden sich hinsichtlich

(1) der Elektronenzahl.
(2) der Kernladungszahl.
(3) der Nukleonenzahl.
(4) der Ordnungszahl im periodischen System.
(5) der Neutronenzahl.

(A) nur 5

(B) nur 3 und 5

(C) nur 2, 3 und 4

(D) nur 1, 2, 3 und 5

(E) nur 1, 3, 4 und 5

7.40✓ D **7.41**✓ A **7.42**✓ E **7.43**✓ E **7.44**✓ A **7.45**✓ B

F02 **7.46** Eine Tracer-Substanz enthält nur ein einheitliches strahlendes Nuklid mit einer Halbwertszeit von 18 Tagen.

Welcher Prozentsatz der Anfangsaktivität ist nach der angegebenen Zerfallsdauer noch vorhanden?

	Tage	Prozentsatz
(A)	24	25 %
(B)	24	20 %
(C)	36	33 %
(D)	36	25 %
(E)	72	3,25 %

F03 **7.47** Atome oder Ionen eines Elements lassen sich mit chemischen Mitteln nicht in andere Elemente überführen,

weil

Ionen aus neutralen Atomen durch Elektronenabtrennung entstehen können.

Antwort	Aussage 1	Aussage 2	Verknüpfung
A	richtig	richtig	richtig
B	richtig	richtig	falsch
C	richtig	falsch	—
D	falsch	richtig	—
E	falsch	falsch	—

F99 **7.48** Welche der Aussagen treffen zu?

Eine annähernd punktförmige radioaktive Quelle der Aktivität A_1 belaste eine Probe, die der Strahlung im Abstand $r_1 = 1$ m für eine Zeit t_1 ausgesetzt wird, mit einer Energiedosis D.

Bei einem Abstand $r = 2$ m wird diese Dosis D ebenfalls erreicht durch eine Kombination von Aktivität A und Bestrahlungszeit t gemäß

(1) $A = A_1$ und $t = 4 \cdot t_1$
(2) $A = 2 \cdot A_1$ und $t = 2 \cdot t_1$
(3) $A = 4 \cdot A_1$ und $t = t_1$

(A) keine

(B) nur 1

(C) nur 2

(D) nur 3

(E) 1 bis 3 (alle)

F03 **7.49** Bei der Kernspaltung in Reaktoren kann – neben anderen Prozessen – die folgende Reaktion ablaufen:

$$^{235}_{92}\mathrm{U} + {}^{1}_{0}\mathrm{n} \longrightarrow {}^{92}_{36}\mathrm{Kr} + \mathrm{X} + 3\,{}^{1}_{0}\mathrm{n}$$

Der gesuchte Reaktionspartner X ist

(A) $^{4}_{2}\mathrm{He}$

(B) $^{12}_{6}\mathrm{C}$

(C) $^{16}_{8}\mathrm{O}$

(D) $^{141}_{56}\mathrm{Ba}$

(E) $^{238}_{92}\mathrm{U}$

H00 **7.50** Welche Aussage über ein Paar isotoper Nuklide trifft **nicht** zu?

(A) Die Nukleonenzahl unterscheidet sich mindestens um Eins.

(B) Die Protonenzahl beider Nuklide ist gleich.

(C) Im elektrisch neutralen Zustand der Atome ist die jeweilige Zahl der Elektronen gleich.

(D) Die Neutronenzahl unterscheidet sich mindestens um Eins.

(E) Die Neutronenzahl beider Nuklide ist gleich.

F99 **7.51** Welchen Aussagen über die in der Natur vorkommenden Kernarten ^{14}C und ^{14}N stimmen Sie zu?

(1) Es sind isotope Nuklide.
(2) Ihre Massen sind fast gleich.
(3) Sie sind chemisch gleichartig.

(A) nur 1

(B) nur 2

(C) nur 3

(D) nur 1 und 2

(E) nur 1 und 3

7.46✓ D **7.47**✓ B **7.48**✓ E **7.49**✓ D **7.50**✓ E **7.51**✓ B

F03 **7.52** Welche Aussage trifft **nicht** zu?

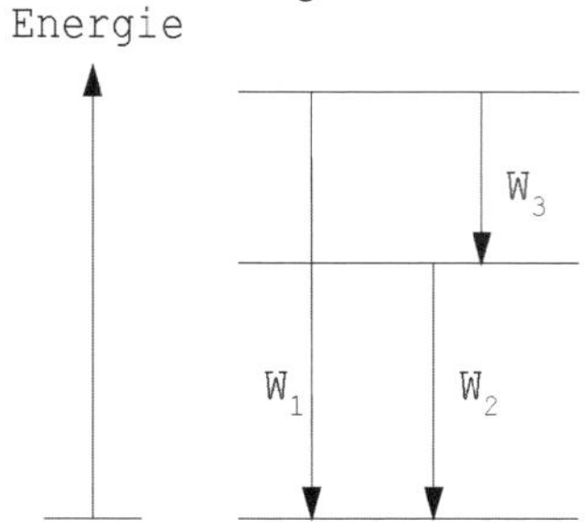

Bei den Übergängen zwischen den obenstehend skizzierten Energiestufen in einem Atom werden die Energiedifferenzen W_1, W_2 und W_3 durch Lichtquanten emittiert. Für diese sowie die (analog indizierten) Frequenzen f und Wellenlängen λ gilt:

(A) $\lambda_1 = \lambda_2 + \lambda_3$

(B) $f_1 = f_2 + f_3$

(C) $W_1 = W_2 + W_3$

(D) $W_1 = h \cdot f_1$

(E) $W_1/W_2 = f_1/f_2$

H00 **7.53** Welche der folgenden Aussagen über den Aufbau neutraler Atome trifft **nicht** zu?

(A) Atomkerne sind stets positiv geladen.

(B) Atomkerne enthalten stets Neutronen.

(C) Atomkerne enthalten stets Protonen.

(D) Die Atomhülle besteht aus Elektronen.

(E) Die Atomhülle ist stets negativ geladen.

H92 **7.54** Die Hülle eines neutralen Wasserstoff-Atoms enthält beim Bohrschen Modell ein Elektron. Welche Kraft sorgt dafür, dass dieses in der Umgebung des Kerns verbleibt?

(A) Lorentzkraft

(B) Elektromotorische Kraft

(C) Coulomb-Kraft

(D) Gravitationskraft

(E) Zentrifugalkraft

H02 **7.55** Welche der folgenden Aussagen treffen zu?

Die Schwärzung von photographischem Material kann ausgenutzt werden zum Nachweis von

(1) α- und β-Strahlen.
(2) γ-Strahlen.
(3) Ultraschall.

(A) nur 1

(B) nur 2

(C) nur 3

(D) nur 1 und 2

(E) 1 bis 3 (alle)

H02 **7.56** Welche der folgenden Aussagen treffen zu?

Jedes radioaktive Nuklid

(1) emittiert sowohl α- als auch β- und γ-Strahlung.
(2) emittiert γ-Strahlung mit einer größeren Energie als α-Strahlung.
(3) besitzt eine wohldefinierte Nukleonenzahl.

(A) keine

(B) nur 1

(C) nur 3

(D) nur 1 und 2

(E) 1 bis 3 (alle)

H02 **7.57** Welches Nuklid entsteht aus einem $^{137}_{56}$Ba-Kern durch Emission eines γ-Quants?

(A) $^{133}_{54}$Xe

(B) $^{136}_{55}$Cs

(C) $^{137}_{55}$Cs

(D) $^{137}_{56}$Ba

(E) $^{137}_{57}$La

7.52✓ A **7.53**✓ B **7.54**✓ C **7.55**✓ D **7.56**✓ C **7.57**✓ D

H02 **7.58** Das Nuklid ^{60}Co zerfällt unter Emission zweier γ-Quanten mit einer Halbwertszeit $T_{1/2} = 5{,}3$ Jahre.

Wie lange kann man eine Strahlenquelle mit einem solchen Strahler etwa betreiben, bis seine Aktivität auf 25 % der Anfangsaktivität abgefallen ist?

(A) 0,37 Jahre

(B) 0,69 Jahre

(C) 2,65 Jahre

(D) 10,6 Jahre

(E) Kann nicht angegeben werden, wenn die Anfangsaktivität nicht bekannt ist.

H03 **7.59** Welche Aussage trifft **nicht** zu?

Das „Bohrsche Modell" des Wasserstoff-Atoms beruht auf der Annahme, dass das Elektron den Kern auf einer stationären Kreisbahn umläuft, für die gilt:

(A) An jeder Stelle der Umlaufbahn wirkt die anziehende Coulomb-Kraft.

(B) Für die vorkommenden Bahnen gilt: Energie = Impuls.

(C) Vom Grundzustand aus muss um so mehr Lichtenergie $W = h \cdot \nu$ absorbiert werden, je größer der Radius der dann auftretenden Bahn sein soll.

(D) Das angeregte Elektron kann unter Lichtemission von einer energiereichen Bahn spontan auf eine energieärmere Bahn übergehen.

(E) Die Frequenz der beim Übergang zwischen Bahnen emittierten oder absorbierten Strahlung ist durch die Energiedifferenz der Bahnen festgelegt.

H03 **7.60** Ein Atomkern wird (u. a.) beschrieben durch die Zahl A der eingebauten Nukleonen, die Zahl N der eingebauten Neutronen und die Zahl Z der eingebauten Protonen. Zwei verschiedene Nuklide, gekennzeichnet durch die Indizes 1 und 2, heißen isotop, wenn gilt

(A) $A_1 = A_2, N_1 = N_2, Z_1 = Z_2$

(B) $A_1 = A_2, N_1 \neq N_2, Z_1 \neq Z_2$

(C) $A_1 \neq A_2, N_1 = N_2, Z_1 \neq Z_2$

(D) $A_1 \neq A_2, N_1 \neq N_2, Z_1 = Z_2$

(E) $A_1 \neq A_2, N_1 \neq N_2, Z_1 \neq Z_2$

F05 **7.61** Ein schwach radioaktives Präparat werde mit einem Geiger-Müller- Zählrohr untersucht. Dazu wird zunächst die stets vorhandene natürliche Strahlung aus der Umgebung bestimmt, die im Mittel 20 Impulse pro Minute betrage.

Anschließend wird das Präparat vor das Zählrohr gesetzt und die Messung ergebe jetzt im Mittel 140 Impulse pro Minute.

Die Halbwertzeit des Präparats sei 1 Woche, das Zerfallsprodukt nicht radioaktiv.

Welchen Messwert zeigt das Zählrohr (bei gleicher Umgebungsstrahlung) demnach 2 Wochen später im Mittel an, wenn das Präparat vor das Zählrohr (in die gleiche Position) gesetzt wird?

(A) 60 Impulse/Minute

(B) 50 Impulse/Minute

(C) 35 Impulse/Minute

(D) 20 Impulse/Minute

(E) 10 Impulse/Minute

H05 **7.62** Welche Aussage trifft zu?

Der Kern des Chlorisotops $^{17}_{35}$Cl besteht aus

(A) 35 Neutronen und 17 Protonen

(B) 35 Protonen und 17 Neutronen

(C) 35 Elektronen und 17 Protonen

(D) 18 Protonen und 17 Neutronen

(E) 18 Neutronen und 17 Protonen

H05 **7.63** Welche Aussage trifft zu?

Zur Charakterisierung von radioaktiven Präparaten verwendet man deren Aktivität.

Sie hat die Einheit

(A) 1 Bq (Becquerel)

(B) 1 Gy (Gray)

(C) 1 J/kg

(D) 1 W

(E) 1 N/m

7.58✓ D **7.59**✓ B **7.60**✓ D **7.61**✓ B **7.62**✓ E **7.63**✓ A

F06 **7.64** Von wieviel Anionen ist ein Natrium-Ion im Kochsalzgitter in erster Sphäre umgeben?

(A) 3

(B) 4

(C) 6

(D) 8

(E) 12

F06 **7.65** Für eine Röntgenröhre mit einer Beschleunigungsspannung von 30 kV beträgt die minimale Wellenlänge der erzeugten Röntgenstrahlung etwa 0,04 nm.

Wie groß etwa ist die minimale Wellenlänge bei einer Beschleunigungsspannung von 60 kV?

(A) 0,02 nm

(B) 0,04 nm

(C) 0,08 nm

(D) 0,2 nm

(E) 0,4 nm

F07 **7.66** Welches Teilchen wird beim β^--Zerfall eines Atomkerns emittiert?

(A) ein Elektron

(B) ein Proton

(C) ein Neutron

(D) ein $^{1}_{2}$H-Kern (Deuteron)

(E) ein $^{2}_{4}$He-Kern

F07 **7.67** Monoenergetische γ-Strahlung werde durch Blei abgeschirmt.

Welche Kurve stellt die Abhängigkeit der γ-Strahlungsintensität I als Funktion der Dicke x der Bleiabschirmung zutreffend dar?

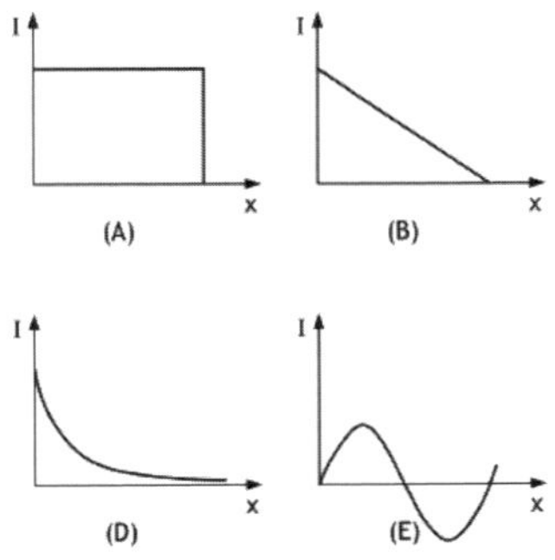

F08 **7.68** Aus wie vielen Molekülen besteht 1 g Wasser?

(A) $6 \cdot 10^{21}$

(B) $3{,}3 \cdot 10^{22}$

(C) $6 \cdot 10^{23}$

(D) $3{,}3 \cdot 10^{24}$

(E) $1{,}08 \cdot 10^{25}$

F08 **7.69** Welche der Kurven stellen die Abhängigkeit der Aktivität A eines radioaktiven Nuklids als Funktion der Zeit t richtig dar?

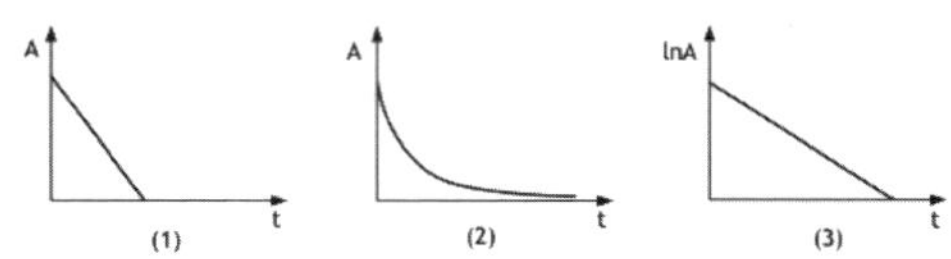

(A) nur 1

(B) nur 2

(C) nur 3

(D) nur 1 und 3

(E) nur 2 und 3

F08 **7.70** Die Strahlungsintensität einer γ-Quelle wird durch eine 2 cm dicke Bleiplatte auf die Hälfte abgeschwächt. Wie dick muss eine Bleiplatte etwa sein, wenn die Strahlungsintensität auf $\frac{1}{16}$ abgeschwächt werden soll?

(A) 4 cm

(B) 8 cm

(C) 10 cm

(D) 16 cm

(E) 20 cm

7.64✓ C **7.65**✓ A **7.66**✓ A **7.67**✓ D **7.68**✓ B **7.69**✓ E **7.70**✓ B

H08 **7.71** Neutronen können gemäß folgender Reaktionsgleichung

$$ {}^{4}_{9}\mathrm{Be} + {}^{2}_{4}\mathrm{He} \rightarrow X + {}^{0}_{1}\mathrm{n} $$

erzeugt werden.

Bei X handelt es sich um welches Nuklid?

(A) ${}^{88}_{226}\mathrm{Ra}$

(B) ${}^{7}_{14}\mathrm{N}$

(C) ${}^{6}_{13}\mathrm{C}$

(D) ${}^{6}_{12}\mathrm{C}$

(E) ${}^{4}_{9}\mathrm{Be}$

F09 **7.72** Welche Aussage trifft zu?

Ein radioaktives Nuklid mit einer Halbwertzeit von 1 Jahr

(A) strahlt nach Ablauf von 1 Jahr noch mit 37 % des Anfangswertes

(B) strahlt nach 1 Jahr um den Faktor ln 2 schwächer als zu Beginn

(C) ist nach 2 Jahren fast restlos zerfallen

(D) ist nach 3 Jahren nur noch zu einem Sechstel vorhanden

(E) Keine der vorstehenden Aussagen ist richtig.

H09 **7.73** Welche Bewegungsfreiheitsgrade haben Atome in festen Metallen?

(A) nur Schwingungen

(B) nur Rotationen

(C) nur Translationen

(D) nur Rotationen und Schwingungen

(E) Translationen, Rotationen und Schwingungen

F10 **7.74** Die Skizze zeigt ein vereinfachtes Energieschema eines Wasserstoff-Atoms. Durch Einstrahlen geeigneten Lichts wird das Atom in das Niveau (I) angeregt.

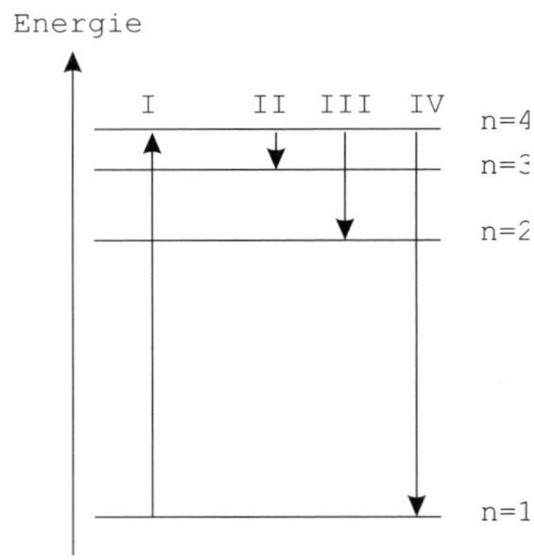

Welche Aussagen zur anschließenden Lichtemission treffen zu?

(1) Das Emissionsspektrum ist ein Linienspektrum.

(2) Nur der Übergang IV (in den Grundzustand) ist erlaubt, während die Übergänge II und III verboten sind.

(3) Das Emissionsspektrum ist ein kontinuierliches.

(A) nur 1

(B) nur 2

(C) nur 3

(D) nur 1 und 2

(E) 1 bis 3 (alle)

F10 **7.75** Ein Kunststoffkörper der Masse $m = 1$ kg wird mit einer Röntgenstrahlung bestrahlt und absorbiert dabei eine Strahlungsenergie von $W = 1$ J.

Welche Kenngröße kann daraus direkt angegeben werden?

(A) spezifische Aktivität

(B) Energiedosis

(C) Energiedosisrate

(D) Ionendosis

(E) Äquivalentdosisrate

7.71✓ D **7.72**✓ E **7.73**✓ A **7.74**✓ A **7.75**✓ B

8 Arzneiformenlehre

F01 **8.1** Welche der folgenden Aussagen treffen zu?

Wird ein zunächst lose geschüttetes, einheitliches Pulver gestampft, so gilt:

(1) Das Gesamtvolumen der Probe nimmt ab.
(2) Die mittlere Dichte der Probe wächst.
(3) Die Dichte des einzelnen Korns nimmt ab.

(A) nur 1

(B) nur 2

(C) nur 3

(D) nur 1 und 2

(E) nur 2 und 3

F04 **8.2** Unkonservierte lipophile Salben sind über einen längeren Zeitraum haltbar als unkonservierte lipophile Cremes,

weil

in wasserhaltigen Zubereitungen mikrobielles Wachstum leichter möglich ist.

Antwort	Aussage 1	Aussage 2	Verknüpfung
A	richtig	richtig	richtig
B	richtig	richtig	falsch
C	richtig	falsch	—
D	falsch	richtig	—
E	falsch	falsch	—

F04 **8.3** Welche Aussage trifft für die Phasen eines grobdispersen flüssigen Systems zu?

(A) Die innere Phase wird auch als kontinuierliche Phase bezeichnet.

(B) Die innere Phase wird auch als disperse Phase bezeichnet.

(C) Die innere Phase ist immer ein Feststoff.

(D) Bei Emulsionen ist das Dispersionsmittel immer die wässrige Phase.

(E) Keine der obigen Aussagen trifft zu.

F04 **8.4** Welche Aussage trifft zu?

Typischer Bestandteil eines Klebstoffgranulats ist

(A) Ethanol

(B) 2-Propanol

(C) Aceton

(D) Hochdisperses Siliciumdioxid

(E) Povidon

F04 **8.5** Welche Aussage zum Verfahren der Mazeration zur Gewinnung von Drogenextrakten trifft zu?

(A) Die Mazeration ist ein erschöpfendes Extraktionsverfahren.

(B) Drogeninhaltsstoffe können nur durch zerstörte Zellwände ins Menstruum gelangen.

(C) Nach ausreichend langer Extraktionszeit kommt es zum Konzentrationsausgleich der löslichen Inhaltsstoffe zwischen Droge und Menstruum.

(D) Zerkleinerte Drogen sind für das Verfahren der Mazeration ungeeignet.

(E) Eine Mazeration bei erhöhter Temperatur wird als Perkolation bezeichnet.

F04 **8.6** Welche der folgenden Füllgüter sind zur Abfüllung in Hartgelatinekapseln geeignet?

(1) Arzneistoffgranulate
(2) Arzneistoff-Lactose-Mischungen
(3) wässrige Arzneistofflösungen
(4) wässrige Arzneistoffsuspensionen
(5) Mischungen aus Arzneistoff, Mannitol und kolloidaler Kieselsäure

(A) nur 1

(B) nur 5

(C) nur 2 und 5

(D) nur 3 und 4

(E) nur 1, 2 und 5

8.1✓ D **8.2✓** A **8.3✓** B **8.4✓** E **8.5✓** C **8.6✓** E

F04 **8.7** Cetylpalmitat ist ein Wachs,

weil

Cetylpalmitat eine physikalische Mischung aus Cetylalkohol und Palmitinsäure ist.

Antwort	Aussage 1	Aussage 2	Verknüpfung
A	richtig	richtig	richtig
B	richtig	richtig	falsch
C	richtig	falsch	—
D	falsch	richtig	—
E	falsch	falsch	—

F04 **8.8** Welche Aussagen treffen zu?

Macrogole

(1) lösen sich in Wasser.
(2) sind bei Raumtemperatur fest.
(3) werden durch Polymerisation von Glycerol hergestellt.
(4) sind Wachse.
(5) sind bis zu einer relativen Molekülmasse von 600 flüssig.

(A) nur 1 und 3

(B) nur 1 und 5

(C) nur 2 und 4

(D) nur 1, 4 und 5

(E) nur 2, 3 und 4

F04 **8.9** Welche Aussage trifft zu?

Vaselin

(A) kann zyklische Kohlenwasserstoffe enthalten.

(B) entmischt sich beim Erhitzen auf 160 °C.

(C) enthält Triglyceride.

(D) bildet leicht Peroxide.

(E) enthält Fettalkohole.

F04 **8.10** Welche Aussagen treffen zu?

(1) Bentonit ist ein Oleogelbildner.
(2) Carbomer besteht aus Polyacrylsäure.
(3) Bei der Herstellung von Carbomer-Gelen muss zur Gelbildung (teil-)neutralisiert werden.
(4) Carbomer-Gele müssen zur Quellung erhitzt werden.
(5) Bei Gelen aus geeigneten Cellulose-Derivaten kann Propylenglykol als Anreibemittel eingesetzt werden.

(A) nur 1 und 5

(B) nur 2 und 4

(C) nur 1, 3 und 5

(D) nur 2, 3 und 4

(E) nur 2, 3 und 5

F04 **8.11** Bei der Emulsionsherstellung werden Tenside zur Stabilisierung zugesetzt,

weil

durch Tensid-Zusatz die Grenzflächenspannung (Wasser/Öl) herabgesetzt wird.

Antwort	Aussage 1	Aussage 2	Verknüpfung
A	richtig	richtig	richtig
B	richtig	richtig	falsch
C	richtig	falsch	—
D	falsch	richtig	—
E	falsch	falsch	—

F04 **8.12** In der Rezeptur ist eine Salbe aus 10 g Salicylsäure und 90 g Vaselin herzustellen.

Welche Herstellungsweise in der Fantaschale führt zum besten Ergebnis?

(A) Gesamtmenge Vaselin vorlegen. Salicylsäure darin dispergieren.

(B) Salicylsäure mit wenig Vaselin anreiben, anteilsweise restliches Vaselin einarbeiten.

(C) Salicylsäure in geschmolzenem Vaselin dispergieren, kaltrühren.

(D) Salicylsäure in Ethanol lösen, Lösung in Vaselin einarbeiten.

(E) Salicylsäure mit Polysorbat anreiben, in Vaselin einarbeiten.

8.7✓ C **8.8**✓ B **8.9**✓ A **8.10**✓ E **8.11**✓ A **8.12**✓ B

F04 **8.13** Hartfett, welches zur Herstellung von Suspensionszäpfchen verwendet wird, zeigt folgende Eigenschaft:

(A) Schmelzpunkt liegt über 37 °C.

(B) Beim Erstarren der Schmelze tritt Volumenkontraktion ein.

(C) enthält keine Partialglyceride.

(D) ist in Wasser von 37 °C löslich.

(E) enthält als Fettsäurekomponente ca. 30 % Ölsäure.

F04 **8.14** Welche der folgenden Aussagen treffen zu?
Bei der Prüfung von Suppositorien auf Gleichförmigkeit der Masse einzeldosierter Arzneiformen (nach Arzneibuch) gilt:

(1) 20 Suppositorien werden einzeln gewogen.
(2) Die Massen von 19 Suppositorien müssen innerhalb der zulässigen Abweichung liegen.
(3) Die Masse keines Suppositoriums darf um mehr als das Doppelte des angegebenen Prozentsatzes abweichen.
(4) Die zulässige Abweichung bezieht sich auf die Sollmasse (Sollgewicht) der Suppositorien.
(5) Die zulässige Abweichung ist von der Anzahl hergestellter Suppositorien abhängig.

(A) nur 1 und 2

(B) nur 1 und 3

(C) nur 4 und 5

(D) nur 1, 2 und 3

(E) nur 1, 3 und 4

F04 **8.15** Welche Aussage über die Herstellung homöopathischer Verreibungen (Triturationen) trifft **nicht** zu?

(A) Trägerstoff der Verreibung ist Lactose.

(B) Bei der Herstellung wird im Wechsel verrieben und abgeschabt.

(C) Der Trägerstoff wird in Anteilen zugesetzt.

(D) Die Verreibung erfolgt in einer glatten Schale mit glattem Pistill.

(E) Homöopathische Verreibungen dürfen auch maschinell hergestellt werden.

H02 **8.16** Das Aufrahmen zweier Öl-Wasser-Emulsionen wird verglichen. Bei der ersten Probe dauert der Vorgang 4 h. Die zweite Probe enthält stofflich gleiche Öltröpfchen mit halbem Durchmesser. Der entsprechende Lauf dauert nunmehr.

(A) 1 h

(B) 2 h

(C) 8 h

(D) 16 h

(E) 32 h

H03 **8.17** Aus zwei Feststoffen soll eine homogene Pulvermischung hergestellt werden.
Welche Eigenschaften der beiden Komponenten sind dafür von Vorteil?

(A) gleiche Molmasse

(B) gleiche Einwaagen

(C) gleiche Korngrößen

(D) gleicher Schmelzpunkt

(E) Keine der vorstehenden Aussagen trifft zu.

H03 **8.18** Welche Aussage zur Haltbarkeit eines Arzneimittels trifft **nicht** zu?

(A) Die Laufzeit beginnt mit der Herstellung und endet mit dem Verfallsdatum.

(B) Die Aufbrauchsfrist beginnt mit dem Anbruch durch den Patienten.

(C) Die Aufbrauchsfrist liegt innerhalb der Laufzeit.

(D) Die Haltbarkeit kann durch die Verpackung beeinflusst werden.

(E) Rezepturarzneimittel brauchen keinen Hinweis auf die begrenzte Haltbarkeit zu tragen.

H03 **8.19** Welche Aussage trifft zu?
Die Bancroftsche Regel besagt,

(A) dass diejenige Phase einer Emulsion, in der sich der Emulgator besser löst, die äußere Phase bildet.

(B) dass diejenige Phase einer Emulsion, in der sich der Emulgator besser löst, die innere Phase bildet.

(C) dass ein Emulsionskern sich aus 1 Teil Emulgator, 1,5 Teilen Wasser und 2 Teilen Öl zusammensetzt.

(D) dass sogenannte Emulgator-Komplexe aus hydrophilen und lipophilen Emulgatoren zusammengesetzt sind.

(E) dass die Sedimentationsgeschwindigkeit unter anderem von der Viskosität der Zubereitung abhängt.

8.13✓ B **8.14**✓ B **8.15**✓ D **8.16**✓ D **8.17**✓ C **8.18**✓ E **8.19**✓ A

H03 **8.20** Fette und Wachse sind chemisch gesehen Ester,

weil

Fette und Wachse aus Estern von Glycerol und Fettsäuren bestehen.

Antwort	Aussage 1	Aussage 2	Verknüpfung
A	richtig	richtig	richtig
B	richtig	richtig	falsch
C	richtig	falsch	—
D	falsch	richtig	—
E	falsch	falsch	—

H03 **8.21** Die Sedimentationsgeschwindigkeit in einer Suspension wird **erhöht** durch

(A) Erniedrigung der Viskosität der flüssigen Phase.

(B) Zerkleinerung der festen, dispersen Phase.

(C) Dichteangleichung der beiden Phasen.

(D) Lagerung unter Lichtschutz.

(E) Keine der obigen Aussagen trifft zu.

H03 **8.22** Welche Aussage über die Wollwachsalkoholsalbe des Arzneibuchs (DAB) trifft zu?

Wollwachsalkoholsalbe

(A) ist eine hydrophobe Creme.

(B) stellt ein Öl-in-Wasser-System dar.

(C) enthält Natriumcetylstearylsulfat und Wollwachsalkohole als Emulgatoren.

(D) enthält gehärtete Triglyceridgemische.

(E) besteht aus Vaselin, Wollwachsalkoholen und Cetylstearylalkohol.

H03 **8.23** Welche nicht konservierte Salbengrundlage des Arzneibuches ist am stärksten einem mikrobiellen Befall ausgesetzt?

(A) Wollwachsalkoholsalbe

(B) Vaselin

(C) Hydrophile Salbe

(D) 2-Propanolhaltiges Carbomergel

(E) Wasserhaltige hydrophile Salbe

H03 **8.24** Welcher Hilfsstoff ist zur Erhöhung der Viskosität einer öligen Lösung gebräuchlich?

(A) hochdisperses Siliciumdioxid

(B) Cellulosepulver

(C) Hydroxyethylcellulose

(D) Polyethylenglykol

(E) Saccharose

H03 **8.25** Bei der Herstellung von Krustengranulaten wird eine Flüssigkeit zugesetzt, die zumindest einen Pulverbestandteil teilweise löst (anlöst),

weil

bei Krustengranulaten der gelöste Bestandteil nach dem Verdunsten der Flüssigkeit das trockene Granulat durch Feststoffbrücken zusammenhält.

Antwort	Aussage 1	Aussage 2	Verknüpfung
A	richtig	richtig	richtig
B	richtig	richtig	falsch
C	richtig	falsch	—
D	falsch	richtig	—
E	falsch	falsch	—

H03 **8.26** Welche der folgenden Aussagen zur Herstellung von Tinkturen (nach Arzneibuch) treffen zu?

(1) Tinkturen können durch Mazeration oder Perkolation hergestellt werden.

(2) Tinkturen werden unter Verwendung von Wasser hergestellt.

(3) Tinkturen werden unter Verwendung von Ethanol geeigneter Verdünnung hergestellt.

(4) Das Verhältnis Droge/Extraktionsflüssigkeit beträgt üblicherweise 1 : 1.

(5) Das Verhältnis Droge/Extraktionsflüssigkeit beträgt üblicherweise 1 : 10 oder 1 : 5.

(A) nur 1 und 2

(B) nur 2 und 4

(C) nur 3 und 5

(D) nur 1, 3 und 4

(E) nur 1, 3 und 5

8.20✓ C **8.21**✓ A **8.22**✓ E **8.23**✓ E **8.24**✓ A **8.25**✓ A **8.26**✓ E

H03 **8.27** Welche Aussage über Macrogole (Polyethylenglykole) zur Herstellung von Suppositorien trifft zu?
Macrogol

(A) schmilzt bei Körpertemperatur.
(B) löst sich in Wasser von 37 °C.
(C) ist eine lipophile Zäpfchengrundmasse.
(D) enthält Mono- und Diglyceride.
(E) ist ein synthetisches Wachs.

H03 **8.28** Welche Aussage über die Prüfung der Zerfallszeit von Kapseln nach Arzneibuch trifft zu?

(A) Die Prüfung wird mit Wasser von 25 ± 1 °C durchgeführt.
(B) Die Kapseln dürfen während der Prüfung nicht bewegt werden.
(C) Die Prüfung wird mit leeren Kapseln durchgeführt.
(D) Nach vorgeschriebener Zeit müssen die Kapseln bis auf Reste der Hülle zerfallen sein.
(E) Der Kapselzerfall wird über eine Gehaltsbestimmung der ausgetretenen Stoffe nachgewiesen.

H03 **8.29** Welche der folgenden Funktionen kann Glycerol in einer Zubereitung übernehmen?

(1) Anreibemittel
(2) Feuchthaltemittel
(3) Quellmittel

(A) nur 3
(B) nur 1 und 2
(C) nur 1 und 3
(D) nur 2 und 3
(E) 1 bis 3 (alle)

H03 **8.30** Welcher der folgenden Stoffe ist amphiphil?

(A) Propylenglykol
(B) Saccharose
(C) Titandioxid
(D) Rizinusöl
(E) Polysorbat 60

F05 **8.31** Welche Aussage trifft zu?
Standardzulassungen

(A) sind alle Arzneimittel mit standardisierter Zusammensetzung
(B) sind alle im Arzneibuch aufgeführten Arzneimittel
(C) sind alle im Homöopathischen Arzneibuch aufgeführten Arzneimittel
(D) sind Arzneimittel, die vom Gesetzgeber von der Einzelzulassung befreit sind
(E) dürfen nur von pharmazeutischen Unternehmen hergestellt werden

F05 **8.32** Bei welcher Lösung ist am ehesten mit mikrobiellen Stabilitätsproblemen zu rechnen?

(A) wässrige 0,1 %ige Sorbinsäurelösung
(B) wässrige 0,9 %ige Natriumchloridlösung
(C) ölige 1 %ige Salicylsäurelösung
(D) Isopropanol-Wasser-Mischung mit 30 % Isopropanol
(E) Glycerol 85 %

F05 **8.33** Welche Aussage zu Gereinigtem Wasser (Ph. Eur.) trifft zu?

(A) Eine Vermehrung von Mikroorganismen ist aufgrund des Fehlens von Nährstoffen ausgeschlossen.
(B) Die Keimzahl ist konstant.
(C) Im Arzneibuch ist kein mikrobiologischer Grenzwert vorgegeben.
(D) Es befinden sich darin aufgrund der Herstellungsweise prinzipiell keine Mikroorganismen.
(E) Es können sich darin Mikroorganismen vermehren.

F05 **8.34** Welche Aussage trifft **nicht** zu?
Mannitol und Sorbitol

(A) weisen unterschiedliche Hygroskopizitäten auf
(B) unterscheiden sich in der Stellung der Hydroxylgruppen
(C) sind beides Hexosen
(D) sind Isomere
(E) sind Süßungsmittel für Diabetiker

8.27✓ B **8.28**✓ D **8.29**✓ B **8.30**✓ E **8.31**✓ D **8.32**✓ B **8.33**✓ E **8.34**✓ C

F05 **8.35** Welche Aussagen zu Brausepulvern treffen zu?

(1) Brausepulver können Carbonate oder Hydrogencarbonate enthalten.
(2) Brausepulver können Citronensäure oder Weinsäure enthalten.
(3) Beim Lösen von Brausepulvern in Wasser entsteht Kohlenmonoxid.
(4) Beim Lösen von Brausepulvern in Wasser entsteht Kohlendioxid.

(A) nur 1 und 2
(B) nur 1 und 3
(C) nur 1 und 4
(D) nur 2 und 3
(E) nur 1, 2 und 4

F05 **8.36** Welche Hilfsstoffe sind W/O-Emulgatoren?

(1) Polysorbat 60
(2) Sorbitanmonostearat
(3) Natriumcetylstearylsulfat
(4) Cetylstearylalkohol
(5) Wollwachsalkohole

(A) nur 1
(B) nur 1 und 2
(C) nur 3 und 4
(D) nur 1, 3 und 5
(E) nur 2, 4 und 5

F05 **8.37** Ordnen Sie bitte den Hilfsstoffen aus Liste 1 ihre Funktion (Liste 2) in einer wässrigen Suspension zu!

Liste 1

(1) Bentonit
(2) Sorbitol-Lösung Dichteangleich
(3) Sorbinsäure

Liste 2

(A) Viskositätserhöhung
(B) Dichteangleich
(C) Peptisator
(D) Konservierungsmittel
(E) Puffer

F05 **8.38** Welche Aussage trifft zu?

(A) In Pasten sind große Mengen an Pulvern gelöst.
(B) Pasten sind mehrphasige Systeme.
(C) Pasten sind einphasige Systeme.
(D) Pasten enthalten üblicherweise Macrogole.
(E) Der Pulveranteil in Pasten liegt üblicherweise zwischen 2,5 und 7,5 %.

F05 **8.39** Macrogole können als Grundlage für Zäpfchen eingesetzt werden,

weil

Macrogol-Zäpfchen bei Körpertemperatur schmelzen.

Antwort	Aussage 1	Aussage 2	Verknüpfung
A	richtig	richtig	richtig
B	richtig	richtig	falsch
C	richtig	falsch	—
D	falsch	richtig	—
E	falsch	falsch	—

F05 **8.40** Welche Aussage trifft **nicht** zu?

(A) Umkartons zählen zu den Sekundärpackmitteln.
(B) Nasensprayflaschen zählen zu den Primärpackmitteln.
(C) Blisterpackungen zählen zu den Sekundärpackmitteln.
(D) Eine Tube zählt zu den Primärpackmitteln.
(E) Ein Bodenbeutel für Teemischungen zählt zu den Primärpackmitteln.

8.35✓ E **8.36**✓ E **8.37**✓ (1,A) (2,B) (3,D) **8.38**✓ B **8.39**✓ C **8.40**✓ C

H05 **8.41** Welche Aussagen treffen zu?

(1) Ein in einer Apotheke nach einer Standardzulassung hergestelltes Arzneimittel hat eine Zulassungsnummer.
(2) Arzneimittel mit einer Standardzulassung dürfen auf Vorrat hergestellt werden.
(3) Bei der rezepturmäßigen Herstellung von Arzneimitteln dürfen bis zu 100 Packungen pro Tag auf Vorrat hergestellt werden.
(4) Bei der rezepturmäßigen Herstellung von Arzneimitteln muss eine ärztliche Verschreibung vorliegen.

(A) nur 1

(B) nur 4

(C) nur 1 und 2

(D) nur 1 und 4

(E) nur 2 und 3

H05 **8.42** Welche Aussage trifft zu?
Die Hülle von weiß-opaken Hartgelatinekapseln enthält als Weißpigment

(A) Eisenoxid

(B) Titandioxid

(C) Lactose

(D) Sorbitol

(E) Stärke

H05 **8.43** Ordnen Sie bitte den in Liste 1 aufgeführten Stoffen die für sie zutreffenden Begriffe aus Liste 2 zu!

Liste 1

(1) Lactose
(2) Mannitol

Liste 2

(A) Monosaccharid

(B) Disaccharid

(C) Polysaccharid

(D) Zuckeralkohol

(E) Invertzucker

H05 **8.44** Welche Funktion hat Sorbinsäure in einer Hydrogelrezeptur?

(A) Konservierungsmittel

(B) Gelbildner

(C) Feuchthaltemittel

(D) Emulgator

(E) Antioxidans

H05 **8.45** Welche Aussage trifft **nicht** zu?
Durch Zusatz eines Emulgators zu einem System aus Öl und Wasser wird

(A) die Grenzflächenenergie kleiner

(B) die Grenzflächenspannung kleiner

(C) die Grenzfläche kleiner

(D) das System stabiler

(E) die aufzuwendende Energie zur Herstellung einer Emulsion geringer

H05 **8.46** Welche Aussage trifft zu?
Unter Aufrahmen versteht man

(A) die Schaumbildung beim Kaltrühren einer Creme

(B) die Schaumbildung beim Herstellen eines Hydrogels

(C) das Aufsteigen von festen Partikeln in Suspensionen

(D) das Aufsteigen von Flüssigkeitströpfchen in Emulsionen

(E) den Befall der Oberfläche von flüssigen Arzneiformen mit Schimmelpilzen

H05 **8.47** Welche Hilfsstoffe sind O/W-Emulgatoren?

(1) Polysorbat 80
(2) Glycerolmonostearat
(3) Natriumdodecylsulfat
(4) Cetylalkohol
(5) Wollwachsalkohole

(A) nur 1

(B) nur 1 und 3

(C) nur 2 und 4

(D) nur 4 und 5

(E) nur 1, 2 und 3

8.41✓ C **8.42**✓ B **8.43**✓ (1,B) (2,D) **8.44**✓ A **8.45**✓ C **8.46**✓ D **8.47**✓ B

H05 **8.48** Sie haben eine 25 %ige Stammverreibung von Salicylsäure in Vaselin und sollen daraus unter Zugabe von Vaselin eine 4 %ige Salicylsäure-Vaselin-Salbe herstellen.

Wieviel g Stammverreibung müssen Sie einsetzen, um 100 g der 4 %igen Salbe zu erhalten? [in % (m / m)]

(A) 4 g

(B) 8 g

(C) 16 g

(D) 20 g

(E) 25 g

H05 **8.49** Welche Aussage trifft zu?

(A) Suppositoriengrundmassen müssen bei Körpertemperatur schmelzen.

(B) Suppositoriengrundmassen müssen sich bei Körpertemperatur auflösen.

(C) Macrogolgrundlagen bestehen aus Kohlenwasserstoffen.

(D) Hartfett enthält emulgierende Monoglyceride.

(E) Bei der Herstellung von Suppositorien müssen sich die Wirkstoffe in der Grundmasse lösen.

H05 **8.50** Wieviel Prozent (m/m) Natriumsulfat enthält rechnerisch eine homöopathische Verreibung Natrium sulfuricum D4?

(A) $1 \cdot 10^{-4}$ %

(B) 0,01 %

(C) 0,04 %

(D) 0,1 %

(E) 0,4 %

F06 **8.51** Welche Aussagen treffen zu?

Eine Keimzahlverminderung von Gereinigtem Wasser (Ph. Eur.)

(1) ist nicht erforderlich, da das Gereinigte Wasser nicht anfällig für den Befall mit Mikroorganismen ist

(2) ist laut Arzneibuchmonografie nicht erlaubt

(3) ist nicht erforderlich, da Gereinigtes Wasser Konservierungsmittel enthält

(4) kann durch Aufkochen und mindestens fünfminütiges Sieden erreicht werden

(A) nur 4

(B) nur 1 und 3

(C) nur 1 und 4

(D) nur 2 und 4

(E) nur 2, 3 und 4

F06 **8.52** Welcher der folgenden Hilfsstoffe ist als Gelbildner für die Herstellung eines Oleogels (Ph. Eur.) mit Dickflüssigem Paraffin geeignet?

(A) Zinkoxid

(B) Tragant

(C) Hochdisperses Siliciumdioxid

(D) Gelatine

(E) Oleyloleat

F06 **8.53** Die Hüllen von Hartkapseln bestehen immer aus Gelatine,

weil

gemäß Ph. Eur. die Verwendung anderer Materialien für die Hülle ausgeschlossen ist.

Antwort	Aussage 1	Aussage 2	Verknüpfung
A	richtig	richtig	richtig
B	richtig	richtig	falsch
C	richtig	falsch	—
D	falsch	richtig	—
E	falsch	falsch	—

8.48✓ C **8.49**✓ D **8.50**✓ B **8.51**✓ A **8.52**✓ C **8.53**✓ E

F06 **8.54** Welche Aussage zur Füllung von Hartgelatine-Steckkapseln gemäß DAC trifft zu?

(A) Das Kalibriervolumen wird mit Füllmittel bestimmt.

(B) Die zum Befüllen der Kapseln erforderliche Hilfsstoffmenge wird mit dem Verdrängungsfaktor berechnet.

(C) Das Kalibriervolumen wird üblicherweise mit dem einzusetzenden Wirkstoff bestimmt.

(D) Die Bestimmung des Kalibriervolumens erfolgt mit einer Wirkstoffverreibung mit 0,5 % Mannitol.

(E) Zur Bestimmung des Kalibriervolumens wird der Wirkstoff in die Kapselunterteile gefüllt, dann wird mit Füllmittel aufgefüllt.

F06 **8.55** Welche der folgenden Aussagen treffen zu?

Die Teilchengröße von Pulvern lässt sich bestimmen

(1) durch Siebanalyse
(2) durch Mikroskopie
(3) mit dem Pyknometer
(4) mit dem Aräometer
(5) mit dem Hygrometer

(A) nur 1

(B) nur 1 und 2

(C) nur 2 und 5

(D) nur 3 und 4

(E) nur 1, 2 und 3

F06 **8.56** Welche Aussage trifft zu?

Unter Koaleszenz versteht man

(A) das Zusammenlagern von Feststoffpartikeln bei Suspensionen

(B) das Zusammenfließen von Emulsionströpfchen

(C) den Zusammenhalt der Partikel in einem Granulatkorn

(D) das Auskristallisieren aus kolloidalen Lösungen

(E) das Auflösen von ungelösten Partikeln in der Wärme

F06 **8.57** Welche Aussagen treffen zu?

Dünnflüssiges Paraffin

(1) besteht aus Kohlenwasserstoffen
(2) ist ein Mineralöl
(3) ist ein fettes Öl
(4) ist reaktionsträge

(A) nur 1 und 2

(B) nur 1 und 3

(C) nur 2 und 4

(D) nur 1, 2 und 4

(E) nur 1, 3 und 4

F06 **8.58** Welche Aussage trifft zu?

Die Salbengrundlagen für Hydrophile Salben gemäß der Monografie „Halbfeste Zubereitungen zur kutanen Anwendung" Ph. Eur.

(A) enthalten ionische Emulgatoren

(B) enthalten mindestens 10 % Wasser

(C) enthalten mindestens 30 % Wasser

(D) bestehen üblicherweise aus Polyethylenglykolen

(E) enthalten Polysorbate

F06 **8.59** Welche Aussagen treffen zu?

Wollwachs

(1) ist ein Gemisch von Estern aus Wollwachsalkoholen mit Fettsäuren
(2) ist ein Gemisch aus aliphatischen und cyclischen Kohlenwasserstoffen
(3) enthält freie, nicht veresterte Alkohole
(4) ist ein Bestandteil von Lanolin DAB
(5) ist Bestandteil der Hydrophilen Salbe DAB

(A) nur 1

(B) nur 2

(C) nur 1 und 5

(D) nur 1, 3 und 4

(E) nur 1, 3, 4 und 5

8.54✓ A **8.55**✓ B **8.56**✓ B **8.57**✓ D **8.58**✓ D **8.59**✓ D

F06 **8.60** Welche Aussage trifft zu?

Urtinkturen des HAB

(A) dürfen ausschließlich aus frischen Pflanzen bzw. Pflanzenteilen hergestellt werden

(B) werden ausschließlich aus Presssäften hergestellt

(C) können durch Mazeration oder Perkolation hergestellt werden

(D) sind Ausgangsstoffe für alle anderen homöopathischen Zubereitungen

(E) werden mit dem Verdünnungsgrad D0 bzw. C0 bezeichnet

H06 **8.61** Welche Aussage zu einem Herstellungsprotokoll für im Rahmen der Defektur hergestellte Arzneimittel trifft **nicht** zu?

Im Herstellungsprotokoll

(A) muss die Darreichungsform genannt sein

(B) müssen die Mengen der verwendeten Ausgangsstoffe angegeben sein

(C) muss das Herstellungsdatum oder die Chargenbezeichnung angegeben sein

(D) müssen die der Herstellung zugrunde liegenden Herstellungsvorschriften genannt sein

(E) muss immer eine Zulassungsnummer genannt sein

H06 **8.62** Welche Aussage trifft zu?

Gleiche Massenteile von Ethanol und Wasser werden gemischt.

(A) Das Volumen der Mischung ist die Summe der Volumina von Ethanol und Wasser.

(B) Die entstandene Mischung hat eine Ethanolkonzentration von 50 % (V/V).

(C) Die relative Dichte der Mischung beträgt 1,0.

(D) Beim Mischen erwärmt sich die Lösung.

(E) Beim Mischen kühlt sich die Lösung ab.

H06 **8.63** Welche der nachfolgend aufgeführten Instabilitäten kann bei flüssigen Suspensionen **nicht** auftreten?

(A) Sedimentation

(B) Partikelwachstum

(C) Flotation

(D) Koaleszenz

(E) Caking

H06 **8.64** Welche Aussage zum Fließverhalten von Pulvern trifft **nicht** zu?

(A) Ein kleiner Böschungswinkel weist auf gute Fließeigenschaften hin.

(B) Sehr feine Partikel bewirken gute Fließeigenschaften.

(C) Sphäroide Partikel fließen besser als längliche.

(D) Bei steigendem Feuchtigkeitsgehalt können sich die Fließeigenschaften hygroskopischer Pulver verschlechtern.

(E) Schlecht fließende Pulver führen zu Dosierungsungenauigkeiten.

H06 **8.65** Welche Aussage zu Cremes trifft zu?

(A) Cremes sind üblicherweise transparente, mehrphasige Systeme.

(B) Durch den hohen Dampfdruck von Glycerol haben glycerolhaltige Cremes einen ausgeprägten Kühleffekt.

(C) Hydrophile Cremes üben einen ausgeprägten Okklusionseffekt aus.

(D) Nach Zusatz von Elektrolyten (z. B. NaCl) zeigen hydrophile Cremes eine höhere elektrische Leitfähigkeit als lipophile Cremes.

(E) Hydrophile Cremes müssen isoton sein.

H06 **8.66** Welche der folgenden Hilfsstoffe werden als Antioxidantien eingesetzt?

(1) Ascorbinsäure
(2) Benzalkoniumchlorid
(3) Butylhydroxytoluol
(4) Sorbinsäure
(5) Tocopherol

8.60✓ C **8.61**✓ E **8.62**✓ D **8.63**✓ D **8.64**✓ B **8.65**✓ D **8.66**✓ E

(A) nur 1

(B) nur 5

(C) nur 1 und 4

(D) nur 2 und 4

(E) nur 1, 3 und 5

H06 **8.67** Welche Aussage über Hartfett (Ph. Eur.) trifft zu?

Hartfett

(A) wird durch Veresterung synthetisch hergestellter Fettsäuren mit Propylenglycol gewonnen

(B) wird partialsynthetisch durch Veresterung von Fettsäuren mit Fettalkoholen hergestellt

(C) kann partialsynthetisch durch Veretherung von Fettalkoholen mit Glycerol hergestellt werden

(D) kann durch fraktionierte Destillation aus Erdöl gewonnen werden

(E) kann durch Veresterung von Fettsäuren natürlichen Ursprungs mit Glycerol hergestellt werden

H06 **8.68** Welche Hilfsstofflösung eignet sich **nicht** zur Herstellung eines Klebstoffgranulats

aus einer Lactose-Stärke-Mischung?

(A) wässrige Povidonlösung

(B) alkoholische Povidonlösung

(C) wässrige Gelatinelösung

(D) wässrige Dispersion von hochdispersem Siliciumdioxid

(E) Stärkekleister

H06 **8.69** Welche Aussage über das Dosierverfahren nach Münzel zur Herstellung von Suppositorien in der Rezeptur trifft zu?

(A) Der Verdrängungsfaktor f des Arzneistoffes muss bekannt sein.

(B) Bei dem Verfahren wird zweimal aufgeschmolzen und in Formen gegossen.

(C) Das Verfahren eignet sich nicht zur Herstellung von Suspensionssuppositorien.

(D) Das Verfahren eignet sich nur zur Herstellung niedrig dosierter Suppositorien (Arzneistoffgehalt kleiner als 10 %).

(E) Beim Verfahren nach Münzel treten keine Verluste auf.

H06 **8.70** Welche Substanz ist **kein** typischer Arzneiträger zur Potenzierung konzentrierter Zubereitungen nach einer homöopathischen Verfahrenstechnik?

(A) Ethanol 43 % (m/m)

(B) Glycerol 85 %

(C) Gereinigtes Wasser

(D) Lactose-Monohydrat

(E) 2-Propanol

F07 **8.71** Welche der nachfolgend aufgeführten Extraktionsverfahren gehören zu den kontinuierlichen Verfahren?

(1) Digestion
(2) Perkolation
(3) Wirbelextraktion

(A) nur 1

(B) nur 2

(C) nur 3

(D) nur 1 und 2

(E) nur 2 und 3

F07 **8.72** Welche der folgenden Flüssigkeiten ist mit Wasser im Verhältnis 1 : 1 **nicht** mischbar?

(A) Macrogol 400

(B) Glycerol

(C) Propylenglykol

(D) Aceton

(E) Siliconöle

8.67✓ E **8.68**✓ D **8.69**✓ B **8.70**✓ E **8.71**✓ B **8.72**✓ E

F07 **8.73** Welche der angegebenen Stoffe können als Konservierungsmittel für Hydrogele eingesetzt werden?

(1) Benzalkoniumchlorid
(2) Sorbinsäure
(3) Polysorbat
(4) Sorbitantrioleat
(5) Kaliumsorbat

(A) nur 1 und 2
(B) nur 3 und 4
(C) nur 3 und 5
(D) nur 1, 2 und 5
(E) nur 2, 3 und 5

F07 **8.74** Welche der folgenden unkonservierten halbfesten Zubereitungen zur kutanen Anwendung nach DAB ist mikrobiell **am wenigsten** anfällig?

(A) Hydroxyethylcellulosegel
(B) Wasserhaltiges Carbomergel
(C) Wasserhaltige hydrophile Salbe
(D) Wollwachsalkoholsalbe
(E) Nichtionische hydrophile Creme

F07 **8.75** Welche Aussagen treffen zu?
Die Stabilität von natürlichen Fetten wird verbessert durch

(1) Aufbewahrung unter Lichtschutz
(2) Zusatz eines Antioxidans
(3) Aufbewahrung bei einer Temperatur von 8 °C (Kühlschrank)
(4) Lagerung in möglichst vollständig gefüllten Behältnissen

(A) nur 1
(B) nur 2 und 3
(C) nur 1, 2 und 3
(D) nur 2, 3 und 4
(E) 1 bis 4 (alle)

F07 **8.76** Welche Aussagen zu Hilfsstoffen in Ohrentropfen treffen zu?

(1) Emulgatoren dürfen in Ohrentropfen nicht enthalten sein.
(2) Glycerol in Ohrentropfen kann konservierende Eigenschaften haben.
(3) Glycerol in Ohrentropfen kann die Funktion eines Lösungsmittels haben.

(A) nur 1
(B) nur 2
(C) nur 3
(D) nur 1 und 2
(E) nur 2 und 3

F07 **8.77** Welche Aussagen treffen zu?
Folgende Zubereitungen zur kutanen Anwendung sind mit Wasser abwaschbar:

(1) Bentonitgel
(2) Lanolin
(3) Macrogolsalbe
(4) Wasserhaltige Wollwachsalkoholsalbe

(A) nur 1
(B) nur 2
(C) nur 1 und 3
(D) nur 2 und 4
(E) 1 bis 4 (alle)

F07 **8.78** Welche der folgenden Stoffe sind nichtionische Emulgatoren?

(1) Glycerolmonostearat
(2) Natriumlaurylsulfat
(3) Sorbitanmonolaurat
(4) Macrogolstearat 400
(5) Natriumstearat

(A) nur 1 und 2
(B) nur 2 und 4
(C) nur 1, 2 und 3
(D) nur 1, 3 und 4
(E) nur 2, 4 und 5

8.73✓ D **8.74**✓ D **8.75**✓ E **8.76**✓ E **8.77**✓ C **8.78**✓ D

F07 **8.79** Ordnen Sie bitte den in Liste 1 aufgeführten Stoffen die für sie zutreffenden Begriffe aus Liste 2 zu!

Liste 1

(1) Cetylpalmitat
(2) Dickflüssiges Paraffin
(3) Oleyloleat

Liste 2

(A) fettes Öl
(B) ätherisches Öl
(C) Wachs
(D) Mineralöl
(E) Fett

F07 **8.80** Welche Aussage zu Gereinigtem Wasser (Ph. Eur.) trifft zu?

(A) Gereinigtes Wasser ist mit Methyl-4-hydroxybenzoat und Propyl-4-hydroxybenzoat konserviert.
(B) Gereinigtes Wasser ist steril.
(C) Als Ausgangsmaterial bei der Herstellung von Gereinigtem Wasser muss entionisiertes Wasser verwendet werden.
(D) Gereinigtes Wasser darf keine Leitfähigkeit mehr aufweisen.
(E) Gereinigtes Wasser darf eine festgelegte Anzahl bestimmter Mikroorganismen enthalten.

F07 **8.81** Welche Aussage über die Prüfung der Zerfallszeit von Suppositorien nach Arzneibuch (Ph. Eur.) trifft zu?

(A) Die Suppositorien werden während der Prüfung nicht bewegt.
(B) Die Prüfung wird in 0,1 N Salzsäure durchgeführt.
(C) Die Prüfung wird in Wasser bei einer Temperatur von 32 °C durchgeführt.
(D) Suppositorien aus lipophiler Grundmasse müssen innerhalb von 30 Minuten zerfallen sein.
(E) Der Suppositorienzerfall wird über die quantitative Bestimmung der freigesetzten Stoffe nachgewiesen.

F08 **8.82** Welche Aussage trifft zu?
Die GMP-Richtlinien

(A) sind nur für die Arzneimittelherstellung innerhalb der EU von Bedeutung
(B) beziehen sich nur auf die Herstellung von sterilen Arzneiformen
(C) gelten nur für die industrielle Herstellung von Arzneimitteln
(D) beinhalten unter anderem Regeln zur Dokumentation der Herstellungsvorgänge
(E) enthalten detaillierte Rezepturvorschriften für die Herstellung von Arzneimitteln in der öffentlichen Apotheke

F08 **8.83** Welche Aussage trifft zu?
Für die Dichte von Feststoffen (nach Ph. Eur.) gilt folgende Reihenfolge:

(A) Kristalldichte $\geq$ Stampfdichte $\geq$ Schüttdichte $\geq$ Partikeldichte
(B) Kristalldichte $\geq$ Partikeldichte $\geq$ Stampfdichte $\geq$ Schüttdichte
(C) Stampfdichte $\geq$ Schüttdichte $\geq$ Kristalldichte $\geq$ Partikeldichte
(D) Partikeldichte $\geq$ Schüttdichte $\geq$ Stampfdichte $\geq$ Kristalldichte
(E) Partikeldichte $\geq$ Kristalldichte $\geq$ Stampfdichte $\geq$ Schüttdichte

F08 **8.84** Aus Ethanol 96 % (V/V) soll durch Zusatz von Wasser Ethanol 70 % (V/V) hergestellt werden.
Welche Aussagen treffen zu?

(1) Beim Mischen von Ethanol 96 % (V/V) mit Wasser ist eine Volumenkontraktion zu beobachten.
(2) Nach dem Mischen ist das Volumen gleich der Summe der eingesetzten Volumina von Ethanol 96 % (V/V) und Wasser.
(3) Die Dichte ρ_{20} des hergestellten Ethanol-Wasser-Gemisches ist höher als die Dichte ρ_{20} von Ethanol 96 % (V/V).
(4) Die Dichte ρ_{20} von Wasser ist niedriger als die Dichte ρ_{20} des hergestellten Ethanol-Wasser-Gemisches.

(A) nur 1
(B) nur 1 und 3
(C) nur 1 und 4
(D) nur 2 und 3
(E) nur 3 und 4

8.79✓ (1,C) (2,D) (3,C) **8.80**✓ E **8.81**✓ D **8.82**✓ D **8.83**✓ B **8.84**✓ B

F08 **8.85** Einer Lösung soll unter Verwendung eines Normaltropfenzählers eine Menge von 0,04 g Krauseminzöl zugesetzt werden (1 g Krauseminzöl entspricht 50 Tropfen).

Welche Aussage trifft zu?

(A) Ätherische Öle werden nicht getropft, sondern als Stammlösung 1 : 10 eingewogen.

(B) Es wird 1 Tropfen Krauseminzöl zugegeben.

(C) Es werden 2 Tropfen Krauseminzöl zugegeben.

(D) Es werden 3 Tropfen Krauseminzöl zugegeben.

(E) Es werden 20 Tropfen Krauseminzöl zugegeben.

F08 **8.86** Ein Arzneistoff mit einem Schüttvolumen von 2 ml / g soll in einer Dosierung von 300 mg pro Kapsel in Hartkapseln abgefüllt werden.

Welche Kapselgröße ist dafür in der Rezeptur zu verwenden?

(A) Kapselgröße 0 (Füllvolumen 0,68 ml)

(B) Kapselgröße 1 (Füllvolumen 0,50 ml)

(C) Kapselgröße 2 (Füllvolumen 0,37 ml)

(D) Kapselgröße 3 (Füllvolumen 0,30 ml)

(E) Kapselgröße 4 (Füllvolumen 0,21 ml)

F08 **8.87** Welche der genannten Stoffe sind Fette (Triglyceride)?

(1) Vaselin
(2) Cetylpalmitat
(3) Flüssiges Paraffin
(4) Glycerol
(5) Rizinusöl

(A) nur 1

(B) nur 5

(C) nur 2 und 5

(D) nur 1, 3 und 5

(E) nur 3, 4 und 5

F08 **8.88** Welche Aussagen treffen zu?
So genannte Komplexemulgatoren

(1) sind Gemische aus W/O- und O/W-Emulgatoren
(2) müssen ionische und nichtionische Emulgatoren enthalten
(3) bestehen stets aus Komplexen zweier Emulgatoren im Mengenverhältnis 1:9
(4) bestehen stets aus Komplexen zweier Emulgatoren im Mengenverhältnis 1:1

(A) nur 1

(B) nur 1 und 3

(C) nur 2 und 3

(D) nur 2 und 4

(E) nur 1, 2 und 3

F08 **8.89** Welche Aussagen treffen zu?
Bei der Herstellung von Suspensionszäpfchen kann die Sedimentation des Arzneistoffs verzögert werden durch

(1) Zerkleinern des Arzneistoffs
(2) Ausgießen der Schmelze knapp oberhalb der Erstarrungstemperatur
(3) Zusatz von hochdispersem Siliciumdioxid
(4) Anwendung des Cremeschmelzverfahrens

(A) nur 1

(B) nur 4

(C) nur 2 und 4

(D) nur 1, 3 und 4

(E) 1 bis 4 (alle)

F08 **8.90** Eine Tinktur soll durch Perkolation hergestellt werden.

Welche der schematisch dargestellten Apparaturen ist am besten geeignet als Perkolator?

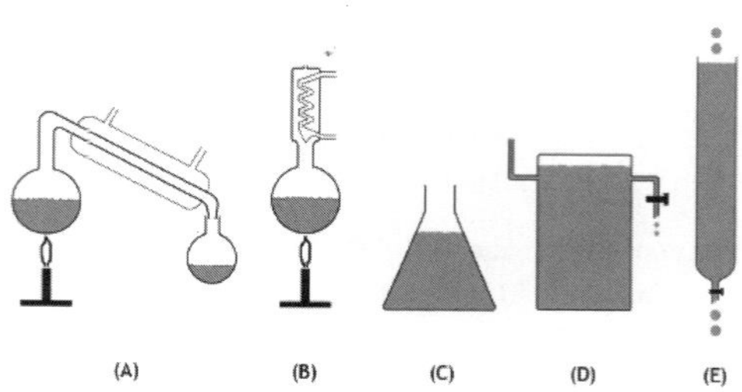

8.85✓ C **8.86**✓ A **8.87**✓ B **8.88**✓ A **8.89**✓ E **8.90**✓ E

F08 **8.91** Welche Aussage trifft zu?

In einer Arzneizubereitung können durch chemische und physikalische Wechselwirkungen Inkompatibilitäten auftreten.

Eine *larvierte* Inkompatibilität kann vorliegen, wenn folgendes auftritt:

(A) Entmischung der Phasen bei Emulsionen

(B) Ausfällung des gelösten Arzneistoffs aus klarer Lösung

(C) Abnahme der wirksamen Konzentration eines Konservierungsmittels

(D) Verflüssigung eines Gels

(E) Verfärbung

H08 **8.92** Welche Aussage trifft zu?

Die von der WHO festgelegte Abkürzung GMP steht für

(A) Good Modern Pharmaceuticals

(B) Good Manufacturing Practice

(C) Great Manufacturing Plants

(D) Guidance for Medical Production

(E) Guidelines for Manufacturing Plants

H08 **8.93** Welche Aussagen zu Pflanzlichen Drogen zur Teebereitung (Ph. Eur.) treffen zu?

Für die Herstellung einer trinkfertigen Zubereitung aus Pflanzlichen Drogen zur Teebereitung

(1) wird Wasser eingesetzt
(2) werden Ethanol-Wasser-Gemische eingesetzt
(3) werden nur gepulverte Drogen eingesetzt
(4) kann die Methode des Aufgusses verwendet werden

(A) nur 1

(B) nur 1 und 3

(C) nur 1 und 4

(D) nur 1, 2 und 3

(E) nur 2, 3 und 4

H08 **8.94** Welche Aussage trifft **nicht** zu?

Zinkoxid

(A) ist eine leicht kühlende Pudergrundlage

(B) haftet sehr gut auf der Haut

(C) besitzt eine schwach adstringierende Wirkung

(D) ist in Wasser unlöslich

(E) ist ein weißes, amorphes Pulver

H08 **8.95** Welcher Stoff löst sich bei einer Konzentration von ca. 5 % **nicht** klar in Wasser?

(A) Lactose-Monohydrat

(B) Glucose

(C) Saccharose

(D) Maisstärke

(E) Mannitol

H08 **8.96** Eine Suspension besteht aus Zinkoxid (20 g), Bentonit (4 g), Carmellose-Natrium 600 (2 g), Glycerol 85 % (37 g) und Gereinigtem Wasser (37 g).

Welche Aussagen treffen zu?

(1) Alle Pulverbestandteile werden zunächst in Wasser gelöst.
(2) Zum Anreiben der pulverförmigen Bestandteile wird Glycerol 85 % verwendet.
(3) Üblicherweise wird das gesamte Gereinigte Wasser den Feststoffen zugesetzt, und danach wird das Glycerol eingearbeitet.
(4) Bentonit wird zuletzt in die Suspension eingearbeitet.

(A) nur 2

(B) nur 3

(C) nur 1 und 2

(D) nur 2 und 4

(E) nur 1, 3 und 4

8.91✓ C **8.92**✓ B **8.93**✓ C **8.94**✓ B **8.95**✓ D **8.96**✓ A

H08 **8.97** Welche Hilfsstoffe sind zur Herstellung eines Oleogels geeignet?

(1) Methylcellulose
(2) hochdisperses Siliciumdioxid
(3) Bentonit
(4) Aluminiumstearat
(5) Polyacrylsäure

(A) nur 2
(B) nur 1 und 5
(C) nur 2 und 4
(D) nur 2, 3 und 4
(E) nur 2, 3, 4 und 5

H08 **8.98** Welche Aussage trifft **nicht** zu?

Oleyloleat

(A) ist chemisch gesehen ein Monoglycerid
(B) unterliegt der Autooxidation
(C) ist eine lipophile Flüssigkeit
(D) ist chemisch gesehen ein Wachs
(E) ist bei Raumtemperatur flüssig

H08 **8.99** Welche Aussagen zu Suppositorien treffen zu?

Durch den Zusatz von Wirkstoffen zu Hartfettgrundlagen

(1) kann das Schmelzverhalten gegenüber der reinen Grundlage verändert sein
(2) kann eine feste Dispersion entstehen
(3) kann eine feste Lösung entstehen

(A) nur 1
(B) nur 3
(C) nur 1 und 3
(D) nur 2 und 3
(E) 1 bis 3 (alle)

H08 **8.100** Welche Aussage zur Herstellung von Suppositorien trifft zu?

10 Suppositorien („Eichwert" der Gießform 1,0 g) mit 0,1 g Ibuprofen pro Zäpfchen sollen nach dem Verdrängungsfaktor-Verfahren (DAC) hergestellt werden. Der Verdrängungsfaktor beträgt 0,9. Der Überschuss soll 10 % betragen.

Wie viel Grundmasse ist erforderlich?

(A) 10,01 g
(B) 9,01 g
(C) 9,10 g
(D) 0,91 g
(E) 11,00 g

H08 **8.101** Welche Aussagen treffen zu?

Die Prüfung auf „Gleichförmigkeit der Masse der abgegebenen Dosen aus Mehrdosenbehältnissen" nach Ph. Eur. ist vorgeschrieben

(1) bei abgeteilten Pulvern zum Einnehmen
(2) nicht abgeteilten Granulaten
(3) Kapseln
(4) Suppositorien
(5) Vaginalzäpfchen

(A) nur 1
(B) nur 2
(C) nur 1, 2 und 3
(D) nur 3, 4 und 5
(E) 1 bis 5 (alle)

H08 **8.102** Welche Aussage trifft **nicht** zu?

In einer Arzneizubereitung können durch chemische und physikalische Wechselwirkungen Inkompatibilitäten auftreten.

Eine *manifeste* Inkompatibilität kann vorliegen, wenn Folgendes auftritt:

(A) Entmischung der Phasen bei Emulsionen
(B) Ausfällung des gelösten Arzneistoffs
(C) Sorption von Arzneistoffen an Hydrogelbildnern
(D) Verflüssigung eines Gels
(E) Geruchsveränderung

8.97✓ C **8.98**✓ A **8.99**✓ E **8.100**✓ A **8.101**✓ B **8.102**✓ C

F09 **8.103** Nach Vorlage einer ärztlichen Verordnung werden für eine Patientin je 50 Gramm Vaginalgel pH 5 (NRF 25.3.) und Salicylsäure-Salbe 20 % (NRF 11.43.) hergestellt und abgegeben.

Welche Aussage trifft zu?

Die Patientin erhält

(A) Bulkware

(B) Halbfertigware

(C) Stammzubereitungen

(D) Rezepturarzneimittel

(E) Standardzugelassene Fertigarzneimittel

F09 **8.104** Ein Fertigarzneimittel (z. B. Augentropfen) hat folgende Kennzeichnung: „verwendbar bis 31. 12. 2008“ und „nach Anbruch nur 4 Wochen verwenden“.

Welche Aussagen treffen zu?

(1) „verwendbar bis 31. 12. 2008“ bezeichnet das Verfalldatum.

(2) „nach Anbruch nur 4 Wochen verwenden“ bezeichnet die Aufbrauchfrist.

(3) Die Aufbrauchfrist darf die Laufzeit überschreiten.

(4) Die Aufbrauchfrist beginnt mit der Abgabe des Arzneimittels in der Apotheke.

(A) nur 1 und 2

(B) nur 2 und 3

(C) nur 3 und 4

(D) nur 1, 2 und 3

(E) nur 1, 2 und 4

210

F09 **8.105** 7 g einer 30 %igen H_2O_2-Lösung werden mit Wasser zu 100 g verdünnt.

Welche H_2O_2-Konzentration hat die resultierende Lösung? (Alle Konzentrationsangaben sind in Prozent (m/m).)

(A) 1,5 %

(B) 2,0 %

(C) 2,1 %

(D) 3,0 %

(E) 4,2 %

F09 **8.106** Welche Aussage trifft zu?

Die nachfolgend genannten Stoffe werden als Antioxidantien für ölige Lösungen eingesetzt:

(1) Butylhydroxyanisol

(2) Natriumhydrogensulfit

(3) Tocopherole

(4) Weinsäure

(5) Chlorhexidindiacetat

(A) nur 1

(B) nur 2

(C) nur 1 und 3

(D) nur 2, 4 und 5

(E) nur 1, 2, 3 und 5

F09 **8.107** Welche Aussagen treffen zu?

Eine wässrige Zinkoxid-Suspension kann durch folgende Hilfsstoffe physikalisch stabilisiert werden:

(1) Glycerol als Emulgator

(1) Hydroxypropylcellulose zur Erhöhung der Viskosität

(1) Sorbitol zur Erhöhung der Dichte der wässrigen Phase

(1) Ethanol zur Erhöhung der Dichte der wässrigen Phase

(A) nur 1 und 2

(B) nur 1 und 3

(C) nur 2 und 3

(D) nur 2, 3 und 4

(E) 1 bis 4 (alle)

F09 **8.108** Welche Aussagen zu Bindemitteln in Klebstoffgranulaten treffen zu?

Die üblicherweise verwendeten Bindemittel

(1) sind Polymere

(2) sind hydrophil

(3) sind immer ionisch

(4) müssen amphiphil sein, um eine starke Bindung zu ermöglichen

(A) nur 1 und 2

(B) nur 3 und 4

(C) nur 1, 2 und 3

(D) nur 1, 3 und 4

(E) nur 2, 3 und 4

8.103 ✓ D **8.104** ✓ A **8.105** ✓ C **8.106** ✓ C **8.107** ✓ C **8.108** ✓ A

F09 **8.109** Welche Aussagen treffen zu?

Bei der Lagerung von Hartgelatinekapseln können folgende Veränderungen auftreten:

(1) Aufnahme von Wasser bei hoher Luftfeuchtigkeit (über 80 % r. F.)
(2) Austrocknen bei sehr niedriger Luftfeuchtigkeit (unter 10 % r. F.)
(3) Verspröden unter Lichteinwirkung (Sonnenlicht)
(4) Schmelzen bei einer Temperatur von 37 °C

(A) nur 1
(B) nur 2
(C) nur 3 und 4
(D) nur 1, 2 und 3
(E) 1 bis 4 (alle)

F09 **8.110** Welche der folgenden Stoffe sind Silikate?

(1) Talkum
(2) Tragant
(3) Ton
(4) Magnesiumstearat
(5) Bentonit

(A) nur 1
(B) nur 2 und 3
(C) nur 2 und 4
(D) nur 1, 3 und 5
(E) nur 1, 2, 3 und 5

F09 **8.111** Welche Aussagen zu den folgenden Salbengrundlagen treffen zu?

(1) Hydrophile Salbe (DAB) ist ein Mehrphasensystem.
(2) Basiscreme (DAC) ist ein Mehrphasensystem.
(3) Kühlsalbe (DAB) ist ein Einphasensystem.
(4) Macrogolsalbe (DAC) ist ein Einphasensystem.

(A) nur 1 und 2
(B) nur 2 und 4
(C) nur 1, 2 und 3
(D) nur 1, 3 und 4
(E) 1 bis 4 (alle)

F09 **8.112** Welche Aussagen zur Herstellung von flüssigen Verdünnungen gemäß HAB treffen zu?

(1) Flüssige Verdünnungen werden in Gefäßen hergestellt, deren Rauminhalt mindestens um ein Drittel größer ist als das aufzunehmende Flüssigkeitsvolumen.
(2) Flüssige Verdünnungen werden in Gefäßen hergestellt, deren Rauminhalt mindestens um die Hälfte größer ist als das aufzunehmende Flüssigkeitsvolumen.
(3) Zum Potenzieren muss nach dem Verdünnen mindestens 10-mal kräftig geschüttelt werden.
(4) Für jede Verdünnungsstufe muss ein eigenes Gefäß benutzt werden.

(A) nur 1 und 3
(B) nur 1 und 4
(C) nur 2 und 4
(D) nur 1, 3 und 4
(E) nur 2, 3 und 4

H09 **8.113** Welche Aussagen treffen zu?

Die Haltbarkeit eines Arzneimittels kann beeinflusst werden durch

(1) Lichteinwirkung
(2) die Lagertemperatur
(3) die Luftfeuchtigkeit
(4) die Verpackung
(5) mikrobielle Verunreinigungen

(A) nur 1 und 5
(B) nur 2 und 3
(C) nur 2, 3 und 4
(D) nur 2, 4 und 5
(E) 1 bis 5 (alle)

8.109✓ D **8.110**✓ D **8.111**✓ B **8.112**✓ D **8.113**✓ E

H09 **8.114** Ein Pulver werde locker in einen Messzylinder geschüttet (obere Abbildung). Dieser Zylinder werde anschließend mehrfach aufgestampft. Die unteren Abbildungen zeigen den Zylinder nach dem Aufstampfen.

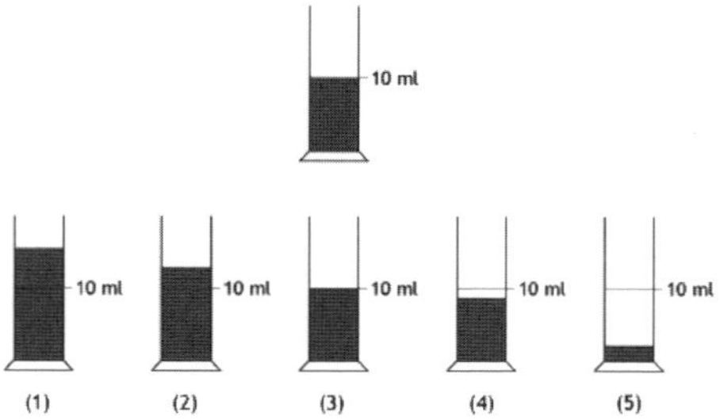

Welche der unteren Abbildungen geben *am ehesten* die möglichen Endvolumina des Pulvers an?

(A) nur 1 und 2

(B) nur 1 und 3

(C) nur 3 und 4

(D) nur 3 und 5

(E) nur 4 und 5

H09 **8.115** Welche der folgenden 1 %igen wässrigen Lösungen hat die geringste Oberflächenspannung?

(A) Natriumchloridlösung

(B) Natriumsulfatlösung

(C) Natriumlaurylsulfatlösung

(D) Kaliumsorbatlösung

(E) Saccharoselösung

H09 **8.116** 20 g einer 2,5 %igen NaCl-Lösung werden mit 30 g einer 15 %igen NaCl-Lösung gemischt (alle Konzentrationsangaben in Prozent (m/m)).

Welche NaCl-Konzentration hat die resultierende Lösung?

(A) 5,0 %

(B) 7,5 %

(C) 8,0 %

(D) 10,0 %

(E) 12,5 %

H09 **8.117** Welche Aussagen treffen zu?

Bei der therapeutischen Anwendung ethanolhaltiger Arzneimittel

(1) ist ein Warnhinweis immer und unabhängig vom Applikationsweg erforderlich

(2) ist ein Warnhinweis nur bei kutaner Applikation erforderlich

(3) orientiert sich bei peroral zu applizierenden Arzneimitteln die Notwendigkeit für den Warnhinweis am Ethanolgehalt der maximalen Einzelgabe

(A) nur 1

(B) nur 2

(C) nur 3

(D) nur 1 und 2

(E) nur 2 und 3

H09 **8.118** Welche Aussage trifft zu?

In Suspensionen

(A) kann Aufrahmung auftreten

(B) kann Koaleszenz auftreten

(C) kann es zum Caking kommen

(D) wird die feste Zusammenlagerung von Partikeln als Polymerisat bezeichnet

(E) wird die Bildung eines lockeren Sediments als Flotation bezeichnet

H09 **8.119** Welche Aussage trifft zu?

Kühlsalbe (DAB)

(A) ist eine O/W-Emulsion

(B) enthält flüssiges Paraffin

(C) enthält einen Emulgator

(D) wird nicht ranzig

(E) ist ein mehrphasiges System

8.114✓ C **8.115**✓ C **8.116**✓ D **8.117**✓ C **8.118**✓ C **8.119**✓ E

H09 **8.120** Welche der genannten Stoffe sind nichtionische Emulgatoren?

(1) Sorbitanmonostearat
(2) Macrogol 600 ionisch
(3) Natriumstearat
(4) Polysorbat 20
(5) Cetylpyridiniumchlorid

(A) nur 1
(B) nur 4
(C) nur 1 und 4
(D) nur 1, 2 und 4
(E) nur 2, 3, 4 und 5

H09 **8.121** Welche Aussage trifft zu?
Der HLB-Wert

(A) beschreibt das Mengenverhältnis von hydrophiler zu lipophiler Phase in einer Emulsion
(B) beschreibt das Verhältnis von hydrophilem zu lipophilem Anteil in Molekülen nichtionischer Emulgatoren
(C) beschreibt den Wassergehalt eines Emulgators
(D) nimmt für sehr hydrophile Emulgatoren negative Werte an
(E) kann bei flüssigen Emulgatoren mit einer pH-Elektrode gemessen werden

H09 **8.122** Welche Aussage über Vaginalzäpfchen (Ph. Eur.) trifft zu?

(A) Die Grundmasse muss in Wasser löslich oder dispergierbar sein oder bei Körpertemperatur schmelzen.
(B) Als Grundmasse muss eine Mischung aus Gelatine, Glycerol und Wasser verwendet werden.
(C) Der Arzneistoff muss in der Grundmasse löslich sein.
(D) Eine Konservierung ist aus physiologischen Gründen nicht zulässig.
(E) Die Masse eines Vaginalzäpfchens darf 1 g nicht überschreiten.

H09 **8.123** Welche Arbeitszeit nimmt die Herstellung einer homöopathischen Verreibung pro Verdünnungsgrad (bis zur 4. Verdünnung) gemäß HAB mindestens in Anspruch?

(A) 1 Minute
(B) 10 Minuten
(C) 30 Minuten
(D) 60 Minuten
(E) 100 Minuten

F10 **8.124** Welcher der folgenden Hilfsstoffe wird als Antioxidans für wässrige Lösungen eingesetzt?

(A) Ascorbinsäure
(B) Citronensäure
(C) Sorbinsäure
(D) Tocopherol
(E) Butylhydroxytoluol

F10 **8.125** Welche Aussage trifft zu?
Wollwachsalkoholsalbe (DAB) zählt gemäß der Systematik der Ph. Eur. zu den

(A) Hydrophoben Salben
(B) Lipophilen Cremes
(C) Wasser aufnehmenden Salben
(D) Pasten
(E) Lipophilen Gelen (Oleogele)

F10 **8.126** Eine Ohrentropfen-Lösung hat die Zusammensetzung:

Natriumcarbonat-Monohydrat	0,26
Glycerol 85 %	6,4
Gereinigtes Wasser	ad 10,0

Welche Aussagen zu dem in der Lösung enthaltenen Glycerol treffen zu?

8.120 ✓ C **8.121** ✓ B **8.122** ✓ A **8.123** ✓ D **8.124** ✓ A **8.125** ✓ C **8.126** ✓ E

(1) Es hat konservierende Eigenschaften.
(2) Es verändert den osmotischen Druck im Vergleich zu einer rein wässrigen Lösung.
(3) Es erhöht die Viskosität im Vergleich zu einer rein wässrigen Lösung.
(4) Es hat die Funktion eines Emulgators.

(A) nur 1

(B) nur 2 und 3

(C) nur 2 und 4

(D) nur 3 und 4

(E) nur 1, 2 und 3

F10 **8.127** Welche der folgenden Aussagen treffen zu?

Gereinigtes Wasser zur Herstellung von Arzneimitteln in Rezeptur bzw. Defektur

(1) kann durch Destillation aus Trinkwasser gewonnen werden
(2) kann durch Ionenaustauschverfahren aus Trinkwasser gewonnen werden
(3) kann durch Filtration durch Papierfilter aus Trinkwasser gewonnen werden
(4) kann nach fünfminütigen Sieden in geschlossenen Vorratsbehältnissen 24 Stunden gelagert bzw. verwendet werden
(5) muss steril sein

(A) nur 1 und 5

(B) nur 3 und 4

(C) nur 1, 2 und 3

(D) nur 1, 2 und 4

(E) 1 bis 5 (alle)

F10 **8.128** Welche der genannten Stoffe können als Bestandteile von Pudern eingesetzt werden?

(1) Zinkoxid
(2) Titandioxid
(3) Weißer Ton
(4) Stärken
(5) Cellulosepulver

(A) nur 1 und 2

(B) nur 1 und 5

(C) nur 2 und 4

(D) nur 1, 2 und 3

(E) 1 bis 5 (alle)

F10 **8.129** Welche Aussagen zu verschiedenen Polysorbaten (Ph. Eur.) treffen zu?

(1) Polysorbat 20 und Polysorbat 40 sind W/O-Emulgatoren.
(2) Polysorbat 60 ist ein W/O-Emulgator.
(3) Polysorbat 40 und Polysorbat 60 sind O/W-Emulgatoren.
(4) Polysorbat 80 ist ein O/W-Emulgator.

(A) nur 1

(B) nur 4

(C) nur 1 und 2

(D) nur 1 und 4

(E) nur 3 und 4

F10 **8.130** Welche Aussage trifft zu?

Streukügelchen (Globuli) des HAB

(A) müssen einen Durchmesser von 400 bis 500 µm aufweisen

(B) enthalten Stärke als Zerfallshilfsstoff

(C) bestehen üblicherweise aus Saccharose als Arzneiträger

(D) dürfen nur mit wässrigen Dilutionen befeuchtet werden

(E) werden in der Regel im Mischungsverhältnis 1 Teil Dilution zu 10 Teilen Globuli imprägniert

8.127✓ D **8.128**✓ E **8.129**✓ E **8.130**✓ C

Teil IV

Kommentare zu den Prüfungsfragen

Die Kommentare versuchen die den Fragestellungen zugrundeliegenden Sachverhalte deutlich zu machen und Lösungswege aufzuzeigen. Sie sind jedoch stets in Verbindung mit dem Lehrbuchteil zu sehen, den sie weder ersetzen können noch sollen.

1 Allgemeines

1.1 ✓ *richtig ist C* Der Mittelwert der fünf Messergebnisse beträgt

$$\frac{20{,}04\ \Omega + 20{,}07\ \Omega + 20{,}00\ \Omega + 20{,}03\ \Omega + 20{,}06\ \Omega}{5}$$
$$= \frac{100{,}20\ \Omega}{5} = 20{,}04\ \Omega$$

Die größte (absolute) Abweichung eines dieser Messwerte von diesem Mittelwert beträgt $\pm 0{,}04\ \Omega$, dies ist eine relative Abweichung von etwa $\pm 2 \cdot 10^{-3}$.

1.2 ✓ *richtig ist E* Mit $1\,\text{inch} = 2{,}54\ \text{cm}$ ist $1\,\text{inch}^2 = 2{,}54^2\ \text{cm}^2$. Wenn die Einheit also mit einem Faktor $\frac{1}{2{,}54^2}$ multipliziert wird, dann muss die Maßzahl mit dem Faktor $2{,}54^2$ multipliziert werden, damit das Produkt aus Maßzahl und Einheit, also die Fläche, gleich bleibt. (Dies gilt nicht nur für Rechtecke, sondern ist unabhängig von der Form der Fläche.)

1.3 ✓ *richtig ist C* Das Newton ist keine Basiseinheit des SI sondern eine zusammengesetzte Einheit:

$$1\ \text{N} = 1\,\frac{\text{kg} \cdot \text{m}}{\text{s}^2}$$

1.4 ✓ *richtig ist C* Unter der Annahme, dass die Anzeigenunsicherheit die einzige Fehlerquelle der Messung ist, beträgt der absolute Fehler 0,01 g. Der relative Fehler ist dann

$$\frac{0{,}01\ \text{g}}{21{,}56\ \text{g}} \approx 0{,}0005 = 0{,}05\ \%$$

1.5 ✓ *richtig ist D* Der Vorsatz „kilo" steht für den Faktor 10^3, der Vorsatz „zenti" für den Faktor 10^{-2}, der Vorsatz „milli" für den Faktor 10^{-3}, der Vorsatz „piko" für den Faktor 10^{-12} und der Vorsatz „nano" für den Faktor 10^{-9}, so dass 1 m gleich 10^{-3} km, gleich 10^2 cm, gleich 10^3 mm und gleich 10^9 nm, jedoch nicht gleich 10^6 pm, sondern gleich 10^{12} pm ist.

1.6 ✓ *richtig ist E* Vektorielle Größen sind solche, die neben einem Betrag auch noch eine Richtung besitzen, wie alle drei aufgeführten Größen.

1.7 ✓ *richtig ist D* Um eine Geschwindigkeit vollständig zu charakterisieren, wird neben ihrem Betrag auch ihre Richtung benötigt; sie ist also ein Vektor.

Die kinetische Energie ergibt sich als

$$E_{\text{kin}} = \frac{1}{2} m \cdot (\vec{v})^2$$

Da das Quadrat (Skalarprodukt) der Geschwindigkeit ebenso ein Skalar ist wie die Masse (die ja keine Richtung besitzt), ist es auch die kinetische Energie (wie alle Energieformen). Da auch die Zeit ein Skalar ist, gilt dies auch für Energie pro Zeit, also für Leistung.

Das Produkt aus einem Druck und einer Fläche ergibt eine Kraft, also einen Vektor. Die Richtung dieser Kraft ist jedoch durch die Fläche gegeben, auf der sie senkrecht steht und nicht durch den Druck, so dass dieser ein Skalar ist.

1.8 ✓ *richtig ist D* Der Wärmeenergiewert ergibt sich als Produkt aus Maßzahl und Einheit. Wird eine neue Einheit, die das 0,24-fache der bisherigen ist, verwendet, so muss die Maßzahl das $\frac{1}{0{,}24}$-fache der bisherigen sein, damit die bezeichnete Energiemenge dieselbe bleibt.

1.9 ✓ *richtig ist A* Aus den angegebenen Werten ergibt sich, dass der Stab um mindestens 0,8 cm und höchstens 1,2 cm, also um $(1{,}0 \pm 0{,}2)$ cm gekürzt werden muss. Die maximale Fehlergrenze ist daher

$$\pm\frac{0{,}2\ \text{cm}}{1{,}0\ \text{cm}} = \pm 0{,}2 = \pm 20\ \%$$

1.10 ✓ *richtig ist B* Da nach dem Diagramm die Summe der Vektoren $\vec{v}_1$ und $\vec{v}_2$ dem Betrage nach (Länge der gestrichelten Diagonale des eingezeichneten Parallelogramms) etwa so groß sind wie der Vektor $\vec{v}$, ihm aber entgegengerichtet, gilt

$$\vec{v}_1 + \vec{v}_2 = -\vec{v}$$

oder

$$\vec{v} = -(\vec{v}_1 + \vec{v}_2)$$

1.11 ✓ *richtig ist B* Das mol ist definiert als die Menge eines Stoffes, die gleich viele Teilchen enthält wie 12 g Kohlenstoff des Isotops ^{12}C (12 g eines anderen Kohlenstoffisotops enthält eine andere Anzahl von Teilchen). Die äußeren Bedingungen, die kristalline Form, das von dem Stoff eingenommen Volumen oder die Art der Teilchen (Atome, Moleküle etc.) spielen dabei keine Rolle.

1.12✓ *richtig ist D* Wird die Fläche von 1 m^2 von einem Wasservolumen von 700 l = 0,7 m^3 bedeckt, so ergibt dies eine Wassersäule von 0,7 m^3 / 1 m^2 = 0,7 m.

1.13✓ *richtig ist D* Ein cm^2 ist gerade 100 mm^2. Wird also zur Angabe einer Fläche eine 100 mal größere Einheit verwendet, so muss, damit die Fläche (das Produkt aus Einheit und Maßzahl) gleich bleibt, die Maßzahl mit dem Faktor $1/100 = 10^{-2}$ multipliziert werden.

1.14✓ *richtig ist C* Das Newton lässt sich entsprechend seiner Definition als

$$\frac{\mathrm{kg} \cdot \mathrm{m}}{\mathrm{s}^2}$$

in Basiseinheiten des SI darstellen. Dies ist unter E wiedergegeben. Die übrigen angegebenen Ausdrücke lassen sich mit Hilfe der Basiseinheiten als

$$\frac{\mathrm{V} \cdot \mathrm{A} \cdot \mathrm{s}}{\mathrm{m}} = \frac{\frac{\mathrm{kg} \cdot \mathrm{m}^2}{\mathrm{s}^3 \cdot \mathrm{A}} \cdot \mathrm{A} \cdot \mathrm{s}}{\mathrm{m}} = \frac{\mathrm{kg} \cdot \mathrm{m}}{\mathrm{s}^2}$$

$$\frac{\mathrm{J}}{\mathrm{m}} = \frac{\frac{\mathrm{kg} \cdot \mathrm{m}^2}{\mathrm{s}^2}}{\mathrm{m}} = \frac{\mathrm{kg} \cdot \mathrm{m}}{\mathrm{s}^2}$$

$$\frac{\mathrm{W}}{\mathrm{m} \cdot \mathrm{s}} = \frac{\frac{\mathrm{kg} \cdot \mathrm{m}^2}{\mathrm{s}^3}}{\mathrm{m} \cdot \mathrm{s}} = \frac{\mathrm{kg} \cdot \mathrm{m}}{\mathrm{s}^4}$$

und

$$\mathrm{Pa} \cdot \mathrm{m}^2 = \frac{\mathrm{kg}}{\mathrm{s}^2 \cdot \mathrm{m}} \cdot \mathrm{m}^2 = \frac{\mathrm{kg} \cdot \mathrm{m}}{\mathrm{s}^2}$$

schreiben.

1.15✓ *richtig ist D* Das Watt ist definiert als

$$1\,\mathrm{W} = 1\,\frac{\mathrm{kg} \cdot \mathrm{m}^2}{\mathrm{s}^3}$$

1.16✓ *richtig ist A* Der Vorsatz „nano" bedeutet einen Faktor von 10^{-9}, so dass 1 nm = 10^{-9} m ist oder $10^{-3} \cdot 10^{-6}$ m = 10^{-3} µm.

Außerdem ist

$$10^{-5}\,\mathrm{mm} = 10^{-8}\,\mathrm{m}$$
$$10^{-8}\,\mathrm{cm} = 10^{-10}\,\mathrm{m}$$

1.17✓ *richtig ist E* Die relative Dichte ist das Verhältnis zweier Dichtewerte und daher dimensionslos.

1.18✓ *richtig ist E* Eine Flächeneinheit ist das Quadrat einer Längeneinheit. Verwendet man eine 1 000-fach größere Längeneinheit, so erhält man eine 1 000 000-fach größere Flächeneinheit. Damit der angegebene Wert für die Fläche, das Produkt aus Maßzahl und Einheit, unverändert bleibt, muss die Maßzahl durch ebendiesen Faktor geteilt werden. Diese ändert sich also um den Faktor 10^{-6}.

1.19✓ *richtig ist (1,C) (2,D)* Der Wert für die Masse des Salzes ergibt sich als Differenz der gemessenen Masse des leeren Gefäßes und der gemessenen Masse des Gefäßes mit dem Salz. Der Fehler für die Bestimmung der Salzmasse ergibt sich daher als Summe der Fehler der beiden Einzelmessungen von je 0,2 mg, also zu 0,4 mg.

Entsprechend ergibt sich der Fehler der Messung der Lösungsmittelmasse als die Summe der Fehler der Bestimmung der Masse des Gefäßes mit eingefülltem Salz und der Bestimmung der Masse des Gefäßes mit Salz und Lösungsmittel. Er ergibt sich also zu 0,3 mg + 0,2 mg = 0,5 mg.

1.20✓ *richtig ist A* Das Newton ist im SI definiert als 1 N = 1 kg · m · s^{-2}.

1.21✓ *richtig ist A* Löst man 0,1 mol NaCl in Wasser, so bringt man $0{,}1 \cdot 6{,}023 \cdot 10^{23} \approx 0{,}6 \cdot 10^{23}$ Cl^--Ionen und ebensoviele Na^+-Ionen, insgesamt also etwa $1{,}2 \cdot 10^{23}$ Ionen in Lösung. Die etwa 10^7 OH^-- und ebensoviele H_3O^+-Ionen sind bei der Gesamtzahl der in der Lösung befindlichen Ionen vernachlässigbar.

1.22✓ *richtig ist E* Die Einheit der Viskosität ist $\frac{\mathrm{kg}}{\mathrm{m} \cdot \mathrm{s}}$ oder auch N · s / m^2 oder Pa · s.

1.23✓ *richtig ist C* Der Vorsatz „Giga" bedeutet einen Vorfaktor 10^9, so dass 1 GHz = 10^9 Hz sind.

1.24✓ *richtig ist B* Vektorielle Größen sind solche, die neben einem Betrag auch eine Richtung zu ihrer vollständigen Charakterisierung benötigen. Dies ist beim Impuls der Fall, der erst mit einer Bewegungsrichtung vollständig gegeben ist. Bei der Energie, insbesondere auch bei der mechanischen Energie (Arbeit) und bei Energie pro Zeiteinheit (Leistung), ist dies nicht der Fall, sie sind durch eine einzige (skalare) Größe beschrieben.

1.25✓ *richtig ist B* Die Basiseinheiten des SI sind Sekunde, Meter, Kilogramm, Ampere, Kelvin, Mol und Candela. Die Einheit Volt der elektrischen Spannung ergibt sich als

$$1\,\mathsf{V} = 1\,\frac{\mathsf{kg}\cdot\mathsf{m}^2}{\mathsf{s}^3\cdot\mathsf{A}}$$

1.26✓ *richtig ist E* Die Einheit 1 bar ist definiert als $10^5\ \mathsf{N}\cdot\mathsf{m}^{-2}$ oder 10^5 Pa. Das ist gerade der Druck einer 760 mm hohen Quecksilber oder einer 10 m hohen Wassersäule.

Der Vorsatz „m" bedeutet jedoch einen Faktor 10^{-3}, so dass 1 bar $= 10^3$ mbar ist.

1.27✓ *richtig ist C* Die SI-Einheit der Stoffmenge ist das Mol. Das Volumen eines Mols eines Gases ist unter Normbedingungen etwa 22,3 l – bei Flüssigkeiten oder Festkörpern trifft dies nicht zu.

1.28✓ *richtig ist D* Die Einheit des Drehmoments (Kraft mal Hebellänge) ist

$$\mathsf{N}\cdot\mathsf{m} = \frac{\mathsf{kg\,m}}{\mathsf{s}^2}\cdot\mathsf{m} = \frac{\mathsf{kg\,m}^2}{\mathsf{s}^2}$$

die der Energie (Kraft mal dem Weg, entlang dem die Kraft wirkt)

$$\mathsf{J} = \frac{\mathsf{kg\,m}^2}{\mathsf{s}^2}$$

und die des Impulses (Masse mal Geschwindigkeit) ist

$$\mathsf{kg}\cdot\frac{\mathsf{m}}{\mathsf{s}}$$

1.29✓ *richtig ist B* Das Volumen des Quaders ergibt sich als Produkt seiner Kantenlängen. Der relative Fehler eines Produktes ergibt sich als Summe der relativen Fehler der Faktoren, hier also der relative Fehler des Volumens zu $2\,\% + 3\,\% + 2\,\% = 7\,\%$.

1.30✓ *richtig ist B* Ein Newton ist definiert als $1\,\frac{\mathsf{kg}\cdot\mathsf{m}}{\mathsf{s}^2}$.

1.31✓ *richtig ist A* Die Basisgrößen des SI sind

- Zeit
- Länge
- Masse
- elektrische Stromstärke
- Temperatur
- Stoffmenge
- Lichtstärke

Das Gewicht ist eine Kraft und damit eine abgeleitete Größe.

1.32✓ *richtig ist D* Die Differenz von 100 °C ist gleich einer Differenz von 212 °F – 32 °F = 180 °F; eine Differenz von 1 °C ist also eine Differenz von 1,8 °F. Der angegebene Wert von 104 °F liegt 104 °F – 32 °F = 72 °F über einer Temperatur von 0 °C, was also $(72/1{,}8)\,°\mathsf{C} =$ 40 °C ist.

Allgemein sind $x\,°\mathsf{C} = \frac{x-32}{1{,}8}\,°\mathsf{C}$.

1.33✓ *richtig ist D* Der Vorsatz µ bedeutet einen Faktor von 10^{-6}, der Vorsatz k einen Faktor 10^3. Daher ist $1\,\mu\mathsf{g} = 10^{-6}\,\mathsf{g} = 10^{-9}\cdot 10^3\,\mathsf{g} = 10^{-9}\,\mathsf{kg}$.

1.34✓ *richtig ist C* Es sind

$$500\,\frac{\mathsf{m}}{\mathsf{s}} = 500\,\frac{\frac{1}{1000}\,\mathsf{km}}{\frac{1}{60}\,\mathsf{min}} = 30\,\frac{\mathsf{km}}{\mathsf{min}}$$

und

$$500\,\frac{\mathsf{m}}{\mathsf{s}} = 500\,\frac{\frac{1}{1000}\,\mathsf{km}}{\frac{1}{3600}\,\mathsf{h}} = 1\,800\,\frac{\mathsf{km}}{\mathsf{h}}$$

1.35✓ *richtig ist C* Die Addition zweier Vektoren entspricht dem Hintereinanderlegen der die Vektoren darstellenden Pfeile. Da diese hier ein geschlossenes Dreieck bilden, gilt offensichtlich

$$\vec{v}_1 + \vec{v}_2 + \vec{v} = 0$$

und damit auch

$$\vec{v} = -(\vec{v}_1 + \vec{v}_2)$$

1.36✓ *richtig ist E* Nach Definition ist $1\ \text{Hz} = 1\ \text{s}^{-1}$ und damit $0{,}1\ \text{Hz} = (10\ \text{s})^{-1}$ und nicht $10\ \text{s}^{-1}$.

1.37✓ *richtig ist B* Dem Diagramm kann entnommen werden, dass die Abhängigkeit der Größe y von der Größe x durch eine Gerade mit einer Steigung a und einem Achsenabschnitt b dargestellt werden kann. Dieser Zusammenhang wird durch die Formel $y = a \cdot x + b$ wiedergegeben.

1.38✓ *richtig ist A* Der Noniusnullpunkt liegt zwischen 1,7 cm und 1,8 cm, und Skala und Nonius stimmen beim Noniuswert 6 überein. Hieraus ergibt sich ein Messwert von 1,76 cm.

1.39✓ *richtig ist E* Ein cm^2 ist gerade $100\ \text{mm}^2$. Wird also zur Angabe einer Fläche eine 100 mal größere Einheit verwendet, so muss, damit die Fläche (das Produkt aus Einheit und Maßzahl) gleich bleibt, die Maßzahl mit dem Faktor $1/100 = 10^{-2}$ multipliziert werden.

1.40✓ *richtig ist C* Die Fläche F der Kreisscheibe ergibt sich aus dem Durchmesser d als $F = \frac{d^2 \cdot \pi}{4}$, ist also dem Quadrat des Durchmessers proportional. Der relative Fehler der berechneten Kreisfläche ist daher doppelt so groß wie der relative Fehler des verwendeten Wertes für den Durchmesser, also $2 \cdot 4 \cdot 10^{-4} = 8 \cdot 10^{-3}$.

1.41✓ *richtig ist B* Die SI-Einheit für das Volumen ist Kubikmeter $[\text{m}^3]$; gebräuchlich ist jedoch auch die Einheit Liter [l] mit: $1\ \text{l} = 1\ \text{dm}^3 = 1000\ \text{ml} = 1000\ \text{cm}^3$. Die Vorsätze hekto (h), dezi (d) und milli (m) bedeuten 10^2, 10^{-1} sowie 10^{-3}. Somit entspricht:

$$1\ \text{hl} = 100\ \text{l} = 10^5\ \text{cm}^3$$

$$1\ \text{dl} = 0{,}1\ \text{l} = 100\ \text{ml} = 100\ \text{cm}^3$$

und

$$1\ \text{ml} = 1\ \text{cm}^3$$

1.42✓ *richtig ist C* Die absoluten Fehler der gemessenen Geschwindigkeiten betragen entsprechend den Fehlerbalken der Messwerte in der Graphik ca. 0,5 m/s. Daraus ergibt sich eine relative Unsicherheit von ca. 1 %:

$$\text{rel. Fehler} = \frac{0{,}5\ \text{m}/\text{s}}{50\ \text{m}/\text{s}} \cdot 100\ \% = 1\ \%$$

1.43✓ *richtig ist A* Exponentialfunktionen können durch halb-logarithmische Darstellung (logarithmische Einteilung der y-Achse) liniearisiert werden wie in Graphik (A). In (B) und (C) sind die y-Achsen auch logarithmisch geteilt, die x-Achsen sind jedoch nicht linear eingeteilt. In (D) und (E) sind y-Achsen linear eingeteilt.

1.44✓ *richtig ist C* Aus der Graphik ergeben sich z. B. folgende Wertepaare $[x;y]$: $[1;10]$, $[10;100]$, $[100;1\,000]$. Somit ist die Funktion $y = 10 \cdot x$ korrekt. Diese Funktion ergibt auch bei linearer Achseneinteilung eine Gerade; eine logarithmische Einteilung ist jedoch aufgrund der Übersichtlichkeit sinnvoll.

1.45✓ *richtig ist B* Systematische Fehler kommen durch Unvollkommenheiten der Messgeräte (z. B. falsche Eichung, fehlerhafte Fertigung, Materialalterung etc.) zustande. Fehlmessungen mit einem Maßband, das sich durch langen Gebrauch gedehnt hat sowie die Fehlbestimmung der Uhrzeit mit einer „nachgehenden" Uhr sind systematische Fehler. Schwankende Werte bei der Messung sind dagegen zufällige Fehler, die den Gesetzen der Statistik gehorchen.

1.46✓ *richtig ist C* Um die Einheit der Geschwindigkeit von [m/s] in [km/h] umzurechnen, muss der Zahlenwert mit 3,6 multipliziert werden:

$$1\,\frac{\text{m}}{\text{s}} = \frac{1/1\,000\ \text{km}}{1/3\,600\ \text{h}} = \frac{3\,600\ \text{km}}{1\,000\ \text{h}} = 3{,}6\,\frac{\text{km}}{\text{h}}$$

1.47✓ *richtig ist C* 5 µm entsprechen $5\ \text{mm}^3 = 5 \cdot 10^{-9}\ \text{m}^3$. Die Dicke des Ölfilms ergibt sich aus dem Quotienten von Volumen und Fläche:

$$d = \frac{V}{A} = \frac{5 \cdot 10^{-9}\ \text{m}^3}{2\ \text{m}^2} = 2{,}5 \cdot 10^{-9}\ \text{m} = 2{,}5\ \text{nm}$$

1.48✓ *richtig ist A* Exponentialfunktionen können durch halb-logarithmische Darstellung (logarithmische Einteilung der y-Achse) liniearisiert werden. Wenn die unabhängige Größe x (hier: T) jedoch im Nenner des Exponenten steht, müssen die x-Werte als Reziproken aufgetragen werden, um eine Gerade zu erhalten.

1.49 ✓ *richtig ist E* Die umgesetzte elektrische Energie E_{el} ist das Produkt aus elektrischer Spannung, elektrischer Stromstärke und der Zeit. Bei der Multiplikation (und auch Division) von Messgrößen addieren sich die Beträge der relativen Einzelfehler zum maximalen relativen Fehler. Die maximale Unsicherheit (oder maximaler relativer Fehler) der berechneten umgesetzten Energie beträgt daher 1 %.

1.50 ✓ *richtig ist C* Systematische Fehler können bei allen Messgeräten auftreten, also auch bei solchen mit digitaler Anzeige. Ändert sich der Maßstab eines Längenmessgerätes durch Schrumpfung, dann sind die abgelesenen Messwerte größer als die wahren Abmaße.

2 Mechanik

2.1 ✓ *richtig ist B* Die Kontinuitätsgleichung ergibt sich aus der Konstanz der Dichte eines Fluids (gleiche Mengen nehmen zu allen Zeiten gleiche Volumina ein), gleichgültig ob es sich dabei um ein Gas oder eine Flüssigkeit handelt. Aus ihr folgt, dass in einem durchströmten Rohr beim Verringern des Querschnittes die Strömungsgeschwindigkeit zunimmt. Sie gilt aber unabhängig von der Form des Querschnittes und von der Viskosität des Fluids, und sie ist mit der Bernoullischen Beziehung verträglich.

2.2 ✓ *richtig ist B* Damit die Flüssigkeit im Röhrchen ganz hochsteigt und zerstäubt wird, muss der Druck an der Oberkante des Röhrchens durch den vorbeistreichenden Luftstrom genügend erniedrigt werden. Dieser Vorgang wird von der Bernoulligleichung beschrieben, in der weder die Temperatur des Luftstromes noch eventuell in der Flüssigkeit gelöste Substanzen, sondern nur die Geschwindigkeit des Luftstromes (am oberen Ende des Röhrchens) eine Rolle spielen.

2.3 ✓ *richtig ist C* Die Schwingungsenergie liegt dort vollständig als kinetische Energie vor, wo die potentielle Energie zu Null wird, also beim Durchgang durch die Ruhelage. Dies ist in den Punkten (1) und (3) der Fall.

2.4 ✓ *richtig ist B* Der hydrostatische Druck, der von der Flüssigkeitssäule der Dichte ρ_1 und der Höhe h_1 erzeugt wird muss gleich dem hydrostatischen Druck sein, der von der Flüssigkeitssäule der Dichte ρ_2 und der Höhe h_2 erzeugt wird. Das ist dann der Fall, wenn $h_1 \cdot \rho_1 = h_2 \cdot \rho_2$ oder $\frac{\rho_1}{\rho_2} = \frac{h_2}{h_1}$ gilt.

2.5 ✓ *richtig ist C* Nach 10 s sind die Sportler 140 m auseinander, sie bewegen sich also mit einer (Durchschnitts-) Geschwindigkeit von $140\,\text{m}/10\,\text{s} = 14\,\text{m}/\text{s}$ auseinander.

2.6 ✓ *richtig ist B* Das Aräometer ist geeignet, die Dichte von Flüssigkeiten zu messen, in denen das Gerät schwimmt, jedoch nur die Skala (also $1\,\text{cm}^3$) aus der Flüssigkeit herausragt. Das Volumen von 9 g Flüssigkeit (soviel Flüssigkeit wird vom schwimmenden Aräometer verdrängt) muss also zwischen $9\,\text{cm}^3$ (Aräometer ohne Skala) und $10\,\text{cm}^3$ (gesamtes Aräometer) liegen. Die Dichte der zu messenden Flüssigkeit muss also zwischen

9 g / 10 cm³ = 0,9 g / cm³ und 9 g / 9 cm³ = 1 g / cm³ liegen. Dies ist von den angegebenen Substanzen nur bei Olivenöl der Fall.

2.7✓ *richtig ist E* Um 20 l, also etwa 20 kg Wasser, auf die etwa 200 N Gewichtskraft wirken, um 15 m anzuheben werden etwa 200 N · 15 m = 3 000 J benötigt. Die Pumpe leistet also etwa 3 000 J pro Sekunde, und das sind 3 000 W.

2.8✓ *richtig ist A* Die Auftriebskraft, die ein Körper in einer Flüssigkeit erfährt, ist gleich der Gewichtskraft der von ihm verdrängten Flüssigkeit. Da der in Frage stehende Körper ein Volumen von 50 cm³ besitzt und voll eingetaucht ist, verdrängt er 50 cm³ Wasser einer Dichte von 1 g / cm³, also 50 g = 0,05 kg Wasser. Das Gewicht dieses Wassers ist bei einer Erdbeschleunigung von ca. 10 m / s² etwa

$$0{,}05\,\mathrm{kg}\cdot 10\,\frac{\mathrm{m}}{\mathrm{s}^2} = 0{,}5\,\frac{\mathrm{kg\,m}}{\mathrm{s}^2} = 0{,}5\,\mathrm{N}$$

und dies ist dann auch die gesuchte Auftriebskraft.

Die Dichte des eintauchenden Körpers spielt keine Rolle.

2.9✓ *richtig ist B* Das Flugzeug wird 50 s lang mit 1,6 m / s² beschleunigt, erreicht also eine Geschwindigkeit von

$$50\,\mathrm{s}\cdot 1{,}6\,\frac{\mathrm{m}}{\mathrm{s}^2}\cdot = 80\,\frac{\mathrm{m}}{\mathrm{s}}$$

und legt dabei eine Strecke von

$$\frac{1}{2}1{,}6\,\frac{\mathrm{m}}{\mathrm{s}^2}\cdot(50\,\mathrm{s})^2 = 2\,000\,\mathrm{m}$$

zurück.

2.10✓ *richtig ist C* Die Reibungskraft auf einen gleitenden Körper ist stets der sie verursachenden Geschwindigkeit entgegengerichtet.

Ein Zusammenhang mit der an das Paket angreifenden Kraft besteht nur insofern, als diese die Gleitgeschwindigkeit beeinflußt.

2.11✓ *richtig ist E* Die Zentrifugalkraft ergibt sich als

$$m\cdot r\cdot\omega^2$$

oder, wenn die Winkelgeschwindigkeit ω mit der Bahngeschwindigkeit v und dem Bahnradius r ausgedrückt wird ($\omega = v/r$):

$$m\cdot r\cdot(v/r)^2 = m\frac{v^2}{r}$$

2.12✓ *richtig ist B* Da die Flüssigkeit die Kapillarwand benetzt, ist der Benetzungswinkel sowohl innen, als auch außen größer als 90 ° und der Flüssigkeitsspiegel innen höher als außen. Dies wird in Abbildung B richtig wiedergegeben.

2.13✓ *richtig ist D* Beim Parallelschalten von Rohren addieren sich die Kehrwerte ihrer Strömungswiderstände zum Kehrwert des Gesamtströmungswiderstandes. Dieser ist hier also

$$\frac{1}{R_{\mathrm{ges}}} = \frac{1}{R}+\frac{1}{R} = \frac{2}{R}$$

und damit ist

$$R_{\mathrm{ges}} = \frac{R}{2}$$

2.14✓ *richtig ist (1,B) (2,A)* Der Druck des Wassers auf den Gefäßboden ergibt sich (unabhängig von der Form des Gefäßes) als Produkt aus der Dichte des Wassers, der Füllhöhe über dem Boden und der Erdbeschleunigung, also etwa zu

$$1\,000\,\frac{\mathrm{kg}}{\mathrm{m}^3}\cdot 0{,}2\,\mathrm{m}\cdot 10\,\frac{\mathrm{m}}{\mathrm{s}^2} = 2000\,\mathrm{Pa}$$

Die Flasche mit dem enthaltenen Wasser besitzt eine Masse von etwa 1,2 kg, also ein Gewicht von etwa 12 N. Diese Kraft wirkt auf eine Fläche von 80 cm², so dass sich auf dieser Fläche ein mittlerer Druck von

$$\frac{12\,\mathrm{N}}{80\,\mathrm{cm}^2} = \frac{12\,\mathrm{N}}{0{,}008\,\mathrm{m}^2} = 1\,500\,\mathrm{Pa}$$

ergibt.

2.15✓ *richtig ist D* Nach der Bernoullischen Beziehung erniedrigt sich der statische Druck um

$$\frac{1}{2}\cdot\rho\cdot v^2$$

Da sich aber gleichzeitig ein Staudruck gleicher Höhe ergibt, bleibt der Gesamtdruck, die Summe aus beiden, unverändert.

2.16✓ *richtig ist E* Entsprechend dem Hookschen Gesetz ergibt sich der Elastizitätsmodul zu

$$E = \frac{20\,000\,\mathrm{N}}{1\,\mathrm{cm}^2}\cdot\frac{1\,\mathrm{m}}{2\,\mathrm{mm}} = \frac{20\,000}{1\,\mathrm{cm}^2}\cdot 500 = 10^7\,\mathrm{N}/\mathrm{cm}^2$$

2.17 ✓ *richtig ist D* Nach der Kontinuitätsbedingung müssen bei einer inkompressiblen, laminar strömenden Flüssigkeit in gleichen Zeiten gleiche Volumina hindurchtreten. Dadurch erniedrigt sich die Strömungsgeschwindigkeit dort wo sich der Querschnitt erhöht.

2.18 ✓ *richtig ist C* Die Viskosität einer (Newtonschen) Flüssigkeit ist eine Stoffeigenschaft, die nicht vom Bewegungszustand der Flüssigkeit (Fließgeschwindigkeit, enges – weites Rohr) abhängt. Sie nimmt jedoch mit zunehmender Temperatur im Allgemeinen ab.

2.19 ✓ *richtig ist A* Die Arbeit, die beim Hochheben des Körpers gegen die Erdanziehungskraft verrichtet wird, ergibt sich als Skalarprodukt aus der Gewichtskraft mal dem zurückgelegten Weg, so dass nur die Komponente des Weges in senkrechter Richtung (parallel zur Gewichtskraft) entscheidend ist, und diese ist in beiden Fällen gleich.

2.20 ✓ *richtig ist B* Die Beschleunigung eines Massepunktes ist nach ihrer Definition die Ableitung seiner Geschwindigkeit nach der Zeit, also der Differentialquotient $\frac{dv}{dt}$.

Die Richtung seiner Beschleunigung ist parallel zur Richtung der anliegenden Kraft, also unabhängig von der Richtung seiner Geschwindigkeit.

2.21 ✓ *richtig ist D* Wirkt eine Kraft von $1 \cdot 10^4$ N entlang einer Strecke von 20 m, so leistet sie eine Arbeit von $1 \cdot 10^4\ \mathrm{N} \cdot 20\ \mathrm{m} = 2 \cdot 10^5\ \mathrm{N \cdot m}$.

Die Geschwindigkeit, mit der die Presse bewegt wird ist hierbei unerheblich.

2.22 ✓ *richtig ist E* Das Rad dreht sich in einer Sekunde 10 mal, was eine Drehzahl von $\frac{10}{\mathrm{s}}$ ergibt. Die Winkelgeschwindigkeit ist um den Faktor 2π größer, also etwa $\frac{63}{\mathrm{s}}$. Da 10 Umdrehungen 1 s dauern, ist die Dauer einer Umdrehung, die Periodendauer 0,1 s.

2.23 ✓ *richtig ist B* Die Leistung ist definiert als Energie pro Zeit. Das Produkt aus Kraft und Weg hat die Dimension einer Energie, ebenso die Differenz einer Energie und einer Arbeit (mechanischer Energie) und das Produkt aus Spannung, Stromstärke und Zeit.

2.24 ✓ *richtig ist B* Der Betrag der Umfangsgeschwindigkeit ist gegeben durch

$$v = r \cdot \omega$$

$(v \neq r^2 \cdot \omega)$.

Die Winkelgeschwindigkeit ist definiert als die zeitliche Ableitung des Drehwinkels

$$\omega = \frac{d\phi}{dt}$$

(nicht $\omega = \frac{d\phi}{dr}$).

Die dritte Aussage gibt gerade die Definition der Winkelbeschleunigung wieder:

$$\alpha = \frac{d\omega}{dt}$$

2.25 ✓ *richtig ist A* Wird ein Draht der Länge 4 m und des Querschnitts 2 mm^2 bei einer Belastung von 500 N um $\Delta l = 5$ mm gedehnt, so ist sein Elastizitätsmodul

$$E = \frac{500\ \mathrm{N} \cdot 4\ \mathrm{m}}{2\ \mathrm{mm}^2 \cdot 5\ \mathrm{mm}} = 2 \cdot 10^5\ \mathrm{N/mm^2}$$

2.26 ✓ *richtig ist B* Damit der Gegenstand in Ruhe bleibt, müssen sich die angreifenden Kräfte wegheben. Die beiden Kräfte von je 100 N, die senkrecht aufeinender stehen, ergeben eine resultierende Kraft von $\sqrt{2} \cdot 100$ N, die durch die dritte Kraft F kompensiert werden muss. Diese muss daher ebenfalls $\sqrt{2} \cdot 100$ N betragen.

2.27 ✓ *richtig ist E* Beim Fall wird die potentielle Energie des Körpers in kinetische Energie umgewandelt. Die umgewandelte Energiemenge beträgt bei einer Erdbeschleunigung von ca. 10 $\mathrm{m/s^2}$, einer Fallhöhe von 20 m und einer Masse des Körpers von 100 g = 0,1 kg etwa $20\ \mathrm{m} \cdot 0{,}1\ \mathrm{kg} \cdot 10\ \mathrm{m/s^2} = 20$ J.

2.28 ✓ *richtig ist C* Die Aussagen 1 und 2 geben das Trägheitsprinzip (1. Newtonsches Axiom) wieder und die Aussage 3 ist das Aktionsprinzip (2. Newtonsches Axiom).

Die Aussage 4 ist falsch, da nach dem Reaktionsprinzip (3. Newtonsches Axiom) $\vec{F}_2 = -\vec{F}_1$ fordert (nicht $\vec{F}_2 = \vec{F}_1$).

2.29✓ *richtig ist D* Die Zentrifugalkraft auf eine Masse m, die sich mit einer Winkelgeschwindigkeit ω auf einer Kreisbahn des Radius r bewegt ist $F_Z = m \cdot \omega^2 \cdot r$. Wird die Umlauffrequenz von 2400 min^{-1} auf 800 min^{-1} gedrittelt, so drittelt sich auch die Kreisfrequenz und die Zentrifugalkraft F_Z sinkt auf $\frac{1}{9}F_Z$ ab.

2.30✓ *richtig ist B* Quecksilber besitzt als Metall eine höhere elektrische Leitfähigkeit als Glas, das Glas wird vom Quecksilber jedoch deshalb nicht benetzt, weil die Wechselwirkung zwischen den Quecksilberteilchen untereinander größer ist, als zwischen den Quecksilberteilchen und der Glasoberfläche.

2.31✓ *richtig ist C* Der Betrag des Impulses des ersten Wagens ist

$$p_1 = m_1 \cdot v_1 = 10000\,\text{kg} \cdot \frac{\text{m}}{\text{s}}$$

der Betrag des Impulses des zweiten Wagens

$$p_2 = m_2 \cdot v_2 = 12000\,\text{kg} \cdot \frac{\text{m}}{\text{s}}$$

Da die beiden Impulse einander entgegengesetzt sind, ist der Betrag des Gesamtimpulses

$$p_2 - p_1 = 12000\,\text{kg} \cdot \frac{\text{m}}{\text{s}} - 10000\,\text{kg} \cdot \frac{\text{m}}{\text{s}} = 2000\,\text{kg} \cdot \frac{\text{m}}{\text{s}}$$

2.32✓ *richtig ist C* Die Tablettenschachtel legt insgesamt $5\,\text{m} + 5\,\text{m} = 10\,\text{m}$ in insgesamt $5\,\text{s} + 7\,\text{s} = 12\,\text{s}$ zurück, so dass ihre mittlere Geschwindigkeit $10\,\text{m}/12\,\text{s} = 3{,}6 \cdot 10/12\,\text{km}/\text{h} = 3\,\text{km}/\text{h}$ beträgt.

2.33✓ *richtig ist C* Die Geschwindigkeit des Wagens ändert sich innerhalb von 20 s um 30 m / s, so dass seine mittlere Beschleunigung $30\,\text{m}/\text{s}/20\,\text{s} = 1{,}5\,\text{m}/\text{s}^2$ beträgt.

2.34✓ *richtig ist C* Der Körper beginnt den Fall mit der Geschwindigkeit Null, so dass der Graph im Weg-Zeit-Diagramm bei $t = 0$ eine waagerechte Tangente besitzt. Im weiteren beschleunigt der Körper und der Graph fällt immer steiler ab; genauer ist der Graph eine Parabel. Dies ist nur in Diagramm C richtig dargestellt.

2.35✓ *richtig ist B* Schwer- und Auftriebskraft sind von der Geschwindigkeit unabhängig; ist die Schwerkraft betragsmäßig größer, als die Auftriebeskraft, dann sinkt die Kugel, gilt das Gegenteil, so schwimmt sie.

Die Ursache dafür, dass die Kugel nach einiger Zeit mit konstanter Geschwindigkeit absinkt, ist die Reibungskraft, deren Betrag mit der Sinkgeschwindigkeit ansteigt, bis die Summe aus Auftrieb, Schwerkraft und Reibung zu Null wird.

2.36✓ *richtig ist D* Der Körper erfährt in Wasser einen Auftrieb von 10 N, muss also dasselbe Volumen besitzen wie Wasser mit einem Gewicht von 10 N, also einer Masse von etwa 1 kg. Das ergibt ein Volumen von 1 000 cm^3. Die Masse des Körpers ist (bei einer Erdbeschleunigung von $10\,\text{m}/\text{s}^2$) $\frac{11\,\text{N}}{10\,\text{m}/\text{s}^2} = 1{,}1\,\text{kg}$, so dass sich eine Dichte des Körpers von $1{,}1\,\text{kg}/1\,000\,\text{cm}^3 = 1{,}1\,\text{g}/\text{cm}^3$ ergibt.

2.37✓ *richtig ist A* Der hydrostatische Druck, den eine Flüssigkeit in einer Tiefe h unter der Oberfläche ausübt, ergibt sich aus ihrem Gewicht als $\rho \cdot g \cdot h$, während der Staudruck durch $\frac{1}{2} \cdot \rho \cdot v^2$ gegeben ist.

2.38✓ *richtig ist A* Nach Stokes ist die auf die Kugel mit Radius 0,5 cm bei einer Geschwindigkeit von 20 cm / s in Glycerol mit einer Viskosität von $1{,}5\,\text{N}\,\text{s}/\text{m}^2$ wirkende Reibungskraft

$$\begin{aligned} &6 \cdot \pi \cdot 0{,}5\,\text{cm} \cdot 20\,\text{cm}/\text{s} \cdot 1{,}5\,\text{N}\,\text{s}/\text{m}^2 \\ &= 6 \cdot \pi \cdot 0{,}005\,\text{m} \cdot 0{,}2\,\text{m}/\text{s} \cdot 1{,}5\,\text{N}\,\text{s}/\text{m}^2 \\ &\approx 0{,}03\,\text{N} \end{aligned}$$

2.39✓ *richtig ist A* Die Geschwindigkeit des Körpers ergibt sich als die Steigung der Kurve im Diagramm (Ableitung des Weges nach der Zeit). Da die Kurve eine Gerade ist, also überall (d. h. im Weg-Zeit-Diagramm zu allen Zeiten) die gleiche Steigung besitzt, ist die Geschwindigkeit konstant. Ihr Betrag ist, da sich der Weg in 4 s von 2 m auf 4 m, also um 2 m ändert, gerade $\frac{2\,\text{m}}{4\,\text{s}} = 0{,}5\,\frac{\text{m}}{\text{s}}$.

2.40✓ *richtig ist A* Der Leitwert eines zylindrischen Rohres ist nach Hagen-Poiseuille proportional zum Quadrat seiner Querschnittsfläche und damit zur vierten Potenz seines Halbmessers.

2.41✓ *richtig ist A* Die Geschwindigkeitsdifferenz zwischen den beiden Autos beträgt $20\,\text{m/s} - 12\,\text{m/s} = 8\,\text{m/s}$, so dass bei einem anfänglichen Abstand von 600 m das schnellere Auto das langsamere in $\frac{600\,\text{m}}{8\,\text{m/s}} = 75\,\text{s}$ einholt.

Es fährt mit einer Geschwindigkeit von 20 m / s, legt also in diesem Zeitraum eine Strecke von $20\,\text{m/s} \cdot 75\,\text{s} = 1\,500\,\text{m}$ zurück.

2.42✓ *richtig ist E* Die Hagen-Poiseuille-Beziehung gilt für Newtonsche (inkompressible) Fluide, die laminar durch ein langes zylindrisches Rohr fließen. Da ein Fluid immer an der Rohrwand anhaftet, ist die Strömungsgeschwindigkeit umittelbar an der Rohrwand Null.

Ein Fluid ohne innere Reibung, also mit verschwindender Viskosität η würde die rechte Seite der Gleichung undefiniert machen und hat keinen Sinn für diese Gleichung.

2.43✓ *richtig ist A* Die Kontinuitätsbedingung ist die unmittelbare Folge aus der Inkompressibilität der Flüssigkeit. Sie fordert, dass der Volumenstrom durch jeden Rohrquerschnitt gleich ist, da sonst die Dichte des Fluids nicht konstant wäre.

2.44✓ *richtig ist D* Wirkt auf die Rakete keine Kraft, so fliegt sie mit konstanter Geschwindigkeit. Dies ist vor dem Einschalten und nach dem Ausschalten der Korrekturdüse der Fall. Wirkt auf die Rakete eine konstante Kraft, so erfährt sie eine konstante Beschleunigung (Verzögerung), die im *v*-*t*-Diagramm durch einen linearen Abfall des Graphen dargestellt wird. Dies ist in Diagramm D richtig wiedergegeben.

2.45✓ *richtig ist A* Beim Anheben der Last mit einem Gewicht von 2 000 N um 3 m wird deren potentielle Energie um $2\,000\,\text{N} \cdot 3\,\text{m} = 6\,000\,\text{J} = 6\,\text{kJ}$ erhöht. Bei der waagerechten Bewegung dagegen bleibt sie konstant.

2.46✓ *richtig ist A* Nach dem Reaktionsprinzip müssen beide Kräfte dem Betrage nach gleich sein, die Richtung jedoch entgegengesetzt.

2.47✓ *richtig ist C* Der Reiter mit einem hundertstel des Gewichts des größten Reiters greift am 0,6-fachen der maximalen Hebellänge, der mit einem zehntel des Gewichts des größten Reiters am 0,3-fachen der maximalen Hebellänge und der größte Reiter am 0,9-fachen der maximalen Hebellänge an. Das von den Reitern erzeugte Drehmoment ist also das $0{,}01 \cdot 0{,}6 + 0{,}1 \cdot 0{,}3 + 1 \cdot 0{,}9 =$ 0,936 fache des Drehmoments, das der größte Reiter am maximalen Hebel erzeugt. Entsprechend hat die zu messende Flüssigkeit die 0,936-fache Dichte der Vergleichsflüssigkeit mit der Dichte von $1\,\text{g/cm}^3$, das ist eine Dichte von $0{,}936\,\text{g/cm}^3$.

2.48✓ *richtig ist E* Der Würfel hat ein Volumen von $10\,\text{cm} \cdot 10\,\text{cm} \cdot 10\,\text{cm} = 1\,000\,\text{cm}^3$ und eine Masse von $6\,\text{kg} = 6\,000\,\text{g}$, also eine Dichte von $6\,\text{g/cm}^3$. Da die Dichte des Wassers nur $1\,\text{g/cm}^3$ beträgt, sinkt der Würfel.

2.49✓ *richtig ist D* Da der Druck im Gasraum des Rohres überall gleich ist, müssen beide Flüssigkeitssäulen denselben statischen Druck erzeugen, also

$$\rho_1 \cdot h_1 = \rho_2 \cdot h_2$$
$$\Rightarrow \frac{\rho_1}{\rho_2} = \frac{h_2}{h_1}$$

gelten.

2.50✓ *richtig ist C* Da das Fluid inkompressibel ist, muss durch jeden Querschnitt der gesamten Leitung, also bei Verzweigungen durch alle Zweige zusammen, derselbe Volumenstrom fließen. Das heißt, dass

$$\dot{V}_a = \dot{V}_b + \dot{V}_c = \dot{V}_d$$

gelten muss. Da die Leitung asymmetrisch verzweigt ist, gilt $\dot{V}_b \neq \dot{V}_c$ und damit $\dot{V}_a + \dot{V}_b \neq \dot{V}_c + \dot{V}_d$.

2.51✓ *richtig ist E* Da die Flüssigkeit inkompressibel ist, muss zu jeder Zeit der Volumenstrom durch jeden Rohrquerschnitt gleich sein. Da der Querschnitt des Rohres variiert, muss damit dies erfüllt sein kann, auch die Strömungsgeschwindigkeit variieren.

2.52✓ *richtig ist D* In beiden Fällen zeigt sich Kapillaraszension, d. h. in beiden Fällen benetzt die Flüssigkeit das Kapillarmaterial. Dieser Effekt ist bei der Lösung jedoch schwächer ausgeprägt, als beim reinen Wasser, was bedeutet, dass die Adhäsion hier die Kohäsion weniger überwiegt und die Grenzflächenspannung geringer ist.

2.53✓ *richtig ist E* Die Oberflächenspannung ist gegeben durch die Oberflächenenergie pro (Ober-) Fläche oder äquivalent als Kraft pro (Bügel-) Länge.

2.54✓ *richtig ist E* Die auf den Stab wirkende Reibungskraft ist, wie (fast) alle Reibungskräfte, ihrer Ursache, der Bewegung des Stabes durch das Wasser entgegengerichtet. Da es sich um eine „nasse“ Reibung handelt, steigt ihr Betrag mit der Geschwindigkeit und der Viskosität der Flüssigkeit, so dass sie bei Glycerol größer ist als bei Wasser.

2.55✓ *richtig ist E* Die Kugel der Masse $10\,\mathrm{g} = 0{,}01\,\mathrm{kg}$ und der Geschwindigkeit $200\,\mathrm{m/s}$ besitzt einen Impuls von $0{,}01\,\mathrm{kg} \cdot 200\,\mathrm{m/s} = 2\,\mathrm{kg}\,\frac{\mathrm{m}}{\mathrm{s}}$, der ruhende Sandsack einen Impuls von Null. Da der Impuls bei Stößen erhalten bleibt (auch bei inelastischen, wie hier), ist der Gesamtimpuls vor und nach dem Stoß derselbe und bleibt $2\,\mathrm{kg}\,\frac{\mathrm{m}}{\mathrm{s}}$.

2.56✓ *richtig ist A* Nach dem Hookschen Gesetz

$$E = \frac{F}{A} \cdot \frac{l_0}{\Delta l}$$

$$\Rightarrow \frac{\Delta l}{l} = \frac{F}{A \cdot E}$$

ist die relative Längenausdehnung $\Delta l / l_0$ proportional zur angreifenden Kraft F, umgekehrt proportional zur Querschnittsfläche A und unabhängig von der ursprünglichen Fadenlänge l.

2.57✓ *richtig ist D* Wenn Behälter und Tisch trocken sind („trockene Reibung“), dann tritt Haftreibung auf, die, auch wenn an den Behälter eine (nicht zu große) Kraft angreift, ein Wegrutschen verhindern kann. Überschreitet die angreifende Kraft jedoch einen Schwellwert, so beginnt der Behälter zu gleiten und auf ihn wirkt eine Gleitreibungskraft, die (zumindest bei isotropen Oberflächen) der Bewegungsrichtung entgegengerichtet ist.

Bei einem gewöhnlichen Tisch ist die Tischfläche etwa waagerecht, so dass die Richtung der Gewichtskraft etwa senkrecht auf ihr steht. Die Richtung der Gleitbewegung ist jedoch parallel zur Tischfläche.

2.58✓ *richtig ist D* Die Steigung (1. Ableitung) des Graphen im Winkel-Zeit-Diagramm ist gerade die Winkelgeschwindigkeit. Sie beträgt im gegebenen Diagramm konstant $\frac{360^\circ}{2\,\mathrm{s}} = \frac{2\cdot\pi}{2\,\mathrm{s}} = \pi\,\mathrm{s}^{-1}$. Die Winkelbeschleunigung ist daher konstant Null.

Die Einheit der Winkelbeschleunigung ist s^{-2}.

2.59✓ *richtig ist D* Die Masse eines Körpers ist eine Eigenschaft, die von seinem Ort unabhängig ist. Die auf ihn wirkende Gewichtskraft ist jedoch durch das Produkt aus seiner Masse und der jeweils herrschenden Fallbeschleunigung gegeben, so dass mit der Fallbeschleunigung auch die Gewichtskraft abnimmt.

2.60✓ *richtig ist C* Das Geschwindigkeits-Zeit-Diagramm zeigt die Ableitungsfunktion des zugehörigen Weg-Zeit-Diagramms. Zu dem vorgegebenen Geschwindigkeits-Zeit-Diagramm gehört daher ein Weg-Zeit-Diagramm mit zunächst konstanter Steigung, die dann zwischen den Zeitpunkten t_1 und t_2 in eine Waagerechte (Seigung Null) übergeht. Dies ist in Diagramm C dargestellt.

2.61✓ *richtig ist E* Der Vektor $\vec{v}$ lässt sich nicht als Summe oder Differenz aus $\vec{v}_1$ und $\vec{v}_2$ darstellen. Es ist etwa $\vec{v} = 2\vec{v}_1 + 2\vec{v}_2$.

2.62✓ *richtig ist C* Die Kraft F_a von $600\,\mathrm{N}$, die an einem Hebel der Länge $100\,\mathrm{mm} + 200\,\mathrm{mm} = 0{,}3\,\mathrm{m}$ angreift, bewirkt ein Drehmoment von $0{,}3\,\mathrm{m} \cdot 600\,\mathrm{N} = 180\,\mathrm{N\cdot m}$ in Richtung in die Zeichenebene. Damit der Hebel im Gleichgewicht bleibt, muss die Kraft F_b ein Drehmoment desselben Betrages in entgegengesetzter Richtung bewirken. Da sie an einer Hebellänge von $200\,\mathrm{mm} = 0{,}2\,\mathrm{m}$ angreift, muss ihr Betrag $900\,\mathrm{N}$ sein, damit das bewirkte Drehmoment $0{,}2\,\mathrm{m} \cdot 900\,\mathrm{N} = 180\,\mathrm{N \cdot m}$ beträgt.

2.63✓ *richtig ist B* Die Periodendauer ist $86400\,\mathrm{s} = 24\,\mathrm{h}$. Dies ergibt eine Drehzahl von $\frac{1}{86400\,\mathrm{s}} \approx 1{,}15 \cdot 10^{-5}\,\mathrm{s}^{-1}$, was einer Winkelgeschwindigkeit von etwa $2\pi \cdot 1{,}15 \cdot 10^{-5}\,\mathrm{s}^{-1} \approx 7{,}22 \cdot 10^{-5}\,\mathrm{s}^{-1}$ entspricht.

2.64✓ *richtig ist D* Benetzt eine Flüssigkeit ein bestimmtes Material, so zeigt es bei diesem stets einen Randwinkel, der kleiner als 90° ist; benetzt eine Flüssigkeit dagegen ein Material nicht, so zeigt es bei diesem stets einen Randwinkel, der größer als 90° ist. Die in den Zeichnungen vorgegebenen Randwinkel sind

	Randwinkel Wand	Randwinkel Kapillare	Randwinkel Tropfen
(A)	$< 90^\circ$	$< 90^\circ$	$> 90^\circ$
(B)	$< 90^\circ$	$> 90^\circ$	$< 90^\circ$
(C)	$> 90^\circ$	$< 90^\circ$	$> 90^\circ$
(D)	$< 90^\circ$	$< 90^\circ$	$< 90^\circ$
(E)	$> 90^\circ$	$< 90^\circ$	$< 90^\circ$

Möglich ist also nur die Kombination D, bei der alle Randwinkel kleiner als 90 ° sind.

2.65√ *richtig ist B* Das Pendel benötigt von einem Umkehrpunkt zum anderen die Zeit von 0,5 s, also für eine ganze Periode (von einem Umkehrpunkt zum anderen und wieder zurück) die Zeit von 1 s. Die Frequenz des Pendels ist daher $\frac{1}{1\,\mathrm{s}} = 1\,\mathrm{Hz}$.

2.66√ *richtig ist C* Zwischen den kristallinen Körnern des Pulvers befinden sich luftgefüllte Zwischenräume. Beim Stampfen der Probe können sich diese verkleinern (die Pulverkörnchen werden dichter gepackt), wodurch sich das Volumen der Probe dann verkleinert und seine Dichte erhöht. Die einzelnen kristallinen Pulverteilchen sind jedoch praktisch inkompressibel, so dass deren Volumen sich nicht verändert.

2.67√ *richtig ist D* Bei Tensiden sinkt die Oberflächenspannung der Lösung mit der Konzentration der Lösung zunächst ab, erreicht dann aber einen Grenzwert und hängt nicht mehr wesentlich von der Konzentration ab. Dies ist in Diagramm D dargestellt.

2.68√ *richtig ist (1,B) (2,A)* Auf den Boden des Behälters drückt eine Wassersäule von 10 m, so dass auf jeden Quadratmeter das Gewicht von $1\,\mathrm{m}^2 \cdot 10\,\mathrm{m} = 10\,\mathrm{m}^3$ Wasser drückt. Das ist also eine Kraft (die Dichte von Wasser ist etwa $1\,000\,\mathrm{kg\,m^{-3}}$, die Erdbeschleunigung beträgt etwa $10\,\mathrm{m\,s^{-2}}$) von $10\,\mathrm{m}^3 \cdot 1\,000\,\mathrm{kg\,m^{-3}} \cdot 10\,\mathrm{m\,s^{-2}} = 100\,000\,\mathrm{kg\,m\,s^2} = 10^5\,\mathrm{N}$. Dies ergibt einen Druck von $10^5\,\mathrm{N/m^2} = 1 \cdot 10^5\,\mathrm{Pa}$.

Auf der unteren Kante der Seitenwände wirkt derselbe Druck, wie auf den Boden des Gefäßes, an der oberen Kante der Seitenwände ist der Druck Null, im Mittel gerade die Hälfte des am Boden herrschenden Wertes, also $0{,}5 \cdot 10^5\,\mathrm{Pa}$.

2.69√ *richtig ist (1,B) (2,B)* Die Impulse der beiden Massen sind $5\,\mathrm{kg} \cdot 1\,\mathrm{m/s} = 5\,\mathrm{kg\,m/s}$ nach rechts und $4\,\mathrm{kg} \cdot 0{,}5\,\mathrm{m/s} = 2\,\mathrm{kg\,m/s}$ nach links. Der Gesamtimpuls ist also $5\,\mathrm{kg\,m/s} - 2\,\mathrm{kg\,m/s} = 3\,\mathrm{kg\,m/s}$ nach rechts.

Die kinetischen Energien der beiden Massen sind $\frac{1}{2} \cdot 5\,\mathrm{kg} \cdot (1\,\mathrm{m/s})^2 = 2{,}5\,\mathrm{kg\,m^2\,s^{-2}}$ und $\frac{1}{2} \cdot 4\,\mathrm{kg} \cdot (0{,}5\,\mathrm{m/s})^2 = 0{,}5\,\mathrm{kg\,m^2\,s^{-2}}$. Die gesamte kinetische Energie der beiden Massen ist also $2{,}5\,\mathrm{kg\,m^2\,s^{-2}} + 0{,}5\,\mathrm{kg\,m^2\,s^{-2}} = 3\,\mathrm{kg\,m^2\,s^{-2}}$.

2.70√ *richtig ist C* Die Viskosität von Flüssigkeiten nimmt mit steigender Temperatur ab, weil dann mehr Aktivierungsenergie zur Überwindung der Anziehungskräfte zwischen den Flüssigkeitsteilchen zur Verfügung steht.

Die Dichte von Flüssigkeiten nimmt (abgesehen von Wasser im Anomaliebereich) mit steigender Temperatur im Allgemeinen ab.

2.71√ *richtig ist D* Die beiden Körper haben dieselbe Dichte ρ und unterschiedliche Volumina V_1 und V_2 und damit auch verschiedene Massen $m_1 = V_1 \cdot \rho$ bzw. $m_2 = V_2 \cdot \rho$. Sie hängen an verschiedenen Abständen l_1 und l_2 vom Aufhängepunkt und ziehen hier mit ihrer jeweiligen Gewichtskraft (g: Erdbeschleunigung) $G_1 = m_1 \cdot g = V_1 \cdot \rho \cdot g$ bzw. $G_2 = m_2 \cdot g = V_2 \cdot \rho \cdot g$. Sie erzeugen dabei jeweils auf den Waagebalken ein Drehmoment von $M_1 = G_1 \cdot l_1$ bzw. $M_2 = G_2 \cdot l_2$, die sich gegenseitig aufheben müssen, da der Balken ja waagerecht im Gleichgewicht sein soll. Es gilt also

$$M_1 = M_2$$
$$\Rightarrow V_1 \cdot \rho \cdot g \cdot l_1 = V_2 \cdot \rho \cdot g \cdot l_2$$
$$\Rightarrow V_1 \cdot l_1 = V_2 \cdot l_2$$

Taucht man nun die beiden Körper in Wasser der Dichte ρ_W ein, so erfährt jeder Körper eine Auftriebskraft von $A_1 = V_1 \cdot \rho_W$ bzw. $A_2 = V_2 \cdot \rho_W$, also der größere Körper eine größere Auftriebskraft, als der kleinere. Das jetzt von den beiden Körpern auf den Waagebalken ausgeübte Drehmoment ist jetzt $M_1' = V_1 \cdot g \cdot (\rho - \rho_W) \cdot l_1$ bzw. $M_2' = V_2 \cdot g \cdot (\rho - \rho_W) \cdot l_2$. Gilt die Bedingung von oben, dass $V_1 \cdot l_1 = V_2 \cdot l_2$ ist, so sind die beidem Drehmomente M_1' und M_2' dem Betrage nach ebenfalls gleich und heben sich gegenseitig auf, so dass der Waagebalken im Gleichgewicht bleibt.

2.72√ *richtig ist C* Der Wagen erhöht seine Geschwindigkeit innerhalb von 20 s um $108\,\frac{\mathrm{km}}{\mathrm{h}} = 30\,\frac{\mathrm{m}}{\mathrm{s}}$, erfährt also eine mittlere Beschleunigung von $\frac{30\,\mathrm{m/s}}{20\,\mathrm{s}} = 1{,}5\,\frac{\mathrm{m}}{\mathrm{s}^2}$.

2.73√ *richtig ist E* Eine konstante Beschleunigung ergibt

im Beschleunigungs-Zeit-Diagramm eine waagerechte Linie,

im Geschwindigkeits-Zeit-Diagramm eine Gerade, deren Steigung gerade die Beschleunigung ist,

im Weg-Zeit-Diagramm eine Parabel.

2.74✓ *richtig ist A* Bei einem ungedämpften Pendel gilt die Energieerhaltung, d. h. dass die Gesamtenergie, die sich als Summe aus potentieller und kinetischer Energie ergibt, zu jedem Zeitpunkt konstant ist. Bei maximaler Auslenkung (Umkehrpunkt) wird jedoch die kinetische Energie zu Null und die potentielle Energie maximal, beim Durchgang durch die Ruhelage ist es umgekehrt.

2.75✓ *richtig ist B* Der Graph im Winkelgeschwindigkeits-Zeit-Diagramm ist eine Gerade und hat daher eine konstante Steigung, die gerade die Winkelbeschleunigung der dargestellten Bewegung ist. Die Steigung der Geraden ist

$$\frac{\pi \cdot \mathrm{s}^{-1}}{4\,\mathrm{s}} = \frac{\pi}{4}\mathrm{s}^{-2}$$

2.76✓ *richtig ist C* Damit sich die drei Kräfte gegenseitig kompensieren können, muss die dritte Kraft der Resultierenden der beiden übrigen Kräfte entgegengesetzt sein, also gerade die Diagonale im (gestrichelt) eingezeichneten Rechteck bilden. Dies ist genau dann der Fall, wenn gilt

$$\tan\alpha = 4\,\mathrm{N}/3\,\mathrm{N} = 4/3$$

2.77✓ *richtig ist C* An der Stange liegt die Zugspannung von $2 \cdot 10^6\,\mathrm{N}/\mathrm{m}^2$ an, was bei einem Elastizitätsmodul von $2 \cdot 10^{10}\,\mathrm{N}/\mathrm{m}^2$ eine relative Längenänderung von $\frac{2 \cdot 10^6\,\mathrm{N/m^2}}{2 \cdot 10^{10}\,\mathrm{N/m^2}} = 10^{-4}$ ergibt. Dies ist bei einer Länge der Stange von 50 cm eine Dehnung von $50\,\mathrm{cm} \cdot 10^{-4} = 0{,}5 \cdot 10^{-4}\,\mathrm{m} = 0{,}05\,\mathrm{mm}$.

2.78✓ *richtig ist A* Die Kräfte von 8 N und 4 N bewirken Drehmomente in Richtung in die Zeichenebene von $8\,\mathrm{N} \cdot r$ und $4\,\mathrm{N} \cdot r$, insgesamt also von $12\,\mathrm{N} \cdot r$. Die unbekannte Kraft F bewirkt ein Drehmoment in Richtung aus der Zeichenebene, das die übrigen Drehmomente gerade kompensieren soll, also den Betrag $12\,\mathrm{N} \cdot r$ haben muss. Daher muss

$$F \cdot r/2 = 12\,\mathrm{N} \cdot r$$
$$\Rightarrow F = 24\,\mathrm{N}$$

gelten.

2.79✓ *richtig ist B* Der Auftrieb des Körpers in Wasser beträgt 10 N (soviel verliert er beim Eintauchen in das Wasser an Gewicht). Daher muss er Wasser mit einem Gewicht von 10 N, also etwa einen Liter, verdrängen, was (er taucht ja vollständig ein) gerade sein Volumen ist.

2.80✓ *richtig ist D* Das Gewicht (und damit das Volumen) der Flüssigkeitstropfen ist der Oberflächenspannung proportional. Wird diese also um 20 % abgesenkt, so sinkt auch das Volumen jedes Tropfens um 20 %. Man erhält also um 20 % mehr Tropfen je ml, statt ursprünglich 20 Tropfen, jetzt 24.

2.81✓ *richtig ist (1,D) (2,E)* Die benötigte Arbeit ist gerade die Fläche unter dem Graphen im Kraft-Weg-Diagramm. Diese ist bei der konstanten Last gerade $40\,\mathrm{N} \cdot 5\,\mathrm{cm} = 200\,\mathrm{N} \cdot \mathrm{cm}$, bei der Dehnung des elastischen Fadens gerade die Hälfte, also $100\,\mathrm{N} \cdot \mathrm{cm}$.

2.82✓ *richtig ist (1,A) (2,B)* Die Kraft F ist bei gegebener Oberflächenspannung nur von der Bügellänge abhängig, also nicht von Δl. Die Energieänderung bei einer Verschiebung des Bügels um Δl ist dann $\Delta l \cdot F$.

2.83✓ *richtig ist C* Der Strömungsleitwert ist nach Hagen-Poiseuille (A : Rohrquerschnitt, η : Viskosität, l : Rohrlänge)

$$\frac{A^2}{8 \cdot \pi \cdot \eta \cdot l}$$

Er steigt also mit der Viskosität, die bei Flüssigkeiten mit sinkender Temperatur ansteigt, und sinkt mit zunehmendem Rohrquerschnitt oder Rohrdurchmesser.

2.84✓ *richtig ist D* Gase zeigen genauso, wie Flüssigkeiten, eine Viskosität, die jedoch oft wesentlich geringer ist, als bei Flüssigkeiten, da die Gasteilchen oft (verglichen mit dem Teilchendurchmesser) weit voneinander entfernt sind. (Dies gilt aber in der Nähe des kritischen Punktes so nicht!)

2.85✓ *richtig ist C* Die Kontinuitätsbedingung verlangt, dass bei inkompressiblen Flüssigkeiten durch jeden Rohrquerschnitt in der gleichen Zeit das gleiche Flüssigkeitsvolumen hindurchfließt. Daher muss bei einem größeren Rohrquerschnitt die Strömungsgeschwindigkeit abnehmen.

2.86✓ *richtig ist E* Die Geschwindigkeit eines Massepunktes ist definiert als die Ableitung seines Weges nach der Zeit, seine Beschleunigung als die Ableitung seiner Geschwindigkeit nach der Zeit. Dies ist äquivalent zur zweiten Ableitung seines Weges nach der Zeit.

2.87 ✓ *richtig ist B* Nach dem Aktionsprinzip ist die auf den Anhänger wirkende Kraft

$$F = m \cdot a = 1\,200\ \text{kg} \cdot 0{,}8\ \text{m}/\text{s}^2 = 960\ \text{N}$$

2.88 ✓ *richtig ist A* Bei einem verlustfreien Pendel ist die Summe der Momentanwerte der kinetischen und der potentiellen Energie stets konstant (Energieerhaltung). Die beiden Energieformen gehen jedoch periodisch ineinander über. Die kinetische Energie ist dem Quadrat der Geschwindigkeit proportional und kann daher nicht negativ werden. An den Umkehrpunkten ist sie Null (hier ist die Geschwindigkeit Null), die potentielle Energie also maximal (die Summe ist ja konstant).

2.89 ✓ *richtig ist E* Der Druck im Kolben ist um 90 mmHg niedriger als der Außendruck. Das sind $90 \cdot 1{,}33$ mbar = 120 mbar. Da der Außendruck 900 mbar beträgt, ist der Druck innerhalb des Kolbens 900 mbar – 120 mbar = 780 mbar.

2.90 ✓ *richtig ist D* Das Flugzeug ist von Nordamerika nach Europa (Fluggeschwindigkeit 700 km / h) 9 h unterwegs, in der Gegenrichtung (Fluggeschwindigkeit 900 km / h) jedoch nur 7 h. Die mittlere Fluggeschwindigkeit beträgt daher

$$\frac{700\ \text{km}/\text{h} \cdot 9\ \text{h} + 900\ \text{km}/\text{h} \cdot 7\ \text{h}}{7\ \text{h} + 9\ \text{h}} = 787{,}5\ \text{km}/\text{h}$$

2.91 ✓ *richtig ist B* Die beiden Kräfte stehen senkrecht aufeinander und wirken in der Fläche, so dass ihre resultierende Kraft ebenfalls in der Fläche wirkt und den Betrag $\sqrt{F_1^2 + F_2^2} = \sqrt{(6\ \text{N})^2 + (8\ \text{N})^2} = 10\ \text{N}$ besitzt. Nach dem Aktionsprinzip ist die Beschleunigung des Körpers dann

$$\frac{10\ \text{N}}{20\ \text{kg}} = \frac{1}{2}\frac{\text{m}}{\text{s}^2}$$

2.92 ✓ *richtig ist D* Aufgrund der Energieerhaltung gilt

$$\frac{1}{2} m \cdot v^2 = m \cdot g \cdot \frac{h_a}{2}$$

was sich zu

$$v^2 = g \cdot h_a$$

und schließlich

$$v = \sqrt{g \cdot h_a}$$

umformen lässt.

2.93 ✓ *richtig ist C* Die Winkelgeschwindigkeit ist zunächst bis zum Zeitpunkt t_1 und nach dem Zeitpunkt t_2 konstant, was jeweils durch eine waagerechte Line im ω-t-Diagramm dargestellt wird. Dazwischen erhöht sich die Drehzahl linear (da die Winkelbeschleunigung konstant ist), was einem linearen Anstieg im ω-t-Diagramm entspricht. Dies wird in Diagramm C qualitativ richtig wiedergegeben.

2.94 ✓ *richtig ist A* Der Volumenstrom einer Newtonschen Flüssigkeit ist (Hagen-Poiseuillesches Gesetz)

$$\dot{V} = \frac{A^2 \cdot \Delta p}{8 \cdot \pi \cdot \eta \cdot l}$$

Er ist also proportional zur Druckdifferenz Δp zwischen den beiden Rohrenden.

Er ist außerdem proportional zum Quadrat der Querschnittsfläche A des Rohres und damit zur vierten Potenz des Rohrradius, zum Kehrwert der dynamischen Viskosität η und zum Kehrwert der Rohrlänge l. Die Temperaturabhängigkeit des Volumenflusses ist durch die Temperaturabhängigkeit der Viskosität η gegeben. Diese nimmt bei Flüssigkeiten jedoch mit steigender Temperatur ab.

2.95 ✓ *richtig ist C* Der Körper erfährt durch das Eintauchen in das Wasser einen Auftrieb von $3{,}0 \cdot 10^{-2}$ N, was gleich der Gewichtskraft des verdrängten Wasservolumens ist. Da dasselbe Volumen des Körpers eine um den Faktor 2,2 höhere Gewichtskraft erfährt, ist seine Dichte um denselben Faktor größer, als die Dichte des Wassers, also $1{,}00\ \text{g}/\text{cm}^3 \cdot 2{,}2 = 2{,}2\ \text{g}/\text{cm}^3$.

2.96 ✓ *richtig ist D* Gleitet ein Körper auf einer Oberfläche, so ist die Reibungskraft, die er dabei erfährt, in der Regel der Bewegungsrichtung entgegengesetzt; sie bremst ihn nur ab. Die durch eine konstante Reibungskraft F_r geleistet Arbeit ist entsprechend der Definition der mechanischen Arbeit gerade $F_r \cdot \Delta x$. Sie wird in Wärme umgewandelt.

2.97 ✓ *richtig ist A* Wenn auf eine Fläche von 0,5 cm² eine Kraft von 100 N wirkt, so ergibt das einen

Druck von $\frac{100\,\text{N}}{0{,}5\,\text{cm}^2} = 200\,\frac{\text{N}}{\text{cm}^2}$, der wiederum auf die Fläche des Arbeitskolbens von 20 cm^2 wirkt, was dort eine Kraft von $20\,\text{cm}^2 \cdot 200\,\frac{\text{N}}{\text{cm}^2} = 4\,000$ N ergibt.

2.98✓ *richtig ist E* Die Umlaufdauer T ist gerade die Periodendauer der Kreisbewegung und damit

$$T = \frac{2 \cdot \pi}{\omega}$$

2.99✓ *richtig ist B* Das Teilchen sinkt stationär (also mit konstanter Geschwindigkeit), so dass die Summe der angreifenden Kräfte verschwinden muss. Auf das Teilchen wirken die Reibungskraft F_R (in der der Bewegung entgegengesetzten Richtung), die Schwerkraft F_S (parallel zur Bewegungsrichtung, da das Teilchen sinkt) und die Auftriebskraft F_A (der Bewegungsrichtung entgegengesetzt). Mit den Beträgen der Kräfte ergibt sich dann

$$F_R = F_S - F_A$$

Die Differenz zwischen Auftriebs- und Schwerkraft ist bei einem Volumen V des Teilchens in Wasser

$$\begin{aligned} F_S - F_A &= g \cdot V \cdot \rho_{\text{Wasser}} - g \cdot V \cdot \rho_k \\ &= V \cdot 0{,}2\,\text{g}/\text{cm}^3 \end{aligned}$$

und im Wasser-Ethanol-Gemisch

$$\begin{aligned} F_A - F_S &= g \cdot V \cdot \rho_{\text{Wasser}} - g \cdot V \cdot \rho_f \\ &= g \cdot V \cdot 0{,}3\,\text{g}/\text{cm}^3 \end{aligned}$$

so dass sich die Differenz zwischen Auftriebs- und Schwerkraft um einen Faktor 1,5 ändert.

Die Reibungskraft ist (nach der Stokeschen Beziehung) mit dem Kugelradius r

$$F_R = 6 \cdot \pi \cdot \eta \cdot r \cdot v$$

also der Geschwindigkeit (die sich als einzige Größe zwischen den beiden Fällen ändert) proportional. Da sich die Reibungskraft um den Faktor 1,5 erhöhen soll, muss dies auch die Geschwindigkeit tun, so dass die Sinkzeit (die der Geschwindigkeit umgekehrt proportional ist) auf 2/3 ihres ursprünglichen Wertes, also von 30 Sekunden auf 20 Sekunden, absinkt.

2.100✓ *richtig ist D* Die Arbeit, die an dem Körper beim Anheben auf eine bestimmte Höhe verrichtet werden muss, ist gerade so groß, wie sein Gewinn an potentieller Energie und dieser ist in jedem Fall gleich groß.

Beim senkrechten Anheben ist zwar die benötigte Kraft größer als beim Anheben entlang einer schiefen Ebene, jedoch ist der Weg kürzer und die geleistete Arbeit, die sich als Produkt aus der Kraft und diesem Weg ergibt bleibt unverändert.

2.101✓ *richtig ist E* Eine konstante Beschleunigung ergibt in einem v-t-Diagramm einen linearen Anstieg (positive Beschleunigung) oder einen linearen Abfall (negative Beschleunigung) und im s-t-Diagramm eine Parabelbahn mit positiver oder negativer Krümmung. In den vier Diagrammen werden diese vier Fälle dargestellt.

2.102✓ *richtig ist E* Die Aussage (1) ergibt sich aus dem ersten Newtonschen Axiom (Trägheitsprinzip), die Aussagen (2) und (3) aus dem zweiten Newtonschen Axiom (Aktionsprinzip). Die Aussage (4) ergibt sich aus dem dritten Newtonschen Axiom (Reaktionsprinzip).

2.103✓ *richtig ist C* Die Periodendauer ist hier mit 12 h oder 43 200 s vorgegeben. Dies ergibt eine Drehzahl von $1/43\,200\,\text{s} \approx 2{,}3 \cdot 10^{-5}\,\text{s}^{-1}$ und eine Winkelgeschwindigkeit von $2\pi \cdot 2{,}3 \cdot 10^{-5}\,\text{s}^{-1} \approx 7{,}2 \cdot 10^{-5}\,\text{s}^{-1}$.

2.104✓ *richtig ist D* Die Kontinuitätsbedingung verlangt, dass durch jeden Rohrquerschnitt in der gleichen Zeit gleiche Flüssigkeitsvolumina hindurchfließen. Damit dies erfüllt ist muss bei einer Halbierung des Radius, also einer Reduktion des Querschnitts auf ein Viertel, die Fließgeschwindigkeit vervierfacht werden.

2.105✓ *richtig ist C* Die Kraft von $5 \cdot 10^4$ N wirkt entlang einer Geschwindigkeit von 40 m / s, sodass die erbrachte Leistung gerade $5 \cdot 10^4\,\text{N} \cdot 40\,\text{m}/\text{s} = 2 \cdot 10^6\,\text{W} = 2\,000\,\text{kW}$ beträgt.

2.106✓ *richtig ist D* Bei einem Bunsenbrenner wird durch schnell fließendes brennbares Gas der statische Druck gegenüber der umgebenden Luft gesenkt und so Luft angesaugt. Bei Wasserstrahlpumpen dient ein schnell fließender Wasserstrahl zur Absenkung des statischen Drucks. Bei einem Tropfenzähler jedoch sollten dynamische (also von der Bewegung der abzumessenden Flüssigkeit herrührende) Effekte vernachlässigbar sein und das Abreißverhalten (und damit die Tropfengröße) nur von der Oberflächenspannung und der Schwerkraft bestimmt werden.

2.107✓ *richtig ist B* Die Masse von $100\,\text{g} = 0{,}1\,\text{kg}$ dehnt mit ihrem Gewicht von $0{,}1\,\text{kg} \cdot 10\,\text{m}/\text{s} = 1\,\text{N}$ die

Feder mit der Federkonstanten $D = 20\,\mathrm{N/m}$, die dann um $1\,\mathrm{N}/(20\,\mathrm{N/m}) = 0{,}05\,\mathrm{m}$ gedehnt wird.

2.108✓ *richtig ist D* Da in 2 s ein Volumen von 5 ml aus der Spritze herausfließt, beträgt die (über die Zeit) gemittelte Volumenstromstärke

$$5\,\mathrm{ml}/2\,\mathrm{s} = 2{,}5 \cdot 10^{-3}\,\mathrm{l} \cdot \mathrm{s}^{-1}$$

2.109✓ *richtig ist A* Der Impulserhaltungssatz gilt wegen des Reaktionsprinzips (3. Newtonsches Axiom) in einem abgeschlossenen System. Dies ist unabhängig von der Art der wirkenden Kräfte (da das 3. Newtonsche Axiom für alle Arten von Kräften gilt) und den einzelnen Bahnen der bewegten Massen.

2.110✓ *richtig ist D* Die Winkelgeschwindigkeit ist definiert als das 2π-fache der Drehfrequenz, das ist 2π/Umlaufzeit.

2.111✓ *richtig ist D* Der Körper wird mit $10\,\mathrm{m/s^2}$ beschleunigt und legt daher die Fallstrecke von 80 m in der Zeit von

$$\sqrt{\frac{2 \cdot 80\,\mathrm{m}}{10\,\mathrm{m/s^2}}} = 4\,\mathrm{s}$$

zurück. In dieser Zeit beschleunigt er von $0\,\mathrm{m/s}$ auf

$$4\,\mathrm{s} \cdot 10\,\mathrm{m/s^2} = 40\,\mathrm{m/s}$$

2.112✓ *richtig ist A* Voraussetzung für die Gültigkeit der Beziehung von Hagen-Poiseuille ist das Vorliegen einer laminaren (also nicht turbulenten) Strömung durch ein gerades Rohr zylindrischen Querschnitts und eines Newtonschen (also ideal-viskosen) Fluids, bei dem η von Δp unabhängig ist. Eine Temperaturabhängigkeit von η ist für die Gültigkeit der Beziehung von Hagen-Poiseuille unbedeutend, solange die Temperatur des Fluids nicht schwankt.

2.113✓ *richtig ist A* Auf das Fenster wirkt der Schweredruck von $3 \cdot 10^4$ Pa und der Stempeldruck von $2 \cdot 10^4$ Pa, insgesamt also

$$3 \cdot 10^4\,\mathrm{Pa} + 2 \cdot 10^4\,\mathrm{Pa} = 5 \cdot 10^4\,\mathrm{Pa}$$

Die Orientierung des Fensters ist ohne Belang.

2.114✓ *richtig ist B* Der Punkt auf dem Umfang des Rades legt in 4 s einen Umfang des Rades, also $2 \cdot \pi \cdot 0{,}5\,\mathrm{m} = \pi\,\mathrm{m}$ zurück, besitzt also eine Geschwindigkeit von

$$\frac{\pi\,\mathrm{m}}{4\,\mathrm{s}} \approx \frac{3{,}14}{4}\frac{\mathrm{m}}{\mathrm{s}} \approx 0{,}79\,\frac{\mathrm{m}}{\mathrm{s}}$$

2.115✓ *richtig ist A* Der Motor verrichtet mechanische Arbeit gegen das Gewicht des Aufzuges von 2 000 N und zwar jede Sekunde entlang einer Strecke von 1,8 m, so dass sich in jeder Sekunde eine Arbeit von $2\,000\,\mathrm{N} \cdot 1{,}8\,\mathrm{m} = 3\,600\,\mathrm{J}$ ergibt, was eine Leistung von 3 600 W ist. Dies sollen 90 % der Gesamtleistung des Motors sein, so dass dieser insgesamt $3\,600/0{,}9 = 4\,000\,\mathrm{W}$ umsetzt.

2.116✓ *richtig ist C* Der Betrag des Drehmoments ergibt sich (entsprechend der Definition des Drehmoments) als Produkt aus der wirkenden Kraft und der Länge des Hebels, an dem sie angreift. Da die Kraft an der Stange nicht senkrecht angreift, ist die Länge des Hebels kleiner als l und es gilt $M < F \cdot l$.

2.117✓ *richtig ist D* Bei einem ungedämpften Pendel gilt die Energieerhaltung, was bedeutet, dass die Summe aus den Momentanwerten der potenziellen und der kinetischen Energie zeitlich konstant sein muss. Die Momentanwerte von kinetischer und potenzieller Energie stimmen jedoch nur in bestimmten Punkten überein, da die beiden Energieformen ständig ineinander umgewandelt werden; in den Umkehrpunkten liegt, da die Geschwindigkeit hier Null ist, nur potenzielle Energie vor.

2.118✓ *richtig ist D* Die auf den Haken wirkende Kraft ist dem Betrage nach gleich der Gewichtskraft der Massestücke (der eingezeichnete Winkel ist nicht relevant). Diese ist bei einer Erdbeschleunigung von etwa $10\,\mathrm{m/s^2}$ gerade $(10\,\mathrm{kg} + 4\,\mathrm{kg}) \cdot 10\,\mathrm{m/s^2} = 140\,\mathrm{N}$.

2.119✓ *richtig ist B* Durch Eintauchen in das Quecksilber erfährt die Kugel einen Auftrieb von 15 N, sie verdrängt also Quecksilber mit einem ebensolchen Gewicht. Die Kugel hatte bei gleichem Volumen nur ein Gewicht von 10 N, sodass sich ihre Dichte aus der von Quecksilber zu

$$\frac{10\,\mathrm{N}}{15\,\mathrm{N}} \cdot 13\,\mathrm{g/cm^3} \approx 8{,}7\,\mathrm{g/cm^3}$$

ergibt.

2.120✓ *richtig ist B* Nach Stokes ist die Reibungskraft F_R, die eine Kugel mit dem Radius r in einem Medium der Zähigkeit (Viskosität) η erfährt, wenn sie sich mit der Geschwindigkeit v bewegt, gerade

$$F_R = 6 \cdot \pi \cdot r \cdot v \cdot \eta$$

Mit der Näherung $6\pi = 20$, sowie einer Zähigkeit von $\eta = 1{,}5\ \mathrm{Ns/m^2}$, einem Kugelradius $r = 0{,}5$ cm und einer Geschwindigkeit von $v = 40$ cm / s ergibt das

$$\begin{aligned} F_R &= 20 \cdot 0{,}5\ \mathrm{cm} \cdot 40\ \mathrm{cm/s} \cdot 1{,}5\ \mathrm{Ns/m^2} \\ &= 20 \cdot 0{,}005\ \mathrm{m} \cdot 0{,}4\ \mathrm{m/s} \cdot 1{,}5\ \mathrm{Ns/m^2} \\ &= 0{,}06\ \mathrm{N} \end{aligned}$$

2.121✓ *richtig ist C* Nach der Kontinuitätsbedingung muss $A_1 \cdot \bar{v}_1 = A_2 \cdot \bar{v}_2$ gelten. Das bedeutet, dass sich die Geschwindigkeit beim Übergang vom linken in den rechten Teil des Rohres erhöht. Dies kann nur geschehen, wenn Kräfte wirken.

Nach der Bernoullischen Beziehung ist der statische Druck im schnell strömenden Medium (also im rechten Rohrteil) geringer als im langsam strömenden Medium (im linken Rohrteil).

2.122✓ *richtig ist B* Im Gültigkeitsbereich der Beziehung von Hagen-Poiseuille strömt die Flüssigkeit nicht turbulent, sondern laminar. Die dynamische Viskosität ist eine Stoffeigenschaft, die bei Flüssigkeiten im Allgemeinen mit der Temperatur abnimmt, jedoch nicht von äußeren Umständen abhängt, wie dem Rohrquerschnitt.

2.123✓ *richtig ist D* Aus dem Gesetz von Hagen-Poiseuille lässt sich für die Abhängigkeit des Strömungswiderstandes R eines zylindrischen Rohres von dessen Radius r die Beziehung $R \sim r^{-4}$ ableiten. Dieser Zusammenhang wird durch die Kurve D qualitativ richtig wiedergegeben.

2.124✓ *richtig ist C* Die Abreißkraft bei einem Tensiometer ist proportional zur Oberflächenspannung der Probenflüssigkeit und sinkt daher bei fallender Temperatur der Probenflüssigkeit ebenso wie bei Tensidzusatz. Der Säuregehalt spielt hierbei keine Rolle.

2.125✓ *richtig ist B* Die Kohäsionskraft wirkt zwischen den Teilchen innerhalb einer Flüssigkeit. Sie tritt stets auf, auch bei frei fallenden Tropfen.

Die Adhäsionskraft wirkt zwischen den Flüssigkeitsteilchen und einer Oberfläche. Übersteigt die Adhäsionskraft zwischen einer Oberfläche und einer Flüssigkeit die Kohäsionskraft, so benetzt die Flüssigkeit die betreffende Oberfläche vollständig.

Wird eine Festkörperoberfläche von einer Flüssigkeit nicht benetzt, so bedeutet dies, dass die Kohäsionskräfte größer sind als die Adhäsionskräfte. Die Oberflächenspannung wird jedoch von den Kohäsionskräften hervorgerufen und existiert auch, wenn keine oder geringe Adhäsionskräfte wirken.

2.126✓ *richtig ist D* Die eine Hälfte einer Wegstrecke von 40 km, also 20 km, wird mit einer Geschwindigkeit von 5 km / h zurückgelegt, wofür dann 20 km / (5 km / h) = 4 h benötigt werden. Die anderen 20 km werden mit einer Geschwindigkeit von 20 km / h zurückgelegt, wofür 1 h benötigt wird. Zusammen sind das 5 h.

2.127✓ *richtig ist E* Eine konstante Winkelbeschleunigung, also eine konstante Ableitung der Winkelgeschwindigkeit nach der Zeit ab t_1, bewirkt einen linearen Anstieg der Winkelgeschwindigkeit im Winkelbeschleunigungs-Zeit-Diagramm ab diesem Zeitpunkt. Dies ist in Diagramm E richtig dargestellt.

2.128✓ *richtig ist D* Die Frequenz der Zentrifuge beträgt $12\,000/\mathrm{min} = 12\,000/(60\ \mathrm{s}) = 200\ \mathrm{s^{-1}}$. Damit ist ihre Kreisfrequenz $2\pi \cdot 200\ \mathrm{s^{-1}} \approx 1\,257\ \mathrm{s^{-1}}$.

2.129✓ *richtig ist E* Da die Kugel reibungsfrei rollt, gilt für sie die Energieerhaltung; d. h. die Summe aus potenzieller und kinetischer Energie ist zeitlich konstant. An den Umkehrpunkten wird die Geschwindigkeit und damit die kinetische Energie minimal (nämlich Null), sodass die potenzielle Energie hier ihr Maximum annimmt. Am tiefsten Punkt wird die potenzielle Energie minimal (sie ist in einem Schwerefeld ja proportional zur Höhe), und die kinetische Energie muss maximal sein.

Die kinetische Energie der Kugel setzt sich aus deren Translationsenergie und deren Rotationsenergie zusammen, sodass die Summe aus Translationsenergie, Rotationsenergie und potenzieller Energie stets die (hier ja zeitlich konstante) Gesamtenergie ist.

2.130✓ *richtig ist C* Um die Last die schiefe Ebene hinaufzuschieben, muss deren Hangabtrieb mit einer gleichgroßen Gegenkraft überwunden werden. Der Hangabtrieb ergibt sich als Produkt aus dem Gewicht der

Last und dem Sinus des Steigungswinkels der schiefen Ebene, hier also zu etwa

$$\sin 30^\circ \cdot 100\,\mathrm{kg} \cdot 10\,\mathrm{m/s} = 0{,}5 \cdot 1\,000\,\mathrm{N} = 500\,\mathrm{N}\,.$$

2.131 ✓ *richtig ist C* Das Gewicht G der Kiste greift an einem Hebel der Länge 50 cm an, die kompensierende Kraft an einem Hebel der Länge 200 cm. Damit sich die resultierenden Drehmomente kompensieren, muss

$$F \cdot 200\,\mathrm{cm} = G \cdot 50\,\mathrm{cm}$$

und daher

$$F = G \cdot 0{,}25$$

gelten. Bei einer Masse der Kiste von 50 kg und einer Erdbeschleunigung $g = 10\,\mathrm{m\,s^{-2}}$ wird das

$$F = 50\,\mathrm{kg} \cdot 10\,\mathrm{m\,s^{-2}} \cdot 0{,}25 = 125\,\mathrm{kg \cdot m\,s^{-2}}$$

2.132 ✓ *richtig ist D* Da es keine äußeren Kräfte gibt, gilt für das System (beide Kugeln zusammen) die Erhaltung des Gesamtimpulses. Ebenso bleibt die Gesamtenergie erhalten, jedoch wird, da der Stoß nicht elastisch erfolgt (es gilt nicht das Reflexionsgesetz, sondern die Kugeln bleiben aneinander haften), ein Teil der kinetischen Energie in andere Energieformen, insbesondere Wärme, umgewandelt. Die kinetische Energie bleibt also nicht erhalten.

2.133 ✓ *richtig ist C* An einem Stalagmometer reißt der Tropfen ab, wenn das Gewicht des Tropfens, das sich als Produkt aus dem Volumen des Tropfens und der Dichte der Flüssigkeit ergibt, und die zur Oberflächenspannung proportionale Haltekraft gleich groß werden. Daher ist das Volumen der Tropfen proportional zur Oberflächenspannung und umgekehrt proportional zur Dichte der Flüssigkeit.

2.134 ✓ *richtig ist D* Die Dichte von Wasser beträgt $\rho = 1\,000\,\mathrm{kg/m^3}$, die Wassersäule soll $h = 0{,}2\,\mathrm{m}$ hoch sein und die Fallbeschleunigung $g = 10\,\mathrm{m/s^2}$ betragen. Dann ist der statische Druck p, den diese Wassersäule erzeugt

$$\begin{aligned} p &= \rho \cdot h \cdot g \\ &= 1\,000\,\mathrm{kg/m^3} \cdot 0{,}2\,\mathrm{m} \cdot 10\,\mathrm{m/s^2} \\ &= 2\,000\,\mathrm{Pa} \end{aligned}$$

2.135 ✓ *richtig ist B* Auf eine Fläche von $2\,\mathrm{cm^2} = 2 \cdot 10^{-4}\,\mathrm{m^2}$ wirkt eine Kraft von 20 N, was einen Druck (Kraft pro Fläche) von $20\,\mathrm{N}/(2 \cdot 10^{-4}\,\mathrm{m^2}) = 10^5\,\mathrm{N/m^2}$ oder 10^5 Pa ergibt.

2.136 ✓ *richtig ist D* Der Luftdruck sinkt mit zunehmender Höhe asymptotisch auf Null (barometrische Höhenformel). Dies ist in Diagramm D richtig wiedergegeben.

2.137 ✓ *richtig ist A* Laminare, d. h. keine turbulente Strömung ist Voraussetzung für die Gültigkeit der Hagen-Poiseuille-Beziehung. Die innere Reibung der Flüssigkeit aufgrund ihrer Viskosität, die den Strömungswiderstand bewirkt, setzt ungleiche Strömungsgeschwindigkeiten über den Rohrquerschnitt voraus; direkt an der Rohrwand ruht die Flüssigkeit. Damit bei endlichem Strömungswiderstand eine Strömung aufrechterhalten werden kann, muss ein Druckabfall entlang des Rohres gegeben sein. Die Viskosität ist entsprechend ihrer Definition geschwindigkeitsunabhängig.

2.138 ✓ *richtig ist C* Das zu verbrennende Gas strömt durch das Rohr zunächst am Punkt R vorbei und wird mit einem Druck, der über dem Umgebungsdruck liegen muss, durch die Düse gepresst. Es muss also $p_R > p_S$ gelten. In der Düse beschleunigt das Gas und der Druck fällt entsprechend der Bernoulli-Gleichung ab. Der Druck am Punkt S p_S muss nun, damit der Bunsenbrenner funktioniert und Luft bei S zum Gas hinzuströmt, geringer sein als der Umgebungsdruck p_T.

2.139 ✓ *richtig ist B* Die Oberflächenspannung ist definiert als das Verhältnis zwischen Oberflächenänderung (Grenzflächenänderung) und der daraus resultierenden Oberflächenenergieänderung (Grenzflächenenergieänderung), also

$$\sigma = \frac{\text{Grenzflächenenergie(änderung)}}{\text{Grenzflächen(änderung)}}$$

Dies lässt sich auch ausdrücken als

$$\sigma = \frac{\text{Kraft auf Berandung}}{\text{Länge der Berandung}}$$

Der Quotient $\frac{\text{Randwinkel}}{\text{Länge der Berandung}}$ besitzt nicht die Dimension einer Spannung (N / m).

2.140✓ *richtig ist A* Nach der Stokesschen Beziehung sinkt ein kugelförmiges Teilchen stationär in einer Flüssigkeit mit einer Geschwindigkeit, die dem Dichteunterschied zwischen der Flüssigkeit und dem Teilchen proportional ist. Ändert sich dieser Dichteunterschied von $0{,}2\ \mathrm{g/cm^3}$ auf $0{,}25\ \mathrm{g/cm^3}$, also um den Faktor 1,25, so ändert sich die Sinkgeschwindigkeit um ebendiesen Faktor und die Sinkzeit um den Faktor $1/1{,}25 = 0{,}8$, hier also von 10 s auf $10\ \mathrm{s} \cdot 0{,}8 = 8\ \mathrm{s}$.

2.141✓ *richtig ist C* Die Geschwindigkeit der Kugel beginnt bei Null und nähert sich dann asymptotisch dem durch die Stokessche Beziehung angegebenen Wert. Seine Beschleunigung beginnt dabei bei einem Maximalwert und nähert sich dann asymptotisch Null. Das richtige Verhalten zeigt also das Diagramm C.

2.142✓ *richtig ist A* Wird ein Kahn mit zusätzlich 50 kg beladen, so muss er (wenn er nicht untergeht) zusätzlich 50 kg Wasser verdrängen, um einen zusätzlichen Auftrieb zu erhalten, der das Gewicht der zusätzlichen Masse von 50 kg kompensiert. Dann ist auch nach dem Beladen die Schwimmbedingung erfüllt.

2.143✓ *richtig ist B* Die beiden senkrecht aufeinander stehenden Geschwindigkeitsvektoren des Läufers über das Schiff und des Schiffes über Grund müssen vektoriell addiert werden, um die resultierende Geschwindigkeit des Läufers über Grund zu erhalten. Wären die Beträge der beiden zu addierenden Komponenten gleich groß, so würde der resultierende Vektor gerade den eingeschlossenen Winkel halbieren (wie der Vektor (C)). Da aber die Geschwindigkeit des Schiffes größer ist als die des Läufers gegenüber dem Schiff, muss die Resultierende näher an der Fahrtrichtung des Schiffes sein als die Winkelhalbierende. Es kann also nur der Vektor (B) sein.

2.144✓ *richtig ist E* Durch die Beimengung von Ethanol wird die Dichte der Flüssigkeit, in der der Körper schwimmt, erniedrigt. Da der Körper vorher und nachher schwimmt, ist das Gewicht der verdrängten Flüssigkeit vorher und nachher gleich dem Gewicht des Körpers und gleich dessen Auftrieb. Da die Dichte der Flüssigkeit verringert wird, muss sich das Volumen der verdrängten Flüssigkeit erhöhen, um ihre Masse und damit auch ihr Gewicht konstant zu halten.

2.145✓ *richtig ist E* Die Geschwindigkeit ändert sich in einem Zeitintervall von 0,5 s von $0\ \frac{\mathrm{m}}{\mathrm{s}}$ auf $12\ \frac{\mathrm{m}}{\mathrm{s}}$, also um $12\ \frac{\mathrm{m}}{\mathrm{s}}$. Die mittlere (zeitlich gemittelte) Beschleunigung war also

$$\frac{12\ \frac{\mathrm{m}}{\mathrm{s}}}{0{,}5\ \mathrm{s}} = 24\frac{\mathrm{m}}{\mathrm{s}^2}$$

2.146✓ *richtig ist E* Die kinetische Energie des Satelliten ist nur von dessen Masse und seiner Bahngeschwindigkeit abhängig und, da diese beiden Größen nicht von der Zeit abhängen, ebenfalls konstant.

Die Bahn des Satelliten muss so sein, dass sich die beiden auf ihn wirkenden Kräfte, die Zentrifugalkraft und die Gravitationskraft zwischen ihm und der Erde, kompensieren. Es muss also gelten:

$$\text{Anziehungskraft } \vec{F} = -\text{Zentrifugalkraft } \vec{F}_\mathrm{z}$$

2.147✓ *richtig ist B* Der Körper erfährt einen Auftrieb, der dem Betrage nach gleich groß ist wie das Gewicht des verdrängten Wassers und, da er ja schwimmt, auch gleich groß wie sein eigenes Gewicht. Sein Gewicht ist daher gleich groß, wie das Gewicht derjenigen Wassermenge, die zwei Drittel seines Volumens einnimmt. Damit ist auch seine Masse gleich groß wie die Masse des Wassers, das zwei Drittel seines Volumens einnimmt und seine Dichte (das Verhältnis von Masse zu Volumen) beträgt zwei Drittel der Dichte von Wasser, also etwa $0{,}67\ \frac{\mathrm{g}}{\mathrm{cm}^3}$.

2.148✓ *richtig ist A* Bei einer Übersetzung von 1 : 5 von der Handkurbel auf die Zentrifuge rotiert diese fünf mal je Umdrehung der Handkurbel. Bei vier Umdrehungen der Handkurbel je Sekunde rotiert die Zentrifuge also mit $4 \cdot 5 = 20$ Umdrehungen je Sekunde. Eine dieser Umdrehungen benötigt also $(1/20)\,\mathrm{s} = 0{,}05\ \mathrm{s}$.

2.149✓ *richtig ist A* In der Zeichnung ist der Zusammenhang zwischen $\ln z$ und $1/T$ als Gerade dargestellt. Dies wird durch $\ln z = a' + \frac{b}{T}$ oder (mit $a = e^{a'}$) $z = a \cdot e^{b/T}$ wiedergegeben.

2.150✓ *richtig ist C* Wenn zwei Körper, die frei von äußeren Kräften sind, zusammenstoßen, so gilt der Impulserhaltungssatz (unabhängig davon, ob der Stoß elastisch ist oder nicht) und der Gesamtimpuls ändert sich nicht. Der gemeinsame Schwerpunkt der Kugeln ruht dabei nur, wenn der Gesamtimpuls der beiden Kugeln gleich Null ist, was bei einer ruhenden und einer bewegten Kugel nicht zutrifft.

2.151 ✓ *richtig ist E* In Newtonschen Flüssigkeiten ist die Reibungskraft (nach Definition) der momentanen Geschwindigkeit proportional. Nach hinreichend langer Zeit ist die auf die Kugel wirkende Schwerkraft dem Betrage nach gleich der auf die Kugel wirkenden Reibungskraft, so dass sich beide (annähernd) gegenseitig aufheben und die Kugel keine Beschleunigung mehr erfährt.

Die Beschleunigung der Kugel ist maximal, wenn die Kugel ruht, und sie nähert sich dann asymptotisch an Null an.

2.152 ✓ *richtig ist A* Die Masse eines Körpers ist eine Eigenschaft, die von seinem Ort unabhängig ist. Die auf ihn wirkende Gewichtskraft ist jedoch durch das Produkt aus seiner Masse und der jeweils herrschenden Fallbeschleunigung gegeben, so dass mit der Fallbeschleunigung auch die Gewichtskraft abnimmt.

2.153 ✓ *richtig ist E* In einem Weg-Zeit-Diagramm ist die Geschwindigkeit die Ableitung der eingezeichneten Kurve. Eine Geschwindigkeit von Null bedeutet also eine waagerechte Tangente. Dies ist in den Punkten (1), (3) und (4), nicht aber im Punkt (2) gegeben.

2.154 ✓ *richtig ist D* Das Flugzeug ist auf der ersten Strecke von 800 km mit einer Geschwindigkeit von 800 km / h, also eine Zeit von $3\,200\ \mathrm{km}/(800\ \mathrm{km}/\mathrm{h}) = 4\ \mathrm{h}$ unterwegs. Auf dem kürzeren Anschlussflug wird die Strecke von 700 km mit einer Geschwindigkeit von 350 km / h, also in $700\ \mathrm{km}/(350\ \mathrm{km}/\mathrm{h}) = 2\ \mathrm{h}$ zurückgelegt.

Die Gesamtstrecke von $3\,200\ \mathrm{km} + 700\ \mathrm{km} = 3\,900\ \mathrm{km}$ wird also in $4\ \mathrm{h} + 2\ \mathrm{h} = 6\ \mathrm{h}$, d. h. mit einer mittleren Geschwindigkeit (Zeitmittel) von $3\,900\ \mathrm{km}/6\ \mathrm{h} = 650\ \mathrm{km}/\mathrm{h}$ bewältigt.

2.155 ✓ *richtig ist B* Die Komponente der Schwerkraft $\vec{G}$ senkrecht zur schiefen Ebene ist $\vec{G} \cdot \cos(\alpha)$, die Komponente parallel zur schiefen Ebene ist $\vec{G} \cdot \sin(\alpha)$. Die beiden Komponenten sind also dem Betrage nach gleich, wenn $\sin(\alpha) = \cos(\alpha)$ gilt. Dies ist bei $\alpha = 45\,^\circ$ oder $\alpha = \pi/4$ der Fall.

2.156 ✓ *richtig ist B* Die Zentrifugalkraft F, die auf einen Körper der Masse m auf einer Kreisbahn mit dem Radius r, die mit der Winkelgeschwindigkeit ω durchlaufen wird, wirkt, ist $F = m\omega^2/r$. Damit sie gerade gleich der Schwerkraft ist, muss also $m \cdot g = m\omega^2 \cdot r$ gelten oder $\omega = \sqrt{g/r}$ mit $r = 2{,}5\ \mathrm{m}$ und $g = 10\ \mathrm{m}/\mathrm{s}^2$ ergibt das $\omega = \sqrt{(10\ \mathrm{m}/\mathrm{s}^2)/2{,}5\ \mathrm{m}} = 2\ \mathrm{s}^{-1}$.

2.157 ✓ *richtig ist C* Die Zunahme der kinetischen Energie des Körpers ist gleich der Arbeit, die die Schwerkraft an ihm während des freien Falls verrichtet. Diese ergibt sich mit dem Gewicht 0,2 kg und der Fallbeschleunigung $g = 10\ \mathrm{m}/\mathrm{s}$ zu $g \cdot m = 0{,}2 \cdot 10\ \mathrm{m}/\mathrm{s} = 2\ \mathrm{N}$.

Die Energiezunahme ist dann auf der Strecke s gerade $\Delta W = G \cdot s = 2\ \mathrm{N} \cdot s$ oder $s = \Delta W/G = 8\ \mathrm{J}/2\ \mathrm{N} = 4\ \mathrm{m}$.

2.158 ✓ *richtig ist E* Das von den beiden Gewichten auf die Stange ausgeübte Drehmoment hängt von der Länge des jeweiligen Hebelarmes und der angreifenden Kraft sowie dem Winkel zwischen Hebelarm und Kraft ab, nicht jedoch von der Länge des Fadens, der die Kraft überträgt. Daher sind beide Drehmomente dem Betrage nach gleich und heben sich gegenseitig auf; das resultierende Drehmoment ist 0.

2.159 ✓ *richtig ist B* Von den Größen p (Impuls), m (Masse) und v (Geschwindigkeit) sind nur der Impuls und die Geschwindigkeit Vektoren. Deshalb ist nur die Antwort B richtig, die die richtige Definition des Impulses wiedergibt.

2.160 ✓ *richtig ist E* Die Auftriebskraft eines untergetauchten Körpers ist gleich der Gewichtskraft der verdrängten Fluidmenge. Das Volumen der verdrängten Fluidmenge ist $100\ \mathrm{m}^3$, das ist bei einer Dichte $\rho = 1{,}285\ \mathrm{kg}/\mathrm{m}^3$ eine Masse von $1{,}285\ \mathrm{kg}/\mathrm{m}^3 \cdot 100\ \mathrm{m}^3 = 128{,}5\ \mathrm{kg}$. Das Gewicht dieser Masse ist bei einer Fallbeschleunigung von $10\ \mathrm{m}/\mathrm{s}^2$ gerade $10\ \mathrm{m}/\mathrm{s}^2 \cdot 128{,}5\ \mathrm{kg} = 1\,285\ \mathrm{N}$

2.161 ✓ *richtig ist A* Nach der Bernoulligleichung sind die statischen Drücke von der Strömungsgeschwindigkeit im Rohr abhängig, die durch den Rohrquerschnitt beeinflusst wird. Ein kleiner Rohrquerschnitt bedeutet hierbei eine hohe Strömungsgeschwindigkeit und damit ein niedriger statischer Druck. Deshalb ist $p_1 > p_2$ und nicht umgekehrt.

Da beim Manometer 3 der gleiche Rohrdurchmesser vorliegt wie beim Manometer 1, müssen auch die jeweiligen statischen Drücke gleich sein: $p_1 = p_3$. (Da die Flüssigkeit ideal reibungsfrei ist, wird kein Druckunterschied zwischen den Rohrenden benötigt, um den Fluss aufrecht zu erhalten.)

Da $p_1 = p_3$ ist und $p_1 > p_2$ gilt, ist auch $p_2 < p_3$ und nicht umgekehrt.

2.162 ✓ *richtig ist E* Eine Masse von 100 kg erfährt (bei Vernachlässigung der Reibung) durch eine Kraft von

100 N eine Beschleunigung von 100 N / 100 kg = 1 m / s. Um 7 m / s zu erreichen benötigt er also 7 s. Er legt dabei die Strecke

$$0{,}5 \cdot 1\ \mathrm{m/s^2} \cdot (7\ \mathrm{s})^2 = 24{,}5\ \mathrm{m}$$

zurück.

Mit Hilfe des Energiesatzes: Der Körper wird auf 7 m / s beschleunigt und besitzt dann eine kinetische Energie von $0{,}5 \cdot 100\ \mathrm{kg} \cdot (7\ \mathrm{m/s})^2 = 2450\ \mathrm{J}$. Die auf den Körper wirkende Kraft muss also genau diese Arbeit W an ihm verrichten. Wirkt sie entlang der Strecke s, so gilt $W = F \cdot s$ oder $s = W/F = 2450\ \mathrm{J}/100\ \mathrm{N} = 24{,}5\ \mathrm{m}$.

2.163✓ *richtig ist B* Der Druck im Kolben ist um 60 mmHg höher als der Außendruck. Das sind

$$60 \cdot 1{,}33\ \mathrm{mbar} = 80\ \mathrm{mbar}$$

Da der Außendruck 950 mbar beträgt, ist der Druck innerhalb des Kolbens

$$950\ \mathrm{mbar} + 80\ \mathrm{mbar} = 1030\ \mathrm{mbar}$$

2.164✓ *richtig ist E* Nach der Stokesschen Beziehung ist die Endgeschwindigkeit der Kugel gegeben durch

$$\frac{2}{9} \cdot g \cdot r^2 \cdot \frac{\rho_\mathrm{k} - \rho_\mathrm{f}}{\eta}$$

und damit proportional zu $(\rho_\mathrm{k} - \rho_\mathrm{f})$, umgekehrt proportional zu η und sie nimmt mit wachsendem r zu.

2.165✓ *richtig ist B* Wasser benetzt Glas, weil die Anziehungskraft zwischen Wasserteilchen und Glas größer ist, als zwischen den Wasserteilchen untereinander.

2.166✓ *richtig ist D* Bei der Addition zweier senkrecht aufeinander stehender Kräfte addieren sich die Betragsquadrate der einzelnen Kräfte zum Betragsquadrat der Gesamtkraft. Hier sind die Beträge der beiden senkrecht aufeinanderstehenden Kräfte 6 N und 8 N, so dass die Gesamtkraft einen Betrag von $\sqrt{(8\ \mathrm{N})^2 + (6\ \mathrm{N})^2} = \sqrt{100}\ \mathrm{N} = 10\ \mathrm{N}$ besitzt.

2.167✓ *richtig ist C* Die Winkelgeschwindigkeit beträgt entsprechend ihrer Definition bei einer Drehzahl von 45 Umdrehungen pro Minute $2\pi \cdot 45/\mathrm{min}$ oder

$$2\pi \cdot 45/(60\ \mathrm{s}) = 2\pi \cdot 0{,}75\ \mathrm{s^{-1}} \approx 4{,}75\ \mathrm{s^{-1}}$$

2.168✓ *richtig ist D* Bewegt sich eine Masse m mit einer Winkelgeschwindigkeit ω auf einer Kreisbahn mit Radius r, so wirkt auf sie eine Zentrifugalkraft mit dem Betrag $m \cdot \omega^2 \cdot r$. Hier ist dies

$$1\ \mathrm{kg} \cdot (2\ \mathrm{s^{-1}})^2 \cdot 3\ \mathrm{m} = 12\ \mathrm{N}$$

2.169✓ *richtig ist B* Die Gewichtskraft der Masse von 50 g beträgt

$$50\ \mathrm{g} \cdot 10\ \mathrm{m/s^2} = 0{,}050\ \mathrm{kg} \cdot 10\ \mathrm{m/s^2} = 0{,}5\ \mathrm{N}$$

Nach dem Hookeschen Gesetz beträgt die Dehnung der Feder dann bei einer Federkonstanten von $D = 10\ \mathrm{N/m}$ gerade

$$\frac{0{,}5\ \mathrm{N}}{10\ \mathrm{N/m}} = 0{,}05\ \mathrm{m} = 5\ \mathrm{cm}$$

2.170✓ *richtig ist A* Der Sportler bewegt sich mit einer Kraft von 600 N eine Strecke von 12 m und verrichtet daher eine Arbeit von $600\ \mathrm{N} \cdot 12\ \mathrm{m} = 7200\ \mathrm{J}$. Diese tut er in einem Zeitraum von 15 s, sodass seine (über die Zeit gemittelte) Leistung $7200\ \mathrm{J}/15\ \mathrm{s} = 480\ \mathrm{J/s} = 480\ \mathrm{W}$ beträgt.

2.171✓ *richtig ist C* Die verrichtete mechanische Arbeit ist nach Definition das (Skalar-) Produkt der wirkenden Kraft und dem Weg, entlang dem sie wirkt, hier also $F \cdot s$.

2.172✓ *richtig ist C* Die Kraft $F_\mathrm{H} = 20\ \mathrm{N}$ greift an einem Hebel von 30 cm, also mit einem Drehmoment von $20\ \mathrm{N} \cdot 30\ \mathrm{cm} = 6\ \mathrm{Nm}$ an. Dieses Drehmoment wirkt über einen Hebel von 10 cm, also mit einer Kraft von $6\ \mathrm{Nm}/10\ \mathrm{cm} = 60\ \mathrm{N}$ auf einen Kolben der Fläche $2\ \mathrm{cm^2}$, was einen Druck von $60\ \mathrm{N}/2\ \mathrm{cm^2} = 30\ \mathrm{N/cm^2}$ ergibt.

Dieser Druck wirkt wiederum auf die Fläche von $15\ \mathrm{cm^2}$, was eine Kraft

$$F_\mathrm{K} = 30\ \mathrm{N/cm^2} \cdot 15\ \mathrm{cm^2} = 450\ \mathrm{N}$$

ergibt.

2.173✓ *richtig ist C* Die Auftriebskraft eines in Flüssigkeit eingetauchten Körpers ist gleich dem Gewicht der verdrängten Flüssigkeit. Wird ein Körper in eine Flüssigkeit mit einer Dichte von $0{,}9\ \mathrm{g/cm^3}$ vollständig eingetaucht, so verdrängt er bei einem Volumen von $30\ \mathrm{cm^3}$ eine Flüssigkeitsmenge mit einer Masse von $30\ \mathrm{cm^3} \cdot 0{,}9\ \mathrm{g/cm^3} = 27$ g und bei einem Volumen von $20\ \mathrm{cm^3}$ eine Flüssigkeitsmenge mit einer Masse von $20\ \mathrm{cm^3} \cdot 0{,}9\ \mathrm{g/cm^3} = 18$ g. Die Gewichte dieser Massen sind etwa (Erdbeschleunigung: $g \approx 10\ \mathrm{m/s^2}$)

$$27\ \mathrm{g} \cdot 10\ \mathrm{m/s^2} = 10 \cdot 0{,}027\ \mathrm{kg\,m/s^2} = 0{,}27\ \mathrm{N}$$

bzw.

$$18\ \mathrm{g} \cdot 10\ \mathrm{m/s^2} = 10 \cdot 0{,}018\ \mathrm{kg\,m/s^2} = 0{,}18\ \mathrm{N}$$

2.174✓ *richtig ist D* Die Oberflächenspannung beruht auf der Ausrichtung von Kohäsionskräften in der Oberfläche. Diese bei zunehmender Temperatur von der ungeordneten (thermischen) Teilchenbewegung gestört wird, sodass die Oberflächenspannung abnimmt.

2.175✓ *richtig ist C* Der Volumenstrom einer inkompressiblen Flüssigkeit durch zylindrische Rohre mit unterschiedlichem Innenradius r ist nach dem Hagen-Poiseuilleschen Gesetz proportional zu r^4. Dabei ruht die an der Rohrwand anliegende Flüssigkeitsschicht, während in der Mitte des jeweiligen Rohres die Geschwindigkeit der Strömung maximal wird.

2.176✓ *richtig ist B* Für einen Körper im freien Fall, der zur Zeit $t = 0$ aus der Ruhe losgelassen wird, ist die zurückgelegte Strecke $\frac{1}{2}gt^2$, also nach 1 s gerade $\frac{1}{2}\ \mathrm{s^2} \cdot 10\ \mathrm{m/s^2} = 5$ m, nach 2 s gerade 20 m, nach 3 s gerade 45 m, nach 4 s gerade 80 m und nach 5 s gerade 125 m.

2.177✓ *richtig ist C* Da die Steighöhe einer Flüssigkeit nicht von deren Viskosität abhängt, bleibt sie unverändert.

2.178✓ *richtig ist D* Der Berandungswinkel ist größer als 90 °, es liegt also Benetzung vor. Daher sind die inneren Kohäsionskräfte der Flüssigkeit kleiner als die Adhäsionskräfte zur Unterlage.

2.179✓ *richtig ist E* Wenn eine inkompressible Flüssigkeit laminar durch ein Rohr strömt, dessen Querschnitt sich an einer bestimmten Stelle verengt, so verlangt die Kontinuitätsbedingung, dass dort die mittlere Strömungsgeschwindigkeit zunimmt, weil durch alle Querschnitte in der gleichen Zeit gleiche Volumina hindurchtreten müssen.

2.180✓ *richtig ist B* Mit einem Pyknometer wird die Dichte einer Flüssigkeit gemessen, indem ein Gefäß bekannten Volumens leer und mit der zu messenden Flüssigkeit gefüllt gewägt wird.

2.181✓ *richtig ist D* Im Geschwindigkeits-Zeit-Diagramm kann aus der Steigung der Kurve die Beschleunigung ermittelt werden. Die stärkste (negative) Steigung der Kurve ist im Punkt D markiert.

2.182✓ *richtig ist B* Vor dem Durchstechen der Lamelle befindet sich sowohl innerhalb als auch außerhalb der Schlinge die Seifenlösung. Wird die Lamelle in der Schlinge zerstochen, so ergibt sich eine neue Oberfläche. Da aufgrund der entstehenden Oberflächenspannung die verbleibende Seifenlamelle eine möglichst geringe Oberfläche einnimmt, nimmt die Schlinge Kreisform an.

2.183✓ *richtig ist C* Da alle Kraftvektoren senkrecht zueinander stehen ($\cos 90\,° = 0$), errechnet sich die resultierende Kraft wie folgt:

$$\vec{F}_R = \sqrt{\vec{F}_1^2 + \vec{F}_2^2 + \vec{F}_3^2} = \sqrt{36\ \mathrm{N}^2 + 64\ \mathrm{N}^2 + 100\ \mathrm{N}^2} = 14{,}14\ \mathrm{N}$$

2.184✓ *richtig ist A* Damit der Hebel im Gleichgewicht bleibt, müssen die Drehmomente (Drehmoment = Produkt aus angreifender Kraft und Länge des Hebels), die durch die Gewichtskräfte der angehängten Massen erzeugt werden, gleich sein. Da G_1 bei einer Hebellänge von 200 mm angreift, G_3 jedoch bei 400 mm, muss $G_1 = 2G_3$ betragen. G_2 erzeugt kein Drehmoment am Hebel.

2.185✓ *richtig ist B* Die Dichte ist der Quotient aus Masse und Volumen. Für Gase beträgt das molare Gasvolumen ca. 22,4 l / mol. Die molare Masse von CO_2 ist ca. 44 g / mol. Die Dichte des Gases kann aus dem Quotienten von molarer Masse und molarem Volumen errechnet werden und beträgt ca. 1,96 g / l was in etwa $2\ \mathrm{kg/m^3}$ entspricht ($1\ \mathrm{g} = 10^{-3}$ kg und $1\ \mathrm{l} = 10^{-3}\ \mathrm{m^3}$).

2.186✓ *richtig ist (1,D) (2,C)* Der Körper bewegt sich in einem viskosen Medium, wobei ein Teil der potentiellen Energie durch Reibung in Wärmeenergie umgewandelt wird. Aus diesem Grund ist die gewonnene kinetische Energie kleiner als die Abnahme der potentiellen Energie des Körpers.

$$E_{\text{pot}} = m \cdot g \cdot h = 2\,\text{kg} \cdot 10\,\frac{\text{m}}{\text{s}^2} \cdot 2\,\text{m} = 40\,\frac{\text{kg} \cdot \text{m}^2}{\text{s}^2} = 40\,\text{J}$$

$$E_{\text{kin}} = \frac{1}{2} m \cdot v^2 = \frac{1}{2} \cdot 2\,\text{kg} \cdot 6^2\,\frac{\text{m}^2}{\text{s}^2} = 36\,\frac{\text{kg} \cdot \text{m}^2}{\text{s}^2} = 36\,\text{J}$$

2.187✓ *richtig ist E* Es gilt das Gesetz von der Erhaltung des Drehimpulses: $L = \sum L = konstant$. Der Drehimpuls ist das Produkt aus dem Trägheitsmoment $J (J = r^2 \cdot m)$ und der Winkelgeschwindigkeit. Rutschen die beiden Massen nach außen (Abbildung 2), so erhöhen sich die Trägheitsmomente. Da der Gesamtimpuls konstant bleibt, sinkt die Winkelgeschwindigkeit.

2.188✓ *richtig ist C* Die Kraft, mit der das Steinchen an die Zentrifugenwand drückt (Zentrifugalkraft F_f), errechnet sich wie folgt (m = Masse des Steinchens, r = Radius der Zentrifuge, n = Drehzahl der Zentrifuge):

$$F_f = m \cdot r \cdot \omega^2 = m \cdot r \cdot (2\pi \cdot n)^2$$
$$= 0{,}0001\,\text{kg} \cdot 0{,}05\,\text{m} \cdot (3\,768\,\text{s})^2 = 70{,}9\,\text{N}$$

2.189✓ *richtig ist C* Beim Bergauffahren des PKW's wird Hubarbeit W_H verrichtet. Bei einer Motorleistung von 50 kW, einer Masse von 1 000 kg und einer Steigung von 30 ° (sin 30 ° = 0,5) kann der PKW eine Maximalgeschwindigkeit von 36 km / h erreichen:

$$P = \frac{W_H}{t} = \frac{m \cdot g \cdot h}{t} = \frac{m \cdot g \cdot s \cdot \sin 30°}{t}$$
$$= v \cdot m \cdot g \cdot \sin 30°$$

$$v = \frac{P}{m \cdot g \cdot \sin 30°} = \frac{50\,000\,\frac{\text{kg} \cdot \text{m}^2}{\text{s}^3}}{1\,000\,\text{kg} \cdot 10\,\frac{\text{m}}{\text{s}^2} \cdot \sin 30°}$$
$$= 10\,\frac{\text{m}}{\text{s}} = 36\,\frac{\text{km}}{\text{h}}$$

2.190✓ *richtig ist B* Im Gleichgewicht müssen die durch die Gewichtskräfte an der Rotationsachse erzeugten Drehmomente gleich sein (r = Abstand von der Rotationsachse, F = Gewichtskraft):

$$M_1 = M_2 = r_1 \cdot F_1 = r_2 \cdot F_2$$

Das schwerere Kind muss also im Abstand von 3 m von der Rotationsachse sitzen, damit die Wippe im Gleichgewicht ist.

2.191✓ *richtig ist C* Beim Herabrollen eines Körpers entlang einer schiefen Ebene wird seine potentielle Energie in kinetische Energie umgewandelt. Hierbei ist die Höhe des Anfangspunktes entscheidend und nicht die Länge der Strecke. Da die Höhe in beiden Fällen gleich ist, hat der Körper in beiden Fällen im Punkt b (am Ende der schiefen Ebenen) die gleiche Geschwindigkeit. Der Körper benötigt jedoch länger, um die längere schiefe Ebene hinab zu rollen.

2.192✓ *richtig ist B* Es gilt das Stokes'sche Gesetz. Die Aufrahmgeschwindigkeit ist umgekehrt proportional zum Quadrat der Größe der Emulsionstropfen. Steigt der Durchmesser auf das Doppelte, so rahmen die Emulsionstropfen 4 mal so schnell auf (bei gleicher Zusammensetzung der Emulsion).

2.193✓ *richtig ist B* Gemäß der Kontinuitätsbedingung fließen durch jeden Rohrquerschnitt in der gleichen Zeit gleiche Flüssigkeitsvolumina hindurch. Die Strömungsgeschwindigkeit nach Erweiterung des Rohres beträgt dann 0,02 m / s:

$$A_1 \cdot v_1 = A_2 \cdot v_2$$
$$v_2 = \frac{A_1 \cdot v_1}{A_2} = \frac{1\,\text{cm}^2 \cdot 0{,}1\,\frac{\text{m}}{\text{s}}}{5\,\text{cm}^2} = 0{,}02\,\frac{m}{s}$$

2.194✓ *richtig ist C* Es gilt der Impulserhaltungssatz: Die Summe der Impulse ist vor und nach dem Stoß gleich. Da beide Lehmstücke die gleiche Masse haben und der Impuls des ruhenden Lehmstückes vor dem Stoß Null ist, haben beide Lehmstücke nach dem Zusammenstoß eine Geschwindigkeit von 5 m / s.

2.195✓ *richtig ist (1,B) (2,A)* Bei einer gleichförmig beschleunigten Bewegung nimmt die Geschwindigkeit in gleichen Zeiten um jeweils die gleichen Beträge zu. Die erreichte Geschwindigkeit nach 10 s beträgt somit:

$$v = a \cdot t = 4\,\frac{\text{m}}{\text{s}^2} \cdot 10\,\text{s} = 40\,\frac{\text{m}}{\text{s}}$$

Die mittlere Geschwindigkeit ergibt sich als Quotient aus zurückgelegtem Weg und der dazu benötigten Zeit:

$$\bar{v} = \frac{\Delta s}{\Delta t} = \frac{\frac{1}{2} a \cdot t^2}{10\,\text{s}} = \frac{\frac{1}{2} \cdot 4\,\frac{\text{m}}{\text{s}^2} 100\,\text{s}^2}{10\,\text{s}} = 20\,\frac{\text{m}}{\text{s}}$$

2.196✓ *richtig ist C* Beim freien Fall wird ein Teil der potentiellen Energie des Körpers in kinetische Energie umgewandelt. Damit die kinetische Energie um 50 J zunimmt, muss der Körper 1 m fallen:

$$h = \frac{\Delta E_{\text{kin}}}{m \cdot g} = \frac{50\,\frac{\text{kg}\cdot\text{m}^2}{\text{s}^2}}{5\,\text{kg}\cdot 10\,\frac{\text{m}}{\text{s}^2}} = 1\,\text{m}$$

2.197✓ *richtig ist C* Der Radfahrer legt eine Strecke von insgesamt 90 km mit einer mittleren Geschwindigkeit von 9 km / h zurück. Daraus ergibt sich, dass er insgesamt 10 h unterwegs ist. Die Hälfte der Strecke legt er in 1 h beim Bergabfahren ($v = 45$ km / h) zurück. Daraus folgt, dass er die 45 km bergauf in 9 h zurücklegen muss. Die mittlere Geschwindigkeit für diesen Streckenabschnitt ergibt sich dann aus:

$$v = \frac{s}{t} = \frac{45\,\text{km}}{9\,\text{h}} = 5\,\frac{\text{km}}{\text{h}}$$

2.198✓ *richtig ist E* Die Radialbeschleunigung a_r (Zentripetalbeschleunigung) ergibt sich aus dem Quotienten des Quadrates der Bahngeschwindigkeit (ω^2) und dem Radius (r). Somit kann die mittlere Bahngeschwindigkeit wie folgt berechnet werden:

$$\omega = \sqrt{a_r \cdot r} = \sqrt{10\,\frac{\text{m}}{\text{s}^2}\cdot 6400 \cdot 10^3\,\text{m}} = 8\,000\,\frac{\text{m}}{\text{s}}$$

2.199✓ *richtig ist C* Der Volumenstrom I ist das pro Zeiteinheit durch ein Rohr mit gegebener Querschnittsfläche strömende Volumen ($I = dV/dt$). Um den Wassertank mit einem Volumen von 2 m^3 (1 m^3 = 10^3 dm^3 = 10^3 l) zu füllen, sind etwa 1 330 s erforderlich:

$$t = \frac{V}{I} = \frac{2\,000\,\text{l}}{1{,}5\,\frac{\text{l}}{\text{s}}} = 1\,333{,}3\,\text{s}$$

2.200✓ *richtig ist E* Wäre der Rohrquerschnitt konstant, so würde für die Steighöhen $h_a > h_b > h_c$ gelten, da es aufgrund des Strömungswiderstandes zu einem Druckabfall entlang des Rohres kommt. Da bei Säule b der Rohrquerschnitt verringert ist, wird hier (und nur im Bereich der Querschnittsverengung) entsprechend der Bernoullischen Beziehung der statische Druck und damit die Steighöhe h_b abgesenkt. Es gilt also $h_a > h_b$; $h_a > h_c$ und $h_b < h_c$.

3 Wärmelehre

3.1✓ *richtig ist C* Beim Einstellen der Endtemperatur erwärmt sich 1 kg Wasser von 10 °C auf 20 °C, also um 10 K. Es nimmt dabei eine Wärmemenge von

$$10\,\text{K}\cdot 4\,\frac{\text{J}}{\text{g K}}\cdot 1\,\text{kg} = 10\,\text{K}\cdot 4\,\frac{\text{J}}{\text{g K}}\cdot 1\,000\,\text{g} = 40000\,\text{J}$$

auf. Das kg Metall muss beim Abkühlen von 100 °C auf 20 °C, also um 80 K dieselbe Wärmemenge abgeben, so dass sich seine Wärmekapazität zu

$$\frac{40\,000\,\text{J}}{1\,\text{kg}\cdot 80\,\text{K}} = \frac{40\,000\,\text{J}}{1\,000\,\text{g}\cdot 80\,\text{K}} = 0{,}5\,\frac{\text{J}}{\text{g}\cdot\text{K}}$$

ergibt.

3.2✓ *richtig ist E* Die Innere Energie eines Körpers lässt sich auch durch Zufuhr anderer Energieformen als Wärme (z. B. mechanische, chemische oder elektrische Energie) erhöhen.

An einem Körper kann selbstverständlich auch Arbeit verrichtet werden, so dass dieser mechanische Energie aufnimmt. Dies kann z. B. bei einem Stoß geschehen, oder bei einem Federpendel, wo die schwingende Masse während des Aufschwingens Arbeit aufnimmt.

3.3✓ *richtig ist A* Eine Flüssigkeit beginnt (bis auf Siedeverzug) dann zu sieden, wenn ihr Sättigungsdampfdruck denselben Wert erreicht, wie der Druck auf ihre Oberfläche. Die Temperatur, bei der dies geschieht (die Siedetemperatur) ist also vom Außendruck ebenso abhängig wie von Faktoren, die ihren Sättigungsdampfdruck beeinflussen. Dies ist z. B. die Anzahl (nicht jedoch die Art) von Lösungsmittelteilchen, also Art und Menge gelöster Substanzen (Raoultsches Gesetz) – Energiezufuhr, Verdampfungsgeschwindigkeit oder die Verdampfungswärme beeinflussen zwar den Vorgang des Verdampfens, nicht jedoch die Siedetemperatur.

3.4✓ *richtig ist D* Der Wärmeinhalt eines Körpers ist nicht nur von dessen Temperatur, sondern auch von dessen Wärmekapazität abhängig.

Die zweite Aussage gibt die Definition der Wärmekapazität wieder.

3.5✓ *richtig ist D* Der Druck eines idealen Gases ist proportional zu seiner (absoluten) Temperatur. Diese ist hier zunächst 27 °C ≈ 300 K und steigt dann um 10 °C = 10 K an. Der Druck steigt demnach dabei von 150 bar auf

$$150\,\text{bar} \cdot \frac{310\,\text{K}}{300\,\text{K}} = 155\,\text{bar}$$

Der Druckanstieg beträgt also 5 bar.

3.6✓ *richtig ist E* Bei der Temperaturerhöhung einer Probe (z. B. durch Zufuhr von Wärme oder anderer Energieformen) steigt die Innere Energie meist an. Die Innere Energie (Energieinhalt) einer Probe ist aber noch von weiteren Parametern, wie die Größe der Probe, deren Zusammensetzung, Druck, Volumen usw. abhängig.

Zufuhr von Wärmeenergie kann nicht nur die Temperatur einer Probe, sondern bei bestimmten Temperaturen (Schmelzpunkt, Siedepunkt) auch (eventuell ohne Temperaturänderung) deren Phasenzustand verändert werden.

Die Temperatur ist eine Zustandsgröße, aber keine Energieform.

3.7✓ *richtig ist D* Zeigt das Thermoelement bei einer Temperaturdifferenz von

$$400\,\text{K} - 300\,\text{K} = 100\,\text{K}$$

zwischen seinen Kontaktstellen eine Thermospannung von 4 mV, so beträgt seine Thermokraft

$$\frac{4\,\text{mV}}{100\,\text{K}}$$

Beträgt die Temperaturdifferez zwischen seinen Kontaktstellen

$$80\,°\text{C} - 20\,°\text{C} = 60\,\text{K}$$

so ergibt sich eine Thermospannung von

$$60\,\text{K} \cdot \frac{4\,\text{mV}}{100\,\text{K}} = 2{,}4\,\text{mV}$$

3.8✓ *richtig ist E* Mit zunehmender Temperatur steigt die mittlere kinetische Energie der Gasteilchen und damit die mittlere Geschwindigkeit (eigentlich: der mittlere Betrag der Geschwindigkeit!).

Zur gleichen kinetischen Energie gehört bei massereicheren Teilchen eine kleinere Geschwindigkeit (ein kleinerer Geschwindigkeitsbetrag), so dass die mittlere Geschwindigkeit (der mittlere Betrag der Geschwindigkeit) mit steigender Teilchenmasse abnimmt und bei verschiedenen Isotopen desselben Elements (die ja verscheidene Atommassen aufweisen) verschieden ist.

3.9✓ *richtig ist D* Adiabatische Vorgänge sind (nach Definition) solche, die ohne Wärmeaustausch mit der Umgebung stattfinden. Bei der adiabatischen Komprimierung einer Gasprobe wird also weder Wärmeenergie zugeführt noch abgegeben. Da an der Probe jedoch beim Komprimieren mechanische Arbeit verrichtet wird, steigt ihre Innere Energie, was (bei einer Gasprobe) eine Temperaturerhöhung zur Folge hat.

3.10✓ *richtig ist A* Das Gesetz von Boyle-Mariotte besagt, dass falls Stoffmenge und Temperatur einer Gasprobe konstant bleiben, auch das Produkt aus Druck und Volumen konstant bleibt. Dies wird in Diagramm A wiedergegeben. Hier ist die Temperatur konstant und es gilt (etwa)

$$p \sim \frac{1}{V} \Rightarrow p \cdot V = \text{const.}$$

3.11✓ *richtig ist C* Im Phasendiagramm (p-T-Diagramm) eines Einkomponentensystems (hier Wasser) gibt es bei niedrigen Drücken zwei Aggregatszustände: fest bei niedrigen Temperaturen und gasförmig bei hohen Temperaturen. Bei hohen Drücken liegt zwischen dem festen und dem gasförmigen Zustand noch der flüssige. Beim Wasser gibt es noch die Besonderheit, dass der Übergang zwischen fest und flüssig nach höheren Drücken hin bei niedrigeren Temperaturen liegt. Dies ist in den Diagrammen B, C und E der Fall.

Im Diagramm B gibt es jedoch unterhalb eines Grenzdruckes keine Gasphase mehr, und in Diagramm E sind alle Phasengrenzen als Geraden eingezeichnet, was ebenfalls nicht zutrifft. (Diagramm E ist dem zutreffenden Diagramm C jedoch recht ähnlich.)

3.12✓ *richtig ist B* Konvektion kann in allen flüssigen und gasförmigen Medien stattfinden. Beim Wärmetransport mittels Photonen im Vakuum jedoch würde man von Wärmestrahlung sprechen.

3.13✓ *richtig ist C* Löst man 0,2 mol NaCl in Wasser, so bringt man (das Salz dissoziiert vollständig) 0,2 mol Na^+ und 0,2 mol Cl^-, also 0,4 mol Teilchen in Lösung. Da die Gefrierpunktserniedrigung nur von der Zahl der gelösten Teilchen abhängig ist, wird der Gefrierpunkt beim Einbringen von 0,6 mol (nichtdissoziierende) Saccharose, also von $\frac{3}{2}$ mal mehr Teilchen, um das $\frac{3}{2}$-fache, d. h. um 0,45 K abgesenkt.

3.14✓ *richtig ist A* Sowohl der flüssige, als auch der feste Aggregatszustand ist durch die Anziehung der Teilchen untereinander bestimmt. Fehlt diese Anziehung, (wie im Modell des idealen Gases), dann können diese Zustände nicht auftreten.

3.15✓ *richtig ist E* Bei dem in Frage stehenden Vorgang wird dem idealen Gas bei konstantem Volumen V Wärmeenergie Q zugeführt, wodurch sich sein Energieinhalt, die innere Energie U, ebenso erhöht, wie seine Temperatur T. Entsprechend der Zustandsgleichung für ideale Gase steigt daher auch der Druck p.

Bei abgeschlossenen Systemen bleibt die Entropie S bei reversiblen Vorgängen konstant. Da hier aber Energie von außen zugeführt wird, gilt dies nicht und die Entropie steigt bei der Zufuhr von Wärme an.

Die Freie Energie F ist definiert als $U - T \cdot S$. Wird also die Wärmemenge dQ zugeführt, so ändert sich die Innere Energie um genau diese Energiemenge, während sich die Freie Energie um

$$\begin{aligned} d(U - TS) &= dU - S \cdot dT - T \cdot dS \\ &= dQ - S \cdot dT - T\frac{dQ}{T} \\ &= -S \cdot dT \end{aligned}$$

ändert, also abnimmt.

3.16✓ *richtig ist (1,E) (2,C)* Solvation ist der Vorgang des Auflösens eines Stoffes in einem anderen (z. B. Salz in Wasser).

Sublimation ist der Phasenübergang vom festen zum gasförmigen Zustand (und umgekehrt) ohne flüssige Zwischenstufe.

3.17✓ *richtig ist D* Die Menge des adsorbierten Stoffes steigt (sowohl nach Freundlich als auch nach Langmuir) mit zunehmendem Partialdruck des Adsorbats und sinkt mit zunehmender Temperatur.

3.18✓ *richtig ist A* Keiner der angegebenen Prozesse kann in umgekehrter Richtung ablaufen; Sauerstoff strömt nicht spontan in eine Druckgasflasche, Wasser und Alkohol entmischen sich nicht spontan, Erdgas entsteht nicht spontan aus der Atmosphäre und Salz fällt nicht spontan (vollständig) aus einer wässrigen Lösung aus.

3.19✓ *richtig ist E* Beim Wasser sind die mittleren Abstände benachbarter Moleküle unter Normbedingungen im festen Zustand etwas größer als im flüssigen Zustand. (Deshalb ist die Dichte von Eis geringer als die Dichte von flüssigem Wasser.)

Es ist ein wesentliches Kennzeichen des flüssigen Zustandes, dass die Moleküle leicht gegeneinander verschiebbar sind.

Gasförmige Stoffe, wie reiner Wasserdampf füllen das zur Verfügung stehende Volumen vollständig aus, so dass sie keine freie Oberfläche besitzen.

3.20✓ *richtig ist D* Der Tripelpunkt ist eine Stoffkonstante und verschiebt sich unter keinen Umständen.

Der Sättigungsdampfdruck über der flüssigen Phase wird mit abnehmender Temperatur geringer (beim Siedepunkt ist er gleich dem Gesamtdruck).

Da oberhalb der kritischen Temperatur zwischen flüssiger und gasformiger Phase nicht mehr unterschieden werden kann, gibt es auch keine Phasengrenze mehr.

3.21✓ *richtig ist C* Die erste Aussage gibt den 2. Hauptsatz der Thermodynamik wieder: Wärmeenergie kann durch eine periodisch arbeitende Maschine nicht vollständig in mechanische Energie umgewandelt werden.

Mechanische Energie lässt sich dagegen vollständig in Wärme umwandeln (z. B. kommt ein rollender Wagen durch Reibung, also Umwandlung von Bewegungsenergie in Wärme vollständig zum Stehen).

3.22✓ *richtig ist B* Siedeverzug kann in Flüssigkeiten auftreten, wenn Reaktionskeime fehlen. Dies ist insbesondere bei sehr reinen Flüssigkeiten der Fall (nicht in Lösungen) und hat mit der Dampfdruckerniedrigung, wie sie von gelösten Stoffen verursacht wird (Raoultsches Gesetz) nichts zu tun.

3.23✓ *richtig ist D* Diffusionsprozesse laufen bei erhöhter Temperatur schneller ab, da hier die ungeordnete Bewegung der diffundierenden Teilchen, die ja die Ursache für die Diffusion ist, stärker (schneller) ist.

3.24✓ *richtig ist E* Bei isothermen Prozessen bleibt die Temperatur konstant. Bei idealen Gasen, bei denen die Innere Energie nur von der Temperatur abhängt, bleibt damit auch diese unverändert. Da an dem Gas Arbeit verrichtet wird, die Temperatur aber dennoch konstant bleibt, muss Wärme und damit Entropie aus dem Gas herausfließen.

Bei einer Kompression nimmt das Volumen ab und damit (bei konstanter Temperatur) der Druck zu und nicht ab.

3.25✓ *richtig ist B* Die geleistete Arbeit ist gegeben durch

$$\int_{V_1}^{V_2} p(V)dV$$

Dies ist die Fläche unter der Kurve im Zustandsdiagramm, also die Fläche I+II.

3.26 ✓ *richtig ist E* Die Diffusion ist eine Folge der Brownschen Molekularbewegung und je schneller diese, d. h. je höher die Temperatur ist, desto schneller läuft auch die Diffusion ab.

Da die Brownsche Bewegung ungeordnet ist, entstehen durch Diffusion keine Konzentrationsunterschiede, sondern es werden im Gegenteil vorhandene Konzentrationsunterschiede ausgeglichen.

Sind in einer festen Phase bewegliche Teilchen vorhanden (gelöste Stoffe), so ist auch hier Brownsche Bewegung vorhanden und damit Diffusion möglich.

3.27 ✓ *richtig ist (1,E) (2,B)* „Isobar" bedeutet, dass der Druck konstant bleibt, „adiabatisch", dass keine Wärme mit der Umgebung ausgetauscht wird und sich damit die Entropie nicht ändert ($\Delta E = \frac{\Delta Q}{T}$).

3.28 ✓ *richtig ist B* Das Thermoelement liefert bei einer Empfindlichkeit von 50 µV / K eine Thermospannung von 25 mV = 25 000 µV. Die Temperaturdifferenz zwischen den beiden Kontaktstellen beträgt also $\frac{25\,000\,\mu\text{V}}{50\,\mu\text{V/K}} =$ 500 K. Da die eine Kontaktstelle in Eiswasser liegt und damit eine Temperatur von 0 °C hat, ist die Temperatur der anderen Kontaktstelle und damit des Ofens 500 °C.

3.29 ✓ *richtig ist C* Sind zwei Körper in Kontakt miteinander, so stellt sich (falls keine Einflüsse von außen vorhanden sind) mehr oder weniger schnell ein thermisches Gleichgewicht ein. Dabei gleichen sich die Temperaturen der beiden Körper an. Masse, Volumen, Energie und Entropie können dabei verschieden sein.

3.30 ✓ *richtig ist E* Die schraffierte Fläche unter der $p(V)$-Kurve ist das Integral

$$\int_{V_1}^{V_2} p(V)dV$$

und das ist gerade die Arbeit, die das Gas bei der isothermen Volumenänderung (reversibel) leistet.

3.31 ✓ *richtig ist C* Das Eigenvolumen der Gasteilchen wird im Kovolumenterm b berücksichtigt, während der Binnendruckterm $\frac{a}{V_\text{m}^2}$ die anziehenden Kräfte zwischen den Gasteilchen berücksichtigt.

3.32 ✓ *richtig ist D* Zustandsfunktionen sind Größen, die vom Zustand eines Systems abhängen; die Gaskonstante R dagegen ist universell und damit keine Zustandsgröße.

3.33 ✓ *richtig ist E* Dem Wasser wird bei einer Temperatur von etwa 27 °C ≈ 300 K eine Wärmemenge von 1 500 J zugeführt. Vorausgesetzt, dass dies reversibel erfolgt, ist die Entropieänderung also etwa 1 500 J / 300 K = 5 J / K.

Da die Wärme in das Wasser hineinfließt, nimmt die Entropie des Wassers zu.

3.34 ✓ *richtig ist E* Die Differenz zwischen der Wärmekapazität bei konstantem Druck und konstantem Volumen resultiert aus der mechanischen Arbeit, die bei einer Volumenvergrößerung gegen den herrschenden Außendruck geleistet werden muss.

Die Teilchen idealer Gase wechselwirken nicht miteinander. Ideale Gase kondensieren daher nicht und besitzen somit auch keine Kondensationswärme und keine kritische Temperatur.

3.35 ✓ *richtig ist B* Die beiden Gase können als ideale Gase behandelt werden. Dann beeinflussen sie sich gegenseitig nicht und der Partialdruck des Heliums ist nicht von Beimischungen anderer Gase abhängig und beträgt bei unverändertem Volumen, unveränderter Temperatur und unveränderter Stoffmenge wie zu Beginn 1 bar.

3.36 ✓ *richtig ist E* Damit das flüssige Wasser im feuchten Tuch in die Gasphase übergehen kann, wird Übergangswärme verbraucht, was zu einer Temperaturerniedrigung führt.

3.37 ✓ *richtig ist E* Die Ordnung einer chemischen Reaktion gibt an, wie die Reaktionsgeschwindigkeit von der Konzentration abhängt. Sie ist stets ≥ 0 und oft eine kleine ganze Zahl $(0, 1, 2, \ldots)$.

3.38 ✓ *richtig ist C* Eine adiabatische Expansion ist eine Volumenänderung, bei der kein Wärmeaustausch mit der Umgebung stattfindet. Dabei ändert sich natürlich das Volumen und die Dichte und im allgemeinen die Temperatur und damit auch die Innere Energie.

Da kein Wärmeaustausch mit der Umgebung stattfindet, ändert sich jedoch nicht die Entropie des Gases.

3.39 ✓ *richtig ist C* Die Innere Energie der Gasprobe steigt um die zugeführte Energiemenge von 450 J an. Da die Stoffmenge des Gases 50 mol beträgt, steigt die molare Innere Energie um 450 J / 50 mol = 9 J / mol.

3.40 ✓ *richtig ist E* Am Tripelpunkt besitzt reines Wasser keinen Freiheitsgrad; Druck und Temperatur sind festgelegt.

3.41 ✓ *richtig ist D* Der Sättigungsdampfdruck einer Flüssigkeit ist eine Eigenschaft der Flüssigkeit, nicht des Gefäßes, in dem sie sich befindet und daher von diesem unabhängig.

3.42 ✓ *richtig ist A* Die Gefrierpunktserniedrigung ist nur von der Anzahl, nicht der Art der gelösten Teilchen abhängig. Sie ist ebenso wie die Siedepunktserniedrigung der Konzentration der gelösten Teilchen proportional, doch sind im Allgemeinen die (vom Lösungsmittel abhängigen) Proportionalitätskonstanten verschieden.

3.43 ✓ *richtig ist C* Für die Wärmeleitung gilt analog zur elektrischen Leitung dass der Strom proportional zur Temperaturdifferenz (→ Spannung) zwischen den Enden des Stabes, zum Querschnitt des Stabes (→ Querschnitt des Leiters) und umgekehrt proportional zur Länge des Stabes (→ Länge des Leiters) ist.

3.44 ✓ *richtig ist D* Der Dampfdruck einer (reinen) Flüssigkeit steigt mit der Temperatur stärker als linear an. Dies ist in Diagramm D wiedergegeben.

3.45 ✓ *richtig ist C* Der Druck des Gases ist infolge der Abkühlung auf das 0,95-fache des ursprünglichen Wertes abgesunken, d. h. seine (absolute) Temperatur muss auf das 0,95-fache ihres ursprünglichen Wertes von 27 °C ≈ 300 K, also auf 285 K ≈ 12 °C abgesunken sein. Die Temperatur des Gases ist also um 15 °C abgefallen.

3.46 ✓ *richtig ist A* Bei isothermer Zustandsänderung bleibt das Produkt aus Druck und Volumen konstant. Dies ist in etwa bei den Diagrammen A und B der Fall. Bei adiabatischer Komprimierung (Volumenverkleinerung) steigt die Temperatur jedoch an und der Druck muss stärker zunehmen, als beim entsprechenden isothermen Vorgang. Dies ist nur in Diagramm A der Fall.

3.47 ✓ *richtig ist A* Die 400 mm^3 Quecksilber mit einem Volumenausdehnungskoeffizienten von 0,000 18 K^{-1} dehnen sich bei einem Temperaturanstieg um ein Kelvin um 400 $mm^3 \cdot 0{,}000\,18\ K^{-1} \cdot 1\ K = 0{,}076\ mm^3$ aus. Damit dies einen Anstieg der Säule um 2 mm ergibt, muss der Querschnitt des Rohres $0{,}076\ mm^3 / 2\ mm = 0{,}036\ mm^2$ sein.

3.48 ✓ *richtig ist B* Durch das Erwärmen des Gases erhöht sich die (mittlere) Bewegungsenergie der Gasteilchen und damit dessen Innere Energie. Da außerdem der Druck konstant bleibt und sich das Volumen des Gases erhöht, steigt die Enthalpie noch mehr als die Innere Energie. Die Erwärmung ist irreversibel, so dass auch die Entropie ansteigt. Die Dichte dagegen sinkt aufgrund der thermischen Ausdehnung des Gases ab.

3.49 ✓ *richtig ist E* Bei isothermen Vorgängen ist die Temperatur immer konstant und bei einer Expansion steigt das Volumen an. Da bei der Expansion das Gas Arbeit leistet, muss seine Innere Energie durch Wärmezufluß konstant gehalten werden. Da dieser Wärmezufluß reversibel ist, ist er mit einem Entropiefluß (in das Gas hinein) verbunden, so dass die Entropie des Gases ansteigt.

3.50 ✓ *richtig ist C* Da das Helium 2/3 der Stoffmenge ausmacht beträgt sein Partialdruck 2/3 des Gesamtdrucks von 6 bar, also 4 bar.

3.51 ✓ *richtig ist (1,A) (2,B) (3,D)* Zum Schmelzen von 2 kg = 2 000 g Eis mit einer spezifischen Schmelzwärme von 330 J / g werden $2\,000\ g \cdot 330\ J/g = 660\,000\ J$ benötigt. Bei einer Heizleistung von 500 W wird diese Energiemenge in einem Zeitraum von $660\,000\ J / 500\ W = 1\,320\ s = 22\ min$ zugeführt.

Um 2 kg = 2 000 g Wasser mit der spezifischen Wärmekapazität von 4,2 J / (g · K) um 100 K (von 0 °C auf 100 °C) zu erwärmen, wird eine Wärmemenge von $4{,}2\ J/(g \cdot K) \cdot 2\,000\ g \cdot 100\ K = 840\,000\ J$ benötigt. Diese Wärmemenge liefert eine Heizleistung von 500 W innerhalb von $840\,000\ J / 500\ W = 1\,680\ s = 28\ min$.

2 kg = 2 000 g Wasser einer spezifischen Verdampfungswärme von 2 200 J / g benötigen zum Verdampfen eine Wärmezufuhr von $2\,000\ g \cdot 2\,200\ J/g = 4\,400\,000\ J$. Bei einer Heizleistung von 500 W braucht die Verdampfung daher $4\,400\,000\ J / 500\ W = 8\,800\ s = 146\ min + 40\ s \approx 150\ min$.

3.52 ✓ *richtig ist B* Die bei einer Volumenausdehnung um $600\,\text{cm}^3 - 400\,\text{cm}^3 = 200\,\text{cm}^3$ gegen einen Druck von $30\,\text{N}/\text{cm}^2$ geleistete mechanische Arbeit ist $200\,\text{cm}^3 \cdot 30\,\text{N}/\text{cm}^2 = 6000\,\text{N} \cdot \text{cm} = 60\,\text{N} \cdot \text{m}$.

3.53 ✓ *richtig ist E* Konvektion ist Wärmetransport durch Stofftransport. Dies kann durch Gas- oder Flüssigkeitstransport erfolgen, nicht jedoch durch Strahlung. Auch in Festkörpern ist dieser Mechanismus in der Regel nicht am Wärmetransport beteiligt.

3.54 ✓ *richtig ist A* Das Potential an den beiden Elektroden ergibt sich aus der Nernstschen Gleichung. Damit die Spannung zwischen den beiden Elektroden verschwindet, muss es an beiden Polen gleich sein, also

$$U_0 + \frac{R \cdot T_1}{z \cdot F} \cdot \log\left(\frac{c_x}{c_{\text{Kupfer}}}\right) = U_0 + \frac{R \cdot T_2}{z \cdot F} \cdot \log\left(\frac{c_y}{c_{\text{Kupfer}}}\right)$$

Für $T_1 = T_2$ kann diese Gleichung nur für $c_x = c_y$, also für $x = y$ und für $x = y$, also $c_x = c_y$ nur für $T_1 = T_2$ erfüllt werden.

3.55 ✓ *richtig ist C* Der Energieerhaltungssatz fordert, dass die Gesamtenergie konstant bleibt, also der kühlere Körper ebensoviel Wärmeenergie aufnimmt, wie der wärmere Körper abgibt. Der Vorgang des Temperaturausgleichs ist irreversibel, so dass die Gesamtentropie des Systems zunimmt.

3.56 ✓ *richtig ist A* Die van-der-Waals-Gleichung beschreibt auch den Übergang zwischen dem flüssigen und dem gasförmigen Zustand. Hierzu ist der Binnendruckterm notwendig, der für die Wechselwirkungen zwischen den Gasteilchen steht; ohne solche Wechselwirkungen gibt es keine Kondensation.

Da man ein reales Gas isolieren, d. h. Wärmeaustausch mit der Umgebung verhindern kann, ist eine adiabatische Zustandsänderung möglich.

3.57 ✓ *richtig ist D* Es handelt sich um ein ideales Gas. Hier gilt die Zustandsgleichung für ideale Gase

$$p \cdot V = n \cdot R \cdot T$$

so dass eine Verdoppelung der Temperatur bei konstantem Druck eine Volumenverdoppelung zur Folge hat, also $V_2 = 2V_1$ gilt. Beim Abkühlen auf die ursprüngliche Temperatur bleibt das Volumen konstant, so dass sich der Druck halbieren muss. Es gilt also $V_2 = 2V_1$ und $p_2 = \frac{1}{2}p_1$.

3.58 ✓ *richtig ist E* Während des Schmelzvorganges ändert sich die Temperatur des Eis-Wasser-Gemisches nicht, da alle zugeführte Wärme für den Phasenübergang fest → flüssig aufgebraucht wird.

Die Dichte von Eis ist kleiner als die von Wasser gleicher Temperatur (Eis schwimmt ja auf Wasser); die größte Dichte hat Wasser etwa bei 4 °C.

Reines Wasser kann kurzzeitig unter seine Schmelztemperatur abgekühlt („unterkühlt“) werden; es ist dann aber instabil und kann spontan (teilweise) erstarren.

3.59 ✓ *richtig ist E* Die Verdampfung von Wasser ist ein reversibler Vorgang und die umgesetzte Verdampfungsenthalpie ist gleich der (reversibel) zugeführten Wärmemenge. Daher ist der Quotient $\Delta H_V / \Delta T_V$ gerade die Verdampfungsentropie.

3.60 ✓ *richtig ist C* Da das Gefäß offen ist, ändert sich der Druck während des Siedens nicht. Damit bleibt die Siedetemperatur konstant und die Temperatur des Wassers ändert sich während des Siedens nicht.

3.61 ✓ *richtig ist D* Die Gibbssche Phasenregel lautet

$$F = K - P + 2$$

3.62 ✓ *richtig ist D* Die Halbwertszeit der Reaktion ist diejenige Zeit, innerhalb derer die Hälfte der Ausgangssubstanz zerfallen ist. (In der doppelten Halbwertszeit ist dann nicht die gesamte Ausgangsstoffmenge, sondern $\frac{3}{4}$ der Ausgangsstoffmenge zerfallen.)

Die Halbwertszeit ist in der Regel von der Temperatur abhängig, da für einen Zerfall eine Aktivierungsenergie aufgebracht werden muss und bei höheren Temperaturen mehr Teilchen hinreichend hoher Energie zur Verfügung stehen. Die Halbwertszeit ist von der Stoffmenge unabhängig, nicht jedoch die Reaktionsgeschwindigkeit. Diese fällt bei Reaktionen 1. Ordnung mit der Stoffmenge innerhalb der Halbwertszeit auf die Hälfte ihres ursprünglichen Wertes ab, während die Zerfallsgeschwindigkeitskonstante sich nicht ändert.

3.63 ✓ *richtig ist A* Bei der adiabatischen Kompression wird keine Wärme mit der Umgebung ausgetauscht. Die am Gas geleistete mechanische Energie erhöht daher die Innere Energie des Gases und damit seine Temperatur. Bei der isothermen Komprimierung wird dagegen (durch Kühlung des Gases) von außen dafür gesorgt, dass dessen Temperatur konstant bleibt. Die Endtemperatur und damit der Enddruck der adiabatischen Kompression ist daher höher, als die Endtemperatur und der Enddruck der isothermen Kompression.

3.64✓ *richtig ist E* Nach dem Raoultschen Gesetz hängt die relative Dampfdruckerniedrigung alleine von der Anzahl (nicht von der Masse oder Art) der gelösten Teilchen ab. Daher ist die Dampfdruckerniedrigung, wenn zwar die gleiche Masse, nicht aber die gleiche Anzahl von Teilchen, gelöst wurden unterschiedlich.

3.65✓ *richtig ist A* Bei einer Mischung aus flüssigem Wasser und Zinkgranulat liegt eine flüssige Phase (das flüssige Wasser) und eine feste Phase (das feste Zink) sowie zwei Komponenten (Wasser und Zink) vor. Bei einer Mischung aus flüssigem Wasser und Eis sind es zwei Phasen (eine flüssige und eine feste) aber nur eine Komponente (Wasser). Eine Lösung von Kochsalz in Wasser hingegen besteht aus zwei Komponenten (Wasser und Kochsalz), aber nur aus einer (flüssigen) Phase.

3.66✓ *richtig ist B* Die Celsius- und die Kelvin-Skala unterscheiden sich nur durch den Nullpunkt. Temperaturunterschiede bleiben in beiden Skalen gleich.

3.67✓ *richtig ist B* Die Zustandsgleichung für ideale Gase lautet

$$p \cdot V = n \cdot R \cdot T \Longrightarrow p = \frac{n \cdot R \cdot T}{V}$$

3.68✓ *richtig ist E* Bei (idealen) Gasen gilt

$$C_{\mathrm{m}p} - C_{\mathrm{m}V} = R$$

was darin begründet liegt, dass bei der Expansion gegen einen äußeren Druck Arbeit verrichtet werden muss.

Hier jedoch wird nach **flüssigem Wasser** gefragt, das sich bei der Erwärmung nicht sehr ausdehnt, ja eventuell sogar an Volumen verliert, wenn es erwärmt wird. Hier ist die Arbeit, die gegen den Außendruck geleistet wird also wesentlich kleiner, als bei einem Gas. Daher gilt

$$C_{\mathrm{m}p} - C_{\mathrm{m}V} \ll R$$

3.69✓ *richtig ist E* Durch den Kühler fließt je Sekunde 1 Liter Wasser, also 1 000 g. Diese werden um 10 °C erwärmt, was das gleiche ist wie 10 K. Da Wasser eine spezifische Wärmekapazität von 4,2 J/(g K) besitzt, nimmt es in jeder Sekunde eine Wärmemenge von $4{,}2\ \mathrm{J/(g\,K)} \cdot 1\,000\ \mathrm{g} \cdot 10\ \mathrm{K} = 4{,}2 \cdot 10^4\ \mathrm{J}$ auf, was eine Leistung von $4{,}2 \cdot 10^4\ \mathrm{J/s} = 4{,}2 \cdot 10^4\ \mathrm{W}$ ergibt. Die Einheit der Leistung ist das Watt (1 W), nicht das Joule (1 J = 1 W s)!

3.70✓ *richtig ist C* Der Lösungsvorgang erfolgt an der Grenzfläche zwischen dem Festkörper und dem Lösungsmittel; je größer diese Grenzfläche ist, desto mehr kann pro Zeiteinheit in Lösung gehen.

Mit der Temperatur steigt die Energie der Teilchen an. Es steht jetzt mehr Energie zur Verfügung um aus dem Festkörper Teilchen herauszulösen und die in Lösung gegangenen Teilchen entfernen sich schneller vom Festkörper. Auch dies beschleunigt den Lösungsvorgang.

Eine gesättigte Lösung (mit Bodenkörper) befindet sich in einem dynamischen Gleichgewicht: gleichviele Teilchen gehen pro Zeiteinheit in Lösung, wie aus der Lösung in die feste Phase (den Bodenkörper) übergehen. Ein solches Gleichgewicht stellt sich langsam ein. Mit zunehmender Konzentration sinkt die Lösungsgeschwindigkeit, bis sie beim Erreichen der Sättigung Null erreicht.

3.71✓ *richtig ist E* Die Gleichgewichtsbedeckung einer Oberfläche ist gegeben durch die Anzahl der angelagerten Teilchen bezogen auf die Fläche. Wird also bei gleicher Bedeckung die adsorbierende Fläche verändert, so verändert sich auch die Anzahl der adsorbierten Teilchen, so dass die Bedeckung konstant bleibt.

Sowohl nach Langmuir, als auch nach Freundlich ist die Bedeckung eines Adsorbens abhängig von den Beteiligten Stoffen (Oberfläche und Gas), der Temperatur und dem Druck.

3.72✓ *richtig ist A* Die auf die Messpunkte angepaßte Gerade steigt im Bereich von 0 s bis 200 s von 20 °C auf 60 °C an. Die Steigung dieser Geraden ist also $\Delta T/\Delta t = (60\ °\mathrm{C} - 20\ °\mathrm{C})/(200\ \mathrm{s} - 0\ \mathrm{s}) = 40\ °\mathrm{C}/200\ \mathrm{s} = 0{,}2\ °\mathrm{C/s}$.

3.73✓ *richtig ist E* Das System besteht aus einer flüssigen Phase (der Lösung) und einer gasförmigen Phase (dem Wasserdampf) und aus den Komponenten Wasser (in flüssigem und gasförmigem Zustand) und Kochsalz (in gelöster Form). Das sind 2 Phasen und 2 Komponenten.

3.74✓ *richtig ist C* Es ist eine Eigenschaft der Entropie, dass sie bei irreversiblen Vorgängen zunimmt. Die Vorgänge in einem abgeschlossenen System sind jedoch unabhängig von der Umgebung.

3.75✓ *richtig ist A* Die 5,8 g NaCl sind bei einer molaren Masse von 58 g / mol gerade 0,1 mol. Diese Substanz dissoziiert jedoch, so dass in der Lösung 0,1 mol Na^+ und 0,1 mol Cl^-, also insgesamt 0,2 mol Teilchen enthalten sind.

Da die Gefriertemperaturerniedrigung nur von der Anzahl, nicht von der Art der gelösten Teilchen abhängt, müssen, um die gleiche Gefriertemperaturerniedrigung z zu erzielen 0,2 mol Saccharoseteilchen gelöst werden. Bei einer molaren Masse von 342 g / mol ist das 0,2 mol · 342 g / mol ≈ 68 g.

3.76✓ *richtig ist E* Enthält der Zylinder Wasserdampf und flüssiges Wasser, so ist die Temperatur des Systems die Siedetemperatur des Wassers (beim herrschenden Druck). Wird das Volumen isotherm (bei konstanter Temperatur) halbiert, so kondensiert weiterer Wasserdampf, aber der Druck ändert sich nicht.

Das Gesetz von Boyle-Mariotte gilt für dieses System nicht, da es nicht nur aus einer (idealen) Gasphase besteht.

3.77✓ *richtig ist A* Bei einem isobaren Vorgang ändert sich der Druck nicht, beträgt also nach wie vor 1 000 mbar. Da der CO_2-Partialdruck 100 mbar beträgt, was 10 % des Gesamtdrucks ist, enthält das Gemisch 10 % CO_2, 18 % O_2 und 72 % N_2.

Der Partialdruck von O_2 ist daher 180 mbar, der des N_2 720 mbar.

3.78✓ *richtig ist (1,C) (2,D)* Die Freie Energie ist definiert als $U - T \cdot S$, die Freie Enthalpie als $U + p \cdot V - T \cdot S$.

3.79✓ *richtig ist B* Am eutektischen Punkt E liegen $n_p = 4$ Phasen (Schmelze, festes A und festes B, sowie eine Gasphase) gleichzeitig vor. Die Anzahl der Komponenten ist $n_k = 2$, so dass sich die Anzahl der frei wählbaren Variablen zu

$$F = n_k - n_p + 2 = 2 - 4 + 2 = 0$$

ergibt.

3.80✓ *richtig ist B* Da die Energieänderung reversibel und isotherm bei 300 K erfolgt, beträgt die Entropieänderung bei dem Vorgang 450 J /300 K = 1,5 J / K. Bei einer Stoffmenge von 50 mol ergibt sich die molare Entropieänderung zu

$$\frac{1{,}5\ \mathrm{J/K}}{50\ \mathrm{mol}} = 0{,}03\ \frac{\mathrm{J}}{\mathrm{mol \cdot K}}$$

3.81✓ *richtig ist D* Der Dampfdruck einer Salzlösung ist bei sonst gleichen Bedingungen umso niedriger, je höher die Konzentration der Lösung ist. Die Lösung, ebenso wie das reine Wasser, siedet dann, wenn ihr Dampfdruck den gleichen Wert erreicht, wie der herrschende Außendruck. Beim Sieden sind die Dampfdrücke also gleich, die Temperatur der Kochsalzlösung jedoch höher.

3.82✓ *richtig ist A* Bei einer isothermen Zustandsänderung bleibt die Temperatur des Gases konstant. Mit der Zustandsgleichung des idealen Gases

$$p \cdot V = n \cdot R \cdot T$$

heißt das, dass (bei konstanter Stoffmenge n) das Produkt $p \cdot V$ konstant bleiben muss. Dies gibt die Kurve A der Skizze wieder.

3.83✓ *richtig ist D* Die Molekülmasse von Methylalkohol beträgt (es kann von den Isothopen ^{12}C, ^{16}O und ^{1}H ausgegangen werden) 32 u. Daher sind 32 g dieser Verbindung gerade 1 mol, das in 500 g Wasser gelöst werden soll. Die Gefrierpunktserniedrigung ist demnach

$$1{,}86\ \mathrm{K \cdot kg/mol} \cdot \frac{1\ \mathrm{mol}}{0{,}5\ \mathrm{kg}} = 3{,}72\ \mathrm{K}$$

3.84✓ *richtig ist A* Zur Isolierung des Gefäßes trägt auch die Wand bei, so dass bei zunehmender Wandstärke der Wärmefluß nach außen abnimmt.

Die Verspiegelung des Gefäßes verhindert ein Abstrahlen von Wärmeenergie in Form von Infrarotstrahlung, so dass mit besserer Verspiegelung die Isolierung verbessert und der Wärmefluß nach außen vermindert wird.

In jedem Fall aber ist die Ursache des Wärmeflusses eine Temperaturdifferenz und je größer diese ist, desto größer wird die abgegegebene Wärmemenge pro Zeiteinheit.

3.85✓ *richtig ist C* Die Langmuirschen Adsorptionsisothermen werden durch

$$\frac{n_{Ad}}{n_0} = \alpha \cdot \frac{D \cdot P}{1 + E \cdot P}$$

gegeben, was im Grenzfall großer Drücke zu

$$\frac{n_{Ad}}{n_0} = \alpha \cdot \frac{D}{E}$$

wird. Für große Drücke geht die adsorbierte Stoffmenge also gegen einen Grenzwert. Dies bezeichnet man als Sättigungsverhalten. Es lässt sich so erklären, dass hier alle zur Verfügung stehenden Adsorptionsstellen besetzt sind, also die Besetzungswahrscheinlichkeit gegen 1 geht.

3.86✓ *richtig ist C* Bei einer isothermen Zustandsänderung bleibt die Temperatur konstant. Bei einer Kompression und konstanter Temperatur erhöht sich jedoch der Druck eines idealen Gases, was sich unmittelbar aus der Zustandsgleichung

$$p \cdot V = n \cdot R \cdot T$$

ergibt. Die Innere Energie eines idealen Gases ist alleine durch seine Stoffmenge und seine Temperatur gegeben, so dass diese bei der (isothermen) Kompression konstant bleibt. Da bei der Kompression jedoch mechanische Energie zugeführt wird, sich aber weder die Stoffmenge, noch die Temperatur des Gases ändern, muss Energie in Form von Wärme an die Umgebung abgegeben werden. Dies bedeutet, dass Wärme reversibel aus dem System entnommen wird, also die Entropie des Systems sinkt.

3.87✓ *richtig ist C* Von wenigen Ausnahmen wie dem Wasser abgesehen, nimmt die Dichte von Flüssigkeiten und Festkörpern mit zunehmender Temperatur ab, da die Masse konstant bleibt, das Volumen sich jedoch erhöht. Dasselbe gilt auch für Gase, wenn die Temperaturerhöhung bei konstantem Druck (isobar) durchgeführt wird.

Bei Metallen stehen viele freie Elektronen für die elektrische Leitung zur Verfügung, so dass die spezifische Leitfähigkeit vor allem durch die Reibung, die diese bei ihrer Bewegung durch das Metall erfahren, bestimmt wird, und diese steigt mit der Temperatur an, so dass die spezifische Leitfähigkeit solcher Materialien mit steigender Temperatur abfällt.

Bei Halbleitern dagegen stehen wenige bewegliche Ladungsträger zur Verfügung, jedoch steigt deren Anzahl mit der Temperatur, was dazu führt, dass deren spezifische Leifähigkeit ebenfalls ansteigt.

3.88✓ *richtig ist B* Mit der Temperatur eines Gases steigt die thermische Bewegung seiner Teilchen. Damit steigt deren mittlere kinetische Energie und deren mittlere Geschwindigkeit (eigentlich: der mittlere Betrag der Geschwindigkeit, da die mittlere Geschwindigkeit bei ruhendem Kolben stets Null ist).

Da das Volumen des Gases durch den Kolben fest vorgegeben ist, ändert sich beim Erwärmen seine Dichte nicht.

3.89✓ *richtig ist E* Die Zustandsgleichung des idealen Gases lautet

$$p \cdot V = n \cdot R \cdot T$$

oder

$$p = n \cdot R \cdot T / V$$

Um den Druck p zu verdreifachen kann man also bei konstanter Stoffmenge n und konstantem Volumen V die Temperatur T verdreifachen, bei konstantem n und T das Volumen auf ein Drittel verringern, bei konstanten V und T, n verdreifachen, bei konstantem n, V verdoppeln und T versechsfachen.

Wird jedoch bei konstantem n, T verdoppelt und V versechsfacht, so sinkt der Druck auf ein Drittel seines ursprünglichen Wertes.

3.90✓ *richtig ist A* Die Avogadro-Konstante ist eine universelle Konstante und daher von Substanzen, Temperatur, Druck und Volumen unabhängig. Sie gibt an, wieviele Teilchen ein Mol Stoffmenge ergeben, was bei einem idealen Gas bei Normbedingungen 22,4 l Volumen entspricht.

Aus der Definition der Faradaykonstante ergibt sich außerdem $N_A = F/e$.

3.91✓ *richtig ist C* Bei einem idealen Gas gibt es keine Wechselwirkung zwischen den Teilchen, also insbesondere auch keine Anziehungskraft.

Die molare Wärmekapazität bei konstantem Druck eines idealen Gases ist deshalb größer als seine molare Wärmekapazität bei konstantem Volumen, da im ersten Fall das Volumen ansteigt und hierbei mechanische Arbeit geleistet wird.

3.92✓ *richtig ist D* Das Anlagern von Gasmolekülen an Festkörperoberflächen ist meist ein exothermer Vorgang, d. h. die Teilchen geben Energie ab, die ihnen zum Ablösen wieder zugeführt werden muss. Steigt die Temperatur an, so steht mehr Energie zur Verfügung, was die Ablösung erleichtert, so dass bei höheren Temperaturen weniger Gas adsorbiert wird, als bei niedrigeren.

Mit wachsendem Druck steigt nicht nur die Teilchendichte im Gasraum, sondern auch die auf der Oberfläche an, so dass mehr Gas adsorbiert wird.

3.93✓ *richtig ist D* Beim Sublimieren gehen die Teilchen direkt von der festen Phase in den Dampf über (oder umgekehrt). Wäre die hierbei aufzubringende Übergangsenthalpie kleiner als sie Summe von Schmelz- und Verdampfungsenthalpie, so widerspräche dies der Energieerhaltung.

3.94✓ *richtig ist E* Nach der Definition einer Phase ist sie ein stofflich und physikalisch homogener Bereich, an dessen Grenzen sich mindestens eine physikalische oder chemische Eigenschaft sprunghaft ändert. Stoßen zwei unterschiedliche flüssige Phasen aneinander, so bildet die Grenzfläche eine Phasengrenze.

3.95✓ *richtig ist A* Man kann der Zustandsgleichung nach van der Waals leicht ansehen, dass das Volumen des Gases nicht kleiner werden kann, als *b*, da sonst die (absolute) Temperatur negativ werden müßte. Man kann *b* daher als das Eigenvolumen der Gasteilchen interpretieren, unter das das Gasvolumen ja nicht fallen kann. Die Konstante *b* ist vom betrachteten Gas abhängig, aber nicht von dessen Volumen oder Teilchendichte.

Die anziehenden Kräfte zwischen den Gasteilchen werden durch den Term $\frac{a}{V_{(m)}^2}$ berücksichtigt.

3.96✓ *richtig ist C* Von einem (dynamischen) Gleichgewicht zwischen den beiden Lösungen spricht man genau dann, wenn pro Zeiteinheit genausoviele Teilchen (sogar von jeder Sorte) von A nach B übergehen, wie von B nach A.

Der Nernstsche Verteilungssatz besagt, dass das Verhältnis der Konzentationen in den beiden Lösungen im Gleichgewicht eine von den Lösungsmitteln und dem gelösten Stoff abhängige Konstante ist.

3.97✓ *richtig ist B* In (1) liegt festes A und festes B vor, in (2) festes A und Schmelze, in (3) festes B und Schmelze und in (4) nur Schmelze.

Das Eutektikum ist eine feste Phase mit der Konzentration des Eutektischen Punktes. Da sich die beiden Festkörper nicht mischen, gibt es auch kein Eutektikum.

3.98✓ *richtig ist B* Jeder Körper, der eine Temperatur oberhalb des (nicht erreichbaren) absoluten Nullpunktes besitzt, strahlt Wärmestrahlung ab. Diese ist elektromagnetische Strahlung, die sich nicht nur in Vakuum, sondern auch in vielen anderen Medien ausbreitet. Da Körper durch diese Strahlung an Energie verlieren und auskühlen können, wird in Thermoskannen oft spiegelndes Material eingesetzt, das diese Strahlung zurückwirft und das Auskühlen vermindert.

3.99✓ *richtig ist E* In einer Sekunde wird die Flüssigkeit von einer Wärmemenge von $0{,}15\ \mathrm{kW} \cdot 1\ \mathrm{s} = 0{,}15\ \mathrm{kJ}$ um 0,05 K erwärmt. Sie besitzt also eine Wärmekapazität von

$$\frac{0{,}15\ \mathrm{kJ}}{0{,}05\ \mathrm{K}} = 3\ \mathrm{kJ/K}$$

Da die Probe eine Masse von 0,5 kg besitzt, ist ihre spezifische Wärmekapazität demnach

$$(3\ \mathrm{kJ/K})/(0{,}5\ \mathrm{kg}) = 6{,}0\ \frac{\mathrm{kJ}}{\mathrm{kg} \cdot \mathrm{K}}$$

3.100✓ *richtig ist D* Bei idealen Gasen ist bei gegebener Temperatur und Druck das eingenommene Volumen nur von der Stoffmenge (also der Teilchenzahl) abhängig. Gleiche Volumina idealer Gase enthalten daher dieselbe Stoffmenge. Da bei Sauerstoff die einzelnen Teilchen (Sauerstoffmoleküle) eine größere Masse besitzen als bei Stickstoff (Stickstoffmoleküle), ist unter gleichen Bedingungen die Dichte von Sauerstoff größer und Sauerstoff füllt ein geringeres Volumen als Stickstoff, wenn die Proben gleiche Masse besitzen.

3.101✓ *richtig ist C* Der Gefrierpunkt einer Lösung ist niedriger als der Gefrierpunkt des reinen Lösungsmittels, weil die gelösten Teilchen die Wahrscheinlichkeit des Übergangs eines Lösungsmittelteilchens von der Lösung in die feste Phase erniedrigen, nicht jedoch die Wahrscheinlichkeit des umgekehrten Vorganges.

Die Entropie einer Lösung ist höher als die der reinen Komponenten unter sonst gleichen Bedingungen.

3.102✓ *richtig ist B* Innere Energie, Entropie, Temperatur und Druck kennzeichnen den Zustand eines Systems und sind daher Zustandsgrößen; Wärmeenergie dagegen ist eine spezielle Energieform.

3.103✓ *richtig ist B* Bei 4 °C nimmt die Dichte des Wassers ein Minimum an, seine Wärmeenergie wie bei allen Stoffen erst bei einer Temperatur von 0 K.

Die Temperatur von 0 °C wurde durch Definition (der Celsius-Skala) als die Temperatur schmelzenden Eises bei Normdruck festgelegt.

Der Tripelpunkt von Wasser dient (neben dem Temperaturnullpunkt) der Definition der Temperatur im SI – Energie (in jedweder Form) ist keine Basisgröße und (jedenfalls im SI) nicht über Naturphänomene, sondern als Kombination anderer Größen definiert.

3.104✓ *richtig ist C* Der Wert des Widerstandes ist bei 0 °C gerade 100 Ω und wächst bei einer Temperaturerhöhung um 1 K um 0,4 Ω an. Bei einer Temperaturerhöhung von 0 °C auf etwa 100 °C, also um etwa 100 K, ist die Widerstandsänderung also

$$0{,}4\ \Omega/\mathrm{K} \cdot 100\ \mathrm{K} = 40\ \Omega$$

Der Wert des Widerstandes wächst also von 100 Ω auf

$$100\ \Omega + 40\ \Omega = 140\ \Omega$$

3.105✓ *richtig ist C* Argon bei einem Druck von wenigen bar genügt in guter Näherung der Zustandsgleichung für ideale Gase. Es gilt also mit dem Druck p, dem Volumen V der Probe und der (absoluten) Temperatur T

$$p = \frac{n \cdot R \cdot T}{V}$$

Wird das Volumen von 3 l auf 2 l, also auf $2/3$ verkleinert, so steigt der Druck auf das $3/2$-fache seines ursprünglichen Wertes (wenn die Temperatur konstant bleibt).

Eine anschließende Temperaturerhöhung von ursprünglich 27 °C ≈ 300 K um 100 K, also auf das $4/3$-fache, erhöht den Druck um den Faktor $4/3$.

Nach beiden Vorgängen ändert sich der Druck also um einen Faktor $3/2 \cdot 4/3 = 2$, d. h. von 1,5 bar auf 3,0 bar.

3.106✓ *richtig ist E* Die Reaktionen A, B, C und D spielen sich ohne Beteiligung des Kupferbleches, das aus neutralem Kupfer besteht, in der Lösung ab. Die elektrische Doppelschicht wird durch die Reaktion E hervorgerufen, bei der neutrale Kupferatome des Bleches unter Zurücklassung von zwei Elektronen als zweifach positiv geladene Ionen in die Lösung übergehen und umgekehrt.

3.107✓ *richtig ist E* Beim Schmelzen eines festen Stoffes muss der Probe Schmelzwärme zugeführt werden. Diese führt nicht zu einer Temperaturerhöhung, sondern zur Änderung der inneren Struktur (Teilchenanordnung, Kristallgitter) der Probe. Mit der inneren Struktur ändert sich in der Regel auch die Dichte der Probe.

3.108✓ *richtig ist C* Die Langmuirsche Adsorptionsisotherme genügt der Form

$$\theta(p) = \frac{a \cdot p}{a \cdot p + 1}$$

wobei a eine Konstante ist. Eine solche Funktion beginnt im Ursprung des Koordinatensystems und nähert sich dann asymptotisch einer Waagerechten an. Dies ist am besten in Kurve C dargestellt.

3.109✓ *richtig ist E* Reale Gase (wie sie von der Van-der-Vaals-Gleichung beschrieben werden) unterscheiden sich von idealen Gases dadurch, dass zwischen den Gasteilchen Kräfte wirken und dass die Gasteilchen ein endliches Volumen besitzen. Als Folge dieser beiden Eigenschaften lassen sich reale Gase, im Gegensatz zu idealen, verflüssigen.

3.110✓ *richtig ist A* Wird ein ideales Gas bei konstantem Druck erwärmt, so vergrößert sich entsprechend der Zustandsgleichung für ideale Gase sein Volumen. Eine Volumenvergrößerung ist aber mit einer Arbeitsleistung (mechanische Arbeit gegen den äußeren Druck) verbunden. Der Energieaufwand bei der Erwärmung unter konstantem Druck ist also größer als der bei Erwärmung bei konstantem Volumen. Daher ist c_{mp} größer als c_{mV}.

3.111✓ *richtig ist (1,D) (2,B) (3,E)* Wenn 100 g Wasserdampf mit einer Verdampfungswärme von $\Lambda_S = 2\,200\,\frac{J}{g}$ kondensieren, dann wird eine Wärmemenge von

$$2\,200\,\frac{J}{g} \cdot 100\,g = 220\,000\,J = 220\,kJ$$

freigesetzt.

Beim Abkühlen dieser 100 g (des nach dem Kondensieren flüssigen) Wassers mit einer spezifischen Wärmekapazität von $c = 4{,}2\,\frac{J}{g \cdot K}$ von 100 °C auf 0 °C, also um 100 K, wird eine Wärmemenge von

$$100\,g \cdot 100\,K\, 4{,}2\,\frac{J}{g \cdot K} = 42\,000\,J = 42\,kJ$$

freigesetzt.

Eine zugeführte Wärmemenge von 260 kJ kann Eis mit einer spezifischen Schmelzwärme von $\Lambda_E = 330\,\frac{J}{g}$ in einer Menge von

$$\frac{260\,kJ}{330\,\frac{J}{g}} = \frac{260\,000\,J}{330\,\frac{J}{g}} = 790\,g$$

schmelzen.

3.112✓ *richtig ist C* Um 5 kg Wasser mit einer spezifischen Wärmekapazität von $c = 4{,}2\,\frac{kJ}{kg \cdot K}$ von 20 °C auf 40 °C, also um 20 K zu erwärmen, ist eine Wärmemenge von

$$4{,}2\,\frac{kJ}{kg \cdot K} \cdot 5\,kg \cdot 20\,K = 420\,kJ$$

erforderlich. Bei einer Heizleistung von $2\,000\,J/s = 2\,kJ/s$ braucht der Tauchsieder 210 s, um diese Wärmemenge abzugeben.

3.113✓ *richtig ist E* Eine adiabatische Kompression (Kompression ohne Wärmeaustausch) verläuft bei idealen Gasen nicht isotherm, also auf konstanter Temperatur, weil an dem Gas bei der Kompression mechanische Arbeit verrichtet wird, die die Innere Energie des Gases erhöht und eine Temperaturzunahme zur Folge hat.

3.114✓ *richtig ist C* Bei reversiblen Prozessen, bei denen bei der Temperatur T die Wärmemenge ΔW aufgenommen wird, ist die Entropieänderung gegeben durch

$$\Delta S = \frac{\Delta W}{T}$$

Keinen Wärmeaustausch gibt es bei adiabatischen Prozessen, während bei isothermer Auflösung von NaCl in Wasser die Lösungswärme abgeführt werden muss und ein ideales Gas bei konstantem Druck reversibel nur durch Wärmezufuhr aufgeheizt werden kann.

3.115✓ *richtig ist B* Bei einem isothermen Prozess bleibt der Wert für die Temperatur konstant. Dies ist in Diagramm B dargestellt.

3.116✓ *richtig ist B* Feste und flüssige Phase von Wasser haben im Allgemeinen verschiedene Dichte, was daran ersichtlich ist, dass Eis auf flüssigem Wasser schwimmt.

Während des (hinreichend langsamen) Schmelzvorganges wird zugeführte Wärme für den Schmelzvorgang verbraucht, so dass keine Temperaturerhöhung erfolgt und nur Eis geschmolzen wird.

Da die Schmelztemperatur von Wasser mit zunehmendem Druck absinkt, kann Eis auch durch Druckerhöhung zum Schmelzen gebracht werden.

Wasser kann (wie auch andere Flüssigkeiten) unter den Schmelzpunkt abgekühlt werden, wenn Kristallisationskeime (wie z. B. Staubkörner) fehlen. Dies ist dann allerdings ein instabiles System, das schon bei kleinen Störungen anfängt zu erstarren.

3.117✓ *richtig ist B* Befindet sich das System in einem Zustand, in dem dessen Werte für die Temperatur und das Mischungsverhältnis (bei gegebenem konstantem Druck, für den das dargestellte Diagramm gültig ist) im Bereich (1) liegt, so ist keine Schmelze vorhanden, sondern nur festes A und festes B. Im Bereich (2) ist festes A und Schmelze, im Bereich (3) festes B und Schmelze und im Bereich (4) nur Schmelze vorhanden. Ein eutektisches Gemisch liegt vor, wenn das Mischungsverhältnis dem des eutektischen Punktes entspricht, in dem sich alle 4 Bereiche treffen.

3.118✓ *richtig ist E* Flüssigkeitskonvektion ist der Vorgang des Wärmetransports durch einen (zyklischen) Flüssigkeitsstrom zwischen Bereichen unterschiedlicher Temperatur; sie ist also mit Materietransport verbunden.

Wieviel Wärme dabei übertragen wird, hängt davon ab, wieviel Wärme eine bestimmte Flüssigkeitsmenge tragen kann, also von deren Wärmekapazität und von der Geschwindigkeit, mit der diese Wärmemenge transportiert wird, also von der Strömungsgeschwindigkeit der Flüssigkeit.

3.119✓ *richtig ist C* Der Dampfdruck eines Flüssigkeit-Dampf-Gemischs ist (im Gleichgewicht) gerade sein Sättigungsdampfdruck. Dieser steigt mit der Temperatur im Allgemeinen stärker als linear an, was im Diagramm C dargestellt ist.

3.120✓ *richtig ist D* Der Materietransport pro Zeit- und Flächeneinheit ist nach dem ersten Fickschen Gesetz gegeben durch

$$I \sim -D \cdot \frac{dc}{dx}$$

3.121✓ *richtig ist A* Unabhängig vom Adsorptionsmechanismus kann ein Adsorbens nur eine endliche Menge Adsorbat anlagern, sodass alle realen Adsorptionsisothermen in Sättigung übergehen (soweit keine Phasenübergänge auftreten).

Adsorption ist definiert als ein Vorgang, bei dem ein Stoff an der Oberfläche angelagert wird. Chemisorption ist definiert als ein Adsorptionsmechanismus, bei dem der Anlagerungsvorgang durch das Entstehen chemischer Bindungen erfolgt. Die Sättigung ist hier spätestens bei einer Monolage des Adsorbats erreicht.

3.122✓ *richtig ist E* An einem idealen Gas wird (mechnische) Arbeit geleistet, wenn sein Volumen verändert wird. Dies ist hier nicht der Fall. Da aber Energie in Form von Wärme zugeführt wird, ändert sich seine Innere Energie und damit steigt auch seine Temperatur, die bei einem idealen Gas ja nur von dessen Stoffmenge und dessen Innerer Energie abhängt.

Steigt die Temperatur des idealen Gases bei konstantem Volumen, so muss entsprechend der Zustandsgleichung für ideale Gase

$$P \cdot V = n \cdot R \cdot T$$

auch sein Druck ansteigen.

3.123✓ *richtig ist A* Bei der adiabatischen Expansion eines idealen Gases verrichtet dieses mechanische Arbeit (gegen den Außendruck) und tauscht keine Wärme mit der Umgebung aus, sodass seine Innere Energie um den Betrag der verrichteten Arbeit sinkt und sich damit auch seine Temperatur T verringert. Da sich gleichzeitig das Volumen V vergrößert, sinkt der Druck $p = n \cdot R \cdot T / V$ bei diesem Vorgang.

3.124 ✓ *richtig ist A* Die spezifische Wärmekapazität ist eine Eigenschaft des betrachteten Stoffes. Der Zusatz „spezifisch" bedeutet, dass die Wärmekapazität pro Masse gemeint ist, also keine Massenabbhängigkeit enthält.

Die Wärmekapazität zeigt eine, soweit keine Phasenübergänge auftreten meist geringe, Temperaturabhängigkeit. Die Zeitabhängigkeit der Temperaturänderung (Aufheizgeschwindigkeit) spielt keine Rolle.

3.125 ✓ *richtig ist C* Der Vorgang des Schmelzens von Eis mit der Temperatur seines Schmelzpunktes ist endotherm, da Schmelzwärme aufgebracht werden muss. Solange nicht alles Eis geschmolzen ist (also sowohl die flüssige als auch die feste Phase des Wassers vorliegt), kann sich die Temperatur des Eis-Wasser-Gemisches nicht ändern und die Schmelzwärme muss durch Abkühlung der Raumluft aufgebracht werden.

Entsprechend der Definition der Enthalpie ändert sich die Enthalpie des Eis-Wasser-Gemisches gerade um die zugeführte Wärmemenge, sie nimmt also zu.

Die Entropieänderung des Eis-Wasser-Gemisches (das für sich im Gleichgewicht bei $0\,°\mathrm{C} \approx 273\,\mathrm{K}$ sein soll) ergibt sich als Quotient aus der zugeführten Wärmemenge und seiner Temperatur, ist also, da Wärme zugeführt wird, positiv.

Aus der Umgebungsluft fließt dieselbe Wärmemenge hinaus, wie in das Eis-Wasser-Gemisch hinein, jedoch bei höheren Temperaturen (die Umgebungsluft hat zunächst eine Temperatur von $15\,°\mathrm{C}$ und kühlt nicht unter $0\,°\mathrm{C}$ ab). Daher ist die Entropieabnahme der Luft geringer als die Entropiezunahme des Eis-Wasser-Gemisches und die Gesamtentropie nimmt zu.

3.126 ✓ *richtig ist B* Es liegen im eingezeichneten Punkt zwei Komponenten und zwei Phasen (flüssige Mischphase und feste Phase der Komponete B) vor, so dass sich die Anzahl der Freiheitsgrade zu $F = 2 - 2 + 2 = 2$ ergibt.

3.127 ✓ *richtig ist E* Im Bereich zwischen V_1 und V_2 ändert sich zwar das Volumen des Systems, nicht aber der Druck. Dies ist bei (konstanter Temperatur) ein typisches Verhalten bei einem Phasenübergang (Verdampfen), so dass das System bei $V < V_1$ als Flüssigkeit vorliegt, zwischen V_1 und V_2 die flüssige und die gasförmige Phase koexistieren und bei $V > V_2$ nur Gas vorhanden ist.

3.128 ✓ *richtig ist C* Nach Raoult ist der Dampfdruck erniedrigt um $\Delta p = x_2 \cdot p_2$.

3.129 ✓ *richtig ist A* Der Sättigungsdampfdruck eines Einstoffsystems hängt von der Temperatur (und nur der Temperatur) ab und steigt mit der Temperatur an.

Der Tripelpunkt ist eine Stoffkonstante, die eine Kombination von Druck und Temperatur festlegt, an denen feste, flüssige und gasförmige Phase des Stoffes koexistieren. Der kritische Punkt ist definiert als diejenige Kombination aus Temperatur und Druck, an der gasförmige und flüssige Phase dieselbe Dichte aufweisen.

3.130 ✓ *richtig ist E* Katalysatoren beschleunigen chemische Reaktionen indem Sie die Aktivierungsenergie der Reaktion herabsetzen, z. B. indem sie mit einem Reaktionspartner ein Zwischenprodukt bilden. Dabei wird die Hin- und die Rückreaktion gleichermaßen beschleunigt.

Gleichgewichtskonzentrationen werden von Katalysatoren jedoch nicht verändert.

3.131 ✓ *richtig ist E* Nach dem ersten Fickschen Gesetz ist der Diffusionsstrom von Wasserstoffgas durch poröse Wandflächen proportional zur Größe der Wandfläche, zum herrschenden Konzentrationsgefälle und einer mit steigender Temperatur anwachsenden Diffusionskonstanten.

3.132 ✓ *richtig ist D* Damit das Wasser unter Normdruck zu sieden beginnt, muss es von $20\,°\mathrm{C}$ auf $100\,°\mathrm{C}$, also um $80\,\mathrm{K}$ erwärmt werden.

Um $2\,\mathrm{kg} = 2\,000\,\mathrm{g}$ Wasser (Wärmekapazität $c = 4{,}2\,\mathrm{J}/(\mathrm{g}\cdot\mathrm{K})$) um $80\,\mathrm{K}$ zu erwärmen, werden

$$2\,000\,\mathrm{g}\cdot 80\,\mathrm{K}\cdot 4{,}2\,\mathrm{J}/(\mathrm{g}\cdot\mathrm{K}) \approx 670\,000\,\mathrm{J}$$

benötigt.

Der Wasserkocher liefert je Sekunde $1\,000\,\mathrm{J}$ an Wärme, benötigt für die Erwärmung des Wassers also etwa $670\,\mathrm{s}$.

3.133 ✓ *richtig ist E* Da die Zustandsgleichung für ideale Gase

$$p \cdot V = n \cdot R \cdot T$$

als gültig angenommen werden soll, wird bei konstantem Druck (isobarer Erwärmung) eine Volumenverdoppelung durch eine Temperaturverdoppelung erreicht. Die Temperatur verdoppelt sich daher von $27\,°\mathrm{C} \approx 300\,\mathrm{K}$ auf $600\,\mathrm{K} \approx 327\,°\mathrm{C}$.

3.134✓ *richtig ist E* Das Kennzeichen energiereicher Strahlung ist es, Atome und Moleküle anregen und ionisieren zu können, und alle Strahlung, energiereiche und energiearme, erwärmt Materie.

3.135✓ *richtig ist E* Die Gibbssche Phasenregel gibt die Anzahl F der Freiheitsgrade eines Systems an, also die Anzahl der Zustandsvariablen, die frei variiert werden können, ohne dass sich die Zahl der Phasen ändert.

3.136✓ *richtig ist C* Das erste Ficksche Gesetz

$$\frac{dn}{dt} = -D \cdot A \cdot \frac{d}{dx}$$

gibt eine Proportionalität zwischen dem Teilchenstrom $\frac{dn}{dt}$ durch eine Querschnittsfläche A und dem herrschenden Konzentrationsgefälle $\frac{dc}{dx}$ wieder. Dies wird durch $\frac{dn}{dt} \sim -\frac{dc}{dx}$ wiedergegeben.

3.137✓ *richtig ist D* Die Zuckermoleküle verteilen sich nach dem Auflösen durch Diffusion im gesamten Volumen der Lösung. Dabei steigt die Entropie des Systems an, da es sich um einen irreversiblen Vorgang ohne Energie- oder Materieaustausch mit der Umgebung handelt.

3.138✓ *richtig ist B* Sowohl die Zustandsgleichung für ideale Gase, als auch die Van-der-Waalssche Zustandsgleichung für reale Gase ergeben bei Erhöhung der Temperatur des Gases einen Anstieg des Drucks. Da zur Erwärmung bei konstantem Volumen Wärme zugeführt werden muss, steigt die Innere Energie und die Entropie des Gases an.

Da sich aber weder die Masse des Gases ändert noch sein Volumen, bleibt auch das Verhältnis von Masse zu Volumen, die Dichte konstant.

3.139✓ *richtig ist B* Das Volumen des Wassers nimmt um $3 \cdot 10^{-3}$, also um 0,3 % ab. Da die Masse des Wassers dabei konstant bleibt, nimmt der Quotient aus Masse und Volumen, also die Dichte, dabei um etwa 0,3 % zu.

3.140✓ *richtig ist B* Bei einem isothermen Prozess ändert sich die Temperatur (nach Definition) nicht. Da die Innere Energie eines idealen Gases nur von seiner Stoffmenge und seiner Temperatur abhängt, ändert sich diese ebenfalls nicht.

Wird das Volumen V eines idealen Gases bei konstanter Stoffmenge n und konstanter Temperatur T verdoppelt, so halbiert sich entsprechend der Zustandsgleichung idealer Gase

$$p \cdot V = n \cdot R \cdot T$$

sein Druck – das Produkt $p \cdot V$ muss ja konstant bleiben.

3.141✓ *richtig ist A* Adiabatische Prozesse sind solche, die ohne Wärmeaustausch mit der Umgebung verlaufen. Prozesse bei konstantem Druck heißen „isobar“, Prozesse bei konstanter Temperatur „isotherm“.

3.142✓ *richtig ist A* Durch Lösen einer Substanz in einem flüssigen Lösungsmittel wird stets der Dampfdruck des Lösungsmittels (bei gegebener Temperatur) erniedrigt, so dass eine höhere Temperatur erforderlich ist, damit der Dampfdruck des Lösungsmittels gleich dem herrschenden Außendruck ist und das Lösungsmittel siedet.

3.143✓ *richtig ist C* Beim beschriebenen Zusammenführen zweier Systeme zu einem System bleiben die extensiven Größen, wie der Druck, konstant auf dem Wert der Einzelsysteme, während sich der Wert der intensiven Größen, wie der Inneren Energie, der Entropie, des Volumens und der Atomzahl, als Summe aus den Werten der Einzelsysteme ergeben.

3.144✓ *richtig ist D* Die Halbwertszeit einer einfachen chemischen Reaktion erster Ordnung ist umgekehrt proportional zu ihrer Geschwindigkeitskonstanten. Wird diese verdoppelt, so halbiert sich die Halbwertszeit der Reaktion.

3.145✓ *richtig ist A* Ein Eis-Wasser-Gemisch ändert auch bei Wärmeableitung oder -zufuhr seine Temperatur nicht. Es ist daher im Gegensatz zu einem Bunsenbrenner oder einem leeren Dewar-Gefäß geeignet, eine Lötstelle des Thermoelements auf einer konstanten Temperatur zu halten.

3.146✓ *richtig ist D* Die Wärmekapazität einer Probe ist im Allgemeinen nicht von der Temperatur unabhängig (auch wenn oft in bestimmten Temperaturbereichen diese Näherung gemacht wird).

Die zweite Aussage gibt die Definition der Wärmekapazität wieder.

3.147✓ *richtig ist D* Bei idealen Gasen muss bei der isobaren Erwärmung (Erwärmung bei konstantem Druck) gegenüber der isochoren Erwärmung (Erwärmung bei konstantem Volumen) zusätzlich Arbeit zur Volumenvergrößerung gegen einen äußeren Druck verrichtet werden. Diese Energie steht der Erwärmung nicht zur Verfügung. Genauer gilt $C_{mp} - C_{mV} = R$.

3.148✓ *richtig ist D* Die angelagerten Teilchen befinden sich in einem niedrigeren Energiezustand als freie Gasteilchen. Daher wird ihr Anteil bei sonst gleichen Bedingungen mit wachsender Temperatur niedriger und die Oberflächenkonzentration sinkt.

Bei abnehmendem Partialdruck des Adsorbats kommen seine Teilchen seltener mit der Oberfläche in Berührung und die Anlagerungsrate sinkt, während die Ablöserate unverändert bleibt. Dadurch werden bei sinkendem Partialdruck des Adsorbats geringere Oberflächenkonzentrationen beobachtet. (Dies geben Adsorptionsisothermen sowohl nach Langmuir als auch nach Freundlich wieder.)

Beide Effekte sind unabhängig voneinander und können sich bei geeigneter Variation von Temperatur und Partialdruck des Adsorbats aufheben.

3.149✓ *richtig ist A* Die Halbwertszeit ist umgekehrt proportional zur Reaktionsgeschwindigkeit. Erhöht man bei konstanten Konzentrationen der Reaktanten die Temperatur, so erhöht sich die Geschwindigkeitskonstante und damit die Reaktionsgeschwindigkeit, so dass die Halbwertszeit kleiner wird. Erhöht sich die Geschwindigkeitskonstante um den Faktor 2, so halbiert sich die Halbwertszeit.

Auch Konzentrationsänderungen der Reaktanten beeinflussen die Reaktionsgeschwindigkeit. Bei einer Reaktion 2. Ordnung führt eine Änderung aller Konzentrationen um den Faktor β zu einer Änderung der Reaktionsgeschwindigkeit um den Faktor β^2.

Allerdings ist es problematisch bei Reaktionen 2. Ordnung von einer Halbwertszeit zu sprechen, da diese hier, anders als bei Reaktionen 1. Ordnung, über den Reaktionsverlauf hinweg nicht konstant bleibt.

3.150✓ *richtig ist E* Irreversible Vorgänge im Sinne der Thermodynamik sind solche, die sich nicht durch beliebig kleine Veränderungen in ihrer Ablaufrichtung umkehren lassen. Dies trifft auf alle drei hier beschriebenen Vorgänge zu, da sie alle die Annäherung eines thermodynamischen Ungleichgewichtszustandes an das Gleichgewicht beschreiben.

3.151✓ *richtig ist E* Durch die Wärmezufuhr wird ein Teil der flüssigen Phase in die Gasphase übergehen, sodass die Stoffmenge des Dampfes zunimmt. Da Dampf bei gleichem Druck eine geringere Dichte aufweist als die flüssige Phase, muss der Druck ansteigen. Die Innere Energie, die ja die gesamte im System vorhandene Energie ist, nimmt dabei um die netto zugeführte Wärmemenge (zugeführte Wärme abzüglich etwaiger an die Umgebung abgegebener Wärme) zu.

3.152✓ *richtig ist E* Alle vier Größen sind geeignet, um den thermodynamischen Zustand eines Systems oder einer Phase zu beschreiben und sind daher Zustandsgrößen.

3.153✓ *richtig ist E* Bei einem idealen Gas geht in die Zustandsgleichung nur die Anzahl der Teilchen (Stoffmenge), der Druck, die Temperatur und das Volumen ein, nicht jedoch die Masse der Teilchen.

Bei gleicher Temperatur und gleichem Druck ist in einem vorgegebenen Volumen bei Sauerstoff und Stickstoff daher die gleiche Stoffmenge vorhanden. Bei Sauerstoff, dessen Teilchen eine größere Masse aufweisen, ist bei gleichem Volumen die Masse des Gases und damit seine Dichte jedoch größer.

Ebenso gilt umgekehrt, dass bei gleicher Masse der beiden Gase bei Sauerstoff weniger Teilchen vorhanden sind und damit ein kleineres Volumen gefüllt wird.

3.154✓ *richtig ist E* Da die Kompression isotherm verläuft, bleibt die Temperatur konstant. Da auch die Stoffmenge nicht verändert wird, muss nach der Zustandsgleichung für ideale Gase

$$p \cdot V = n \cdot R \cdot T$$

auch das Produkt $p \cdot V$ konstant bleiben. Bei einem idealen Gas hängt die Innere Energie nur von der Temperatur und der Stoffmenge ab, so dass sie ebenfalls konstant bleibt. Und auch die Enthalpie als $H = U + p \cdot V$ ändert sich nicht.

3.155✓ *richtig ist A* Der Tripelpunkt ist definiert als diejenige Kombination aus Druck und Temperatur, bei der alle drei Aggregatszustände eines Stoffes im Gleichgewicht koexistieren. Er beschreibt genau einen Wert für den Druck und genau einen Wert für die Temperatur.

Die Dichte der flüssigen und der gasförmigen Phase ist beim kritischen Punkt gleich, nicht beim Tripelpunkt.

3.156✓ *richtig ist B* Befinden sich feste und flüssige Phase im Gleichgewicht, so befinden sich beide auf der Temperatur des Schmelzpunktes, der zwar vom Druck abhängt, nicht jedoch von der Größe (Stoffmenge, Volumen etc.) der Phasen.

Die Dichte der flüssigen und der festen Phase stimmt nicht überein, die Erfahrung zeigt, dass Eis auf Wasser schwimmt, also eine geringere Dichte aufweist.

Damit der Phasenübergang von Eis nach flüssigem Wasser stattfindet, muss Energie (Schmelzwärme) zugeführt werden.

3.157✓ *richtig ist (1,C) (2,A)* Das Sauerstoffmolekül besitzt etwa die 16-fache Masse des Wasserstoffmoleküls. Bei gleicher Temperatur haben die Sauerstoffmoleküle daher nur ein Viertel der Geschwindigkeit der Wasserstoffmoleküle (aber gleiche kinetische Energie). Das sind bei 300 K also $(1\,775\ \mathrm{m/s})/4 \approx 444\,\mathrm{m/s}$.

Ein Heliumatom besitzt die doppelte Masse eines Wasserstoffmoleküls, so dass bei Temperaturverdoppelung gegenüber dem Wasserstoffgas der Quotient aus (absoluter) Temperatur und Teilchenmasse konstant bleibt und damit auch die Teilchengeschwindigkeit.

3.158✓ *richtig ist B* Der Gleichgewichtsdampfdruck eines Stoffes steigt bei gleichbleibender Konzentration in der flüssigen Phase mit der Temperatur an. Dies gibt Kurve X wieder. Wird seine Konzentration in der flüssigen Phase erniedrigt, so sinkt auch sein Gleichgewichtsdampfdruck. Dies gibt Kurve IV relativ zu Kurve X wieder.

3.159✓ *richtig ist B* An einem Punkt sind alle Parameter festgelegt, das System besitzt also 0 (keine) Freiheitsgrade. Nach der Gibbsschen Phasenregel gilt mit $K = 2$ (zwei Komponenten) und $P = 4$ (vier Phasen) $F = 2 - 4 + 2 = 0$.

3.160✓ *richtig ist A* Zwischen den Kontaktpunkten des Thermoelements liegt eine Spannung von 2 mV an, was bei einer Empfindlichkeit von $40\,\mu\mathrm{V/K}$ eine Temperaturdifferenz von $2\ \mathrm{mV}/(40\,\mu\mathrm{V/K}) = 50\ \mathrm{K}$ zwischen den Kontaktpunkten ergibt. Da die Referenztemperatur bei 0 °C liegt, muss die zu messende Temperatur bei $50\ ^\circ\mathrm{C} \approx 323\ \mathrm{K}$ liegen.

3.161✓ *richtig ist B* Die mittlere kinetische Energie eines Gasteilchens nimmt mit wachsender Temperatur zu, weil eine höhere Temperatur schnellere Bewegungen der Teilchen bedeutet.

Bei der Reflexion eines Teilchens an einer idealen ruhenden Wand gilt das Reflexionsgesetz und es ändert sich nur die Richtung des Teilchenimpulses, nicht jedoch sein Betrag und damit auch nicht seine kinetische Energie.

Tatsächlich kann eine Wand ein mit ihr in Berührung stehendes Gas sowohl abkühlen als auch erwärmen, indem sie aufgrund eigener thermischer Schwingungsbewegungen (oder auch aufgrund makroskopischer Bewegungen) aufprallenden Teilchen Energie zuführt oder entzieht. Dann gilt das Reflexionsgesetz nicht mehr und der Betrag des Teilchenimpulses bleibt nicht mehr erhalten.

Abkühlung des Gases durch die Wand bedeutet, dass sich im Mittel die kinetische Energie der reflektierten Teilchen erniedrigt, Erwärmung bedeutet, dass sie sich im Mittel erhöht.

3.162✓ *richtig ist E* Wird die Temperatur (und damit k) konstant gehalten, so steigt $\Theta = k \cdot p(1 + k \cdot p)$ mit dem Partialdruck p an (und nähert sich schließlich dem Wert 1).

Ist der Partialdruck p so klein, dass gilt $k \cdot p \ll 1$, kann man näherungsweise $1 + k \cdot p = 1$ setzen und erhält $\Theta = k \cdot p$ oder $\Theta \sim p$.

Da k im Allgemeinen mit steigender Temperatur abnimmt, muss, um $k \cdot p$ und damit Θ konstant zu halten, der Partialdruck p erhöht werden.

3.163✓ *richtig ist B* Die van-der-Waals-Gleichung beschreibt Gase, deren Teilchen ein endliches Eigenvolumen besitzen und miteinander wechselwirken. Reale Gase, die durch diese Zustandsgleichung beschrieben werden, können deshalb (im Gegensatz zu idealen Gasen) auch verflüssigt werden.

Die Eigenschaft einer Zustandsänderung adiabatisch zu sein, bedeutet, dass kein Wärmeaustausch mit der Umgebung stattfindet und hat nur mit der Versuchsanordnung zu tun, nicht mit den inneren Eigenschaften des Gases.

3.164✓ *richtig ist B* Die isotherme Kompression eines idealen Gases auf die Hälfte seines ursprünglichen Volumens erfolgt ohne Temperaturänderung (eben isotherm) und führt entsprechend der Zustandsgleichung für ideale Gase

$$p = N \cdot R \cdot T / V$$

zu einer Verdoppelung seines Drucks.

Da die Innere Energie eines idealen Gases nur von dessen Stoffmenge und Temperatur abhängt, ändert sich auch seine Innere Energie nicht.

3.165✓ *richtig ist B* Der Sättigungsdampfdruck p steigt normalerweise mit zunehmender Temperatur immer stärker an. Dies ist in Diagramm (B) richtig wiedergegeben.

3.166✓ *richtig ist A* Wird ein ideales Gas expandiert, so verrichtet es Arbeit gegen den Außendruck und verliert Innere Energie. Ohne Wärmeaustausch mit der Umgebung bedeutet dies bei einem idealen Gas, dessen Temperatur dem Verhältnis seiner Inneren Energie zu seiner Stoffmenge proportional ist, dass seine Temperatur absinkt.

Bei isothermer Expansion wird die Temperatur des Gases konstant gehalten, es wird also Energie von außen zugeführt.

3.167✓ *richtig ist A* Wird ein Teil des Stoffes (dampfförmig) entnommen, so bedeutet dies, dass der Druck in der Flasche abfällt. Dadurch verdampft ein Teil der flüssigen Phase, bis sich wieder ein Gleichgewichtszustand eingestellt hat.

Da für den Phasenübergang des Stoffes vom flüssigen in den gasförmigen Zustand Energie benötigt wird und Energiezufuhr von außen ausgeschlossen ist, muss diese Energie durch ein Absinken der Temperatur aufgebracht werden. Der Druck wird dann nicht wieder den ursprünglichen Wert erreichen, sondern nur einen niedrigeren.

Die Regel, dass die Temperatur einer siedenden reinen Flüssigkeit bis zu deren vollständigem Verdampfen konstant bleibt, gilt nur bei konstantem Druck, was hier nicht gegeben ist.

3.168✓ *richtig ist E* Der Carnotsche Wirkungsgrad einer Wärmekraftmaschine ist gegeben durch

$$\frac{T_1 - T_2}{T_1}$$

also von T_1 und T_2 abhängig.

3.169✓ *richtig ist E* Die Verbrennungsenthalpie von Graphit und Diamant sind verschieden, da zwar die Endprodukte (beide Male CO_2) gleich sind, die Kohlenstoffatome in den verschiedenen Modifikationen jedoch unterschiedliche energetische Zustände besitzen.

3.170✓ *richtig ist A* Bei einem azeotropen Gemisch ist das Partialdruckverhältnis des Dampfes gleich dem Stoffmengenverhältnis in der flüssigen Phase so dass die Komponenten im gleichen Verhältnis verdampfen, wie sie in der flüssigen Phase vorliegen, und beim Phasenübergang keine Trennung stattfindet.

3.171✓ *richtig ist E* Bei der Abkühlung bleibt die Temperatur eine zeitlang konstant, obwohl dem System Wärme entzogen wird. Dies ist typisch für einen Phasenübergang, also z. B. das Auskristallisieren des Stoffes.

Da der Vorgang reversibel ist, beträgt die Entropieänderung bei einer Wärmeaufnahme von ΔQ bei einer Temperatur von T_P gerade

$$\frac{\Delta Q}{T_\mathrm{P}}$$

Da Wärme abgegeben wird, also $\Delta Q < 0$ gilt, nimmt die Entropie bei diesem Vorgang ab.

Die Dichte des Stoffes A ändert sich dabei in der Regel, da die Dichte der entstehenden festen Phase anders ist, als die der flüssigen Phase.

3.172✓ *richtig ist C* Diffusion ist der Teilchenstrom aufgrund eines Konzentrationsgefälles, Kontraktion ein Vorgang des „Zusammenziehens", Siedeverzug das Phänomen, dass reine Flüssigkeiten über ihren Siedepunkt hinaus erhitzt werden können, und innere Reibung die durch die Viskosität eines Fluid hervorgerufene Reibung. Den Wärmetransport durch einen zirkulierenden Materiestrom nennt man Konvektion.

3.173✓ *richtig ist A* Die Gleichgewichts-Schmelztemperatur eines Stoffes (wie z. B. Wasser) ist nur vom herrschenden Druck abhängig, nicht von Stoffmengen.

3.174✓ *richtig ist C* Da das Gasgemisch zu 40 % (Volumen, Stoffmenge) aus Helium besteht, ist der Partialdruck des Heliums 40 % des Gesamtdrucks und damit $0{,}4 \cdot 200\ \mathrm{Pa} = 80\ \mathrm{Pa}$.

3.175✓ *richtig ist E* Der Nettostrom des gelösten Stoffes ist seinem Konzentrationsgefälle proportional (erstes Ficksches Gesetz), sodass dieser mit dem Konzentrationsgefälle anwächst.

Mit steigender Temperatur wächst die Beweglichkeit der Teilchen und der Konzentrationsunterschied wird schneller ausgeglichen.

3.176✓ *richtig ist B* Nach ihrer Definition beschreiben Adsorptionsisothermen den funktionalen Zusammenhang zwischen Bedeckungsgrad und Gasdruck.

3.177 ✓ *richtig ist D* Das Auflösen einer festen Substanz in Wasser ist ein chemischer Vorgang, der an der Grenzfläche der festen Phase stattfindet und dessen Geschwindigkeit von der Temperatur und der Konzentration der beteiligten Stoffe (hier: der Konzentration der Lösung an der Oberfläche der festen Phase) und damit auch von der Rührintensität und der Löslichkeit der festen Substanz abhängt.

Die Teilchengröße einer Substanz kann nicht variiert werden. Wird die Substanz variiert, so ändern sich auch die chemischen Eigenschaften und eine isolierte Abhängigkeit von der Teilchengröße kann nicht sinnvoll angegeben werden.

3.178 ✓ *richtig ist A* Die mittlere thermische Energie der Teilchen eines idealen Gases hängt nur von der Temperatur des Gases ab und ist zu dessen absoluter Temperatur proportional. Sie verdoppelt sich daher, wenn das Gas von 300 K auf 600 K erwärmt wird, während eine Erwärmung von 50 °C ≈ 323 K auf 100 °C ≈ 373 K die mittlere thermische Energie der Teilchen zwar erhöht, nicht aber verdoppelt. Bei isothermen Vorgängen ändert sich die mittlere thermische Energie der Teilchen nicht.

3.179 ✓ *richtig ist A* Beim Punkt 2 stoßen die Bereiche aller drei Aggregatszustände zusammen, es handelt sich also um den Tripelpunkt. Bei Drücken unterhalb desjenigen des Tripelpunktes existieren nur der feste und der gasförmige Zustand, so dass der Bereich rechts unten zur gasfömigen, der Bereich links oben zur festen Phase gehört. Rechts des Tripelpunktes liegt zwischen ihnen die flüssige Phase.

Der Punkt 1 bedeutet demnach Sublimieren, der Punkt 3 Schmelzen oder Erstarren, der Punkt 4 Sieden oder Kondensieren und der Punkt 2 kann für alle diese Übergänge stehen.

3.180 ✓ *richtig ist B* Adiabatische Prozesse sind solche ohne Wärmeaustausch mit der Umgebung, also solche, bei denen $\Delta Q = 0$ gilt.

3.181 ✓ *richtig ist E* Der Volumenausdehnungskoeffizient entspricht ungefähr dem 3-fachen des Längenausdehnungskoeffizienten. Die prozentuale Volumenzunahme ergibt sich damit wie folgt:

$$\begin{aligned}\Delta V &= V_0 \cdot 3\alpha \cdot \Delta T = 100\,\% \cdot 3 \cdot 1{,}4 \cdot 10^{-5}\,\mathrm{K}^{-1} \cdot 20K \\ &= 0{,}084\,\%\end{aligned}$$

3.182 ✓ *richtig ist C* Bei einer Betriebstemperatur von 427 °C (= 700 K) und einer Kühlwassertemperatur von 77 °C (= 350 K) beträgt der Wirkungsgrad der Carnot-Wärmekraftmaschine ca. 50 %:

$$\eta = \frac{T_2 - T_1}{T_2} = \frac{700\,\mathrm{K} - 350\,\mathrm{K}}{700\,\mathrm{K}} = \frac{350\,\mathrm{K}}{700\,\mathrm{K}} = 0{,}5 \sim 50\,\%$$

3.183 ✓ *richtig ist A* Die Temperaturdifferenz an den Enden der Blöcke beträgt insgesamt 30 K, wobei sich im stationären Fall in Abhängigkeit von der Leitfähigkeit der Materialien unterschiedliche Gradienten einstellen. Je höher die Wärmeleitfähigkeit des Materials, desto geringer wird sein Temperaturgradient im stationären Zustand sein. Material 2 hat somit die höchste ($\Delta T = 5$ °C) und Material 3 ($\Delta T = 15$ °C) die geringste Wärmeleitfähigkeit.

3.184 ✓ *richtig ist C* In der Abbildung ist ein Phasendiagramm einer Mischung von 2 vollständig miteinander mischbaren Stoffen gezeigt. Die Probe mit der Zusammensetzung x liegt zwischen T_1 und T_2 nur als homogene Schmelze und unterhalb T_3 nur als homogene feste Phase (Mischkristall) vor. Zwischen T_2 und T_3 koexistieren homogene Schmelze und Mischkristalle. T_4entspricht der Erstarrungstemperatur der reinen Komponente A.

3.185 ✓ *richtig ist E* Ein Katalysator erniedrigt die Aktivierungsenergie einer Reaktion und erhöht somit die Reaktionsgeschwindigkeit. Er hat jedoch keinen Einfluss auf die Reaktionsenthalpie.

3.186 ✓ *richtig ist A* Die Wärmemenge, die zum Verdampfen von 10 g der Flüssigkeit verbraucht werden beträgt 25 000 Ws (1 Ws = 1 J):

$$Q = P \cdot t = 500\,\mathrm{W} \cdot 50\,\mathrm{s} = 25\,000\,\mathrm{Ws}$$

Die spezifische Verdampfungswärme der Flüssigkeit ergibt sich dann aus:

$$q = \frac{Q}{m} = \frac{25\,000\,\mathrm{Ws}}{10\,\mathrm{g}} = 2\,500\,\frac{\mathrm{Ws}}{\mathrm{g}}$$

3.187 ✓ *richtig ist A* Die Geschwindigkeit von Gasteilchen ist abhängig von der Temperatur und nimmt mit steigender Temperatur zu. In den dargestellten Geschwindigkeitsverteilungen weisen die Teilchen bei T_3 die größte, und bei T_1 die geringste mittlere Geschwindigkeit auf.

3.188✓ *richtig ist B* Bei einer Temperaturdifferenz von 40 K ergibt sich die Längenänderung der 50 m langen Schiene wie folgt:

$$\Delta l = l_0 \cdot \alpha \cdot \Delta T = 50\,\text{m} \cdot 11 \cdot 10^{-6}\,\text{K}^{-1} \cdot 40\,\text{K}$$
$$= 0{,}022\,\text{m} = 22\,\text{mm}$$

3.189✓ *richtig ist E* Alle Atome / Moleküle schwingen aufgrund der Wärmebewegung und strahlen elektromagnetische Wellen ab. Je höher die Temperatur, umso heftiger ist die thermische Bewegung der Atome/Moleküle. Mit steigender Temperatur steigt damit auch die Intensität der emittierten elektromagnetischen Strahlung. Wärmestrahlung ist nicht an Stofftransport gebunden und auch durch ein Vakuum hindurch möglich.

3.190✓ *richtig ist E* Die Größe x im gezeigten Dampfdruckdiagramm ist Stoffmengengehalt von Stoff B und nicht von Stoff A. Die Stoffmengengehalt von B nimmt vom $[A]$ nach $[B]$ von 0 auf 100 % zu.

3.191✓ *richtig ist E* Der Exponent des Boltzmann Terms ist dimensionslos, da die Boltzmann-Konstante K eine Einheit von J / K aufweist.

3.192✓ *richtig ist D* Nach Entfernen der Wand zwischen der Lösung und dem reinen Lösungsmittel diffundieren die gelösten Moleküle des Stoffes A aufgrund des Konzentrationsgradienten in das reine Lösungsmittel, wobei nach unendlich langen Zeiten eine homogene Durchmischung erreicht wird. Das Konzentrationsprofil ist dann im gesamten Querschnitt des Behälters gleich wie korrekt in Graphik (D) dargestellt.

3.193✓ *richtig ist A* Die stationäre Mischtemperatur des Wassers im Gefäß errechnet sich (unter Vernachlässigung der temperaturbedingten Dichteunterschiede) nach:

$$T_m = \frac{T_1 \cdot V_1 + T_2 \cdot V_2}{V_1 + V_2} = \frac{5\,^\circ\text{C} \cdot 3\,\text{l} + 15\,^\circ\text{C} \cdot 1\,\text{l}}{4\,\text{l}} = 7{,}5\,^\circ\text{C}$$

3.194✓ *richtig ist C* Trennt man reines Wasser und eine Lösung durch eine semipermeable Membran, so baut sich zwischen beiden Kompartimenten ein Druck – der osmotische Druck – auf. Der osmotische Druck steigt mit dem Konzentrationsgefälle und somit mit zunehmender Salzkonzentration. Der osmotische Druck ist temperaturabhängig und nimmt mit steigender Temperatur zu.

3.195✓ *richtig ist E* Die Adsorption von Gasmolekülen auf Feststoffoberflächen ist temperaturabhängig und nimmt bei gegebenem Druck mit sinkender Temperatur zu. Das wird in den dargestellten Langmuir-Isothermen deutlich, wobei Isotherme A bei der niedrigsten und Isotherme E bei der höchsten Temperatur aufgenommen wurde.

3.196✓ *richtig ist E* Das Aufheizen Probe resultiert in einer zunehmenden Desorption der adsorbierten Gasmoleküle mit zunehmender Temperatur und somit zu einem Druckanstieg. Da die desorbierten Moleküle ständig aus dem System entfernt werden, wird der Druck schließlich bei höheren Temperaturen sinken und den Ausgangswert erreichen, wenn alle ursprünglich auf der Oberfläche adsorbierten Gasmoleküle desorbiert sind.

3.197✓ *richtig ist E* Wird ein ideales Gas bei gleichbleibender Stoffmenge (n = *konstant*) auf die Hälfte seines ursprünglichen Volumens komprimiert und gleichzeitig der Druck um die Hälfte abgesenkt, so muss auch die Temperatur dementsprechend um ein Viertel abgesenkt werden:

$$\frac{p_1 \cdot V_1}{T_1} = \frac{\frac{1}{2}p_1 \cdot \frac{1}{2}V_1}{T_2}$$
$$T_2 = \frac{1}{4} \cdot \frac{T_1 \cdot p_1 \cdot V_1}{p_1 \cdot V_1} = \frac{1}{4}T_1$$

3.198✓ *richtig ist D* Die an das Kühlmedium abgegebene Energie ΔE berechnet sich aus der Differenz aus der freiwerdenden Wärmemenge Q und der geleisteten Arbeit W (1 N m = 1 J):

$$\Delta E = Q - W = 400\,\text{J} - 30\,\text{J} = 370\,\text{J}$$

3.199✓ *richtig ist E* Der Infrarotbereich (IR) umfasst den Wellenlängenbereich von etwa 0,78 bis 1 000 µm, wobei ein Teil der langwelligen Infrarotstrahlung als Wärmestrahlung bezeichnet wird. Die Thermographie ist ein bildgebendes Verfahren, bei dem diese für das Auge nicht sichtbare Wärmestrahlung (Infrarot-Licht, Wellenlänge zwischen 8 und 14 µm) sichtbar gemacht wird.

3.200✓ *richtig ist C* Die Linie v bezeichnet im Dampfdruckdiagramm den Partialdruck der Komponente A über der Mischung und entspricht im Punkt u dem der reinen Komponente.

4 Elektrizität und Magnetismus

4.1 ✓ *richtig ist A* Das zeitliche Mittel der Spannung ist

$$\int_{t_0}^{t_1} U(t)dt = \int_{t_0}^{t_1} \hat{U} \cdot \sin \omega t dt = \hat{U}\frac{\cos \omega t_1}{\omega} - \hat{U}\frac{\cos \omega t_0}{\omega}$$

Bei periodischen Vorgängen erstreckt sich die Mittelung üblicherweise über eine Periode, hier also z. B. von $t_0 = 0$ bis $t_1 = \frac{2\pi}{\omega}$, so dass sich das Spannungsmittel zu

$$\hat{U}\frac{\cos 2\pi}{\omega} - \hat{U}\frac{\cos 0}{\omega} = 0$$

ergibt.

4.2 ✓ *richtig ist A* Der spezifische elektrische Widerstand von Kupfer steigt oberhalb von etwa 300 K proportional zur Temperatur an. Dies ist im Diagramm A wiedergegeben. Diagramm B zeigt ein ähnliches Verhalten, doch knickt bei genauem Hinsehen die eingezeichnete Kurve etwas nach links ab und der spezifische Widerstand verschwindet vollständig bei 300 K.

4.3 ✓ *richtig ist B* Nimmt der Widerstand bei einer anliegenden Spannung von 200 V eine Leistung von 20 W auf, so fließt dabei durch ihn ein Strom von 20 W /200 V = 0,1 A. Ein Widerstand, durch den bei einer anliegenden Spannung von 200 V ein Strom von 0,1 A fließt, beträgt 200 V /0,1 A = 2 000 Ω.

4.4 ✓ *richtig ist E* Das Dipolmoment zweier Ladungen $+Q$ und $-Q$ im Abstand l ist entsprechend der Definition des elektrischen Dipolmoments gegeben durch $Q \cdot l$.

4.5 ✓ *richtig ist A* Die Gesamtspannung wird von den beiden Widerständen geteilt wie 1,5 : 7,5 = 1 : 5. An dem Widerstand von 1,5 Ω liegt also eine Spannung von 1 V an, die vom Spannungsmessgerät angezeigt wird.

4.6 ✓ *richtig ist D* Die Spannungen an Primär- und Sekundärseite verhalten sich zueinander wie die Windungszahlen auf der Primär- und der Sekundärseite. Liegen also an den primärseitigen 800 Windungen 220 V an, so liegen an den sekundärseitigen 40 Windungen $220\,\text{V} \cdot \frac{40}{800} = 11\,\text{V}$ an.

4.7 ✓ *richtig ist A* Der elektrische Widerstand von Platindraht nimmt, da Platin ein metallischer Leiter ist, mit wachsender Temperatur zu. Dies kann in Widerstandsthermometern zur Temperaturmessung verwendet werden.

4.8 ✓ *richtig ist A* Der Betrag der Kraft zwischen den beiden Ladungen ist nach dem Coulombschen Gesetz

$$\frac{Q^2}{4\pi \cdot \varepsilon_0 \varepsilon_r \cdot r^2}$$

also proportional zu Q^2, jedoch umgekehrtproportional zur Dielektrizitätszahl ε_r und zum Quadrat des Abstandes r.

4.9 ✓ *richtig ist C* Die in eine Leiterschleife induzierte elektrische Spannung ist gleich der negativen zeitlichen Änderung (minus die zeitlichen Ableitung) des sie durchsetzenden magnetischen Flusses. Die zeitliche Ableitung von $\Phi(t)$ ist in dem angegebenen Diagramm zunächst Null (und daher ebenso die induzierte Spannung), dann wird sie negativ (die induzierte Spannung also positiv) und zuletzt ist $\Phi(t)$ wieder konstant, seine zeitliche Ableitung ist also wieder Null (und ebenso die induzierte Spannung). Der sich so ergebende Verlauf der induzierten Spannung ist in Diagramm C richtig wiedergegeben.

4.10 ✓ *richtig ist D* Bei einem 230 V-Netz beträgt die Effektivspannung 230 V. Die Scheitelspannung ist um etwa den Faktor 1,41 größer, also etwa 325 V.

Die Periodendauer des Stromnetzes (50 Hz) beträgt 1/50 Hz = 0,02 s = 20 ms.

4.11 ✓ *richtig ist B* Am Innenwiderstand des Akkus fallen, wenn er von 10 A durchflossen wird, 0,1 V ab. Er beträgt also

$$\frac{0{,}1\,\text{V}}{10\,\text{A}} = 0{,}01\,\Omega = 10\,\text{m}$$

4.12 ✓ *richtig ist B* Die Leitfähigkeit von Elektrolyten und damit bei vorgegebener Spannung auch die Stromstärke durch sie hindurch, nimmt mit zunehmender Temperatur und zunehmender Konzentration zu.

4.13 ✓ *richtig ist A* Die zu einem Leitungsknoten hinfließenden Ströme müssen (zusammen) stets gleich groß sein wie die vom Leitungsknoten wegfließenden (Knotenregel).

In der Zeichnung A fließen 7 A + 3 A = 10 A zum Knoten hin und 10 A vom Knoten weg; diese Stromverteilung ist also möglich, während im Diagramm B 13 A zum Knoten hin- und 7 A vom Knoten weg-, beim Diagramm C 17 A hin- und 3 A weg- und beim Diagramm D 16 A hin- und 10 A wegfließen, diese Stromverteilungen also nicht möglich sind.

4.14✓ *richtig ist A* Die Kraft auf das Kügelchen wirkt entlang der Feldlinien des elektrischen Feldes im Kondensator. Diese verlaufen gerade von Platte zu Platte und stehen senkrecht auf der Bewegungsrichtung des Kügelchens. Das Skalarprodukt aus Kraft und Weg und damit die geleistete Arbeit ist daher 0.

4.15✓ *richtig ist E* Das Kügelchen trägt eine elektrische Ladung von 1 pC und durchfällt einen Potentialunterschied von 100 V. Seine potentielle Energie nimmt also um

$$1\,\text{pC} \cdot 100\,\text{V} = 10^{-12}\,\text{C} \cdot 10^{2}\,\text{V} = 10^{-10}\,\text{J}$$

ab und seine kinetische Energie um denselben Wert zu.

4.16✓ *richtig ist C* Wegen des Reaktionsprinzips müssen die beiden Kräfte dem Betrage nach gleich groß sein. Sie verhalten sich also wie 1 : 1 zueinander.

4.17✓ *richtig ist A* Ein Magnetfeld übt auf Leiter, die parallel zu seinen Feldlinien verlaufen, keine Kraft aus.

4.18✓ *richtig ist B* Primär- und Sekundärspannung an einem idealen, verlustfreien Transformator verhalten sich wie die Windungszahlen der Primär- und Sekundärwicklungen. Die Windungszahl der Sekundärwicklung muss sich also zu den 690 Windungen der Primärwicklung verhalten wie 6 V : 230 V. Dies ist bei 18 Windungen der Fall.

4.19✓ *richtig ist A* Wird eine zylindrische Spule von einem konstanten Strom durchflossen, so ist ihr Magnetfeld außerhalb der Spule das eines gewöhnlichen Stabmagneten, während im Innern ein näherungsweise homogenes Feld parallel zur Spulenachse vorliegt. Dies wird im Diagramm A richtig wiedergegeben.

4.20✓ *richtig ist (1,A) (2,C) (3,E)* Bei der Reihenschaltung von Widerständen addieren sie sich zum Gesamtwiderstand. Dieser ist also bei der Schaltung 1

$$4\,\Omega + 5\,\Omega + 20\,\Omega = 29\,\Omega$$

Bei Parallelschaltung von Widerständen ergibt sich der Kehrwert des Gesamtwiderstandes als die Summe der Kehrwerte der Einzelwiderstände. Der Gesamtwiderstand der dritten Schaltung ist also

$$\frac{1}{\frac{1}{4\,\Omega} + \frac{1}{5\,\Omega} + \frac{1}{20\,\Omega}} = 2\,\Omega$$

Bei der Schaltung 2 ist ein Widerstand von 5 Ω mit einem Widerstand von 20 Ω parallel geschaltet, was einen Ersatzwiderstand von

$$\frac{1}{\frac{1}{5\,\Omega} + \frac{1}{20\,\Omega}} = 4\,\Omega$$

ergibt. Dieser ist mit einem Widerstand von 4 Ω in Reihe geschaltet, so dass der Gesamtwiderstand

$$4\,\Omega + 4\,\Omega = 8\,\Omega$$

beträgt.

4.21✓ *richtig ist E* Elektronen müssen, wenn sie einen Leiter verlassen, eine Potentialbarriere überwinden. Mit steigender Temperatur des Leiters besitzen immer mehr Elektronen genügend Energie und werden emittiert. Diese freigesetzten Elektronen können auch im Vakuum Ladungstransport ermöglichen. Dies wird z. B. in Röntgenröhren verwendet, wo ein glühender Leiter als Elektronenquelle dient.

4.22✓ *richtig ist B* In einem elektrischen Feld erfahren positive und negative Ladungsträger entgegengesetzte Kräfte. Sie können sich daher in einem elektrischen Feld mehr oder wenger weit gegeneinander verschieben, was zu einer (Verschiebungs-) Polarisation führt. Dies gilt für Ionen (wenn sie vorhanden sind) ebenso wie für Hüllenelektronen und Atomkerne.

Edelgase besitzen abgeschlossene Atomhüllen und daher kein elektrisches Dipolmoment. (Elektrische) Orientierunspolarisation (Ausrichten von Dipolen) ist daher bei ihnen nicht möglich.

4.23✓ *richtig ist E* Die umgesetzte elektrische Energie eines Stromes von 10 mA, der ein Spannungsgefälle von 100 kV durchfließt, ist 10 mA · 100 kV = 1 kW.

4.24✓ *richtig ist E* Die Heizleistung eines Widerstandes R, an dem die Spannung U anliegt, ist $R \cdot U^2$. Wird die Spannung verdoppelt, so vervierfacht sich U^2 und damit die Heizleistung.

4.25✓ *richtig ist D* Die Leitfähigkeit eines Drahtes ist proportional zur spezifischen Leitfähigkeit des Leitermaterials, wie sich aus der Definition der spezifischen Leitfähigkeit ergibt. Da diese im Allgemeinen temperaturabhängig ist, gilt dies auch für den Leitwert eines Drahtes.

Der Widerstand eines drahtförmigen Leiters ist zu seiner Länge direkt, zu seinem Querschnitt umgekehrt proportional. Beim Leitwert verhält es sich gerade umgekehrt.

4.26✓ *richtig ist D* Der Leitwert einer Anordnung, durch die bei einer angelegten Spannung von 0,04 V ein Strom von 20 mA = 0,02 A fließt, beträgt 0,02 A/0,04 V = 0,5 Si.

4.27✓ *richtig ist C* Da die beiden Drähte parallel geschaltet sind, liegt an ihnen dieselbe Spannung an.

4.28✓ *richtig ist C* Die Ladungsmenge von 386 kC ist etwa die Ladung von 4 mol Elektronen (die Faraday-Konstante ist $96\,500\,\frac{\text{C}}{\text{mol}}$). Mit ihr können 4 mol atomarer Wasserstoff (also 2 mol molekularen Wasserstoffs, ca. 45 l), 2 mol (zweiwertige) Sauerstoffatome (also 1 mol molekularen Sauerstoffs, etwa 22,4 l), 4 mol (einwertigen) Silbers oder 2 mol (zweiwertigen) Kupfers abgeschieden werden.

4.29✓ *richtig ist C* Um 1 mol eines einwertigen Metalls abzuscheiden, benötigt man etwa $1 \cdot 10^5$ As, für 0,1 mol also etwa $1 \cdot 10^4$ As und für 0,1 mol eines zweiwertigen Metalls die doppelte Ladungsmenge, also etwa $2 \cdot 10^4$ As. Bei einer Stromstärke von 10 A fließt sie in $2 \cdot 10^4\,\text{As}/10\,\text{A} = 2000\,\text{s}$.

4.30✓ *richtig ist A* Die Abnahme des elektrischen Widerstandes bei steigender Temperatur ist eine typische Halbleitereigenschaft, also auch von Silicium, während bei Metallen, wie Silber, Aluminium, Kupfer und Gold, der elektrische Widerstand mit steigender Temperatur zunimmt.

4.31✓ *richtig ist A* Fließt durch den Widerstand von 2 Ω ein Strom von 2 A, so liegt an ihm eine Spannung von $2\,\Omega \cdot 2\,\text{A} = 4\,\text{V}$ an. Dies ist also die Spannung, die die Spule sekundärseitig liefert. Da sich Primär- und Sekundärspannung wie Primär- und Sekundärwindungszahlen verhalten, ist die Windungszahl auf der Sekundärseite

$$5000 \cdot \frac{4\,\text{V}}{200\,\text{V}} = 100$$

4.32✓ *richtig ist A* Am linken und am rechten Widerstand liegt jeweils eine Spannung von $2\,\text{A} \cdot 2\,\Omega = 4\,\text{V}$ an, so dass die beiden Pole des unteren Widerstands auf dem gleichen Potential liegen und durch ihn kein Strom fließt.

4.33✓ *richtig ist C* Es muss die Summe der in den Knoten hineinfließenden Ströme gleich der Summe der aus dem Knoten herausfließenden Ströme sein. Damit dies erfüllt ist, müssen zu den eingezeichneten 1 A + 3 A, die aus dem Knoten herausfließen, und den 2 A, die in den Knoten hineinfließen, noch 2 A kommen, die in den Knoten hineinfließen.

4.34✓ *richtig ist B* Die primär, also durch die einfallende Strahlung gebildeten Ionen sind in allen Bereichen unabhängig von der angelegten Spannung. Sie werden durch die angelegte Spannung zu den beiden Elektroden hin „abgesaugt“. Bei kleinen Spannungen (Bereich a) nur langsam, so dass ein Teil der gebildeten Ionen Zeit hat zu rekombinieren. Ist die Spannung hoch genug (Bereich b), so werden praktisch alle gebildeten Ionen abgesaugt und der Strom ist proportional zur einfallenden Strahlungsdosis, so dass diese gut gemessen werden kann. Wird die Spannung über eine gewisse Grenzspannung erhöht (Bereich c), so werden die entstehenden Ionen soweit beschleunigt, dass sie weitere Teilchen ionisieren können (sekundär gebildete Ionen).

4.35✓ *richtig ist E* Bei einer Wheatstone-Brücke wird eine Spannung von zwei bekannten Widerständen und von einem bekannten und einem unbekannten Widerstand geteilt und die Differenz der so erzeugten Potentiale gemessen. Ist diese Differenz Null, so ist die Brücke abgeglichen.

Bei Skizze E teilen die beiden oberen und die beiden unteren Widerstände jeweils die angelegte Gleichspannung und das Messinstrument ist zwischen die beiden Potentiale geschaltet.

Bei Schaltung A wird gar nichts, bei den Schaltungen B, C und D jeweils die Spannung der verwendeten Quelle gemessen.

4.36✓ *richtig ist D* Die Feldlinien beginnen alle am Nordpol des Stabmagnets und enden an seinem Südpol, wie in Zeichnung D dargestellt. Geschlossene Feldlinien außerhalb des Magneten gibt es nicht.

4.37✓ *richtig ist C* Wird kein Strom entnommen ($I = 0$ A), so ist die Klemmenspannung gleich der Leerlaufspannung, hier also bei 4,5 V. Bei einem Strom von 7 A fällt die Klemmenspannung auf 1 V, also um 4,5 V − 1 V = 3,5 V ab, so dass der Innenwiderstand der Batterie 3,5 V / 7 A = 0,5 Ω beträgt.

4.38✓ *richtig ist E* Die beiden Zeitpunkte a und b liegen bei benachbarten Minima des Verlaufs. Ihr Abstand ist also genau eine Periodendauer.

4.39✓ *richtig ist (1,A) (2,E)* Wenn ein Strom von 3 A durch ein Potentialgefälle von 6 V fließt, so leistet er 3 A · 6 V = 18 W. Leistet er dies 2 min = 120 s lang, so wird dabei eine Energie von 120 s · 18 W = 2 160 J umgesetzt.

4.40✓ *richtig ist D* Die Beziehung $C = Q/U$ ist die Definition der Kapazität eines Kondensators. Sie ergibt sich für einen Plattenkondensator ohne Dielektrikum zwischen seinen Platten der Fläche zu $C = \varepsilon_0 A/d$.

Durchfällt eine kleine Ladung q den Spannungsunterschied U, so nimmt sie die Energie $q \cdot U$ auf.

4.41✓ *richtig ist B* Es sind oben und unten jeweils zwei 40 Ω-Widerstände parallel geschaltet, was je einen Gesamtwiderstand von $1/(\frac{1}{40\,\Omega} + \frac{1}{40\,\Omega}) = 20\,\Omega$ ergibt. Diese sind dann hintereinandergeschaltet, was einen Gesamtwiderstand der ganzen Schaltung von 20 Ω + 20 Ω = 40 Ω ergibt.

4.42✓ *richtig ist B* Die elektrische Stromstärke ist gleich dem Quotienten aus der durch den Leiterquerschnitt geflossenen Ladung und der dabei vergangenen Zeit, gleich dem Produkt aus der Stromdichte (Stromstärke pro Leiterquerschnitt) und dem Leiterquerschnitt und gleich dem Quotienten aus der am Leiter anliegenden Spannung und seinem elektrischen Widerstand.

4.43✓ *richtig ist D* Die beiden Widerstände sind parallel geschaltet, so dass an beiden unabhängig voneinander die Spannung der Quelle anliegt. Das Durchbrennen des Widerstandes R_1 beeinflusst daher den Strom durch R_2 nicht. Der Gesamtstrom sinkt jedoch ab, da durch R_1 jetzt praktisch kein Strom mehr fließt.

4.44✓ *richtig ist E* Damit das Messinstrument stromlos bleibt, müssen seine Anschlüsse auf demselben Potential liegen. Auf der linken Seite wird die Quellenspannung von 6 V im Verhältnis von 48 Ω : 24 Ω = 2 : 1, also in 4 V und 2 V geteilt. Der linke Anschluss liegt auf einem Potential von 4 V.

Damit der rechte Anschluss des Instruments ebenfalls auf einem Potential von 4 V liegt, muss die Spannung der rechten Quelle im Verhältnis von 8 V : 4 V = 16 Ω : 8 Ω geteilt werden. Dies ist der Fall, wenn der unbekannte Widerstand einen Wert von 8 Ω besitzt.

4.45✓ *richtig ist B* Da der Leiter der Länge $l = 4$ cm senkrecht auf dem Magnetfeld der Stärke $B = 0{,}5$ T steht, ist die Kraft F, die auf ihn wirkt, wenn er vom Strom $I = 2$ A durchflossen wird

$$F = I \cdot l \cdot B = 2\,\text{A} \cdot 4\,\text{cm} \cdot 0{,}5\,\text{T} = 0{,}04\,\text{N}$$

4.46✓ *richtig ist B* Da am Innenwiderstand bei einem Strom von 12,5 A eine Spannung von 12,0 V − 11,0 V = 1,0 V abfällt, muss er $\frac{1{,}0\,\text{V}}{12{,}5\,\text{A}} = 0{,}080\,\Omega$ sein.

4.47✓ *richtig ist C* Es sind zwei Kondensatoren der Kapazität C in Reihe geschaltet, was eine Ersatzkapazität von $1/(\frac{1}{C} + \frac{1}{C}) = \frac{C}{2}$ ergibt. Diese ist parallel zu einer weiteren Kapazität C geschaltet, was eine Gesamtkapazität der Schaltung von $\frac{C}{2} + C = \frac{3}{2}C$ ergibt.

4.48✓ *richtig ist D* Die Feldlinien in einem (statisch) geladenen Plattenkondensator beginnen alle auf der Oberfläche einer Platte (nach Konvention der positiv geladenen) und enden auf der anderen. Im Inneren verlaufen sie (nahezu) parallel (bis auf den Randbereich) und im Außenraum ist das Feld nahezu Null. Dies wird nur in Zeichnung D richtig dargestellt.

4.49✓ *richtig ist B* Wenn die Elektronen einem Feld von 10^3 V / cm eine Distanz von 10 cm entlanglaufen, so durchqueren sie eine Potentialdifferenz von 10^3 V / cm · 10 cm = 10^4 V. Dabei gewinnt jedes Elektron eine Energie von 10^4 eV. Die Einheit eV / cm ist keine Energieeinheit.

4.50✓ *richtig ist E* Die Induktivität einer Spule ist eine Kenngröße, die von der Spule abhängt, nicht jedoch von der Spannung, die man an sie anlegt (solange die Spule nicht zerstört wird).

4.51✓ *richtig ist B* Der Scheitelwert einer sinusförmigen Wechselspannung ist etwa das 1,4-fache des Effektivwertes. Wenn der Effektivwert 200 V beträgt, dann ist der Scheitelwert etwa 280 V.

4.52✓ *richtig ist E* Nach dem Coulombschen Gesetz ist die Kraft zwischen zwei punktförmigen Ladungen proportional zum Kehrwert des Quadrates ihres Abstandes voneinander, zum Produkt der beiden Ladungen und zum Kehrwert der Dielektrizitätszahl des (homogenen) Mediums, in dem sich die beiden Ladungen befinden.

4.53✓ *richtig ist A* Im dargestellten Oszillogramm dauert eine Periode 2 ms; z. B. von $t = 0$ (erstes Maximum) bis $t = 2$ ms (zweites Maximum). Die Frequenz ist daher $1/2\,\text{ms} = 500\,\text{Hz}$ und die Kreisfrequenz $2\pi \cdot 500\,\text{Hz} \approx 3{,}14 \cdot 10^3\,\text{s}^{-1}$.

4.54✓ *richtig ist E* Damit in eine Leiterschleife eine Spannung induziert wird, muss sich der magnetische Fluss, der durch sie hindurchgeht, ändern. Dies kann erreicht werden durch Drehen der Leiterschleife um eine geeignete Achse, durch Ändern der magnetischen Flussdichte des Feldes (z. B. An- und Abschalten des Feldes), oder durch Bewegen der Leiterschleife in einem zeitlich, aber nicht räumlich konstanten (inhomogenen) Magnetfeld.

4.55✓ *richtig ist E* Die Resonanzkreisfrequenz eines Schwingkreises aus einer Kapazität C und einer Induktivität L ist $\omega = \frac{1}{\sqrt{L \cdot C}}$, seine Resonanzfrequenz daher $f = \frac{1}{2\pi}\frac{1}{\sqrt{L \cdot C}}$.

Die (zeitlich konstante) Gesamtenergie wird während des Schwingvorganges abwechselnd in elektrische Feldenergie und magnetische Feldenergie umgewandelt.

4.56✓ *richtig ist A* Spannungsmessgeräte sollten einen hohen Innenwiderstand haben, damit der Strom, der durch das Instrument fließt, die zu messende Spannung möglichst wenig beeinfusst.

4.57✓ *richtig ist B* Die beiden parallel geschalteten Widerstände von je $1\,\Omega$ ergeben einen Gesamtwiderstand von $\frac{1}{1/1\,\Omega + 1/1\,\Omega} = 0{,}5\,\Omega$. Sie sind in Reihe geschaltet mit einem Widerstand von ebenfalls $1\,\Omega$, was einen Widerstand der gesamten Schaltung von $0{,}5\,\Omega + 1\,\Omega = 1{,}5\,\Omega$ ergibt.

In der anderen Schaltung sind zwei Kondensatoren von je 1 F parallel geschaltet, was eine Kapazität von 2 F ergibt. Diese ist in Reihe geschaltet mit einer Kapazität von 1 F, so dass sich die Gesamtkapazität der Schaltung auf $\frac{1}{1/1\,\text{F} + 1/2\,\text{F}} = \frac{2}{3}$ F beläuft.

4.58✓ *richtig ist D* Der elektrische Strom ist definiert als durch einen Leiterquerschnitt hindurchgetretene Ladungsmenge pro Zeiteinheit. Der Quotient aus der an einem Leiter anliegenden Spannung und dem hindurchfließenden Strom ist sein Widerstand, so dass der Quotient aus der an dem Leiter anliegenden Spannung und dem Widerstand des Leiters wieder den durch ihn hindurchfließenden Strom ergibt.

Die Stromdichte ist der Quotient des durch einen Leiter fließenden Stromes und seinem Querschnitt. Der Strom ist also das Produkt aus Leiterquerschnitt und Stromdichte.

4.59✓ *richtig ist C* Die Durchlassrichtung einer Diode ist diejenige, in der der Strom durchgelassen wird, also der Widerstand klein ist. In der entgegengesetzten Richtung fließt nur ein kleiner aber dennoch vorhandener Sperrstrom. Da eine Diode den Strom (fast) nur in einer Richtung durchlässt, kann sie zur Gleichrichtung von Wechselstrom verwendet werden.

4.60✓ *richtig ist D* Der Wechselstromwiderstand einer Spule der Induktivität L bei einer Frequenz ω ist

$$\omega \cdot L$$

Er nimmt also mit zunehmender Frequenz zu. Strom und Phase des Wechselstroms sind an einer Spule allerdings um $\pi/2$ verschoben.

4.61✓ *richtig ist D* Die Potentialdifferenz (Spannung) zwischen den beiden Platten beträgt 100 V. Die Arbeit, die aufgewendet werden muss, um eine Ladung von 1 pC von der negativ zur positiv geladenen Platte zu bringen, ist daher $1\,\text{pC} \cdot 100\,\text{V} = 10^{-12}\,\text{C} \cdot 100\,\text{V} = 10^{-10}\,\text{J}$.

4.62✓ *richtig ist A* Die Lorentzkraft eines Teilchens der Ladung q, und der Geschwindigkeit $\vec{v}$ in einem Feld der Flussdichte $\vec{B}$ ist

$$q \cdot \vec{v} \times \vec{B}$$

also proportional zur Ladung des Teilchens, zur Geschwindigkeit des Teilchens und zur Flussdichte des Feldes.

Die Lorentzkraft steht stets senkrecht auf der Bewegungsrichtung des Teilchens. Wenn diese in einem homogenen Feld keine Komponente in Feldrichtung besitzt, dann bewegt sich das Teilchen auf einer Kreisbahn.

4.63✓ *richtig ist C* Wenn durch einen Querschnitt von $2\,\text{mm}^2$ ein Strom von 10 A fließt, so ergibt das eine Stromdichte von $\frac{10\,\text{A}}{2\,\text{mm}^2} = \frac{10\,\text{A}}{2(10^{-3}\,\text{m})^2} = 5 \cdot 10^6\,\frac{\text{A}}{\text{m}^2}$.

4.64✓ *richtig ist B* Bei Metallen nimmt die Leitfähigkeit mit steigender Temperatur ab, da sie von frei beweglichen Elektronen herrührt, die von den zunehmenden Gitterschwingungen immer mehr gebremst werden.

Wird die Temperatur konstant gehalten, so gilt bis zu hohen Strömen das Ohmsche Gesetz, der Widerstand bleibt also konstant.

4.65✓ *richtig ist A* Ein Akkumulator mit nicht vernachlässigbarem Innenwiderstand lässt sich als Reihenschaltung einer idealen Spannungsquelle (Innenwiderstand ist Null) mit einem Widerstand (eben seinem Innenwiderstand) denken. Werden die beiden Akkumulatoren und damit die Spannungsquellen und die Innenwiderstände hintereinander geschaltet, so addieren sich die beiden Spannungen zu $2{,}0\,\text{V} + 2{,}0\,\text{V} = 4\,\text{V}$ und die beiden Innenwiderstände zu $0{,}02\,\Omega + 0{,}02\,\Omega = 0{,}04\,\Omega$.

4.66✓ *richtig ist C* Fließt ein Strom von 5 A durch ein Potentialgefälle (Spannung) von 12,0 V, so leistet er $5\,\text{A} \cdot 12{,}0\,\text{V} = 60\,\text{W}$. Über welchen Zeitraum dieser Strom fließt (d. h. wie lange diese Leistung erbracht wird), ist für die Leistung selbst irrelevant.

4.67✓ *richtig ist D* Der Betrag der Zentrifugalkraft ist $\frac{m \cdot v^2}{r}$, der Betrag der Lorentzkraft $e \cdot v \cdot B$. Die Bedingung für den Bahnradius lautet also

$$\frac{m \cdot v^2}{r} = e \cdot v \cdot B$$

4.68✓ *richtig ist E* Der induktive Widerstand einer Spule der Induktivität L bei der Kreisfrequenz ω der anliegenden Spannung ist $\omega \cdot L$. Dies wird in Diagramm E richtig wiedergegeben.

4.69✓ *richtig ist D* Der Abstand zwischen den gestrichelten Linien ist bei beiden Spannungsverläufen gerade die halbe Periodendauer. Beide Verläufe haben also dieselbe Periodendauer und damit auch dieselbe Frequenz.

Auch die Scheitelwerte der beiden Verläufe sind (im Rahmen der Ablese- und Zeichengenauigkeit) gleich und damit auch die jeweiligen Effektivwerte.

Die Phasen sind jedoch verschoben: jeweils ein Maximalwert der einen Kurve fällt mit einem Nulldurchgang der anderen Kurve zusammen. Die Phasenverschiebung beträgt also eine viertel Periode, das ist $\pi/2$.

4.70✓ *richtig ist C* Die Resonanzkreisfrequenz eines Schwingkreises aus der Induktivität $L = 0{,}1\,\text{H}$ und der Kapazität $C = 25\,\text{nF}$ ist

$$\begin{aligned}\omega &= \frac{1}{\sqrt{L \cdot C}} = \frac{1}{\sqrt{0{,}1\,\text{H} \cdot 25\,\text{nF}}} \\ &= \frac{1}{\sqrt{0{,}1\,\text{H} \cdot 25 \cdot 10^{-9}\,\text{F}}} = \frac{1}{\sqrt{25 \cdot 10^{-10}\,\text{s}^2}} \\ &= \frac{1}{5 \cdot 10^{-5}\,\text{s}} = 2 \cdot 10^4\,\text{s}^{-1}\end{aligned}$$

4.71✓ *richtig ist E* Stromstärkemessgeräte werden in den Stromkreislauf geschaltet, also vom zu messenden Strom durchflossen. Da sie diesen Strom beim Messen möglichst wenig beeinflussen sollen, muss ihr Innenwiderstand und damit auch die daran abfallende Spannung möglichst klein gehalten werden.

4.72✓ *richtig ist A* Die Kapazität C eines Plattenkondensators mit der Plattenfläche A und dem Plattenabstand d, der mit einem Medium der Dielektrizitätszahl ε_r gefüllt ist, beträgt

$$C = \varepsilon_0 \cdot \varepsilon_r \cdot \frac{A}{d}$$

Sie wächst also mit zunehmender Plattengröße und zunehmender Dielektrizitätszahl des Mediums zwischen den Platten und nimmt mit zunehmendem Plattenabstand ab.

Wäre sie von der angelegten Spannung abhängig, so wäre der Begriff der Kapazität sinnlos.

4.73✓ *richtig ist E* Damit die Brückenschaltung abgeglichen und das Instrument stromfrei ist, muss die angelegte Spannung von dem 6 Ω-Widerstand und dem unbekannten Widerstand im gleichen Verhältnis geteilt werden wie von dem 9 Ω-Widerstand und dem 3 Ω-Widerstand.

Es muss also $6\,\Omega : R_x = 9\,\Omega : 3\,\Omega$ gelten, woraus sich $R_x = \frac{3\,\Omega \cdot 6\,\Omega}{9\,\Omega} = 2\,\Omega$ ergibt.

4.74✓ *richtig ist B* Die drei Spannungsquellen sind parallel geschaltet, so dass die jeweils gleichnamigen Pole auf das gleiche Potential gezwungen werden. Die vom Messinstrument angezeigte Gesamtspannung (die Differenz der Potentiale) ist daher gleich jeder der drei Einzelspannungen, nämlich 6 V.

4.75✓ *richtig ist E* Die an den Drahtstücken jeweils anliegenden Spannungen verhalten sich wie die jeweiligen elektrischen Widerstände der Teilstücke. Da der Widerstand eines Drahtes, bei unveränderter Länge und unverändertem Material, zu dessen Querschnitt umgekehrt proportional ist, verhalten sich die Widerstände der Drahtstücke und damit auch die anliegenden Spannungen wie $U_1 : U_2 = \frac{1}{r_1^2} : \frac{1}{r_2^2} = 1 : \frac{1}{4} = 4 : 1$.

4.76✓ *richtig ist B* Nach dem Coulombschen Gesetz sind die Kräfte proportional zu jeder der beiden Ladungen, zum Kehrwert des Abstandsquadrates der beiden Ladungen voneinander und zum Kehrwert der Dielektrizitätszahl; sie sind einander entgegengesetzt (actio und reactio) und wirken entlang der Verbindungslinie zwischen den beiden Ladungen. Bei Ladungen gleichen Vorzeichens wirken sie abstoßend, bei Ladungen verschiedenen Vorzeichens anziehend.

4.77✓ *richtig ist C* Die gleiche Masse Niederschlag besteht bei Silber aus doppelt so vielen Atomen wie bei Gold, da Silber die halbe relative Atommasse wie Gold besitzt.

Da Silber einwertig ist, benötigt man jedoch nur eine Elementarladung um ein Atom abzuscheiden, während beim 3-wertigen Gold je Atom drei Elementarladungen fließen müssen.

Um die gleiche Masse Silber abzuscheiden, wird also 2/3 der Ladung benötigt wie bei Gold. Der gleiche Strom muss also bei Silber nur 2/3 der Zeit fließen, die er bei Gold fließen muss, also $2/3 \cdot 12h = 8h$.

4.78✓ *richtig ist E* Innerhalb eines Plattenkondensators herrscht ein homogenes elektrisches Feld, das auf einen elektrischen Dipol ohne Nettoladung, wie z. B. ein polares Molekül, nur ein Drehmoment ausübt.

4.79✓ *richtig ist (1,C) (2,D)* In der ersten Schaltung misst das Voltmeter die am Widerstand anliegende Spannung (es ist ja mit den beiden Anschlüssen des Widerstandes direkt verbunden), das Amperemeter jedoch den Strom durch den Widerstand plus den Strom durch das Voltmeter. Daher wird die Spannung korrekt, der Strom jedoch zu groß gemessen.

Bei der zweiten Schaltung ist das Amperemeter richtig in Reihe mit dem Widerstand geschaltet, so dass es den durch den Widerstand fließenden Strom korrekt misst. Das Voltmeter jedoch misst nicht den Spannungsabfall am Widerstand, sondern die Summe der Spannungsabfälle an den in Reihe geschaltetenen Widerstand und Amperemeter, also einen zu großen Wert.

4.80✓ *richtig ist C* Es werden die gleich großen Innenwiderstände der Spannungsquelle und des Messgerätes in Reihe geschaltet, sodass diese die Spannung der Quelle in zwei gleiche Teile, also jeweils 5 V teilen. Das Messgerät zeigt also die an seinem Innenwiderstand anliegenden 5 V an.

4.81✓ *richtig ist (1,C) (2,A)* Der Widerstand des linken Zweiges beträgt 120 Ω, der Gesamtwiderstand des rechten Zweiges $20\,\Omega + 40\,\Omega = 60\,\Omega$, ist also nur halb so groß, wie der des linken Zweiges. Da an beiden Zweigen dieselbe Spannung anliegt, fließt durch den rechten Zweig ein doppelt so großer Strom wie durch den linken, so dass sich zwei Teilströme von 0,1 A und 0,2 A ergeben. Wenn durch einen Widerstand von 120 Ω ein Strom von 0,1 A fließt, dann fällt an ihm eine Spannung von $120\,\Omega \cdot 0{,}1\,\text{A} = 12\,\text{V}$ ab. Bei einem Widerstand von 20 Ω und einem Strom von 0,2 A sind das $20\,\Omega \cdot 0{,}2\,\text{A} = 4\,\text{V}$.

4.82✓ *richtig ist A* Zwischen der magnetischen Feldstärke H und der magnetischen Flussdichte B gilt der Zusammenhang (Definition von μ_0)

$$B = \mu_r \mu_0 H$$

wobei μ_r für Vakuum zu 1, für diamagnetische Stoffe kleiner als 1 und für paramagnetische Stoffe größer als 1 ist.

4.83✓ *richtig ist A* Ein elektrischer Dipol erfährt in einem homogenen elektrischen Feld nur ein Drehmoment, in einem inhomogenen elektrischen Feld jedoch im Allgemeinen zusätzlich eine Kraft, die eine Ortsveränderung bewirken kann. Das auf den Dipol wirkende Drehmoment dreht ihn zu den Feldlinien hin. Wird es umgepolt, so folgt der Dipol der Feldrichtung und durch wiederholtes Umpolen (Wechselfeld) kann (hinreichend geringe Frequenz vorausgesetzt) der Dipol periodisch seine Richtung ändern.

4.84✓ *richtig ist E* Wird eine zylindrische Spule von einem konstanten Strom durchflossen, so ist ihr Magnetfeld außerhalb der Spule das eines gewöhnlichen Stabmagneten, während im Innern ein näherungsweise homogenes Feld parallel zur Spulenachse vorliegt. Dies wird im Diagramm E richtig wiedergegeben.

4.85✓ *richtig ist A* Bei einer Wechselspannungsquelle wird die Effektivspannung angegeben, die hier also 230 V beträgt. Die Scheitelspannung ist etwa um den Faktor 1,41 höher, liegt also bei etwa 325 V.

Die Frequenz des Haushaltsstromes beträgt 50 Hz, was einer Periodendauer von 20 ms entspricht.

4.86 ✓ *richtig ist D* Wird der Kondensator für eine Dauer von 2 ms mit einem konstanten Gleichstrom der Stärke 0,3 mA geladen, so fließt ihm eine Ladung von $0{,}3\ \mathrm{mA} \cdot 2\ \mathrm{ms} = 0{,}6\ \mu\mathrm{C}$ zu. Trägt ein Kondensator der Kapazität 5 nF eine Ladung von 0,6 µC, so liegt an ihm eine Spannung von $0{,}6\ \mu\mathrm{C} / 5\ \mathrm{nF} = 120\ \mathrm{V}$ an.

4.87 ✓ *richtig ist A* Der Effektivwert einer sinusförmigen Wechselspannung ist das $\sqrt{1/2}$-fache ihres Scheitelwertes und daher von der Frequenz unabhängig.

4.88 ✓ *richtig ist E* Bei Halbleitern wird die Leitfähigkeit vor allem durch die Anzahl der zur Verfügung stehenden freien Ladungsträgern beeinflusst. Wird das Material erwärmt, so lösen sich aufgrund der erhöhten thermischen Energie vermehrt Ladungsträger und stehen für den Ladungstransport zur Verfügung: die Leitfähigkeit steigt und der Widerstand sinkt. Sinkt die Temperatur dagegen, so sinkt auch die Leitfähigkeit und der Widerstand nimmt zu.

4.89 ✓ *richtig ist B* Zwischen zwei Platten im Abstand von $d = 0{,}01$ m liegt eine Spannung von $U = 100$ V an. Die Feldstärke des homogenen Feldes zwischen diesen Platten ist daher

$$E = 100\ \mathrm{V} / 0{,}01\ \mathrm{m} = 1 \cdot 10^4\ \mathrm{V} \cdot \mathrm{m}$$

4.90 ✓ *richtig ist A* Auf dem Bildschirm sind vier Perioden der Wechselspannung zu sehen. Die Periodendauer ist also $0{,}1\ \mathrm{s}/4 = 0{,}025$ s. Die Frequenz der Wechselspannung ist also

$$\frac{1}{0{,}025\ \mathrm{s}} = 40\ \mathrm{Hz}$$

4.91 ✓ *richtig ist D* Wenn an einem Kondensator der Kapazität 20 µF eine Spannung von 5 V anliegt, dann trägt er eine Ladung von $5\ \mathrm{V} \cdot 20\ \mu\mathrm{F} = 100\ \mu\mathrm{C}$

4.92 ✓ *richtig ist E* Der elektrische Leitwert der Probe steigt offensichtlich mit der Temperatur deutlich an. Dies ist ein typisches Verhalten eines Halbleiters wie Silicium, während bei metallischen Leitern, wie Gold, Silber, Kupfer und Aluminium, bei Temperaturerhöhung eine Abnahme des elektrischen Leitwertes zu erwarten wäre.

4.93 ✓ *richtig ist A* Ein Volt (1 V) ist diejenige Spannung, die ein Coulomb (1 C) Ladung durchfallen muss, damit an ihm eine Arbeit von einem Joule (1 J) verrichtet wird. Daher gilt

$$1\ \mathrm{V} = 1\,\frac{\mathrm{J}}{\mathrm{C}} = 1\,\frac{\mathrm{W}}{\mathrm{A}} = 1\,\frac{\mathrm{N} \cdot \mathrm{m}}{\mathrm{A} \cdot \mathrm{s}}$$

4.94 ✓ *richtig ist D* Wird Ladung transportiert, fließt also ein Strom, so wird dieser stets von einem Magnetfeld begleitet.

Ein solcher Transport kann jedoch in der ausschließlichen Bewegung positiver oder negativer Ladung bestehen. In wässrigen Lösungen jedoch liegen stets positiv und negativ geladene Teilchen vor, die dann in entgegengesetzte Richtungen bewegt werden.

4.95 ✓ *richtig ist D* Bei Metallen wird der elektrische Widerstand von der Beweglichkeit der in großer Zahl vorhandenen frei beweglichen Elektronen bestimmt, die mit steigender Temperatur abnimmt. Daher steigt der Wert des elektrischen Widerstands von metallischen Leitern bei zunehmender Temperatur an.

Bei Halbleitern ist die (geringe) Anzahl von frei beweglichen Ladungsträgern entscheidend und da diese mit der Temperatur ansteigt, wird deren elektrischer Widerstand mit steigender Temperatur geringer.

Bei Elektrolyten ist der bestimmende Einfluss auf die Leitfähigkeit die Beweglichkeit der gelösten Ladungsträger und diese nimmt mit der Temperatur zu (Abnahme der Viskosität des Lösungsmittels), sodass der elektrische Widerstand gleichzeitig abnimmt.

4.96 ✓ *richtig ist C* Der Effektivwert einer sinusförmigen Wechselspannung mit der Scheitelspannung $\hat{U} = 310$ V beträgt $\hat{U} \cdot \sqrt{2}/2$, also etwa $310\ \mathrm{V} \cdot 0{,}71 = 220\ \mathrm{V}$.

4.97 ✓ *richtig ist C* Eine Leistung von 70 kW · h / a lässt sich mit den Umrechnungen $1\ \mathrm{a} = 365 \cdot 24\ \mathrm{h} = 8\,760\ \mathrm{h}$ schreiben als

$$70\ \mathrm{kW} \cdot \mathrm{h}/\mathrm{a} = \frac{70\,000\ \mathrm{W\,h}}{8\,760\ \mathrm{h}} \approx 8{,}0\ \mathrm{W}$$

4.98✓ *richtig ist C* Nach dem Coulombschen Gesetz ist die Kraft zwischen zwei punktförmigen Ladungen F gegeben durch

$$F = \frac{q_1 \cdot q_2}{4 \cdot \pi \cdot \varepsilon_0 \cdot \varepsilon_r \cdot r^2}$$

also proportional zum Kehrwert der Quadrates des Abstandes zwischen den Ladungen und zur Dielektrizitätszahl des Mediums, in dem sich die Ladungen befinden. Sie ist außerdem proportional zum Produkt der beiden Ladungen, nicht zu deren Kehrwert.

4.99✓ *richtig ist D* Das Feld ist inhomogen (nicht überall gleiche Feldliniendichte und nichtparallele Feldlinien), sodass die Kraft auf die Ladung vom Ort abhängt. Die Richtung der Kraft auf die Ladung ist immer die Richtung der Feldlinien am Ort der Ladung und sie ist in einem elektrischen Feld von der Bewegung der Ladung unabhängig. Sie ist allerdings nach der Definition des elektrischen Feldes dem Betrag q der Ladung proportional und ändert mit dem Vorzeichen der Ladung die Richtung.

4.100✓ *richtig ist C* Liegt an einem Kondensator der Kapazität C eine Spannung U an, so trägt er die elektrostatische Energie $W = \frac{1}{2}C \cdot U^2$. Mit den Werten $C = 20\ \mu\text{F}$ und $U = 50\ \text{V}$ ergibt das

$$\begin{aligned} W &= \frac{1}{2} 20\ \mu\text{F} \cdot (50\ \text{V})^2 \\ &= \frac{1}{2} 2 \cdot 10^{-5} \frac{\text{C}}{\text{V}} \cdot 2500\ \text{V}^2 \\ &= 0{,}025\ \text{J} \\ &= 25\ \text{mJ} \end{aligned}$$

4.101✓ *richtig ist B* In der Elektrolyse-Zelle werden in 2000 s 0,216 g, also 0,002 mol Silber abgeschieden. Da Silber in der Form Ag^+ vorliegt, sind dafür 0,002 mol Elektronen notwendig und diese tragen, da ein Mol Elektronen etwa die Ladung 96 500 C tragen (Faraday-Konstante), eine Ladung von ca. 193 C. Diese Ladungsmenge fließt in 2000 s, woraus sich eine Stromstärke von $193\ \text{C}/2000\ \text{s} \approx 96{,}5\ \text{mA}$ ergibt.

4.102✓ *richtig ist A* Der jeweilige Gesamtwiderstand ergibt sich bei Schaltung A zu

$$R + R + R = 3R$$

bei Schaltung B zu

$$\frac{1}{1/R + 1/(R+R)} = \frac{3}{2}R$$

bei Schaltung C zu

$$\frac{1}{1/R + 1/R + 1/R} = \frac{1}{3}R$$

und bei den Schaltungen D und E zu

$$R + \frac{1}{1/R + 1/R} = \frac{3}{2}R$$

Der Gesamtwiderstand ist also in der Anordnung A am größten.

4.103✓ *richtig ist A* Ein Faraday-Käfig ist ein mehr oder weniger vollständig von einer Leiterschicht umgebener Hohlraum. Die frei beweglichen Ladungsträger in der Leiterwand ordnen sich an der Außenseite so an, dass sie die Wirkung der äußeren elektrischen Felder im Inneren des Hohlraumes kompensieren. Die elektrischen Feldlinien äußerer Felder enden auf der Leiterfläche und der Innenraum ist, wenn sich in ihm keine elektrischen Ladungen befinden, frei von statischen elektrischen Feldern. Dies gilt auch, wenn zusätzliche Ladungsträger auf den Faraday-Käfig gebracht werden.

4.104✓ *richtig ist D* Wenn man die Spannung, die an einem ohmschen Widerstand liegt, verdoppelt, so nimmt er die vierfache Leistung auf, da sich dann nach dem Ohmschen Gesetz auch die durch den Widerstand fließende Stromstärke verdoppelt und die elektrische Leistung gleich dem Produkt Spannung mal Stromstärke ist.

4.105✓ *richtig ist A* Ein Potentiometer teilt die zwischen den Enden anliegende Spannung kontinuierlich von 0 V bis zur anliegenden Spannung (soweit diese Spannung nicht aufgrund einer angeschlossenen Last abfällt). Daher kann in der Skizze (2) die Spannung U_x wie gefordert kontinuierlich zwischen 0 V und 20 V variiert werden. In der Skizze (1) dagegen ist U_x stets gleich der angelegten Spannung von 10 V und in der Skizze (3) stets gleich der angelegten Spannung von 20 V.

4.106✓ *richtig ist A* Die Strom-Spannungs-Kennlinie einer realen Halbleiterdiode geht durch den Ursprung des Diagramms (keine Spannung bedeutet, es fließt kein Strom) und steigt bei positiver Spannung steil an, während sie zu negativen Spannungen hin flach abfällt. Dies ist im Diagramm A richtig dargestellt.

4.107 ✓ *richtig ist D* Die Kraft (Lorentzkraft), die ein Teilchen mit der Ladung q, das durch ein Magnetfeld der magnetischen Flussdichte B senkrecht zu den Feldlinien mit der Geschwindigkeit v fliegt, erfährt, ist dem Betrage nach gegeben durch

$$q \cdot v \cdot B$$

Sie hängt also von der Ladung q des Teilchens, der Geschwindigkeit v des Teilchens und der magnetischen Flussdichte B ab, nicht jedoch von der Masse des Teilchens.

4.108 ✓ *richtig ist C* Der Innenwiderstand von 10 kΩ der Spannungsquelle und der Eigenwiderstand des Voltmeters werden in Reihe geschaltet. Sie teilen die Spannung der Quelle daher in zwei gleiche Teile von jeweils 100 V. Da diese Spannung nun am Messgerät anliegt, wird es diese auch anzeigen.

4.109 ✓ *richtig ist A* Die magnetische Flussdichte ist nach Definition gegeben durch $B = \mu_r \mu_0 H$, wobei μ_r im Vakuum den Wert 0, in diamagnetischen Stoffen einen Wert etwas kleiner als 1 und in paramagnetischen Stoffen einen Wert etwas größer als 1 annimmt.

4.110 ✓ *richtig ist C* Die Elementarladung e ist eine Naturkonstante, die $1{,}6 \cdot 10^{-2}$ As beträgt und die gerade die Ladung eines Protons ist. Daher trägt ein Elektron wie auch ein Cl^--Ion die Ladung $-e$ und ein Cu^{++}-Ion die Ladung $2e$.

Nach der Definition der Faraday-Konstanten ist $e =$ Faradaykonstante/Avogadrokonstante und nach der Definition der Einheit eV gilt, dass eine Elementarladung (z. B. ein Elektron), die mit der Spannung 1 V beschleunigt wird, dabei die kinetische Energie 1 eV gewinnt.

4.111 ✓ *richtig ist E* Mit der Primärspannung U_p, der Sekundärspannung U_s, der Anzahl der Primärwindungen n_p und der Anzahl der Sekundärwindungen n_s gilt:

$$\frac{U_p}{U_s} = \frac{n_p}{n_s}$$

oder mit $U_p = 220\,V$, $n_p = 880$ und den möglichen Werten der Windungszahl der Sekundärwindung $n_s = 100, 76, 24$

$$U_s^{100} = 220\,V \cdot \frac{100}{880} = 25\,V$$
$$U_s^{76} = 220\,V \cdot \frac{76}{880} = 19\,V$$
$$U_s^{24} = 220\,V \cdot \frac{24}{880} = 6\,V$$

4.112 ✓ *richtig ist A* Die Stromstärke der Elektronen, die aus glühenden Metalldrähten austreten, steigt mit der Temperatur stark an, da ein austretendes Elektron eine Austrittsarbeit aufbringen muss und bei steigender Temperatur immer mehr Elektronen eine hinreichende kinetische Energie besitzen und austreten können.

4.113 ✓ *richtig ist D* Das skizzierte Feld ist inhomogen, da die Feldlinien nicht parallel verlaufen. Im Punkt x ist die Feldliniendichte größer als im Punkt y und daher die Feldstärke größer.

4.114 ✓ *richtig ist (1,C) (2,B)* Der Strom von 0,3 A verteilt sich auf die Zweige mit 120 Ω und 20 Ω + 40 Ω = 60 Ω im Verhältnis $\frac{1}{120\,\Omega} : \frac{1}{60\,\Omega}$, also in 0,1 A im 120 Ω-Zweig und 0,2 A im 60 Ω-Zweig.

Wenn durch den 120 Ω-Widerstand also 0,1 A fließen, dann liegt an ihm eine Spannung von

$$120\,\Omega \cdot 0{,}1\,A = 12\,V$$

an. Entsprechend beträgt die Spannung am 40 Ω-Widerstand, durch den 0,2 A fließen,

$$40\,\Omega \cdot 0{,}2\,A = 8\,V$$

4.115 ✓ *richtig ist C* Das Magnetfeld übt auf die Elektronen keine Coulomb-Kraft, sondern eine Lorentz-Kraft aus. Diese steht, wenn der Elektronenstrahl senkrecht zu den Feldlinien verläuft, stets senkrecht zur Bewegungsrichtung der Elektronen. Daher werden diese auf eine Kreisbahn gezwungen.

4.116 ✓ *richtig ist B* In der Versuchsanordnung sind die Anschlüsse I und III als Anoden und die Anschlüsse II und IV als Kathoden geschaltet.

Chlor ist in der Lösung als Cl^- vorhanden und die Abscheidung erfolgt an der Anode durch Neutralisierung des Ions unter Abgabe eines Elektrons an die Anode. Cl_2 wird daher an I abgeschieden.

Wasserstoff liegt als H^+-Ion (eigentlich als H_3O^+, das leicht ein H^+ abgibt) vor. Es wird daher an der Kathode durch Aufnahme eines Elektrons neutralisiert und abgeschieden.

Sauerstoff entsteht durch Neutralisation von OH^- an der Anode und da Hydroxid-Ionen in allen wässrigen Lösungen vorhanden sind (in Säuren allerdings sehr wenig), an beiden Anoden I und III in geringen Mengen.

An der Kathode IV fällt kein Na aus, da neutralisierte Na^+-Ionen sofort unter Wasserstoffbildung mit dem vorhandenen Wasser reagieren, sodass netto nur Wasserstoff entsteht.

An den Kathoden II und IV wird also nur Wasserstoff abgeschieden, und zwar, da durch beide Zellen die gleiche Stromstärke fließt, in gleichen Mengen.

4.117✓ *richtig ist E* Da das elektrische Feld in dem Bereich, in dem die drei Punkte liegen, homogen, also räumlich konstant sein soll, ist es in allen drei Punkten gleich groß.

4.118✓ *richtig ist E* Ein von Null verschiedener Strom erzeugt immer ein Magnetfeld. Ein solches findet sich also in der Umgebung der Leitungsdrähte, in der Umgebung der Glühlampe und in der Umgebung der Elektrolysezelle.

4.119✓ *richtig ist D* Der elektrische Leitwert ist der Kehrwert des elektrischen Widerstandes und kann daher in der Einheit $1/\Omega$ oder äquivalent in der Einheit A/V angegeben werden.

4.120✓ *richtig ist C* Die Kraft eines elektrischen Feldes auf eine Ladung ist von dessen Geschwindigkeit unabhängig und ergibt sich als Produkt aus der Ladung und der am Ort der Ladung herrschenden Feldstärke. Hier also zu

$$1{,}6 \cdot 10^{-19}\,\mathrm{C} \cdot 3\,\frac{\mathrm{V}}{\mathrm{m}} = 4{,}8 \cdot 10^{-19}\,\frac{\mathrm{V\,C}}{\mathrm{m}} = 4{,}8 \cdot 10^{-19}\,\mathrm{N}$$

4.121✓ *richtig ist B* Die Spannung von 6 V wird an den beiden Widerständen von 1 Ω und 5 Ω im Verhältnis der Widerstände, also 1 : 5 geteilt. Am Innenwiderstand liegt also eine Spannung von 1 V, am angeschlossenen Widerstand eine Spannung von 5 V an.

4.122✓ *richtig ist D* Der Widerstand eines Leiters mit einer Länge von 600 m und mit einem Querschnitt von $2\,\mathrm{mm}^2 = 2 \cdot 10^{-6}\,\mathrm{m}^2$ sowie einem spezifischen Widerstand von $3 \cdot 10^{-8}\,\Omega\,\mathrm{m}$ beträgt

$$3 \cdot 10^{-8}\,\Omega\,\mathrm{m} \cdot \frac{600\,\mathrm{m}}{2 \cdot 10^{-6}\,\mathrm{m}^2} = 9\,\Omega$$

4.123✓ *richtig ist B* Damit das Messgerät stromlos ist, muss die Spannung U durch die 7 Ω- und 3 Ω-Abschnitte des Potentiometers im gleichen Verhältnis geteilt werden wie durch den 42 Ω- und den zu messenden Widerstand. Es ergibt sich also

$$\frac{7\,\Omega}{3\,\Omega} = \frac{42\,\Omega}{R_x}$$
$$\Rightarrow R_x = 42\,\Omega \cdot \frac{3\,\Omega}{7\,\Omega}$$
$$= 18\,\Omega$$

4.124✓ *richtig ist A* Die Platten des Kondensators sind elektrisch isoliert, so dass keine Ladung abfließen kann. Wird der Abstand zwischen den Platten vergrößert, so sinkt die Kapazität des Kondensators und die anliegende Spannung muss, da die Ladung, also das Produkt aus Kapazität und anliegender Spannung, konstant bleiben soll, ansteigen.

4.125✓ *richtig ist A* In Elektrolyten wird die Leitfähigkeit durch bewegliche Ladungsträger in Form von gelösten Ionen hervorgerufen (hier: K^+ und Cl^-). Daher steigt die Leitfähigkeit (bei verdünnten Lösungen, bei denen sich die Ladungsträger nicht gegenseitig behindern) mit der Zahl der zur Verfügung stehenden Ionen an.

4.126✓ *richtig ist B* Das Magnetfeld eines langen geraden Leiters wird durch Feldlinien beschrieben, die Kreise bilden, deren Mittelpunkte jeweils im Leiter liegen. Diese Kreise liegen jeder in einer Ebene auf der der Leiter senkrecht steht. Die in der gleichen Ebene liegenden Kreise sind konzentrisch.

Das Magnetfeld im Inneren einer Spule ist näherungsweise homogen, die Feldlinien verlaufen parallel. Das Feld eines Stabmagneten wird durch Feldlinien beschrieben, die an einem Ende des Magneten beginnen und am anderen enden. Diese sind aber nur in grober Näherung Kreise (bzw. Kreisabschnitte) und deren Mittelpunkte fallen nicht aufeinander. Bei einem Hufeisenmagneten verlaufen die Feldlinien zwischen den Schenkeln näherungsweise parallel und außerhalb zwar gebogen, nicht jedoch als Kreise.

4.127✓ *richtig ist D* Die Lorentz-Kraft ist nur vom Magnetfeld und der Ladung, nicht jedoch von der Masse der Ladungsträger abhängig. Die Zentrifugalkraft jedoch ist der Masse der Teilchen proportional, sodass die Bahnen der Ionen, auf denen die Lorentz-Kraft gerade die Zentrifugalkraft kompensiert, für Ionen gleicher Ladung und unterschiedlicher Masse unterschiedlich sind.

4.128✓ *richtig ist E* Verdoppelt man die an einem ohmschen Widerstand anliegende Spannung, so verdoppelt sich auch die durch ihn hindurchfließende Stromstärke. Da die von ihm aufgenommene Leistung das Produkt aus der anliegenden Spannung und der hindurch fließenden Stromstärke ist, vervierfacht sich die aufgenommene Leistung.

4.129✓ *richtig ist E* Der dargestellte elektrische Dipol besteht aus zwei Ladungen $+q$ und $-q$ im Abstand l. Da die Ladungen des Dipols dem Betrage nach gleich groß sind, aber verschiedene Abstände zur Probeladung Q haben, ist der Betrag der Kräfte, die zwischen den beiden Ladungen des Dipols und der Probeladung wirken, unterschiedlich und sie heben sich nicht gegenseitig auf; es wirkt eine von Null verschiedene Kraft auf die Ladung Q. Wegen des Reaktionsprinzips wirkt daher auch eine Kraft auf den Dipol.

Da die Kräfte zwischen den Ladungen des Dipols und der Probeladung Q alle entlang einer Linie wirken (Hebellänge ist Null), ergibt sich aus ihnen kein resultierendes Drehmoment.

4.130✓ *richtig ist E* Aufgrund der elektrischen Anziehung wandern in einem Elektrolyten die positiv geladenen Ionen zur negativ geladenen Kathode.

Die Leitfähigkeit eines Elektrolyten wird in der Regel durch die Beweglichkeit der darin gelösten Ionen bestimmt und nimmt daher bei ansteigender Temperatur (d. h. sinkender Viskosität des Lösungsmittels) zu.

In einem Stromkreis fließt stets durch jeden Querschnitt dieselbe Stromstärke, also durch einen Elektrolyten dieselbe Stromstärke, wie im äußeren Stromkreis.

4.131✓ *richtig ist B* Der Widerstand des Drahtes ist bei 20 °C 1,7 Ω, bei einem Temperaturkoeffizienten von 0,0040 K^{-1} und einer um 100 K höheren Temperatur gerade

$$1{,}7\,\Omega\cdot(1+100\,\mathrm{K}\cdot 0{,}0040\,\mathrm{K}^{-1}) = 1{,}4\cdot 1{,}7\,\Omega \approx 2{,}4\,\Omega$$

4.132✓ *richtig ist C* Eine Stromstärke von 80 mA bedeutet, dass eine Ladung von 80 mC oder $8\cdot 10^{-2}$ C je Sekunde durch den Querschnitt des Leiters fließen. Da ein Elektron die Ladung von $1{,}6\cdot 10^{-19}$ C trägt, müssen das

$$\frac{8\cdot 10^{-2}\,\mathrm{C}}{1{,}6\cdot 10^{-19}\,\mathrm{C}} = 5\cdot 10^{17}$$

Elektronen sein.

4.133✓ *richtig ist A* Nach dem Coulombschen Gesetz ziehen sich die beiden Ladungen mit einer Kraft an, die proportional zu r^{-2} ist.

4.134✓ *richtig ist A* Nach Definition ist die Kapazität eines Kondensators der Quotient aus der von ihm getragenen Ladung und der an ihm anliegenden Spannung.

4.135✓ *richtig ist D* Zwei Dipole stoßen sich dann ab, wenn sich die gleichnamig geladenen Enden näher kommen als die ungleichnamig geladenen. Dies ist in (1) und (3), nicht jedoch in (2) der Fall.

4.136✓ *richtig ist C* Wenn eine Elementarladung ein Spannungsgefälle von 1 000 V durchfällt, so nimmt es die Energie von 1 000 eV = 10^3 eV auf. Mit dieser Energie verlässt das Proton den Kondensator.

4.137✓ *richtig ist B* Es genügt den durch den Heizwiderstand fließenden Strom und die an ihm anliegende Spannung zu messen. Das Produkt aus diesen beiden Größen ist dann die Leistungsaufnahme des Geräts.

4.138✓ *richtig ist C* An dem Innenwiderstand liegt eine Spannung von 6 V an und es fließt eine Stromstärke von 2 A durch ihn hindurch. Er beträgt also $6\,\mathrm{V}/2\,\mathrm{A} = 3\,\Omega$.

4.139✓ *richtig ist B* Bei offenem Schalter sind zwei Widerstände von 4 Ω und 8 Ω, zusammen also 12 Ω hintereinander in den Stromkreis geschaltet, so dass bei einer anliegenden Spannung von 24 V ein Strom von $24\,\mathrm{V}/12\,\Omega = 2\,\mathrm{A}$ fließt.

Wird der Schalter geschlossen, so ergeben die beiden parallel geschalteten Widerstände von je 8 Ω zusammen einen Widerstand von 4 Ω, was zusammen mit dem hierzu in Reihe geschalteten Widerstand von ebenfalls 4 Ω einen Gesamtwiderstand von 8 Ω ergibt. Hieran liegt eine Spannung von 24 V, sodass ein Strom von $24\,\mathrm{V}/8\,\Omega = 3\,\mathrm{A}$ fließt.

4.140✓ *richtig ist A* Halbleiter sind Materialien, in denen die beweglichen Ladungsträger vor allem durch thermische Ablösung von Elektronen zur Verfügung stehen. Dieser Effekt wird umso bedeutender, je höher die Temperatur ist. Daher stehen bei steigender Temperatur mehr Ladungsträger zur Verfügung und die Leitfähigkeit nimmt zu.

4.141 ✓ *richtig ist E* Der Dissoziationsgrad einer Lösung nimmt mit zunehmender Konzentration eher ab (spätestens, wenn Sättigung erreicht wird).

Da aber bei zunehmender Konzentration der Lösung die Anzahl der zur Verfügung stehenden Ladungsträger steigt, nimmt mit zunehmender Konzentration auch die Leitfähigkeit zu.

4.142 ✓ *richtig ist D* Unter dem Einfluss des anliegenden elektrischen Feldes bewegen sich alle Arten von Ionen in einem Elektrolyt und tragen zur Leitfähigkeit der Lösung bei. Im äußeren Stromkreis fließen jedoch nur (negativ geladene) Elektronen. An der Grenze zwischen dem Elektrolyt und dem Metall geben die Anionen an der Anode daher ein oder mehr Elektronen ab, während die Kationen an der Kathode ein oder mehr Elektronen aufnehmen.

4.143 ✓ *richtig ist B* Die Spannung von 20 V wird durch in Reihe geschaltete Widerstände von 600 Ω, 100 Ω und 300 Ω in genau diesem Verhältnis geteilt. Es liegen also am Widerstand von 600 Ω eine Spannung von 12 V, am Widerstand von 100 Ω eine Spannung von 2 V und am Widerstand von 300 Ω eine Spannung von 6 V an (was zusammen wieder die insgesamt anliegenden 20 V ergibt).

4.144 ✓ *richtig ist E* Wegen der Kontinuitätsbedingung ist der Strom durch jeden Leiterquerschnitt, also durch jede Glühlampe gleich. Brennt der Glühfaden einer Lampe durch, so dass kein Strom mehr durch sie hindurchfließen kann, so fließt auch durch die anderen Glühlampen kein Strom mehr und sie hören auf zu leuchten.

4.145 ✓ *richtig ist D* Der Wechselstromwiderstand eines Kondensators der Kapazität $C = 20\,\mu\text{F}$ ist bei einer Frequenz von $f = 50\,\text{Hz}$

$$\frac{1}{2\pi \cdot 20\,\mu\text{F} \cdot 50\,\text{Hz}} \approx 1{,}6 \cdot 10^2\,\Omega$$

4.146 ✓ *richtig ist D* Der Wechselstromwiderstand eines Kondensators der Kapazität C bei einem Wechselstrom der Frequenz ω ist gegeben durch $\frac{1}{\omega C}$. Bei Verdoppelung der Frequenz halbiert sich daher der Wechselstromwiderstand des Kondensators und damit verdoppelt sich die fließende Wechselstromstärke.

4.147 ✓ *richtig ist D* Da es sich bei dem Feld um ein elektrisches Feld handelt, ist die Kraft auf das Proton von dessen Ladung, nicht jedoch von dessen Geschwindigkeit abhängig. Da das Proton eine positive elektrische Ladung trägt, ist die auf es wirkende Kraft parallel zum elektrischen Feld, also in Richtung D.

4.148 ✓ *richtig ist C* Nach dem Ohmschen Gesetz verdoppelt sich bei verdoppelter anliegender Spannung auch die durch den Widerstand fließende Stromstärke und damit vervierfacht sich die vom Widerstand aufgenommene Leistung, die ja das Produkt aus anliegender Spannung und der durch den Widerstand fließenden Stromstärke ist.

4.149 ✓ *richtig ist C* Bei glühenden Metallen ist die thermische Anregung vieler Elektronen groß genug um aus dem Metall austreten zu können – dies ist Glühemission. Die Anzahl der austretenden Elektronen steigt mit der Temperatur, da bei höheren Temperaturen mehr Elektronen hinreichend angeregt sind. Wie das Metall auf die Temperatur gebracht wird, ist allerdings unerheblich, diese Information ist in der Anregung der Elektronen nicht mehr vorhanden.

4.150 ✓ *richtig ist C* Die beiden Widerstände der linken Masche teilen die Spannung von 6 V im Verhältnis 2 kΩ : 1 kΩ, also in 4 V : 2 V. Die 2 V-Spannungsquelle ändert an diesen Spannungen nichts, da sie an dem Widerstand anliegt, an dem bereits aufgrund der anderen Spannungsquelle diese Spannung anliegt. Der dritte Widerstand bleibt stromfrei.

Der Strom I ergibt sich dann zu $I = 4\,\text{V}/2\,\text{k}\Omega = 2\,\text{mA}$ oder $I = 2\,\text{V}/1\,\text{k}\Omega = 2\,\text{mA}$.

4.151 ✓ *richtig ist D* Die Spannung der Quelle von 100 V wird von den Widerständen von 10 kΩ und 40 kΩ in diesem Verhältnis geteilt, so dass am Voltmeter (40 kΩ) eine Spannung von 80 V und am Innenwiderstand der Quelle (10 kΩ) 20 V anliegt. Das Messinstrument zeigt also 80 V an.

4.152 ✓ *richtig ist B* Nach der Knotenregel muss die Summe der zum Knoten hinfließenden Ströme gleich der Summe der vom Knoten wegfließenden Ströme sein. In den Zeichnungen A, C, D und E fließen jeweils 12 A zum Knoten hin und 12 A vom Knoten weg; diese Konstellationen sind möglich. In der Skizze B jedoch fließen 12 A zum Knoten hin und 6 A vom Knoten weg, was mit der Knotenregel nicht vereinbar ist.

4.153✓ *richtig ist E* In den Zeichnungen 2 und 3 umschließt die Leiterschleife keine Feldlinien, sodass der magnetische Fluss durch sie hindurch Null ist.

In Zeichnung 1 dagegen treten Feldlinien (alle in gleicher Richtung) durch die Leiterschleife hindurch und der magnetische Fluss durch die Schleife ist von Null verschieden.

4.154✓ *richtig ist E* Die magnetischen Feldlinien verlaufen außerhalb des Stabmagneten nicht parallel zueinander, sondern im Bogen vom Nord- zum Südpol und sind nicht überall gleich dicht, so dass das Feld nicht homogen ist.

Die Einheit der magnetischen Feldstärke H ist $\mathrm{A \cdot m^{-1}}$.

4.155✓ *richtig ist B* Die beim Durchfluss einer Ladungsmenge $q = I \cdot t$ durch einen Elektrolyten erzeugte Masse m eines Zersetzungsproduktes der Molmasse M und der Ladungszahl z ist die Masse der ausgeschiedenen Teilchen, also das Produkt aus der Anzahl der Teilchen und der Masse eines einzelnen Teilchens. Die Masse eines einzelnen Teilchens ist proportional zur Molmasse des Zersetzungsproduktes, die Anzahl der Teilchen ist umgekehrt proportional zur Ladungszahl z (Anzahl der Elementarladungen, die für das Ausscheiden eines einzelnen Teilchens benötigt werden). Damit ist die ausgeschiedene Masse proportional zu M/z.

4.156✓ *richtig ist A* Die Frequenz ν eines solchen Schwingkreises ergibt sich zu

$$\nu = \frac{1}{2\pi}\sqrt{\frac{1}{L \cdot C}}$$

was nach der Induktivität aufgelöst

$$L = \frac{1}{4\pi^2}\frac{1}{\nu^2 \cdot C}$$

ergibt. Soll die Frequenz 100 MHz und die Kapazität 10 pF sein, so erhält man

$$\begin{aligned} L &= \frac{1}{4\pi^2} \cdot \frac{1}{(100\,\mathrm{MHz})^2 \cdot 10\,\mathrm{pF}} \\ &= \frac{1}{4\pi^2} \cdot \frac{1}{10^{16}\,\mathrm{Hz}^2 \cdot 10^{-11}\,\mathrm{F}} \\ &\approx 0{,}25 \cdot \mathrm{\mu H} \end{aligned}$$

4.157✓ *richtig ist B* Die Anzahl der Windungen in der Primärspule verhält sich zur Anzahl der Windungen in der Sekundärspule wie die Primärspannung zur Sekundärspannung, also

$$\frac{1\,000\,\text{Windungen}}{x\,\text{Windungen}} = \frac{200\,\mathrm{V}}{10\,\mathrm{V}}$$

so dass sich 50 Windungen für die Sekundärspule ergeben.

4.158✓ *richtig ist D* Die Kapazität eines Plattenkondensators mit einer Plattenfläche A und einem Abstand d zwischen den Platten, der gefüllt ist mit einem Medium der Dielektrizitätszahl ε_r, ergibt sich zu

$$C = \varepsilon_0 \cdot \varepsilon_r \cdot \frac{A}{d}$$

Sie ist also proportional zur Plattenfläche und zur Dielektrizitätszahl des Dielektrikums zwischen den Platten und umgekehrt proportional zum Plattenabstand.

4.159✓ *richtig ist B* Da bei einer Belastung der Spannungsquelle mit einem Strom von 1,5 A nicht mehr die Leerlaufspannung von 6 V, sondern nur noch eine Klemmenspannung von 5,4 V anliegt, muss bei dieser Stromstärke am Innenwiderstand der Quelle die Spannungsdifferenz von 6 V − 5,4 V = 0,6 V abfallen. Ein Widerstand, an dem eine Spannung von 0,6 V abfällt, wenn er von einem Strom von 1,5 A durchflossen wird, beträgt

$$R_i = \frac{0{,}6\,\mathrm{V}}{1{,}5\,\mathrm{A}} = 0{,}4\,\Omega$$

4.160✓ *richtig ist A* Da der Stromkreis nicht geschlossen ist, fließt überhaupt kein Strom.

4.161✓ *richtig ist B* Die Gesamtkapazität von parallel geschalteten Kondensatoren ergibt sich aus der Summe der Einzelkapazitäten:

$$C = C_1 + C_2 + \cdots + C_n$$

Für die Schaltung in Serie gilt:

$$C = \frac{1}{\frac{1}{C_1}} + \frac{1}{\frac{1}{C_2}} + \cdots + \frac{1}{\frac{1}{C_n}}$$

Im abgebildeten Schaltkreis sind zwischen A und B zwei (oberer Kreis) bzw. vier (unterer Kreis) gleichartige Kondensatoren jeweils in Reihe geschaltet. Die Kapazität zwischen den Punkten A und B ergibt sich dann aus:

$$C = C_{AB} + C_{BA} = \frac{C}{2} + \frac{C}{4} = \frac{4C + 2C}{8} = \frac{3}{4}C$$

4.162✓ *richtig ist E* Das Dipolmoment zweier Ladungen $+Q$ und $-Q$ im Abstand l errechnet sich aus dem Produkt der Ladungen und dem Abstand zwischen ihnen. Die Elementarladung e_0 beträgt $1{,}602x10^{-19}$ As.

$$\vec{p} = Q \cdot l = 1{,}602 \cdot 10^{-19}\ \mathsf{A \cdot s} \cdot 2 \cdot 10^{-10}\ \mathsf{m} = 3{,}2 \cdot 10^{-29}\ \mathsf{Asm}$$

4.163✓ *richtig ist D* Die in dem Kondensator gespeicherte elektrische Energie errechnet sich nach folgender Gleichung:

$$E_{el} = \frac{1}{2} C \cdot U^2 = \frac{1}{2} \cdot 2 \cdot 10^{-3}\ \mathsf{F} \cdot 2500\ \mathsf{V}^2 = 2{,}5 \cdot \mathsf{V \cdot A \cdot s} = 2{,}5\ \mathsf{J}$$

4.164✓ *richtig ist C* Bei einer Glühlampe nimmt der Widerstand bei höheren Spannungen und höherem Stromfluss aufgrund der Wärmeentwicklung zu. Die Strom-Spannungskurve flacht somit bei höheren Spannungen ab wie in (C) gezeigt. (A) gibt die Strom-Spannungs-Kennlinie eines Ohmschen Widerstandes an.

4.165✓ *richtig ist D* Ein elektrischer Dipol besteht aus zwei Ladungen $+q$ und $-q$ im Abstand l voneinander. Sind die durch eine Atombindung miteinander verbundenen Atome nicht identisch, so verteilt sich das gemeinsame Elektronenpaar unsymmetrisch auf beide Bindungspartner, wenn die Anziehungskraft der beiden Atome auf das Bindungspaar verschieden groß ist. Solche polaren Moleküle besitzen ein elektrisches Dipolmoment (z. B. Wassermoleküle). Stickstoff, Methan und Tetrachlorkohlenstoff sind unpolare Moleküle. Kohlendioxid enthält zwei elektrische Dipole, deren Dipolmomente den gleichen Betrag aber entgegengesetzte Richtungen aufweisen und sich somit gegenseitig aufheben.

4.166✓ *richtig ist B* Auf die Ionen wirkt im Magnetfeld die Lorentz-Kraft:

$$\vec{F} = q \cdot (\vec{v} \times \vec{B})$$

Da das Magnetfeld B senkrecht zur Geschwindigkeit v der Ionen mit der Ladung e steht ($\sin 90° = 1$), ergibt sich für den Betrag der auf sie wirkenden Lorentz-Kraft:

$$F = e \cdot v \cdot B = 1{,}6 \cdot 10^{-19}\ \mathsf{A \cdot s} \cdot 10^5\ \frac{\mathsf{m}}{\mathsf{s}} \cdot 1\ \frac{\mathsf{V \cdot s}}{\mathsf{m}^2} = 1{,}6 \cdot 10^{-14}\ \frac{\mathsf{A \cdot V \cdot s}}{\mathsf{m}}$$

Die resultierende Lorentz-Kraft steht senkrecht zur Richtung sowohl des Magnetfeldes als auch der Geschwindigkeit der Ionen.

4.167✓ *richtig ist D* Bei einer elektrischen Leistung von 20 W und einer Spannung von 20 V ergibt sich ein Stromfluss von 1 A ($I = P/U$). Der Widerstand der Glühlampe beträgt also 20 Ω ($R = U/I$). Da für die Serienschaltung $R_{ges} = R_1 + R_2$ (und $U_{ges} = U_1 + U_2$, $I =$ konstant) gilt, muss der Vorwiderstand eine Größe von 200 Ω haben.

4.168✓ *richtig ist E* Es ist die Kurve eines sinusförmigen Wechselstroms gezeigt, wobei die Amplitude der Spitzenspannung entspricht:

$$U_S = U_{eff} \cdot \sqrt{2} = 230\ \mathsf{V} \cdot 1{,}41 = 325\ \mathsf{V}$$

U beträgt somit ca. 650 V.

4.169✓ *richtig ist B* Bei einer Phasendifferenz von π kommt es zu einer Verschiebung um genau die Hälfte der Periodendauer. Erreicht die durchgehend gezeichnete sinusförmige Wechselspannung ihr Minium, muss die gestrichelt gezeichnete gerade ihr Maximum durchlaufen. Dies ist in Abbildung (B) richtig dargestellt.

4.170✓ *richtig ist D* Das Zeitintervall einer vollen Periode (Periodendauer) des Wechselstroms errechnet sich wie folgt:

$$T = \frac{2\pi}{\omega} = \frac{2\pi}{20\pi \cdot s^{-1}} = 0{,}1\ \mathrm{s}$$

4.171✓ *richtig ist D* Elektroden 2. Art bestehen aus einem Metall (M), einem schwerlöslichen Salz (MX) sowie einer Lösung eines gut löslichen Salzes mit den Anionen (X^-). Diese Elektroden werden als $M|MX|X^-$ notiert. Beispiele sind Silber-Silberchlorid- ($Ag|AgCl|Cl^-$) und die Kalomel-Elektrode ($Hg|Hg_2Cl_2|Cl^-$).

4.172✓ *richtig ist E* Der Widerstand errechnet sich aus dem Quotienten aus Spannung und Stromstärke wobei die Stromstärke als Quotient aus Leistung und Spannung ausgedrückt werden kann. Der Widerstand der Herdplatte kann somit wie folgt berechnet werden (1 W = 1 V · A):

$$R = \frac{U}{I} = \frac{U}{\frac{P}{U}} = \frac{U^2}{P} = \frac{52900 \cdot \mathsf{V}^2}{1150 \cdot \mathsf{V \cdot A}} = 46\ \frac{\mathsf{V}}{\mathsf{A}} = 46\ \Omega$$

4.173✓ *richtig ist B* Im Wechselstromkreis besitzt eine Spule neben dem ohmschen auch noch einen induktiven Widerstand. Der induktive Widerstand ist direkt proportional zur Induktivität der Spule, die durch den Eisenkern erhöht wird. Aufgrund des höheren induktiven Widerstandes der Spule leuchtet die Glühlampe nach Einschieben des Eisenkerns weniger hell.

4.174✓ *richtig ist E* Fließt durch eine lange Zylinderspule ein Strom, so baut sich in und um die Spule ein Magnetfeld auf. Das Magnetfeld ist innerhalb der Spule homogen und die Feldlinien laufen annähernd achsenparallel. Außerhalb der Spule ergibt sich ein gleiches Magnetfeld wie bei einem entsprechend geformten Permanentmagneten, wobei die Feldlinien geschlossene Schleifen bilden.

4.175✓ *richtig ist B* Die Feldlinien in einem (statisch) geladenen Plattenkondensator beginnen alle auf der Oberfläche einer Platte (nach Konvention der positiv geladenen) und enden auf der anderen. Im Inneren verlaufen die Feldlinien (nahezu) parallel mit Ausnahme des Randbereichs. Im Außenraum ist das Feld nahezu Null. Dies wird nur in Zeichnung (B) richtig dargestellt.

4.176✓ *richtig ist E* Elektrische Generatoren (wie z. B. ein Fahrraddynamo) wandeln mechanische in elektrische Energie um. Die induzierte Spannung (und somit der an einem Verbraucher fließende Strom) hängt von der Bewegung der Geschwindigkeit des Leiters (Drehzahl der Spule), der Stärke des magnetischen Feldes (und damit auch der Windungszahl der Spule) sowie den elektrischen Widerständen der Spule und des Verbrauchers ab.

4.177✓ *richtig ist E* Entfernt man das stromlose Messgerät aus der Wheatstone-Brücken-Schaltung, so ändern sich Spannung und Stromstärke an den Widerständen nicht.

4.178✓ *richtig ist E* In einem Massenspektrometer werden ionisierte Fragmente von Molekülen in ein Magnetfeld eingeschossen. Auf die bewegten Ladungsträger wirkt in dem Magnetfeld die Lorentzkraft

$$\vec{F} = q \cdot (\vec{v} \times \vec{B})$$

wodurch sie senkrecht zu ihrer Bewegungsrichtung abgelenkt und auf eine Kreisbahn gezwungen werden. Mit zunehmender Stärke des magnetischen Feldes erfahren die Ionen eine stärkere Ablenkung und der Radius ihrer Flugbahn nimmt ab.

4.179✓ *richtig ist D* Der durch den Elektromotor fließende Strom ergibt sich aus dem Quotienten aus der Leistung des Motors und der Spannung. Bei einem Leistungsfaktor von 0,75 beträgt die Spannung 75 %der angelegten Spannung von 210 V(also 157,5 V):

$$I = \frac{P}{U} = \frac{6{,}3 \cdot 10^3\,\mathrm{W}}{157{,}5\,\mathrm{V}} = 0{,}040 \cdot 10^3 \frac{\mathrm{V \cdot A}}{\mathrm{V}} = 40\,\mathrm{A}$$

4.180✓ *richtig ist E* Primär- und Sekundärspannung an einem idealen, verlustfreien Transformator verhalten sich wie die Windungszahlen der Primär- und Sekundärwindungen der Spulen:

$$\frac{U_S}{U_P} = \frac{N_S}{N_P}$$

Sekundär können somit Spannungen von 6 V (24 Windungen), 19 V (76 Windungen) und 25 V (100 Windungen) abgegriffen werden.

5 Optik

5.1 ✓ *richtig ist C* Die Linsengleichung gibt für eine scharfe Abbildung zwischen Gegenstandsweite g, Brennweite f, und Bildweite b die Beziehung

$$b = \frac{1}{\frac{1}{f} - \frac{1}{g}}$$

an. Da die Brennweite 5 cm und Gegenstandsweite 30 cm betragen, muss die Gegenstandsweite

$$b = \frac{1}{\frac{1}{5\,\text{cm}} - \frac{1}{30\,\text{cm}}} = 6\,\text{cm}$$

sein.

5.2 ✓ *richtig ist (1,C) (2,B) (3,A)* Entscheidend für die Wirkung einer Linse ist der Quotient aus seiner Brechzahl und der Brechzahl des umgebenden Mediums. Bei einer Bikonvexlinse ist die Brechkraft umso größer, je größer dieser Quotient ist.

In Wasser wird der Brechwert der Linse also kleiner, da die Brechzahl von Wasser ($n = 1{,}33$) größer ist als die von Luft ($n = 1$). Da sie jedoch kleiner ist als die des Linsenmaterials ($n = 1{,}53$), bleibt der Brechwert der Linse positiv.

Bei Benzol ist die Brechzahl des umgebenden Mediums gleich groß, wie die des Linsenmaterials. Licht wird dann beim Durchgang durch die Linse nicht abgelenkt und die Brechkraft der Linse verschwindet.

Befindet sich die Linse in 1-Brom-naphthalin, so ist die Brechzahl des Linsenmaterials kleiner, als die des umgebenden Mediums und die Bikonvexlinse wirkt als Zerstreuungslinse, ihre Brechkraft ist also negativ.

5.3 ✓ *richtig ist C* Der Brechwert ergibt sich als Kehrwert der Brennweite. Er ist also

$$\frac{1}{-40\,\text{cm}} = -\frac{1}{0{,}4\,\text{m}} = -2{,}5\,\text{dpt}$$

5.4 ✓ *richtig ist A* Das Objektiv entwirft ein reelles, das Okular ein virtuelles Bild.

Bei üblichen Mikroskopen wird der Tubus nicht evakuiert, da die in ihm enthaltene Luft den Strahlengang von Licht im sichtbaren Bereich nicht wesentlich stört und das Auflösungsvermögen im wesentlichen durch die Wellenlänge des verwendeten Lichts begrenzt ist.

5.5 ✓ *richtig ist E* Lumineszenz, also das Abstrahlen von gewissen Energieportionen in Form von Licht hat mit Wellencharakter wenig zu tun, ebenso die (Total-) Reflexion des Lichtes – das Reflexionsgesetz gilt auch für reine Teilchen.

Brechung dagegen, also insbesondere auch frequenzabhängige Brechung, wie sie der chromatischen Aberration zugrundeliegt, lässt sich aus dem Wellencharakter des Lichtes erklären.

Als das typischste Wellenphänomen aber gilt die Interferenz, bei der Wellenlängen und Phasenunterschiede direkt sichtbar werden.

5.6 ✓ *richtig ist E* Da sich die verschiedenen Wellenlängen des Lichts gegenseitig nicht beeinflussen und auch das Farbfilter die durchgelassenen Wellenlängen ungestört passieren lässt, kann es an jeder Stelle in den Strahlengang eingebracht werden.

5.7 ✓ *richtig ist C* Wird ein Lichtstrahl unter dem Brewsterwinkel an einer Glasplatte reflektiert, so ist sowohl der reflektierte, als auch der in die Glasplatte eindringende Strahl polarisiert (wobei die beiden Polarisationsrichtungen senkrecht aufeinander stehen).

Beim Durchgang eines polarisierten Lichtstrahls durch eine Zuckerlösung wird zwar die Polarisationsebene des Lichstrahls gedreht, jedoch kann auf diese Weise aus unpolarisiertem Licht kein polarisiertes erzeugt werden.

Ein dichroitische Folie enthält lange, parallel angeordnete Moleküle, die eine Polarisationsrichtung besonders wenig, alle anderen Polarisationsrichtungen jedoch stark dämpft, so dass ein hindurchtretender zunächst unpolarisierter Lichtstrahl nach dem Durchgang fast vollständig polarisiert ist.

5.8 ✓ *richtig ist A* Bei dicht aneinandergesetzten Linsen addieren sich deren Brechwerte zum Gesamtbrechwert. Dieser ergibt sich hier also zu

$$\frac{1}{12\,\text{cm}} + \frac{1}{-48\,\text{cm}} = \frac{3}{48\,\text{cm}}$$

so dass die Brennweite des Gesamtsystemsystems

$$\frac{48\,\text{cm}}{3} = 16\,\text{cm}$$

und damit positiv ist. Das System wirkt also sammelnd.

5.9 ✓ *richtig ist E* Vom äußeren Photoeffekt spricht man, wenn ein Photon ein Elektron aus einem festen Absorberkörper austreten lässt, gleichgültig, ob es sich dabei um ein Metall, einen Halbleiter oder einen anderen Festkörper handelt.

Das Photon muss hierbei genügend Energie besitzen, um die Ablösearbeit an dem Elektron zu verrichten. Die Elektronen besitzen dann maximal die Energie des Photons, abzüglich der Ablösearbeit. Diese maximale Energie wird umso größer, je größer die Energie (also die Frequenz) des Photons war.

Bedingung für den äußeren Photoeffekt ist eine hinreichend große Photonenenergie, nicht die Oberflächentemperatur.

5.10✓ *richtig ist B* Das Auflösungsvermögen eines Lichtmikroskops ist zur Brechzahl der verwendeten Immersionsflüssigkeit direkt und zur Wellenlänge des verwendeten Lichts umgekehrt proportional. Sie steigt also mit zunehmender Brechzahl der Immersionsflüssigkeit und sinkt mit zunehmender Wellenlänge des verwendeten Lichts.

Die Abbildungseigenschaften, also auch die Vergrößerung eines Mikroskops hängen (über die Abbildungsgleichung) von den Brennweiten des verwendeten Objektivs, das ein reelles Zwischenbild entwirft, und des Okulars, das als Lupe wirkt, durch das das Auge dieses Zwischenbild betrachtet, ab.

5.11✓ *richtig ist C* Da Glas optisch dichter ist als Luft, wirken Linsen aus diesem Material dann als Sammellinsen, wenn sie konvex sind, wie die abgebildeten Linsen (2) und (4). Die Linsen (1) und (3) dagegen wirken als Zerstreuungslinsen.

5.12✓ *richtig ist A* Die Photonenenergie ist gegeben durch

$$h \cdot \nu$$

(h: Plancksches Wirkungsquantum). Sie ist also der Frequenz proportional. Die Intensität ergibt sich (bei gegebener Frequenz) aus der Dichte der Photonen, die (im Gegensatz zur Frequenz) mit wachsendem Abstand zur Strahlungsquelle abnimmt – bei punktförmigen Quellen mit dem Quadrat des Abstandes.

5.13✓ *richtig ist E* Das Lambert-Beersche Gesetz liefert für die Transmission von monochromatischem Licht durch eine Flüssigkeit den Ausdruck

$$\frac{I}{I_0} = e^{-k' \cdot c \cdot x} = Z^c$$

Die Transmission $\frac{I}{I_0}$ ist zunächst 50 %, also $\frac{1}{2}$. Wird die Konzentration ver-n-facht, so wird aus der urspünglichen Transmission

$$Z^{c \cdot n} = (Z^c)^n$$

Wählt man also $n = 3$, so dass aus der ursprünglichen Konzentration von 1 mol / l nun eine Konzentration von 3 mol / l wird, so wird aus der ursprünglichen Transmission von $\frac{1}{2}$ eine Transmission von

$$\left(\frac{1}{2}\right)^3 = \frac{1}{8} = 12{,}5\ \%$$

5.14✓ *richtig ist B* Bei Beugung, Dispersion, Interferenz und (Doppel-)Brechung wird der Wellencharakter des Lichts sichtbar, während beim Photoeffekt, bei dem ein einzelnes Photon eine Mindestenergie besitzen muss, der Quantencharakter des Lichts deutlich wird.

5.15✓ *richtig ist A* Gilt das Lambert-Beersche Gesetz, so ist die Halbwertsdicke einer Lösung (also diejenige Strecke, auf der die Intensität jeweils auf die Hälfte abfällt) zu deren Konzentration umgekehrt proportional. Aus der Zeichnung ist zu entnehmen, dass die Halbwertsdicke der Lösung L_2 (4 cm) viermal größer ist als die Halbwertsdicke der Lösung L_1 (1 cm). Die Konzentration von L_2 beträgt demnach nur ein viertel der Konzentration von L_1, also 0,25 $\frac{\text{mol}}{\text{l}}$.

5.16✓ *richtig ist C* Bei der Bildkonstruktion werden in der Regel Brennpunktsstrahlen, Parallelstrahlen und Mittelpunktsstrahlen verwendet, weil diese leicht geometrisch konstruiert werden können. In Wirklichkeit tragen aber alle Strahlen, die von einem Punkt des Gegenstandes ausgehen und durch die Linse hindurchgehen zur Abbildung dieses Punktes bei, so dass die Abdunkelung eines (kleinen) Teils der Linse – z. B. durch eine Fliege – das Bild nur (wenig) lichtschwächer macht.

5.17✓ *richtig ist D* Die durch die Flüssigkeit hindurchtretende Strahlungsleistung fällt auf jedem Zentimeter auf die Hälfte ihres Wertes ab, nach drei Zentimetern also auf$(\frac{1}{2})^3 = \frac{1}{8}$ ihres ursprünglichen Wertes.

5.18✓ *richtig ist B* Eine Lichtwelle breitet sich in einer Periode um eine Wellenlänge aus. Die Ausbreitungsgeschwindigkeit ist also

$$c = \frac{\lambda}{T}$$

oder, mit $f = 1/T$:

$$c = \lambda \cdot f$$

5.19✓ *richtig ist A* Von dem in die erste Küvette einfallenden weißen Licht ist nach der ersten Küvette nur der Blauanteil noch übrig. Dieser wird von der Flüssigkeit in der zweiten Küvette nicht durchgelassen, so dass man hinter der zweiten Küvette Dunkelheit beobachtet.

5.20✓ *richtig ist A* Da das Bild gleichgroß ist wie der Gegenstand, ist die Bildweite b gleich groß wie die Gegenstandsweite g. Der Abstand zwischen Bild und Gegenstand beträgt 3 m, es ist also $b = g = 1{,}5$ m.

Mit der Abbildungsgleichung

$$\frac{1}{f} = \frac{1}{b} + \frac{1}{g}$$
$$\Rightarrow f = \frac{1}{\frac{1}{b} + \frac{1}{g}}$$

ist dann

$$f = \frac{1}{\frac{1}{1{,}5\,\mathrm{m}} + \frac{1}{1{,}5\,\mathrm{m}}} = 0{,}75\ \mathrm{m}$$

5.21✓ *richtig ist C* Da das virtuelle Bild photographiert werden soll, muss die Entfernung zu diesem eingestellt werden, damit eine scharfe Abbildung im Photoapparat entsteht.

5.22✓ *richtig ist B* Der Grenzwinkel der Totalreflexion ist gegeben durch

$$\sin \alpha_g = \frac{n_2}{n_1}$$

Hier würde der gebrochene Strahl in der Grenzfläche verlaufen.

5.23✓ *richtig ist A* Eine Ordnung nach zunehmender Wellenlänge bedeutet nach abnehmender Energie. Die energiereichste Strahlung ist die γ-Strahlung, gefolgt von den Röntgenstrahlen, der Ultraviolettstrahlung, dem sichtbaren Licht und dem Infrarotlicht.

5.24✓ *richtig ist B* Der Brechwert einer Linse ist definiert als der Kehrwert ihrer Brennweite. Da die Brennweite einer Sammellinse positiv, einer Zerstreuungslinse jedoch negativ ist, ist auch der Brechwert einer Sammellinse positiv und einer Zerstreuungslinse negativ. Die Einheit des Brechwertes ist $1/\mathrm{m} = 1$ dpt.

Setzt man zwei dünne Linsen eng nebeneinander, so addieren sich die Brechwerte der Einzellinsen zum Gesamtbrechwert des Linsensystems.

5.25✓ *richtig ist A* Das Phänomen der unterschiedlichen Absorption senkrecht aufeinanderstehender Polarisationsrichtungen des Lichts nennt man Dichroismus. Mit seiner Hilfe kann weitgehend linear polarisiertes Licht aus (natürlichem oder künstlichem) unpolarisiertem Licht gewonnen werden.

5.26✓ *richtig ist D* Mit der Abbildungsgleichung (b = Bildweite)

$$\frac{1}{f} = \frac{1}{b} + \frac{1}{g}$$

und $g = 2f$ ergibt sich $b = g = 2f$. Da die Bildweite gleich der Gegenstandsweite ist, ist auch die Bildgröße gleich der Gegenstandsgröße und da die Bildweite positiv ist (Sammellinse, also $f > 0$), ist das Bild reell und umgekehrt (steht „auf dem Kopf").

5.27✓ *richtig ist D* Eine optisch drehende Substanz dreht alle Wellenlängen des Lichts, allerdings in Abhängigkeit von der Wellenlänge bzw. Frequenz des Lichts und der Konzentration der Lösung unterschiedlich stark.

Sind rechts- und linksdrehende Substanzen vorhanden, so kann sich deren Wirkung insgesamt kompensieren, z. B. wenn gleiche Konzentrationen optischer Isomere vorhanden sind.

5.28✓ *richtig ist E* In Skizze (1) ist ein Strahl parallel zur optischen Achse dargestellt, der nach der Reflexion korrekt durch den Brennpunkt geht, der umgekehrte Fall ist in Skizze (3) zu sehen. In Skizze (2) ist die optische Achse des Spiegels gerade das Einfallslot und offensichtlich ist auch hier das Reflexionsgesetz (Einfallswinkel gleich Ausfallswinkel) erfüllt, so dass alle drei Strahlengänge möglich sind.

5.29✓ *richtig ist D* Der Strahl beginnt an der Spitze des Gegenstandes und geht daher durch die Spitze des Bildes. Dies ist nur bei Strahl D der Fall.

5.30✓ *richtig ist C* Die Linse besitzt einen Brechwert von 20 dpt, also eine Brennweite von $1/20\ \mathrm{dpt} = 5\ \mathrm{cm}$. Die Linsenvergrößerung ist damit (konventionelle deutliche Sehweite geteilt durch die Brennweite der Linse):

$$\frac{25\ \mathrm{cm}}{5\ \mathrm{cm}} = 5$$

5.31✓ *richtig ist B* Zwei Filter lassen 1 %, also das 0,01-fache der einfallenden Intensität durch, ein Filter daher das $\sqrt{0,01}$-fache, also das 0,1-fache oder 10 %.

Der erste Filter lässt dann 10 %, der zweite 10 % von 10 %, also 1 % durch.

5.32✓ *richtig ist C* Sichtbares Licht kann polarisiert werden weil es keine Longitudinalwelle ist, sondern senkrecht zur Ausbreitungsrichtung schwingt, so dass die Schwingungsebene um die Ausbreitungsrichtung gedreht werden kann.

5.33✓ *richtig ist B* Die von einer Punktquelle ausgehende Strahlung ist eine Kugelwelle, deren Intensität in der Tat mit wachsendem Abstand abnimmt. Beim Durchgang durch absorbierende Flüssigkeiten nimmt jedoch auch die Intensität von ebenen Wellen ab, da immer mehr Photonen von den Flüssigkeitsteilchen absorbiert werden.

5.34✓ *richtig ist A* Damit sich zwei Wellenzüge an einem Ort vollständig auslöschen können, müssen sie an diesem Ort gleiche Amplituden, gleiche Frequenzen und eine Phasenverschiebung, die ein ungeradzahliges Vielfaches von π ist, haben.

5.35✓ *richtig ist D* Parallelstrahlen gehen durch den Brennpunkt einer Linse und Strahlen, die aus dem Brennpunkt der Linse kommen, werden zu Parallelstrahlen. Bei den ersten beiden Skizzen decken sich jeweils die Brennpunkte der beiden Linsen (in Skizze (1) links der linken Linse, in Skizze (2) zwischen den beiden Linsen) und der Strahlengang ist korrekt dargestellt.

In der Skizze (3) müßte die rechte Linse das Strahlenbündel weiter aufweiten, so dass sich bei korrektem Strahlengang kein paralleles Bündel rechts der Linsen ergäbe.

5.36✓ *richtig ist C* Die Vergrößerung einer Lupe ergibt sich als das Verhältnis der konventionellen deutlichen Sehweite von 25 cm zur Brennweite der Lupe; hier also zu $\frac{25\,\text{cm}}{3{,}12\,\text{cm}} \approx 8$.

5.37✓ *richtig ist E* Zur Konstruktion eines Bildpunktes (hier der Spitze des Gegenstandes) verwendet man zwei Strahlen, die Parallelstrahlen (Strahlen parallel zur optischen Achse), Mittelpunktsstrahlen (Strahlen durch den Linsenmittelpunkt) oder Brennpunktsstrahlen (Strahlen durch den bei Sammellinsen auf der Gegenstandsseite, bei Zerstreuungslinsen auf der dem Gegenstand gegenüberliegenden Seite liegenden Brennpunkt der Linse) sind.

Bei der Abbildung A ist ein korrekter Brennpunktsstrahl und ein Strahl durch den falschen Brennpunkt eingezeichnet, bei der Abbildung B ein Mittelpunktsstrahl und ein Strahl durch den falschen Brennpunkt; Abbildung C zeigt einen korrekten Mittelpunktsstrahl und einen Parallelstrahl mit falscher Brechung (durch den falschen Brennpunkt).

In Abbildung D wird aus einem korrekten Parallelstrahl und einem korrekten Brennpunktsstrahl der Bildpunkt dennoch falsch konstruiert, da der korrekte Bildpunkt nicht auf dem vom Gegenstand kommenden Brennpunktstrahl, sondern auf der Verlängerung des gebrochenen Strahls auf die Gegenstandsseite hin liegen müßte.

In Zeichnung E wird der Bildpunkt korrekt mit Hilfe eines Mittelpunktsstrahls und eines Parallelstrahls konstruiert.

5.38✓ *richtig ist B* Nach dem Lambert-Beerschen Gesetz

$$\frac{I}{I_0} = e^{-k' \cdot c \cdot x}$$

(I: austretende Intensität, I_0: eingestrahlte Intensität, k': molarer Extinktionskoeffizient, c: Konzentration, x: Weglänge durch die Lösung) führt eine Vervierfachung der Konzentration von 1 mol / l auf 4 mol / l wegen

$$e^{-k' \cdot 4c \cdot x} = \left(e^{-k' \cdot c \cdot x}\right)^4$$

dazu, dass die Durchlässigkeit zur vierten Potenz erhoben wird und von ursprünglich 50 % $= \frac{1}{2}$ auf eine Durchlässigkeit von $(\frac{1}{2})^4 = 1/16$ absinkt.

5.39✓ *richtig ist C* Das Brechungsgesetz verlangt, dass einfallender Strahl, Einfallslot und gebrochener Strahl in einer Ebene liegen.

Die Lichtgeschwindigkeit in einem Medium ist gegeben durch den Quotienten aus der Vakuumlichtgeschwindigkeit und der Brechzahl des Mediums. Bei einer Brechzahl von 1,33 ist die Lichtgeschwindigkeit also etwa 300 000 km / s / 1,33 ≈ 225 000 km / s.

Tritt ein Lichtstrahl in ein optisch dichteres/dünneres Medium (höhere/niedrigere Brechzahl) ein, so verringert/vergrößert sich seine Ausbreitungsgeschwindigkeit, während seine Frequenz unverändert bleibt, so dass sich seine Wellenlänge verringert/vergrößert.

5.40✓ *richtig ist A* Die Austrittsarbeit muss für jedes Elektron durch ein Photon aufgebracht werden, so dass dieses eine Mindestenergie haben muss; hat das Photon mehr Energie, so kann diese als kinetische Energie auf das ausgelöste Elektron übergehen. Die Energie eines Photons sinkt jedoch mit zunehmender Wellenlänge λ, so dass λ **unter** einem Grenzwert liegen muss.

Die Intensität der Strahlung betrifft nur die Anzahl der pro Zeiteinheit einfallenden Photonen, nicht jedoch deren Energie und damit auch nicht die Energie der ausgelösten Elektronen.

5.41✓ *richtig ist E* Im Glas ist die Ausbreitungsgeschwindigkeit das $\frac{1}{n}$-fache der Vakuumausbreitungsgeschwindigkeit. Dadurch verringert sich die Wellenlänge um denselben Faktor, während die Frequenz der Welle und damit auch deren Kreisfrequenz unberührt bleibt. Das Produkt aus Frequenz und Wellenlänge ist nach wie vor gleich der Ausbreitungsgeschwindigkeit.

5.42✓ *richtig ist A* Werden zwei dünne Linsen koaxial nahe hintereinandergesetzt, so addieren sich deren Brechwerte (Kehrwerte der Brennweiten) zum Gesamtbrechwert des Systems. Dieser ist, da die Brennweiten der beiden Linsen $-1{,}2\ \text{m}$ und $0{,}6\ \text{m}$ sind, hier $\frac{1}{-1{,}2\,\text{m}} + \frac{1}{0{,}6\,\text{m}} = \frac{1}{1{,}2\,\text{m}}$ und die Brennweite somit $1{,}2\ \text{m}$. Das Gesamtsystem ist also sammelnd.

5.43✓ *richtig ist A* Alle eingezeichneten Übergänge sind möglich, der Übergang in den Grundzustand ist jedoch sehr viel wahrscheinlicher als die anderen. Jedem der Übergänge entspricht eine diskrete Spektrallinie, so dass hier ein Spektrum aus 3 Linien (unterschiedlicher Intensität) abgestrahlt wird.

5.44✓ *richtig ist B* Es gilt die Abbildungsgleichung (f: Brennweite, g: Gegenstandsweite, b Bildweite)

$$\frac{1}{f} = \frac{1}{b} + \frac{1}{g}$$

oder

$$f = \frac{1}{\frac{1}{b} + \frac{1}{g}}$$

Mit $b = g = 20\ \text{cm}$ ergibt sich

$$f = \frac{1}{\frac{1}{20\,\text{cm}} + \frac{1}{20\,\text{cm}}} = 10\ \text{cm}$$

5.45✓ *richtig ist C* Nach dem Durchgang durch die Küvette tritt weißes Licht aus, dessen spektrale Komponenten immer noch linear polarisiert sind; deren Polarisationsrichtung (Schwingungsebene) hängt jedoch von der Frequenz ab.

Doppelbrechung ist das Phänomen, dass verschieden Polarisationsrichtungen des Lichts unterschiedlich gebrochen werden – beim Durchgang durch die Küvette tritt dies nicht auf.

5.46✓ *richtig ist C* Der Brechwert ist der Kehrwert der Brennweite. Eine Brennweite von 4 dpt bedeutet also eine Brennweite von $1/(4\ \text{dpt}) = 0{,}25\ \text{m} = 25\ \text{cm}$.

5.47✓ *richtig ist D* Die Brechzahl eines Mediums ist in der Regel frequenzabhängig; dieses Phänomen wird als Dispersion bezeichnet.

Beim Übergang zwischen optisch verschieden dichten Medien ändert sich zwar die Ausbreitungsgeschwindigkeit und damit die Wellenlänge des Lichts, nicht aber dessen Frequenz.

5.48✓ *richtig ist E* Optisch drehende Substanzen drehen die Polarisationsebene durchgehenden Lichtes, an der Farbe jedoch ändern sie nichts und erzeugen auch kein polarisiertes Licht – unpolarisiertes Licht, bei dem alle Polarisationsrichtungen gleichermaßen vertreten sind, bleibt unpolarisiert.

5.49✓ *richtig ist C* Die Vergrößerung V eines Mikroskops mit der Tubuslänge t und Sehweite s, der Okularbrechwert b_1 und der Objektivbrechwert b_2 ist $V = t \cdot s \cdot b_1 \cdot b_2$. Wird also der Okularbrechwert verdreifacht und der Objektivbrechwert halbiert, so ändert sich die Vergrößerung um den Faktor $3 \cdot \frac{1}{2}$, also von 120 auf 180.

5.50✓ *richtig ist D* Linear polarisiertes Licht ist solches, in dem die Schwingungsebene des elektrischen Feldvektors stets in einer Ebene (der Polarisationsebene) bleibt. In optisch drehenden Flüssigkeiten wird diese Polarisationsebene, nicht jedoch der Strahlengang beeinflußt. Ein statisches (zeitlich konstantes) elektrisches Feld ist an einem Lichtstrahl nicht beteiligt.

5.51✓ *richtig ist A* Kristalle, die Doppelbrechung zeigen, also zwei Polarisationsrichtungen des Lichtes unterschiedlich brechen, können, wie z. B. beim Nicolschen Prisma zur Erzeugung von linear polarisiertem Licht verwendet werden.

Linear polarisiertes Licht erhält man auch, wenn ein Strahl an der Oberfläche eines Mediums unter dem Brewsterwinkel einfällt und zum einen Teil reflektiert zum anderen Teil gebrochen wird. Dies hat jedoch mit Doppelbrechung nichts zu tun.

Ein optisches Gitter dagegen ist nicht geeignet linear polarisiertes Licht zu erzeugen.

5.52✓ *richtig ist C* Bei normaler Dispersion steigt die Brechzahl im sichtbaren Spektrum mit der Frequenz des Lichts an, so dass $n_{\text{rot}} < n_{\text{grn}} < n_{\text{blau}}$ gilt. Die Vakuumbrechzahl ist 1,00, in allen anderen Medien gilt $n > 1{,}0$.

Die Lichtgeschwindigkeit in einem Medium ist gegeben durch $\frac{c_V}{n}$ (wobei c_V die Vakuumlichtgeschwindigkeit von etwa 300 000 km / s ist). Bei $n = 1{,}33$ ist die Lichtgeschwindigkeit im Medium also etwa 225 000 km / s.

5.53✓ *richtig ist B* Jeder Strahl, der von der Spitze des Gegenstandes ausgeht, muss nach der Reflexion am Spiegel durch die Spitze des Bildes gehen. Dies ist nur bei den Strahlen (1) und (2) der Fall.

5.54✓ *richtig ist E* Glas ist optisch dichter als Luft, so dass eine plankonkave Linse ebenso, wie eine bikonkave Linse als Sammellinse wirkt und als Lupe benutzt werden kann.

Bei dünnen Linsen ist die Brennweite stets auf beiden Seiten gleich.

5.55✓ *richtig ist B* Bei der Konzentration von 1 mol / l tritt die Hälfte der eingestrahlten Leistung aus der Lösung wieder aus, die Länge des Strahlenwegs durch die Lösung war also gerade eine Halbwertsdicke.

Bei der zweiten Lösung tritt $\frac{1}{8}$ der eingestrahlten Leistung aus, so dass dieselbe Strecke jetzt 3 Halbwertsdicken lang ist. Da die Halbwertsdicke (bei Gültigkeit des Lambert-Beerschen Gesetzes) proportional zum Kehrwert der Konzentration einer Lösung ist, muss sich diese verdreifacht haben, also jetzt 3 mol / l betragen.

5.56✓ *richtig ist D* Das (virtuelle) Bild des Beobachters in der virtuellen Bildebene ist ebenso groß, wie der Beobachter selbst. Die Projektion des Bildes in die Spiegelebene jedoch nur halb so groß.

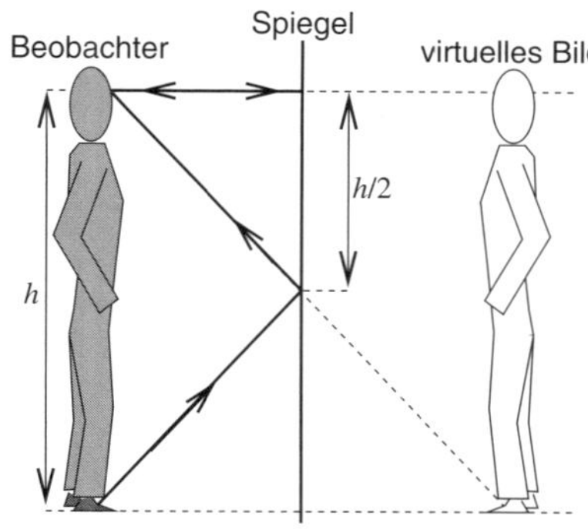

Der Spiegel muss also nur die Höhe $h/2$ haben, damit der Beobachter gleichzeitig seine Augen und seine Füße sehen kann.

5.57✓ *richtig ist A* Der Strahlengang A kann zutreffen, wenn $n_1 > n_2$ gilt.

Nicht möglich ist

- Strahlengang B, da beim Übergang von der ersten Glasplatte zur zweiten der Strahl über das Lot hinweg gebrochen wird,
- Strahlengang C, weil der Lichtstrahl beim Eintritt in die erste Platte vom Lot weg gebrochen wird, also die Glasplatte optisch weniger dicht sein müßte, als Luft,
- Strahlengang D, weil der senkrecht auf die erste Platte einfallende Strahl beim Eintritt in die Platte seine Richtung ändert,
- Strahlengang E, weil der Lichtstrahl senkrecht aus der zweiten Glasplatte austritt, obwohl er nicht senkrecht auf die Grenzfläche auftrifft.

5.58✓ *richtig ist B* Die Lichtgeschwindigkeit im Prisma ist das $\frac{1}{n_D}$-fache der Vakuumlichtgeschwindigkeit, die etwa gleich der Lichtgeschwindigkeit in Luft ist. Die Geschwindigkeit des Lichts ist im Glas also geringer, als in Luft. Hierdurch verkleinert sich seine Wellenlänge, während seine Frequenz hiervon unbeeinflußt bleibt.

5.59✓ *richtig ist B* Es gilt die Abbildungsgleichung (f: Brennweite, g: Gegenstandsweite, b: Bildweite)

$$\frac{1}{f} = \frac{1}{g} + \frac{1}{b}$$

oder

$$b = \frac{1}{\frac{1}{f} - \frac{1}{g}}$$

was mit einer Brennweite von $f = -0{,}6$ m und einer Gegenstandsweite von $g = 1{,}2$ m

$$b = \frac{1}{\frac{1}{-0{,}6\,\text{m}} - \frac{1}{1{,}2\,\text{m}}} = -0{,}4\ \text{m}$$

ergibt. Die Bildweite ist dem Betrage nach also 0,4 m.

5.60✓ *richtig ist C* Interferenz ist ein Wellenphänomen, so dass bei Interferenzstreifen und bei den durch Interferenz erzeugten Intensitätsmustern beim Durchgang von Licht durch ein optisches Strichgitter die Welleneigenschaft des Lichts zum Tragen kommt.

Bei der Lichtemission aus heißen Gasen ist die hervorstechende Eigenschaft, dass die Energie in Portionen freigesetzt wird, was der Vorstellung von Lichtteilchen entgegenkommt.

5.61✓ *richtig ist C* Dichroismus ist die Eigenschaft unterschiedlich polarisiertes Licht unterschiedlich zu absorbieren. Dies wird in Polarisationsfiltern ausgenutzt.

Beim Nicolschen Prisma ist nicht die Absorption des unterschiedlich polarisierten Lichts unterschiedlich, sondern dessen Brechung, so dass die verschiedenen Polarisationsrichtungen des Lichts getrennt werden können. Dasselbe geschieht bei einer Reflexion entsprechend dem Brewsterschen Gesetz: die Polarisationsrichtungen des Lichts werden nicht unterschiedlich absorbiert, sondern mehr oder weniger getrennt.

Bei optischen Strichgittern spielt die Polarisation des Lichts keine Rolle; sie sind zur Erzeugung vom polarisiertem Licht ungeeignet.

5.62✓ *richtig ist A* Bei einem solchen Linsensystem addieren sich die einzelnen Brechwerte (reziproke Brennweiten) zum Gesamtbrechwert des Systems. Hier ist der Gesamtbrechwert also $\frac{1}{6\,\text{cm}} + \frac{1}{-6\,\text{cm}} = 0$ und die Brennweite des Linsensystems daher unendlich.

5.63✓ *richtig ist E* Beim Übergang von Licht von einem Medium in ein anderes ändert sich im Allgemeinen die Ausbreitungsgeschwindigkeit und damit die Wellenlänge. Die Frequenz (Farbe) des Lichtes dagegen bleibt dabei unverändert und damit ändert sich auch die Quantenenergie nicht.

5.64✓ *richtig ist C* Sichtbares Licht, das eine elektromagnetische Welle mit einer Wellenlänge zwischen etwa 0,4 µm und etwa 0,8 µm ist, breitet sich als solche, soweit es nicht mit Materie wechselwirkt (also im Vakuum), geradlinig aus. In einem Medium ist die Ausbreitungsgeschwindigkeit geringer und die Brechzahl des Mediums ergibt sich als Verhältnis der Ausbreitungsgeschwindigkeit im Medium zur Ausbreitungsgeschwindigkeit im Vakuum (die ca. 300 000 km / s beträgt). Bei einer Ausbreitungsgeschwindigkeit von 200 000 km / s ergibt sie sich zu

$$300\,000\ \text{km}\,\text{s}^{-1}/300\,000\ \text{km}\,\text{s}^{-1} = 1{,}5$$

Bei der Wechselwirkung mit Materie (Absorption etc.) zeigt Licht aber auch Korpuskeleigenschaften (es wird Impuls übertragen, Energie wird in frequenzabhängigen Portionen aufgenommen/freigesetzt etc.).

Die Frequenz sichtbaren Lichtes, also von elektromagnetischen Wellen mit Wellenlängen, die (im Vakuum) zwischen etwa $0{,}4 \cdot 10^{-6}$ m und etwa $0{,}8 \cdot 10^{-6}$ m liegen beträgt etwa von

$$300\,000\ \text{km}\,\text{s}^{-1}/0{,}4 \cdot 10^{-6}\ \text{m} = 750\ \text{THz}$$

bis

$$300\,000\ \text{km}\,\text{s}^{-1}/0{,}8 \cdot 10^{-6}\ \text{m} = 375\ \text{THz}$$

5.65✓ *richtig ist C* In der Regel steigt die Brechzahl im sichtbaren Bereich des Lichts mit der Frequenz an. Dies ist jedoch ein von der optischen Aktivität unabhängiges Phänomen, bei dem das spezifische Drehvermögen im sichtbaren Bereich in der Regel mit der Frequenz des Lichtes ansteigt und normalerweise durchaus temperaturabhängig ist.

5.66✓ *richtig ist A* Nach dem Durchgang durch eine Linse oder der Reflexion an einem Spiegel sind solche Lichtstrahlen parallel, die aus dem Brennpunkt (oder einem anderen Punkt der Brennebene) kommen. In den Skizzen C und D müsste also die Entfernung der (punktförmigen) Lichtquelle zur Linse bzw. zum Spiegel nicht $2f$ sondern f sein.

In der Zeichnung B ist die Abbildung an der Konvexlinse nicht richtig dargestellt, da sich die Lichtquelle im (linken) Brennpunkt der Linse befindet und daher die Lichtstrahlen nach dem Durchgang durch die Linse parallel sein müssten.

In der Zeichnung A ist die Abbildung der Lichtquelle an der linken Linse richtig dargestellt und die Linsengleichung (b: Bildweite, g: Gegenstandsweite)

$$\frac{1}{f} = \frac{1}{b} + \frac{1}{g} = \frac{1}{2f} + \frac{1}{2f}$$

ist erfüllt. Das Bild der Lichtquelle liegt im Brennpunkt der zweiten Linse, so dass nach dem Durchgang durch sie parallele Lichtstrahlen entstehen.

5.67✓ *richtig ist D* Beim Lichtmikroskop entwirft das Objektiv vom Gegenstand ein vergrößertes, reelles Zwischenbild, von dem das Okular ein (nochmals vergrößertes) virtuelles Bild entwirft. Die Gesamtvergrößerung des Mikroskopes ist dabei mit den Brennweiten f_1 und f_2 von Objektiv und Okular, sowie dem Abstand x zwischen Objektiv und Okular gegeben durch (s_0: deutliche Sehweite)

$$s_0 \cdot \frac{x - f_1 - f_2}{f_1 \cdot f_2}$$

hängt also von den Brennweiten von Objektiv und Okular und dem Abstand zwischen Objektiv und Okular ab.

5.68✓ *richtig ist A* Für das Auftreten des Photoeffektes ist es notwendig, dass die Lichtquanten die Auslöseenergie aufbringen können und das bedeutet, dass die Wellenlänge λ unterhalb einer Maximalwellenlänge liegt.

Der Höchstwert der kinetischen Energie der ausgelösten Elektronen steigt mit der Quantenenergie des eingesetzten Lichtes, sinkt also mit zunehmendem λ.

Die Anzahl der ausgelösten Elektronen ist der Anzahl der einfallenden Lichtquanten, also der Bestrahlungsstärke I, proportional.

5.69✓ *richtig ist E* In der Skizze (1) ist offensichtlich das Reflexionsgesetz (Einfallswinkel gleich Ausfallswinkel) erfüllt. Dieser Strahlengang ist also möglich. In der Skizze (2) trifft ein Strahl parallel zur optischen Achse auf den Hohlspiegel und dieser wird dann korrekter Weise so reflektiert, dass er durch den Brennpunkt des Spiegels geht. Und auch die Skizze (3) zeigt einen korrekten Strahlengang, da hier ein Strahl aus dem Krümmungszentrum des Spiegels kommt, also senkrecht auf die Spiegelfläche trifft und in sich selbst reflektiert wird.

5.70✓ *richtig ist B* Nach der Abbildungsgleichung gilt für die Bildweite b, die Brennweite f und die Gegenstandsweite g der Zusammenhang

$$g = \frac{1}{\frac{1}{f} - \frac{1}{b}}$$

also mit $f = 4\,\mathrm{cm}$ und $b = 20\,\mathrm{cm}$

$$g = \frac{1}{\frac{1}{4\,\mathrm{cm}} - \frac{1}{20\,\mathrm{cm}}} = 5\,\mathrm{cm}$$

5.71✓ *richtig ist E* Bei zwei dünnen dicht aneinandergesetzten Linsen ergibt sich die Gesamtbrechkraft (reziproke Brennweite) als Summe der Brechkräfte der beiden Einzellinsen. Hier bedeutet das, dass die Brechkraft des Linsensystems

$$\frac{1}{f} + \frac{1}{-f} = 0$$

beträgt, die Brennweite also unendlich wird.

5.72✓ *richtig ist E* Zur Bestimmung der Konzentration einer Lösung einer optisch drehenden Substanz in einem Polarimeter ist es günstig, mit Licht aus einem schmalen Wellenlängenbereich (Farbe) zu arbeiten, da das spezifische Drehvermögen einer Lösung nicht nur von der Konzentration, sondern auch von der Wellenlänge des Lichtes abhängt, und zwar im sichtbaren Bereich meist so, dass mit zunehmender Wellenlänge das spezifische Drehvermögen monoton abnimmt und bei keinen zwei Wellenlängen gleich ist.

5.73✓ *richtig ist B* Nach dem Lambert-Beerschen Gesetz ist die durch die Messanordnung hindurchgehende Intensität I bezogen auf die in die Anordnung eintretende Intensität I_0 gegeben durch

$$\frac{I}{I_0} = e^{-k' \cdot c \cdot x} = \left(e^{-k' \cdot x}\right)^c$$

Soll sich die hindurchgehende Intensität von $1/2$ auf $1/8$ reduzieren (die relative Absorption also von $1/2$ auf $(1/2)^3$ verändert werden), so muss sich die Konzentration c verdreifachen, also 3 mol / l betragen.

5.74✓ *richtig ist B* Parallel einfallende Axialstrahlen gehen durch den Brennpunkt der Linse. Aus dem Brennpunkt der Linse kommende Strahlen werden nach dem Durchgang durch die Linse zu parallelen Strahlen. Es müssen, um aus parallelen Strahlen nach dem Durchgang durch beide Linsen wieder parallele Strahlen zu erhalten, also die zwischen den Linsen liegenden Brennpunkte aufeinanderfallen. Dies ist für $d = f_1 + f_2$ der Fall.

5.75✓ *richtig ist E* Um das Metall verlassen zu können, müssen die Elektronen eine Austrittsarbeit aufbringen. Diese Energie kann bei heißen Metallen durch thermische Bewegungen der Elektronen aufgebracht werden (Glühemission).

Bei kalten Metallen (wenn also die kinetische Energie der Elektronen klein ist gegen die Austrittsarbeit), muss die Austrittsarbeit im Wesentlichen von der einfallenden Strahlung aufgebracht werden, was dazu führt, dass nur solche Lichtteilchen, deren Energie mindestens gleich der Austrittsarbeit ist und deren Wellenlänge daher unterhalb einer Grenze liegt, den Austritt eines Elektrons bewirken können.

Die kinetische Energie der ausgelösten Elektronen ist begrenzt durch die kinetische Energie der Elektronen im Metall (die klein sein soll) und die Energie der einzelnen Lichtteilchen und daher zum einen – solange Erwärmung des Metalls durch die einfallende Strahlung keine Rolle spielt – unabhängig von der Intensität der Strahlung, zum anderen von der Lichtfrequenz linear abhängig.

5.76 ✓ *richtig ist B* Damit die Briefmarke in ihrer Originalgröße abgebildet wird, muss die Bildweite b gleich groß sein wie die Gegenstandsweite g. Die Abbildungsgleichung wird dann mit der Brennweite f zu

$$\frac{1}{f} = \frac{1}{g} + \frac{1}{b} = \frac{2}{g}$$

und damit ergibt sich $b = g = 2f$.

Mit der Brennweite $f = 5$ cm wird dies erfüllt, wenn sich die Briefmarke im Abstand von 10 cm vor der Linse befindet und der Schirm im Abstand von 10 cm hinter der Linse.

5.77 ✓ *richtig ist D* Um die optische Aktivität der Substanz, also das Drehen der Polarisationsebene von linear polarisiertem Licht beim Durchgang durch die Substanz, beobachten zu können, muss in die Messzelle linear polarisiertes (monochromatisches) Licht eingestrahlt werden und nach dem Durchgang durch die Zelle die Polarisationsrichtung des Lichtes bestimmt werden.

Bei der skizzierten Anordnung liefert die Lichtquelle weißes Licht, aus dem beim Durchgang durch den Monochromator eine Farbe ausgefiltert wird. Das anschließende Polarisationsfilter lässt nur Licht einer Polarisationsrichtung durch, so dass linear polarisiertes Licht in die Messzelle fällt. Um die Untersuchung zu vervollständigen, muss nun die Polarisation des Lichtes nach der Messzelle bestimmt werden. Dies kann durch eine weitere, drehbare Polarisationsfolie zwischen der Messzelle und dem Ort des Beobachters geschehen.

5.78 ✓ *richtig ist C* Die Ausbreitungsgeschwindigkeit des Lichtes im Vakuum ist eine Naturkonstante, die die Ausbreitung jeder physikalischen Wirkung begrenzt. Licht breitet sich daher niemals schneller als mit der Vakuumlichtgeschwindigkeit aus.

5.79 ✓ *richtig ist E* Der reflektierte Strahl ist dann vollständig polarisiert, wenn er senkrecht auf dem gebrochenen steht. Dies ist dann der Fall, wenn $\alpha + \beta = 90^\circ$ gegeben ist.

5.80 ✓ *richtig ist C* Soll die Konzentration einer Lösung einer optisch drehenden Substanz in einem Polarimeter bestimmt werden, so muss der Drehwinkel der Polarisationsebene bei einer bestimmten Farbe gemessen werden, da der Drehwinkel im Allgemeinen (auch bei farblosen Lösungen) von der Frequenz des Lichtes abhängt. Daher ist es günstig, mit monochromatischem Licht zu arbeiten.

5.81 ✓ *richtig ist B* Für den Grenzwinkel α_G der Totalreflexion an der Grenzfläche zweier Medien mit den Brechzahlen n_1 und n_2 gilt

$$\sin \alpha_G = \frac{n_1}{n_2}$$

Mit der Brechzahl von Luft $n_1 = 1$ und Glas $n_2 = 2$ ergibt sich dann

$$\sin \alpha_G = \frac{1}{2}$$

und damit $\alpha_G = 30^\circ$.

5.82 ✓ *richtig ist C* Nach 10 cm ist noch $1/10$ der einfallenden Strahlung übrig. Diese Intensität fällt auf den weiteren 10 cm auf $1/10$ ihres Wertes also auf

$$(1/10) \cdot (1/10) = 1/100 = 1\ \%$$

des Wertes der ursprünglich einfallenden Intensität ab.

5.83 ✓ *richtig ist C* Die Vakuumlichtgeschwindigkeit beträgt $3 \cdot 10^8$ m / s. Für eine Strecke von $3 \cdot 10^{11}$ m benötigt das Licht also

$$\frac{3 \cdot 10^{11}\ \text{m}}{3 \cdot 10^8\ \text{m/s}} = 1 \cdot 10^3\ \text{s}$$

5.84 ✓ *richtig ist E* Die Vergrößerung eines Mikroskopes mit einer Tubuslänge t, Brennweiten von Okular und Objektiv von f_1 und f_2 ist mit der deutlichen Sehweite s_0

$$V = \frac{t \cdot s_0}{f_1 \cdot f_2}$$

Werden f_1 und f_2 auf ein Drittel bzw. die Hälfte (ihr Produkt $f_1 \cdot f_2$ also auf ein Sechstel) verringert, dann versechsfacht sich die Vergrößerung des Mikroskopes. Sie steigt hier also von $V = 60$ auf $V = 6 \cdot 60 = 360$.

5.85 ✓ *richtig ist A* Die Quantennatur des Lichtes, also seine Teilcheneigenschaften, wird nicht sichtbar bei Interferenzerscheinungen und Rotationsdispersion, da dies typische Welleneigenschaften sind, die Wellenlängen bzw. Polarisationsebenen betreffen. Beim lichtelektrischen Effekt (Photoeffekt) dagegen werden Energieportionen sichtbar, die eine Grenzenergiemenge überschreiten müssen, damit der Effekt auftritt.

5.86 ✓ *richtig ist C* Die Abbildungsgleichung für (dünne) Linsen der Brennweite f lautet mit der Gegenstandsweite g und der Bildweite b

$$\frac{1}{f} = \frac{1}{b} + \frac{1}{g}$$

oder

$$f = \frac{1}{\frac{1}{b} + \frac{1}{g}}$$

Mit der Gegenstandsweite von $g = 5$ cm und der Bildweite $b = 20$ cm ergibt das

$$f = \frac{1}{\frac{1}{5\,\text{cm}} + \frac{1}{20\,\text{cm}}} = 4\ \text{cm}$$

5.87 ✓ *richtig ist B* Beim Übergang eines Lichtstrahls von Luft in Glas ändert sich seine Ausbreitungsgeschwindigkeit und damit sowohl seine Wellenlänge, als auch deren Kehrwert, die Wellenzahl. Nach dem Brechungsgesetz bleibt die Ausbreitungsrichtung nur bei senkrechtem Einfall auf die Grenzfläche erhalten.

Was sich aber nicht ändert, ist die Farbe, also die Frequenz des Lichtes.

5.88 ✓ *richtig ist C* Vor dem Durchgang parallele Strahlen schneiden sich nach dem Durchgang durch eine Linse in einem Punkt der Brennebene. Umgekehrt sind Strahlen, die aus einem Punkt in der Brennebene kommen nach dem Durchgang durch die Linse parallel.

Die Blende muss also, damit ein paralleles Strahlenbündel entsteht, in der Brennebene, d. h. im Abstand der Brennweite f von der Linse, angebracht werden.

5.89 ✓ *richtig ist A* Totalreflexion tritt nur auf, wenn ein Lichtstrahl von einem optisch dichteren Medium auf ein optisch dünneres Medium trifft. Es muss also $n_1 > n_2$ gelten.

5.90 ✓ *richtig ist D* Die Brechkraft ist der Kehrwert der Brennweite. Bei einer Brechkraft von $D = -2{,}5$ dpt liegt also ein Brennweite von

$$f = \frac{1}{2{,}5\ \text{dpt}} = -0{,}4\frac{1}{\text{dpt}} = -0{,}4\ \text{m}$$

vor. Da die Brennweite negativ ist, liegt eine Zerstreuungslinse vor.

5.91 ✓ *richtig ist C* Die Linsengleichung gibt zwischen der Brennweite f, der Gegenstandsweite g und der Bildweite b die Beziehung

$$\frac{1}{f} = \frac{1}{g} + \frac{1}{b}$$

an, die sich mit dem Abbildungsmaßstab $A = \frac{b}{g}$ zu

$$\frac{1}{f} = \frac{1}{g} + \frac{1}{A \cdot g}$$

und schließlich zu

$$A = \frac{f}{b - f}$$

umformen lässt. Mit $f = 3$ cm und $b = 4$ cm ergibt das

$$A = \frac{3\ \text{cm}}{4\ \text{cm} - 3\ \text{cm}} = 3$$

5.92 ✓ *richtig ist E* Das Verhältnis der Größe des Objekts zum Abstand dorthin ist der Sinus des Sehwinkels. Für kleine Winkel ist dies näherungsweise der Sehwinkel selbst.

Die Winkelvergrößerung eines optischen Instruments ist definiert als das Verhältnis der Sehwinkel mit und ohne Instrument.

Bei der Vergrößerung von Mikroskopen bezieht man den Sehwinkel ohne Gerät auf die Gegenstandsgröße im Abstand der konventionellen deutlichen Sehweite, die die optimalen Möglichkeiten des (typischen) bloßen Auges wiedergeben soll.

5.93 ✓ *richtig ist E* Beim Lichtmikroskop entwirft das Objektiv vom Gegenstand ein vergrößertes, reelles Zwischenbild, von dem das Okular ein (nochmals vergrößertes) virtuelles Bild entwirft. Die Gesamtvergrößerung des Mikroskopes hängt dabei neben der Tubuslänge und der Sehweite auch von den Brennweiten von Objektiv und Okular ab ($V = \frac{t \cdot s_0}{f_1 \cdot f_2}$).

Das Auflösungsvermögen eines Mikroskopes ist proportional zur Brechzahl der verwendeten Immersionsflüssigkeit (es wächst also mit dessen Brechzahl).

5.94 ✓ *richtig ist A* Beim Durchgang durch ein durchsichtiges Medium ändert sich die Frequenz von Licht nicht. Nach dem Durchgang ist auch die Wellenlänge dieselbe wie vor dem Durchgang (im Medium ist sie i. A. anders). Eine Lösung ist stets isotrop, so dass hier keine Doppelbrechung auftreten kann. Die Lösung einer optisch drehenden Substanz dreht jedoch die Polarisationsebene.

5.95 ✓ *richtig ist E* Nach dem Lambert-Beerschen Gesetz ist die durch eine wässrige Lösung bei konstanter Lichteinstrahlung hindurchgehende Intensität I bei einem Lichtweg x, einer einstrahlenden Intensität I_0, einer

Konzentration c der Lösung und einem molaren Extinktionskoeffizienten k' gegeben durch

$$\frac{I}{I_0} = e^{-k' \cdot c \cdot x}$$

oder

$$\frac{I}{I_0} = e^{-\alpha \cdot l}$$

mit $\alpha = k' \cdot c$. Hierbei ist α proportional zur Konzentration c und, aufgrund der Farbabhängigkeit des molaren Extinktionskoeffizienten k', auch von der Frequenz des einfallenden Lichtes abhängig.

5.96✓ *richtig ist D* Bei einer punktförmigen Strahlungsquelle (kugelsymmetrische Ausbreitung) gilt, wenn Absorption vernachlässigbar ist, für die Intensität ein quadratisches Abstandsgesetz. Bei dreifachem Abstand ergibt sich daher eine um den Faktor $1/3^2 = 1/9$ geringere Intensität.

5.97✓ *richtig ist B* Da die Brechzahl der Linsen größer ist als die der umgebenden Luft, haben die beiden Konkavlinsen (1) und (3) negative, die beiden Konvexlinsen (2) und (4) dagegen positive Brennweiten.

5.98✓ *richtig ist D* Mit der deutlichen Sehweite s_0, den Brennweiten von Objektiv und Okular f_1, f_2 sowie dem Abstand t zwischen den Brennpunkten von Okular und Objektiv ergibt sich die Gesamtvergrößerung zu

$$V = \frac{t \cdot s_0}{f_1 \cdot f_2}$$

oder, mit dem Abstand A zwischen den Brennebenen von Okular und Objektiv,

$$V = \frac{(A - f_1 - f_2) \cdot s_0}{f_1 \cdot f_2}$$

Hierbei ist $A - f_1 - f_2$ stets positiv.

Da t mit dem Abstand zwischen Objektiv und Okular ansteigt, steigt auch die Gesamtvergrößerung mit diesem Abstand. Wird die Brennweite von Okular oder Objektiv f_1 bzw. f_2 vergrößert, so wird die Gesamtvergrößerung verringert; wird eine der Brennweiten verringert, so vergrößert sich die Gesamtvergrößerung des Mikroskopes.

5.99✓ *richtig ist D* Der Brewster-Winkel ist definiert als derjenige Einfallswinkel, unter dem zwischen reflektiertem und gebrochenem Strahl ein Winkel von 90 ° auftritt.

5.100✓ *richtig ist B* Die Brechzahl eines Mediums ist das Verhältnis von Vakuumlichtgeschwindigkeit zu Lichtgeschwindigkeit in dem Medium. Mit einem Wert von $3 \cdot 10^8\,\frac{\text{m}}{\text{s}}$ für die Vakuumlichtgeschwindigkeit ergibt sich für ein Medium, in dem die Lichtgeschwindigkeit $2 \cdot 10^8\,\frac{\text{m}}{\text{s}}$ beträgt, eine Brechzahl von

$$\frac{3 \cdot 10^8\,\frac{\text{m}}{\text{s}}}{2 \cdot 10^8\,\frac{\text{m}}{\text{s}}} = 1{,}5$$

5.101✓ *richtig ist A* Die maximale kinetische Energie der Elektronen W_{el} beträgt (h = Planck'sches Wirkungsquantum, W_a = Austrittsarbeit des Metalls):

$$W_{\text{el}} = h \cdot f - W_a$$

Um Elektronen aus der Photokathode „herauszulösen“, ist eine gewisse Frequenz des Lichts (Grenzfrequenz) notwendig. Oberhalb der Grenzfrequenz steigt die Energie linear mit der Frequenz an. Dies ist nur in Graphik (A) korrekt dargestellt.

5.102✓ *richtig ist D* Die Vergrößerung reeller Abbildungen mit dünner Linse errechnet sich nach der folgenden Gleichung (G= Größe des Gegenstandes; B = Größe des Bildes; f = Brennweite der Linse; g = Abstand Gegenstand von der Linse):

$$\frac{B}{G} = \frac{b}{g} = \frac{f}{g - f}$$

Ist $g \gg f$, so vereinfacht sich die Gleichung zu

$$\frac{B}{G} = \frac{f}{g}$$

Die Entfernung der Kamera (Bildweite) vom Hochhaus ergibt sich dann aus:

$$g = \frac{G}{B} \cdot f = \frac{36\text{ m}}{0{,}025\text{ m}} \cdot 0{,}05\text{ m} = 72\text{ m}$$

5.103✓ *richtig ist E* Es sind alle Aussagen richtig. Die gesamte Photonenenergie des Lichts wird in Ionisationsarbeit (Austrittsarbeit) W_A und in kinetische Energie ausgelöster Elektronen umgesetzt:

$$\text{h} \cdot \nu = W_A + \frac{m}{2} \upsilon^2$$

Damit Elektronen herausgelöst werden können, muss das Licht eine entsprechende Mindestfrequenz (eine entsprechende Mindestphotonenenergie) aufweisen, d. h. die

Photonenenergie des Lichts muss größer sein als die Austrittsarbeit W_A. Übersteigt die Frequenz des Lichts die Grenzfrequenz, so nimmt die kinetische Energie heraus gelöster Elektronen linear zu, wobei die maximale kinetische Energie der Differenz von Austrittsarbeit und Photonenenergie des Lichts entspricht.

5.104✓ *richtig ist C* Die Ausbreitungsgeschwindigkeit von Licht in einem Medium ergibt sich aus dem Quotienten der Lichtgeschwindigkeit im Vakuum und der Brechzahl des Mediums und beträgt in der Glasfaserleitung:

$$c_M = \frac{c}{n} = \frac{3 \cdot 10^8 \, \frac{\text{m}}{\text{s}}}{1{,}5} = 2 \cdot 10^8 \frac{m}{s}$$

Um die 6 km (6000 m) lange Lichtleitung zu durchlaufen, benötigt der Lichtpuls 30 µs:

$$t = \frac{s}{v} = \frac{6 \cdot 10^3 \text{ m}}{2 \cdot 10^8 \, \frac{\text{m}}{\text{s}}} = 3 \cdot 10^{-5} \text{ m} = 3 \cdot 10^{-2} \text{ ms} = 30 \text{ µs}$$

5.105✓ *richtig ist C* Für die Beugung am Gitter gilt:

$$\sin\alpha = \frac{n \cdot \lambda}{a}$$

Für das 1. Maximum ($n = 1$) ergibt sich somit $\sin\alpha = 0{,}6 \text{ µm}/20 \text{ µm} = 0{,}03$. Unter der Annahme, dass für kleine Winkel $\sin\alpha \sim \alpha$, beträgt der Winkel des ersten. Beugungsmaximums 0,03 rad.

5.106✓ *richtig ist B* In einer Photokathode werden Elektronen aus einer Metalloberfläche durch Photonenenergie herausgelöst. Die Anzahl der heraus gelösten Elektronen ist direkt proportional zur Intensität des Lichts und nimmt somit linear mit zunehmender Lichtintensität zu. Dies ist korrekt in (B) dargestellt.

5.107✓ *richtig ist E* Bei zwei dicht aneinander gesetzten Linsen addieren sich die einzelnen Brechwerte (Kehrwerte der Brennweiten) zum Gesamtbrechwert. Beträgt die Brennweite der einen Linse f und die der anderen $-f$, so wird der Gesamtbrechwert Null und die Brennweite unendlich:

$$\frac{1}{f} = \frac{1}{f} + \frac{1}{-f} = \frac{1}{f} - \frac{1}{f} = 0$$

5.108✓ *richtig ist C* Das Verhältnis von Größe des Objekts und Abstand zum Objekt entspricht dem Sinus des Sehwinkels:

$$\frac{18 \text{ m}}{360 \text{ m}} = 0{,}05 = \sin\alpha$$

Der Sehwinkel beträgt also ca. 3° ($\sin 3° = 0{,}052$).

5.109✓ *richtig ist C* Die Strahlungsdichte einer punktförmigen Strahlungsquelle nimmt um den Faktor $1/r^2$ ab. Im Abstand von $2r$ beträgt die Strahlungsdichte somit nur noch $1/4$ der ursprünglichen, also $0{,}25\,\phi$. Die erste Aussage ist somit richtig, nicht jedoch die zweite.

5.110✓ *richtig ist C* Der Grenzwinkel α_G der Totalreflexion ist richtig im Bild (D) dargestellt. Wird beim Übergang von einem dichteren Medium in ein dünneres Medium der Ausfallswinkel von 90° überschritten, so wird alles einfallende Licht an der Grenzfläche reflektiert (Totalreflexion).

5.111✓ *richtig ist C* Bei einem ebenen Spiegel stehen alle Einfallslote parallel. Das virtuelle Bild erscheint somit im gleichen Abstand hinter dem Spiegel wie der abgebildete Gegenstand vor ihm. Das virtuelle Bild des Hinterkopfes liegt 25 cm hinter dem kleinen Spiegel und somit 25 cm + 25 cm + 100 cm = 150 cm hinter dem großen Spiegel.

5.112✓ *richtig ist C* Die Vergrößerung einer Abbildung an dünnen Linsen ergibt sich nach (B = Größe des Bildes; G = Größe des Gegenstandes; b = Abstand des Bildes von der Linse; g = Abstand des Gegenstandes von der Linse; f = Brennweite der Linse):

$$\frac{B}{G} = \frac{b}{g} = \frac{f}{g-f}$$

Die Größe des Abbildes beträgt somit 1,4 mm:

$$B = G \cdot \frac{f}{g-f} = 1{,}80 \text{ m} \cdot \frac{0{,}016 \text{ m}}{20 \text{ m}} = 0{,}00144 \text{ m} = 1{,}4 \text{ mm}$$

5.113✓ *richtig ist A* Die Vergrößerung (Verhältnis von Bild-/Gegenstandsgröße; B/G) entspricht ungefähr dem Verhältnis von Brennweite f der Linse (des Objektivs) und Entfernung g zwischen Linse und Gegenstand, wenn diese groß ist. Die Brennweite des Objektivs ergibt sich somit aus:

$$f = \frac{B}{G} \cdot g = \frac{0{,}036 \text{ m}}{72 \text{ m}} \cdot 50 \text{ m} = 0{,}025 \text{ m} = 25 \text{ mm}$$

5.114✓ *richtig ist D* Die Gesamtvergrößerung eines Mikroskops ergibt sich aus dem Produkt der Vergrößerung des Objektivs und der des Okulars. Somit sind die folgenden Vergrößerungen möglich 60-, 120-, 250-, 500-, 400- und 800-fach.

5.115✓ *richtig ist D* Linear polarisiertes Licht schwingt nur senkrecht zur Ausbreitungsrichtung. Möglich sind somit Schwingungsrichtungen wie in den Koordinatensystemen (2), (3) und (4); in allen drei Fällen steht die Schwingungsrichtung senkrecht zu y-Richtung. Im Koordinatensystem (1) ist die Schwingungsebene parallel zur Ausbreitungsrichtung dargestellt, was nicht möglich ist.

5.116✓ *richtig ist D* Beim Übertritt des Lichts vom Leinöl (Brechzahl 1,47) in die Platte aus Lithiumfluorid (Brechzahl 1,39), also in ein Medium mit geringerer optischer Dichte, wird es vom Lot weg gebrochen; beim Austritt aus Lithiumfluorid (also beim Übertritt in das optisch dichtere Leinöl) zum Lot. Hierbei wird der Lichtstrahl parallel versetzt. Dies ist nur in Abbildung (D) richtig dargestellt.

5.117✓ *richtig ist E* Ein Lichtleiter besteht aus einem Bündel von Faden aus durchsichtigem Material (z. B. Glasfasern) wobei das Licht aufgrund von Totalreflexion durch die Länge des Leiters weiter geleitet wird.

5.118✓ *richtig ist C* Für dünne Linsen gilt folgender Zusammenhang zwischen Gegenstandsweite g, Bildweite b und Brennweite f:

$$\frac{1}{g} + \frac{1}{b} = \frac{1}{f}$$

Die Augenlinse muss sich somit auf eine Brennweite von 20 mm = 2 cm einstellen:

$$\frac{1}{100\,\text{mm}} + \frac{1}{25\,\text{mm}} = \frac{1+4}{100\,\text{mm}} = \frac{5}{100\,\text{mm}} = \frac{1}{f}$$

5.119✓ *richtig ist A* Die Brechzahl ist das Verhältnis der Ausbreitungsgeschwindigkeit des Lichts im Vakuum c_0 und der in dem entsprechenden Medium. Die Wellenlänge errechnet sich aus dem Quotient von Ausbreitungsgeschwindigkeit im Medium und der Frequenz. Somit ergibt sich für die Wellenlänge im Medium der Brechzahl 2:

$$n = \frac{c_0}{c_M} = \frac{c_0}{f \cdot \lambda}$$

$$\lambda = \frac{3 \cdot 10^8\,\frac{\text{m}}{\text{s}}}{5 \cdot 10^{14}\,\frac{1}{\text{s}} \cdot 2} = 0{,}3 \cdot 10^{-6}\,\text{m} = 0{,}3\,\mu\text{m} = 300\,\text{nm}$$

5.120✓ *richtig ist D* Das sichtbare Licht reicht von einem Wellenlängenbereich von ca. 400 nm (violettes Licht) bis zu etwa 800 nm (rotes Licht). Die Wellenlänge ist umgekehrt proportional zur Frequenz des Lichts. Licht mit einer Frequenz von $7{,}8 \cdot 10^{14}$ Hz erscheint violett.

6 Schwingungen und Wellen

6.1✓ *richtig ist B* Damit sich zwei Wellen gegenseitig auslöschen können, müssen sie die gleiche Frequenz und die gleiche Amplitude besitzen, gleich polarisiert sein und eine Phasendifferenz von einer halben Periode haben (Interferenzbedingung).

6.2✓ *richtig ist E* Für eine Schwingung benötigt Licht der Freuqenz $5 \cdot 10^{14}$ Hz gerade $\frac{1}{5 \cdot 10^{14}}$ s. In dieser Zeit legt es $2{,}5 \cdot 10^8\,\frac{\text{m}}{\text{s}} \cdot \frac{1}{5 \cdot 10^{14}}\,\text{s} = 0{,}5 \cdot 10^{-6}$ m zurück. Seine Wellenlänge λ beträgt in dem Lichtleiter also

$$\lambda = 0{,}5 \cdot 10^{-6}\,\text{m} = 0{,}50\,\mu\text{m}$$

6.3✓ *richtig ist E* Aufgrund der Energieerhaltung ist die Gesamtenergie eines Federpendels (bei vernachlässigbarer Reibung) zeitlich konstant. Beim Durchgang durch die Ruhelage besitzt es jedoch keine potentielle, an den Umkehrpunkten keine kinetische Energie. Dazwischen gehen die beiden Energieformen (periodisch) ineinander über.

Die Frequenz einer Schwingung ist als der Kehrwert der Schwingungsdauer definiert. Damit gilt auch

$$f = \frac{1}{T}$$

Die Frequenz eines Federpendels ist gegeben durch

$$f = \sqrt{\frac{D}{m}}$$

Sie nimmt also bei konstanter Federkonstante D mit zunehmender Masse m ab.

6.4✓ *richtig ist B* Alle elektromagnetische Strahlung kann polarisiert werden, da diese stets Transversalwellen sind, also auch Infrarot- und Ultraviolett-Strahlung.

Schall dagegen ist eine Longitudinalwelle und kann daher nicht polarisiert werden.

6.5✓ *richtig ist E* Die Moleküle können als Federpendel betrachtet werden, bei dem die Frequenz der Wurzel der schwingenden Masse umgekehrt proportional ist. Da diese Masse beim D_2-Molekül etwa doppelt so groß ist wie beim H_2-Molekül, gilt etwa $f_H \approx \sqrt{2} f_D \approx 1{,}42 f_D$. Für die Wellenzahlen gilt entsprechend $\tilde{\nu}_H \approx 1{,}42 \tilde{\nu}_D$.

6.6✓ *richtig ist D* Die Zeichnung (1) stellt eine Longitudinalschwingung dar, eine Schwingungsform, die bei Licht nicht auftritt.

Die Zeichnungen (2) und (3) könnten Momentaufnahmen des elektrischen oder magnetischen Feldes in verschiedene Richtungen linear polarisierten Lichtes darstellen.

6.7✓ *richtig ist A* Für die Winkel β_1, β_2 etc., unter denen die Beugungsmaxima liegen, gilt bei Licht der Wellenlänge λ für ein Gitter mit der Gitterkonstanten g

$$\sin\beta_n = \frac{n \cdot \lambda}{g}$$

Bei einer Verdoppelung der Gitterkonstanten g halbieren sich also die Abstände der auf dem Schirm sichtbaren Intensitätsmaxima (Linien).

6.8✓ *richtig ist C* Damit sich die Wellen gegenseitig vollständig auslöschen können, müssen sie dieselbe Frequenz haben und die Phasendifferenz muss π oder ein ungeradzahliges Vielfaches davon sein. Die Nulldurchgänge der beiden Wellen fallen dann zusammen.

6.9✓ *richtig ist B* Beim Eintritt von Licht in ein Medium geringerer optischer Dichte ändert sich die Ausbreitungsgeschwindigkeit und damit seine Wellenlänge, während seine Frequenz und damit seine Quantenenergie erhalten bleibt.

6.10✓ *richtig ist C* Die Wellenlänge von Licht der Frequenz 600 kHz ist bei einer Ausbreitungsgeschwindigkeit (Lichtgeschwindigkeit) von $3 \cdot 10^8$ m / s

$$\frac{3 \cdot 10^8\,\mathrm{m \cdot s^{-1}}}{6 \cdot 10^5\,\mathrm{s^{-1}}} = 500\,\mathrm{m}$$

6.11✓ *richtig ist D* Bei einem (ungedämpften) Federpendel mit der Federkonstanten D und der schwingenden Masse m ist die Schwingungsdauer T gegeben als

$$T = \frac{2\pi}{\omega} = 2\pi \cdot \sqrt{\frac{m}{D}}$$

Soll sie verdoppelt werden, so muss der Quotient m/D vervierfacht werden, was durch Vervierfachung der Masse m erreicht werden kann.

6.12✓ *richtig ist B* Die Zeitabhängigkeit der Größe x zeigt die allgemeine Form einer harmonischen Schwingung. Es handelt sich daher um einen ungedämpften periodischen Vorgang.

6.13✓ *richtig ist A* Sichtbares Licht wird im Allgemeinen als transversale elektromagnetische Welle beschrieben. Als solche kann sie (im Gegensatz zu einer longitudinalen Welle) polarisiert werden.

6.14✓ *richtig ist B* Alle Arten von elektromagnetischen Wellen, also auch Infrarotlicht, Röntgen- und γ-Strahlen sind Transversalwellen, während alle Arten von Schall in Luft, also auch hörbarer Schall und Ultraschall, Longitudinalwellen sind.

6.15✓ *richtig ist D* Eine vollständige Auslöschung ergibt sich nur, wenn die Maxima der einen Welle auf die Minima der anderen Welle treffen und umgekehrt. Dies ist der Fall, wenn die beiden Wellen um $1/2$ Wellenlänge, $3/2$ Wellenlängen, $5/2$ Wellelängen etc. gegeneinander verschoben sind. Dies ist bei Phasendifferenzen von π, 3π, 5π etc. der Fall.

6.16✓ *richtig ist A* Es handelt sich um eine gedämpfte Schwingung. Aufgrund der auf das Uhrenpendel wirkenden Reibungskraft nimmt die Amplitude der Schwingung mit der Zeit ab. Da das Pendel sich zunächst im nicht ausgelenkten Zustand (Amplitude $= 0$) befindet, gibt nur Graphik (A) die Verhältnisse richtig wieder.

6.17✓ *richtig ist E* Die Schwingungsdauer eines Federpendels ist gegeben mit

$$T = 2\pi \cdot \sqrt{\frac{m}{D}}$$

mit $T =$ Schwingungsdauer, $m =$ Masse des an der Feder hängenden Körpers, $D =$ Federkonstante. Die Schwingungsdauer ist also direkt proportional zu Quadratwurzel der Masse des angehängten Körper (bei gegebener Federkonstante): Die Masse muss somit um das vierfache erhöht werden, um die Schwingungsdauer zu verdoppeln.

6.18✓ *richtig ist B* Die Ausbreitungsgeschwindigkeit der Ultraschallwelle im Körper errechnet sich aus dem Quotienten von zurückgelegtem Weg und der dazu benötigten Zeit. Um im Körper eine Strecke von 4 cm zurückzulegen, benötigt die Ultraschallwelle 20 µs.

$$c = \frac{s}{t} = \frac{0{,}08\,\mathrm{m}}{20 \cdot 10^{-6}\,\mathrm{s}} = 4 \cdot 10^3\,\frac{\mathrm{m}}{\mathrm{s}}$$

Mit einer Frequenz von 8 MHz errechnet sich dann die Wellenlänge zu 0,5 mm:

$$\lambda = \frac{c}{f} = \frac{4 \cdot 10^3\,\frac{\mathrm{m}}{\mathrm{s}}}{8 \cdot 10^6\,\frac{1}{\mathrm{s}}} = 0{,}5 \cdot 10^{-3}\,\mathrm{m} = 0{,}5\,\mathrm{mm}$$

6.19 ✓ *richtig ist D* Ein periodischer Vorgang ist dadurch gekennzeichnet, dass sich ein und derselbe Vorgang immer wiederholt, wobei die Periodendauer die Zeit des einmaligen Vorgangs angibt. Der in der Graphik gezeigte Vorgang wiederholt sich in gleicher Weise mit einer Periodendauer von $7d$.

6.20 ✓ *richtig ist B* Setzt der Antrieb zur Aufrechterhaltung der harmonischen Schwingung des Uhrenpendels aus, so wird die Schwingung des Pendels durch Reibungskraft gedämpft und es nehmen die Amplitude der Schwingung und somit auch die maximale kinetische Energie mit der Zeit ab. Beim Durchlaufen der Ruhelage des Pendels ist seine kinetische Energie maximal (potentielle Energie ist Null), während sie bei den Umkehrpunkten Null wird (potentielle Energie maximal). Dies ist nur in Graphik (B) richtig dargestellt.

6.21 ✓ *richtig ist E* Alle Aussagen sind richtig. Interferenz von zwei gegenläufigen Wellen mit gleicher Ausbreitungsgeschwindigkeit und Frequenz führt zu einer stehenden Welle. Somit kann auch durch Reflexion einer fortschreitenden Welle eine stehende Welle entstehen. In einer stehenden Welle sind einige Oszillatoren ständig in Ruhe (in den Schwingungsknoten), andere jedoch in maximaler Bewegung (in den Schwingungsbäuchen); d. h. sie besitzen von Ort zu Ort unterschiedliche Amplituden.

6.22 ✓ *richtig ist C* Die Wellenlänge errechnet sich aus dem Quotienten von Ausbreitungsgeschwindigkeit und Frequenz. Legt man näherungsweise die Ausbreitungsgeschwindigkeit im Vakuum zugrunde, ergibt sich die Wellenlänge der Radiowellen wie folgt:

$$\lambda = \frac{c}{f} = \frac{3 \cdot 10^8 \, \frac{\text{m}}{\text{s}}}{0{,}6 \cdot 10^6 \, \frac{1}{\text{s}}} = 5 \cdot 10^2 \text{ m} = 500 \text{ m}$$

6.23 ✓ *richtig ist E* Das Verhältnis der Ausbreitungsgeschwindigkeit einer Welle in 2 Medien ist proportional zu den entsprechenden Wellenlängen der Welle in den Medien. Somit ergibt sich das Verhältnis der Wellenlängen von Ultraschall in Luft und Wasser zu:

$$\frac{c_1}{c_2} = \frac{\lambda_1}{\lambda_2} = \frac{330 \, \frac{\text{m}}{\text{s}}}{1\,500 \, \frac{\text{m}}{\text{s}}} = \frac{1}{4{,}5}$$

6.24 ✓ *richtig ist A* Schallwellen sind Longitudinalwellen, d. h. sie breiten sich parallel zur Schwingungsrichtung aus. Elektromagnetische Wellen (und somit auch Lichtwellen) sind transversale Wellen breiten sich senkrecht zu ihrer Schwingungsebene aus.

6.25 ✓ *richtig ist D* Die Schwingungsdauer T eines Federpendels errechnet sich nach

$$T = 2\pi \cdot \sqrt{\frac{m}{D}} = 2\pi \cdot \sqrt{\frac{m \cdot l}{F}}$$

wobei D die Federkonstante ist, die aus dem Quotienten von Kraft und Dehnungslänge der Feder berechnet werden kann. Die Kreisfrequenz ω der Schwingung ($\omega = 2\pi/T$) nach Auslenken aus der Ruhelage errechnet sich dann nach:

$$\omega = \sqrt{\frac{F}{m \cdot l}} = \sqrt{\frac{1 \, \frac{\text{kg} \cdot \text{m}}{s^2}}{0{,}1 \text{ kg} \cdot 0{,}1 \text{ m}}} = \sqrt{100 \text{ s}^{-2}} = 10 \text{ s}^{-1}$$

7 Atomistische Struktur der Materie

7.1✓ *richtig ist D* Protonen sind elektrisch (positiv) geladen und erfahren deshalb in einem elektrischen Feld eine Kraft und somit auch eine Beschleunigung in Feldrichtung.

In einem B-Feld erfahren (nichtparallel zur B-Feldrichtung) bewegte Protonen eine Lorentzkraft, die auf dem B-Feld und auf dem Geschwindigkeitsvektor senkrecht steht.

Ein Heliumkern (oder α-Teichen) besteht aus zwei Protonen und zwei Neutronen.

Die Masse des Protons ist etwa 0,13 % größer als die des Neutrons, aber etwa 1 840 mal größer als die Masse des Elektrons.

7.2✓ *richtig ist B* Wie der Zeichnung leicht entnommen werden kann, halbiert sich die Zählrate alle zwei Stunden (z. B. von $16 \cdot 10^3$ auf $8 \cdot 10^3$, von $8 \cdot 10^3$ auf $4 \cdot 10^3$ oder von $4 \cdot 10^3$ auf $2 \cdot 10^3$). Die Halbwertszeit beträgt also 2 h.

7.3✓ *richtig ist B* Spektren mit diskreten Linien treten auf, wenn im abstrahlenden Stoff Übergänge zwischen diskreten Energieniveaus stattfinden und keine anderen Effekte die Linien zu sehr verbreitern. In einem leuchtenden Gas werden die Linien zwar durch Dopplereffekt (emittierende Gasteilchen sind in Bewegung) verbreitert, doch kann es trotzdem zu einem Spektrum mit diskreten Linien kommen.

Die Energien der beobachteten Linien entsprechen den Abständen von Energieniveaus innerhalb der abstrahlenden Substanz und sind deshalb für diese charakteristisch. Dies kann für Analysen mit geringen Substanzmengen verwendet werden.

Linienspektren sind auf keinen bestimmten Frequenzbereich festgelegt und können auch in der Röntgenstrahlung auftreten.

Da ein Stoff, der auf einer bestimmten Frequenz abstrahlt, auf dieser auch absorbiert und umgekehrt (Übergänge zwischen Energieniveaus sind in beide Richtungen möglich), findet man diskrete Linien sowohl in Emissions- als auch in Absorptionsspektren.

7.4✓ *richtig ist B* Die Elektronen durchfallen eine Potentialdifferenz von 10^5 V. Da Elektronen die Elementarladung e tragen, nehmen sie dabei eine Energie von $e \cdot 10^5$ V auf. Das sind entsprechend der Definition des eV gerade 10^5 eV.

7.5✓ *richtig ist D* In der oberen Skizze beginnt die Aktivität beim Wert A_0 und fällt dann innerhalb vier Zeiteinheiten auf ein Tausendstel dieses Wertes ab.

Trägt man nun statt A auf der senkrechten Achse die Größe $\lg \frac{A}{A_0}$ auf, so beginnt die Kurve beim Wert $\lg \frac{A_0}{A_0} = 0$ und fällt dann innerhalb von vier Zeiteinheiten auf den Wert $\lg \frac{A_0}{1000 A_0} = -3$. Dies wird durch die Kurve D richtig wiedergegeben.

7.6✓ *richtig ist D* Helium und Neon haben als Edelgase abgeschlossene äußere Schalen. Wasserstoff und Natrium dagegen gehören zur ersten Hauptgruppe und besitzen daher jeweils ein Elektron in der ansonsten leeren äußeren (bei Wasserstoff: einzigen) Schale.

7.7✓ *richtig ist B* Das Bohrsche Atommodell wurde entwickelt, um die diskreten Elektronen-Energieniveaus des Wasserstoffatoms zu erklären; Eigenschaften von Kernen oder Kernbausteinen (Protonen) lassen sich damit ebensowenig erklären wie Eigenschaften, die (wie Schwingungen von Molekülen) durch Bindungen zwischen Atomen bestimmt werden.

7.8✓ *richtig ist C* Der Untergrund beträgt 20 Impulse pro Minute, so dass das Präparat also zunächst 200 Impulse pro Minute liefert. Nach einer Woche, also der Halbwertszeit, ist die Aktivität des Präparates auf die Hälfte abgesunken, es liefert also noch 100 Impulse pro Minute. Hinzu kommen (nach wie vor) noch 20 Impulse pro Minute des Untergrundes, so dass sich eine Woche später eine Zählrate von 120 Impulse pro Minute ergibt.

7.9✓ *richtig ist C* Der Durchmesser aller neutralen Atome im Grundzustand liegt in der Größenordnung von etwa 10^{-10} m.

7.10✓ *richtig ist B* Zwei Atome gehören zum gleichen Element, wenn sie die gleiche Anzahl von Protonen im Kern besitzen. Verschiedene Isotope eines Elements unterscheiden sich durch Anzahl der Neutronen in ihrem Kern, also auch durch ihre Kernmasse und wenn nicht beide Isotope stabil sind, im Allgemeinen sehr stark in ihren Zerfallskonstanten.

7.11✓ *richtig ist A* Es finden alle Übergänge auf niedrigere Energieniveaus statt, also hier die Übergänge II, III und IV. Die hierbei emittierten Photonen besitzen jeweils die Energie, die dem Unterschied zwischen den

Niveaus entspricht, zwischen denen der jeweilige Übergang stattfindet. Es werden also drei diskrete Spektrallinien emittiert und es gilt

$$W_{II} < W_{III} < W_{IV}$$

7.12✓ *richtig ist E* Der Atomkern besteht aus Protonen, die je eine positive Elementarladung tragen und Neutronen, die ungeladen sind. Damit das Atom nach außen elektrisch neutral ist, müssen in der Hülle ebensoviele negative Elementarladungen, also Elektronen, vorhanden sein wie im Kern.

Da Nukleonen (Protonen und Neutronen) eine etwa 1 800 mal größere Masse besitzen wie Elektronen, ist fast die gesamte Masse eines Atoms in dessen Kern versammelt.

Absorbiert ein Atom ein Strahlungsteilchen (z. B. Photon), so nimmt es Energie auf und kommt in einen Zustand größerer Energie. Für Strahlung geringer Energie werden meist die Elektronen der Hülle angeregt, bei Strahlung großer Energie oft die Nukleonen im Kern.

7.13✓ *richtig ist A* Inwieweit eine Strahlungsart von einem Absorbermaterial abgeschwächt wird, hängt von der Energie (Wellenlänge) der Strahlung ab und vom Absorbermaterial. α-Strahlen sind jedoch zweifach geladen und wechselwirken dadurch stark mit den Elekronen und auch den Kernen in einem Absorbermaterial. Für sie genügt oft schon ein Blatt Papier, um sie wesentlich abzuschwächen.

Dennoch ist beim Umgang auch mit dieser Strahlung natürlich Sorgfalt angebracht.

7.14✓ *richtig ist B* Eine Gerade erhält man, wenn eine Funktion der Form

$$y(t) = a \cdot t + b$$

graphisch dargestellt wird. Um

$$A(t) = A_0 \cdot \exp(-t/\tau)$$

auf diese Form zu bringen, muss die Gleichung logarithmiert werden und man erhält

$$\log(A(t)) = \log(A_0) - \frac{1}{\tau} \cdot t$$

Wird also nach oben der Logarithmus von $A(t)$ aufgetragen und nach rechts t, so ergibt sich für die Messwerte eine Gerade.

7.15✓ *richtig ist E* Neutronen sind elektrisch neutral und werden durch ein elektrisches Feld nicht beschleunigt. Ihre Masse ist etwas größer als die der Protonen und etwa 1 800 mal größer als die der Elektronen und sie können durch β^--Zerfall in ein Proton und ein Elektron (und ein Neutrino) übergehen.

7.16✓ *richtig ist D* Die Menge des vorhandenen Materials halbiert sich innerhalb von 2 h; dies ist also seine Halbwertszeit. Nach weiteren 2 h sind demnach noch 2,5 ng $/2 = 1{,}25$ ng, nach weiteren 4 h noch 1,25 ng $/2 = 0{,}625$ ng vorhanden.

7.17✓ *richtig ist (1,B) (2,B) (3,A)* Das Na-Ion trägt eine einfache positive Ladung, ebenso das Proton. Das α-Teilchen, der Heliumkern, besteht aus zwei Protonen und zwei elektrisch neutralen Neutronen, so dass es zwei positive Elementarladungen trägt.

7.18✓ *richtig ist E* Besitzt ein Nuklid eine Halbwertszeit von 1 Jahr, so ist es (nach der Definition der Halbwertszeit) nach 1 Jahr zur Hälfte zerfallen, strahlt also auch nur noch halb so stark wie zu Beginn. Nach 2 Jahren ist noch die Hälfte der Hälfte vorhanden, also ein Viertel der ursprünglichen Menge und nach drei Jahren noch ein Achtel.

7.19✓ *richtig ist C* Beim β^--Zerfall geht im Kern ein Neutron in ein Elektron und ein Proton über, wodurch sich die Ordnungszahl (Anzahl der Protonen im Kern) um 1 erhöht.

7.20✓ *richtig ist A* Um von einer inneren auf eine äußere Bahn zu gelangen, muss ein Elektron Energie aufnehmen, nicht in Form von Licht abgeben.

Die Frequenz der beim Übergang emittierten Strahlung ist der Energiedifferenz zwischen den Bahnen proportional.

Das Bohrsche Atommodell geht ausschließlich von der Coulomb-Kraft als Wechselwirkung zwischen dem Atomkern und den Elektronen der Hülle aus.

7.21✓ *richtig ist C* Die Elementarladung ist die Ladung, die ein Elektron oder, mit umgekehrtem Vorzeichen, ein Proton trägt. Das α-Teilchen enthält zwei Protonen und daher zwei Elementarladungen. Das Wasserstoffatom ist elektrisch neutral und ein Coulomb beträgt etwa $6{,}2 \cdot 10^{18}$ Elementarladungen.

Die Faradaykonstante ist definiert als die Ladungsmenge, die ein Mol Elektronen trägt, so dass der Quotient aus der Faradaykonstante und der Avogadrokonstante (Anzahl der Teilchen in einem Mol) gerade die Ladung eines Elektrons, eine Elementarladung, ergibt.

7.22✓ *richtig ist C* α-Teilchen (Heliumkerne) und β^--Teilchen (Elektronen) sind geladen und wechselwirken daher mit den geladenen Atomkernen und den geladenen Elektronen der Atomhüllen besonders stark. Daher werden sie stärker abgebremst als γ-Teilchen (Lichtquanten).

Die α-Teilchen sind zum einen, im Gegensatz zu den einfach geladenen Elektronen, doppelt geladen, und zum anderen wesentlich schwerer (Faktor $\approx 7\,000$) und somit auch wesentlich langsamer als diese. α-Teilchen werden deshalb auf einer kürzeren Wegstrecke abgebremst und dringen weniger tief ein als β^--Teichen.

7.23✓ *richtig ist A* Beim β^--Zerfall geht ein Neutron in ein Elektron und ein Proton (und ein Neutrino) über, so dass im zerfallenden Kern die Anzahl der Nukleonen (N) konstant bleibt und sich die Anzahl der Protonen (Z) um eins erhöht. Da vor dem Zerfall $N = 14$ und $Z = 6$ gilt, ist nach dem Zerfall also $N = 14$ und $Z = 7$.

7.24✓ *richtig ist B* Die stärkste auf ein Elektron wirkende Kraft in einem Wasserstoffatom ist die Coulombkraft. Der Kern des Wasserstoffatoms (Proton) besitzt auch ein magnetisches Moment, so dass auf das Elektron eine Lorentzkraft wirkt, die jedoch sehr viel kleiner ist als die Coulombkraft und, ebenso wie die noch kleinere Gewichts- oder Gravitationskraft, im Bohrschen Atommodell vernachlässigt wird. Die Zentrifugalkraft, die auf das Elektron aufgrund seiner Kreisbahn wirkt, ist dem Betrage nach gleich der auf es wirkenden Coulombkraft, jedoch dieser entgegengerichtet; sie wirkt nicht anziehend zwischen Kern und Elektron.

7.25✓ *richtig ist A* Ein Zinn-Atom oder -Ion liegt dann vor, wenn genau 50 Protonen im Kern vorhanden sind. Die verschiedenen Zinn-Isotope unterscheiden sich durch die Anzahl der im Kern enthaltenen Neutronen. Die Anzahl der in der Schale vorliegenden Elektronen ist dafür verantwortlich, ob ein neutrales Atom oder ein Ion vorliegt.

7.26✓ *richtig ist (1,C) (2,D)* Das H-Atom ist wie alle Atome insgesamt elektrisch neutral, während das β^--Teilchen ein Elektron ist und eine einfache negative Elementarladung $-e$ trägt.

7.27✓ *richtig ist B* Der Heliumkern besitzt gleich viele Nukleonen wie der Tritiumkern, jedoch ein Proton mehr. Es muss also ein Neutron in ein Proton übergehen, was beim β^--Zerfall unter Aussendung eines Elektrons (β^--Teilchens) geschieht.

7.28✓ *richtig ist C* Heliumkerne sind dadurch charakterisiert, dass sie genau 2 Protonen enthalten - die Zahl der im Kern enthaltenen Neutronen kann 1 oder 2 sein. Sie wirken als „Klebstoff" zwischen den Protonen, daher gibt es keine Kerne mit mehr als einem Proton, die keine Neutronen enthielten.

7.29✓ *richtig ist B* Der Zerfall eines radioaktiven Präparats ist ein unregelmäßiger Vorgang, weil die einzelnen Ereignisse zufällig erfolgen, d. h. nicht zu vorhersagbaren Zeiten, sondern innerhalb eines Zeitintervalls jeweils nur mit einer bestimmten Wahrscheinlichkeit.

Nach Ablauf einer Halbwertszeit liegen nur noch halb so viele Atomkerne des Ausgangsisotops vor, so dass nur noch halb so viele Zerfallsereignisse pro Zeiteinheit erfolgen, bei einer Halbwertszeit von $4{,}5 \cdot 10^9$ Jahren kann diese jedoch nicht abgewartet werden, ja die Änderung der Aktivität des Präparats ist in beobachtbaren Zeiträumen minimal.

7.30✓ *richtig ist C* Eine Röntgenröhre wird nicht mit Gas gefüllt, sondern möglichst gut evakuiert. Das charakteristische Spektrum kommt von Anregungen in Atomen des Anodenmaterials, auf das die Elektronen aufprallen.

7.31✓ *richtig ist B* Ob eine Strahlung Ionisation bewirken kann, ist von ihrer Energie pro Strahlungsteilchen abhängig, da die Ionisationsenergie von einem einzelnen Strahlungsteilchen aufgebracht werden muss.

α- und β-Strahlen sind Teilchenstrahlen (Heliumkerne bzw. Elektronen) und können beliebige Energiespektren aufweisen, also auch ionisieren. Infrarotstrahlen hingegen sind Licht eines bestimmten Wellenlängen- und damit Energie-Bereichs, die typische Ionisierungsenergien nicht aufbringen können.

7.32✓ *richtig ist A* Die Kerne haben einen sehr kleinen Durchmesser verglichen mit den Atomen und besitzen eine positive Ladung. Die Reichweite der zwischen den Nukleonen wirkenden Wechselwirkung ist sehr klein, so dass Protonen, bevor sie in in den Bereich einer Anziehenden Kraft eines Kernes kommen können, erst einen Bereich starker Abstoßung durchlaufen müssen. Sie werden daher sehr viel schlechter von Kernen eingefangen als Neutronen gleicher Energie, die elektrisch neutral sind.

7.33✓ *richtig ist A* Die Schwingungs- und Rotationszustände von Molekülen gehören zu diskreten Energiewerten. Diese Energien müssen kleiner sein als die Bindungsenergien innerhalb des Moleküls, da dieses sonst zerstört würde. Das zugehörige Spektrum ist daher langwellig und im IR-Bereich zu finden.

7.34✓ *richtig ist E* Die Dosis D, der die Probe ausgesetzt ist, ist proportional zu Aktivität A, zur Zeit t, der sie der Strahlung der Quelle ausgesetzt ist, und zum reziproken Abstandsquadrat r^{-2} der Probe zur Quelle:

$$D \frac{A \cdot t}{r^2}$$

Wird also der Abstand r verdoppelt, so muss, damit die Dosis D konstant bleibt, das Produkt $A \cdot t$ den vierfachen Wert bekommen. Dies ist z. B. durch Vervierfachen der Aktivität bei konstanter Bestrahlungszeit möglich.

7.35✓ *richtig ist E* Damit die Konzentration des Nuklids ^{14}C auf die Hälfte des ursprünglichen Wertes absinkt, benötigt es 5 600 Jahre. Um auf 40%, also noch weiter abzufallen, benötigt es mehr als 5 600 Jahre, so dass nur Lösung E in Frage kommt.

Genauer: Die Zeit t, die das Nuklid benötigt, um auf das c-fache des ursprünglichen Wertes abzufallen, ist gegeben durch

$$c = 2^{-t/t_{1/2}}$$
$$\Rightarrow \log_2 c = -t/t_{1/2}$$

so dass sich

$$t = -t_{1/2} \cdot \log_2 c$$

und mit $c = 0{,}4$ und $t_{1/2} = 5\,600\text{Jahre}$

$$t = -5\,600\text{Jahre} \cdot (-1{,}322) \approx 7\,400\text{Jahre}$$

ergibt.

7.36✓ *richtig ist (1,B) (2,E)* Da α-Teilchen (Heliumkerne) aus 4 Nukleonen (2 Protonen und 2 Neutronen) bestehen, verliert der aussendende Kern bei einem solchen Ereignis 4 Neutronen, davon 2 Protonen, so dass sich A um 4 und Z um 2 reduziert.

Bei einem β^--Zerfall geht ein Neutron in ein Proton über (und es wird ein Elektron und ein Neutrino ausgesandt), so dass die Nukleonenzahl A unverändert bleibt, während sich die Kernladungszahl Z um 1 erhöht.

7.37✓ *richtig ist C* Das Bohrsche Atommodell weist den Hüllenelektronen der Atome Bahnen mit bestimmten Radien und Energien zu – je höher die Energie eines Elektrons, desto größer sein Bahnradius. So lassen sich die Energiezustände des Wasserstoffatoms in guter Näherung beschreiben.

Absorbiert ein Atom im Grundzustand ein Lichtquant, so wird eines seiner Hüllenelektronen auf ein höheres Energieniveau gehoben, was einer Bahn mit größerem Radius entspricht.

Durch die Energieunterschiede der Bahnen sind bestimmte diskrete Energiemengen festgelegt, die beim Übergang von einer Bahn auf eine andere vom Atom aufgenommen oder abgegeben werden müssen. Die Frequenz des dabei emittierten oder absorbierten Lichts ist durch die benötigte Energiemenge, die gerade einem Lichtquant dieser Frequenz entsprechen muss, gegeben.

Nukleonen haben eine wesentlich größere Masse als Elektronen, so dass fast die gesamte Masse eines Atoms im Kern versammelt ist. Dies ist aber keine Besonderheit des Bohrschen Atommodells.

7.38✓ *richtig ist B* Protonen sind Nukleonen und elektrisch positiv geladen. Sie werden aufgrund ihrer Ladung entlang der elektrischen Feldlinien beschleunigt und zwar in Feldrichtung.

Sie erfahren auch in einem magnetischen Feld eine Beschleunigung, wenn sie sich gegenüber dem Feld bewegen, diese Beschleunigung ist jedoch nicht parallel, sondern senkrecht zu den Feldlinien.

Die Bezeichnung ^1H bedeutet einen Wasserstoffkern mit einem Nukleon, also einem Proton.

7.39✓ *richtig ist A* Der Nulleffekt bewirkt 20 Impulse pro Minute, so dass von den 180 Impulsen pro Minute, die mit dem Präparat gezählt werden, nur 160 vom Präparat stammen. Eine Woche (also eine Halbwertszeit) später ist die Aktivität des Präparats auf die Hälfte gesunken und es sind noch $160/2 = 80$ Impulse pro Minute von ihm zu erwarten. Hinzu kommen noch 20 Impulse pro Minute vom Nulleffekt, so dass insgesamt ein Messwert von $80 + 20 = 100$ Impulse pro Minute zu erwarten ist.

7.40✓ *richtig ist D* Die Absorption der Strahlung des Jods (bei der auch andere Strahlung entstehen kann) beeinflusst zwar die absolute gemessene Strahlungsmenge, nicht jedoch deren zeitliche Abnahme. Bei Temperaturerhöhung von Zimmertemperatur auf Körpertemperatur laufen chemische Prozesse schneller ab, nicht jedoch Kernreaktionen. Diese werden auch nicht durch den Einbau in Gewebe (d. h. durch das chemische Umfeld) beeinflusst.

Tatsächlich wird das Jod in der Schilddrüse durch normale Stoffwechselvorgänge ausgeschieden, was eine zusätzliche Abnahme der in der Schilddrüse festzustellenden Aktivität bewirkt.

7.41✓ *richtig ist A* Beim α-Zerfall emittiert der zerfallende Kern ein α-Teilchen, das aus zwei Protonen und zwei Neutronen (also insgesamt vier Nukleonen) besteht. Daher vermindert sich seine Kernladungszahl um 2 und seine Nukleonenzahl um 4. Aus $^{238}_{92}U$ entsteht daher beim α-Zerfall $^{234}_{90}Th$.

7.42✓ *richtig ist E* Das charakteristische Spektrum der Eigenstrahlung wird durch Übergänge angeregter Atome im Anodenmaterial hervorgerufen und durch die im Anodenmaterial vorhandenen Energieniveaus bestimmt. Die Kathode, deren Material, Heizspannung und Heizstrom ist dabei ebenso unmaßgeblich wie die Anodenspannung, die in einer Röntgenröhre stets ausreicht, die entsprechenden atomaren Anregungen zu ermöglichen.

7.43✓ *richtig ist E* Damit Strahlung ionisierend wirkt muss sie eine hinreichende Quantenenergie aufweisen und mit den Elektronen der Atomhülle wechselwirken. Dies ist bei α-, β^-- und γ-Strahlung hinreichend kurzer Wellenlänge der Fall.

α- und β^--Strahlung besteht aus geladenen Teilchen, die sehr stark mit Materie (Elektronen und Atomkernen) wechselwirken und daher in Materie weniger tief eindringen als ungeladene Lichtteilchen. Insbesondere sind α-Teilchen nicht nur zweifach geladen, sondern aufgrund ihrer großen Masse auch sehr viel langsamer als Elektronen ähnlicher Energie und dringen daher weniger tief als Elektronen (β^--Strahlung) in Materie ein.

7.44✓ *richtig ist A* Die Kerne der linken Seite der Reaktionsgleichung weisen insgesamt 18 Nukleonen (Protonen und Neutronen), davon 9 Protonen auf. Damit auf der rechten Seite der Gleichung ebenfalls 18 Nukleonen, davon 9 Protonen stehen, muss X aus einem Nukleon bestehen, das ein Proton ist. Das ist bei einem ^1_1H der Fall.

7.45✓ *richtig ist B* Isotope Nuklide sind nach ihrer Definition solche, die zwar dieselbe Kernladungszahl (das ist die Ordnungszahl im Periodensystem der Elemente), aber unterschiedliche Neutronenzahlen und damit auch unterschiedliche Nukleonenzahlen besitzen. Aufgrund der gleichen Kernladungszahl haben sie (im neutralen oder gleich ionisierten Zustand) auch gleiche Elektronenzahlen.

7.46✓ *richtig ist D* Da die Halbwertszeit 18 Tage beträgt, ist nach jeweils 18 Tagen die Hälfte des am Beginn der 18 Tage vorhandenen Materials zerfallen. Daher ist nach 18 Tagen noch 50 %, nach 36 Tagen 50 % von 50 %, also 25 % vorhanden, nach 54 Tagen noch 12,5 % und nach 72 Tagen noch 6,25 %.

Der Anteil des nach 24 Tagen noch vorhandenen Materials ist

$$2^{-\frac{24\,\mathrm{d}}{18\,\mathrm{d}}} = 2^{-4/3} \approx 40\ \%$$

7.47✓ *richtig ist B* Atome oder Ionen eines Elements lassen sich mit chemischen Mitteln nicht in andere Elemente überführen, da sich alle chemischen Vorgänge auf die Elektronenhülle beziehen, die Überführung einer Atomsorte in eine andere aber eine Änderung des Atomkerns bedeutet.

7.48✓ *richtig ist E* Für die Energiedosis, der die Probe ausgesetzt ist, gilt

$$D \sim \frac{A \cdot t}{r^2}$$

Wird r verdoppelt und damit r^2 vervierfacht, so kann die ursprüngliche Dosis D z. B. durch Vervierfachung der Bestrahlungszeit t oder durch Vervierfachung der Aktivität A oder durch jeweilige Verdoppelung von Aktivität und Bestrahlungszeit erreicht werden.

7.49✓ *richtig ist D* Die Reaktanten der linken Seite haben zusammen $235 + 1 = 236$ Nukleonen, davon 92 Protonen. Zieht man hiervon die 36 Protonen von $_{36}Kr$ ab, so erhält man für den Kern X $92 - 36 = 56$ Protonen, es handelt sich also um Barium. Entsprechend ergibt die Bilanz der Nukleonen, dass der Kern X $256 - 92 - 3 = 141$ davon besitzen muss, also $^{141}_{56}Ba$ ist.

7.50✓ *richtig ist E* Isotope Nuklide sind Kerne desselben chemischen Elements, besitzen also die gleiche Kernladungszahl, d. h. dieselbe Anzahl Protonen im Kern und daher im elektrisch neutralen Zustand dieselbe Anzahl Elektronen in der Hülle.

Isotope Nuklide unterscheiden sich jedoch in der Anzahl der im Kern enthaltenen Neutronen. Diese unterscheidet sich um mindestens Eins.

7.51✓ *richtig ist B* Die beiden Nuklide besitzen dieselbe Nukleonenzahl (nämlich jeweils 14 Nukleonen) und somit, da Protonen und Neutronen fast gleiche Massen besitzen, fast die gleiche Masse. Sie besitzen aber unterschiedliche Kernladungszahlen (^{14}C: 6, ^{14}N: 7) und sind daher nicht isotop.

Chemisch gleichartig sind Kerne schon deshalb nicht, weil Chemie keine Sache der Kerne, sondern der Elektronenhüllen ist. Aber auch Kohlenstoff- und Stickstoff-Atome verhalten sich chemisch verschieden.

7.52✓ *richtig ist A* Der Skizze kann entnommen werden, dass $W_1 = W_2 + W_3$ gilt. Damit gilt wegen $W_1 = h \cdot f_1$, $W_2 = h \cdot f_2$ und $W_3 = h \cdot f_3$ (h: Plancksche Konstante) auch $f_1 = f_2 + f_3$, und $W_1/W_2 = f_1/f_2$.

Mit $\lambda_1 = c/f_1$, $\lambda_2 = c/f_2$ und $\lambda_3 = c/f_3$ ergibt sich dann

$$\lambda_1 = \frac{1}{\frac{1}{\lambda_2} + \frac{1}{\lambda_3}} \neq \lambda_2 + \lambda_3$$

7.53✓ *richtig ist B* Atomkerne bestehen im Allgemeinen aus (positiv geladenen) Protonen und (elektrisch neutralen) Neutronen. Eine Ausnahme bildet der Wasserstoffkern $^1_1$H, der aus einem einzelnen Proton besteht. Ein einzelnes Neutron dagegen bezeichnet man normalerweise nicht als Atomkern, da zu einem vollständigen Atom auch eine (negativ geladene) Elektronenhülle gehört.

7.54✓ *richtig ist C* Im Bohrschen Atommodell spielen Gravitation und magnetische Kräfte (Lorentzkraft) keine Rolle. Das negativ geladene Elektron wird hierin durch die Coulomb-Kraft gegen die Zentrifugalkraft auf seiner Bahn in der Umgebung des positiv geladenen Kerns gehalten.

Die Elektromotorische Kraft ist keine Kraft im physikalischen Sinne, sondern eine veraltete Bezeichnung für eine elektrische Spannung.

7.55✓ *richtig ist D* Beim Schwärzen von photographischem Material werden chemische Veränderungen durch die Einwirkung von Strahlung ausgenutzt. Photographisches Material wird von sichtbarem Licht geschwärzt, dessen Frequenz in der Größenordnung von

$$\frac{\text{Lichtgeschwindigkeit}}{\text{Wellenlänge}} \approx \frac{3 \cdot 10^8\,\frac{\text{m}}{\text{s}}}{600\,\text{nm}} = 500\,\text{GHz}$$

liegt, woraus sich eine Teilchenenergie von 500 GHz · h (h: Plancksche Konstante) ergibt. Die Energie von γ-Teilchen liegt nach Definition höher, α- und β-Teilchen können beliebige Energien annehmen.

Bei Ultraschall dagegen gehören wegen seiner geringen Ausbreitungsgeschwindigkeit zu solch hohen Frequenzen sehr viel kleinere Wellenlängen, die in Luft unter Normaldruck z. B. gar nicht möglich sind, da die Abstände der Gasteilchen größer als diese Wellenlängen wären.

7.56✓ *richtig ist C* Jedes Nuklid (auch ein radioaktives) besitzt eine wohldefinierte Nukleonenzahl.

Welche Art Strahlung beim Zerfall eines radioaktiven Nuklids emittiert wird, hängt vom Mechanismus des Zerfalls ab. Dabei handelt es sich bei einem Vorgang um eine Strahlungsart. Das Produkt eines Zerfalls kann dann weitere Strahlung freisetzen.

7.57✓ *richtig ist D* Bei der Emission eines γ-Quants wird weder die Nukleonenzahl noch die Kernladungszahl verändert. Der Kern bleibt also auch nach dem Zerfall $^{137}_{56}$Ba.

7.58✓ *richtig ist D* Die Aktivität einer Strahlungsquelle halbiert sich nach Definition innerhalb einer Halbwertszeit. Um auf ein Viertel seiner ursprünglichen Aktivität abzusinken, muss diese sich zweimal halbieren, was innerhalb zweier Halbwertszeiten, also hier in 10,6 Jahren, der Fall ist.

7.59✓ *richtig ist B* Im Bohrschen Modell des Wasserstoffatoms bewegt sich das Elektron auf diskreten Kreisbahnen, auf denen es durch die (immer und überall wirkende) Coulombsche Anziehungskraft zwischen Elektron und Kern gehalten wird.

Der Übergang zwischen verschiedenen Bahnen erfolgt unter Absorption (von einer energiearmen Bahn mit geringem Radius auf eine energiereichere Bahn mit größerem Radius) oder Emission (von einer energiereicheren auf eine energieärmere Bahn). Die Energie eines emittierten oder absorbierten Lichtquants ist gerade die Energiedifferenz der Bahnen zwischen denen das Elektron gewechselt hat.

Energie und Impuls können nicht gleich sein, da sie verschiedene Dimension besitzen.

7.60✓ *richtig ist D* Isotope Nuklide sind dadurch gekennzeichnet, dass sie dieselbe Kernladungszahl Z, aber verschiedene Neutronenzahlen N und damit auch verschiedene Nukleonenzahlen $A = Z + N$ besitzen.

7.61✓ *richtig ist B* Die Strahlung des Präparates zum Messzeitpunkt ergibt sich nach Abzug der umgebungsbedingten Strahlung zu 120 Impulsen/Minute. Da die Halbwertszeit 1 Woche beträgt, würde man 1 Woche später $60 + 20 = 80$ Impulse/Minute und nach 2 Wochen $30 + 20 = 50$ Impulse/Minute messen.

7.62✓ *richtig ist E* Ein Atom hat einen Kern aus Protonen und Neutronen und eine Hülle aus Elektronen. Die

Zahl der Protonen und Elektronen ist gleich und heißt Kernladungszahl oder auch Ordnungszahl Z. Die Massenzahl A gibt die Zahl der Nukleonen im Kern an. Die Zahl der Neutronen N im Kern ergibt sich aus der Differenz von Massen- und Kernladungszahl. Die Massenzahl wird zur Kennzeichnung eines Atoms oben und die Kernladungszahl unten angegeben. Der Kern des angegebenen Chlorisotops besteht also aus 18 Neutronen und 17 Protonen (35 Nukleonen).

7.63✓ *richtig ist A* Die Aktivität von radioaktiven Stoffen wird in Becquerel (Bq) angegeben. 1 Bq gibt die Anzahl der Atome an, deren Zerfall nach der Statistik des radioaktiven Zerfalls pro Sekunde erwartet wird. Gray ($1\,GRAY = 1\,JOULE/\text{kg}$) ist die Einheit der Energiedosis.

7.64✓ *richtig ist C* Das Kristallgitter von Natriumchlorid ist kubisch-flächenzentriert. Jedes Natrium-Ion ist von 6 Chlorid-Ionen umgeben.

7.65✓ *richtig ist A* Die minimale Wellenlänge errechnet sich wie folgt (h = Planck'sches Wirkungsquantum; c = Lichtgeschwindigkeit, e_0 = Elementarladung):

$$\lambda \geq \frac{h \cdot c}{e_0 \cdot U} = \frac{6{,}63 \cdot 10^{-34}\,\text{V} \cdot \text{A} \cdot \text{s}^2 \cdot 3 \cdot 10^8\,\frac{\text{m}}{\text{s}}}{1{,}6 \cdot 10^{-19}\,\text{A} \cdot \text{s} \cdot 60 \cdot 10^3\,\text{V}}$$
$$= 0{,}2 \cdot 10^{-10}\,\text{m} = 0{,}02 \cdot 10^{-9}\,\text{m}$$

Die minimale Wellenlänge bei 60 kV beträgt somit 0,02 nm ($1\,\text{nm} = 10^{-9}\,\text{m}$).

7.66✓ *richtig ist A* Beim β^--Zerfall werden Elektronen emittiert. Beim β^+-Zerfall werden Positronen, beim α-Zerfall Helium-Kerne und beim γ-Zerfall energiereiche elektronmagnetische Wellen emittiert.

7.67✓ *richtig ist D* In absorbierenden Materialien wie z. B. Blei, wird die Strahlung exponentiell abgeschwächt. Dieser Zusammenhang ist korrekt in Graphik (D) dargestellt: exponentielle Abnahme der Strahlungsintensität mit zunehmender Dicke der Bleiabschirmung.

7.68✓ *richtig ist B* Die Anzahl der Moleküle in einem Mol beträgt 6.10^{23} (Avogadro-Konstante). Die molare Masse von Wasser beträgt 18 g / mol und die Anzahl der Moleküle in 1 g Wasser errechnet sich somit wie folgt:

$$z = \frac{N_A \cdot m}{M} = \frac{6 \cdot 10^{23}\,\text{mol}^{-1} \cdot 1\,\text{g}}{18\,\text{g} \cdot \text{mol}^{-1}} = 0{,}33 \cdot 10^{23}$$

7.69✓ *richtig ist E* Die Aktivität eines radioaktiven Nuklids fällt exponentiell ab, wie in linearer Skalierung in (2) gezeigt. Logarithmierung der y-Achse ergibt eine Gerade wie in Graphik (3) gezeigt.

7.70✓ *richtig ist B* Durch eine Bleiplatte wird die Strahlungsintensität der γ-Quelle exponentiell abgeschwächt. Erfolgt eine Abschwächung um die Hälfte bei einer Dicke von 2 cm, so muss die Dicke der Platte 8 cm (das Vierfache) betragen, um die Strahlungsintensität auf 1/16 abzusenken.

7.71✓ *richtig ist D* Bei einer Kernreaktion müssen die Gesamtzahlen der Ladung und der Masse erhalten bleiben. Vorher ist die Gesamtladung $9+4=13$ und die Massezahl $4+2=6$. Somit muss X die Kernladungszahl $13-1=12$ und die Massezahl 6 haben. Es entsteht Kohlenstoff:

$$^{4}_{9}\text{Be} + ^{2}_{4}\text{He} \rightarrow ^{6}_{12}\text{C} + ^{0}_{1}\text{n}$$

7.72✓ *richtig ist E* Besitzt ein Nuklid eine Halbwertszeit von 1 Jahr, so ist es (nach der Definition der Halbwertszeit) nach 1 Jahr zur Hälfte zerfallen, strahlt also nur noch halb so stark wie zu Beginn. Nach 2 Jahren ist noch die Hälfte der Hälfte vorhanden, also ein Viertel der ursprünglichen Menge und nach drei Jahren noch ein Achtel.

7.73✓ *richtig ist A* Die Atome sind in festen Metallen in einem Kristallgitter angeordnet, wo sie lediglich Schwingungsbewegungen ausführen können, jedoch keine Rotations- und Translationsfreiheit besitzen.

7.74✓ *richtig ist A* Alle eingezeichneten Übergänge sind möglich, der Übergang in den Grundzustand ist jedoch sehr viel wahrscheinlicher als die anderen. Jedem der Übergänge entspricht eine diskrete Spektrallinie, so dass hier ein Spektrum aus 3 Linien (unterschiedliche Intensität) abgestrahlt wird.

7.75✓ *richtig ist B* Es kann aus den beiden Angaben direkt die Energiedosis D angegeben werden:

$$D = \frac{W}{m} = \frac{1\,\text{J}}{1\,\text{kg}} = 1\,\text{Gy}$$

8 Arzneiformenlehre

8.1✓ *richtig ist D* Die Körner eines Pulvers sind Festkörper und als solche praktisch nicht komprimierbar. Ihre Dichte ändert sich also nicht. Was aber aus dem Pulver verdrängt wird, ist die zwischen den Körnern liegende Luft, während beim Stampfen die Hohlräume zwischen den Pulverkörnern kleiner werden. Da das Gesamtvolumen der Probe dabei abnimmt, während die Masse fast unverändert bleibt (die eingeschlossene Luft besitzt im Verhältnis zum festen Anteil des Pulvers eine vernachlässigbare Masse), steigt die Dichte der Probe an.

8.2✓ *richtig ist A* Lipophile Cremes enthalten im Gegensatz zu lipophilen Salben eine in der lipophilen Grundlage dispergierte wässrige Phase, die die Entwicklung von Mikroorganismen fördert. Entsprechend sind sie (jedenfalls soweit keine Konservierungsmittel enthalten sind) von mikrobiellen Verunreinigungen stärker bedroht als lipophile Salben.

8.3✓ *richtig ist B* Ein grobdisperses flüssiges System ist ein zweiphasiges System, dessen eine (äußere) Phase flüssig und zusammenhängend ist und dessen andere (innere, disperse) Phasen unzusammenhängend (also dispers), als kleine (etwa 1 µm bis 1 mm große) Tröpfchen, Bläschen oder Teilchen in der äußeren Phase verteilt sind, je nachdem, ob diese innere Phase fest, flüssig oder gasförmig ist.

8.4✓ *richtig ist E* Bei einem Klebstoffgranulat wird einem Pulver ein Hilfsstoff mit adhäsiver Wirkung (Klebstoff) hinzugefügt, um eine aufbauende Granulierung zu erreichen. Von den angeführten Substanzen besitzt nur Povidon eine solche klebende Wirkung.

8.5✓ *richtig ist C* Beim Verfahren der Mazeration wird das gesamte Extraktionsmittel der Droge sogleich zugesetzt und die extrahierbaren Stoffe lösen sich nach und nach darin. Hierbei tritt mit der Zeit ein Konzentrationsausgleich zwischen Menstruum und Droge ein, sodass die Drogeninhaltsstoffe nicht erschöpfend extrahiert werden.

Das Zerkleinern der Droge kann das Erreichen des Konzentrationsausgleichs beschleunigen. Der Übertritt der Drogeninhaltsstoffe kann sowohl durch zerstörte als auch durch intakte Zellwände erfolgen.

Mazeration unter erhöhter Temperatur ist die Digestion; Perkolation dagegen ist ein Verfahren zur Drogenextraktion, bei dem das Menstruum durch die Droge hindurchfließt.

8.6✓ *richtig ist E* Das Füllgut einer Kapsel muss so gewählt werden, dass es die Hülle der Kapsel auch über einen längeren Zeitraum hinweg nicht angreift. Bei Hartgelatinekapseln bedeutet dies, dass Arzneistoffgranulate ebenso wie Arzneistoff-Lactose-Mischungen und Mischungen aus Arzneistoff, Mannitol und kolloidaler Kieselsäure unbedenklich sind, während wässrige Arzneistofflösungen und Arzneistoffsuspensionen nicht in Frage kommen.

8.7✓ *richtig ist C* Cetylpalmitat ist ein Cetylalkohol-Palmitinsäure-Ester, also keine physikalische Mischung dieser Bestandteile. Aufgrund seiner Eigenschaften wird Cetylpalmitat als Wachs bezeichnet.

8.8✓ *richtig ist B* Macrogole sind wasserlösliche Polyethylenglykole, die bei Raumtemperatur je nach Kettenlänge von flüssiger (bis zu einer Molekülmasse von etwa 600) oder mehr oder weniger fester Konsistenz sind. Sie werden durch Polymerisation des Ethylenoxids hergestellt und sind als hydrophile Stoffe keine Wachse.

8.9✓ *richtig ist A* Vaseline besteht aus verzweigten, unverzweigten und eventuell auch aus zyklischen Kohlenwasserstoffen. Es wird bei etwa 60 °C flüssig und entmischt sich auch beim Erhitzen auf 160 °C nicht.

8.10✓ *richtig ist E* Bentonit ist ein Hydrogelbildner, kein Oleogelbildner.

Carbomere sind quervernetzte Polyacrylsäuren, die dispergiert im Wasser nach Neutralisation (z. B. mit Natriumhydrochlorid) gelieren. Sie müssen hierzu nicht erhitzt werden.

Cellulosederivate bilden Hydrogele; hier kann Propylenglycol als Anreibemittel verwendet werden.

8.11✓ *richtig ist A* Eine Emulsion kann zwar ohne Tensid-Zusatz durch mechanische Arbeit hergestellt werden, dies ist jedoch aufgrund der sehr großen Phasengrenzfläche ein instabiles System. Durch Zugabe eines Tensides wird die Grenzflächenspannung stark reduziert und das System stabilisiert.

8.12✓ *richtig ist B* Die Herstellungsweise ist so zu wählen, dass eine möglichst homogene Suspendierung erzielt wird. Der Feststoff Salicylsäure ist in geringem Maße in Vaselin löslich. Daher sollte ein Erhitzen mit anschließendem Kaltrühren, das ein Auskristallisieren zur Folge haben kann, vermieden werden. Das Lösen von Salicylsäure in Ethanol mit anschließendem Einarbeiten in Vaseline führt ebenfalls zu keinem befriedigendem Ergebnis, da sich Ethanol und Vaseline ohne Emulgatorbeimengung schlecht mischen lassen und in der Fantaschale keine homogene Emulsion erreicht werden kann.

Wird zuerst die gesamte Vaselinmenge in die Fantaschale gegeben und dann die Salicylsäure beigemengt, so entstehen Konglomerate der Salicylsäure, die die Homogenität beeinträchtigen. Daher sollte die Salicylsäure zuerst angerieben werden, wobei ein Anreiben mit Polysorbat nicht hilfreich ist, da beim Mischen mit Vaselin wieder Aggregatbildung auftreten würde.

8.13✓ *richtig ist B* Hartfett, welches zur Herstellung von Suspensionszäpfchen geeignet ist, muss unterhalb der Körpertemperatur, am besten zwischen 33 °C und 36 °C schmelzen und aus herstellungstechnischen Gründen beim Erstarren Volumenkontraktion aufweisen. Hartfett nach dem Europäischen Arzneibuch ist eine Mischung aus Mono-, Di- und Triglyceriden gesättigter Fettsäuren, also nicht der ungesättigten Ölsäure. Die Partialgyceride (Mono- und Diglyceride) weisen zwar durch die verbleibenden OH-Gruppen hydrophile Eigenschaften auf, lösen sich aber dennoch nur in geringem Maße in Wasser von 37 °C.

8.14✓ *richtig ist B* Bei der Prüfung der Gleichförmigkeit der Masse von Suppositorien nach dem Europäischen Arzneibuch werden 20 Stück gewogen, wobei maximal 2 davon um mehr als die angegebene, maximal jedoch die doppelte angegebene Abweichung aufweisen dürfen. Die zulässige Abweichung bezieht sich dabei auf die Durchschnittsmasse. Die zulässige Abweichung ist dabei von der Produktionsmenge unabhängig.

8.15✓ *richtig ist D* Nach dem Homöopathischen Arzneibuch werden homöopathische Verreibungen mit Lactose verdünnt. Die Verreibung kann von Hand oder maschinell erfolgen; in jedem Fall jedoch muss abgeschabt werden. Die Verreibung erfolgt nicht in einem glatten Gefäß und nicht mit einem glatten Pistill, sondern in einem Porzellanmörser mit einem Porzellanpistill.

8.16✓ *richtig ist D* Entsprechend der Stokesschen Beziehung ist die Aufrahmgeschwindigkeit der Öltröpfchen proportional zum Quadrat des Tröpfchenradius. Wird dieser halbiert, so sinkt die Steiggeschwindigkeit auf ein Viertel des ursprünglichen Wertes, sodass das Aufrahmen statt 4 h jetzt $4 \cdot 4$ h = 16 h dauert.

8.17✓ *richtig ist C* Bei der Mischung von Pulvern spielt die Molmasse der beteiligten Stoffe insofern keine Rolle, als dies eine Eigenschaft der molekularen Struktur der Stoffe ist, die bei den makroskopischen Körnern des Pulvers nicht sichtbar wird. Hier spielt nur die Dichte der beteiligten Stoffe eine Rolle. Auch das Mischungsverhältnis (Einwaagen) spielt ebensowenig eine Rolle beim Mischungsverhalten der Pulver wie auch deren Schmelzpunkt (es sollen ja die festen Phasen gemischt werden).

Entscheidend ist dagegen die Korngröße der beteiligten Stoffe, da kleine Körner durch die zwischen großen Körnern vorhandenen Hohlräume hindurchfallen können und sich so eine feinkörnige Komponente von einer grobkörnigen Komponente leicht trennen kann.

8.18✓ *richtig ist E* Die Laufzeit eines Arzneimittels ist definiert als die Zeitspanne zwischen seiner Herstellung und dem Verfallsdatum, die Aufbrauchfrist als die Zeitspanne innerhalb derer ein Arzneimittel nach Anbruch durch den Patienten verwendet werden darf. Die Aufbrauchfrist liegt also innerhalb der Laufzeit.

Da die Verpackung auch dem Schutz des Arzneimittels dient (z. B. vor Feuchtigkeit, Lichteinwirkung), beeinflusst sie auch dessen Haltbarkeit.

Für Rezepturarzneimittel ist eine gegenüber Fertigarzneimitteln vereinfachte Kennzeichnung zugelassen, ein Hinweis auf die begrenzte Haltbarkeit muss ein Rezepturarzneimittel dennoch tragen.

8.19✓ *richtig ist A* Die Bancroftsche Regel besagt, dass diejenige Phase einer Emulsion, in der sich der Emulgator besser löst, die äußere Phase bildet.

Ein Emulsionskern ist eine hochkonzentrierte Emulsion, aus der durch Verdünnung das Endprodukt hergestellt wird.

8.20✓ *richtig ist C* Fette und Wachse sind chemisch gesehen Ester, da sie durch Bindung der Säuregruppe der Fettsäuren an die OH-Gruppen des Alkohols unter Abspaltung je eines H_2O-Moleküls entstehen. Wachse sind Ester langkettiger Fettsäuren mit einwertigen Alkoholen (also nicht Glycerol).

8.21✓ *richtig ist A* Die Sedimentationsgeschwindigkeit wird (mit der Erdbeschleunigung g, der Viskosität der umgebenden flüssigen Phase η, dem Dichteunterschied zwischen den Phasen ρ und dem Teilchenradius r) durch die Stokessche Beziehung

$$v = \frac{2}{9} \cdot g \cdot r^2 \cdot \frac{\Delta\rho}{\eta}$$

gegeben. Sie wird also durch Zerkleinern der festen, dispersen Phase (Erniedrigung von r) und Dichteangleichung der Phasen (Verkleinern von $\Delta\rho$) erniedrigt. Eine Erniedrigung der Viskosität der flüssigen Phase (Erniedrigung von η) bewirkt dagegen eine Erhöhung der Sedimentationsgeschwindigkeit.

Lichteinwirkung hat dagegen nur mittelbar Einfluss auf die Sedimentationsgeschwindigkeit (Erwärmung, chemische Veränderungen).

8.22✓ *richtig ist E* Die Wollwachsalkoholsalbe ist eine wasseraufnehmende Salbe, die aus 6 Teilen Wollwachsalkohole, 0,5 Teilen Cetylstearylalkohol und 93,5 Teilen Weißem Vaselin besteht.

8.23✓ *richtig ist E* Für die Anfälligkeit für mikrobiellen Befall ist der hohe Wasseranteil förderlich, der in der Wasserhaltigen Hydrophilen Salbe 70 % beträgt und eine zusammenhängende Phase bildet (O/W Emulsion). Die übrigen aufgeführten Salbengrundlagen enthalten kein Wasser und sind gegen Keimbefall weniger anfällig.

8.24✓ *richtig ist A* Hydroxyethylcellulose ist ein geeignetes Verdickungsmittel für hydrophile Lösungen, während Cellulosepulver, Polyethylenglykol und Saccharose als Verdickungsmittel ungeeignet sind. Hochdisperses Siliciumdioxid eignet sich dagegen zur Viskositätserhöhung bei lipophilen wie auch bei hydrophilen Lösungen.

8.25✓ *richtig ist A* Bei der Herstellung von Krustengranulaten werden die Primärteilchen teilweise gelöst, sodass beim Verdunsten des Lösungsmittels die sich bildenden Kristalle Feststoffbrücken zwischen den Pulverteilchen bilden, wodurch die Granulatkörner entstehen.

8.26✓ *richtig ist E* Die üblichen Verfahren zur Herstellung von Extrakten sind Mazeration und Perkolation (sowie hiervon abgeleitete Verfahren). Als Extraktionsflüssigkeit wird meist Ethanol in geeigneter Verdünnung mit Wasser verwendet. Bei der fertigen Tinktur beträgt das Verhältnis Droge/Extraktionsflüssigkeit in der Regel 1 : 10 oder 1 : 5.

8.27✓ *richtig ist B* Macrogol ist ein Polymerisationsprodukt des Ethylenoxids. Bei geeigneter Kettenlänge ist es als Zäpfchengrundlage geeignet. Es ist kein Wachs, da es wasserlöslich (hydrophil) ist (auch z. B. bei einer Wassertemperatur von 37 °C).

8.28✓ *richtig ist D* Die Prüfung erfolgt entsprechend der Körpertemperatur in Wasser von 37(±0,5) °C, in dem die Prüflinge bewegt werden. Der Kapselzerfall wird dadurch nachgewiesen, dass nach der Prüfzeit die Kapseln bis auf Reste der Hülle zerfallen sind.

8.29✓ *richtig ist B* Glycerol wird normalerweise als Feuchthaltemittel verwendet. Bei der Herstellung einer Zubereitung können Stoffe (die idealerweise von Glycerol gut benetzt werden) mit Glycerol angerieben werden. Da Glycerol jedoch nicht quellfähig ist, kann es nicht als Quellmittel eingesetzt werden.

8.30✓ *richtig ist E* Saccharose und Propylenglykol sind hydrophil, Rizinusöl ist lipophil, Titandioxid weder in Wasser noch in Fett löslich und nur Polysorbat 60 ist amphiphil und ein Emulgator.

8.31✓ *richtig ist D* Standardzulassungen sind Arzneimittel, die nach § 36 des AMG von der Zulassungspflicht freigestellt sind. Sie können generell auch in Apotheken hergestellt werden.

8.32✓ *richtig ist B* Nichtwässrige Zubereitungen wie z. B. ölige Salicylsäurelösungen sind nicht anfällig für mikrobiellen Verderb. Sorbinsäure ist ein Konservierungsmittel und auch Isopropanol und Glycerol haben in höheren Konzentrationen konservierende Eigenschaften. Mikrobiell anfällig ist daher nur die 0,9 %ige Natriumchloridlösung.

8.33✓ *richtig ist E* Auch Gereinigtes Wasser Ph. Eur. ist anfällig für mikrobielles Wachstum. Gereinigtes Wasser Ph. Eur. kann durch Destillation, Ionenaustausch, Umkehrosmose oder andere geeignete Verfahren hergestellt werden. Das Arzneibuch schreibt u. a. die Grenzwerte für Mikroorganismen (max. 100/ ml), organische Bestandteile (total organic carbon TOC 0,5 mg / l), Leitfähigkeit ($5{,}1 mS/$ cm bei 25 °C) vor.

8.34 ✓ *richtig ist C* Sorbitol und Mannitol sind isomere Zuckeralkohole (Hexite) und somit keine Hexosen (aus 6-C-Atomen aufgebaute Aldosen, Monosaccharide). Mannitol ist im Gegensatz zu Sorbitol nicht hygroskopisch und wird bevorzugt als Kapselfüllstoff eingesetzt.

8.35 ✓ *richtig ist E* Brausepulver enthalten immer eine saure (meist organische Säuren wie z. B. Weinsäure oder Citronensäure) und eine basische Komponente (meist Hydrogencarbonate). In Kontakt mit Wasser kommt es zur Freisetzung von Kohlendioxid und somit zur brausenden Wirkung.

8.36 ✓ *richtig ist E* W/O-Emulgatoren sind Emulgatoren mit einem niedrigen HLB-Wert und somit lipophile Moleküle. Sorbitanfettsäureester wie z. B. Sorbitanmonostearat, Cetylstearylalkohol und Wollwachsalkohole sind typische W/O-Emulgatoren. Ionische Tenside (Natriumcetylstearylsulfat) und Polyoxyethylensorbitanfettsäureester (Polysorbate) sind typische O/W-Emulgatoren.

8.37 ✓ *richtig ist (1,A) (2,B) (3,D)* Bentonit ist ein hydrophiler Gelbildner und kann zur Viskositätserhöhung von wässrigen Suspensionen eingesetzt werden. Sorbitol-Lösung hat eine höhere Dichte als Wasser und vermindert somit die Dichtedifferenz zwischen Suspensionsmedium und suspendiertem Feststoff. Beides verringert die Sedimentationsgeschwindigkeit und erhöht somit die Stabilität der Suspension. Sorbinsäure ist ein Konservierungsmittel und wird in Konzentrationen von 0,1–0,2 % vor allem zur Konservierung von oralen und dermalen Zubereitungen eingesetzt. Als Peptisatoren bezeichnet man Elektrolytzusätze zu Suspensionen, um die Aufschüttelbarkeit in Suspensionen zu verbessern.

8.38 ✓ *richtig ist B* Pasten sind halbfeste Zubereitungen, die größere Mengen Feststoff fein dispergiert in der Grundlage enthalten und sind somit mehrphasige Systeme. Der Feststoffanteil ist im Arzneibuch nicht definiert, liegt jedoch normalerweise zwischen 30 und 50 %. Pasten enthalten häufig hydrophobe (lipophile) Salben als Grundlage.

8.39 ✓ *richtig ist C* Macrogole (Polyethylenglycole) können als hydrophile, wasserlösliche Zäpfchengrundlagen eingesetzt werden. Macrogolzäpfchen schmelzen deutlich oberhalb von Körpertemperatur und lösen sich nach der Applikation auf.

8.40 ✓ *richtig ist C* Im Gegensatz zur Sekundärverpackung (z. B. Umkarton) stehen Primärpackmittel im direkten Kontakt mit der Zubereitung. In Blisterpackungen ist die Zubereitung (z. B. Tabletten oder Kapseln) im direkten Kontakt mit dem Blister. Sie sind daher Primärpackmittel.

8.41 ✓ *richtig ist C* Arzneimittel mit einer Standardzulassung sind nach AMG von der Einzelzulassungspflicht befreit, besitzen jedoch eine Zulassungsnummer. Sie können auch in Apotheken auf Vorrat hergestellt werden. Die Herstellung von Arzneimitteln in Apotheken bis zu 100 abgabefähigen Packungen pro Tag auf Vorrat wird als Defektur bezeichnet. Bei der rezepturmäßigen Herstellung in der Apotheke erfolgt die Herstellung des Arzneimittels auf Grund einer Verschreibung oder auch auf Kundenwunsch (solange die Rezeptur keine Stoffe enthält, die der Verschreibungspflicht unterliegen); es ist also stets eine individuelle Herstellung.

8.42 ✓ *richtig ist B* Als Pigmente bezeichnet man unlösliche Farbstoffe. Titandioxid ist ein Weißpigment. Eisenoxide sind Farbpigmente (z. B. gelbes, rotes, schwarzes Eisenoxid). Lactose, Sorbitol und Stärke sind keine Pigmente.

8.43 ✓ *richtig ist (1,B) (2,D)* Lactose (Milchzucker) ist ein Disaccharid aus Galactose und Glucose. Mannitol ist ein Zuckeralkohol. Invertzucker ist ein Gemisch aus Glucose und Fructose, das bei saurer oder basischer Hydrolyse aus Saccharose (Disaccharid aus Fructose und Glucose) entsteht.

8.44 ✓ *richtig ist A* Sorbinsäure ist ein Konservierungsmittel, das in Konzentrationen von 0,1–0,2 % vor allem in dermalen und oralen Zubereitungen eingesetzt wird.

8.45 ✓ *richtig ist C* Emulgatoren sind amphiphile Stoffe und setzen die Grenzflächenspannung (und somit auch die Grenzflächenenergie) in einer Emulsion herab, wodurch das System stabiler wird. Der Zusatz von Emulgatoren erleichtert die Emulsionsherstellung, da ein geringerer Energieaufwand notwendig ist, um die disperse Phase zu zerkleinern. Bei Zerkleinerung kommt es zu einer Zunahme der Grenzfläche.

8.46 ✓ *richtig ist D* Unter Aufrahmen versteht man das Aufsteigen der dispergierten Flüssigkeitstropfen in einer Emulsion. Bei Suspensionen (dispergierte Feststoffteilchen) spricht man von Flotation.

8.47✓ *richtig ist B* O/W-Emulgatoren sind hydrophile Emulgatoren. Polyoxyethylensorbitanfettsäureester (Polysorbate) und ionische Tenside (Natriumdodecylsulfat) sind typische O/W-Emulgatoren. Glycerolmonostearat, Cetylalkohol und Wollwachsalkohole sind W/O-Emulgatoren.

8.48✓ *richtig ist C* Die Angabe in Prozent (%) gibt den Anteil eines Stoffes in 100 Teilen der Zubereitung an. Die benötigte Menge Stammzubereitung (die 4 g Salicylsäure enthält) kann mit dem Dreisatz errechnet werden:

$$\frac{25\text{ g}}{100\text{ g}} = \frac{4\text{ g}}{x\text{ g}}$$

$$x = \frac{4\text{ g} \cdot 100\text{ g}}{25\text{ g}} = 16\text{ g}$$

16 g Stammverreibung, die 4 g Salicylsäure enthält, wird mit 84 g Vaselin verarbeitet, um 100 g der 4 %igen Zubereitung zu erhalten.

8.49✓ *richtig ist D* Suppositoriengrundlagen müssen entweder bei Körpertemperatur schmelzen (Triglycerid-Grundlagen) oder sich auflösen (Macrogol-Grundlagen). Macrogole (Polyethylenglycole) enthalten keine Kohlenwasserstoffe und sind in Wasser löslich. Hartfettgrundlagen enthalten auch amphiphile Mono- und Diglyceride in verschiedenen Anteilen. Wirkstoffe können in Zäpfchen sowohl suspendiert, emulgiert oder gelöst in der Zäpfchengrundlage vorliegen.

8.50✓ *richtig ist B* Bei der Dezimal-Potenzierung (D-Potenz 1 : 10) wird jeweils ein Teil Ausgangssubstanz mit 9 Teilen Trägersubstanz verdünnt. Eine D1-Verreibung würde somit einer Arzneistoffkonzentration von 10 % entsprechen, eine D2-, D3- und D4-Verreibung Konzentrationen von 1 %, 0,1 % sowie 0,01 %.

8.51✓ *richtig ist A* Die Reinheitsanforderungen für Gereinigtes Wasser (z. B. mikrobielle Qualität, Leitfähigkeit) sind im Arzneibuch definiert. Gereinigtes Wasser (Ph. Eur.) enthält keine Konservierungsstoffe und ist generell anfällig für mikrobielle Kontamination. Die Keimzahl von Wassers kann durch 5-minütiges Sieden reduziert werden.

8.52✓ *richtig ist C* Hochdisperses Siliciumdioxid kann als Gelbildner für die Herstellung eines Oleogels eingesetzt werden. Gelatine und Tragant sind hydrophile Gelbildner (Herstellung von Hydrogelen). Zinkoxid und Oleyloleat sind keine Gelbildner.

8.53✓ *richtig ist E* Die Hüllen von Hartkapseln bestehen in der Regel aus Gelatine, das Arzneibuch lässt jedoch auch andere Polymere zur Herstellung der Kapselhülle zu. Stärkekapseln sind ein Beispiel für Kapseln, deren Hüllen nicht aus Gelatine bestehen.

8.54✓ *richtig ist A* Richtlinien zum Befüllen von Hartkapseln findet man im DAC (Deutscher Arzneimittel Codex). Es wird zunächst das Kalibriervolumen der Kapseln mit reinem Füllstoff bestimmt. Hierzu wird der Füllstoff in die Kapselunterteile eingefüllt und in einen graduierten Messzylinder überführt.

8.55✓ *richtig ist B* Die Teilchengröße von Pulvern kann mittels Siebanalyse und durch Mikroskopie bestimmt werden. Pyknometer und Aräometer sind Geräte zur Bestimmung der Dichte und Hygrometer zur Messung der Feuchtigkeit (z. B. Luftfeuchtigkeit).

8.56✓ *richtig ist B* Unter Koaleszenz versteht man das Zusammenfließen von Emulsionströpfchen. Bei der Zusammenlagerung von festen Partikeln in Suspensionen oder auch bei der Granulatherstellung spricht man von Agglomeration bzw. Aggregation. Auskristallisation eines gelösten Stoffes bezeichnet man als Präzipitation/Ausfällung.

8.57✓ *richtig ist D* Paraffin ist ein Mineralöl und besteht aus gesättigten Kohlenwasserstoffen. Aufgrund der fehlenden funktionellen Gruppen und der gesättigten Ketten ist es reaktionsträge. In Abhängigkeit von ihrer Viskosität unterscheidet man dünn- und dickflüssiges Paraffin. Fette Öle sind bei Raumtemperatur flüssige Gemische von Triglyceriden (z. B. natürlich fette Öle wie Olivenöl, Erdnussöl, Ricinusöl).

8.58✓ *richtig ist D* Hydrophile Salben gemäß Ph. Eur. sind einphasige Zubereitungen und werden in der Regel aus Mischungen von flüssigen und festen Macrogolen hergestellt. Sie können (müssen aber nicht) Wasser enthalten, enthalten jedoch keine Emulgatoren (so auch kein Polysorbat).

8.59✓ *richtig ist D* Wollwachs wird bei der Aufbereitung von Schafswolle gewonnen. Wollwachs ist eine komplexe Mischung und besteht zu 95 % aus verschiedenen Estern höherer Fettsäuren mit aliphatischen langkettigen Alkoholen sowie cyclischen Alkoholen (z. B. Cholesterol). Es enthält daneben auch freie Alkohole (Wollwachsalkohole), hauptsächlich Cholesterol, die für die emulgierenden Eigenschaften des Wollwachses verantwortlich sind. Wollwachs ist Bestandteil von Lanolin DAB jedoch nicht der Hydrophilen Salbe DAB.

8.60 ✓ *richtig ist C* Homöopathische Urtinkturen können sowohl alkoholische als auch wässrige Zubereitungen sein und können aus pflanzlichen oder tierischem Material gewonnen werden. Sie können, u. a., auch durch Mazeration oder Perkolation hergestellt werden. Urtinkturen werden mit Ø gekennzeichnet; eine Potenzierungsstufe „0" gibt es nicht. Für die Herstellung homöopathischer Zubereitungen können Stoffe (z. B. Minerale) auch direkt eingesetzt werden.

8.61 ✓ *richtig ist E* Defektur ist die Herstellung von Arzneimitteln in der Apotheke im Voraus bis zu 100 abgabefertigen Zubereitungen pro Tag. Für Defekturarzneimittel muss ein Herstellungs- und Prüfprotokoll angefertigt werden. Im Herstellungsprotokoll müssen u. a. Angaben zur Darreichungsform, zu den eingesetzten Mengen der Ausgangsstoffe sowie der Herstellungsvorschrift, Herstellungsdatum bzw. Chargennummer gemacht werden. Defekturarzneimittel benötigen jedoch keine Zulassung und haben somit auch keine Zulassungsnummer.

8.62 ✓ *richtig ist D* Beim Mischen von Ethanol und Wasser kommt es aufgrund der Dichteunterschiede zu einer Volumenkontraktion und die Massenprozente entsprechen demnach nicht den Volumenprozenten. Beim Mischen von Flüssigkeiten kann sowohl Wärme frei werden (Lösung erwärmt sich) also auch Wärme aufgenommen werden (Lösung kühlt sich ab). Beim Mischen von Ethanol und Wasser kommt es zu einer leichten Erwärmung.

8.63 ✓ *richtig ist D* Koaleszenz beschreibt das Zusammenfließen von (flüssigen) Emulsionströpfchen und kann somit bei Suspensionen (dispergierte Phase im festen Zustand) nicht auftreten. Eine Zusammenlagerung der dispergierten festen Teilchen in Suspensionen bezeichnet man als Agglomeration bzw. Aggregation.

8.64 ✓ *richtig ist B* Mit zunehmender Zerkleinerung der Pulverpartikel überwiegen die fließhemmenden Haftkräfte immer mehr die fließfördernden Massekräfte. Sehr feine Pulver neigen daher zu Agglomeration und weisen ein schlechtes Fließverhalten auf.

8.65 ✓ *richtig ist D* Cremes sind mehrphasige, nichttransparente Systeme und bestehen aus einer lipophilen und einer hydrophilen Phase. Je nachdem, welche Phase die äußere zusammenhängende Phase darstellt, werden lipophile (äußere Phase ist lipophil) und hydrophile (äußere Phase ist wässrig) Cremes unterschieden. Die Phasenlage kann z. B. mit Hilfe von Leitfähigkeitsmessungen bestimmt werden: Nur wenn die äußere Phase wässrig ist, wird ein Stromfluss gemessen, der sich nach Zusatz von Elektrolyten erhöht.

8.66 ✓ *richtig ist E* Antioxidantien verhindern oder verzögern schon in geringer Konzentration den oxidativen Abbau von Wirk- und Hilfsstoffen. Ascorbinsäure (Vitamin C, wasserlöslich) und Tocopherol (Vitamin E, lipidlöslich) sind natürliche Antioxidantien. Butylhydroxyanisol ist ein synthetisches lipophiles Antioxidans. Benzalkoniumchlorid und Sorbinsäure sind Konservierungsmittel und keine Antioxidantien.

8.67 ✓ *richtig ist E* Hartfett wird aus Palmkernöl und Kokosfett durch Fettspaltung, fraktionierte Destillation der Fettsäuren, Hydrierung der Fettsäuren und Veresterung mit Glycerol gewonnen. Neben Triglyceriden entstehen hier auch Di- und Monoglyceride, die für die emulgierenden Eigenschaften der Hartfette verantwortlich sind.

8.68 ✓ *richtig ist D* Zur Herstellung von Klebstoffgranulaten werden polymere Bindemittellösungen (z. B. Stärkekleister, Gelatine- und Povidonlösungen) eingesetzt. Siliciumdioxid hat keine klebenden Eigenschaften und kann nicht als Bindemittel für die Herstellung eines Klebstoffgranulats eingesetzt werden.

8.69 ✓ *richtig ist B* Beim Dosierverfahren nach Münzel wird die erforderliche Menge Arzneistoff mit weniger als der insgesamt benötigter Menge Suppositoriengrundmasse aufgeschmolzen so in die Zäpfchenform gegossen, dass keine Bohrung vollständig gefüllt ist. Es wird dann mit reiner geschmolzener Grundmasse aufgefüllt. Die so hergestellten inhomogenen Zäpfchen werden nochmals aufgeschmolzen und erneut in die Zäpfchenform ausgegossen. Es wird immer mit einem Verlustzuschlag gearbeitet (z. B. Ansatz für 1 Zäpfchen mehr). Bei dieser Dosiermethode muss der Verdrängungsfaktor des Arzneistoffs nicht bekannt sein.

8.70 ✓ *richtig ist E* Für die Herstellung homöopathischer Arzneiformen sind nur wenige ausgewählte Arzneiträger erlaubt. Isopropanol ist kein typischer Arzneiträger für die Potenzierung homöopathischer Zubereitungen.

8.71✓ *richtig ist B* Von den aufgeführten Extraktionsverfahren stellt nur die Perkolation ein kontinuierliches Verfahren dar. Bei der Perkolation wird ständig frisches Extraktionsmedium durch die angefeuchtete Droge geleitet. Digestion und Wirbelextraktion sind Mazerationsverfahren (die Droge wird mit der gesamten Extraktionsflüssigkeit versetzt), wobei im ersten Fall die Mazeration bei erhöhter Temperatur durchgeführt wird und im letzteren die Droge nach Zugabe der Extraktionsflüssigkeit mit hochtourigen Mischgeräten (z. B. einem Ultra-Turrax) behandelt wird.

8.72✓ *richtig ist E* Siliconöle sind nicht mit Wasser mischbar. In den Siliconen (Polysiloxane) sind Siliciumatome über Sauerstoffatome zu Molekülketten verknüpft und an die freien Valenzen des Siliciums sind meist Methylgruppen gebunden. Siliconöle haben eine meist lineare Kettenstruktur.

8.73✓ *richtig ist D* Benzalkoniumchlorid und Sorbinsäure sowie deren Kaliumsalz (Kaliumsorbat) sind Konservierungsstoffe, mit denen Hydrogele konserviert werden können. Polysorbat und Sorbitantrioelat sind Emulgatoren und keine Konservierungsmittel.

8.74✓ *richtig ist D* Wollwachsalkoholsalbe ist als wasserfreie Zubereitung am wenigsten mikrobiell anfällig.

8.75✓ *richtig ist E* Natürliche Fette enthalten ungesättigte Fettsäuren und sind daher oxidationsempfindlich. Alle angegebenen Maßnahmen tragen zum Schutz der Fette vor Oxidation und somit zur Erhöhung ihrer Stabilität bei.

8.76✓ *richtig ist E* Glycerol dient als Lösungsmittel und wirkt aufgrund des osmotischen Effekts in hohen Konzentrationen konservierend. Ohrentropfen können auch Emulgatoren enthalten.

8.77✓ *richtig ist C* Bentonitgel und Macrogolsalben sind mit Wasser abwaschbar, da ihre Grundlagen hydrophil sind. Lanolin und wasserhaltige Wollwachsalkoholsalbe sind lipophile Cremes, deren äußere Phase lipophil ist. Sie sind nicht mit Wasser abwaschbar.

8.78✓ *richtig ist D* Glycerolmonostearat (Monoglycerid), Sorbitanmonolaurat (Sorbitanfettsäureester) und Macrogolstearat (Macrogolfettsäureester) sind nichtionische, Natriumlaurylsulfat und Natriumstearat anionische Emulgatoren.

8.79✓ *richtig ist (1,C) (2,D) (3,C)* Wachse sind Ester langkettiger Fettsäuren mit langkettigen Alkoholen; sie können fest (Cetylpalmitat) oder auch flüssig (Oleyloleat) sein. Dünnflüssiges Paraffin ist ein Mineralöl, d. h. es besteht aus gesättigten Kohlenwasserstoffen.

8.80✓ *richtig ist E* Gereinigtes Wasser wird für die Herstellung von Zubereitungen verwendet, die nicht steril sein müssen. Gereinigtes Wasser enthält keine Konservierungsstoffe und kann durch Destillation, Ionenaustausch und Umkehrosmose aus Trinkwasser gewonnen werden. Die Grenzwerte für Leitfähigkeit (5,1mS/ cm bei 25 °C) und Keimzahl (max. 100/ ml) sind in der Arzneibuchmonographie festgelegt.

8.81✓ *richtig ist D* Die Prüfung der Zerfallszeit von Suppositorien nach Ph. Eur. wird in Wasser, das auf Körpertemperatur erwärmt ist (36–37 °C) durchgeführt, wobei die Zäpfchen in einer speziellen Apparatur kontrolliert bewegt werden. Zäpfchen mit lipophiler Grundmasse (z. B. Hartfett) müssen nach 30 min, solche mit hydrophiler Grundlage (Macrogolzäpfchen) nach 60 min zerfallen sein. Die Zäpfchen gelten als zerfallen, wenn sie vollständig geschmolzen bzw. sich aufgelöst haben bzw. wenn sie keinen festen Kern mehr aufweisen.

8.82✓ *richtig ist D* Die GMP-Richtlinien (GMP = good manufacturing practice) beinhalten ein umfassendes Regelwerk für die Herstellung von Arzneimitteln. Sie sind nicht auf die EU beschränkt und sind auch für die Qualitätssicherung in der Apotheke von Bedeutung. Die Richtlinien beinhalten generelle Anforderungen bei der Herstellung (z. B. umfassende Dokumentation aller Herstellungsvorgänge, Anforderungen an Personal und Räumlichkeiten), sie enthalten jedoch keine Rezepturvorschriften. Anforderungen für die Herstellung spezieller Arzneiformen wie z. B. steriler und halbfester Arzneiformen sind in den Anhängen des GMP-Leitfadens zu finden.

8.83✓ *richtig ist B* Für inhomogene Festkörper und Pulver können unterschiedliche Dichten definiert werden. Während die Kristalldichte ausschließlich die festen Anteile des Materials berücksichtigt, gehen bei der Partikeldichte auch Hohlräume und Poren im Einzelpartikel in das Partikelvolumen mit ein. Die Partikeldichte ist somit nur für einen porenfreien Körper gleich und ansonsten immer kleiner als die Kristalldichte. Schütt- und Stampfdichte beschreiben die Dichte eines Haufwerkes wobei das Leervolumen zwischen den Pulverpartikeln mit erfasst wird. Da es beim Stampfen (in Abhängigkeit von den Pulvereigenschaften) in der Regel zu einer Verdichtung kommt (dichtere Partikelpackung), ist die Schüttdichte gleich oder kleiner als die Stampfdichte.

8.84✓ *richtig ist B* Aufgrund der unterschiedlichen Dichten von Wasser ($\rho = 1{,}0\ \mathrm{g/cm^3}$, 25 °C) und reinem Ethanol ($\rho = 0{,}79\ \mathrm{g/cm^3}$, 20 °C) kommt es beim Mischen beider Flüssigkeiten zu einer Volumenkontraktion. Die Dichte der Mischung liegt in Abhängigkeit von der Ethanolkonzentration zwischen der des reinen Wasser und der des reinen Ethanols.

8.85✓ *richtig ist C* Für die Dosierung geringer Mengen von Flüssigkeiten wie z. B. ätherische Öle kommen in der Rezeptur Normaltropfenzähler zur Anwendung. Die Anzahl der Tropfen, die einer Masse von 0,04 g Krauseminzöl entspricht (1 g Öl entspricht 50 Tropfen), kann über den Dreisatz errechnet werden:

$$N_{0{,}04\,\mathrm{g}} = \frac{50 \cdot 0{,}04\ \mathrm{g}}{1\ \mathrm{g}} = 2$$

8.86✓ *richtig ist A* Die Kapselgröße bezieht sich auf das Füllvolumen einer Kapsel. Aus dem Schüttvolumen des Arzneistoffs (2 ml / g) ergibt sich bei einer Dosierung von 300 mg (0,3 g) ein Arzneistoffvolumen von 0,6 ml pro Kapsel. Es muss somit Kapselgröße 0 (Füllvolumen 0,68 ml) verwendet werden.

8.87✓ *richtig ist B* Triglyceride sind Ester von Fettsäuren mit Glycerol, wobei alle drei OH-Gruppen des Glycerols mit Fettsäuren verestert sind. Von den genannten Stoffen ist nur Ricinusöl ein Triglycerid(gemisch). Glycerol ist ein dreiwertiger Alkohol, flüssiges Paraffin und Vaselin Gemische gesättigter Kohlenwasserstoffe und Cetylpalmitat ist ein Wachs (Ester der Palmitinsäure und Cetylalkohol).

8.88✓ *richtig ist A* Als Komplexemulgatoren bezeichnet man Mischungen aus O/W- und W/O-Emulgatoren. Als O/W-Emulgatoren können hier sowohl ionische als auch nichtionische Emulgatoren zum Einsatz kommen, so dass ein Komplexemulgator nicht immer aus einem ionischen und einem nichtionischem Emulgator besteht. Auch das Verhältnis der Emulgatoren kann variieren. Ein häufig verwendeter Komplexemulgator ist z. B. Emulgierender Cetylstearylalkohol (Typ A: Natriumcetylstearylsulfat und Cetylstearylalkohol 1 : 10).

8.89✓ *richtig ist E* Die Sedimentationstendenz kann gemäß dem Stokes'schen Gesetz durch Zerkleinerung der dispergierten Feststoffe, Erhöhung der Viskosität der äußeren Phase (z. B. durch Zusatz von Siliciumdioxid) erniedrigt werden. Beim Ausgießen der Schmelze knapp oberhalb der Erstarrungstemperatur sowie bei Anwendung des Cremeschmelzverfahrens kommt es – neben der höheren Viskosität der Schmelze – rasch zu einem Erstarren der Zäpfchen.

8.90✓ *richtig ist E* Die Perkolation (lat. percolare = durchtropfen) ist ein kontinuierliches Extraktionsverfahren. Hierzu wird die befeuchtete Droge in ein meist zylindrisches Gefäß mit geeigneten Zu- und Ablaufvorrichtungen eingefüllt und das Extraktionsmittel kontinuierlich von oben zugeführt. Die in Abbildung (E) dargestellte Apparatur ist als Perkolator geeignet.

8.91✓ *richtig ist C* Larvierte (lat. larvatus = versteckt) Inkompatibilitäten sind solche, die durch Sinnesprüfung nicht wahrnehmbar sind, wie z. B. die Abnahme der wirksamen Konzentration eines Konservierungsmittels. Entmischungen, Ausfällungen, Veränderungen der Viskosität, Geruchs- und Geschmacksveränderungen, Verfärbungen usw. sind im Gegensatz dazu wahrnehmbar (manifeste Inkompatibilitäten).

8.92✓ *richtig ist B* Die Abkürzung GMP steht für Good Manufacturing Practice (Gute Herstellungspraxis).

8.93✓ *richtig ist C* Für die Herstellung von Teezubereitungen aus pflanzlichen Drogen wird ausschließlich Wasser verwendet und keine Ethanol-Wasser-Gemische. Die trinkfertigen Zubereitungen werden durch Abkochung, Aufguss oder Mazeration unmittelbar vor Gebrauch zubereitet. Es kommen hierzu in der Regel die geschnittenen Drogen zum Einsatz.

8.94✓ *richtig ist B* Zinkoxid ist eine leicht kühlende Pudergrundlage und hat schwach adstringierende Eigenschaften. Aufgrund seiner schlechten Haftfähigkeit auf der Haut wird Zinkoxid häufig mit Talkum – das eine sehr gute Haftfähigkeit aufweise – kombiniert.

8.95✓ *richtig ist D* Stärken bestehen aus Amylose und Amylopektin. Stärken lösen sich nicht klar in Wasser. Sie quellen bereits in kaltem Wasser und gehen bei hohen Temperaturen (der für jede Stärkesorte charakteristischen Verkleisterungstemperatur) kolloidal in Lösung.

8.96 ✓ *richtig ist A* Bei der Herstellung von Suspensionen werden zunächst die ggf. zerkleinerten Feststoffe gemischt und mit einem Teil des Dispersionsmittels angerieben. Besteht das Dispersionsmittel aus mehreren Flüssigkeiten, wird die Flüssigkeit mit der höchsten Viskosität oder den besten Benetzungseigenschaften zum Anreiben verwendet (Glycerol in der angegebenen Rezeptur). Die restliche Dispersionsflüssigkeit wird dann anteilmäßig eingearbeitet.

8.97 ✓ *richtig ist C* Hochdisperses Siliciumdioxid und Aluminiumstearat sind Oleogelbildner. Methylcellulose, Bentonit und Polyacrylsäure können zur Herstellung von Hydrogelen verwendet werden.

8.98 ✓ *richtig ist A* Oleyloleat ist der Ester der Ölsäure mit Oleylalkohol, also ein Wachs. Monoglyceride sind Monoester des Glycerols (3-wertiger Alkohol) mit einer Fettsäure. Aufgrund der Doppelbindungen im Molekül unterliegt Oleyloleat der Autooxidation und ist bei Raumtemperatur flüssig.

8.99 ✓ *richtig ist E* Es sind alle Aussagen richtig. Ein Wirkstoff kann in Suppositorien sowohl in der festen Zäpfchengrundlage gelöst (feste Lösung) oder dispergiert (feste Dispersion) vorliegen. Der Arzneistoff kann einen Einfluss auf das Schmelz- und Kristallisationsverhalten der Zäpfchengrundlage ausüben.

8.100 ✓ *richtig ist A* Die benötigte Grundmasse M für 11 Zäpfchen (10 % Zuschlag) kann mit Hilfe des Verdrängungsfaktors wie folgt berechnet werden (N = Anzahl Zäpfchen; E = Eichwert der Gießform, f = Verdrängungsfaktor des Arzneistoffs, A = Wirkstoffmasse pro Zäpfchen):

$$\begin{aligned} M &= N \cdot (E - f \cdot A) = 11 \cdot (1{,}0\,\text{g} - 0{,}9 \cdot 0{,}1\,\text{g}) \\ &= 11 \cdot (1\,\text{g} - 0{,}09\,\text{g}) = 10{,}01\,\text{g} \end{aligned}$$

8.101 ✓ *richtig ist B* Mehrdosenbehältnisse enthalten die Arzneiform in nicht abgeteilter Form und die korrekte Dosierung muss durch geeignete Dosiervorrichtungen (in Abhängigkeit von der Darreichungsform, z. B. Dosierlöffel, Dosierventile) sichergestellt und geprüft werden muss. Von den angegebenen Arzneiformen nur das nicht abgeteilte Granulate Arzneiformen in Mehrdosenbehältnissen. Abgeteilte Pulver, Kapseln, Suppositorien und Vaginalzäpfchen stellen einzeldosierte Arzneiformen dar, für das Arzneibuch eine Prüfung auf Gleichförmigkeit der Masse bzw. Prüfung auf Gleichförmigkeit des Gehalts fordert.

8.102 ✓ *richtig ist C* Manifeste Inkompatibilitäten sind solche, die visuell (Aussehen, Geruch, Geschmack, etc.) erfassbar sind. Eine Sorption von Arzneistoffen an Hydrogelbildner ist visuell nicht sichtbar. Es handelt sich hier um eine larvierte (versteckte) Inkompatibilität.

8.103 ✓ *richtig ist D* Es handelt sich hierbei um Rezepturarzneimittel, die individuell für eine Patientin hergestellt werden. Das NRF (Neues Rezeptur Formularium) ist eine Loseblattsammlung verschiedener standardisierter Rezepturen, u. a. mit detaillierten Angaben zur Herstellung, Verpackung und Lagerung.

8.104 ✓ *richtig ist A* Das Verfalldatum bezeichnet das Enddatum der Haltbarkeitsfrist für das Rezepturarzneimittel. Die Aufbrauchfrist beginnt mit der Öffnung des Primärpackmittels des Arzneimittels. Sie muss immer innerhalb des Verfalldatums (innerhalb der Laufzeit) liegen.

8.105 ✓ *richtig ist C* Die Angabe Prozent bezieht sich immer auf 100 Teile. 7 g der 30 %igen Wasserstoffperoxidlösung enthalten somit 2,1 g Wasserstoffperoxid. Werden 7 g der 30 %igen Lösung auf 100 g verdünnt, so beträgt die Konzentration 2,1 %.

8.106 ✓ *richtig ist C* Butylhydroxyanisol und Tocopherole sind geeignete Antioxidantien für ölige Lösungen. Natriumhydrogensulfit ist ein Antioxidans für wässrige Zubereitungen. Weinsäure ist eine organische Säure und wird nicht als Antioxidans eingesetzt. Chlorhexidinacetat ist ein Konservierungsmittel.

8.107 ✓ *richtig ist C* Die Suspension kann durch Zusatz von Hydroxypropylcellulose (Erhöhung der Viskosität der äußeren Phase) und von Sorbitol (Erhöhung der Dichte der äußeren Phase) stabilisiert werden. Glycerol hat keine emulgierenden Eigenschaften, ein Zusatz würde jedoch die Dichte gegenüber reinem Wasser erhöhen im Gegensatz zu einem Zusatz von Ethanol, der zu einer Erniedrigung der Dichte der wässrigen Phase führen würde.

8.108✓ *richtig ist A* Für die Herstellung von Klebstoffgranulaten werden wässrige Lösungen polymerer Bindemittel eingesetzt. Nach dem Trocknen der feuchten Granulatkörner bilden sich erhärtete Bindemittelbrücken zwischen den aggregierten Pulverbestandteilen aus. Es können sowohl ionische (Gelatine, Alginate) als auch nichtionische (Polyvinylpyrrolidone, Celluloseether, Stärke) Polymere als Bindemittel eingesetzt werden. Die Polymere müssen keine amphiphilen Eigenschaften aufweisen.

8.109✓ *richtig ist D* Die Glasübergangs- (amorphe Anteile) und Schmelztemperatur von Gelatine ist abhängig von ihrem Wassergehalt und liegt deutlich oberhalb von Körpertemperatur. Die Kapselhüllen sind jedoch empfindlich gegenüber zu hohe und zu niedrige Luftfeuchtigkeit sowie direkte Lichteinstrahlung.

8.110✓ *richtig ist D* Mit Ausnahme des Tragants (Gewinnung aus dem Schleim des Marks von Astragalus-Arten) und des Magnesiumstearats (Magnesiumsalz der Stearinsäure) sind die aufgeführten Stoffe Silikate des Magnesiums (Talkum) bzw. des Aluminiums (Ton, Bentonit).

8.111✓ *richtig ist B* Hydrophile Salbe DAB und Macrogolsalbe DAC sind einphasige Systeme und gemäß der Ph. Eur. Definition Salben. Basiscreme und Kühlsalbe sind mehrphasige Systeme; sie enthalten eine lipophile und eine hydrophile Phase (Cremes gemäß Ph. Eur.).

8.112✓ *richtig ist D* Homöopathische Dilutionen (flüssige Verdünnungen; Potenzierungen) werden durch Verschütteln (je Verdünnungsstufe 10mal) hergestellt. Gemäß dem homöopathischen Arzneibuch muss für jeden Potenzierungsschritt ein eigenes Gefäß benutzt werden (Mehrglasmethode), wobei der Rauminhalt mindestens um ein Drittel größer sein muss als das Volumen der zu verschüttelnden Flüssigkeit.

8.113✓ *richtig ist E* Alle angegebenen Faktoren können die Haltbarkeit eines Arzneimittels beeinflussen.

8.114✓ *richtig ist C* Beim Aufstampfen des Messzylinders mit dem locker eingefüllten Pulver kommt es in Abhängigkeit von den Pulvereigenschaften zu einer mehr oder weniger starken Verdichtung des Pulverbettes (4), da Lufteinschlüsse zwischen den Pulverpartikeln minimiert werden. Sind die Partikel annähernd kugelförmig und weisen eine gleichmäßige Größe auf, so ist die Verdichtungstendenz sehr gering und Schütt- und Stampfvolumen unterscheiden sich nicht (3). Volumenzunahme nach dem Stampfen (1) und (2) sowie eine extreme Verdichtung wie in (5) gezeigt, sind eher ungewöhnlich.

8.115✓ *richtig ist C* Natriumlaurylsulfat ist ein anionisches Tensid und somit grenzflächenaktiv, d. h. die Moleküle reichern sich in der Ober- bzw. Grenzflächen an womit sie die Ober- bzw. Grenzflächenspannung deutlich herabsetzen. Saccharose und die Elektrolyte haben keine grenzflächenaktiven Eigenschaften.

8.116✓ *richtig ist D* Die NaCl-Konzentration der resultierenden Lösung errechnet sich nach:

$$c = \frac{c_1 \cdot m_1 + c_2 \cdot m_2}{m_{\text{ges}}} = \frac{2{,}5\,\% \cdot 20\,\text{g} + 15\,\% \cdot 30\,\text{g}}{50\,\text{g}} = 10\,\%$$

8.117✓ *richtig ist C* Bei oralen ethanolhaltigen Arzneimitteln erfolgt die Kennzeichnung gemäß AMWarnV in Abhängigkeit von der maximalen Einzeldosis. Bei äußerlich anzuwendenden Arzneimitteln muss bei hohen Ethanolkonzentrationen ein Warnhinweis gemäß GefStoffV (leicht entzündlich, brennbar) angegeben werden.

8.118✓ *richtig ist C* Unter Caking versteht man die Bildung eines festen, nicht leicht wieder aufschüttelbaren Sediments in Suspensionen. Flotation beschreibt das Aufschwimmen von Feststoffteilchen in einer Suspension. Aufrahmen und Koaleszenz sind Instabilitätsphänomene von Emulsionen. Während die genannten Instabilitäten in Suspensionen und Emulsionen physikalische Vorgänge darstellen, ist die Polymerisation ein chemischer Prozess.

8.119✓ *richtig ist E* Kühlsalbe DAB besteht aus Gelbem Wachs (7 Teile), Cetylpalmitat (8 Teile), Erdnussöl (60 Teile) und Wasser (25 Teile). Es handelt sich also um eine mehrphasige Zubereitung (lipophile Creme). Sie enthält keinen Emulgator; d. h. die Emulsion ist nur physikalisch durch die hohe Viskosität der äußeren Phase stabilisiert. Oxidative Vorgänge beim Fettverderb bezeichnet man als Ranzigwerden. Da Erdnussöl als natürliches Triglyceridgemisch ungesättigte Fettsäureketten enthält, kann diese Zubereitung ranzig werden.

8.120✓ *richtig ist C* Nur Sorbitanmonostearat und Polysorbat 20 sind nichtionische Emulgatoren, Natriumstearat und Cetylpyridiniumchlorid sind ionische Tenside. Macrogol 600 ist nichtionisch (Polyethylenglycol mit einer mittleren Molmasse von 600 g / mol), hat jedoch keine amphiphilen Eigenschaften und ist kein Emulgator.

8.121✓ *richtig ist B* Der HLB-Wert nach Griffin ist ein dimensionsloser Zahlenwert zwischen 1 und 20. Er gibt das Verhältnis von lipophilem zu hydrophilem Anteil im Molekül eines nichtionischen Emulgators an und kann nach folgender Formel berechnet werden (M_0 = Molekülmasse des lipophilen Anteils, M = Gesamtmolekülmasse):

$$\mathrm{HLB} = 20 \cdot \left(1 - \frac{M_0}{M}\right)$$

8.122✓ *richtig ist A* Vaginalzäpfchen können eine Grundlage aus Gelatine, Glycerol und Wasser enthalten; es kommen jedoch auch andere Grundlagen zur Anwendung. Die Grundlage muss sich entweder in Wasser lösen (bzw. dispergieren) oder bei Körpertemperatur schmelzen. Die Zäpfchengröße muss dem Applikationsort angepasst sein, eine maximale Masse ist jedoch nicht vorgeschrieben. Vaginalzäpfchen können Konservierungsstoffe enthalten und Wirkstoffe können gelöst, suspendiert oder emulgiert in der Grundlage vorliegen.

8.123✓ *richtig ist D* Für die Herstellung einer Verreibung wird der Arzneiträger (Lactose) in drei gleiche Teile geteilt. Der Arzneistoff wird zunächst mit einem Teil Arzneiträger 6 min verrieben, für 4 min mit einem Porzellanspatel abgeschabt, erneut 6 min verrieben und 4 min abgeschabt (insgesamt 20 min). Der Vorgang wird mit dem zweiten und drittel Teil des Arzneiträgers wiederholt, so dass die Herstellung eines Verdünnungsschrittes mindestens 60 min dauert.

8.124✓ *richtig ist A* Ascorbinsäure (Vitamin C) ist ein natürliches, hydrophiles Antioxidans. Tocopherol (Vitamin E) und Butylhydroxytoluol sind lipophile Antioxidantien. Sorbinsäure (Konservierungsmittel) und Citronensäure werden nicht als Antioxidantien eingesetzt.

8.125✓ *richtig ist C* Wollwachsalkoholsalbe ist eine Wasser aufnehmende Salbe. Es ist als Salbe eine einphasige Zubereitung und enthält Wollwachsalkohole als emulgierenden Bestandteil (W/O-Emulgatoren). Bei Einarbeitung von Wasser entsteht ein mehrphasiges System (Creme).

8.126✓ *richtig ist E* Glycerol (1,2,3-Propantriol) ist eine süß schmeckende, hydrophile Flüssigkeit mit hoher Viskosität. Es ist nicht amphiphil und hat somit keine emulgierenden Eigenschaften. In höheren Konzentrationen hat es aufgrund seines osmotischen Effekts konservierende Eigenschaften.

8.127✓ *richtig ist D* Eine Filtration von Trinkwasser durch einen Papierfilter ist für die Herstellung von Gereinigtem Wasser nicht geeignet, da hier z. B. gelöste Ionen nicht abgetrennt werden können. Gereinigtes Wasser kann aus Trinkwasser durch Destillation, Ionenaustausch oder Umkehrosmose hergestellt werden. Da Gereinigtes Wasser anfällig für mikrobiologische Kontamination ist, ist die Lagerungs- und Verwendbarkeitszeit begrenzt. Fünfminütiges Sieden dient der Keimminderung.

8.128✓ *richtig ist E* Alle genannten Hilfsstoffe sind in Pulverrezepturen gebräuchlich.

8.129✓ *richtig ist E* Polysorbate sind Macrogolsorbitanfettsäureester. Die erste Zahl hinter Polysorbat gibt die Fettsäure (2 = Laurinsäure, 4 = Palmitinsäure, 6 = Stearinsäure, 8 = Ölsäure) und die zweite den Grad der Veresterung (0 = Monoester, 5 = Triester) an. Alle angegebenen Polysorbate sind Monoester und O/W-Emulgatoren.

8.130✓ *richtig ist C* Homöopathische Streukügelchen bestehen üblicherweise aus Saccharose. Sie werden im Verhältnis 1:100 mit der entsprechenden Dilution imprägniert. Sie können unterschiedliche Größen aufweisen; gebräuchlich sind Globuli mit Durchmesser von 0,5 bis 1,5 mm.

Sachregister

für Teil I und Teil II

S

T

Die Bearbeiterin

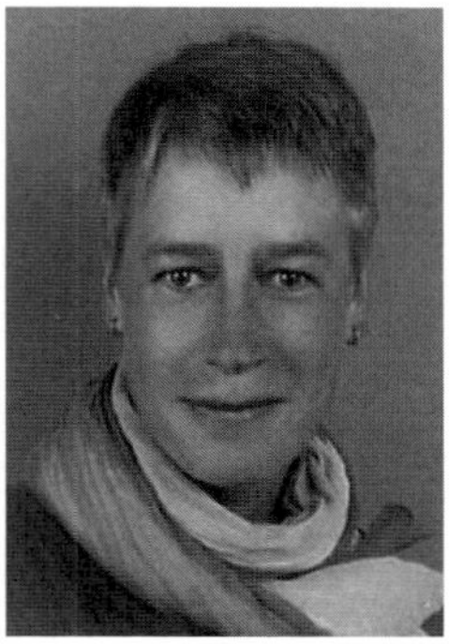

Dr. Judith Kuntsche
studierte Pharmazie an der Humboldt-Universität zu Berlin und war danach in einer öffentlichen Apotheke im Bereich der Herstellung von applikationsfertigen Infusionslösungen für die ambulante Chemotherapie tätig. Sie promovierte 2006 in Pharmazeutischer Technologie an der Friedrich-Schiller-Universität Jena und habilitiert derzeit am Institut für Pharmazie der Martin-Luther-Universität Halle. Ihre Forschungsschwerpunkte liegen auf der Entwicklung und Charakterisierung kolloidaler Arzneistoffträgersysteme und der Evaluierung verschiedener Hautmodelle für in-vitro Penetrations- und Permeationsuntersuchungen dermaler Formulierungen.